Hearing Loss (Fourth Edition)
听 力 损 失

主编　Robert T. Sataloff　Joseph Sataloff

主译　韩　朝　唐旭霞　刘月红

上海科学技术出版社

Original title：Hearing Loss, 4th Edition by Robert T. Sataloff and Joseph Sataloff，ISBN：978-0-8247-5435-8

© 2005 by Taylor & Francis Group，LLC.

Authorized translation from the English language edition published by CRC Press, a member of the Taylor & Francis Group，LLC. All rights reserved. Shanghai Scientific & Technical Publishers is authorized to publish and distribute exclusively the **Chinese（Simplified Characters）** language edition. This edition is authorized for sale throughout **Mainland of China**. No part of the publication may be reproduced or distributed by any means，or stored in a database or retrieval system，without the prior written permission of the publisher. *Copies of this book sold without a Taylor & Francis sticker on the cover are unauthorized and illegal*.

本书原版由 Taylor & Francis 出版集团旗下 CRC 出版公司出版，并经其授权翻译出版，版权所有，侵权必究。本书中文简体翻译版授权由上海科学技术出版社有限公司独家出版并仅限在中国大陆地区销售。未经出版者书面许可，不得以任何方式复制或发行本书的任何部分。本书封面贴有 Taylor & Francis 公司防伪标签，无标签者不得销售。

上海市版权局著作权合同登记号 图字：09-2022-0952 号
封面图像来自视觉中国 www.cfp.cn，图号 VCG21400232362。

图书在版编目（CIP）数据

听力损失 / （美）罗伯特·T. 萨塔洛夫（Robert T. Sataloff），（美）约瑟夫·萨塔洛夫（Joseph Sataloff）主编；韩朝，唐旭霞，刘月红主译. 上海：上海科学技术出版社，2025. 1. -- ISBN 978-7-5478-6745-7

Ⅰ. R764.43
中国国家版本馆CIP数据核字第2024DF2469号

听力损失

主编 Robert T. Sataloff Joseph Sataloff
主译 韩 朝 唐旭霞 刘月红

上海世纪出版（集团）有限公司
上海科学技术出版社 出版、发行
（上海市闵行区号景路 159 弄 A 座 9F-10F）
邮政编码 201101   www.sstp.cn
上海盛通时代印刷有限公司印刷
开本 787×1092 1/16 印张 26.25
字数 640 千字
2025 年 1 月第 1 版   2025 年 1 月第 1 次印刷
ISBN 978-7-5478-6745-7/R·3057
定价：188.00 元

内容提要

　　《听力损失》简单介绍了声音的物理学、听力损失产生的解剖和生理基础，对各种类型听力损失的定义、临床特征、检查手段和诊断进行了详细阐述，并针对每种类型的听力损失进行举例说明，这些病例展示了经实践检验的治疗方案和结果。同时，本书对与听力损失相关的疾病和听觉康复也进行了概述。

　　本书内容全面，框架清晰，解析深入，对临床耳科、康复科、老年科、全科医生，以及听力师、营养师等涉及听力损失患者护理工作的专业人士来说，都是不可多得的工具书。

译者名单

主 审

迟放鲁

主 译

韩 朝 唐旭霞 刘月红

译者名单

（按姓氏笔画排序）

丁 娟	王雨露	阮 剑	孙 娜
李 斌	杨思怡	李立恒	何 晓
陈 倩	林子沅	易开艳	周 静
周玲玲	姜 赟	姜 雯	倪天翼
郭丹丹	黄 昱	谌晶晶	谢鸿博
谭 俊			

原著作者

Mark T. Agrama, MD *Chief of Surgery, River Region Health System, Vicksburg, Mississippi, USA*

Gustavo Bounous, MD, FRCS(C) *Director of Research and Development, Immunotec Research Ltd., Quebec, Canada*

D. Caroline Coile, PhD *Georgia Pines Station, Ochlocknee, Georgia, USA*

Mary Hawkshaw, RN, BSN, CORLN *American Institute for Voice and Ear Research, Philadelphia, Pennsylvania, USA*

Thomas A. Kwyer, MD *Otolaryngologist, Private Practice, Toledo, Ohio, USA*

Heidi Mandel, PhD *Philadelphia College of Podiatric Medicine, Philadelphia, Pennsylvania, USA*

Steven Mandel, MD *Department of Neurology, Jefferson Medical College, Thomas Jefferson University, Philadelphia, Pennsylvania, USA*

Sandra Markowitz, MS, CCC - A *Department of Audiology, University of Pennsylvania, Thomas Jefferson University, American Institute for Voice and Ear Research, Philadelphia, Pennsylvania, USA*

Brian A. Neff, MD *Department of Otorhinolaryngology, Mayo Clinic, Rochester, Minnesota, USA*

Joseph Sataloff, MD, DSc *Department of Otolaryngology — Head and Neck Surgery, Thomas Jefferson University, Philadelphia, Pennsylvania, USA*

Robert T. Sataloff, MD, DMA, FACS *Professor. Department of Otolaryngology — Head and Neck Surgery, Thomas Jefferson University and Chairman, Department of Otolaryngology — Head and Neck Surgery, Graduate Hospital, Philadelphia, Pennsylvania, USA*

Caren Sokolow, MA. CCC - A *Audiologist, American Institute for Voice and Ear Research, Philadelphia, Pennsylvania, USA*

Mikhail Vaysberg, DO *Philadelphia College of Osteopathic Medicine, Philadelphia, Pennsylvania, USA*

Tracy M. *Virag Audiologist, American Institute for Voice and Ear Research, Philadelphia, Pennsylvania, USA*

Thomas O. Willcox，MD. *Department of Otolaryngology — Head and Neck Surgery*，*Jefferson Medical College*，*Thomas Jefferson University*，*Philadelphia*，*Pennsylvania*，*USA*

Jeffrey M. Zimmerman，MD. *Ear*，*Nose and Throat Specialists of Southern New Hampshire*，*Manchester*，*New Hampshire*，*USA*

序

于耳科医生来说,对听觉生理和病理进行充分的了解,对听觉检查手段的原理和操作进行充分的了解,是其完成诊断疾病并采取合理处置的必备条件。大家多对耳科手术充满了兴趣,而忽略了这些必备条件对耳科手术医生的帮助。这些必备条件决定了耳科医生最终能够达到的高度。这方面国外的成果显然是主要的,而我们在学习过程中,系统地阐述此方面内容的图书很少,而《听力损失》这本书不但内容全面而且讲解清晰,给人以豁然开朗的感觉,对于耳科医生以及从事这方面工作的人士有极大的帮助。但是对于基层医生以及大多数从业者来说,阅读英文专业书籍还是存在一定的障碍,而我的学生韩朝医生不辞辛苦,召集一些同道一起完成了该书的翻译工作。当然我们不能苛求他们能有翻译家的水平,但是纵览全书后发现,他们对原著的翻译准确,帮读者清除了理解障碍。

再次感谢译者团队为我国耳科事业做出的不懈努力和无私奉献。相信这本书对于广大耳鼻喉科医师、全科医生、儿科医生、住院医师、医学生、听力学家、护士、测听技术人员、律师及其他对耳和听力感兴趣的专业人士,会有很多裨益。

迟放鲁

2024 年 6 月

译者前言

听力损失是一种常见病、多发症状,而且极易被患者所忽视。发生在儿童早期的听力损失延缓了儿童自我形象的发展,损害了孩子表达需求的能力;成年人的听力损失导致患者难以理解日常对话中的内容,使得与他人交谈和其他社交活动成为一种压力。不可否认,听力损失对于临床医生来说也是一个非常复杂的问题,要完全掌握听力损失的处置是一项艰难的工作。各种关于听力损失的知识较为分散,要想系统地学习不那么容易。当我偶然看到 *Hearing Loss* 这本书时,欣喜万分,几乎处理听力损失所需的知识点都在其中有序陈列,读后的喜悦使我急切希望与广大临床医生共享之。为方便读者阅读,特将其翻译成中文。译文可能并非尽善尽美,但我们已尽己所能,如有错误,希望大家指正并谅解。

Hearing Loss 前后共出版了 4 版,本中文译本译自原著第 4 版。前 3 版对于听力损失的解剖和生理、基本分类、耳科疾病的病史和体格检查、听力测量的原理和技术等做了详细的介绍。第 4 版增加了近 10 年来在听力学方面研究的最新进展,包括耳蜗生物学新材料、在测听和听力康复方面的进展、听力损失的"新"原因(如自身免疫性内耳疾病),还包含关于耳鸣、眩晕和面瘫的扩展章节,以及关于耳声发射、突发性听力损失、听力保护设备、颞骨肿瘤、营养与保健科学研究和导聋犬的新章节。

衷心希望本书能够为我国从事听力损失相关工作的同道提供帮助。本书不仅适合临床耳科医生,同时对于康复科医生、老年科医生、全科医生、听力师、营养师等,都是很好的工具书。

同时感谢本书原作者的辛勤工作。

韩　朝　唐旭霞　刘月红

2024 年 6 月

英文版前言

正如在《听力损失》第 1 版(1966 年)、第 2 版(1980 年)和第 3 版(1993 年)的序言中所指出的那样,本书面向广大读者,为耳鼻喉科医师、全科医生、儿科医生、住院医师、医学生、听力学家、护士、测听技术人员、律师及其他对耳和听力感兴趣的专业人士提供了有价值的入门与更深入的参考资料。虽然本版信息含量大,但我们努力延续前 3 版的传统,书中语言不仅对医生,而且对那些不熟悉大量医学词汇的人来说,都是"可读懂"的。自第 3 版出版以来的 10 年间,出现了许多令人兴奋的新进展,因此本次修订还包括耳蜗生物学的新材料、听力损失的可能"新"原因(如自身免疫性内耳疾病)、测听和听力康复方面的进展及许多其他领域的成就。此外,本版还包含了关于耳鸣、眩晕和面瘫的扩展章节,以及关于耳声发射、突发性听力损失、听力保护设备、颞骨肿瘤、营养与保健科学研究和导聋犬的新章节。这本书也增加了大量案例报道,以此来阐明某些重要原则。

第 1 章对听力损失进行了简明扼要的概述,强调了医学和社会因素的影响。第 2 章是对与听力和噪声的临床测量有关的声音物理学方面的回顾,让读者了解声音强度、频率、加权网络及计算多个噪声源影响的技术。第 3 章介绍了听力的解剖学和生理学,以及听力损失的基本分类。接下来的章节全面介绍了耳科疾病患者的病史和体格检查,包括询问病史时的注意事项。

第 5 章回顾了听力检查的原理和技术,包括讨论哪些患者应该做听力检查,在听力测量技术人员和听力康复人员的培训计划中应该涉及哪些新科目,此外,还提供了关于计算机测听的信息。第 6 章对听力图进行了介绍及相关解释,包括关于掩蔽的基本信息。接着对特殊听力测试进行了讨论,其中包括第 3 版出版后出现的最新材料。第 8 章是关于听觉诱发反应的新章节,对其性质和临床应用进行了阐述。第 9 章深入介绍了传导性听力损失的原因及其处理方法。在对感音神经性听力损失进行阐述之前,第 10 章对有助于理解感音神经性听力损失的耳蜗生物学的最新和基本概念进行了总结。第 11 章是一个新的章节,讨论了突发性感音神经性听力损失的复杂问题和有关治疗的争议。第12章介绍了混合性、中枢性和功能性听力损失的问题，包括有关听觉处理障碍的信息。

第13章中，对关于听力损失的系统性原因的相关章节进行了更新。这一章不仅总结了听力损伤的最常见和最重要的遗传性原因，而且还总结了许多导致感音神经性听力损失和综合征性听力损失的非系统性原因，包括高血压、糖尿病、梅毒和许多其他疾病。第14章叙述了建立职业性听力损失准确诊断的难度和复杂性。本章相关的现有文献，包括美国职业医学协会最新制定的标准。第15章讨论了儿童听力问题的许多重要常见原因、儿童患者听力受损的特殊后果以及重要治疗的注意事项。

第16章做了大幅修订，特别是关于助听器的部分。本书增加了关于扩音技术的最新概念，以及关于人工耳蜗的进展。第17章是一个新的章节，介绍了关于听力保护装置的信息，这也是许多患者关心的话题。第18章阐述了耳鸣的问题，耳鸣是一种与听力损失有关的症状。第19章对与平衡障碍有关的问题和现代评估技术进行了扩展综述，包括姿势测量。第20章对面瘫的诊断和处理进行了补充，比第3版更加详细。面瘫可能与听力损失有关，特别是外伤或肿瘤所致面瘫。接下来的5章都是此次修订增加的新内容。第21章和第22章深入介绍了颞骨的恶性肿瘤，包括鳞状细胞癌和肉瘤。第23章讨论了关于谷胱甘肽的中性调节作用，谷胱甘肽会影响细胞因子系统（以及其他），这可能会在未来的听力研究中发挥作用。第24章对狗的听觉进行了简短而有趣的讨论，许多听力专家也对这一主题有误解。最后一章由表格组成，总结了听力问题的鉴别诊断方法，对于快速复习特别有价值。本书还包括4个附录，都是此次修订增加的，它们提供了有关耳部解剖学、耳部病理学、耳硬化症、Paget病和成骨不全症、神经纤维瘤病的更详细的信息。设置附录的目的是以"方便查阅"的方式提供这些主题的更多详细信息。对学生和住院医生来说，这些内容更加有用。

我们对 Mary Hawkshaw, R. N., B. S. N., CORLN 深表感谢，她是我们的同事也是本书的编写助理，感谢她耐心细致的工作；我们感谢 Caren Sokolow 和 Tracy Virag 两位听力学家，感谢他们对本书所作的贡献；我们还要感谢 Helen Caputo 和 Beth Luby，感谢他们在撰写书稿时的辛苦工作。

Robert T. Sataloff

Joseph Sataloff

（刘月红 韩 朝 译）

目　录

第 1 章

听力损失：概述
Hearing Loss：An Overview

Robert T. Sataloff   Joseph Sataloff

尽管良好听力的重要性不容小觑，但它并没有得到公众的重视，甚至没有得到医学界的认可。超过 4 000 万美国人有听力损失，耳聋患者仍然会受歧视。既往民众往往会听到这样的告诫——"你不应该诅咒聋子"，现在看来这种现象并未得到改善。虽然听力损失可能并非上帝的惩罚，但它仍然是一种令人尴尬的疾病，或者是衰老的标志，并且与性吸引力丧失有关。很多时候患者不会自行就医，许多人在被家属强迫就医之前，会否认并忍受听力损失相当长一段时间。虽然大众很容易因视力障碍佩戴眼镜，但是却很难去说服一个患者佩戴助听器，即使佩戴助听器不引起任何痛苦。这种现象在 70 岁的老年人和青少年中一样普遍。

当听力损失发生在儿童早期时，其破坏性比成年人更为明显。婴儿正常的心理成熟包括从与母亲合体到自我形象定义的过程，在这个过程中，孩子发展出人类相互关系的模式和情感表达的模式。婴儿期严重的听力缺陷会干扰这一过程，它延缓了自我形象的发展，损害了孩子表达需求的能力，并导致与家庭成员的疏远，有时甚至导致永久性丧失与别人建立关系的能力。严重的听力损失使孩子的学习成为难题，他/她经常会感到沮丧或孤独，由此产生的人格扭曲会影响到个人的一生及其家人。

在生命早期，甚至很轻度的听力损失也会造成很大的困扰。我们经常看到一个孩子发育正常，但在学校表现不好，注意力不集中，这样的孩子可能被冠以"不太聪明"，但是往往这样的孩子已经存在中度听力损失。当听力损失得到治疗，父母会反映孩子"像变成了另一个人"。幸运的是，许多导致这种情况和其他后果的听力损伤可以得到预防。

当听力损失发生在成年人身上时，可能会出现许多相同问题更微妙的表现形式。大多数患有年龄或噪声性听力损失的人首先失去高频听力，使他们难以区分辅音，尤其是 s、f、t 和 z，这使人难以理解日常对话中所说的内容。因为当他/她听到元音，知道有言语声，但不能轻易区分"yes"和"get"之间的区别，这使得其与配偶交谈、去看电影、去教堂以及其他娱乐活动反而成为一种压力，它也是相当多的婚姻不和谐的隐匿原因。例如，一个在纺织厂或锅炉房辛勤工作多年的人通常会有严重的听力损失，特别是如果他没有佩戴助听器的话，当他回家坐下来看报纸时，如果他的妻子从另一个房间开始和他说话（特别是在有自来水或空调等噪声的情况下），他即使能够听到她说话，但却听不懂她的话。没过多久，他就不能忍受反复询问"你说什么"，以至于不再倾听。很快，她认为他不再关心她或爱她了，他们都没有意识到他的听力损失是他们产生矛盾的原因。忙碌的耳科医生每天都在办公室里看到这种情况，尽管这些患者中的每一位都可以通过咨询和康复得到帮助，但我们仍然无法治愈大多数感音神经性耳聋。此外，对听力下降相关的研究支持相对较少，虽然我们反复要求为视力障碍、癌症、肌肉萎缩症、多发性硬化症和许多其他疾病提供研究资金，但很难去为聋人寻求帮助。

虽然耳科学的进步使得几乎所有形式的传导性听力损失都可以通过手术治愈，但感音神经性听力损失只能在少数情况下治疗或潜在治愈（梅尼埃病、梅毒、甲状腺功能减退症和其他一些情况）。尽管我们对听力损失的理解和助听器技术的进步使几乎所有听力损失患者的生活都有可能得到改善，但预防耳聋仍然是我们最好的治疗方法。对耳朵和相关结构功能的透彻理解，揭示了预防损伤和恢复功能的可能性,避免接触破坏性噪声、服用耳毒性药物、充分治疗梅毒等疾病通常可以防止听力损失。即使发生感音神经性听力损失,系统、全面的评估也可能揭示可治疗的潜在病因。幸运的是,随着医学知识的增加,越来越多的患者确实得到了治愈。

如今,尽管并非所有听力损失都能治愈,但几乎所有听力受损患者都能通过准确的诊断、理解、教育、药物治疗、听力康复、扩音器和/或人工耳蜗植入得到帮助。在过去几十年中取得了重大进展,随着对内耳和耳-脑奥秘的探索不断深入,预计还会有更多的进展。

(丁 娟 韩 朝 译)

第 2 章

声音物理学
The Physics of Sound

Robert T. Sataloff　Joseph Sataloff

值得庆幸的是，一个人不必成为物理学家就能从事涉及听觉和声音的职业。然而，对声音的性质和其描述术语有基本了解，对理解耳科医生、听力学家和工程师的语言至关重要。此外，研究声音的基本物理有助于人们认识测量和描述声音的复杂性与潜在的缺点，并有助于认识在试图改变噪声源过程中遇到的困难。

1. 声音

声音是一种运动形式，所有运动物体运动所适用的物理定律也适用于声音。因为声音和所有声学条件的行为符合物理定律，因此，我们能预测和分析声音及其相互作用。声音测量并不简单，物理学的研究有助于我们了解日常与声音接触的许多实际方面。例如，为什么听力学家或耳科学家在诊室使用的分贝基线与工程师或职业病医生在工厂测量噪声时所使用的分贝基线不同？为什么当测试高频听力时，患者可能什么也听不到，而当听力检测师只是把耳机移动了几分之一英寸，检测者会突然听到一个响亮的声音？事实上，为什么当两台发出 60 dB 噪声的机器靠近时，总体噪声不是 120 dB？每个关注噪声或听力损失的人必须对声音的物理特性有足够的了解，才能理解这些基本问题的答案。

2. 声波

声音是振动物体发射的压力波通过弹性介质传播产生。振动体是粒子在传播介质中发生位移的必要条件，弹性介质是指其粒子在发生位移后尽快返回原点的任何物质，传播的发生是由于传播介质中发生位移的粒子移动了相邻的粒子。因此，声音通过线性距离传播。

压力波由略大于环境气压（压缩）和略小于环境气压（稀薄）的区域组成。这与粒子在传播介质中的聚集或分散有关。压力波使鼓膜等接收结构随着压力的交替变化来回移动。例如，当通过敲击音叉、发声或其他方式产生声波时，振动物体推动空气中的分子使其有节奏地被压缩和拉伸，这会与相邻的空气分子产生连锁反应，并以大约 335.28 m/s（1 100 英尺/秒）（音速）的速度传播。这是压力波的传播。

声音需要能量，能量用于使物体振动。能量被传递给传播介质中的粒子，然后以声压的形式分布在接收器（鼓膜或麦克风）的表面。能量等于压力的平方（$E = P^2$）。然而，我们无法直接测量声能。只能通过测量设备对施加在麦克风表面上的压力进行量化。

■ 2.1　声波特性

声波从声源沿直线向各个方向传播，其强度降低的速率与距离其源头距离的平方成反比，这称为平方反比定律。这意味着，如果一个人与声源的距离从 1.22 m（4 英尺）缩短至 0.61 m（2 英尺），声音强度将是原来的 4 倍，而不仅仅是两倍。在实际应用中，这个平方反比定律仅适用于没有墙壁或天花板的情况。在声波遇到障碍物或反射的房间中，它并不完全有效，通过增加耳语或减少发声手表与受试者的距离很少能提供真正准确或可靠的听力评估结果。

声波在空气中传播的速度比在水中传播的速度更快，它们在各类物质中以不同的速度传播。当耳朵靠近火车轨道时，观察者会在空气传播的声音到达之前发觉火车的到来。因此，声音以不同的速度通过不同的媒介传播，当介质不均匀时，速度也会发生变化。然而,声波不能通过真空传播。这可以通过一项经典实验来证明,即:在不断排出空气的钟罩内放置一个持续响铃的闹钟,当空气耗尽时,铃声将不再被听到,但当空气重新进入时,铃声将立即再次被听到。这个实验强调了声波传播媒介的重要性。

头骨也可传导声音,但耳朵对空气传播的声音更为敏感。在某些异常情况下,例如在传导性听力损失的情况下,患者的骨导可能比气导的听力更好。这样的人在音叉直接接触头骨时比其靠近耳朵但不接触头骨时能更好地听到音叉的振动。

通常来说,风会使声波失真,其影响根据风在地面还是上空速度的不同而不同。当声音在气传播遇到障碍物(如墙壁)时,声波可以改变方向绕过障碍物,就像水在溪流中绕过岩石一样。声波撞击物体时的行为取决于包括波长在内的多个因素。声波可以不受影响地穿过物体、被物体反射,或者被部分反射并部分穿过物体或物体周围(阴影效应)。波长较长的低频声音在遇到障碍物时往往会发生弯曲(衍射),而衍射在大于 2 000 Hz 的声音中不太突出。声波遇到物体的行为也取决于物体的性质,物体或系统对声音传输的阻力称为阻抗。这取决于多种因素,如反应物的质量、刚度和摩擦力。物体允许声音传播的能力称为导纳,它可以被认为是阻抗的反义词。

声音的组成

图 2.1 中描绘了一种称为纯音的简单声波,由一个或一个半完整振动或循环或周期的图形表示。曲线顶部表示压缩区域,曲线底部表示稀薄区域。尽管自然界中不会出现纯音,但我们实际遇到的更复杂的声音都是由纯音组合而成的。了解这种相对简单声音的构成有助于我们分析更复杂的声音。傅里叶分析用于将复杂信号分离成简单的音调成分。

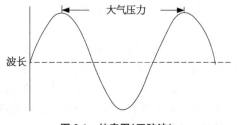

图 2.1　纯音图(正弦波)。

纯音有几个重要特征:一个完整的振动由一个压缩区和一个稀疏区组成(图 2.2),在给定的时间内(通常为 1 秒),这种循环发生的次数称为频率。

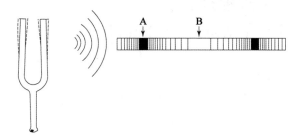

图 2.2　振动音叉产生的压缩区(A)和稀疏区(B)。

频率通常以声音的周期数或赫兹为单位来记录,频率的感知属性是音调。一般来说,频率越高音调越高,强度越大声音越大。然而,实际物理现象(如频率或强度)与人们对它们的感知(音调和响度)之间存在差异。音叉的构造使其无论受到多大的敲击都会以固定频率振动。虽然音叉每秒振动的次数相同,当音叉被重击时,与轻敲相比,音叉的叉会覆盖更大的距离,这种强度增加被我们感知为响度增加。在纯音的正弦波图中,较强烈的声音比柔和的声音具有更高的峰值和更低的谷值,更大的强度也意味着传播介质中的粒子被压缩得更多,正弦波的高度或深度被称为振幅。振幅以分贝(dB)为单位测量,反映了声波中存在压力(或能量)的大小。

波长是一个循环中的任何点与下一个循环中的同一点之间的线性距离(如峰到峰)。它可以计算为声速除以频率,这也是一个周期。波长由希腊字母 λ 表示,与频率成反比(图 2.3)。这很容易理解,回

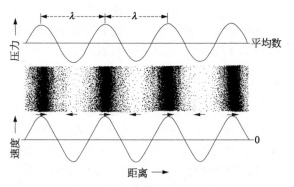

图 2.3　声波的波长与其他成分的关系图。
(改编自 Van Bergeijk et al.[1])

想一下,声波以 335.28 m/s(11 00 英尺/秒)的速度传播,简单除法告诉我们 1 000 Hz 频率的波长为 0.335 m/周期(1.1 英尺/周期)。2 000 Hz 音调的波长为 1.98 m(6.5 英尺),100 Hz 音调的波长为 3.35 m(11 英尺),8 000 Hz 频率的波长为 1 100 除以 8 000,即 3.96 mm(0.013 英尺,1 英寸)。波长与声音穿透力有很大关系。例如,如果有人在隔几个房间大声播放立体声音响,低音音符会听得很清楚,但小提琴或小号的高音会因墙壁而衰减。低频声音(长波长)极难衰减或吸收,它们需要与短波长的高频声音截然不同的声学处理,对听力的损害也较小。

声波周期中的任何一点是它的相位。因为正弦波是一个周期性事件,所以它可以像圆一样用度数来描述。正弦波的中点是 180° 相位点,第一个峰值出现在 90°。两个纯音的相互作用取决于它们的相位关系。例如,如果两个声源完全相同并且相位完全一致,则产生的声音将比单独使用任何一个声源(相长干涉)都要强烈得多。如果它们是 180° 异相,理论上它们会相互抵消,并且听不到声音(相消干涉)(图 2.4)。声音强度的相互作用还取决于其他复杂因素,例如受环境和接收器特性(如耳道和耳朵)影响的共振。

言语、音乐和噪声是复杂的声音,而不是纯音。大多数声音都非常复杂,许多不同的波形相互叠加。音乐音调通常彼此关联并显示出规则模式(复杂的周期性声音),而街道噪声则显示出随机模式(复杂的非周期性声音)(图 2.5)。

准确定义噪声有些困难,因为它的大部分含义取决于它在某种特定时间和地点的影响,而不是它的物理特性。声音在某种情况下或对某个人来说是非常烦人的噪声,而在另一种情况下或对另一个人来说,同样的声音可能听起来令人愉快,不该被称为"噪声"。就本书而言,术语噪声被广泛用于指代任何不需要的声音。

与听力测试相关的一个有趣现象是驻波,即沿相反方向传播的幅度和频率均相等的两个声波可以在称为"节点(node)"的某些点上抵消,图 2.6 是这种情况的示意图。当以某种方式拨动小提琴弦时,在"节点"处没有位移,如果此点落在鼓膜上,听者将听不到任何声音,因为该点没有振幅,不能刺激耳朵。这种

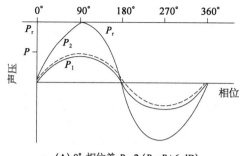

(A) 0° 相位差 $P_r = 2_p(P_r = P + 6$ dB)

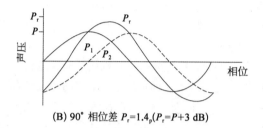

(B) 90° 相位差 $P_r = 1.4_p(P_r = P + 3$ dB)

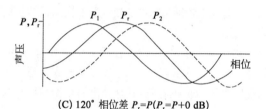

(C) 120° 相位差 $P_r = P(P_r = P + 0$ dB)

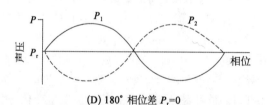

(D) 180° 相位差 $P_r = 0$

图 2.4 不同相位的两种纯音组合(P_1 和 P_2)。

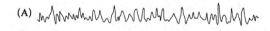

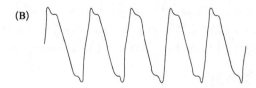

图 2.5 (A) 典型的马路噪声;(B) 钢琴音。

现象偶尔会出现在听力测试中,尤其是在 ≥ 8 000 Hz 的测试中。由于外耳道长约 2.5 cm,与这种较高频声音的波长一致,往往会出现"节点"的现象。声波最大位移点称为反节点(antinode)。

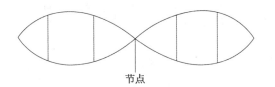

图 2.6 两种驻波示意图,节点位置无振幅。

此外,当声波在小范围内传播时,例如将耳机放在耳朵上时,声波会遇到许多反射,并且大部分高频声音很可能以驻波的形式存在,这种波通常不能引起内耳的兴奋刺激。并且,由于没有声能传递而不会产生听觉。

在测试较高频率时,将耳机或紧或松地放置在耳朵上,如果突然之间可能本该响亮的声音没有听到,或者突然出现很响亮的声音,便是驻波导致了这种现象。在听力测试期间,人们通常通过调制的或"颤音"音调来帮助消除可能导致误导性测试结果的驻波问题。

此外,耳道的共振特性在听觉中也发挥作用。就像风琴管和汽水瓶一样,耳朵可以被认为是一根长度约为 2.5 cm 的盲管,其计算出的共振频率约为 3 400 Hz(如果长度正好是 2.5 cm,并且耳朵确实是一根直管,则实际为 3 430 Hz)。在这样的共振频率下,外耳道出现一个节点,鼓膜处存在一个反节点,导致管道封闭端(鼓膜)的声压放大。这种现象可能会导致 2 000~5 000 Hz 的声音放大高达 20 dB。如果开口端被阻塞,耳道的共振特性会发生变化,例如用于听力测试的耳塞或耳罩。在设备设计和校准以及解释听力测试时必须考虑这些因素。

复杂声音的形式由每个纯音在特定时间的相互作用决定,声音的这一方面被称为复杂性,在感知上对应的是音色,这是使我们能够区分钢琴、双簧管、小提琴或所有产生中间"C"(256 Hz)的音质。这些声源以不同的方式组合频率,因此具有不同的音质。

3. 声音测量

我们需要测量的声音的主要成分是频率和强度,两者都使用缩放的技术进行测量。这种频率缩放基于我们熟知的音阶或八度音阶而成,是一个以 2 为底的对数缩放。这代表每增加一个八度音阶就相当于频率加倍(图 2.7),线性增加(八度音阶)对应于逐渐增加的频率单位。例如,4 000~8 000 Hz 之间的音阶包含 4 000 个频率单位,但 125~250 Hz 之间的相同音阶空间仅包含 125 个频率单位。这使处理逐渐变大的数字变得更加容易,并有助于显示如果使用绝对数字可能不明显的关系(图 2.8)。

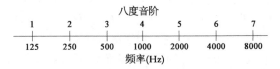

图 2.7 频率的倍频程表示法。

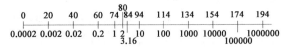

图 2.8 分贝标定(SPL)。(引自 Lipscomb[2])

19 世纪,心理物理学家 Gustav Fechner 指出了使用音阶的另一个原因。他认为,感觉随着刺激的对数而增加,这意味着需要不断增加声压来产生相等的感觉增量。例如,响度用称为 SONES 的单位测量,其他心理声学测量包括响度级的 PHON 缩放和音调的 MEL 缩放。PHON 缩放是通过要求训练有素的听众判断,相对于 40 dB 的 1 000 Hz 参考水平,声音的响度何时翻倍,每次翻倍称为一个 SONE(类似将音高加倍一个八度音阶)。单音增量对应声压增加 10 dB,或能量增加约 10 倍。因此,除了在计算上方便之外,对数缩放有助于描述我们听到的声音。

在工业中进行的噪声测量中,主要关注的是非常强烈的噪声,而在听力测试中,主要关注的是非常微弱的声音,其目的是确定个人的听力阈值。准确的强度测量和覆盖大范围的标度对于测量和比较噪声强度是必要的。

敏锐年轻人的耳朵在非常安静的条件下可以检测到的最弱声压为 0.000 2 μbar,这个非常小的声压被用作声音测量的基础或参考水平。这个基数通常通过使用 1 000 Hz 的音调(耳朵最大灵敏度范围内的频率)并将压力降低到年轻人耳朵会响应的最弱的可测量声压来确定。在某些理想条件下,敏锐的耳朵会对比 0.000 2 μbar 更弱的声压做出反应,但仍以 0.000 2 μbar 时的声压为基准。

当然,在最弱的音调之上,声压可以大大增加。通常,可听声压范围向上延伸至 2 000 μbar,此时声压会导致耳朵不适和疼痛。更高的声压会损坏甚至毁坏内耳。由于这个范围(0.000 2～2 000 μbar)太大,使用 μbar 为单位来测量声音十分复杂。

3.1 声音强度

测量强度或振幅比测量频率复杂得多,强度同样是在对数比例缩放上进行测量。所有这些缩放均需一个任意确定的零点以及被测量现象的描述。通常,声音以分贝(dB)为单位。同样,许多其他现象(如热和光)也以分贝(dB)为单位。

3.2 分贝

"分贝(dB)"一词是从通信工程领域借鉴而来,最常用于描述声音强度。这个单位的详细推导方式及其转换为其他单位的方式有些复杂,不在本书的讨论范围内。但是,清楚了解分贝的性质及其正确使用十分有利于理解如何测试听力和测量声音。

3.2.1 比较单位

分贝只是两个声压之间的比较单位,一个比率。一般而言,它不是如英寸或英镑这样具有绝对值的度量单位。分贝的概念源于声音的压力或参考水平与另一种声音压力进行比较。因此,60 dB 的声音是比已标准化为参考水平的声音强度高 60 dB 的声音。在所有声音测量中,必须对参考水平进行隐含或明确说明。因为没有参考水平,以分贝表示的强度表示毫无意义。这与说某物是"两倍"是一样的,既没有暗示也没有具体提到与之比较的另一个物体。

3.2.2 两个参考水平

基于本书的目的,本书使用了两个重要的参考水平。在进行物理声音测量时,比如在嘈杂的工业环境所使用的基础是 0.000 2 μbar 的声压,这被称为声学零分贝。声级仪和噪声分析仪等声音测量仪器均使用此参考水平进行校准。其他几个术语也已用于描述声学零值,包括 0.000 2 dyne/cm^2、20 μN/m^2 和 20 μPa。现在,0.000 2 μbar 已被认可。当在房间内进行测量并且仪表读数很高时,读数意味着该房间中的声压级(SPL)比声学零值大许多分贝。SPL 是指相对于 0.000 2 μbar 的声压级测量,因此 SPL 同时也告诉我们参考水平和被测量现象。

另一个重要的用于听力测量的参考水平称为听力损失的零分贝(0 dB)或平均正常听力,这个水平与作为噪声测量基础的水平不一样,被称为听阈水平,或 HTL。在中频范围(~3 000 Hz)内,它比声学零值高 10 dB。在使用听力计测试听力时,听力图上听力损失 40 dB 意味着个人需要比普通人多 40 dB 的声压才能听到所呈现的音调。

听力计的基线或参考水平与噪声测量设备的基准或参考水平不同,因此,现在可以很清楚地知道房间中 60 dB 的噪声与听力计上 60 dB 的强度不同。因为以较低的参考水平进行测量,所以噪声听起来不那么响亮。

3.2.3 分贝公式

建立这些参考水平后,即可计算出分贝公式。为了比较这两种压力,我们将它们指定为压力 1(P_1)和压力 2(P_2),其中 P_2 是参考水平。该比率可以表示为 P_1/P_2。

另一个必须考虑的因素是,在以分贝计算这个比率时,计算必须是对数。对数是指数或幂,固定数字或底数(通常为 10)必须增加以产生给定数字。例如,如果基数为 10,则 100 的对数为 2,因为 $10×10=100$。在这种情况下,10 写成指数 2 为 10^2。类似地,如果 10 的四次方写成 10^4,结果是 $10×10×10×10$,或 10 000;因此,10 000 的对数是 4。如果只考虑这个对数函数,公式已经发展到 dB=log P_1/P_2,但它还没有完成。

分贝是从工程领域借鉴来的,是声功率的比较而不是压力的比较,用贝尔而不是分贝来表示,后者为前者的 1/10。声压与相应声功率的平方根成正比。因此,有必要将压力比的对数乘以 2(对于平方根关系)和 10(对于贝尔-分贝关系)。完成此操作后,分贝公式就完成了,根据声压级定义的分贝如下所示。

$$dB = 20\log P_1/P_2$$

例如,如果指定为 P_1 的压力比 P_2 参考水平大 100 倍,则公式中的代换给出 dB=$20×$ log 100/1。众所周知,100 的对数是 2(如 $10^2=100$),可以看出该公式减少到 dB=$20×2$,即 40 dB。因此,当一个声音的压力比参考水平大 100 倍时,第一个声音就可以称为 40 dB。同样,如果 P_1 大 1 000,则分贝数为 60,如果大 10 000,则分贝数为 80。其他一些关系很容易记住。如果声强乘以 2,声压将增加 6 dB。如果强度乘以 3.16(10 的平方根),声压增加 10 dB。当强度乘以 10 时,声压增加 20 dB。这些关系可以在图 2.8 中清楚地看到。

在实际的声音测量中,如果 P_1 为 1 μbar——即 1 dyne/cm^2 的压力——那么比值是 1/0.000 2 或 5 000。通过使用对数表或将压力比转换为分贝的特殊表,在这种情况下,基于 0.000 2 μbar 的参考水平,其压力水平为 74 dB(图 2.8)。表 2.1 显示了与 0.000 2 μbar 参考水平相关的许多常见声音落在此分贝标度上的位置。该基础水平用于校准标准声音测量仪器。

表 2.1 通过听力计测得的典型声音级别

特定环境的噪声	分贝	环境
	-140-	
F-84 起飞（尾翼数据） 液压 大型气动铆钉机	-130-	锅炉工厂（最高水平）
气动削片机	-120-	
多重喷砂机 汽车喇叭 自动化冲床	-110-	喷气发动机试验控制室
		木板加工厂
切断锯		DC-6 飞机内舱 纺织厂
退火炉 自动车床 地铁 中卡车 火车鸣笛	-100-	罐头制造厂 电动割草机 地铁内 商用喷气式飞机舱内
10-HP 船舷	-90-	
小型卡车加速		城市汽车
城市重卡 摩托车	-80-	垃圾处理厂 交通堵塞情况下
	-70-	真空吸尘器
平常语言交流 **115 kV 变压器**	-60-	一般交通情况 会计事务所 芝加哥工业区 窗式空调
	-50-	私人商务办公室
		交通通畅情况下 一般居民区

续 表

特定环境的噪声	分贝	环境
	-40-	安静室内 居民区夜间最安静情况
	-30-	广播演播室（对话节目） 广播演播室（音乐节目）
	-20-	声音图片工作室
	-10-	
	-0-	

在听力测试中,使用比声音测量更高的参考水平,测试人员不需要关心额外的数学公式。这是因为测试中使用的听力计均经过校准,使其得以考虑声学零值的增加,以便为每个测试频率下平均正常听力(听力损失 0 dB)的听力测量提供必要的参考水平。

3.2.4 要点

要记住的重要一点是:分贝是对数比率。1 dB 接近人耳可以区分的两种声音之间的最小强度变化,因此,分贝成为一个十分便捷的度量单位。

对数比的一个重要意义是,随着压力的比值变大,由于声音变得更强烈,分贝的增加率变小。即使压力的比率很大,例如一个压力是另一个压力的 10 000 000 倍,表示该比率的分贝数也不会变得非常大,仅为 140 dB 声压级(SPL)。这是使用分贝标度的主要原因。从感知的角度来看,声压从 0 dB 增加到 1 dB 的幅度相对较小,正常人的耳朵可以检测到。然而,当试图将声压从 140 dB 增加到 141 dB 时——也就是增加了 1 dB,人耳几乎察觉不到——绝对压力需要增加 10 000 000 dB。

需要记住的一点是,分贝相加的效果与普通数字相加的效果截然不同。例如,如果一台噪声测量为 70 dB 的机器在另一台噪声为 70 dB 的机器旁边打开,则测试结果为 73 dB 而不是 140 dB。这是通过以下方式获得的:当合并分贝时,有必要使用一个考虑了声源施加的能量或功率的方程,而不是该能量施加的声压。公式如下:

$$dB_{power} = 10\log_{10} E_1/E_0,其中 E_1 是已知功率(能量),E_0 是参考量$$

$$dB = 10\log_{10} 2/1(有两台机器而不是一台在运行,因此比率为 2:1)$$

= (10)(0：3 010)(2 的对数是 0.301 0)

= 3.01

图 2.9 显示了通过添加噪声级别获得的结果，可以使用它代替公式。从图表上可以看出，如果添加 70 dB 和 76 dB，在图上则有横坐标上的 6 dB 差异，该差异会产生 1 dB 的增量。将其添加到较高的数字中，因此，两台机器产生的总噪声水平比参考水平高 77 dB。

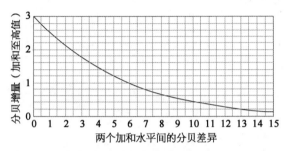

图 2.9　加入噪声级别后的结果。

4. dBA 测量

大多数用于测量噪声级的声级计并不简单地记录相对于 0.0002 μbar(dB SPL)的声压级。相反，它们通常配备 3 个滤波网络：A、B 和 C。使用这些滤波器可以近似估计给定噪声在可听频谱上的频率分布(图 2.10，表 2.2)。在实践中，可以通过比较每个频率额定值的测量水平来近似估计噪声的频率分布。例如，如果使用 A 和 C 网络测量噪声水平并且它们几乎相等，则大部分噪声能量＞1 000 Hz，因为这是网络频谱中唯一相似的部分。如果 A 和 C 测量值之间存在很大差异，则大部分能量可能为＜1 000 Hz。第 14 章讨论了这些滤波器的使用和声级计的其他功能。

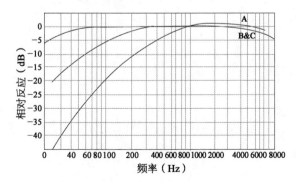

图 2.10　用 A、B、C 三种滤波网络表示的声级计的频率响应特性。

表 2.2　矫正后 A 滤波网络频率

中心频率	加权校正(dB)	中心频率	加权校正(dB)
10	−70.4	500	−3.2
12.5	−63.4	630	−1.9
16	−56.7	800	−0.8
20	−50.5	1 000	0.0
25	−44.7	1 250	+0.6
31.5	−39.4	1 600	+1.0
40	−34.6	2 000	+1.2
50	−30.2	2 500	+1.3
63	−26.2	3 150	+1.2
80	−22.5	4 000	+1.0
100	−19.1	5 000	+0.5
125	−16.1	6 300	−0.1
160	−13.4	8 000	−1.1
200	−10.9	10 000	−2.5
250	−8.6	12 500	−4.3
315	−6.6	16 000	−6.6
400	−4.8	20 000	−9.3

由于 A 网络更准确地表示耳朵对大噪声的反应，目前在测量声音时通常使用 A 网络来估计噪声引起的听力损失的风险，仅仅通过说明噪声强度来描述噪声对听力的破坏性影响是不可能的。例如，如果一种噪声的频谱类似图 2.10 中曲线 A 所示的频谱，其大部分能量位于低频，则它可能对听力影响很小或没有影响。另一种总体强度相同的噪声，其大部分声能位于较高频率(曲线 C)，在暴露多年后可能会造成严重的听力损失。低频噪声的实例有马达、风扇和火车。高频噪声由钣金加工、锅炉制造和气压软管产生。尽管人耳在 1 000～3 000 Hz 频率范围内比在 500～4 000 Hz 范围内更敏感(图 2.11)，但这种特定于频率的差分灵敏度并不能完全解释人耳对高频声音的脆弱性。尽管已经提出了各种假说，涉及从目的论到耳蜗上低频位点的冗余再到耳蜗剪切力学的所有内容，但这种现象尚不完全清楚。第 14 章讨论了噪声性听力损失的机制。

声音物理学的其他重要和有趣的方面还可以进行讨论，这是一个复杂而迷人的主题。关注听力损失问题的医生会发现，这对迄今为止提出的假说进行合理理解会有所帮助——尤其是"分贝"一词表示

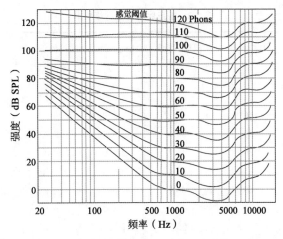

图 2.11 用 Fletcher－Munson 曲线表示耳朵对各种频率声音的敏感性。

与既定参考水平的对数比这一事实。了解声音的基础物理学对涉及听力损失的医学和法律服务非常宝贵。在许多情况下，更深入的知识对实际解决医学和工业问题的优秀物理学家和工程师是必不可少的。

（易开艳　丁　娟　韩　朝　译）

参考文献

［1］ Van Bergeijk WA，Pierce JR，David EE. Waves and the Ears. New York：Doubleday and Co.，1960：44.

［2］ Lipscomb DM. Noise and occupational hearing impairment. Ear Nose Throat 1980；59：13－23.

第 3 章

听力损失的性质
The Nature of Hearing Loss

Robert T. Sataloff　　Joseph Sataloff

听力损失是医学界面临的最具挑战性的问题之一,这不仅是因为大约有 4 000 万美国人患有听力损失,特别是因为它会对人格产生不利影响。梅尼埃病伴随的轻度听力损失有时可能比重度听力损失给患者带来更多心理问题。听力损失对患者情绪的影响,而不是耳聋本身,可能成为患者求医的主要原因,听力损失甚至可能使患者周围的人比本人更烦恼。失聪实际上是一种症状而不是一种疾病,而且是一个相当奇怪的症状,因为它不像癌症和其他疾病那样伴随疼痛、不适、瘙痒或恐惧,迫使患者寻求医疗援助。

让我们思考一下,是什么促使患者去看医生并抱怨听力有问题? 也许是一些令人尴尬的情况开始在日常生活中更频繁地出现,例如,雇员可能听不清或听不懂雇主的指示,特别是在噪声很大的情况下;秘书可能不能正确地听写,由此产生的错误在办公室里造成极度紧张;年轻的女士一直试图自欺欺人或者向她的朋友隐瞒她的受损听力,但是当她出去约会时,她一再给出错误的答案,特别是当车内很暗,她无法读懂同伴的嘴唇时;妻子在厨房放水,丈夫坐着看报纸听不懂妻子在说什么,这可能导致夫妻之间不断发生摩擦,完全缺乏沟通,最终导致严重的家庭矛盾。

这些情况是典型的尴尬情况,会令人产生不舒适和不安全感,然而,患者无法面对这个问题并寻求医生的帮助。当他/她去看医生并主诉耳聋时,很少是他/她自己自愿的,而是因为配偶、朋友或老板的反复劝说试图让患者采取措施解决听力障碍。

很多时候,当丈夫和妻子走进耳科医生的办公室时,他们的对话遵循一个统一的模式。医生问男人有什么问题,在他还没来得及回答的时候,他的妻子脱口而出说他是个聋子,不理她。丈夫一般看起来很温顺,不知所措,好像他不清楚发生了什么事,但他当然不想承担所有问题的责任。很快就可以看出,由于他的听力损失引起的争吵和纷争是他的关键问题。作者在耳科实践中遇到的最令人伤心的事件之一是一位 21 岁的男子,他恳求对他因 6 年前患脑膜炎而继发的双侧神经性耳聋进行治疗。这位患者提出,如果能让他的听力损失得到适度的治疗,他将把银行里的小额存款作为报酬。当被问及是什么促使他在耳聋发生 6 年后的今天寻求帮助时,他含泪回答说,能听到他的新生婴儿在夜间啼哭时的声音对他来说非常重要。

1. 听力损失的早期阶段

在听力水平明显或突然下降之前,人们不会真正注意到任何听力缺陷。例如,在高频听力丧失的早期阶段,实际上没有任何症状,只是患者可能会说他/她不能像另一只耳朵那样清楚地听到手表的滴答声。如果患者注意到这一点,他/她可能会尽早寻求帮助,但大多数人并非如此幸运。通常,在求医之前,听力损失已相当严重。

2. 每个患者都能得到帮助

由于听力缺陷会造成情感上的创伤,因此可以明确地说,每一位到医院就诊的听力损失患者都可以得到一定的帮助。也许医生并不一定能够将患者听力恢复到正常状态,或将其提高到不影响正常生活的水平,但总是能够减轻听力损失对患者的心理影响,可以教他/她用剩下的听力听得更好,并改变患者对听力下降的悲观和对立态度,在许多方面帮助他/她更好地交流。改善患者的生活质量是医生的责任。

3. 各专科医生转诊的患者

有趣的是，许多患者不是由全科医生、内科医生或儿科医生转诊到耳鼻喉科的，而是由其他科医生，如产科医生、皮肤科医生、精神科医生，甚至是肛肠科医生转诊的。患者似乎有一种奇怪的倾向，即在最不寻常的情况下诉说他们的听力损失症状。例如，有些敏锐的产科医生向我们转诊了许多在怀孕最后1个月或产后早期抱怨耳朵嗡嗡作响的患者。这些病例最常见的疾病是耳硬化，也是耳朵出现嗡嗡作响耳鸣的原因。产科医生应警惕有听力损失患者的家族史，因为这与耳硬化症有关，这类患者常因怀孕而加重，并可能在分娩后出现。

在皮肤科医生的诊室里经常会有患者主诉听力下降，这样的听力下降是由于他们的耳道反复出现剥脱性皮炎碎片堵塞。这样的患者需要医生小心仔细清除碎屑，否则容易损伤耳道壁，加重皮炎。心理学家应该认识到听力损失和情绪困扰之间的关系。往往重度耳聋患者在被转诊到耳科医生处进行听力评估之前已经接受了精神科医生很长时间的治疗，许多患者的心理和情绪障碍都可以通过早期对听力的关注而得到纠正或缓解。令人痛心的是，在精神病院里经常会有一些耳聋但其他方面正常的儿童。

奇怪的是，有些患者在听不到小的声音时对他们影响较大，例如排尿或放屁的声音，因这些声音可能会给他们带来尴尬。有几位患者是由肛肠科医生和泌尿科医生转诊给我们的，他们主诉从未与全科医生讨论过这些问题。

随着《职业安全与健康法》(OSHA)和工业领域常规听力测试的出台，职业医师和护士已经成为大量工人转诊进行耳科检查和诊断的主要来源。这不仅对发现噪声性听力损失很重要，而且对发现可矫正的听力下降或引起严重听力障碍的病因也很重要。企业在帮助改善劳动者的听力健康方面处于重要的地位。

当重听患者没有得到医生的负责任的指导时，他们可能会在没有诊断甚至没有体检的情况下直接去找助听器经销商。尽管许多"听力中心"的经营方式是诚信经营，但也有一些"听力中心"会向每个患者出售助听器，而不去了解清楚他们的耳聋是否可以被治愈。有些人因为在购买助听器时没有得到正确的指导而错误地使用助听器。

在许多类型的听力损失中，助听器是唯一可能的改善手段。患者有必要认识到，任何助听器都无法克服感音神经性耳聋产生的失真，他/她的听力永远不会"正常"，虽然这对于患者来说很难接受。选择合适的助听器需要技巧，学习使用助听器也需要时间，通常情况下，患者要想得到关于听力问题的明确解释——期待什么以及可以做些什么，唯一的机会就是去找能够告知实情并提供正确建议的医生和听力学家。

患者的个性和对听觉的经济需求，以及他/她佩戴助听器的意愿，以及进行言语阅读的意愿，也会影响他/她对听力障碍的适应性。一个必须谋生的人可能比一个老年人更难忍受这些不便，因为老人可能更愿意退居二线，享受舒适安静的生活。

4. 了解和进行听力测试的价值

检测听力损失通常是一个非常简单的过程，每个专业的医生都应该对听力测试有一定的了解，并能在需要时在办公室进行基本的筛查，在大多数情况下，可以用512 Hz的音叉做一个简单的测试。这种仪器非常有价值，在发现严重听力损失方面非常可靠。它被用来帮助确定听力损失是由外耳或中耳的损伤还是由感音神经机制引起的。然而，在涉及1 000～2 000 Hz的轻微高频损失和其他轻度听力缺陷的情况下，音叉(甚至是不同频率的音叉)可能无法提供足够的信息，因为音叉不能对听力损失进行定量测定，所以有必要使用听力计，特别是在损失仅限于高频范围的情况下。

一台好的听力计非常值得花钱和精力去掌握其使用技巧。听力计应具备做气导和骨导测试的功能，并带有掩蔽功能。第5章讨论了使用听力计的方法，以及如何避免使用中的一些误区。

■ 4.1 人耳的解剖学和生理学

耳朵在解剖学上分为三个主要部分：外耳、中耳、内耳(图3.1)。

外耳由两部分组成：头部侧面的"喇叭形"装置，称为耳郭；从耳郭进入颞骨的管，称为外耳道，这个开口叫作耳道或外耳道。

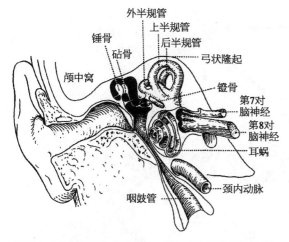

图 3.1　耳朵的横截面示意图。半规管与维持平衡有关。

鼓膜，或称"耳膜"，横跨外耳道的内端，将外耳与中耳分开。

中耳是颞骨上的 1 个小空腔，3 个听骨，即锤骨、砧骨和镫骨，形成了从外耳到内耳的骨桥。骨桥由肌肉和韧带固定。中耳腔充满空气，通过咽鼓管进入鼻咽。咽鼓管有助于平衡鼓膜两侧的压力。

内耳是一个充满液体的腔室，分为两部分。① 前庭迷路：它是人体平衡机制的一部分；② 耳蜗：包含听觉感音神经。耳蜗内有 Corti 器，含有数千个微小的感觉毛状细胞（图 3.2）。Corti 器是听觉系统的开关。第 8 对脑神经或听神经从内耳通向大脑，充当电脉冲通道，这些脉冲将被大脑解释为声音。有关耳朵解剖的其他信息，请参见附录 1 和第 10 章。

声音在空气中产生的振动有点类似石头被扔进池塘时产生的"波"。外耳"喇叭"收集这些声波，然后通过外耳道传至鼓膜。当声波撞击鼓膜时，会引起鼓膜振动。这些振动通过机械作用传递到由锤骨、砧骨和镫骨形成的骨桥（听骨链）上，接着引起内耳开口处的膜振动，导致内耳中的液体开始运动。内耳中液体的运动刺激 Corti 器中的神经细胞，产生电化学脉冲，这些脉冲聚集在一起并沿听神经传递到大脑。当脉冲到达大脑时即产生听觉。

听觉灵敏异常。在接近阈值时，耳膜只移动大约 100 万分之一英寸。我们的听觉能感受的声音强度范围跨越了从最柔和的声音到喷气式发动机的声音等极端情况，涵盖了 1～100 000 000 的强度范围。

在这个范围内，我们能够检测到强度和频率的微小变化，年轻、健康的人可以听到从 20 Hz 到 20 000 Hz 的频率，并能检测到小至 0.2% 的频率差异。也就是说，我们可以分辨出 1 000 Hz 的声音和 1 002 Hz 的声音之间的区别。因此，这样一个异常复杂的系统会被各种疾病和伤害所破坏并不奇怪。

4.2　听力损失的原因

听力损失有两种基本类型：传导性和感音神经性。本书对它们进行了详细的讨论。

5. 明确听觉系统受损部位

听力损失的原因，与任何其他疾病的原因一样，是通过仔细获取有意义的病史、体格检查和实验室测试结果来确定的。在耳科学中，听力测试与普通医学中临床实验室测试的功能相似。

尽管近年来在耳科领域取得了很大进展，但我们仍然缺乏关于耳朵的某些信息，因此无法总是确定听力障碍的原因。幸运的是，如果能够确定听觉系统的损伤部位，就有可能制订最佳治疗方法和预后。在对听力损失进行分类时，如能定位听觉受损部位，就能确定患者的听力损失是传导性、感音神经性、中枢性还是功能性的，抑或这些因素的组合。

传导性听力损失源于任何干扰声音通过外耳和中耳传到内耳的情况。如果在中耳，损伤可能累及镫骨底板，如耳硬化症，或由中耳积液引起的鼓膜和听骨活动受限。传导性听力损失通常可以纠正。

在感音神经性听力损失中，损伤位于内耳镫骨底板内侧、听神经或两者都有，许多医生称这种情况为"神经性失聪"，多数情况下这种性质的耳聋无法治愈。耳蜗有 30 000 个毛细胞与神经末梢相连，耳蜗底圈的毛细胞对高频音敏感，而顶端毛细胞（以及整个耳蜗其余部分的毛细胞）对低频音敏感。这些毛细胞以及将它们与大脑进行连接的神经容易受各种原因的损害。

在中枢性听力损失中，损害位于中枢神经系统中从听觉神经核（位于延髓）到皮质的某个位置。以前，中枢性听力损失被描述为一种"感知性耳聋"，这个词现在已经过时了，关于这个问题的认识仍然有限。

在功能性听力损失中，听觉通路没有可以检测

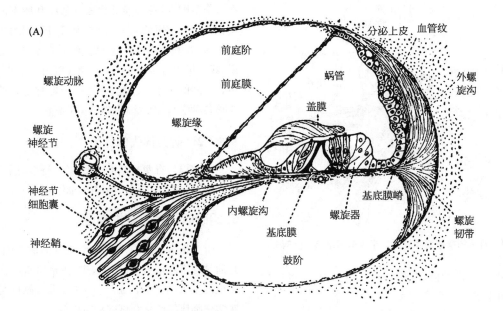

(A)

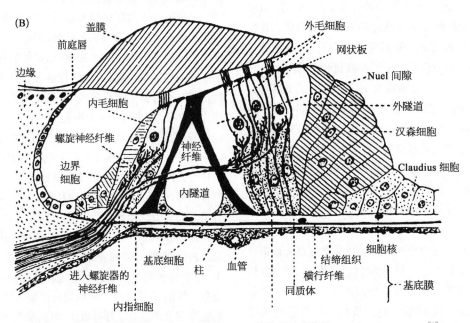

(B)

图 3.2 Corti 器的横截面图。(A) 低倍率。(B) 更高的放大倍数。（After Rasmussen[1]）

到的器质性损害，但一些心理或情绪问题可能是潜在诱因。

经常有患者出现两种或两种以上的听力障碍，这种问题称为混合性听力损失。然而，在实际应用中，只有当同一只耳朵同时出现传导性和感音神经性听力损失时，才使用这一术语。

每种类型的听力损失都有特定的、独特的特征，这使得对临床实践中发现的绝大多数病例进行分类成为可能。当发现某些基本特征时，通常即可以明确类别。

6. 传导性听力损失

在传导性听力损失的情况下，由于外耳道、鼓膜、听骨链、中耳腔、卵圆窗、圆窗或咽鼓管位置的某些干扰，声波不能有效地传入内耳。例如，有效传输声能的中耳或保持中耳腔和外耳道之间气压相等的咽鼓管损坏,都可能导致声音传输的机械障碍。在纯传导性听力损失中,内耳或神经通路没有受损害。

传导性听力损失患者的预后要比感音神经损失患者好得多,因为现代技术可以治愈或至少改善绝大部分损伤发生在外耳或中耳的病例。即使在医学上或手术上没有得到改善,这些患者也能从助听器中大大受益,因为他们最需要的是扩音,他们不会受感音神经性损失可能出现的失真和其他听力异常的困扰。

7. 感音神经性听力损失

引入"感音神经性"一词是为了取代"感知性耳聋"和"神经性耳聋"这些含糊不清的术语。它是一个更具描述性和更准确的解剖学术语。它的双重性表明可能有两个独立的区域受影响,实际上也正是如此。当损害发生在内耳局部时,就采用"感音性"听力损失这一术语,类同于"耳蜗性"或"内耳性"听力损失;当损害发生在听觉神经,即毛细胞基部的神经纤维至听觉核之间的任何地方,则使用"神经性"听力损失这一术语,这个区域包括第8对脑神经的双极神经节。这种类型的听力损失也被称为"神经性耳聋"和"蜗后听力损失"。如果应用得当,这些名称很有意义也非常有用,但经常被不当使用。

虽然目前常规的做法是将感音性和神经性耳聋的成分放在一起,但多数情况下,我们会将损害的主要部分归于内耳或神经中的一种。根据目前已取得的一些成果及正在进行的研究,我们已能够区分更多的感音性和神经性听力损失病例,因此我们将对这些术语进行划分,并描述每种类型的独特特征。这种划分非常可取,因为这两种损伤的预后和治疗方法不同。例如,在所有单侧感音神经性听力损失的病例中,区分感音性和神经性听力损失很重要,因为这种听力损失可能是由听神经瘤引起的,而听神经瘤后果严重,甚至会危及生命。那些我们无法确定是感音性还是神经性的病例,以及那些可能涉及两种类型的病例,我们将归类为感音神经性。

导致感音神经性听力损失的原因有很多,也很复杂,但某些特征是所有这些原因的基本特征。由于从患者那里获得的病史是如此的多样化,他们对病因的了解可能比对病例分类的了解要多。

感音神经性听力损失是医学中最具挑战性的问题之一。许多听力障碍都属于这个类别。在大多数情况下,用现有的疗法治疗感音神经性听力损失的预后很差。虽然在治疗过程中出现了一些自发的缓解和听力改善,特别是在涉及感音性听力损失的情况下,但仍然存在进一步研究的需求。

8. 混合性听力损失

本书中"混合性听力损失"可以理解为在同一只耳朵中同时伴有感音性或神经性(或感音神经性)损失的传导性听力损失。然而,本书的重点是传导性听力损失,因为现有的治疗方法对这一群体来说非常有效。因此,耳科医生对混合性听力损失的病例特别感兴趣,在这些病例中,主要是传导性聋,并伴有一定程度感音神经性听力损失。

9. 功能性听力损失

临床实践中,功能性听力损失的发生比许多医生认为的要常见。这是一种患者似乎听不到或没有反应的情况,但这种障碍可能不是由周围或中央听觉通路的任何器质性病变造成的,而是由心理因素造成的。

这种类型的听力障碍可能完全是由情绪或心理原因引起的,也可能是叠加在某些轻度器质性听力损失基础上,称之为功能性或心理性叠加。通常,在功能性听力损失的情况下,患者的听力正常,仔细记录病史会发现患者家庭成员中的听力障碍患者,或是患者存在功能性听力损失的核心提示。

在这种情况下,最重要的挑战是对病情进行正确分类。要确定具体的情绪原因可能相当困难,但如果分类准确,就可以进行适当的治疗。很多时候,功能性听力损失的根源未找到,患者长期接受无用的耳科治疗。反过来,这个过程可能会加重情绪因素,导致病情变得更加顽固。因此,早期准确的分类必不可少。

10. 中枢性听力损失(中枢性失语)

尽管有关中枢性听力损失的相关知识在不断增多,但它在耳科学中仍然有些神秘。医生们知道,有些患者不能解释或理解别人所说的话,造成这种现象的原因不是外周机制,而是在中枢神经系统的某个地方。在中枢性听力损失中,问题不在于纯音阈值的降低,而是患者对所听到内容的理解能力。显然,理解语言比相应纯音阈值更复杂;因此,诊断中枢性听力损伤所需的测试必须设计为评估患者处理复杂信息的能力。现在的大多数测试都不是专门为此目的而设计的,因此,仍然需要非常有经验的听力学家和医生的近乎直觉的判断才能做出准确的诊断(虽然失语症有时被认为与中枢性听力损失有关,但它不属于耳科的范畴)。

严重程度较低的中枢听觉处理障碍实际上比以前意识到的要普遍得多,有这种问题的患者很难过滤掉引起干扰的听觉信号。通常情况下,他们在人群中"听"不到声音,在开着收音机的情况下无法集中注意力或阅读,也无法在嘈杂的餐厅中进行交谈。这种情况病因未知,可能是由头部外伤引起的。虽然纯音阈值通常正常,但阈值受损和年龄增长可能会加重上述症状。

(刘月红 韩 朝 译)

参考文献

[1] Rasmussen AT. Outlines of Neuro-Anatomy. Dubuque, IA: WC Brown, 1947.

第 **4** 章

耳科病史与体格检查
The Otologic History and Physical Examination

Robert T. Sataloff　　Joseph Sataloff

有听力问题的患者咨询医生时,医生首先要做的是让患者放松。患者可能会感到焦虑,因为他/她已经因为无法理解周围的人而经历了很多尴尬场面,而这些人并不总是对自己的缺陷有耐心。第一步是面对患者,以清晰、温和的语气说话,如果患者佩戴了助听器,通常不需要大声,但缓慢而清晰地说话会有帮助。

听力障碍主诉比较独特,其他科室患者可能会抱怨不适、瘙痒或疼痛,也许担心自己得了癌症,相比之下,存在听力缺陷的患者往往健康状况良好。患有听力损失的患者通常会因为在社交和职业场合无法成功沟通而去看医生,听力损失本身并不是患者陈述的主要问题,因此,当他/她第一次告诉医生自己的听力问题时,患者可能已经承载了很多心理、社会和职业问题。

耳鼻喉科医生(耳朵、鼻子和咽喉科医生)是研究耳朵问题的专家,也是其他方面的专家。耳科是耳鼻喉科的一个亚专业,由有兴趣专注于耳科疾病的医生执业。神经耳科学是耳鼻喉科的一个亚专业,实际上也是耳科的一个亚专业。虽然这个领域已经有 40 多年的历史,除了住院医师培训,很少有具备丰富经验或接受过专科医师培训的神经耳科医生。该领域的耳鼻喉科专家接受耳部和耳脑间疾病的专科培训,并接受相关颅底手术培训,以解决诸如听神经瘤、颈部胶质瘤、顽固性眩晕、全聋以及传统上"无法切除的"肿瘤等问题。他们与耳神经科学医生不同,后者的背景是神经科学,专注于听力和平衡系统相关疾病。在对耳朵和听力问题进行评估时,建议向耳科医生或耳神经科医生咨询,因为这些问题往往比表象复杂。

1. 基本问题

医生通常可以通过询问对患者有直接影响的问题来节省时间,对患者也更有帮助。这些问题的答案可能有助于鉴别诊断。

以下是一些有用的问题:

（1）你认为你的哪只耳朵有听力损失?

（2）你失聪多久了?

（3）当你刚开始注意到它与头部受伤有关,那么你是什么时候意识到的?

（4）谁注意到了:你、家人还是其他人?

（5）你的听力是缓慢、快速还是突然下降?

（6）你的听力现在稳定了吗?

（7）你的听力损失有波动吗?

（8）音高是否失真?

（9）您是否有响度失真(受噪声干扰)?

（10）你能用两只耳朵打电话吗?

（11）你的耳朵有胀满感吗?

（12）你是否意识到任何东西(食物、天气、声音)会使你的听力损失变得更好或更糟?

（13）你的听力是否因紧张、弯腰、擤鼻涕或举重而改变?

（14）你小时候耳朵有问题吗?

（15）你做过耳朵引流术吗?

（16）您最近或经常有耳朵感染吗?

（17）你做过耳朵手术吗?

（18）您是否曾接受过推荐的耳外科手术,但未进行?

（19）你的耳朵有过直接损伤吗?

（20）您受伤之前是否遇到过类似您当前主诉的问题?

（21）你耳朵痛吗？

（22）你最近做过牙齿手术吗？

（23）您是否有任何既往疾病（糖尿病、血压等）？

（24）你有过梅毒或淋病吗？你有艾滋病吗？

（25）你家里有人失聪吗？

（26）你家里有人做过听力相关手术吗？

（27）你有患梅毒的父母、兄弟姐妹吗？

（28）你是否曾经在噪声大到需要大声说话才能被人听到的环境中工作过？

（29）你的耳朵响吗？

（30）当您离开嘈杂的工作环境时，是否有暂时性听力损失？

（31）您是否有过嘈杂环境的娱乐活动，如步枪射击、听摇滚乐、雪地摩托、摩托车、木工等？

（32）当暴露在巨大噪声中时，您是否佩戴护耳器？

（33）你经常带水肺潜水吗？

（34）你驾驶私人飞机还是跳伞？

（35）你耳朵有杂音或头晕吗？

如果患者是儿童，应该要求父母提供出生时和出生早期相关信息，如缺氧、严重黄疸、恶血质或出血倾向等。还应要求他们提供有关抽搐和高热的病史和相关致病原因。

2. 获得准确答案的重要性

患者经常在不经意间对病史中的一些问题给出不准确的答案，当他/她被要求具体说明他/她失聪多长时间时尤其如此，通常患者会低估了听力受损的存在时间。

在询问病史时，建议让患者的丈夫或妻子在场，因为他或她通常会提供更准确的信息。许多听力损失都是隐匿发展的，患者可能在症状变得非常明显之前并没有意识到任何问题，而在其他人看来已经很严重。有些患者拒绝承认自己的听力有问题，即使其他人已经向他们提出了这种可能性。这种常见的现象说明了心理因素经常使某些形式的听力障碍变得复杂。

听力丧失出现的确切时间至关重要，特别是在听力丧失发生在相当突然的情况下。当患者将手指塞入耳朵，或者用蜡塞堵塞耳道时，听力可能会立即丧失。突发性疾病可能由梅尼埃病、腮腺炎、病毒、

圆窗膜破裂或血管破裂或其他原因引起，包括听神经瘤，所有这些情况下，往往只有一只耳朵受累。双耳受累可能因脑膜炎、自身免疫性内耳疾病或严重的头部损伤引起。最常见的情况是缓慢发展的听力下降持续数年，尤其是老年性耳聋、耳硬化、暴露于强噪声后的耳聋和遗传性神经性耳聋。

由于耳硬化症、老年性耳聋和遗传性神经性耳聋由基因决定，至少有家族复发的倾向，因此家族性发作的病史很重要。一些情况下患者否认家族性耳聋病史，但当研究完成后，诊断提示遗传或家族性疾病，追问病史，患者有时会回忆起他的一个或几个家庭成员有听力障碍的问题。更多的时候，患者坚持认为家族中没有出现过耳聋的情况。这种说法也可能是真实的，因为在许多遗传性耳聋的病例中，听力损失可能在许多代中都没有表现出来，可能是隐性的，或者患者可能是家族中第一个患有遗传性疾病的人，例如，在耳硬化症中，可能没有任何在世的家庭成员最近出现过耳聋的证据，但人们知道，耳硬化症往往是遗传性的。

3. 预后与诊断

医生和患者心中的共同问题是："听力损失会变得更严重吗？"答案取决于诊断。例如，一些神经性耳聋的病例可能会变得更严重，并可能变得相当严重。另一方面，耳硬化症可能会进展，但会趋于平稳，不会变得非常严重。然而，一些耳硬化症患者在生命早期往往会出现感音神经性听力下降。先天性听力损失很少进展。

患者往往可以帮助耳科医生做出更明确的诊断，即使是在第一次就诊时，也可以明确地指出听力损失是一直保持不变还是在数月或数年内不断恶化。它有助于耳科医生区分由噪声引起的耳聋和由遗传性或年龄增长引起的耳聋。如果诊断结果显示出固有的非进展性疾病，耳科医生和患者会感到欣慰。

4. 症状鉴别

■ 4.1 感音神经性或传导性听力损失

询问患者是在安静的环境中还是在嘈杂的环境中听得更好通常会激起患者的困惑，"我想知道那是

什么意思?"这句话似乎写在患者的脸上。实际上,对这个问题的回答提供了一个有价值的初步线索,即患者是感音神经性还是传导性听力损失。在许多传导性听力损失的病例中,特别是在耳硬化症中,患者在嘈杂的环境下听得更好,而在感音神经性听力损失中,患者在嘈杂环境中听得更差。在嘈杂环境中听得更清楚的能力我们称之为威利斯听觉倒错,或威利斯误听,是以最早描述这种现象的医生托马斯-威利斯的名字命名。

4.2 耳鸣

耳鸣是耳科医生遇到的最不为人理解也是最令人沮丧的情况之一。由于各种类型的耳鸣往往与特定类型的听力障碍有关,因此对耳鸣的主诉和对其特征的描述有助于诊断。本书中对这一主题进行了讨论,特别是在第 18 章。

4.3 眩晕

眩晕也是听力丧失的常见伴发症状。由于听力和平衡机制是如此密切相关,且处于同一迷路液体中,眩晕常伴随着听力障碍。迷路相关疾病,如梅尼埃综合征,不仅产生听力损失,而且还影响平衡。对耳科医生来说,眩晕并不意味着头昏眼花、昏厥或在眼前看到斑点,也并不是一种轻微的失去平衡的感觉。相反,表现为一种房子或患者正在旋转的感觉,伴随胃部的不适感或恶心,类似一个没有经验的水手在被风暴翻滚的船上的感觉。迷路性眩晕可导致行走时失去平衡,患者可能会发现因为有左右摇摆,自己很难在一条直线上行走。关于耳鸣和眩晕的全面讨论见第 18 章和第 19 章。

4.4 听力波动

几乎所有听力障碍患者都能意识到自己听力的波动。许多患者似乎在早上比晚上听得更好。有些人声称他们在给耳朵鼓气(通过捏住鼻子,闭上嘴唇,然后吹气——所谓的瓦尔萨尔瓦动作)后听得更好。听力水平的波动涉及几个因素。例如,大多数人在休息和放松时的听力似乎比疲惫和不安时的听力要好得多,比如在辛苦的一天结束时。警觉性提高时增强听力,注意力不集中则会降低听觉敏感性。听力的急剧波动是某些类型的听力损失所固有的,

如梅尼埃病。

4.5 自行鼓气

虽然有些人确实可以通过鼓起耳朵来暂时改善听力,但绝大多数人的只是觉得声音变清晰了,这导致他们主观上感觉更好,但实际上听力却没有改善。这种主观的改善通常是短暂的,对听力几乎没有什么好处。此外,不谨慎的自行鼓气会导致耳朵感染和耳膜出现问题。

5. 既往史

5.1 耳毒性药物

服用大剂量的某些药物,如庆大霉素、新霉素、卡那霉素、阿司匹林和其他许多药物,都可能导致听力损失。医生应该了解患者是否长期使用了这些药物,因为这些信息可能对诊断有重要影响。对耳朵或全身既往感染的了解也可能成为重要的线索。

5.2 言语缺陷

由于语言的发展取决于听力,因此在婴儿期或幼儿期出现的耳聋或听力缺陷会导致语言问题。这就是几个世纪以来,一出生就失聪的人被误诊为精神异常的原因,因为他们既听不到也不会说话。耳科医生在诊断中使用的重要线索之一是患者的语言,大声、紧张和发音不清等特征都有助于说明听力损失的类型及其预后。例如,重听患者说话声音大而紧张,可能患有感音神经性听力损失;如果他的声音异常柔和,损失可能是传导的;如果一个孩子有言语缺陷,特别是涉及辅音,他很可能有高频感音神经缺陷。

5.3 噪声性听力损失

明确患者的工作性质和环境有助于确定他/她是否有过暴露于非常强烈的噪声环境,比如服兵役或枪炮接触史。许多人因为暴露在强烈的工业噪声中失去听力,这是一个值得关注的问题。患者病史的重要性怎么强调都不为过,通常情况下,它提示了一个诊断,然后可能只需要一些特殊的测试来确认,这种情况下可以省去许多不必要的检查,并且可以节省许多时间和精力。

■ 5.4 耳科手术史

曾几何时通过寻找耳郭乳突切除术后的瘢痕，可以很容易地确定患者是否做过耳部手术。今天，现代的耳科手术几乎没有留下任何瘢痕，比如耳硬化症和听骨缺陷相关手术就不会留下可察觉的瘢痕，即使是最有观察力的耳科医生也无法知道患者以前是否做过手术。很多时候做过镫骨手术的患者为了避免尴尬，不愿意承认他/她正在接受的是修复手术，而说成是初次手术。因此，直接询问患者是否做过任何矫正耳聋的手术很重要。每一位主诉听力丧失、耳鸣、眩晕或任何其他听觉症状的患者都需要接受头部和颈部的全面检查，仅检查耳朵是不够的，因为某些耳科症状来源于鼻咽部、后鼻孔区、颞下颌关节，甚至咽喉部，例如，耳痛可能是喉癌的一种症状。

6. 完整检查的标准模式

建议制订一整套检查的标准模式，这样就不会忽略任何细节的内容。如果始终遵循这一模式，即使立即找到并清除导致患者出现症状的原因，检查对侧耳朵和鼻咽也应该成为常规，比如从一只耳朵取出已成硬结的耵聍，另一只耳朵也应该详细检查。对有耳科症状的患者进行检查，应从患者进入医生诊室时的一般评估开始。虽然头颈部以外的体格检查要交给其他专科医生进行，但对皮肤颜色和张力、步态、情绪及其他特征的初步观察经常会提供有价值的信息，并促成正确转诊。

有些医生在检查时首先检查患者主诉有问题的那只耳朵，笔者更倾向于先检查鼻子，然后是颈部和咽喉，然后是正常的耳朵，最后才是有问题的耳朵。我们建议采用这种顺序，因为关注有症状的耳朵时有可能会忽略对侧的耳朵、鼻咽部和其他结构。偶尔患者会针对性地问："医生，你不看看我的另一只耳朵或我的喉咙吗？"，但我们不应该被这样提醒。

■ 6.1 鼻和鼻咽的内镜检查

首先用鼻内镜检查鼻，同时向鼻腔喷洒血管收缩剂和1%地卡因或利多卡因，以备鼻内镜或鼻咽镜检查，这样可以缩短完成检查所需的时间。最重要的是鼻甲和窦口鼻道复合体的状况，并寻找可能

由息肉引起的分泌物和阻塞。如果在鼻腔内发现脓液，应查明其来源。是源于中鼻道并流向深部的鼻咽部？在通过鼻咽镜之前，鼻腔任何分泌物都应该用小的吸引管吸除干净。还应注意鼻甲黏膜的外观和连续性，它是苍白湿润的，还是红色紧绷的？使用可卡因后它是否明显收缩？鼻腔呼吸道情况如何？收缩前是否足够？收缩后会怎样？

操作者应该在鼻腔检查全部结束后才进入鼻咽部，应将少量4%的地卡因用缠有棉花的细探针涂在鼻底。在短短几分钟内，药物就能使鼻底麻醉，足以通过鼻咽镜。许多患者甚至在没有局部麻醉的情况下也能很好地忍受这一过程。在将探针，尤其是鼻咽镜放入鼻腔时，应特别小心谨慎。如果在收缩黏膜后仍不能清楚地看到鼻腔通道，则可以通过另一个鼻腔。在许多情况下，也可以通过在患者的喉咙后面放置一面小镜子来观察鼻咽部（图4.1）。无论使用哪种方法，良好的视野很重要，鼻咽部检查使医生能够看到鼻顶和鼻甲的后部，最后，要仔细检查

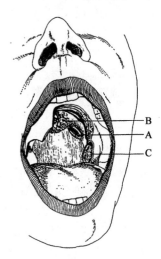

图4.1　鼻咽部。（A）软腭部分切除后暴露咽后壁的咽鼓管开口；（B）腺样体；（C）扁桃体。

两侧的鼻咽、咽鼓管咽口和咽隐窝。

■ 6.2 咽鼓管

咽鼓管功能可以通过鼻咽镜观察患者吞咽时咽鼓管口突出的软骨唇来估计，软骨唇应该活动自如，如果咽鼓管口覆盖气泡，那么吞咽时气泡会破裂。仔细寻找咽鼓管开口后方的咽隐窝中是否有较厚的粘连带或腺样体组织生长。有时可以通过压迫舌头后放入一个中等大小（1 cm）的镜子，向上即可以看到鼻咽部。

■ 6.3 口腔与咽喉

应仔细检查口腔，不仅要注意所有黏膜表面，还要

注意牙齿和牙龈。牙齿上的磨损面和咬合不正可能表明颞下颌关节问题导致了耳痛。触诊是口腔检查的一个重要部分，因为检查的手指可以发现口腔、舌根和鼻咽部的早期肿瘤。医生应该常规寻找黏膜下腭裂，因为这可能与耳朵疾病有关，尤其是悬雍垂有分叉这一点尤其重要。在休息和发声时，用镜子检查喉部应能清楚地看到会厌、真假声带、梨状窝和舌根。通过鼻咽镜或频闪喉镜可以获得更好的视频效果。

颈部的系统检查包括对颞下颌关节、腮腺和颌下腺的双手触诊。此外，还必须触诊颈部的各个三角区、甲状腺和颈动脉。颈动脉听诊是否有杂音应该列为常规检查，特别是当患者主诉有眩晕感或脉冲式耳鸣时。还应进行喉头皱褶检查，因为没有皱褶可能是环后癌的唯一线索。

■ 6.4 耳朵

用额镜而不是耳镜可以更好地观察耳郭和外耳道的入口，应注意外耳的形状和它在头部的位置，检查者还必须查看耳朵后面是否有瘢痕、囊肿或其他异常情况。有时，位于耳道入口处的一个小囊肿或疖子可能会被忽视，并在插入耳镜时引起疼痛。选择一个尖端尽可能大的耳镜，患者比较舒适，也可以提供更广阔的视野，并且在耳道内更贴合，还可以用一个小的橡胶球对鼓膜施加交替的正压和负压，以测试鼓膜的活动性，这个过程对于确定鼓膜是否有穿孔也很有用。如果鼓膜穿孔，一些患者可能会因为这个测试而出现头晕和眼球运动，这被称为瘘管试验阳性，可能标志半规管侵蚀。如果鼓膜完好无损，则为 Hennebert 征阳性，可能提示梅尼埃综合征，或淋巴周围瘘管。实际上，瘘管试验阳性需要眼球联合偏斜，但在实践中，主观头晕即被认为是瘘管试验或 Hennebert 征阳性。

■ 6.5 鼓膜

6.5.1 清除耵聍

如果外耳道有耵聍碎屑，应小心地将其取出，以便能看到整个鼓膜，可以用钝的刮匙或鳄鱼钳将耵聍轻轻地挑出来。灌洗适用于鼓膜没有穿孔、耵聍充满整个耳道难以挑出的情况，当鼓膜有穿孔时，冲洗可能导致中耳感染。因外耳道炎或中耳炎引起的碎片聚集可以用棉签子仔细擦拭或用细吸引头清

除。一般来说如果怀疑有感染，应进行培养。如果医生发现耳道中的骨质突起，就应该特别小心，因为损伤这些突起表面的薄皮可能导致出血和感染。如果耳镜的大尖端难以看清鼓膜，则可使用较小的尖端；在向深部插入时应注意，以避免造成疼痛或受伤。使用视频内镜可以很容易地记录发现的情况。

6.5.2 光锥

我们可以从对鼓膜的检查中获得很多信息。在正常的鼓膜中，因为倾斜的鼓膜可以反射耳镜的光，可以看到一个光锥从鼓膜脐部或锤骨柄的末端发出。在某些耳膜中，可能看不到光锥，但这并不一定意味着异常，缺少光锥可能是由于鼓膜的异常坡度或外耳道的角度、鼓膜增厚或不能反射光线的老年性变化，也可能是由中耳积液和其他异常引起的。

6.5.3 鼓膜完整或穿孔

查明鼓膜是否完好非常重要。大多数情况下，鼓膜穿孔很容易看到（图 4.2）。然而，有时也很难看到穿孔（图 4.3），有时看起来是穿孔，实际上是一个已经完全愈合的陈旧性穿孔，覆盖有一层薄而透明的上皮层。如果患者的分泌物不是来自外耳道，或者分泌物是黏液状的，医生必须仔细寻找分泌物通过的孔道。当患者抱怨每当他/她擤鼻涕或打喷嚏时，空气就会从耳朵里呼啸而出，就应该怀疑有针尖样穿孔。

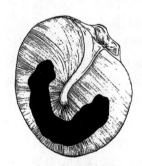 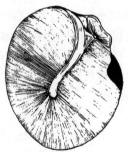

图 4.2　鼓膜紧张部中央大穿孔。　　图 4.3　边缘有小穿孔的鼓膜。

有几种方法可以发现鼓膜穿孔。一种方法是用一个特殊耳镜（鼓气耳镜）或一个带有橡胶球的耳内镜向外耳道内鼓气，利用空气压力使鼓膜来回移动。如果鼓膜能自由地来回移动，它可能就是完整的。如果它不移动或只轻微移动，可能存在穿孔，穿孔区的移动幅度比其他部分更小，鼓膜移动性降低也可

能是由中耳积液或粘连引起的。如果穿孔在鼓膜松弛部，鼓膜仍可能移动得相当好。另一种检测穿孔的技术（咽鼓管吹张法）是让患者吞咽，同时将樟脑雾塞入一个鼻孔，另一个鼻孔捏住，如果咽鼓管是通畅的，而且鼓膜上有一个穿孔，检查者在观察外耳道时，会看到雾气从小穿孔中溢出；有时在鼓膜上喷洒一层粉末，如硼酸粉，可以勾画出穿孔的边缘；也可以在患者躺下的情况下进行，用水或透明的滴耳液浸盖鼓膜，当空气进入咽鼓管后，检查者会在穿孔的地方看到气泡。所有这些方法也可用于观察已愈合的穿孔上是否有一层透明的薄膜。为避免损伤薄膜，操作时必须小心轻柔。

耳科显微镜的使用提高了对鼓膜和中耳的准确评估。

6.5.4 阴影形成

寻找鼓膜后面的阴影很重要，尤其是那些由中耳积水引起的阴影。要做到这一点，耳科医生应尽量透过鼓膜观察，而不仅仅是看看鼓膜。这样一来看似简单的鼓膜表面就变成了一张地图，可以看到圆窗龛的影子，颜色稍浅的鼓岬，粉红色的砧骨区域，还有其他一些特征性表现。

6.5.5 中耳液体

中耳内的液体有时无法发现，即使它会导致听力损失，这种情况下容易出现误诊。例如，患者可能虽然存在 30 dB 的传导性听力损失，但是耳膜看起来几乎正常，这时候可能会诊断为耳硬化症而行镫骨手术。手术过程中翻起鼓膜后会发现中耳腔厚厚的黏液样胶质团块，尤其是在卵圆窗和圆窗周围，因此正确的诊断不是耳硬化症，而是分泌性中耳炎，术前没发现中耳积液而已。如果患者存在典型传导性听力损失合并骨导略有下降，则应努力寻找中耳积水。有几种方法可以检测中耳积液：如果通过鼓膜可以看到明确的液面，那么诊断就很简单；鼓膜的瘢痕组织和中耳内的带状增生可以刺激积液形成；当患者的头向前或向后弯曲时，液面是否保持在一个位置也有助于诊断，在外耳道有空气压力的情况下，如果中耳后面有大量积液，鼓膜很难自由来回运动，相比之下，正常的鼓膜移动度较大。偶尔看到的中耳气泡可以用于明确诊断，阻抗测听有助于诊断有鼓膜和中耳异常的患者，计算机断层扫描（CT）可以帮助明确中耳内状况。咽鼓管吹张对检查中耳积液

很有帮助，但不应在上呼吸道存在感染的情况下进行，尤其是在影响鼻子的情况下。在吹张过程中，可以通过鼓膜短暂地看到液体和气泡，很快即消失，患者反应听力突然提高。镫骨切除术患者也应避免行咽鼓管吹张。

如果怀疑中耳液有积液，应进行鼓膜切开术以明确诊断的同时治疗。对于成年人，可以不用局部或全身麻醉，用锋利的小刀刺穿鼓膜下部，如果有积液存在，一些液体通常会自动渗出，或者通过咽鼓管吹张或鼓膜切开口抽吸将其排出，必要时可以放置通风管。

6.5.6 瘢痕和斑块、肿瘤

鼓膜还会出现一些其他的表现，如瘢痕和斑块，说明之前因感染鼓膜结构已发生变化，它们本身很少引起任何程度的听力损失。偶尔鼓膜表现为蓝色或紫色，这可能是由于中耳有堵塞或积液造成的，也可能只是一种特殊的鼓膜内陷。粉色鼓膜可能是由于肿瘤（颈静脉体瘤）引起的。如果有任何存在这种肿瘤的可能性，在进一步明确诊断之前应避免进行鼓室操作。

6.5.7 鼓膜内陷

这是另一个鼓膜异常的表现。鼓膜形态各异，内陷的定义也不尽相同，因此不难理解为什么一个医生认为正常的鼓膜在另一个医生看来却是内陷的。适度的鼓膜内陷不会导致严重听力损失，只有当鼓膜明显内陷，特别是当它被拉到鼓岬上时，内陷和听力之间才有相关性。这种情况下，咽鼓管吹张可以通过将鼓膜恢复到其原始位置来恢复听力。如果在咽鼓管吹张过程中鼓膜被过度吹起，鼓膜就会显得松弛和放松。大多数情况下，通常在吞咽一两口之后，内陷鼓膜会自动恢复原位。

在所有鼓膜内陷的病例中（尤其是单侧），应从鼻咽、鼻窦和咽鼓管寻找原因。过敏和腺样体肥大是最常见的原因，但也必须排除肿瘤，尤其是单侧患病病例。气压性中耳炎可能是鼓膜内陷的另一个原因。有些患者无法进行咽鼓管吹张，因为此操作必须将一根小的咽鼓管导管轻轻地插入咽鼓管的咽口，由穿过另一个鼻孔的鼻咽镜进行引导，并小心地吹气直到咽鼓管打开，同时将听音管（汤因比管）的一端置于患者耳中，另一端置于医生耳中，可以听到空气进入中耳的声音。

6.5.8　鼓膜及中耳侵蚀、既往手术史、引流

当鼓膜大部分已被侵蚀、中耳有分泌物时，解剖标志不明会使检查者感到困惑，既往乳突手术将正常解剖标志破坏后也会出现类似的问题。这种情况下，有必要对中耳的状况进行评估，以决定适当的治疗方法，并评估是否能恢复听力。鉴于近年来耳科手术的普及，有必要查看患者既往手术瘢痕，包括耳后和耳内的瘢痕，后者位于耳屏上方。耳郭后的瘢痕通常表示既往的乳突手术史。如果鼓膜基本正常，很可能是做过简单的乳突切除术，听力可能在正常范围内。如果鼓膜消失，合并锤骨和砧骨缺如，那么采取的手术方式可能是根治性乳突切除术，传导性听力损失应该在 50～60 dB。介于简单和根治性乳突切除术之间的各种手术方式，称为改良根治性乳突切除术或鼓膜成形术，目的是尽可能多地保留听力的前提下根除感染或胆脂瘤，这些手术方式多数情况下，鼓膜或部分鼓膜可见，残留部分听骨链。如果采用的是最现代的手术方式，可能会植入了一个假体以恢复听骨的完整性，同时，也可能由移植物来代替以前被切除或损坏的鼓膜。外耳道的瘢痕也可能表明是一个开窗术，虽然鼓膜可见，但它似乎不在原始位置，而且至少一部分乳突骨质被切除，这些空腔往往被碎屑所覆盖，需要小心清理，以便能看得清楚。在清理这种空腔的周边部位时必须谨慎，避免诱发眩晕和眼震。

镫骨手术非常常见，很少留下明显的瘢痕，所以既往的镫骨手术病史必须在病史中明确。行镫骨外科手术时，切口常规位于外耳道后壁，并前翻鼓膜，以便外科医生可以在中耳腔操作，愈合后几乎无可见瘢痕。

现在我们经常能看到各种奇特外观的鼓膜，而并不存在感染。多数情况下，这些不寻常的鼓膜是用皮肤、筋膜或其他移植物进行鼓膜成形术（手术修复鼓膜）后的结果，这些鼓膜看起来很厚、很松弛或发白，缺乏生理标志。这种情况下，最好是患者或既往的医疗记录能提供相关的信息。有时医生会看到鼓膜上有一个看起来像小管子的东西伸出来，一小段聚乙烯、硅树脂、金属或特氟隆管被插入鼓膜上一个小孔，以防止鼓膜愈合来保持中耳通气，这种情况多见于分泌性中耳炎。

7. 神经耳科学检查

除了完善耳内镜检查，还需要使用鼓气耳镜来回移动鼓膜，并观察这种操作是否会引起患者头晕和/或眼震。如果有鼓膜穿孔，这被称为瘘管试验，如果鼓膜完整，则称为 Hennebert 试验。虽然从技术上讲，眼睛的共轭偏差是表明试验阳性的必要条件，但在临床实践中，患者明确的主观头晕反应即被认为是试验阳性，特别是如果合并眼震，Hennebert 试验阳性可能发生在内淋巴水肿或瘘时。Histelberger 征是通过测试外耳道侧后方、上方的感觉来实现的，这片区域是面神经感觉支支配的区域。压迫面神经的病变，如听神经瘤或小脑前、后部的听觉血管环，往往会造成这个区域的感觉缺失，称 Hitselberger 征阳性，之前的耳部手术也可能导致该区域的感觉减退。眼睛要检查眼外肌功能和自发性眼震，这项检查由 Frenzel 眼镜辅助完成，以防止固视的影响。值得注意的是，检查者的眼睛在检测眼震方面比 ENG 要敏感一个数量级，因此，不应忽略肉眼的直接观察。其他脑神经也应该检查：嗅神经可以通过要求患者吸入一系列不同气味的蒸汽来进行测试；视神经检查如果不转诊到眼科医生处，至少要行对比视野检查；某些情况下要增加眼底检查，特别是怀疑颅内压升高或存在明显的微血管疾病时。

三叉神经的感觉是通过评估双侧 3 个分支的感觉来评估的。三叉神经还向咀嚼肌提供运动纤维，可以通过下颌运动和肌肉力量来评估。除了 Hitselberger 征，还可以通过面部运动和肌肉张力来评估面神经，同时流泪、镫骨肌反射、唾液分泌和味觉也可以用来评估面神经功能。舌咽神经的评估是通过测试舌或口咽后三分之一的咽反射以及腭和悬雍垂后部的感觉来进行，也可以通过功能性内镜用空气脉冲触发喉部反射来测试和量化。声带或腭弓运动异常往往是迷走神经功能障碍的标志，副神经功能异常在出现胸锁乳突肌或斜方肌无力时可以诊断，而舌下神经功能障碍会导致单侧舌瘫痪。鼻和口腔的检查是常规性检查，当发现味觉和嗅觉障碍时，要特别注意是否存在鼻腔阻塞，并明确鼻溢液情况，因为这可能是头部外伤后脑脊液漏。喉部的检查应特别注意声带运动的对称性，以及喉部创伤的迹象。此外，应注意声音嘶哑或任何其他声音变化，

并通过喉镜、客观声音测量和其他先进评估措施进行调查。颈部的检查不仅包括颈部前部的触诊，还包括后部的触诊，寻找肌肉痉挛和颈椎的触痛，这些发现往往与头部运动受限有关，特别是在那些存在头颈部位置有关性头晕的患者。应注意 C1 和 C2 区域，特别是在创伤后头晕的患者。颈部检查还应该包括颈动脉的听诊和颞浅动脉的触诊，如果有任何血管功能问题，应考虑对颈动脉和椎动脉进行超声检查、MRA、MRV 或动脉造影。此外，还应该进行 Romberg 测试、步态评估、小脑功能测试和其他神经系统的评估。

8. 其他需要考虑的条件

除了询问耳专科问题，医生还必须获得完整的现病史。许多全身性疾病都与耳科症状有关，如听力损失、耳鸣和头晕。这些疾病包括糖尿病、低血糖、甲状腺功能异常、心律失常、高血压、低血压、肾脏疾病、胶原血管疾病、既往脑膜炎、多发性硬化症、疱疹感染、既往梅毒感染（甚至是几十年前的）、青光眼、癫痫以及许多其他疾病。精神病也是相关的，因为许多用于治疗精神病和治疗各种系统性疾病的药物的副作用可能会引起耳朵症状。各种抗生素和有毒化学品，如铅和汞，也会引起耳科症状。以前对头部和颈部的放射治疗可能导致微血管的变化，从而引起听力损失、耳鸣或头晕，甚至过量饮用酒精或咖啡因引起的症状也可能与其他病因相混淆。水痘偶尔会在鼓膜上留下一个小麻点，并持续很多年，容易与临床上的相关问题相混淆。头部受伤后中耳有血，一般表示颞骨骨折，可能导致鼓膜结疤或听力损失。听力测试有助于明确受累的程度，特别是在内耳受损的情况下。只要有诊断为听神经瘤的可能性，就需要进行额外的检查、MRI 和神经学评估。本书不对这些测试进行解释。

客观性耳鸣是指检查者和患者都能听到的噪声。为了发现这些问题，医生应该把耳朵贴在患者的耳朵上，或者用听筒（托音比管）来发现血管杂音或者来自鼻咽部或中耳的咔嗒声。另一个导致客观性耳鸣的原因是软腭的间歇性痉挛产生的咔嗒声，病因不明，但容易辨识。在耳科患者中，还有许多其他情况需要考虑。除了本书后面讨论的那些情况外，还有很多情况可以在耳科、神经科的医学教科书

中找到。

9. 检查

■ 9.1　听力和平衡测试

听力和平衡功能测试是患有耳科疾病患者的基础检查，具体的检查方法将在后续章节中详细讨论。

■ 9.2　代谢测试

代谢检查必须根据每个病例的临床需要来选择。然而，某些检查如此重要以至于作为耳科常规检查来操作。在后面的章节中，将对这些情况进行更详细的讨论。

梅毒性迷路炎是一种高度特异性内耳梅毒感染。梅毒性迷路炎可导致听力丧失、耳鸣和眩晕。如果不治疗，它最终可能导致全聋。常规血清学检测（RPR 和 VDRL）正常。为了检测梅毒性迷路炎，必须进行 FTA 吸收试验、MHA-TP 或其他复杂的梅毒抗体试验。

糖尿病，尤其是反应性低血糖症可能会产生头晕症状。在某些情况下，低血糖可能引发类似内淋巴水肿（梅尼埃综合征）的症状。头晕患者通常需要进行 5 小时的糖耐量试验，以排除低血糖，但也可以通过其他试验检测糖尿病。

即使是轻微的甲状腺功能亢进症也可能在某些患者中产生波动性听力损失、耳鸣和不平衡，通过检测 T3、T4 和 TSH 以确定诊断。

高脂蛋白血症也与感音神经性听力损失有关，如果感音神经性听力损失病因不明时，应检测胆固醇和甘油三酯水平。

糖尿病和胶原血管疾病产生血管变化，影响血供，引起耳科症状。除了糖尿病的常规筛查外，还可能需要检测胶原血管疾病，包括类风湿因子、抗核抗体和沉降率。

自身免疫性内耳疾病病理学已有明确文献报道。如怀疑此类疾病，需要进行各种免疫功能测试。本书后面会予以讨论。

少数患者中过敏症可能引起耳科症状。根据笔者的经验，这种关联并不像一些文献所描述的那样常见。然而，在适当的临床环境中，可能需要对有耳

科症状(包括头晕、耳鸣和听力损失)的患者进行过敏评估和治疗。

根据临床表现,许多其他类型测试也可以适当地采用。如果缺乏适当的检查方法,许多病毒感染、莱姆病、镰状细胞病和其他问题引起的神经耳科学症状很难与噪声或其他病因引起的症状相区别。

9.3 放射学检查

现代放射学技术使神经耳科学诊断发生了革命性的变化。对于许多有耳科症状的患者来说,放射学检查必不可少。

9.4 MRI

MRI 对于神经耳科患者来说是主要检查手段,脑部和内听道的 MRI 是完整评估患者疾病状况的必要条件。对于神经耳科疾病患者来说,应排除脱髓鞘疾病、肿瘤、硬膜下血肿和其他可能导致患者神经耳科症状的疾病。为了排除听神经瘤,需要对内耳进行高分辨率的钆造影 MRI 检查。高质量的研究很有必要,MRI 应该在一个至少 1.5 T 强度的磁场中进行。

9.5 CT

近年来,由于 MRI 的普及,行 CT 扫描的频率大大降低,然而 CT 检查仍然非常有价值。MRI 无法显示骨骼。耳朵的高分辨率 CT 能显示出生缺陷,甚至发现骨折或其他在 MRI 上看不到的具有重要临床意义的骨骼异常。我们应该同时进行这两项检查。

9.6 空气对比 CT

空气对比 CT 包括通过腰椎穿刺注入 3～5 mL 空气。该过程使用小口径脊柱针进行,属于门诊常规操作。空气上升到桥小脑角(CPA)后可以很好地显示内耳道和神经血管束。这项测试是在 MRI 发明之前检测小听神经瘤的标准诊断方法。现在它的使用频率虽然低,但它仍然很有用途,它比 MRI 更能清楚地显示某区域,可以清楚检测到诸如蛛网膜囊肿和小脑前下动脉环压迫第 8 对脑神经,而 MRI 无法显示这些情况。

9.7 超声和动脉造影

如果怀疑颈动脉或椎动脉未完全充盈,超声检查则提供了一种无创、无痛、快速的方法来评估血流。对于位置性眩晕的患者,在颈部处于中立、屈曲、伸展和翻转位置时进行椎体超声检查,可能会发现椎基底动脉的间歇性闭塞。如果结果仍旧不明确,或者发现有明显的血管损伤,或者尽管超声检查结果不明显,但临床上怀疑有血管闭塞,则可能需要进行动脉造影。虽然这种检查能明确诊断,但它可能会产生严重的并发症,因此只有在真正必要时才会进行。MR 血管造影(MRA)的侵入性较小,在许多情况下可以提供所需的信息。血管造影也提供有关颅内血管解剖的信息。某些情况下,采用最新技术颅内多普勒超声能提供有关颅内血管流动的额外信息。

9.8 动态成像

单光子发射计算机断层扫描(SPECT)或正电子发射断层扫描(PET)也被证明对神经耳科学评估有用。一些患者的内耳微循环可能出现血流异常,这可能是一些患者唯一的客观异常。这些可以在许多存在听力损失、耳鸣或眩晕的患者中进行,尤其合并头部创伤的患者。

(刘月红 韩 朝 译)

第 **5** 章

听力损失的分类和测量
Classification and Measurement of Hearing Loss

Robert T. Sataloff   Joseph Sataloff

1. 两种基本测试类型

通常使用音叉进行两种基本类型的测试：气导和骨导。最好的通用音叉是 512 Hz 的音叉。我们使用 512 Hz 的音调是因为较低频率的音叉会产生更大的触觉，有时可以感觉到而不是听到，或者在听到音调之前就可以感觉到。但是，从 125 Hz 到 8 000 Hz 的各种频率的音叉在某些情况下都可能有用。虽然频率高于 512 Hz 的音叉很容易衰减，但它们可以提供有用的信息。使用 512 Hz 音叉，检查者可以大致估计听力损失的程度，并推测原因是传导性还是感音神经性。在某些情况下，甚至可以确定损伤是在内耳还是在神经。

音叉不宜用力敲击，过于用力的敲击会产生提供虚假信息的泛音，而且非常响亮的声音可能会吓到一些对声音特别敏感的患者，比如响度重振，其是梅尼埃病的常见症状。音叉应该敲击在硬度适中的东西上。指关节、肘关节和神经橡胶锤都能满足这个要求。桌面和木椅一般不应用于敲击音叉。

在进行气导测试时，音叉应靠近耳朵，但不应接触耳朵，其中一侧的音叉叉脚面向耳朵（图5.1），而不是将两个音叉叉脚平行于耳侧。这样往往会产生死角，即使受试者听力正常，也可能听不到任何声音。为了验证这一事实，检查者可以把音叉放在自己的耳朵附近并旋转，随着音叉转

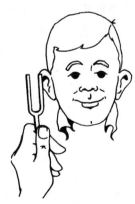

图 5.1　气导测试音叉放置位置。

动，声音断断续续。气导测量空气中的声波沿外耳道、鼓膜和听骨链传递到内耳的能力。这是通过握住振动音叉，靠近但不接触外耳道来完成的。

骨导在某种程度上评估内耳和神经接收声音刺激的能力，绕过了外耳道和中耳区域。振动音叉的底座或手柄直接固定在颅骨上，以便振动可以直接到达内耳（图 5.2）。同样的，音叉可以放在乳突骨、前额、鼻背、闭合的下颌骨或上牙上。轻轻地放置在上门牙甚至假牙上可以提供最佳的骨导测试，比乳突区或前额更加敏感。

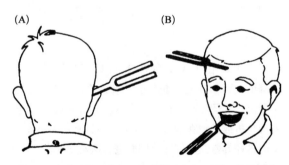

(A)　　　　　　　　　　(B)

图 5.2　音叉放置于乳突(A)和前额及上牙(B)用于骨导测试。

2. 评估因素

■ 2.1　音叉的近似结果

尽管做出了努力，但目前还没有找到可靠方法来定量校准音叉。因此，音叉只能对患者听觉能力进行粗略定量。例如，医生可以轻轻敲击音叉，依次放置在左右耳上，并要求患者具体指出哪只耳朵听起来声音更响，或者，检查者可以将患者听到音叉的能力与他自己正常的(或至少是已知的)听力进行比较。由于音叉测试的结果不可能用分贝等定量术语来表达，因此需要使用听力计。

■ 2.2　声音传到对侧耳

需要强调的是,在用音叉或听力计进行气导或骨导测试时,当音叉放置或保持在一只耳朵附近时,部分声音会通过头部周围或颅骨传播到对侧耳。

在气导测试中,一只耳朵附近的声音必须相当大,才能在头部传递,并被另一只耳朵听到。耳朵之间大约有 40 dB 的衰减,换句话说,如果一只耳朵附近的声音≥40 dB,另一只耳朵就能听到。在骨导测试中,这个问题要复杂得多,因为头骨对低频声音的衰减很小或没有衰减。尽管检查者认为他/她是在测试左耳,当他/她拿音叉对着左乳突骨时,实际上是在测试双耳,右耳接收的声音强度几乎与左耳相同。

■ 2.3　掩蔽对侧耳

基于以上原因,在听力测试,尤其是骨导测试中,掩蔽对侧耳很有必要,以便只接收来自被测试耳的反应。这也适用于气导测试,特别是当两只耳朵之间的听力阈值相差 40 dB 或更多时。有人会认为可以通过插入耳塞或用手捂住的方式来实现对侧耳掩蔽。但实际上,这些措施不仅不能实现掩蔽,还会使音叉声音变得更大。敲击音叉并把手柄放在上门牙就可以证明这点,一般来说,如果听力正常整个头部都将听见音叉声,用手指堵住耳朵并不能掩蔽它,相反会导致传导性听力损失和误导性结果。当用音叉测试一只耳朵时,最好是让助手或患者在另一只耳朵上摩擦一页坚硬的信纸,这张纸发出的噪声占据了对侧耳的神经通路,然后才可以确定患者的反应来自受试耳的反应。用于喷鼻的气压软管也可以用作掩蔽装置,但使用时应谨慎,以免损伤鼓膜。空气喷嘴侧向于耳朵,以免噪声在不会有太大的空气压力的情况下进入耳道。一种叫作 Bárány 噪声装置的特殊噪声发生器也可用于这种情况,这种设备非常便宜,体积小,上好发条然后按下按钮就可以工作,是首选的掩蔽设备。

■ 2.4　音叉在诊断中的应用

现在我们对音叉测试的基本知识有了一定了解,音叉可应用在实际的诊断检测中。但是需要记住的一点是,如果只有轻微的听力损失(测试频率的听力损失＜25 dB),音叉可能无法提供准确的信息,只有当听力损失＞25 dB 时结果才可靠。

■ 2.5　系统评估

假设一位患者主诉左耳听力异常,耳镜检查显示双侧外耳道和鼓膜正常。需要采取哪些检查准确定位听觉通路中受损位置及其最可能的原因? 首先,需要确定患者的左耳是否真的存在听力损失。因此,轻敲音叉,将其放在自己正常的耳朵上,直到音调变弱,然后迅速把音叉放在患者的左耳附近,并询问患者是否听到。如果没有,将其放在患者右耳(假设是正常的耳朵),确保音叉仍在振动,最后,放回自己的耳朵,以确定音调仍然存在。显然,如果你的耳朵或患者正常的右耳听到了音叉的声音,但患者左耳或听力损失耳朵没有听到声音,那么患者的左耳可能有听力损失。然后,通过每次更用力地敲击音叉,并在将音叉放在患者的左耳之前和之后用自己的正常耳朵听,可以确定音叉的振动必须有多大才能让患者听到。这样,就可以大致了解他听力损失的程度。

通过这一"有根据的猜测"将发现转化为 dB 异常困难,即使是专家也无法明确。如果患者主诉听到了你认为非常微弱的音调(几乎和你能听到的一样弱),那么患者存在的听力损失可能太轻微以至于无法用音叉来检测,或者听力损失可能只出现在较高的频率。无论哪种情况,都需要进行听力测试。

■ 2.6　林纳试验

假设患者的左耳确实存在中度听力损失,并且对检查者能听到的音叉振动没有反应,那么下一步是确定听力损伤是传导性(外耳或中耳)还是感音神经性(内耳或听觉神经)。医生将振动的音叉放在左耳旁(气导)或直接放在乳突上(骨导),并要求患者辨别哪个声音更大。音叉需用力敲击,以便患者能够很清楚地听到。检查过程中将其放在左耳旁大约 1 秒钟,然后,快速移开直到音叉柄接触左侧乳突并保持 1 秒钟,在这两点之间来回移动音叉,如有必要,再次敲击音叉,直到患者能分辨出声音是在空气中还是在耳后,这叫作林纳试验。将音叉置于上门牙是另一种很好的测试方法,与乳突测试(30～35 dB)相比,它可以检测到更小的气-骨导差(20～

25 dB)。如果音叉在耳后、乳突骨或牙齿上的声音更大,证明骨导比气导更好,属于传导性听力损失。换句话说,感音神经通路正在工作,但有什么东西阻碍了声波到达内耳。如果外耳正常,那么可能的诊断是听骨链问题,如耳硬化症。

■ 2.7 韦伯试验

敲击音叉并将音叉放在患者的前额鼻背上或上门齿,要求患者指出哪只耳朵听到的声音更大,这是韦伯试验。在传导性听力损失中,声音会在听力较差耳中发出更大的声音,当前情况下是左耳。将音叉放在牙齿上,当你塞上自己的耳朵时,你可能会惊讶地发现听起来声音更大了,因为堵住耳朵会导致传导性听力损失,就像耳硬化症一样。在感音神经性听力损失中,音叉在正常的耳朵听起来更响亮。

■ 2.8 施瓦巴赫试验

有时,患者会发现很难将音叉偏向任何一只耳朵,也就是说,很难分辨出音叉在哪只耳朵听起来更响亮。这种反应并不排除传导性耳聋的可能性,相反,这表明有必要进行进一步检查,特别是使用听力计。为了完成对这位拟诊为耳硬化症患者的音叉测试,轻轻敲击音叉,将音叉放置在患者的左侧乳突区,直到他/她几乎听不到为止,然后将其快速移动到自己的乳突(Schwabach 测试)。如果患者通过乳突骨导听到声音的时间比检查者听到的时间要长得多,这称为骨导延长,证实了传导性听力损失的诊断。

■ 2.9 进一步测试

另一位模拟患者,主诉左耳听力损失,耳镜检查正常。比较该患者气导和骨导听力(林纳试验)时发现气导听力好于骨导听力,这与之前患者的结果截然不同。当把音叉放到他/她的牙齿上时,好耳比坏耳的声音听起来更响亮(韦伯试验)。将他/她的骨导与检查者的骨导(施瓦巴赫试验)进行比较时,发现检查者听到更长且听起来更响亮的音调,这一步测试需要用噪声掩蔽对侧耳,使患者正常耳无法听到音叉在测试耳乳突上发出的声音。此例患者的受损部位不像上一例患者位于中耳或外耳,而在内耳或听神经。该患者患有感音神经性听力损失,最有

可能的原因需通过病史和进行进一步检查来确定,其中一些检查需要特殊的设备。第 10 章解释了如何使用音叉通过测试复听(音调失真)或重振(响度失真)来确定某些患者的损伤是位于内耳还是听神经。

■ 2.10 其他情况

前面提到的两个患者比较容易分类。事实上,大多数患者都很容易诊断,但偶尔也会遇到诊断困难的情况,比如同一个患者的一只耳朵严重甚至完全失去听力,另一只耳朵是部分传导性听力丧失,在这种情况下,对听力测试进行充分掩蔽和仔细检查很有必要;音叉可以提供重要信息,基本可以对每只耳朵的听力情况进行分类。用音叉通常可以很容易确定听觉器官受损部位,然而某些情况下也十分困难,尤其是很难确定许多可能的原因中的哪一种更适用。在这种情况下,用听力计和其他设备进行更复杂的检测有助于诊断,但应常规使用音叉来验证用更精细和更复杂的设备进行测试所获得的结果。

■ 2.11 听力计与音叉

目前很少有全科医生有听力计,但更多的人发现购买听力计并学习听力测试是有益的,这能够为一些患者提供更好的诊断,就像心电图提高了他们对其他患者的服务一样。本章稍后将介绍进行良好听力测试的技术和要避免的陷阱。如果医生不喜欢使用听力计,并将患者转诊给当地的耳鼻喉科医生、听力专家或听力中心,他/她应该制订常规政策,通过他/她自己的音叉测试来确认专家所做的所有研究。尽管咨询师可能拥有更复杂的设备和测试经验,但全科医生不应低估简单音叉在听力损失诊断中的重要性,或听力测试结果出错的可能性。

3. 听力测试的不同方面

■ 3.1 患者的配合

目前,医生仅有几种可靠的客观方法来测试听力(第 7 章)。在常规测试中,患者的一些主观反应是必要的,以表明他/她听到了用于测试听力的声音。用于测试的声音可以是单词、句子、纯音、噪声,甚至是响亮的喇叭声。患者的反应可能包括举起

他/她的手指或手,按下按钮,回答问题,重复一句话,转向声音的方向,或者只是眨眼。将测试声音的强度降低,直到患者 50% 的时间都能听到。在这种情况下,患者刚刚听到声音的强度水平称为他的听力阈值。可以在合理的音量下使用语音,并要求患者重复单词或单词的组合,以确定他/她对某些语音的辨别能力。这就是所谓的辨别测试。

4. 听力计的发展

测试听力的理想方法是准确地测量和控制日常言语,并将其呈现给患者,医生可以确定患者是通过两只耳朵并在他/她的大脑的参与下清楚地接收和理解了它,而不需要患者做出任何反应。不幸的是,许多尚未解决的复杂问题阻碍了其发展,即使是第一步控制和测量讲话强度本身也还没有得到完善。

许多医生仍然在使用的测试听力的方法是站在离患者 4.57 m(15 英尺)远的地方,让患者堵住远侧耳朵后轻声对患者说几句话。检查者慢慢靠近患者,直到患者可以重复耳语声。如果患者在距离约 4.57 m(15 英尺)时对每个单词都做出了正确的反应,检查人员会给他/她打 15/15 分,即听力正常。如果患者在约 1.5 m(5 英尺)以内才能正确反应,那么他/她的听力障碍程度为 5/15 分。接着让患者面朝相反的方向,用手指堵住另一只耳朵重复这一过程测试对侧耳朵听力。

在相同的条件下重复这项试验是极其困难的。此外,几乎不可能比较不同患者的听力结果,也不可能保持准确的声强水平。测听室的声学特征、词语的选择、检查者的口音、发音、控制和突出他/她嗓音的能力,以及患者一侧或双侧耳的听力损失程度等因素使这一测试程序非常不准确。

■ 4.1 纯音听力计

上述听力测试的缺点以及早期的电子设备无法精确地控制和再现语音,这些都促进了纯音听力计的发展。设计者们认识到,他们的主要目标是确定声音必须放大到什么程度才能被患者听到。经过分析后发现,语音频率包含 128~8 192 Hz 的频率范围。

当时虽然没有测量语音的设备,但可以很容易地使用电子设备来精确测量纯音。由于测试 128~8 192 Hz 的所有频率不现实,听力计的开发人员决定对语音范围内的某些纯音频率进行采样。他们选择了一系列的倍数:128 256 512,等,直到 8 192。具有这种倍频关系的频率类似音乐音阶上的八度。

■ 4.2 频率范围

经过四舍五入,经过校准后,目前听力计的频率范围为 250 Hz、500 Hz、1 000 Hz、2 000 Hz、3 000 Hz、4 000 Hz、6 000 Hz 和 8 000 Hz。这个频率范围并未涵盖正常听力的整个音域,只覆盖语音范围。年轻人的耳朵对低至 16 Hz、高至 20 000 Hz 的声波都很敏感。如第 2 章所述,由于外耳道共振的影响,耳朵最敏感的声波频率在 1 000~3 000 Hz 之间。在这个我们所说的中频范围内,与 > 3 000 Hz 和 < 1 000 Hz 的音调相比,达到听阈所需的声能更少。从图 5.3 可以看出,人耳在中频时比在高频和低频时更敏感,因此有必要把高音和低音的响度调得更大,才能让正常的耳朵听到声音。

由于听力图的正常听力参考水平为 0 dB,它被描绘成一条横跨听力图的直线,所以有必要对低频和高频引入一个校正系数,将参考水平调整为一条直线,而不是一条弯曲的线。直线参考水平使人们更容易阅读和解释听力图。

在人类正常听力范围之上的是超声波域。狗和蝙蝠能听到人耳听不到的高频声音,蝙蝠的耳朵非常灵敏,它们利用这些频率来引导飞行,其测试方式与现代声呐系统的原理非常相似。因为人耳对这些频率不敏感,即使声音强度很高,也不会受损害。

5. 参考听阈水平

美国标准协会(ASA)1951 年的参考水平为 0 dB,是通过研究全国听力调查中的"正常"人得出的。通过对听力正常的年轻人进行大量测试,以找出每个频率下能被听到的声音强度。因为这是一个平均值,一些受试者的听力高于正常水平,导致一些耳科医生抱怨说,用负数(例如 −5 dB)来表示听力高于正常水平的听力测试结果很尴尬。用"听力损失"而不是"残余听力"来表述也很麻烦。一些欧洲国家使用的参考听力水平低于或高于美国标准协会,因此,美国国家标准协会(ANSI)/国际标准组织(ISO)更改了标准以符合欧洲标准(表 5.1)。

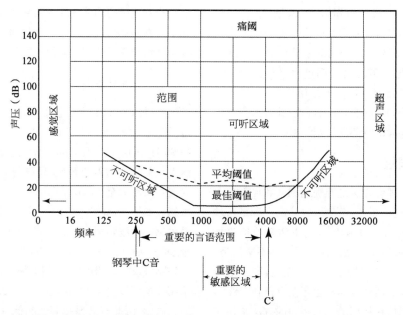

图5.3 人耳听力灵敏度分布图,又称为最低听力曲线。最佳听阈(实线)将可以听见的和不可以听见的声音区分开,是声级计的参考曲线;平均听阈曲线(虚线)位于最佳听阈曲线之上,是听力计的参考曲线。耳朵最敏感的频率位于 **1 000～3 000 Hz**。声压通过听力计的接收器进行测量。(来自 Davis 和 Silverman[1])

表5.1 ASA标准和ISO/ANSI标准之间的分贝读数差异

频率(Hz)	参考阈水平		
	ASA – 1951	ISO/ANSI[b]	差异
125	54.5	45.5	9.0
250	39.5	24.5	15.0
500	25.0	11.0	14.0
1 000	16.5	6.5	10.0
1 500	(16.5)	6.5	10.0
2 000	17.0	8.5	8.5
3 000	(16.0)	7.5	8.5
4 000	15.0	9.0	6.0
6 000	(17.5)	8.0	9.5
8 000	21.0	9.5	11.5

[b] 通常习惯在听阈从 ASA 转换到 ANSI 时,增加 10 dB。ISO/ANSI 值来自 W. E. 705A 耳机数据。

6. 需要经过专业培训的测试人员

目前最可靠的和公认的测试听力的方法是使用标准纯音听力计。能否令人满意地使用这一仪器还需要专门的培训,因为测试需要受试者自愿合作。

每个培训计划最重要的工作是教测试人员如何使测试对象的反应可靠地表明他/她是否听到了测试音调。这可以通过以下原则来实现:① 测试方法应该以简单和积极的方式向听者解释,如果这个人以前做过听力测试,应该给出一个实际的演示。② 回答的方法应尽可能简单——例如,举起一根手指或一只手,或按下一个按钮都比写下答案简单。③ 应使受试者习惯于做出积极的答复,并鼓励他们迅速而简明地做出可靠的答复。④ 在每个声音信号出现后,应给受试者足够的时间做出反应。

训练有素的测试人员的职责之一是确保所获得的反应是可靠的,是受试者听力的准确指示。通常有经验的测试者会对测试的可靠性有一种直观的感觉,当测试对象的合作出现任何问题时,他们可以改变方式。例如,如果测试者注意到被测试者似乎有点犹豫,没有给出精确的答案,他/她可能会要求被测试者举起他/她的整只手或说"是",而不是用手指回应。

■ 6.1 问题解答

为什么进行听力测试需要特殊培训?为什么一

个人不能仅仅按照听力计提供的说明或通过听力计推销员的培训就能精通听力计呢？当强调测听是一项主观测试，受试者并不总是能够给出可靠的反应时，这已经部分地给出了答案。精确的听力测试需要经过非常仔细训练的测试人员来确定这些情况何时发生。

经验表明，尽管测试人员做过几百次甚至几千次测听，并认为自己是测听方面的权威，但没有接受过足够培训的测试人员确实会犯他们自己没有意识到的严重错误，从而产生不可靠甚至无效的听力测试结果，这种情况在临床、工厂和学校听力测试的每个阶段都得到了验证。ASA 的一个小组委员会在一份报告中证明了这一点，在行业中可能接受过训练的人记录的数千张听力图中，只有几百张是可靠的。

为了完成测听工作，测试员必须经过全面的培训，以了解他/她的职责的重要性，并对他/她的工作感到自豪和兴趣。如果没有这种培训，可能会得到不满意的测听结果，这可能是一种责任而不是优势。这种听力测试培训在全国各地的许多机构都有，或者由训练有素的听力学家和耳科医生提供。

7. 谁应该操作听力计

理想情况下，医生应该自己进行听力测试，因为这样他可以很好地评估患者的听力水平。不幸的是，由于耳科医生、全科医生、儿科医生、厂医或校医的时间有限，亲自测试通常是不可能的。也由于这个原因，听力学的专业得到了发展。听力学家是训练有素的专业人员，通常拥有硕士学位或博士学位，并有证书。他们通常是在进行常规和专业听力测试方面受过最全面培训的人员。然而，在嘈杂的工作场所、学校或临床环境中由受过全面培训的听力学家进行听力测试是既无必要也不现实的。护士、医疗助理和其他人员可以通过接受训练进行出色的测试。培训可能需要几天或几周的时间，这取决于个人的能力和项目的组织方式。培训计划的主要目的是教听力测试员使用最好的技术，完全意识到听力测试中潜在的陷阱，了解他/她的培训的局限性和什么情况下应该将测试结果提交给听力学家进行评估，并了解错误报告的严重后果。除非他/她是医生，否则测试者的责任不是解释结果，而是产生有效、可靠的测试结果。接受过听力测试培训的人还

必须对听力机制有基本了解。

■ 听力测试技术人员的培训

听力测试技术人员通常出现在工厂和一些医生的诊所。目前尚没有一个认证机构被普遍接受，因此许多这样的技术人员没有认证证书，正是这个原因导致技术人员培训项目的内容和质量不乐观。在解决这个问题时，应该牢记一些原则，任何培训课程都应考虑以下目标。

（1）介绍耳朵的基本解剖和生理学。

（2）介绍声音和听力的基础物理学。

（3）了解听力损失的类型，听力测试模式和变化。

（4）对听力测试技术有基本的了解，能够进行基本的听力测试，例如，纯音气导和骨导的语音听力测试，以及鼓室压力测量。

（5）了解其他听力测试技术，如诱发反应、耳蜗电图（ECoG）、中枢测试。

（6）外耳的基本检查，包括耵聍栓塞的评估、音叉的使用。

（7）听力损失的原因和听力测试模式的基本介绍。

（8）认识到知识的局限，了解需要医生或听力学家的监督及医生诊断的必要性。

下面的课程大纲详细介绍了作者认为对经过全面培训的听力测试技术人员来说是必要和有用的信息。所列的一些主题在专门为听力保护人员设计的培训课程中通常会被省略，因为这些人员的工作仅限于工业环境（表 5.2）。

表 5.2　听力测试技术人员培训课程

Ⅰ. 耳部基础科学	实验室
A. 解剖学	A. 耳模研究
B. 生理学	B. 声物理学
C. 检查	C. 耳部检查
D. 听力损失	D. 查看相关视频或电
（1）类型	测听设备
（2）原因	测听设备
Ⅱ. 声基础物理学	A. 发展历史
A. 声波	B. 听力计类型
B. 声音的测量	（1）手动
C. 分贝	（2）自我记录
D. 频率和音调	（3）计算机化
E. 强度和响度	C. 术语
F. 复杂的声音和语音	D. 参考听力阈值

续 表

E. 听力计性能检查	H. 需要医生诊断
F. 校准	特殊听力测试
G. 记录保存	A. 重振
H. 测试环境	B. SISI
I. 环境噪声水平	C. Bekesy
Ⅲ. 听力图	D. 双耳响度平衡
A. 定义和术语	E. 音调衰减测试
B. 参考听力水平	F. 中枢听力测试
C. 校准	G. 假性听力衰退测试
D. 图形表达和符号	（功能性听力损失）
E. 数字表达	H. 耳蜗电图
F. 听力测试表	I. 诱发反应测听
Ⅳ. 听力测试技术	J. 声反射
A. 基本概念	助听器与设备评估
B. 说明	A. 候选人
C. 测试步骤演示	B. 助听器类型
D. 常规听力测试	C. 制作耳模
E. 特殊情况	D. 听力康复
F. 听力筛查	E. 听力设备
G. 听力计误差	F. 耳蜗和助听器植入
H. 纯音气导	G. 听力保护
I. 纯音骨导	其他考虑
J. 掩蔽基本概念	诊断问题
K. 言语接受阈	A. 耳鸣
L. 言语识别率	B. 眩晕
Ⅴ. 阻抗技术	C. 传导性听力损失
A. 阻抗听力计	D. 感音神经性听力损失
B. 鼓室图	E. 耳部结构问题
C. 顺应性	（1）中耳通气管
D. 声反射	（2）耳道塌陷
E. 测试步骤演示	（3）耳朵引流
实验室	（4）其他
实习	F. 不配合的患者
A. 纯音气导和骨导	Ⅵ. 听力保护计划
B. 言语识别阈	A. 联邦法规
C. 言语识别率	B. 州和当地法规
D. 阻抗和鼓室测量	C. 工伤补偿
E. 声反射	D. 听力损失与残疾
F. 设备检查	E. 报告与记录保存
听力图解读	Ⅶ. 培训局限性
A. 感音神经性听力损失	A. 掩蔽
B. 传导性听力损失	B. 疑难患者
C. 混合性听力损失	C. 异常听力图
D. 不同诊断	D. 必要的转诊
E. 功能性聋与伪聋	E. 解释结果
F. 仅凭听力图无法诊断	F. 助听器
G. 测试人员的责任和	G. 特殊测试
限制	

下面概述的项目包括监督下的充分的"实践培训"，这种培训计划对于将在医生诊所工作的听力测试技术人员很有用，且最好是在耳科医生和听力学家的监督下（尤其重要的是，这些技术人员要了解他们所接受的培训与认证听力学家的培训之间的巨大差异，技术人员应该有具体的指导方针，比如哪些患者需要转诊，以及哪些患者需要进行掩蔽）。

对职业仅限于工业环境的职业听力保护员的培训可能略有不同。工业听力测试技术人员和听力保护员必须掌握大量的知识，以产生可靠、有效的结果，并参与有效的听力保护计划。所需的信息通常可以在两三天的课程中获得，并辅以阅读材料。

目前，我们为听力保护员推荐表 5.3 的培训课程。

表 5.3 职业听力保护员培训课程

第一天	
8:00	噪声中的听力保护
9:00	听觉物理学
9:15	听力计和听力测量- OSHA 要求
10:30	监督下的听力测试
12:15	技术和缺点回顾
12:45	监督下的听力测试
1:45	记录保存和 OSHA 要求
3:00	声学物理/噪声分析
4:00	回顾-问答环节

第二天	
8:00	耳部生理和病理学
9:00	OSHA 要求的听力计/校准
10:15	听力图回顾
10:45	监督下的听力测试
12:30	听力保护和 OSHA 要求
1:30	音叉和电耳镜的使用，听力保护装置
2:15	联邦和州噪声法规：工人补偿
3:15	回顾-问答环节

第三天	
8:00	自动记录仪，微处理器
9:00	继续噪声分析
9:45	笔试
11:00	笔试复习
11:30	听力保护计划总结

8. 听力测试方法

目前存在几种纯音测听方法，其中最好的也是我们向所有医生推荐的方法是在第 6 章中所描述的进行个人听力测试的流程。随后讨论的其他一些方法也很有用。

8.1 筛查方法

如果军队和学校系统等大量人员必须在短时间内接受测试,而常规的阈值测听过于耗时且不切实际,则可能需要使用筛查方法。在筛查测试中,每个频率的强度被设置在特定的水平,例如 20 dB,个人被问及他/她是否听到每个音调(是或否)。如果听到音调,则测试通过;如果没有,则可能安排此人进行阈值测试。这种使用高于阈值水平的筛查测听不符合医疗实践或工业医学的要求,也不符合环境噪声过高的测试环境,因为这可能会改变测试结果。

8.2 小组纯音听力测试

另一种测试听力的方法是小组纯音测试,在这种测试中,许多受试者通过多个耳机同时获得相同的音调;然后受试者被要求填写特定编写的表格,以确定他们是否听到用于测试的声音。虽然这种方法在军队和某些学校系统中可能会有一些用处,但建议所有以这种方式测试的人员在有机会时进行阈值听力测试法重新检测。

8.3 自记录听力测试

自记录测听是对标准手动技术的一种改进。自记录听力计的使用越来越多,通常不需要听力测试员在场。使用电子控制以标准化的方式将声音呈现给受试者,并且受试者通过响应音调的存在或不存在而按下并释放按钮来记录其听觉敏锐度的书面记录。在存在补偿问题的行业中,测试人员应该在测试的大部分时间都在现场,以确保回答是准确的。

用单个纯音或连续变化的音调进行自我测听记录,是对标准手工技术的一种修改。自记式测听仪的使用数量越来越多,而且通常不需要听力测试员一直在场。声音以标准化的方式通过电子控制呈现给受试者,受试者通过按压和松开按钮对有无音调的反应来记录其听觉敏锐度的书面记录。

9. 如何选择测试环境

9.1 标准

由于在嘈杂的房间里很难听到非常柔和的声

音,而且听力计是在安静的房间里对受试者进行校准的,所以所有的听力测试都应该在安静的房间里进行。如果在进行听力测试时,测听室内有过多的环境噪声,受试者总是难以听到较弱的阈值音,并做出无效的反应。预制的隔音房间是可取的,但价格昂贵,一般不是全科医生甚至所有耳科医生都会购买的。一些学校和行业已经购买了这样的房间,但通常会努力在不花费大量资金的情况下找到一个令人满意的测听室。

在选择听力测试的地点时,医生应该记住,房间应该靠近他的常规检查办公室。测听室应尽量远离电话铃响、电梯、空调系统、风管、水管、排水管等干扰和外来噪声来源。天花板不应该传递人们在地板上行走的噪声。房间应该只有一扇门并尽可能少的窗户。尽管存在这些明显的局限性,但几乎每个医生的诊所都能找到令人满意的检查室。如果医生做了大量的听力测试,并对最佳结果感兴趣,他/她应该购买预制的听力测试室。

9.2 环境噪声测试

9.2.1 声级计

有几种方法可以用来确定一个房间是否适合测试听力。最好的方法之一是使用声级计/倍频程频段分析仪。在大多数大工厂,医生可以得到当地工程师的帮助,帮他进行测量。大多数大型企业都有经过适当培训的人员和设备,并乐于与医生合作。如果声音研究表明,环境噪声落在或低于表 5.4 中的水平,那么对于列出的测试频率和使用耳机测试听力来说,该房间可以被认为是符合要求的。

声级计上的读数应该在一天中多次测量,特别是在外部环境最嘈杂的时候。通过这种方式,医生可以确定什么时候可能是做听力测试的最佳时间。

表 5.4 最大可行声压水平- ANSI——S3.1 - 1997 及 ANSI - S3.1 - 1991

检测音频 (Hz)	500	1 000	2 000	3 000	4 000	6 000	8 000
带频带声级	21.5	29.5	34.5	39.0	42.0	41.0	45.0
1/3 带频带声级	16.5	24.5	29.5	34.5	37.0	36.0	40.0

9.2.2　听力测试的比较

如果没有听力计,可以采用另一种好方法。首先在当地的机构或大学里挑选几个已经证实具有正常听力的受试者,然后,在打算用于听力测试的房间里重新对这些受试者进行测试。如果可以确定这些人的听力在两个房间里相似,就可以认为医生的房间适合于获得满意的听力图。

■ 9.3　降低环境噪声

如果在有问题的听力室中进行的测试的阈值与在非常安静的听力室中进行测试的阈值之间存在显著差异,并且如果排除了其他变量,则测试房间的环境噪声水平可能过高。必须采取一些措施来减少它。大多数时候,干扰发生在 250 Hz 和 500 Hz 的低频。在比较两个阈值时,医生应记住 5 dB 的差异是在听力图的预期变化范围内,不一定是由环境噪声的掩蔽效应引起的,然而如果差异大于 5 dB,在使用之前就必须采取一些措施使听力室安静下来。具体可以采取以下措施:确保房间的入口处有一扇紧实的门,或者最好是两扇门;在地板上铺上柔软的地毯,在天花板和墙壁上铺上隔音瓷砖;把窗帘挂在窗户上;还应该张贴"请保持安静"的标志。

■ 9.4　测听室布置及规定

测听室的布置应尽可能简单,配备桌子、椅子和不会发出很大嗡嗡声的照明设备。如果房间里有空调、电风扇或电话,关闭开关应放在容易接触到的地方,以便在测试期间将其关闭。由于通风问题,测听室内不允许吸烟。

■ 9.5　测听室

所有行业的听力测试都应在符合《职业、安全与健康法》(OSHA)听力保护修正案规定标准的测听室中进行(这些级别的限制比表 5.4 所示的级别要少)。

有几个不错的商业制造测听室可供选择。它们之间的主要区别包括门、观察窗口、通风系统的位置及降噪能力。

测听室应具有足够的隔音能力,以根据 OSHA 规范将环境噪声降至可接受的测试水平。

设置窗户和耳机插孔的位置可以放置仪器,测试者可以坐下来看到受试者,而受试者无法看到测试者。

不应要求受试者在封闭的隔间坐得时间太长,以尽量减少幽闭恐惧症的发生。向受试者展示如何从内部开门应该有助于缓解担忧。应在门敞开时向坐着的受试者进行说明,只有当再开始进行听力测试时,门才应该关闭。

如果有必要中断测试或中途离开去处理更紧急的事情,打开门,摘下耳机,并邀请被测试者离开测听室。

虽然隔间的设置可能不熟悉,但患者通常不会感到紧张,除非他/她感觉到测试者的不安全感或犹豫。实践对确保患者的信心和程序的准确性是有必要的。

在测听室的紧邻区域内大声喧哗和交谈会干扰测试者。在任何此类干扰期间应停止测试。有时,低空飞行的飞机或街道交通会导致这一问题,测试人员应该熟悉测听室的隔音质量。

■ 9.6　总结

(1) 测听室将用于所有工厂听力测试。

(2) 测听室必须减少周围的噪声,但不能完全减弱说话的声音或工厂的隆隆声。

(3) 一旦进入测听室,患者的检查应迅速进行。

(4) 练习和熟悉听力计和测听室将使测试结果非常准确。

(5) 测听室内的噪声水平应符合 ANSI 规范。

(6) 应定期检查测听室的噪声水平,特别是如果测听室已经进行了维修工作(密封件泄漏),或者测试区域附近的生产噪声水平增加。

(7) 所有场地都必须准备一个指定的区域,以进行符合现行标准的听力测试。如果现有的设施无论是否经过改造都不可用,则必须安装经批准的测听室。

10. 听力计购买

听力计是一种精密仪器,它能产生已知强度的纯音。这种仪器非常脆弱,必须小心使用,尤其要注意耳机使用。虽然 ANSI 建立了听力计的标准规范,但不同听力计在许多特性上有所不同。这些差异有助于确定哪种听力计最适合于特定的用途。对于全科医生、儿科医生或学校测试项目,建议听力计尽可能简单,因为很可能只做气导和骨导测试。如果进行骨导测听,必须使用已知强度的掩蔽。在工业上,骨导很少做,只有气导方面的听力计很重要。现在大多数商业听力计的质量都相当高。对所有的听力计来说,如下特性必不可少。

(1) 符合 ANSI S3.6 - 1989 标准。

(2) 易操作,尽可能减少额外功能。

(3) 至少能够测试以下频率: 500 Hz、1 000 Hz、2 000 Hz、3 000 Hz、4 000 Hz、6 000 Hz 和 8 000 Hz。

(4) 除非医生打算使用更复杂的测试,否则诸如语言测试设备、双通道和其他各种附件不应影响设备的购买。

(5) 操作提示音开关时,不应发出咔嗒声。

(6) 听力计应从供应商处购买,该供应商将保证在出现故障时及时回应,并在需要拆卸仪器进行维修时提供替代的校准听力计。最后一点极其重要,否则,医生或机构可能长时间没有听力计。

11. 手动听力计

手动听力计由一系列的开关和控制器来指导其操作(图 5.4)。开关控制听力计的电源。特别是老式的听力计,在使用前至少要打开 15 分钟,如果可能的话,应该全天开着,而不是根据需要来开和关。一个频率选择拨盘指定了耳机中产生的音调。

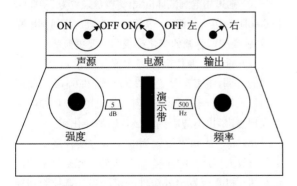

图 5.4 经典临床筛查听力计的主要开关和转盘。其中包括频率转盘,用于控制音调输出,本例中设置为 500 Hz;衰减器,用于控制以 dB 为单位的音量输出,本例中设置为 5 dB;耳机选择开关;以及音调呈现器,用于开启和关闭信号。提示器保持在"OFF"位置,当需要提示音时,按到"ON"位置。更先进的诊断式听力计有许多额外的开关、功能和设计,但基本原理保持不变。

衰减器决定了产生音调的强度。衰减器通常以 5 dB 为单位,从 0 到 110 dB 进行校准,但极低和极高的频率除外,通常最高为 90 dB。读数不应该在 5 dB 的步长之间进行。由于 250 Hz 和 8 000 Hz 之间的最大输出通常不会超过 90 dB,所以在测试时表盘上超过 90 dB 并不会增加音调强度,提示音开关是用来打开和关闭提示音的。除非测试者因为某些测试目的打开提示音开关,否则应始终处于关闭状态。

从听力计引出的两根电线连接到通过弹簧头带连接的耳机上。耳机使用时应格外小心,因为它们非常精细无法调整,是将电流转化为声音机制的一部分。耳机配备了一个橡胶垫,具有指定的尺寸,以便其容纳的空气量与仪器校准时提供的空气量完全相同(6 mL)。不能为了舒适而用更大或更小的垫子替换,否则会干扰仪器的校准。如果因为购买某种类型的垫子以提供更好的隔音效果,则必须在耳垫安装适当时校准听力计。部分听力计配有一根按钮线,患者可以通过按下按钮来发出回应的信号。当受试者听到提示音时,他/她按下按钮,仪表板上出现一盏灯。这是从受试者那里获得回应的一种方式,许多有经验的测试人员更喜欢让患者举起手指或手。

12. 微处理器听力计

由于《职业安全与职业安全条例(OSHA)》和工人补偿,工业上正在进行数以百万计的听力测试,这刺激了测试更可靠和数据处理更高效测听技术的发展。其中最引人注目的是微处理器听力计,它特别适用于大型工厂和公司。

用手记录和回忆信息需要花费大量的时间、精力和金钱,而这些信息可以被编入微处理器,以低廉的成本随时使用,这种仪器适合需要进行大量听力图测试的工厂,也是获得听力数据和耳科病史的有效方法,并将其打印或刻录在磁盘上发送给耳科医生进行诊断。

图 5.5 显示了使用微处理器获得的打印输出示例。

微处理器一般包括一个带有功能表的控制面板、操作键、用于显示测试数据的背光 LED、一台安静的高速静电打印机和一台用于数据管理的编程计算机。听力图可以手动、半自动或自动进行。信息问题可以插入、删除或修改。自动计算标准或明显的阈值偏移，无论是否有年龄校正，都可以与任何其他有用的信息一起编程。校准是随时进行的，并有记录。自动有效性测试通常是每个测试序列的标准。在最好的仪器中，当计算机不用于听力测试时，它可以用于其他用途。可以从存储的数据中重新打印出额外的数据。数据也可以传输到中央计算机或附属的微型计算机上。

用微型计算机进行数据管理的效率取决于软件。许多最常用的仪器使用由HCNC(听力保护噪声控制公司)开发的软件程序。与 E. I. DuPont de Nemour&Company, Inc.合作，该公司的听力保护计划已经实施超过了 50 年。HCNC 计算机化听力测试程序是一个在个人计算机上运行的组合数据存储和评估程序。该程序与 MONITORTM、TREMETRICSTM 和 MAICOTM 的听力计接口，并提供：用于永久记录的听力图的打印副本；立即评估听力测试是否发生 OSHA 标准阈值偏移；储存员工信息、听力阈值和耳镜/耳科检查历史的数据。

HCNC 计算机化听力测试程序是一种最先进的菜单驱动程序，可以节省时间并减少填写听力图表格的烦琐。数据通过定期邮寄软盘的方式传输给HCNC 进行专业评估。软盘上的信息被读取和评估，结果和建议以打印的形式返回永久记录。该程序现已安装在化工、电子、钢铁、制药、交通、纸浆造纸等制造业中。该计划于 1984 年首次实施，其持续成功源于其对当前工业需求的不断评估和改进。

■ 12.1 校准程序

如果听力计的操作特性突然发生变化，则应该对仪器进行维修。但是，缓慢的变化可能并不明显。

```
TRACOR INSTRUMENTS
    AUSTIN, TEXAS
DATE  00 00 00
TIME     00:00

SUBJECT:

X..............

SS#/ID#    000000000
JOB#       000000000
NOISE EXP.    000000
TEST TYPE        0
TYPE PROTECTOR    0
BIRTH DATE 00 00 00
SEX   F

CURRENT AUDIOGRAM
FREQ.   L/DB  R/DB
1KHZ TEST 50    50
  500HZ   60    50
 1000HZ   50    50
 2000HZ   30    30
 3000HZ   30    30
 4000HZ   30    30
 6000HZ   30    30
 8000HZ   30    30
 AV 234   36    30

MODE    PULSED

RA400  SER#.
VERSION   3.4
CAL. ANSI 1969 STD

CAL. DATE  00/00
EXAMINER ID#
000000000

X..............

LOCATION CODE
000000
```

图 5.5 典型的计算机化听力图。

如果未检测到仪器精度的变化，则在校准检查显示其不准确性之前可能会在数周或数月内进行不良测试。通常简单的日常检查可以防止检测浪费，这些检查旨在检测仪器操作特性和潜在故障点变化。

技术人员每天应进行以下测试和检查。

(1) 应检查听力计上的所有控制旋钮，确保它们在轴上紧固且没有错位。

(2) 耳机线应拉直，以免有明显的弯曲或打结。如果电线磨损或破裂，应及时更换，更换耳机线时无需重新校准。

(3) 如果耳机软罩没有弹性或出现裂纹、气泡或缝隙，应更换耳机垫，更换耳机垫时无需重新校准。

(4) 听力计校准应通过检测听力正常且听力水平已知的人在每个测试频率下的听力阈值来检查。如果在任何测试频率下，患者的听力阈值每天都出现持续的 10 dB 的变化，并且不能用感冒、噪声暴露或其他因素引起的暂时阈值变化来解释，则需要重新校准仪器。听力正常的技术人员可以作为测试对象。如果这些记录具有法律意义，在每天测试的开始和结束时，应该连续记录这些阈值水平，并且不能擦除。这些记录条目中的任何错误都应用墨水划掉一次，签上首字母并注明日期。

(5) 应检查听力水平控制的线性度，将音调控制设置为 2 000 Hz，通过听耳机，同时从阈值慢慢增加听力水平。每 5 dB 应该产生一个小而明显的听力水平增加，而不改变音质或可听到的外来噪声。

(6) 通过用电测试耳机线，将拨盘设置为 2 000 Hz 和 60 dB，一边听耳机，一边弯曲耳机线。任何刮擦噪声、间歇或测试音调的变化都表明需要更换新电线。

(7) 通过聆听耳机并多次操作显示器，测试所呈现的音调，将表盘设置为 2 000 Hz 和 60 dB。使用音调显示器时，不应听到任何可听见的噪声，如咔嗒声或划痕声，也不应听到测试音质的变化。

(8) 将听力水平设置为 60 dB，并断开测试耳机插孔与放大器之间的连接，以检查外壳和未处于使用状态的耳机是否发出外源性噪声。当音调控制切换到每个测试音调时，佩戴耳机时不应听到任何噪声。

(9) 当耳机处于自由、未安装状态时，通过观察耳机软垫内表面之间的距离来检查头戴张力。在其调节范围的中心，垫层之间的距离应为 0～0.5 英寸 (1.27 cm)。可以弯曲带子来调整。

当测试人员观察到听力图显示在所有或特定频率下存在持续的、无法解释的听力损伤时,他/她应该停止对患者进行测试,并测试几个已知正常的耳朵,以确认仪器校准正确。

当天的测试结束后,测试人员应在自己和几只正常的耳朵上重新检查仪器,然后记录所有结果。最后的检查是必要的,因为测试人员可能没有意识到某个时候听力计已停止调整。通过建立听力计的校准,当一天结束时测试者将知道是否需要重新测试任何受试者,如果需要的话,他/她也将获得重要的医学法律确认。

当测试者使用他/她自己或其他正常的耳朵来验证听力计的校准时,他/她只测试阈值的校准,并且假设衰减器工作正常且在高于阈值水平上产生准确的读数。电子仪器是进行阈值以上和其他校准测量所必需的。

当怀疑仪器的准确度时,不应忽视测试者可能没有正确使用仪器的可能性。因此,与一些非常熟悉仪器操作的人讨论问题以确定是否有简单的解决方案总是明智的。

■ 12.2 校准测试记录

对于测试人员来说,每天记录生物校准测试十分重要,记录对正在使用的听力计进行校准检查的准确时间和方式。此外,还应该保留电子校准记录。这是一项重要的预防措施,特别是在医疗法律案件中。

■ 12.3 听力计维修

当听力计的准确度不够时,应由合格的实验室进行维修和校准。最好是手持随身携带仪器进出实验室,因为在正常的运输程序中遇到粗暴的搬运可能会在校准后改变仪器的操作特性。

由于没有经过认证的听力计校准设施,因此可能很难在附近找到合格的实验室。即使是听力计经销商也可能无法胜任维修或校准的工作。当校准设施时,应该对要执行的校准类型有一定的了解。确定在整个工作范围内以每 5 dB 间隔检查每个测试音的听力水平准确性。对于工业应用,该范围应涵盖 ANSI S.6 - 1989 中 10～70 dB 的听力水平,并且至少测试音调为 500 Hz、1 000 Hz、2 000 Hz、3 000 Hz、4 000 Hz、6 000 Hz 和 8 000 Hz。校准规范包括衰减器线性度、音调精度和纯度、音调显示器操作、掩蔽噪声和电源变化的影响。要求一份包括所有测量数据的书面报告比较明智。如果没有证据表明所有测试都已完成,就不能简单地说听力计符合 ANSI 规范。应每年例行进行电子声学校准。

如果仪器必须被运走进行维修或校准,最好准备另一台仪器。另一个解决办法是在修理期间借用仪器。如果使用第二种仪器,则必须仔细校准,并且必须在每张听力图上注明仪器的更换。

在工厂调整后,特别是在装运后,不能理所当然地认定仪器准确如前所述,应该定期主动检测校准仪器。

(易开艳 刘月红 韩 朝 译)

参考文献

[1] Davis H, Silverman SR, eds. Hearing and Deafness, revised edition. New York: Holt, 1960.

第 6 章

听力图
The Audiogram

Robert T. Sataloff　　Joseph Sataloff

关于听力测量的更详细讨论见第 6 章；这里将介绍听力图的基本信息：数字所代表内容，什么是 0 dB 或正常听力，什么是 25 dB 听力水平，什么是高音或低音损失。

1. 定义

听力图是用特定的纯音测量一个人的听力水平的书面记录。一般使用的纯音是 250 Hz、500 Hz、1 000 Hz、2 000 Hz、3 000 Hz、4 000 Hz、6 000 Hz 和 8 000 Hz 的频率，这些音是由听力计以电子方式产生。这个频率范围包括语言频谱。

2. 专业术语

如果 0 dB 代表理想的正常听力，60 dB 的听力阈值水平也可以称为 60 dB 的"听力损失"，虽然这两个术语描述的是相同的情况，但"听力水平"一词目前在耳科中更为常用，因为它强调的是患者仍然残存的听力，而不是失去的听力。此外，由于听力正常的人中 25 dB 的水平是一种增益而非损耗，"水平"避免了"负损耗"的混淆，有助于采取更积极的方法帮助听力不足的患者。然而，由于术语"听力损失"仍在普遍使用，并且本书涉及听力损失的诊断，"损失"和"水平"将交替使用，以表示一个人的听力阈值。

3. 听力水平参考

美国标准协会（ASA 1951）最初的 0～ dB 参考水平根据 1935—1936 年间获得的数据建立。随后 30 年获得的最新数据表明，人耳的灵敏度提高了 10 dB，这一信息导致国际标准组织（ISO 1964）新的听力参考水平形成，后来被美国国家标准协会（前

ASA）采用，现在称为 ANSI 1989，两者之间差异见第 5 章。由于许多耳科医生可能仍在使用 ASA 校准的听力计，并且数千份旧的听力图仍基于旧的参考水平，本书中的图形听力图将在左侧显示 ASA 参考，在右侧显示 ANSI 参考。大多数以数字和序列形式记录的听力水平将以 ANSI 作为参考。

4. 听力图中水平和垂直变量

理想情况下，应该测量患者的言语能力，但鉴于操作困难，目前仍然使用纯音听力。简单起见，只选择特定的频率作为常规使用。它们被称为倍频，因为每一个连续的音都比紧随其后的音高一个倍频（八度），而且从一个音到下一个音的每秒周期数是加倍的。八度音频构成了听力图中的水平变量：患者在每个频率下的听觉效果如何，他/她是否和听力正常的人一样能听到这个音，还是必须把这个音调得更大才能听到；如果是这样，要大到什么程度？要进行这种比较，必须有一个每个频率的正常基线。任何基于这种取样的测试系统都有一些固有的缺点。为了改进测试，通常也会测试八度之间的频率，特别是 3 000 Hz 和 6 000 Hz。高于通常测试范围的频率也可能会测到，包括 10 000 Hz、12 000 Hz，有时还有更高的频率。

5. 什么是正常听力

正常听力不同频率上的阈值最初是通过测试大量 20～29 岁的年轻人不同频率的听力阈值获得。结果发现，即使是听力正常的人，其阈值也会在 25 dB 的范围内波动。在每个频率上获得一个平均值并定义为 0 dB，一些受试者的听力比 0 好，有些人能听到低至 -10 dB 的声音，而有些受试者直到声音

被放大到 0~15 dB 才听到。这种变化表明−10~15 dB 的范围被认为是普通年轻人的正常范围（ASA）。美国国家标准协会量表的范围是 0~25 dB。然而，在临床实践中，一个在大多数频率下听力水平为 15 dB 的患者可以被认为是有听力损失。

平均正常听力或 0 dB 是听力计上的参考水平。某一特定频率的听力损失以 dB 数表示并记录，必须通过放大音调才能使患者听到声音。

6. 听力计测量内容

商业听力计的校准和记录方法都是标准化的，所记录的不是患者的听力，而是他/她在测试频率上的听力损失。如果他/她能听到 0 dB 的声音，他/她就没有听力损失，但如果他/她在音调比 0 dB 大 30 dB 时才能听到，他/她就有 30 dB 的听力损失。纯音听力计为常规听力测量提供了迄今为止最好的手段。

7. 听力图表形式

听力图显示了患者在标准频率范围内的听力阈值，可以用几种方式记录。最常见的是一张图表，频率从左到右用横坐标进行标出，音调强度从下到上用纵坐标进行标注。每张图的底部都应注明 O 为右耳，X 为左耳。图 6.1 显示了这样一个图表，图中这些传统标记可以将左耳曲线与右耳曲线区分开来。虚线连接的 X 标记表示左耳，实线连接的圆圈表示右耳。听力图上出现的短箭头表示在听力计的输出极限处对测试音没有反应。

在工业和耳科学中使用这种类型的图表的主要缺点之一是如果一年内对某一患者进行 8 次或 10 次听力测试，记录数据变得庞大，也很难对不同日期的听力曲线进行比较。

图 6.2 显示了听力阈值的另一种记录形式，其中强度是以数字和序列的方式记录的，而不是绘制成图。这种形式更加实用也容易接受，推荐用于工业、学校和耳科领域。它被称为序列表。笔者在实践中经常使用这种形式，但由于一些读者可能对图表形式比较熟悉，所以本书中也经常会使用图表。在序列听力图中，不是用一个符号来表示左右耳，而是在每个频率上记录指定阈值的分贝数。序列表上

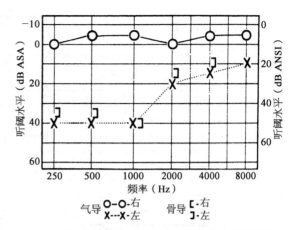

图 6.1 听力测试结果。右耳的气导和骨导纯音的阈值正常。左耳的气导和骨导阈值降低的幅度大致相同（没有气-骨间隙）。在对左耳进行的所有测试中，右耳进行掩蔽。言语接受阈值：右，5 dB；左，45 dB；言语识别率：右耳，98%；左耳，62%。音叉试验偏向右耳。左边的音叉显示气导比骨导好（A>B），左乳突骨导降低。一般来说，大括号（[ ]）用来表示掩蔽的骨导，未掩蔽的右耳用 W 表示，未被掩蔽的左耳用 N 表示。

的符号 NR 表示在听力计的输出极限处对测试音"没有反应"。字母 WN 表示使用了"白噪声"作为掩蔽。此外，序列听力图上还留有记录评论和简要病史的地方。

序列听力图可以更容易单独记录每个阈值。例如，在 1 000 Hz 的常规复测中，两个阈值即使是相同的，也应记录在提供的空白处。从法律的要求角度看，这些多个数字证实该阈值已被重新测试了几次。有必要单独记录每个阈值，即使有明显变化，代表意义重大。重要的是，每张连续听力图都要包括日期和测试者的签名，以及其他可以备注信息。

8. 典型听力图诠释

现在让我们看一个典型的听力图并加以解释。

在图 6.1 中，左耳（用虚线连接的 X）显示了 1 000 Hz 的 40 dB（ASA）听力水平，为上升型听力曲线，低频听力损失，这个患者听高音比听低音好。右耳曲线接近正常听力（图上的 0 线）。

9. 基本概念

有关一些特殊研究的信息，包括骨导、适应、重振和言语识别，请读者参阅第 7 章。然而，由于这些概念在前面关于听力损失分类的章节中已讨论过

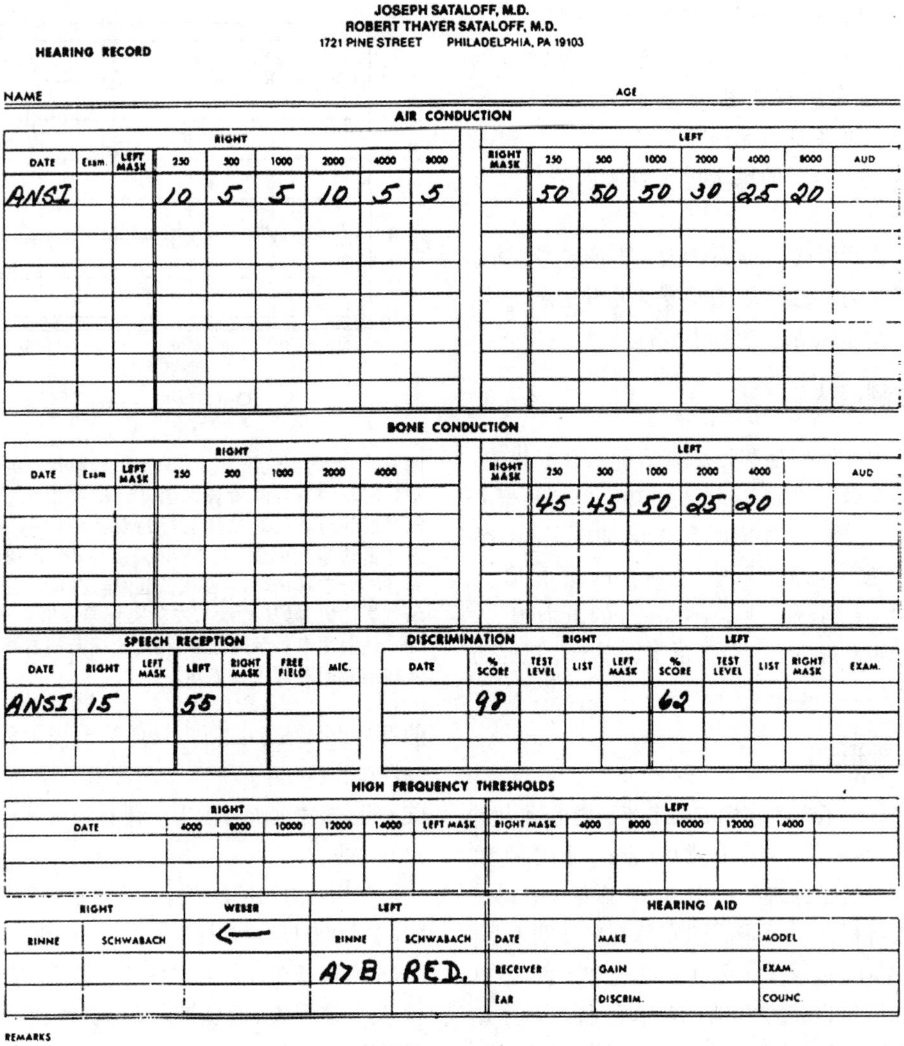

JOSEPH SATALOFF, M.D.
ROBERT THAYER SATALOFF, M.D.
1721 PINE STREET   PHILADELPHIA, PA 19103

HEARING RECORD

NAME   AGE

AIR CONDUCTION

			RIGHT							LEFT						
DATE	Exam	LEFT MASK	250	500	1000	2000	4000	8000	RIGHT MASK	250	500	1000	2000	4000	8000	AUD
ANSI			10	5	5	10	5	5		50	50	50	30	25	20	

BONE CONDUCTION

			RIGHT						LEFT					
DATE	Exam	LEFT MASK	250	500	1000	2000	4000	RIGHT MASK	250	500	1000	2000	4000	AUD
									45	45	50	25	20	

SPEECH RECEPTION

DATE	RIGHT	LEFT MASK	LEFT	RIGHT MASK	FREE FIELD	MIC.
ANSI	15		55			

DISCRIMINATION

			RIGHT					LEFT			
DATE	% SCORE	TEST LEVEL	LIST	LEFT MASK	% SCORE	TEST LEVEL	LIST	RIGHT MASK	EXAM.
	98				62				

HIGH FREQUENCY THRESHOLDS

	RIGHT							LEFT				
DATE	4000	8000	10000	12000	14000	LEFT MASK	RIGHT MASK	4000	8000	10000	12000	14000

RIGHT		WEBER	LEFT		HEARING AID			
RINNE	SCHWABACH	←	RINNE	SCHWABACH	DATE	MAKE		MODEL
			A>B	RED.	RECEIVER	GAIN		EXAM.
					EAR	DISCRIM.		COUNC.

REMARKS

图 6.2　临床用序列听力图。

了,因此有必要在此对其进行简单的定义。

9.1　气导

气导是耳朵接收和传导进入外耳道的声波的能力。正常情况下,这些声波会引起鼓膜的振动,振动通过听骨链传递到卵圆窗。当气导因外耳或中耳受损而受阻,而内耳的感音机制完好无损时,气导和骨导阈值之间的最大差异为 60～70 dB。之所以如此,是因为当声音为 60～70 dB 时,它将由颅骨直接传导到耳蜗。

9.2　骨导

在某种程度上,这是一种衡量患者听到声音振动能力的指标,这些声音振动通过颅骨直接传递到耳蜗,绕过外耳和中耳。单纯传导性听力损失患者骨导不受影响。因此,通过音叉或骨导测听法可以将传导性听力损失与感音神经性听力损失区分开来。

第 5 章中将要讲到的音叉测试应常规使用,以确认听力测量结果。当出现不一致时,音叉测试通常更加准确。

即使经气导到一只耳朵的声音高达 50 dB 时,也只有这只耳朵能听到,而骨导却并非如此,骨导的声音无论在头骨上的哪个部位产生振动,两只耳朵几乎都能听到,音叉和听力计的振动器都是如此。减少混淆的正确方法是向对侧耳朵施加足量的掩蔽声以占据其听觉通路,防止被测试到。

图 6.1 所示为通过图形听力图记录骨导的常用方法。当患者面向检查者时,开放的尖点或括号用来表示耳朵。面部漫画显示"]"代表左耳,"["代表右耳,这一概念应该加以注明(图 6.3)。骨导也可以用数字记录,如序列听力图(图 6.2)。

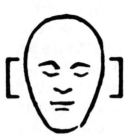

图 6.3 在图形听力图中使用括号表示左耳和右耳。把它们想象成眼罩会记得更清楚。

当骨导和气导的曲线处于同一水平时,即不存在气-骨导差。但是,如果骨导水平较好(即显示出较少的听力损失,并且更接近于正常的听力水平),则可以说存在气-骨差。

9.3 语言接收阈

这是通过一个可以控制语音输出强度的语音音频表测试一个人听到语音而不是纯音的能力测量。人们可以通过简单的双音节单词或句子来测试语言接收阈值(SRT),以确定受试者能听到且能重复口语或句子的最弱强度。一个听力正常的人可以在 15 dB 的水平上听到并重复这些词。对于重听者来说,SRT 更高(也就是说,说话的声音要更大才能让他们重复)。分贝数越高,听力损失就越大。

9.4 言语分辨阈值

这并不是测量患者能听到的最弱语音强度,而是高于个人 SRT 30 dB 或 40 dB 的条件下能否正确重复某些代表性单词的能力。听力正常的人能辨别 90%~100% 的单词。感音神经性聋的患者可能有中度至重度的分辨力丧失,尽管他们看起来正常。

9.5 重振

与没有响度重振的人相比,对有重振的患者来说,一个听起来很轻的音在增加强度后会突然而迅速地变得很响。这种对响度感觉的异常程度和突然的增加,在感音性听力损失的患者中特别明显,而在传导性和神经性听力损失的患者中一般没有。

9.6 异常音衰或病理性适应

这一发现主要发生在神经性听力损失患者中。当声音在同一强度水平延长时,表现出异常音衰的患者无法继续听到该阈值声音,听力迅速疲劳,这种现象被称为病理性疲劳或异常音衰。

听力正常的人可以持续听到非常微弱的阈值音数分钟,但有异常音衰的人可能只听到几秒钟。增大声音响度,患者会再次听到声音几秒钟,只是很快又无法听到,如此反复要求提高音量。

10. 如何进行常规听力测试

事实证明,尽管没有经过充分培训的听力测试人员可能已经做了几百次听力测试,并认为自己是专家,但他们中的许多人正在犯他们不知道的错误,而且得出的测试结果往往也不准确。

尽管听力测试看起来非常简单,但要始终获得准确的阈值却绝非易事。由于可靠和有效的听力图在诊断方面具有重要意义,对治疗具有宝贵的指导作用,而且在医疗法律案件中具有决定性的意义,所以必须做好听力图。本章概述了基本技术,强调了良好的听力测量的基本特征。接下来,我们将讨论常规听力测量中可能出现的一些常见陷阱。

11. 患者准备

在开始听力图之前,测试员应考虑以下初步步骤:① 就座;② 患者指导;③ 放置耳机。

11.1 就座

如果测试者和受试者在同一个房间,受试者应坐在舒适、无吱吱声的椅子上,以便他/她的手可以放在椅子的扶手上或测试者桌子的远端。受试者的侧面应该朝向测试仪,因为测试者必须能够观察受试者的手、脸和头,但受试者不能观察测试者的手和手臂或听力计的控制面板。

让受试者在倾听时闭上眼睛可能有助于患者更专注于阈音,并防止他/她从检查者的动作中获得视觉线索。

尽管一些技术人员主张让受试者背对测试者,但笔者认为这并不令人满意,即使使用按钮记录响应。这种安排妨碍了测试人员做出许多指示,这些指示有助于确定阈值的有效性和受试者的合作,包括受试者可能是装聋。

11.2 患者指导

适当、简洁地指导患者对获得可靠回答至关重要。成功的教学方法如下。

"你以前检查过你的听力吗?""是的。"

"那很好,让我提醒你我们要做什么。你要听的是一些音调。每当你听到一个音,就举起你的手指(演示一下如何做)。当声音消失时,放下你的手指(示范如何做)。无论声音多么微弱,只要听到就举起你的手指(示范如何做)。当声音消失时放下手指(示范如何做)。"

"你是不是其中一只耳朵的听力比另一只好?"

"没有。"

"那我们就先检查你的右耳。"(如果听力有差异,先检查较好的那只耳朵。)

11.3 放置耳机

将接收器紧紧地放在被测者的耳朵上非常重要,这样在接收器和头部两侧之间就不会有泄漏。头带应根据头部大小进行调整,以使患者感到舒适。测试人员应要求受试者取下耳环,拿开覆盖在耳朵上的头发。眼镜、助听器和棉花等物品也应取下,因为它们会妨碍接收器的贴合,或者会遮挡测试音。耳罩不应该使耳朵扭曲,耳机中心应直接对准耳道开口。

确保从耳机引出的线没有垂在被测者的前面。被测者的动作可能会摩擦电线,并将分散注意力的噪声引入耳机。

当测试者放置耳机时,红色耳机放于右耳。

在给出指示和测试者准备好继续制作听力图之前,不应将耳机放在被测者身上。另外,最好在给出指示后摘下眼镜或助听器。耳机戴好后,立即开始测试。在你填写日期、签名、序列号和其他信息时,不要让受试者等待。

12. 听力图

测试者要按以下顺序确定受试者在特定频率下的阈值。1 000 Hz、2 000 Hz、3 000 Hz、4 000 Hz、6 000 Hz、8 000 Hz、1 000 Hz(重复)、500 Hz 和

250 Hz。首先测试 1 000 Hz 的音,因为这通常是最容易明确阈值的频率。1 000 Hz 的阈值通过重复测试来确认,以帮助确认测试的准确性,因为以前没有做过听力图的受试者第一次可能没有认出这个音是什么。这两个读数都要记录在表格上。也可以进行更高频率的测试,如 10 000 Hz、12 000 Hz 和 14 000 Hz。这些频率的测试结果可能有助于区分职业性听力损失和老年性听力损失,也有助于早期损伤诊断,如耳毒性药物性聋诊断。

在正确设置耳机选择开关和频率拨盘在 1 000 Hz 的情况下,打开给音开关,并将听力水平拨盘从 0 dB 慢慢向上滚动,直到受试者做出反应。停止给音,让受试者放下他/她的手指。在这个音调水平再次给音,确认最初反应是否正确。如果患者有反应,关闭音调,并将强度降低 10 dB,再次给音。一般来说,患者对强度降低 10 dB 的音应没有反应。如果没有反应,则关闭音调,将强度增加 5 dB,然后再给音。如果对这个提高 5 dB 的音有反应,则重新关闭后减少 5 dB,给音;如果没有反应,就把音调关掉,增加 5 dB,再次给音。如果有反应,这就是阈值,记录最后一次反应的数字。目的是要得到至少两个"不"和两个"是"的反应。比如说,"是""不是""是""不是""是",或者"不是""是""不是""是"。始终以一个"是"的回答结束。

大多数年轻受试者的听力都非常好,当听力水平刻度盘仍在 0 dB 时,他们就会对音调做出反应。最佳做法是获得至少两个或三个"是"回答以确定阈值。不要忽略对初始响应进行确认,可以通过将音量控制旋钮向上旋的过程进行确认。如果没有确认初始反应阈值,请再次打开音调并继续向上滚动音量控制按钮,直到有响应和确认。然后,降低 10 dB 并从该点开始。如果出现"是"的反应,则需要将音调调低,直到获得"否"的反应。如果是"否"的反应,则需要将声音变大,直到得到"是"的反应。所有呈现给受试者的音调都应该是短音,保持时间不应超过 1 秒或 2 秒。

确定好 1 000 Hz 的阈值并进行记录后,以同样的方式确定每个后续频率的阈值。在重新检查了 1 000 Hz 之后,测试 500 Hz,然后是 250 Hz。一个良好的 1 000 Hz 处的测试,重测可靠性,重测时阈值的偏差不应超过(正负)10 dB。然而,(正负)10 dB 的

差异表明初始阈值可能无效,其他的阈值也可能是如此。当存在这种差异时,应重新检查几个后续的频率,直到获得可靠数值。然后,在测试 500 Hz 之前,重新检查并记录 1 000 Hz 的阈值。当完成一只耳朵的阈值记录后,将耳机换到另一只耳朵上,重复相同的过程,只是没有必要在第二只耳朵上重新测试 1 000 Hz。重新检查那些显示损失 25 dB 的频率的阈值。测试者应始终在听力图上记录所有独立获得的阈值。

测试顺序

第一耳:1 000 Hz、2 000 Hz、3 000 Hz、4 000 Hz、6 000 Hz、8 000 Hz、1 000 Hz、500 Hz 和 250 Hz。

第二耳:1 000 Hz、2 000 Hz、3 000 Hz、4 000 Hz、6 000 Hz、8 000 Hz、500 Hz 和 250 Hz。

13. 图形记录

前面讨论了图形和序列听力图的相对优点。对于工业应用,我们强烈建议使用序列听力图。

13.1 确保客观性

因为测试者为了快速完成测试,可能会受之前获得的阈值的影响,所以最好避免在序列图上看前面的听力图。由于这个原因,在测试者测出每个频率的阈值时,最好由助手来记录。如果测试者不能找到一个满意的助手,他/她应该用卡片覆盖之前的听力图,这样他/她就不会受任何影响,也可以在听力图上覆盖一个特殊的模具,只露出听力图上的空白处。这种类型的自我限制将保证测试者测试的准确性。

13.2 记录保存

原始听力图不应被销毁,即使已从一种形式转换到另一种形式。它们是受试者听力的重要书面记录。当重复检查发现原来的阈值与新的阈值不同时,绝不应删除原始阈值,相反,所有的阈值都应该记录下来。这种差异意义很大,有助于解释听力损失的原因。

14. 避免测试错误(陷阱)

在进行测听时,重要的是要避免因为测试者没有充分了解这种测试程序的限制而出现的错误或陷阱。

(1) 按下音量开关时,给音不应持续 1～3 秒,应为短脉冲,而不是延长音。每个音调应持续大约相同的时间,除非测试者想检查被试者对音调停止以及开始的反应情况。

(2) 在不影响阈值测试的可靠性和有效性的前提下,每个听力图都应尽可能快地完成。花太长时间做听力图会使受试者疲劳,导致不准确的反应。

(3) 匆匆忙忙地完成测试相当于浪费时间。测试人员应该明白,有些受试者的反应时间比其他试者长。测试人员必须给被测试者回答留出足够的时间。如果在测试前给受试者以简明扼要的指示,往往可以从受试者那得到更快、更明确的回答。

(4) 测试仪应始终确保受试者没有直接或间接地观看听力计和/或测试仪的控制面板。

(5) 一些测试者倾向于提出信号,然后抬头看向被测试者,似乎在问他/她是否听到了提示音;另一些测试者可能在改变表盘后将手从音频表上移开。这两种行为都是视觉上的线索,会导致假阳性反应。给自己的动作发信号是一种不良的听力测试技术。

(6) 另一个可能的错误是戴错耳机。应反复检查,看耳机是否放在正确的耳朵上,是否与控制面板上的开关相对应,以及是否记录了被测耳朵的阈值。

(7) 测试者应记得在对耳朵进行其他频率的测试后,重新检查 1 000 Hz 的阈值,因为最初的判断可能并不完全准确。

(8) 如果在对许多受试者进行测试时,发现相同频率上反复出现明显的听力损失,那么测试者最好对自己的耳机进行重新检查,以确定在测试过程中没有出错。反之,如果所有受试者的听力似乎都正常,那么听力计产生的音可能比听力水平转盘显示的要大。

(9) 测试仪必须始终避免有规律地给出信号。

(10) 有些受试者主诉特别是在听了非常响亮的音调后,即使信号本身已经停止,音调仍会继续在耳边徘徊。这种所谓的余音在某些耳朵里偶尔会发生,必须加以考虑。对于这样的受试者,需要更多的时间和更仔细地确定阈值。

(11) 偶尔,测试者会遇到有耳鸣的受试者,如他/她的耳朵里有响声,当听到某些频率的阈值时,这样的受试者可能会说,"头部噪声"混淆了他/她的反应。如果不能以常规的方式确定一个令测试者满意的阈值,还有其他几种方法可以使用。其中一个方法是使用几个短的、中断的、连续的、2或3次的音,而不是常规听力图中通常出现的单一音,或者使用同样的听力计可以产生的大理石音。有时这将使受试者能更准确地做出反应。这种技术上的改变以及受试者主诉有耳鸣的事实应在他/她的记录上注明。

(12)有时,测试人员可能会遇到一个被试者,其反应变化很大,以至于在特定时间内无法获得准确的阈值。在这种情况下,应该终止测试并在另一天重新进行。测试人员不应该给这样的受试者出具一份模糊的阈值报告,特别是当准确的反应可能是可以获得的情况下。

(13)在记录250 Hz和8 000 Hz的听力损失时,不应记录高于听力计的最大输出水平。测试者应熟悉听力计的限制。这些输出限制一般都印在频率盘上。

(14)在按下音源开关时,测试者必须特别小心,不要太用力按下去,也不要让它太快弹回来;否则,会发出咔嚓声,可能会导致对咔嚓声的主观反应,而不是对用于测试的纯音。

(15)如果存在听力损失,特别是在1 000 Hz或更高的频率,应重新检查和记录每个阈值。

(16)所有的阈值读数都应以5 dB的倍数记录。

15. 掩蔽

如果我们只测试一只眼睛的视力,只需闭上另一只眼睛或用眼罩将其排除在测试之外。只测试一只耳朵的听力就不那么简单了,因为声波与光波不同,是向各个方向传播的,仅仅堵住另一只耳朵不容易阻止。当一个人双耳听力正常时,分别测试每只耳朵比较容易,因为早在声音增大到能被另一只耳朵听到之前,倾听耳已经能听到微弱的阈值音。然而,当两只耳朵的阈值有差异时,用于一只耳朵的测试音可能会被另一只耳朵听到。这种影响测试耳阈值的现象被称为影子听力、影子反应、交叉反应或交叉听力。阻止另一只耳朵参与测试的唯一方法是用掩蔽噪声让它忙碌起来。这种噪声会在非测试耳中

产生暂时的人为损失。我们希望充分分散非测试耳的注意力,使加给测试耳的音调只被测试耳听到。然而,我们不希望在非测试耳中使用过多的掩蔽噪声,以至于也提高了测试耳的阈值——这种错误被称为过度掩蔽。理想情况下,适当的掩蔽将两只耳朵相互隔离——测试信号在测试耳中听到,而掩蔽噪声在被掩蔽耳中听到,两者无相互干扰。

16. 如何选择掩蔽起始水平?

■ 16.1　气导试验

起始掩蔽水平应基于掩蔽耳气导阈值加上20~25 dB。

■ 16.2　骨导试验

开始的掩蔽水平应该是气导阈值加25 dB。如果被掩蔽的耳朵是正常的或有感音神经性聋,由于封堵效应或当耳朵被掩盖时阈值增大,在250 Hz和500 Hz时应在上述总和上再加15 dB,在1 000 Hz时应加10 dB,在这种情况下使用掩蔽耳机。频率为1 000 Hz的情况下,闭塞效应最小。在传导性听力损失中,封堵效应已经得到了补偿,不应重复计算。

17. 掩蔽类型

多数听力计的掩蔽噪声是宽频或白噪声,还有一种更有效的掩蔽噪声被称为窄带噪声。在掩蔽控制的特定表盘设置下,掩蔽噪声产生的暂时性听力损失并不是在所有的频率区趋于一致。因此,除非编制适当的校正表并应用公式,否则掩蔽控制盘上出现的数字几乎没有意义。

然而,有一种方法可以制订适当的掩蔽而无需编制校正表并应用公式。该过程被称为平台法、阈值偏移法或阴影法。

18. 平台掩蔽法

以下程序适用于气导和骨导阈值的确定。

(1)在没有掩蔽的情况下获得双耳的气导和骨导阈值。

(2)如果在某些或所有的测试频率区发现影子听力,那么这些频率将需要在非测试耳或较好的耳用掩蔽法重新测试。

（3）告知受试者,在被掩蔽的那只耳朵中会听到蒸汽般的噪声,受试耳还是听到之前听到的测试音,只对测试音做出反应,而不是噪声。

（4）当选择开关转到"骨导"时,掩蔽噪声将自动导向其中一只耳机,在进行骨导测试时,要确定哪一个是掩蔽耳机。在气导测试中使用掩蔽时,噪声会自动引导到与所选耳机相对的耳机中,耳机选择在"右"意味着测试音进入右耳,掩蔽噪声进入左耳。

（5）如果用掩蔽进行气导,确保将耳机紧贴耳朵,以防止噪声泄漏到另一侧。

（6）如果用掩蔽法进行骨导,首先将振动器放在耳后乳突区的突出部分。要确保振动器不接触耳朵。然后,将掩蔽耳机放在对面的耳朵上,将消音耳机放在放置振动器一侧头部的太阳穴上,不能将振动器的头带和耳机接触。重新检查骨振动器的位置是否正确,确保振动器平放在乳突上。

（7）在高于患者阈值的 30～40 dB 的有效水平上引入掩蔽。获得一个阈值(先不要记录)。如果这个阈值在未掩蔽的水平上出现偏移,再增加 5 dB 的掩蔽并获得另一个阈值。如果阈值移动了 5 dB,你仍然是掩蔽不足,继续这个程序,直到阈值稳定下来,即使掩蔽又增加了两个 5 dB 的步骤。此时你可能已经找到了真正的听力阈值(平台)。在某些时候,进一步增加掩蔽会使阈值再次开始转移。这就是过度掩蔽的问题。

（8）对气导和骨导测试的每个测试频率都要遵循第 7 项程序。

如果最初引入的掩蔽不够充分,而且随着掩蔽的两次或多次连续增加,你没有相应地转移阈值,你仍然可能没有达到平台,因为被掩蔽耳朵的阈值没有成功改变。

19. 何时使用掩蔽?

19.1 气导测试

一般来说,当较差耳朵的气导阈值与较好耳朵的骨导阈值相差 40 dB,就应该使用掩蔽。例如,如果较好耳朵的气导阈值正常,那么骨导阈值也就正常。那么,在测试较差耳朵的气导时,如果两只耳朵之间的差异为 40 dB,就有必要进行掩蔽(每个频率单独比较)。

如果没有进行骨导测试,并且左耳和右耳之间为 40 dB,在测试较差的耳朵时,应在较好的耳朵中使用掩蔽。

例 1. 测试左耳时右耳需要掩蔽

频率 (k/ Hz)	右耳						
	0.5	1.0	2.0	3.0	4.0	6.0	8.0
	5	5/5	10	10	15	15	5
	左耳						
	0.5	1.0	2.0	3.0	4.0	6.0	8.0
	50	55	50	55	55	55	50

可以假设右耳骨导正常。

例 2. 测试左耳时,右耳在 2 000～8 000 Hz 时需要掩蔽。右耳的骨导尚不清楚,但在 2 000～8 000 Hz 的频率下,存在大约 40 dB 的差异。

频率 (k/ Hz)	右耳						
	0.5	1.0	2.0	3.0	4.0	6.0	8.0
	40	35	45	40	40	45	40
	左耳						
	0.5	1.0	2.0	3.0	4.0	6.0	8.0
	40	40	90	85	90	85	NR

19.2 骨导试验

在骨导测试中,乳突振动器的目的是直接振动颅骨而不是听骨链,直接向内耳传导测试音。

进行骨导测试是为了确定气导听阈升高是否是由外耳或中耳的问题引起的。只要任何一只耳朵的气导听阈值超过 15 dB,就应该进行骨导测试。

与气导测试中的 40 dB 标准不同,通过骨振动器传导测试音时,耳朵之间几乎没有传输损失。因此,在大多数情况下,做骨导测试时应常规使用掩蔽。

然而,在某些情况下,在骨导测试期间不需要掩蔽,这些情况包括:① 当骨导阈值等于该耳的空气传导阈值时(无气-骨导差);② 当被测耳朵的骨传导阈值优于对侧耳朵的骨导阈值时;③ 在骨导测试上限无反应时。

20. 骨导应测试哪些频率?

仅需测试 250～4 000 Hz 频率的骨导阈值。在气导阈值为 15 dB 或更高的频率下，无需进行骨导测试。

21. 临床上如何测试残余听力？

单侧耳聋的患者在接受测试时，掩蔽不充分或没有掩蔽时，耳聋侧出现残余听力，这种情况很常见。某些情况下，患者甚至被误诊为耳硬化症而接受手术治疗。正确的测试可以避免此类错误。

■ 21.1 简单掩蔽方法

临床实践中，有几种简单的掩蔽方法可以粗略地估计一只耳朵是有残余听力还是全聋，如流行性腮腺炎引起的单侧听力损失和一些术后的耳朵。这些方法采用了的是现有的噪声源。① 大多数电动洗鼻器中的空气软管；② 用体温的水冲洗耳朵；③ 用一张洋葱皮纸在非测试耳朵上噼啪作响；④ Bárány 噪声装置。Bárány 噪声仪价格低廉，操作简便。只需把它卷起来，用一个小头插入耳朵，然后按一个按钮。产生的噪声水平很高，可以掩蔽大多数传导性听力障碍的耳朵。

两只耳朵都有传导性听力损失的患者常是由于耳硬化造成的，但偶尔也会是双侧慢性中耳炎造成的。其中有些患者只在一只耳朵上做过乳突、开窗或镫骨手术，他们就医的目的是为了确定是否有可能恢复两只耳朵的听力。如果两只耳朵的听力水平都是 50~60 dB，那么用市面上的掩蔽装置掩蔽任何一只耳朵都非常困难。需要明确的是做了手术的那只耳朵是完全失聪，还是确实有大量的残余听力。在日常工作中，确定这一点的最有效方法是敲击一个 500 Hz 的音叉，通过气导和骨导将其应用于手术耳，在另一只耳朵上放置掩蔽噪声，并询问患者时是否还能听到音叉振动。如果在音叉仍在振动的情况下，打开掩蔽声时，患者的手放下，而当掩蔽声再次关闭时，患者的手又举起，那么术后的耳朵可能几乎没有残余听力，不需要进一步手术（图 6.4，图 6.5）。顺便提一下，在这种情况下，在对侧的耳朵上进行手术不可取，因为一旦出现手术并发症，患者可能会失去一只有用的耳朵的听力，变成完全失聪。

■ 21.2 感音神经敏锐度：补充程序

为了克服用骨导测试传导性聋耳的困难，

Rainville、Jerger 等人开发了一种称为感音神经敏锐度的测试。在这种技术中，骨导振动器与噪声发生器相连，并应用于患者的前额。首先，将听力计的耳机放在两只耳朵上，在骨振动器不产生噪声的情况下，获得每只耳朵的气导阈值。然后，在噪声振动器打开到一个特定的水平时获得气导阈值：信号强度为 2V。通过将这两个气导阈值与假定的正常水平相比较，可以确定感音神经性听力损失的程度。这种技术避免了骨导测试中需要使用的掩蔽，但它确实不能替代标准的骨导测试。它对某些患者的骨导水平的评估并不比标准技术更好，但它可能是一个有用的补充检查。

22. 如何校准骨导振动器？

骨导检测仍存在主要问题。一个涉及校准骨传导振动器；另一个涉及骨导阈值水平与感音神经机制实际功能的关系。

校准骨导振动器的一种方法是使用人工乳突。该校准程序所需的设备相当昂贵，因此通常只能从听力计制造商或设备齐全的仪器实验室获得。笔者更喜欢用生物学的方法来检查振动器的反应。

通常使用两种生物技术进行校准。一种是正常耳在非常安静的房间里，制造商将骨导参考阈值水平设置为 0 dB，这样气导阈值水平为 0 dB 的受试者就得到了 0 dB 的骨阈值水平。另一种技术中，同样的推理适用于真正的感音神经性听力损失的患者，气导和骨导阈值相互匹配。这些技术中没有一项是真正令人满意的，但目前必须使用这些技术，直到开发出更复杂和可靠的方法。

骨导测听的问题很多，也很复杂。其中包括一些因素，如振荡器的位置和压力，皮肤和皮下组织的厚度，颞骨的密度，被测试的频率，测试室的噪声，未测试耳的状况，掩蔽闭塞效应，以及颅骨和骨囊的振动。另一个重要的考虑因素是骨振动器产生的空气振动，尤其是在更高频率和更高音强测试时。在实际骨骼振动发生之前，可通过气导检测到从骨骼振动器发出的强空气信号。

骨骼振动器发出强烈的空气信号。如果骨振动器是在纯感音神经性听力损失的耳朵上校准的，而在传导性听力损失的耳朵上使用，那么它在较高的频率和强度下可能没有得到适当的校准。在这些耳

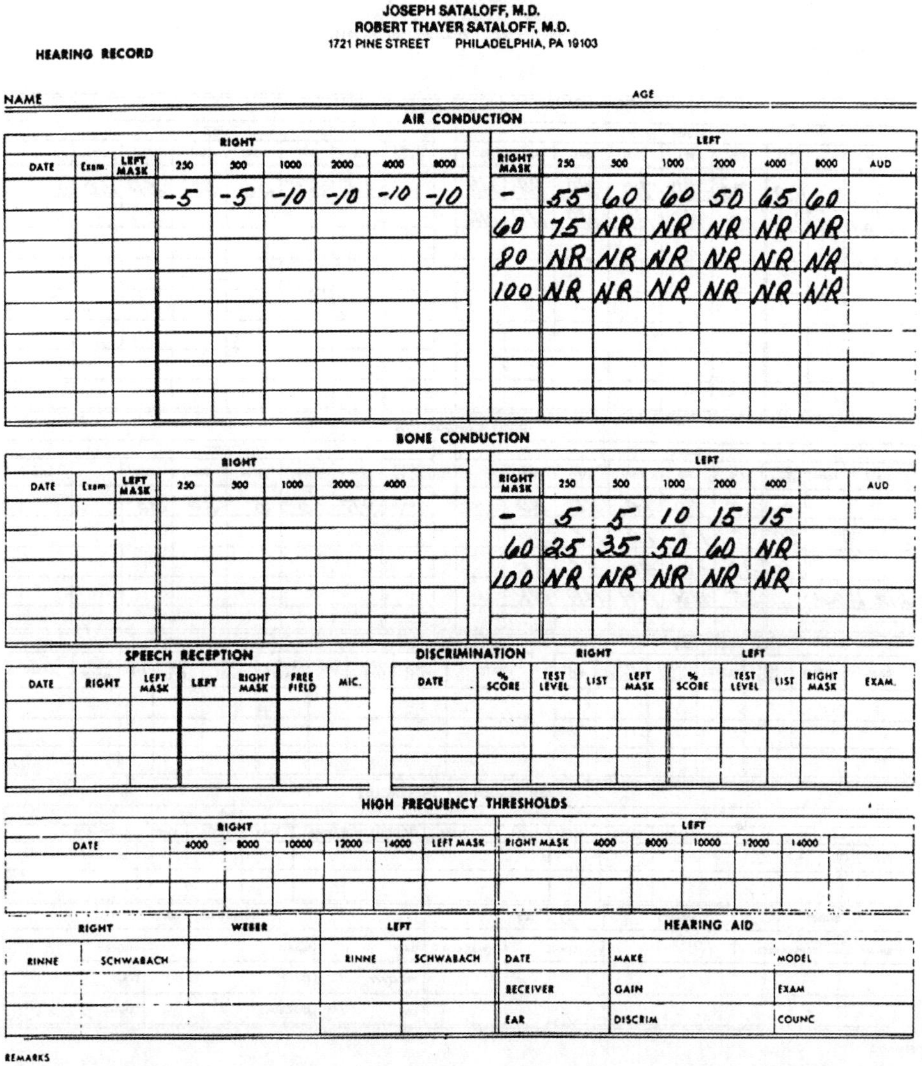

JOSEPH SATALOFF, M.D.
ROBERT THAYER SATALOFF, M.D.
1721 PINE STREET   PHILADELPHIA, PA 19103

HEARING RECORD

NAME _____ AGE _____

AIR CONDUCTION

			RIGHT							LEFT						
DATE	Exam	LEFT MASK	250	500	1000	2000	4000	8000	RIGHT MASK	250	500	1000	2000	4000	8000	AUD
			-5	-5	-10	-10	-10	-10	-	55	60	60	50	65	60	
									60	75	NR	NR	NR	NR	NR	
									80	NR	NR	NR	NR	NR	NR	
									100	NR	NR	NR	NR	NR	NR	

BONE CONDUCTION

			RIGHT					LEFT						
DATE	Exam	LEFT MASK	250	500	1000	2000	4000	RIGHT MASK	250	500	1000	2000	4000	AUD
								-	5	5	10	15	15	
								60	25	35	50	60	NR	
								100	NR	NR	NR	NR	NR	

SPEECH RECEPTION

DATE	RIGHT	LEFT MASK	LEFT	RIGHT MASK	FREE FIELD	MIC.

DISCRIMINATION

			RIGHT				LEFT				
DATE	% SCORE	TEST LEVEL	LIST	LEFT MASK	% SCORE	TEST LEVEL	LIST	RIGHT MASK	EXAM.

HIGH FREQUENCY THRESHOLDS

	RIGHT						LEFT					
DATE	4000	8000	10000	12000	14000	LEFT MASK	RIGHT MASK	4000	8000	10000	12000	14000

RIGHT		WEBER		LEFT		HEARING AID		
RINNE	SCHWABACH			RINNE	SCHWABACH	DATE	MAKE	MODEL
						RECEIVER	GAIN	EXAM
						EAR	DISCRIM	COUNC

REMARKS

图 6.4 由腮腺炎引起的左耳全聋患者的听力记录。右耳是正常的。在测试左耳时不掩盖右耳,通过气导似乎有 60 dB 的阈值,而骨导似乎也基本正常,这些是影子曲线。给右耳进行 60 dB 的白噪声(WN)掩蔽,气导的影子曲线几乎消失,但骨导的影子曲线却没有消失。给予右耳 80 dB 的白噪声时,气导影子曲线就消失了。给予右耳 100 dB 的白噪声时,左耳气导或骨导曲线消失。但是,如果在测试右耳时给左耳施加 100 dB 的白噪声,就会出现过度掩蔽,右耳会出现阈值降低。在这种情况下,白噪声的测量值高于听力计的零点平均值。

朵里,空气信号可能被抑制,这可能会产生比这些患者的实际感音神经损失更差的骨阈值。

23. 骨导阈值水平与感觉神经机制功能之间的关系

如果患者的听力图某个频率有孤立的下降,如在 3 000 Hz 和 4 000 Hz 时,就没有必要测试骨导,因为在这些情况下,其分类几乎无一例外地是感觉神经性听力损失。传导性或混合性听力损失不可能产生这样一个孤立的下降。然而,这种说法并不适用所有的高频听力损失。人们可能会发现,在高频听力损失的患者中,其骨导甚至可能有些下降,其原因不在感音神经通路,而是在中耳。中耳积水是最常见的原因,尽管它常常产生低频听力损失。耳硬化症也可能产生骨导的下降,而这并不是真正由于感音神经的损伤(Carhart 切迹)引起。

JOSEPH SATALOFF, M.D.
ROBERT THAYER SATALOFF, M.D.
1721 PINE STREET   PHILADELPHIA, PA 19103

HEARING RECORD

NAME _____   AGE _____

AIR CONDUCTION

			RIGHT							LEFT						
DATE	Exam.	LEFT MASK	250	500	1000	2000	4000	8000	RIGHT MASK	250	500	1000	2000	4000	8000	AUD
		100	70	90	70	20	90	NR		45	55	50	35	50	50	
AIR HOSE NOISE			NR	NR	NR	NR	NR	NR								

BONE CONDUCTION

			RIGHT						LEFT					
DATE	Exam.	LEFT MASK	250	500	1000	2000	4000	RIGHT MASK	250	500	1000	2000	4000	AUD
		–	5	10	10	30	30	–	-5	-5	5	30	30	
		90	5	10	10	35	30							
		100	20	30	20	40	35							
AIR HOSE		25	NR	NR	NR	NR								

SPEECH RECEPTION

DATE	RIGHT	LEFT MASK	LEFT	RIGHT MASK	FREE FIELD	MIC.

DISCRIMINATION

		RIGHT			LEFT			
DATE	% SCORE	TEST LEVEL	LIST	LEFT MASK	% SCORE	TEST LEVEL	LIST	RIGHT MASK	EXAM.

HIGH FREQUENCY THRESHOLDS

	RIGHT						LEFT				
DATE	4000	8000	10000	12000	14000	LEFT MASK	RIGHT MASK	4000	8000	10000	12000	14000

RIGHT			WEBER		LEFT		HEARING AID			
RINNE	SCHWABACH				RINNE	SCHWABACH	DATE	MAKE		MODEL
							RECEIVER	GAIN		EXAM
							EAR	DISCRIM.		COUNC.

REMARKS

图 6.5　该患者的右耳实际上没有听力,冷热水试验无反应;但尽管予以高强度掩蔽,它还是出现气导和骨导的可测量阈值。原因是掩蔽噪声不足以克服左耳的传导性听力损失。进行言语识别测试时掩蔽效果更好。使用压缩空气噪声、Bárány 噪声器或通过插入式接收器的窄带噪声可以有效地掩蔽左耳。根据目前的测试结果,可能会误诊为右耳传导性听力损失与气-骨导差,但这种情况下对患者进行手术基本上没有成功概率。

　　在解释骨导听力图时,必须牢记,通过骨导测试得到的阈值只能大致反映感音神经机制。在某些传导性听力损失的病例中,特别是在粘连性中耳炎和中耳有积液的情况下,经常得到较低的骨导值可能并不表示真正的感音神经损失,而是表示椭圆窗和圆窗的活动能力受损。

　　乳突上的骨导测听常显示出骨导减弱,而在上门牙上用 512 Hz 的音叉测试却并非如此。在这种情况下,通过牙齿较好的骨导比通过乳突的较差的骨导更有可能反映真正的感音神经性听力。当然,在评估这些矛盾的结果时,排除触觉很重要。评估骨导阈值的另一个重要因素是,商业听力计上可获得的骨振动器的最大强度是 55 dB 或 60 dB,常规测试中未能测得任何骨导阈值,并不一定说明感音神经机制已经死亡,它只表明该机制在最大强度的音调下没有反应。

　　由于骨导测试实际上是振动刺激,因此在解释上产生了很多问题。许多气导听力损失非常严重的患者在 250 Hz 和 512 Hz 时的骨导反应为 20 dB 或 25 dB，出现低频中存在气-骨导差的错误印象，其实是不正确的。实际上，在大多数严重的神经性耳聋患者中，这些低频的假阈值可能是对触觉的反应，而不是对听觉刺激的反应。仅仅根据这些发现，中耳手术没有必要进行。

24. 高频测听

高频测听，也叫超高频测听和极高频测听，指的是频率为 8 000 Hz 的阈值测试。一些商业化的听力计包括 10 000 Hz 和 12 000 Hz 的测试功能，高频听力计可以测试高达 20 000 Hz 的听力。高频听力图可以帮助早期发现耳毒性和其他情况引起的听力损失，在常规测量检测到听力损伤之前就发现听力下降。在某些情况下，高频测听也有助于区分由噪声引起的听力损失和老年性听力损失。例如，在大多数老年性聋的病例中，听力水平在较高的频率下会逐渐恶化。在噪声引起的听力损失中，在 10 000 Hz、12 000 Hz 或 14 000 Hz 时，听力水平可能会有改善，显示出类似通常以 4 000 Hz 或 6 000 Hz 为中心的听力"下降"。

25. 连续频率测听法

要牢记的是，在耳朵能听到的数千个频率区域中，常规测听只对 8 个频率区域的听力进行采样。有的设备可以测试频率之间的区域，这种测试是非常有价值的。例如，有一个患者在暴露于爆炸后声称一只耳朵有耳鸣，但他的听力在 3 kHz、4 kHz、6 kHz 和 8 kHz 是正常的，如果在 5 240～5 628 Hz 发现 40 dB 的下降，就可以证实存在实质性的损伤。

（刘月红 韩 朝 译）

第 **7** 章
特殊听力测试
Special Hearing Tests

Robert・T・Sataloff　　Joseph・Sataloff

对于大多数主诉为听力损失的患者来说,病史、耳部检查、音叉测试以及气导和骨导测试能提供足够的信息用于初步的鉴别诊断。这些信息可以告诉医生听力损失的程度和受影响的频率,以及听力损失的性质是传导性的还是感音神经性的。

这些测试足够用于传导性听力损失的诊断,然而,对于一些传导性听力损失和许多感音神经性听力损失的诊断,这些测试并不能提供足够的信息,因此有必要进行额外的听力检查。

由于气导和骨导测听法只测量纯音的阈值,提供的信息有限。例如它无法帮助医生定位感音神经性耳聋的病变部位,无法评估患者使用其残余听力的能力。某些现象,如重振、音调衰减、音调失真,以及言语识别能力、声音定位或在嘈杂环境中理解语言的能力,都能提供病变部位的定位诊断。为了获得这些信息,人们设计了特殊的听力测试。这些测试很少由普通医生或儿科医生完成,而是在耳鼻喉科医生的诊室进行的,而且大多数是在医院或大学的听力中心完成。

虽然家庭医生和专科医生可能不会进行所有这些检查,但他们应该知道何时需要这些检查,并且应该能够解释结果。

1. 听阈和言语识别阈差异

通常情况下,我们用听力图中 4 个言语频率的纯音阈值的平均值来描述患者的听力。例如,如果他/她的听力损失是 500 Hz 30 dB、1 000 Hz 40 dB、2 000 Hz 50 dB、3 000 Hz 40 dB,他/她的言语频率的平均听力损失是 40 dB,称为纯音或言语频率听力损失。通常用平均数来表示。如果告知患者的听力损失为 40%,这种说法存在严重的缺陷,在临床实践中应避免使用。百分比在明确赔偿问题中的听力损伤方面有一定的应用,但这不等于用它来描述患者的听力能力,特别是直接根据测量的分贝值,而不是计算的损伤百分比。

如果告知患者他/她的受累耳朵有 40% 的听力损失,他/她就会自然而然地认为该耳朵只剩下 60% 的听力。事实并非如此,特别是因为最高听力并非限制在 100 dB(一些听力计的最大输出),而是会对更高的强度做出反应。合并言语识别率差的感音神经性听力损失的情况下,百分比尤其具有欺骗性。当医生告诉一位梅尼埃病患者他/她有 40% 的听力损失时,患者可能会反驳说就目前情况而言,他/她的听力损失几乎是 100%,因为他/她在电话交谈中和日常交流中很少或根本无法使用受损耳朵。出现这种情况是因为阈值 40 dB 代表的是纯音听阈,而患者指的是他/她对所听到的语言进行区分或辨别的能力。在一些梅尼埃病或听神经瘤患者中,言语识别率可能受到严重损害,甚至语言频率区存在 40 dB 纯音阈值水平时,耳朵也是无用的。

图 7.1 显示了用语言频率平均阈值来代表听力损失的另一个缺点。两位患者的听力图分别显示在 A 和 B 中,他们的平均听力损失为 40 dB;但患者 A 在不使用助听器的情况下可以过得相当好,而患者 B 需要助听器才能过得相当好。

医生应向患者解释听力阈值和言语识别能力之间的差异,还应告知其他一些情况,例如单侧听力损失中的声音定位、重振、噪声背景下听力等。

2. 言语测听

■ 2.1　言语接收测试

除了能用纯音来测试听力阈值和计算听力敏锐

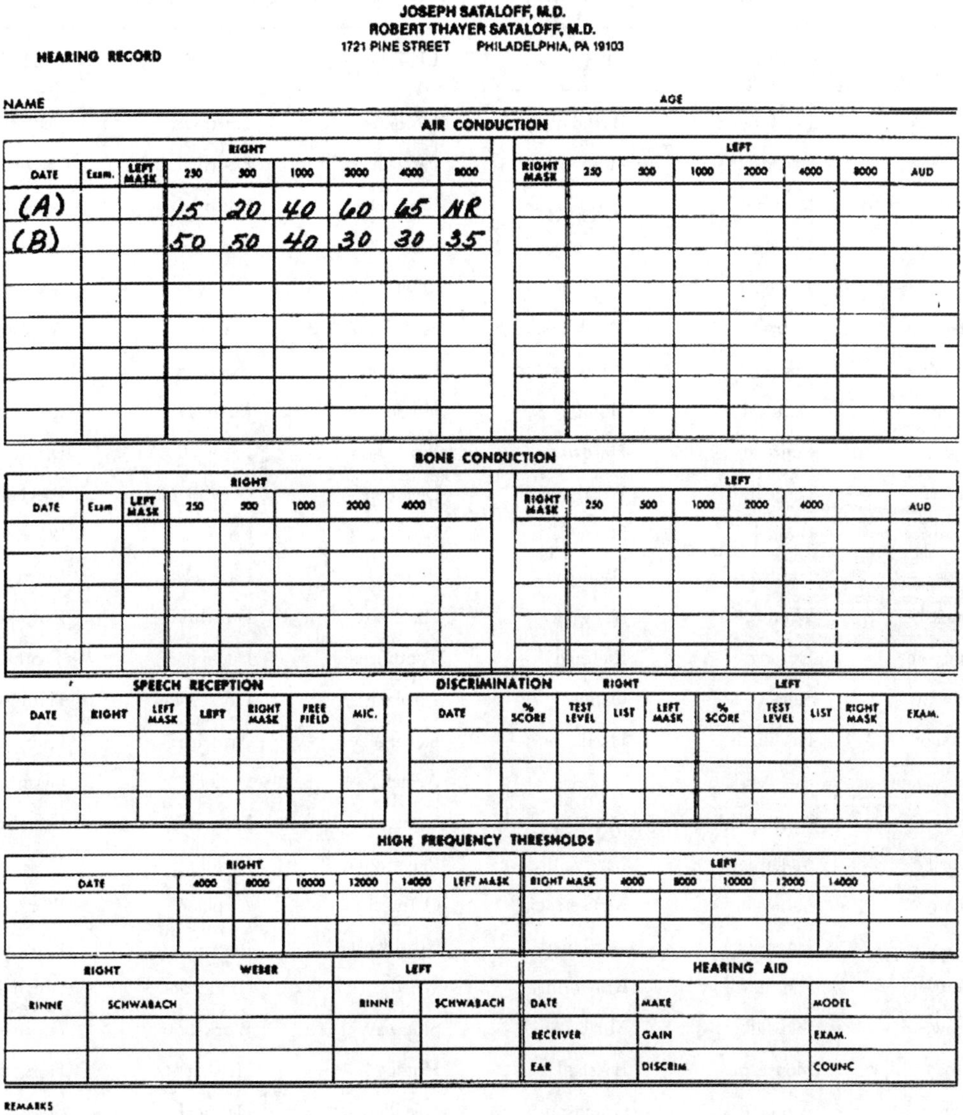

JOSEPH SATALOFF, M.D.
ROBERT THAYER SATALOFF, M.D.
1721 PINE STREET   PHILADELPHIA, PA 19103

HEARING RECORD

NAME _____   AGE _____

AIR CONDUCTION

			RIGHT							LEFT						
DATE	Exam.	LEFT MASK	250	500	1000	2000	4000	8000	RIGHT MASK	250	500	1000	2000	4000	8000	AUD
(A)			15	20	40	60	65	NR								
(B)			50	50	40	30	30	35								

BONE CONDUCTION

			RIGHT						LEFT					
DATE	Exam.	LEFT MASK	250	500	1000	2000	4000	RIGHT MASK	250	500	1000	2000	4000	AUD

SPEECH RECEPTION

DATE	RIGHT	LEFT MASK	LEFT	RIGHT MASK	FREE FIELD	MIC.

DISCRIMINATION   RIGHT   LEFT

DATE	% SCORE	TEST LEVEL	LIST	LEFT MASK	% SCORE	TEST LEVEL	LIST	RIGHT MASK	EXAM.

HIGH FREQUENCY THRESHOLDS

	RIGHT							LEFT					
DATE	4000	8000	10000	12000	14000	LEFT MASK	RIGHT MASK	4000	8000	10000	12000	14000	

RIGHT		WEBER		LEFT		HEARING AID			
RINNE	SCHWABACH			RINNE	SCHWABACH	DATE	MAKE		MODEL
						RECEIVER	GAIN		EXAM.
						EAR	DISCRIM		COUNC

REMARKS

图 7.1　患者 A 和 B 的平均纯音损失为 40 dB，但患者 A 在不使用助听器的情况下可以相处良好，而患者 B 需要放大声音。

度之外，医生还可以使用电子控制语音强度，这种测试称为言语接收阈值（SRT），它代表了能听到并能重复的最弱水平的语言。SRT 的单位是 dBHL，测试结果应与在 500 Hz、1 000 Hz、2 000 Hz 和 3 000 Hz（所谓的语言频率范围）处获得的平均纯音阈值保持一致。纯音平均阈值和 SRT 通常相差不超过 10 dB。

2.1.1　语音材料准备

有几种类型的语音材料可用于确定 SRT，包括孤立的单词、单独的句子和相关联的话语。最常用的材料是由 spondaic 词（Spondee）组成的标准单词表。这是两个音节上重读相同的双音节单词，见表 7.1。

2.1.2　测试过程

测试可以通过录音进行，也可以通过连接在言语测听仪上的麦克风现场录制声音。将耳机置于患者的耳朵上，分别测试每只耳朵的听力，或者通过扬声器测试双耳听力。患者重复所听到的单词或句子，随着测试的进行，单词或句子的声音会越来越小，但他/她应该重复这些单词或句子，直到听不见为止。

表 7.1　Spondees 单词表(听力测试 W-1,Spondee 单词表,由中央聋人研究所提供)

LIST A	LIST B	LIST C	LIST D	LIST E	LIST F
Greyhound	Playground	Birthday	Hothouse	Northwest	Padlock
Schoolboy	Grandson	Hothouse	Padlock	Doormat	Daybreak
Inkwell	Doormat	Toothbrush	Eardrum	Railroad	Sunset
Whitewash	Woodwork	Horseshoe	Sidewalk	Woodwork	Farewell
Pancake	Armchair	Airplane	Cowboy	Hardware	Northwest
Mousetrap	Stairway	Northwest	Mushroom	Stairway	Airplane
Eardrum	Cowboy	Whitewash	Farewell	Sidewalk	Playground
Headlight	Oatmeal	Hotdog	Horseshoe	Birthday	Iceberg
Birthday	Railroad	Hardware	Workshop	Farewell	Drawbridge
Duckpond	Baseball	Woodwork	Duckpond	Greyhound	Baseball
Sidewalk	Padlock	Stairway	Baseball	Cowboy	Woodwork
Hotdog	Hardware	Daybreak	Railroad	Daybreak	Inkwell
Padlock	Whitewash	Sidewalk	Hardware	Drawbridge	Pancake
Mushroom	Hotdog	Railroad	Toothbrush	Duckpond	Toothbrush
Hardware	Sunset	Oatmeal	Airplane	Horseshoe	Hardware
Workshop	Headlight	Headlight	Iceberg	Armchair	Railroad
Horseshoe	Drawbridge	Pancake	Armchair	Padlock	Oatmeal
Armchair	Toothbrush	Doormat	Grandson	Mousetrap	Grandson
Baseball	Mushroom	Farewell	Playground	Headlight	Mousetrap
Stairway	Farewell	Mousetrap	Oatmeal	Airplane	Workshop
Cowboy	Horseshoe	Armchair	Northwest	Inkwell	Eardrum
Iceberg	Pancake	Drawbridge	Woodwork	Grandson	Greyhound
Northwest	Inkwell	Mushroom	Stairway	Workshop	Doormat
Railroad	Mousetrap	Baseball	Hotdog	Hotdog	Horseshoe
Playground	Airplane	Grandson	Headlight	Oatmeal	Stairway
Airplane	Sidewalk	Padlock	Pancake	Sunset	Cowboy
Woodwork	Eardrum	Greyhound	Birthday	Pancake	Sidewalk
Oatmeal	Birthday	Sunset	Greyhound	Eardrum	Mushroom
Toothbrush	Hothouse	Cowboy	Mousetrap	Mushroom	Armchair
Farewell	Iceberg	Duckpond	Schoolboy	Whitewash	Whitewash
Grandson	Schoolboy	Playground	Whitewash	Hothouse	Hotdog
Drawbridge	Duckpond	Inkwell	Inkwell	Toothbrush	Schoolboy
Doormat	Workshop	Eardrum	Doormat	Playground	Headlight
Hothouse	Northwest	Workshop	Daybreak	Baseball	Duckpond
Daybreak	Greyhound	Schoolboy	Drawbridge	Iceberg	Birthday
Sunset	Daybreak	Iceberg	Sunset	Schoolboy	Hothouse

2.1.3 SRTs 检测意义

当语音强度降低后,如果只能正确理解 50% 句子的含义,这个点即为 SRT。在临床实践中,每 3 个字衰减 5 dB 是一个令人满意的比率。听力正常人的 SRT 在 0~15 dB。SRT 达到 25 dB 时,通常不会出现严重的听力障碍。然而,当损失超过这个水平时,患者在日常交流中可能会遇到困难,通常建议使用助听器。

一般来说,言语接受阈值和语言频率平均纯音阈值的差异不得超过 6 dB。当 500~3 000 Hz 范围内纯音阈值急剧下降时,两者之间会出现差异;言语识别困难也可能会导致 SRT 和平均纯音听阈间较大差异;如果听力损失是由情感因素而非身体因素造成的,两者之间也可能会存在很大差异。

■ 2.2 言语识别测试

用 SRT 来衡量人耳听懂语言的能力也存在缺陷,一般来说,它不能说明患者是否能够区分他/她听到的声音,特别是听起来费劲的声音。为满足这一需要而设计的一种测量语言辨识能力的特殊测试,与 SRT 不同,它不是测量听到语言的最低阈值,而是测量当语言被放大到一个舒适的水平时理解语言的能力。

言语识别测试通常是在高于 SRT 30 dB 或 40 dB 处进行,这个水平言语识别能力最高。对于一些有严重听力损失的患者来说,要获得高于 SRT 40 dB 的强度水平非常困难,因为大多数仪器不能达到甚至大于 100 dB。对于某些受试者来说,这个水平可能导致痛苦或不舒服的感觉,或者可能导致仪器或耳朵本身的失真,导致最后结果无效。这种情况下,应将测试音水平调整到对受试者来说比较舒适的水平。

2.2.1 语音材料准备

用于测试辨识能力的语音材料称为语音平衡(PB)词表。这些单音节词的列表根据其语音内容进行了平衡,因此它们的元音和辅音分布与日常讲话中的元音和辅音分布大致相同。列表由 50 个单词组成,由于每个列表以特定方式进行平衡,因此在进行测试时,有必要对 50 个单词的完整列表进行测试(表 7.2)。有时,名单会被一分为二,但由此得出的分数还有待商榷。

表 7.2 语音平衡的单词列表(PB 列表)

	LIST 4E	LIST 4F	LIST 3E	LIST 3F
1.	Ought (aught)	Out (hour)	Add (ad)	West
2.	Wood (would)	Art	We	Start
3.	Through (thru)	Darn	Ears	Farm
4.	Ear	Ought (aught)	Start	Out
5.	Men	Stiff	Is	Book
6.	Darn	Am	On	When
7.	Can	Go	Jar	This
8.	Shoe	Few	Oil	Oil
9.	Tin	Arm	Smooth	Lie (lye)
10.	So (sew)	Yet	End	Owes
11.	My	Jump	Use (yews)	Glove
12.	Am	Pale (pail)	Book	Cute
13.	Few	Yes	Aim	Three
14.	All (awl)	Bee (be)	Wool	Chair
15.	Clothes	Eyes (ayes)	Do	Hand
16.	Save	Than	This	Knit
17.	Near	Save	Have	Pie
18.	Yet	Toy	Pie	Ten
19.	Toy	My	May	Wool
20.	Eyes (ayes)	Chin	Lie (lye)	Camp
21.	Bread (bred)	Shoe	Raw	End
22.	Pale (pail)	His	Hand	King
23.	Leaves	Ear	Through	On
24.	Yes	Tea (tee)	Cute	Tan
25.	They	At	Year	We
26.	Be (bee)	Wood (would)	Three	Ears
27.	Dolls	In (inn)	Bill	Ate (eight)
28.	Jump	Men	Chair	Jar
29.	Of	Cook	Say	If
30.	Than	Tin	Glove	Use (yews)
31.	Why	Where	Nest	Shove
32.	Arm	All (awl)	Farm	Do
33.	Hang	Hang	He	Are
34.	Nuts	Near	Owes	May
35.	Aid	Why	Done (dun)	He

续 表

	LIST 4E	LIST 4F	LIST 3E	LIST 3F
36.	Net	Bread (bred)	Ten	Through
37.	Who	Dolls	Are	Say
38.	Chin	They	When	Bill
39.	Where	Leave	Tie	Year
40.	Still	Of	Camp	Nest
41.	Go	Aid	Shove	Raw
42.	His	Nuts	Knit	Done (dun)
43.	Cook	Clothes	No (know)	Have
44.	Art	Who	King	Tie
45.	Will	So (sew)	If	Aim
46.	Tea (tee)	Net	Out	No (know)
47.	In (inn)	Can	Dull	Smooth
48.	Our (hour)	Will	Tan	Dull
49.	Dust	Through (thru)	Ate (eight)	Is
50.	At	Dust	West	Add (ad)

2.2.2 测试过程

测试通常通过耳机进行，并单独测试每个耳朵的辨识能力。测试可以通过录制 PB 单词列表的方式进行，或通过麦克风监控现场语音测试。每个单词前面都有一个介绍性短语，如"说出单词"，要求受试者重复他/她认为他/她听到的单词。

2.2.3 评级

只有那些完全理解了的单词才算正确。每个词的分值为 2 分，满分是 100 分。如果 50 个词中有 10 个重复不正确，那么患者的辨识力得分是 80%。很明显，一个人不仅可能遭受听音能力降低，还可能遭受辨音能力的降低，因此，即使听到的语言远远高于他的阈值，他/她仍然无法理解所说的内容。

2.2.4 设备布置

理想情况下，纯音和言语测试应在两个房间内进行，即提供一个带有耳机、麦克风和扬声器的隔音室，患者在其中就座，相邻的控制室放置纯音音频计、言语听力计和检查者的麦克风。检查者在这个房间里进行测试。所有的电气连接都是通过墙上的插头完成的，在两个房间之间增加了一个观察窗，使检查者可以在测试期间通过观察窗观察患者的反应。当通过麦克风监测现场语音测试时，两个房间

的安排是必不可少的；否则，受试者很可能直接听到测试者的声音，而不是通过电子控制语音强度的设备。另一项预防措施是让受试者坐下来，以便他/她在测试过程中无法观察测试者的嘴唇。如果允许患者用视觉线索来补充听觉信号，即使是熟练的唇语者也会使语言测试不准确。

2.2.5 言语识别率评估

必须记住，言语识别率不能直接用于描述患者日常生活中的听力困难程度。言语识别评分仅提供患者在安静环境中辨别某些声音的能力。虽然根据经验也可以用于更多解释，但首先必须考虑其他因素，如个人听觉需求和适应性，以及环境噪声的影响。在解释言语识别得分时，应该记得在安静房间里进行测试，不能用来衡量患者在嘈杂背景下的辨识能力，嘈杂环境会导致患者的辨识能力更差，因为辅音会被噪声掩盖。目前，还没有完全可靠的方法来测量一个人在不同环境下的日常对话能力。图 7.2 一名耳硬化症患者的听力图，言语识别率为 98%；另一名患者因听神经瘤而有同样的听力图，言语识别率为 42%；还有一名患者由于梅尼埃病而有同样的听力图，言语识别率为 62%。

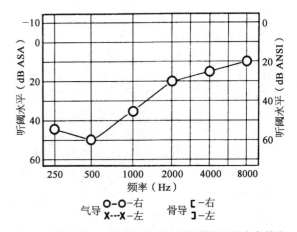

图 7.2 比较了一系列 SRT 大致相同但诊断不同患者的言语识别率。言语识别率在 90%~100% 为正常。分数在 90%~100% 的患者通常是有传导性听力损失或在高频有下降的患者，如在 3 000 Hz 有 40 dB 的下降，也见于 4 000 Hz、6 000 Hz 和 8 000 Hz 高频下降区。当这些较高频率区有听力下降时，言语识别率通常不会受影响，因为大多数语音频率都在 4 000 Hz 以下。对于 2 000 Hz 处的感音神经性听力损失的患者，言语识别率可能会有轻微下降。一般来说，存在高频损失的患者在日常对话中的困难程度高于言语识别率所代表的困难程度。

在解释识别分数时,应该记得测试是在安静的房间里进行的,因此不能衡量患者在嘈杂背景下识别的能力。在这样的环境中,识别会更差,因为辅音被噪声掩蔽了。目前,还没有完全可靠的方法来衡量一个人在不同情况下在日常对话中的相处能力。

2.2.6 言语识别率下降原因

老年性耳聋或大多数先天性原因导致的听力损失患者的识别得分会略低。言语识别率严重下降有两个主要原因:梅尼埃病和听神经瘤。

梅尼埃病患者言语识别困难的原因在于耳蜗中产生的失真,即声音响度、音调和清晰度失真。严重梅尼埃病的特征性发现是,随着说话声音的增大,言语识别率变得更差(图 7.3)。

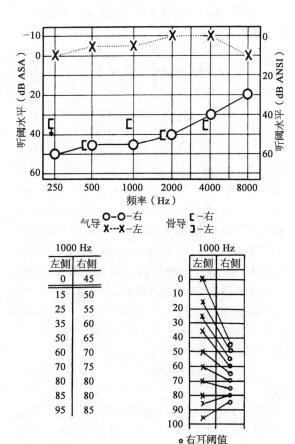

气导 O─O─右　　X---X─左　　骨导 ⌈─右　⌋─左

1000 Hz	
左侧	右侧
0	45
15	50
25	55
35	60
50	65
60	70
70	75
80	80
85	80
95	85

o 右耳阈值
x 左耳阈值

图 7.3 右耳梅尼埃病患者的听力图。言语识别率:70 dB 时为 62%,80 dB 时为 42%,90 dB 时为 30%。值得注意的是,不仅 1 000 Hz 处 80 dB 的音量两只耳朵听起来同样响亮,而且患侧右耳中 85 dB 的音和正常左耳中 95 dB 的音一样响亮,这就是所谓的过度重振。复听明显,右耳的音调较高且失真。

在仅由噪声引起的听力损失中,言语识别率得分通常保持良好,虽然在晚期病例中可能稍低一些,但它们很少低于 85%,噪声耳聋患者如果言语识别率严重下降,应考虑其他原因。噪声主要损害外毛细胞,如第 14 章所述。

听神经瘤中听神经纤维的损伤可能会出现纯音听阈水平下降轻微,但言语识别率的降低却异常显著。这种不相称是听神经瘤存在的一个重要线索,对每一个感音神经性听力损失的患者都应引起注意,特别是单侧病例。

2.2.7 甘油试验

一些医生用这项测试来帮助确定梅尼埃病的诊断,并帮助预测利尿剂治疗或内淋巴囊手术效果。纯音和言语测听是在单次口服甘油(2.3 mL/kg 体重的 50% 甘油溶液)之前和之后 3 小时进行。纯音阈值在 3 个相邻的倍频带中至少提高 10 dB 和/或言语辨识率提高 12% 即为阳性反应,表明内耳积水的可逆性。也可以使用甘油以外的药物。

2.2.8 掩蔽

由于掩蔽在言语识别测试和言语接受阈值测试中经常被忽视,因此必须重申其重要性。如果未掩蔽非测试耳,则可能会出现严重的诊断错误(图 7.4)。

2.2.9 病因学

图 7.2~图 7.4 明显看出,不能总是通过纯音听力图预测言语识别率,病因学至关重要。

2.2.10 言语识别率相关线索

听力测试需要的设备在许多医生诊室里可能都没有,这种情况下仔细的病史询问和体格检查也能对患者的听觉和语言辨识率做出粗略的估计。例如,询问患者使用电话时每只耳朵的听觉效果如何。患者可能会主动说,虽然声音够大,但他/她听不懂电话里的对话。这通常表明言语识别率下降。

衡量言语识别率的另一个重要线索是患者是否在嘈杂的环境中听力会更差,如果确实如此,可能是因为言语识别率下降,因环境噪声掩盖了发音较弱的辅音使情况进一步恶化。他/她还可能无法听清楚高音调的女声。如果医生诊室没有听力测试设备,可以通过不让患者看到检查者的脸的情况下,要求患者重复 PB 列表中的单词,以此评估患者的言语识别率得分情况。PB 列表中的词应该以正常的强度说出来,并且发音正常。如果是单侧听力损失,

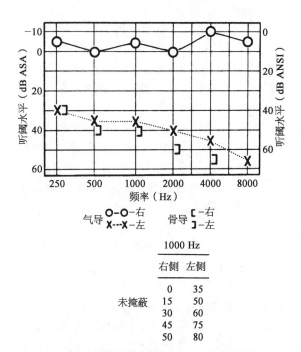

气导 O—O—右 X--X—左　骨导 [—右] —左

1000 Hz		
	右侧	左侧
未掩蔽	0	35
	15	50
	30	60
	45	75
	50	80

图7.4 听神经瘤患者的听力图。在60秒测试期间，左耳出现异常音调衰减(右耳掩蔽)。

必须用足够强度的噪声掩盖较好的耳朵，以防止其干扰测试。在用测听设备进行测试时，也必须采取同样的预防措施。在不遮盖对侧耳朵的情况下获得的分数可能导致错误诊断。

3. 重振测试

本书将重振定义为当声音的强度增加时，声音的响度感觉不成比例地增加的现象。检测重振的主要价值在于，它有助于将听觉通路的病变部位定位至耳蜗毛细胞。询问患者的听力情况往往能获得有关耳蜗损伤的线索。患者可能主诉患耳内噪声大很烦人，或者主诉声音很小、刺耳且非常模糊；患者也会主动说音乐听起来失真或单调无味。这些主诉不应与神经症患者所表达的烦恼相混淆，后者听力良好，被类似孩子们的叫喊声所困扰。明确的感音神经性听力损失中，重振可以作为将听觉通路损伤定位于耳蜗的先决条件。

▣ 3.1 音叉试验

在某些情况下，如果语言频率区出现听力损失(梅尼埃病患者经常发生)，可以借助512 Hz音叉检测重振现象。该测试是通过比较好耳和患耳的响度

增长来完成的。轻轻地敲击音叉一次，然后举到患者的两只耳朵上，问他/她哪只耳朵的声音大些。正常情况下，患者会指向听力较好或正常耳。然后，通过再次用力敲击叉子增加强度(但不要太用力，否则音调可能会失真)，先置于健耳附近，然后迅速移到与患耳差不多距离，再次询问患者哪只耳朵声音更大。如果存在完全或过度重振的情况，患者会惊讶地发现声音在患耳同样响亮或更响亮。这意味着尽管患耳有听力损失，但响度感觉有了较大的增长，也就是说，患耳存在重振现象。

▣ 3.2 双耳交替响度平衡试验

用音叉试验测试重振相当粗糙，但有助于诊断。虽然目前已存在更精确的用来测试重振的检查，但大多数测试只适用于一只耳朵受损而另一只耳朵正常的情况。目前最常用的检查是双耳交替响度平衡(ABLB)测试，用听力计完成检查，与每只耳朵中给定音调的响度相匹配。

首先向健耳发出一定强度的音，然后向患耳发出不同强度的音，要求患者听到两只耳朵里的声音响度一致时给出回应。测试过程如下：起初在健耳上施加一个比阈值高15 dB的短纯音，然后在患耳上同样施加一个高于其阈值15 dB的短纯音，并询问患者双耳听到的声音大小。根据回答，对施加给患耳的声音响度进行必要的调整，直到与健耳听到的声音响度平衡。然后，将施加给健耳的声音强度再增加15 dB，再与患耳取得平衡。响度平衡以15 dB为单位继续进行，直到获得患耳响度异常增长的足够信息。这种技术要求施加给两只耳朵的声音频率一致，并有选择地向健耳施加声音。此外，两只耳朵之间的阈值差异应至少为20 dB，这样的测试才有效。

如果两耳之间的响度水平差异在较高强度给声条件下均保持不变，则不存在重振，如果响度差在较高强度给声时逐渐减小，则存在重振。如果在较高强度给声时，两耳之间的响度差异完全消失，这种情况称为完全重振，表明内耳受损；如果施加高于阈值的某个声音后，患耳听到的声音甚至比健耳听到的响，称为过度重振。重振可以在不同的频率发生，如果它随着强度的增加而有规律地出现，则称为连续重振，表明内耳受损。仅在阈值水平或接近阈值水平时的重振不一定代表内耳损伤，通常发生在感音

神经性听力损伤患者中。图 7.3 和图 7.5 显示了两个重振的案例，以及记录结果的方法。

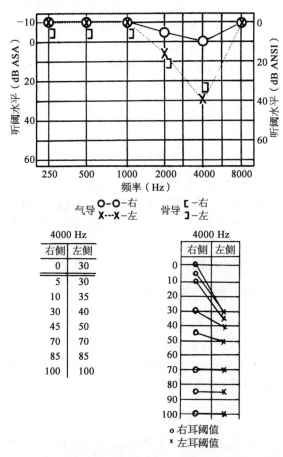

气导 **O—O**—右　**X--X**—左　骨导 **E**—右　**]**—左

4000 Hz	
右侧	左侧
0	30
5	30
10	35
30	40
45	50
70	70
85	85
100	100

4000 Hz

o 右耳阈值
x 左耳阈值

图 7.5　21 岁男性因爆竹爆炸造成左耳听力损伤的听力图。本图给出了两种记录响度平衡测试结果的方法。

■ 3.3　检测声音强度的微小变化

另一种证明重振的方法与患者辨别微小声音强度变化的能力相关。与正常耳或有传导性听力损伤的耳朵相比，存在重振的耳能检测到较小的声音强度变化。在接近阈值的水平时，正常耳可能需要 2 dB 的变化来识别响度的差异，但在存在重振的耳可能只需要增加 0.5 dB 就能检测到响度的变化；当给声强度增加时，正常耳检测到响度发生变化所需的给声差异会变小，而重振耳朵需要的给声差异与接近阈值水平时的差异差不多。

■ 3.4　短增量敏感指数试验

短增量敏感指数（SISI）测试是另一种用于确定

耳蜗损伤部位的测试，测量患者听到小的、短的声音强度变化的能力。该测试是通过将稳定音的水平固定在高于患者阈值的 20 dB，并在这个稳定音上叠加持续时间为 200 毫秒的 1 dB 增量，以 5 秒的间隔穿插增量来完成。患者要在每次听到任何"响度跳跃"时做出反应。如果患者听到 5 个 1 dB 的增量，他/她的敏感指数就是 25%。在频率为 1 000 Hz 时，得分在 60%～100% 表明耳蜗存在病变，而得分在 20% 以内表明非耳蜗疾病，分数在 20%～60% 无法确定耳蜗是否存在病变。

一种被称为"高强度 SISI"的改良测试使用了类似的技术，但使用的是非常亮的音调，而不是接近阈值的音调。在高强度 SISI 测试中，耳蜗听力损失患者和听力正常患者对短增量增加的反应率较高。然而，患有蜗后疾病（如听神经瘤）的患者分数仍然很低。因此，经典的 SISI 和高强度测试不仅有助于区分耳蜗和非耳蜗，而且有助于区分耳蜗和蜗后疾病。然而，SISI 测试有许多缺点，价值有限。

■ 3.5　其他测试

还有更多使用言语识别率和 Békésy 测听法的测试，也有助于确定是否存在耳蜗损伤；这些测试是对上述所述基本测试的补充。当两只耳朵都有听力损失时，这些测试尤其有帮助，因为"对照"耳朵对测试程序来说并不重要。在这些情况下，镫骨肌反射测试也很有用（见阻抗测听一节）。

4. 复听测试-音调失真

另一个简单可靠的诊室测试方法是可以用音叉来帮助定位耳蜗中听觉损伤的部位。这个测试不是探讨响度的失真（重振），而是探讨音调的失真，这被称为复听。失真是毛细胞损伤的标志。

敲击 512 Hz 的音叉，并将其放在正常耳朵附近，然后放在对侧耳朵附近。如果损伤部位确实位于耳蜗，患者可能会反映同样的音叉敲击声在患耳听到的音调不同。通常患者会说音调高了或低了，不那么清晰，或者模糊不清。在进行这项测试时，必须向患者说明，他/她是被要求评估音调，而不是响度，否则可能会得到不准确的结果。这个测试可以用不同频率的音叉来进行。在听力受影响的频率上出现音调失真，这种情况并不罕见。

5. 言语测听检测中枢性听力损失

在决定听力损失是否由中枢神经系统的损伤引起时，使用修改过的言语测听变得非常有用。皮质的病变不会导致纯音阈值的降低，但脑干病变可能会导致一些高频听力损失。皮质病变时，常规言语测听几乎总是正常。有时脑干病变会有损害，但没有特征性的模式。由于纯音和常规言语测听都不能帮助定位中枢神经系统的损伤，所以更复杂的测试已用于帮助诊断。

皮质的一个主要功能是将神经冲动转化为有意义的信息，词语和句子在皮质层面上变得有意义。由于质量、空间和时间是控制大脑皮质语言识别模式的因素，因此该测试的设计是为了探索当这些因素中的一个或多个被有意改变时大脑皮质的综合管理能力。

■ 5.1　双耳听觉融合试验

中枢听觉功能障碍的一种测试方法是听觉融合的双耳测试。语音信号通过两个不同的窄带滤波器传输。每个波段本身太窄，无法识别测试词。听力正常的受试者在一只耳朵接收一个滤波器的信号，另一只耳朵接收另一个滤波器的信号时，对测试词的融合表现得很好。脑部有病变的患者得分较低，表明大脑皮质的功能失效。

■ 5.2　声音定位测试

声音定位测试也被用于诊断中枢病变。定位朝向一侧的偏差指向对侧的大脑病变或同侧的脑干病变。

■ 5.3　其他测试

语音失真、语音中断和加速语音测试也同样用于检测中枢病变。在语音失真测试中，通过低通滤波器将 PB 词的阈值提高 50 dB，该滤波器能够将正常人的分辨力降低到 70% 或 80%。颞叶肿瘤患者的肿瘤对侧耳言语识别率较肿瘤侧差。

中断语音测试以高于阈值 50 dB 的速度呈现 PB 词，定期中断 10 次/秒。听力正常的受试者可获得 80% 的辨别力；患有颞叶肿瘤的受试者在肿瘤对侧耳朵的识别率下降。

在加速语音测试中，当每分钟的字数从 150 字增加到 350 字时，听力正常的受试者的辨别力接近 100%，但阈值会提高 10～15 dB。在颞叶肿瘤的患者中，存在正常的阈值转移，但对侧耳朵的辨识力达不到 100%。在皮质病变中，损伤似乎总是发生在肿瘤的对侧耳朵，而且程度适中。脑干病变表现为同侧或双侧的损害。

同侧和对侧镫骨肌反射测试也提供了有用的信息。

■ 5.4　神经心理学测试

当怀疑有中枢性听觉处理障碍时，将患者转到正规的神经心理学测试中心往往大有裨益。这种方法有助于确定大脑功能障碍的部位，确认听觉处理能力，并发现任何其他认知缺陷。神经心理学家的治疗建议也可能非常有用。

6. 功能性听力损失测试

当患者声称听力损失似乎不是由于听觉通路的器质性损害，或者当测试反应和患者的一般行为有问题，需要进行各种测试以帮助确定听力损失是功能性的而不是器质性的。

■ 6.1　提示线索

最具启发性的发现是听力测试中的不一致。例如，患者在一次测试中的听阈水平为 70 dB，在几分钟后重复测试时的听阈水平为 40 dB；或者患者的听力图显示双侧平均听力损失为 60 dB，但患者无意中回答了背后的轻声说话；或者患者的 SRT 为 20 dB，而纯音平均值为 60 dB；或者患者在骨导测试中反应不佳或无反应，表明严重的感觉神经性受累，但对于所谓的损失程度和类型，却有可疑的良好分辨能力。然而值得注意的是，某些器质性疾病，如梅尼埃病、多发性硬化症和严重耳鸣也可能导致不一致的反应。

此外，患者的行为可能与听力损失程度不一致，特别是在双侧功能性听力损失的情况下。通常情况下，严重的双侧耳聋患者会非常注意说话者的脸和嘴，以便从唇语中获益。功能性耳聋患者可能不会有这种表现，表现出异常好的声音控制能力，这与失聪的程度不一致。偶尔一个功能性聋患者会表现出一种低能的态度,或者能正确地重复测试词的一部分,而对该词的后半部分显得很费力。这些合并其他线索都应该提醒检查者有可能存在纯粹的功能性听力损失或器质性听力损失合并功能性损失。

■ 6.2　Lombard 噪声反射试验

当患者主诉一只耳朵失聪,但怀疑是功能性失聪时,可以通过几个简单的测试来确定失聪的真实性。给患者一份新闻报纸或杂志文章,让他不间断地大声朗读。当他/她在阅读时,测试者向健耳提供噪声(可以通过在患者的健耳侧摩擦一张打字纸如洋葱皮纸来实现)。如果患者的声音没有明显变大,说明他的所谓"坏"耳朵能听见。因为听力在一定程度上是一种反馈机制,它告诉说话者他说话的声音有多大,一个听力正常的人在一个非常嘈杂的地方会说得更大声,以便在噪声中被听到。如果患者在一只耳朵上施加噪声时没有提高他/她的声音,这意味着他/她在另一只耳朵上听到了自己的说话声,因此这只耳朵在纯音或语言听力图上没有明显的听力损失。在这种测试中,用 Bárány 噪声仪或听力计噪声发生器的噪声代替纸摩擦产生的噪声非常有效,因为可以控制噪声大小。这种类型的测试被称为 Lombard 或噪声反射试验,尽管它对阈值确定无效,但它确实能让检查者了解听力损失是否被夸大了。

■ 6.3　Stenger 测试

Stenger 测试也用于检测单侧功能性听力损失和评估残余听力。这个测试可以用音叉或听力计完成,后者更可靠。

Stenger 测试取决于同时向两只耳朵给出一个特定的纯音,如果其中一只耳朵的声音变大,听者会听到这个声音,而不会意识到另一只耳朵里存在一个较弱的声音。

测试时向健耳发出高于阈值 10 dB 的音,同时在患耳上发出低于反应阈值 10 dB 的音,如果患耳的反应阈是真实听阈的话,则该耳将听不到信号,而健耳能听到信号,受试者会做出反应,测试结果为阴性,表明差耳反应阈可能是真实听阈;如果受试者患耳的反应阈高于其听阈,则患耳信号的强度相对于健耳大很多,因此受试者只能听到患耳所给出的信号,却没有意识到在健耳中有一个强度较弱的音,但

因其谎称患耳听不到,就不会对测试信号做出反应,测试结果为阳性,表明患耳的真实听阈低于其反应阈。

这个测试可以用言语测听和纯音来完成。健耳和所谓患耳的阈值之间必须至少有 30 dB 的差异,测试才能有效。此外,还需要一个双通道听力计来进行测试。

Stenger 测试还使检查者能够获得患者患耳真实阈值的近似值[1]。这是通过向健耳给出高于阈值 10 dB 的纯音,向患耳给出 0 Hz 的纯音来实现的。患耳的音调以 5 dB 的幅度增加,直到患者停止反应(记住,一开始患者听到的声音是他/她的好耳朵),患耳的 Stenger 纯音阈值比其真实阈值高 15 dB。

■ 6.4　无掩蔽的重复听力图

还有一种测试方法即重复听力图,但这次不掩蔽健耳,以明确患者是否真的有严重或完全的单侧听力损失或可能是伪聋。当纯音的响度高于非测试耳的阈值 50～55 dB 时,测试耳也能听到纯音,因此在没有掩蔽的情况下,至少应该出现一些阴影曲线。如果患者在强度达到这一点时没有反应,那么他/她有可能是测试耳有功能性聋或伪聋。如果患者反应听到声音,应该仔细询问他/她的侧别。同样,完全没有反应也说明了伪聋患者感到他/她的谎言受到曝光的威胁时,他/她面临两难的境地。

■ 6.5　延迟听觉反馈试验

如果一个人通过耳机听自己说话,而返回的声音在时间上有延迟,那么耳朵的监测效果也会被破坏。0.1～0.2 秒的延迟会导致类似口吃的症状。如果这种情况发生在反馈水平低于反应阈值时,表明为功能性聋或伪聋。在延迟回话测试(也称为延迟听觉反馈测试)中,通过一个改良的录音机进行测试,有可能检测到相当程度的听力损失,但不会检测到在医学-法律情况下偶尔出现的轻微夸张现象。这是因为延迟反馈影响了患者说话的节奏和速率,其水平平均高于阈值 20～40 dB。

■ 6.6　心理流电皮反应

人们用心理流电皮反应(PGSR)做了大量的测试,虽然它仍有许多不足之处,但已接近于客观的听

力测试。这种测试用特殊的设备进行,是基于条件反应机制。患者每次听到1个音,大约1秒钟后,腿上就会有一个明确的电击(腿上绑着一个电极)。通过放置在患者手指或手掌上的电极,可以测量皮肤电阻的变化或由患者腿上电击激发的所谓皮肤电反应。患者每次接受电击时,皮肤电阻都会发生变化,可以在仪器上读出或记录在移动的图表上。在患者调理好之后,电击就会停止,而只给声音。对于条件好的患者,在声音发出后大约1秒钟,他/她会再次"期待"电击,并显示出典型的皮肤电反应的变化。因此,可以得出结论,每次在发出声音后,记录设备上出现的读数表明患者听到了这个声音。通过降低刺激的强度,可以得到1个阈值水平。在一定的时间间隔内,有必要通过重新施加电击来加强已形成的反应机制。某种程度上这是一种基于传统测谎仪的优秀技术,但许多复杂因素使得它远不是一种客观可靠地测量听阈水平的可靠方法。但是,如果它与一系列其他测试结合使用,可能有助于确定任何听阈的有机或非有机基础,PGSR目前已很少使用。

■ 6.7 脑干诱发反应测听在伪聋中的应用

脑干诱发反应测听(BERA)将在本章后面更详细地讨论。然而,由于BERA测试是客观的,该技术可能为伪聋患者和功能性听力损失患者提供有价值的信息。尽管在目前的发展状态下,BERA阈值测试仍存在不足,但通常有助于评估不能或不愿意合作患者的听觉功能。

■ 6.8 卓越音频测量技术

避免误诊功能性听力损失的最有效检测方法是卓越音频测量技术,特别是在工业和学校的听力测试项目中,该项技术会避免出现伪聋和不准确的反应。或者伪装正常听力,如果给患者一个声音,并反复问他:"你听到了吗?"为了一些好处或报酬,如获得就业机会,即使他没有听到,他也会回答:"是的"。

测试人员职责

当工厂或学校测试人员怀疑或发现有人伪聋或存在功能性听力损失时,他/她应该做什么,这个问题很重要。测试人员没有责任指责甚至暗示测试对象有做出了不准确反应的嫌疑。很多时候,不准确的反应是听觉通路或神经通路紊乱的结果,或者是真正的癔症性耳聋。测试人员可能没有资格做出如此复杂的判断。测试者只能怀疑听力图不是测试者的准确听阈,并以常规方式处理受试者,随后提醒相关负责医生注意。如果该医生受过相关培训,应该更全面地对患者进行研究;如果没有,则应将患者转诊给耳科医生或有能力研究该问题的听力中心。

7. 音衰减测试

正如重振代表内耳受损一样,异常的音衰减(异常的听觉疲劳)通常是听觉神经纤维受压或受损的标志。这种现象特别重要,因为它可能是听神经瘤或其他一些侵入颅后窝肿瘤的早期征兆。

■ 7.1 实施测试

异常音衰减的测试非常简单,对每一个单侧感音神经性听力损失的病例都应该进行常规测试,尤其是在没有发现重振的情况下。该测试是基于这样一个事实:听力正常的人可以持续听到一个稳定的阈值音至少1分钟,而肿瘤压迫听神经的患者则无法在这么长的时间内持续听到一个阈值音。该测试是用听力计单一进行的。选择一个显示阈值降低的频率,并嘱咐患者在他/她能听到该音的情况下举起一个手指。然后在阈值处或高于阈值5 dB处给音,并开始计时。每当患者放下他/她的手指时,强度就会增加5 dB,并记下所持续的时间。在任何强度变化期间,不要放开"开"按钮。测试持续时间为1分钟。

■ 7.2 结果显示

音衰减正常的人通常会在整个60秒内继续举起他/她的手指。偶尔也会在开始测试时需要提高5 dB或10 dB,但在剩下的时间里保持这个强度。异常音衰患者可能只在10秒后就放下手指,当音量提高5 dB后,可能在另一个10秒后再次放下手指,表示声音在反复出现衰减,直到60秒时的音量可能比原阈值提高25 dB。有些患者甚至可能在1分钟后听不到听力计最大强度的音,而原来他们可能听到25 dB的阈值音。测试要求掩蔽。这种音衰减异常高度提示听觉神经纤维受了压迫。图 7.4 描述了一个典型的病例。音叉也可以用来检测异常音衰，先测试阈值，然后使耳朵疲劳，再重新测试阈值。这种方法经修改后也可以使用。

8. 诊断性自记录测听法

■ 8.1　Békésy 测听法

另一种测试异常音衰减的方法是用 Békésy 听力计。这是一种自记式听力计，正越来越多地被用于阈值和特殊检测。医生应该熟悉它的操作原理和它所能提供的信息。

■ 8.2　操作过程和机制

这种测试纯音阈值的方法是先自动施加给患者一个或几个纯音后，允许患者追踪自己的听力图。每只耳朵单独测试。患者拿手控开关，佩戴耳机，通过耳机给音。如果听到声音就按下开关，使声音的响度降低，并按住开关直到声音消失。这个过程一直持续到测试完所有的频率范围。

开关控制听力计的衰减器，减少或增加音的强度。一支与衰减器相匹配的笔在听力图的空白处连续记录患者对声音强度的调整。听力图放置在一个桌子上，这个桌子会随着所给声音频率的不同而移动，有几种频率可供选择。听力计可以连续产生 100～10 000 Hz 范围的频率，也可以设置在两个八度的范围内进行测试，或者如果有需要，几分钟内测试单一频率的阈值。

测试信号可以是连续的，即不间断，也可以是以 2.5 次/秒的速度脉冲。患者手部开关的操作使信号以 2.5～5 dB/s 的速度衰减，取决于检查者的速度选择。因此，用 Békésy 自记式测听法可以确定脉冲音和连续音的阈值。如果先使用脉冲音，用一支特定颜色的笔记录阈值；当脉冲音测试完成后，在笔架上放置一支另一种不同颜色的笔，重置频率到初始位置，并更改成连续音，患者再次描一张听力图，就像记录脉冲音一样。重要的是，患者不能看到设备的运作，因为如果看见笔的运动和手部开关操作可能会影响患者的反应，导致无效的听力图。

■ 8.3　检测价值

通过正确指导患者，Békésy 测听仪不仅提供了准确的阈值，而且还提供了其他有价值的信息。通过比较脉冲音和连续音的阈值，医生可以获得听觉系统病变部位的提示。

■ 8.4　Békésy 听力图的类型

对于正常或存在传导性听觉障碍的耳朵，在整个测试的频率范围内，脉冲和连续描记图相互重叠。这就是 I 型听力图。在 II 型听力图中，脉冲音和连续音在低频范围内重叠，但在 500～1 000 Hz，连续音描记图下降低于脉冲描记 15 dB，然后高频区两条曲线保持平行。II 型听力图发生在耳蜗受累的情况下。有时在高频率区，笔的偏移范围缩小到 5 dB，耳蜗受累的病例有时也会出现 I 型描记。

III 型听力图中，连续描记图突然远离脉冲描记图呈持续下降，直至到达听力计的强度极限。第 8 对脑神经紊乱通常表现为 III 型听力图。在第 8 对脑神经功能障碍还会表现为另一种听力图，即 IV 型描记，即连续音描记在所有频率下都远远低于脉冲描记。

■ 8.5　Békésy 听力图的解释

有人认为 Békésy 听力图的振幅提供了相当多的关于有无重振的信息。例如，振幅非常小的描记图可能代表患者可以检测到比一般人小得多的声音强度变化，存在重振。不幸的是，事实并非如此。小振幅描记图更有可能是提示异常音衰减，而不是重振。大量的解释取决于所给音的持续时间。图 7.6 和图 7.7 是 Békésy 听力图。

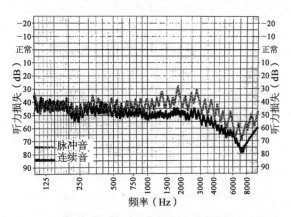

图 7.6　梅尼埃病患者的 Békésy 描记。脉冲和连续音轨迹的细微分离仅出现在较高频率区。

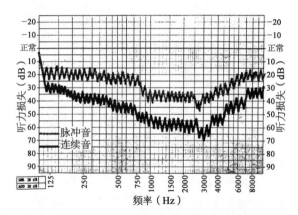

图 7.7 听神经瘤患者的 Békésy 描记。音衰减表现为脉冲音和连续音的描记之间有很大差距。在某些情况下，连续音描记在 500 Hz 时可能完全消失，甚至在听力计的最大输出下也可能听不到音。

9. 非诊断性自记录测听法

Békésy 听力计用于诊断性测试，而其他自记式听力计仅用于确定纯音阈值。这些自记式听力计检测的是离散的单个频率，每隔 30 秒自动改变一次，并可由操作者选择脉冲或连续音。图 7.8 是一个用自记式听力计测得的听力图。

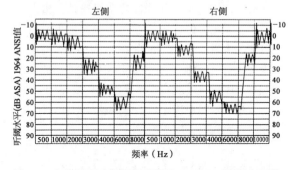

图 7.8 自记录听力图显示低频和 8 000 Hz 的听力正常，3 000 Hz、4 000 Hz 和 6 000 Hz 的听力受损。

有人认为，在工业环境中用自记录测听法获得的听力阈值在法律上更容易被接受，因为操作者没有参与到测试中。然而，如果要保证有效性和可靠性，必须遵守特定的程序。这些程序包括：对受试者进行适当的指导，并在测试开始时和测试进行时每隔一段时间对测试进行监控（一个常见的误解是，受试者无法观察到听力表和记录笔时，操作者可以离开）。测试结束后，操作者应研究追踪记录，以确定所有的测试结果有效。

训练有素、经验丰富的技术人员一般可以通过某些线索识别出不可靠或无效的自记录听力图或沉默寡言的受试者：① 排除语言问题，受试者可能拒绝听从操作者的指示，或声称不理解听力测试中发出的指示。反复尝试指导受试者并不会使操作得到改善。② 在重复测试中，受试者可能无法做出合理的类似反应，这将导致阈值描记之间的巨大差异。③ 受试者可能对所有音调没有任何反应，就像完全失聪一样，但却能与考官进行正常对话。④ 听力图可能显示出极宽的描记带，这使得无法确定实际的阈值。在每个频率上至少应该有 6 个阈值的交叉点，通过中点的线应该与听力图上的时间轴（水平）平行。⑤ 偶尔，受试者可能会显示出中度到严重的、大部分是平坦的损失，这通常会在操作者心中引起对其有效性的怀疑，但这种模式不常见，应该引起怀疑，也许受试者是以完美的时间顺序按下和释放他的手开关。⑥ 在某些类型的自记式听力计中，可以通过在整个测试过程中保持按压按钮来假装听力正常。如果操作者难以与受试者沟通（除非有语言问题），但听力图却显示出极其敏锐的听力，那么就有理由怀疑听力图的准确性。如果出现任何可疑的模式，应该重复有问题的频率或整个听力图。如果反应仍然不理想，如果听力计有手动模式，则应在手动模式下重复测试，或在备用手动听力计上重复测试。

自记式听力计确实允许技术员有一定的机动性（这方面往往被滥用），此外，还允许一名技术员同时测试几个人。但是，就像所有的听力测试模式一样，必须进行正确的听力计校准并测试区域内保持合适的环境噪声水平。所有技术人员，无论采用何种测试方法，都应接受适当的培训和资格认证。

10. 阻抗测听法

阻抗测听是一种相对较新的评估工具。它是对耳镜和听力测量结果的补充，为听力评估增加了新的功能。阻抗测听法是评价听觉通路完整性和功能的客观方法。它包括 4 种不同类型的测量，随着研究的深入，阻抗测听法有可能发挥更广泛的作用。最常用的程序是：① 鼓膜测量；② 静态顺应性；③ 声反射阈值；④ 声反射衰减试验。

■ 10.1　鼓膜活动度测试

鼓膜和与之相连听小骨组成的传播链,能有效地传递振动的能量。鼓室测量法测量这个系统的活动性,类似气动耳镜检查。如果某种原因阻碍了这个系统的自由运动使之变得僵硬有阻力,我们就能测量出这种异常的阻抗(也称为"顺应性")。中耳系统的顺应性或阻抗通过对施加在鼓膜上气压变化的反应来测量。用一个含有 3 个孔的探针头密封耳道入口:一个用于供应空气压力,一个为低频探针音(通常为 220 Hz),还有一个开口与拾音麦克风相连。当正负气压被引入密封的耳道时,传音链产生的机械运动(或减少的运动)自动绘制在一个叫作鼓室图的图上(图 7.9)。

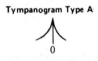

Tympanogram Type A

Normal middle ear function.
Normal compliance.
Normal middle ear pressure at the point of maximum compliance.

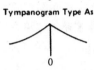

Tympanogram Type As

Normal middle ear pressure.
Limited compliance.
Seen in otosclerosis, thick or scarred tympanic membranes and occasionally in typanosclerosis.
Indicative of "stiffness" or shallow curve.

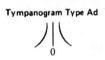

Tympanogram Type Ad

Excessive compliance.
Seen in discontinuity of the ossicular chain or thinly healed tympanic membrane.
Indicative of "disarticulation" or deep curve.

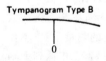

Tympanogram Type B

Little or no compliance.
Seen in serous and adhesive otitis media, congenital middle ear malformation, clogged ventilating but occluded ear canals and perforate tympanic membranes.

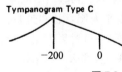

Tympanogram Type C

Near normal compliance.
Negative air pressure.
Seen in poor eustachian tube function and otitis media.

图 7.9　特征鼓室图。

■ 10.2　静态顺应性

静态顺应性是衡量中耳活动度的一个指标。它是以等价容积的形式,以两次容积测量为基础,以 cm^3 为单位进行测量。① C1 是在外耳道内有 200 mmH$_2$O 水柱压力的情况下,在鼓膜顺应性较差时测出。② C2 是在鼓膜处于最大顺应性时测出。

C1-C2=静态顺应性,抵消了外耳道中空气柱引起的顺应性,剩下的是中耳机制引起的顺应性。当值为 0.28 cm^3 时,静态顺应性较低,当值为 0.25 cm^3 时,静态顺应性较高。它的主要作用是区分中耳硬化固定和中耳传音链中断。

■ 10.3　物理容积

物理容积(PV)测试使用耳道内固定强度的信号。在鼓膜完整的情况下,测量仪的平衡值在成人为 1.0~1.5 cm^3,儿童为 0.7~1.0 cm^3。如果鼓膜不是完全完整的,PV 测量值会很大,常超过 5.0 cm^3。它有助于排除无法观察到的穿孔,或者它也可以帮助识别通气管的阻塞。

■ 10.4　声反射阈值

这个测试用于确定镫骨肌收缩的水平,单位是分贝(dB)。通常情况下,纯音的镫骨肌反射阈高于听阈 90 dB,宽频噪声高于听阈 70 dB。一只耳朵受刺激会引起双侧镫骨肌收缩。存在耳蜗损伤和重振的患者镫骨肌反射可能在高于纯音听觉阈 60 dB 时发生(Metz 重振)。双侧和一些单侧传导性听力损失患者无法引出声反射。在单侧耳蜗性听力损失不超过 80 dB 的情况下,当给声耳机置于"死耳"一侧时,声反射可能在单侧出现。这些因素在诊断上很重要,特别是在掩蔽不可行的情况下。

■ 10.5　声反射衰减试验

在正常人耳中,中耳肌肉对高于听觉反射阈值 10 dB 的声音的收缩至少可以维持 45 秒,而不会出现可察觉的衰减。然而,如果有听神经瘤或其他蜗后病变,中耳肌肉的收缩可能会在 10 秒内出现疲劳或衰减,在某些情况下可能完全没有。

其他阻抗测试包括:同侧反射测试,用于脑干病变的鉴别诊断;面神经测试,用于定位面瘫的病变部位;咽鼓管测试,用于确定咽鼓管的功能;瘘管测试,如果存在内耳瘘管,正气压会引起头晕和眼睛偏移;以及测试是否存在胶质瘤,可以观察到与脉搏同步的仪表变化。

阻抗测听法对于不能配合检查的患者尤其有用,例如幼儿、智障者、肢体残疾者和伪聋。与所有其他测试一样,它并非 100% 准确,必须通过专业人士进行解释。

10.6 连续频率测听

必须记住，听力图仅对选定频率的听力进行采样，而在这些频率之间还有许多频率没有测试。某些情况下，测试这些频率也很有用，可以通过 Békésy 听力计或一些商业听力计来完成，这些听力计可以进行连续频率测试，或以 60 Hz 为间隔进行测试。这种测试可能也有用处，例如，一个人抱怨耳鸣和耳胀满感，但其常规听力图正常。连续的频率测试可能会发现在中间的频率，例如 6 450 Hz 有一个凹陷，这有助于寻找病因。

10.7 耳鸣匹配

数种设备可用于量化耳鸣，甚至一些较新的听力计具有耳鸣匹配功能。这些测试可以很好地量化耳鸣的音调和响度。有趣的是，即使是非常响亮的耳鸣也很少比阈值高 5~10 dB。

10.8 高频测听

正如第 6 章所讨论的那样，测试 8 000 Hz 的频率很有用处。大多数情况下，测试 12 000 Hz 或 14 000 Hz 可以提供所需的信息，而测试 14 000 Hz 频率则比较困难。高频测试对于区分老年性耳聋和职业性听力损失、检测耳毒性药物的早期阶段以及对限定范围的创伤性病例（如那些有存在耳鸣而常规听力图正常的病例）特别有价值。

11. 耳蜗电图

对于无法配合检查的患者，耳蜗电图是在患者耳朵里放置一个电极，直接测量耳朵对声音刺激的电反应。最常见的做法是将电极穿过鼓膜放置于鼓岬上。对于儿童来说，这个操作可能需要短暂的全身麻醉。最先进的电极允许将电极放在耳道内而无需穿过鼓膜也能进行高质量的测试。耳蜗电图已被证明具有重要临床价值，特别是在 BERA 结果不明确的情况下，可以确认脑干反应中的 Ⅰ 波，以及明确梅尼埃病患者内淋巴积水。下一章将更详细地介绍这一主题。总和电位（SP）与动作电位（AP）的比值，即 SP/AP 比率，用于帮助确定是否存在积水。如果电极穿过鼓膜放置在鼓岬上，SP/AP 值>30%表示异常。对于放

置在耳道内的电极，正常值可能因电极类型而异。与鼓膜接触的耳道电极产生的 SP/AP 比值通常>35%。对于放置在耳道靠外侧的电极，典型 SP/AP 比值>50%。

鼓岬刺激

鼓岬刺激试验适用于重度耳聋患者，但很少适用于职业性听力损失患者。该测试电极穿过鼓膜置于鼓岬，刺激耳蜗。常用于评估患者是否有人工耳蜗植入的条件。

12. 诱发反应测听法

对于婴儿、智力缺陷患者、神经残疾患者和其他一些不能或不愿做出准确反应的人来说，获得准确的听力测试结果是一个难题，少有这种客观测试方法（不需要患者合作的测试）。阻抗测听法是客观的，但在某些情况下很难确定听阈。

诱发反应测听法类似脑电图或脑波测试。将无痛电极连接到患者身上。使用一个黑暗的、"隔音"的房间，一台计算机用于将听觉反应与大脑的其他电活动隔离开来，可以使用纯音或宽频带刺激，诱发反应测听有两种类型。关于诱发反应的更多信息将在下一章进行讲解。

12.1 皮质诱发反应听力测定

这种方法着重于大脑皮质的电活动。它不仅可以测量听觉信号，还可以测量与声音感知有关的其他脑波变化。因此是一个有价值的测量工具，不仅可以评估阈值，还可以评估声音是否真正达到大脑的感知水平。皮质诱发反应发生在刺激后 200 毫秒。但是它们对阈值测试的价值有限，因为它们受到主观注意力的影响。例如，如果患者集中注意力于听觉信号，而不是试图去忽略它，那么测出来的结果就比较好。皮质诱发反应也可能因药物影响和意识状态而发生重大改变。

12.2 中潜伏期反应

中潜伏期反应（MLR）是一种起源尚不确定的电位。有人认为是由脑干发生器的中心部位产生的，如初级听觉皮质、联合皮质和丘脑。MLR 可在刺激开始后 8~50 毫秒观察到，40 毫秒比较常见。

与脑干反应相比,MLR 似乎更适合用于特殊测试,但它们也更容易受外在影响。尽管 MLR 测试似乎仍有希望用于难以用传统方法进行测试的特殊人群,但它的缺点限制了其常规临床应用。

12.3 脑干诱发反应听力测定

BERA 发生后的前 10 毫秒不受行为、注意力、药物或意识水平的影响,可以在全身麻醉或深度昏迷时进行。它们提供了从耳朵至脑干水平的中央听觉通路的信息,不提供关于大脑皮质的听觉感知。BERA 结果客观、一致,因此应用广泛,提供了大量有价值的信息。该测试测量脑干内沿听觉通路产生的电峰。电波的起源部位仍有争议,传统上人们认为 I 波产生于毛细胞和第 8 对脑神经的交界处,但测量的峰值位于远端听神经,即神经离开颅骨进入脑积液(CSF)和内耳道的部位;II 波源于听神经近端,尽管以前认为它起源于耳蜗核;III 波源于上橄榄核;IV 波源于外侧丘系;V 波源于下丘;VI 波源于丘脑;VII 源于听皮质。虽然上述观点已得到大量支持,但其他观点也有可能,最常见的一种介绍如下: I 波,如上所述;II 波,听神经的近端部分;III 波,耳蜗核;IV 波,对侧的上橄榄核复合体;V 波,外侧丘系。目前,在临床上只有波 I ~ V 被用于听觉方面。波峰的缺失或失真,或波峰之间的延迟,可以帮助定位听觉通路的病变部位。例如,患者两只耳朵之间 0.2 毫秒的延迟差异,目前来说是检测听神经瘤的最敏感的听觉指标[2]。尽管如此,必须强调的是,BERA 的敏感度还达不到完全依赖它来诊断或排除听神经瘤的地步,有可能漏诊 40% 的 1 cm 的肿瘤。然而,BERA 存在其他的定位价值,如脑干血管意外发生后,可能会出现 I 波而缺乏后面的波,代表周边听力正常而中枢通路受损;波间潜伏期增加与 IV 波和 V 波明显分离(通常是重叠的)发生在传导延迟的情况,如典型多发性硬化疾病患者;在脱髓鞘疾病中,会出现后面波的退化,并随着刺激频率增加而加重。测试可以用纯音、宽频噪声、对数或点击声来进行。

BERA 可以确定大概的阈值水平。这种测试可用于婴儿和儿童,甚至被提倡用于新生儿的常规检查。

12.4 耳声发射

耳声发射(OAE)是科学界越来越感兴趣的研究领域。1977 年,坎普发现耳蜗能够发射声音[3],并提出 Corti 器的生物力学放大功能是这些特性出现的基础。OAE 起源于 Corti 器,是行波启动时基底膜振动振幅增强的副产品。有四类 OAE:自发的、诱发的、刺激频率的和失真产物。有两组 OAE 似乎有希望未来应用于临床。诱发性 OAE 是对声音刺激的回音,其在耳蜗外毛细胞受损后会出现统一的模式,如噪声引起的听力损失、耳毒性和遗传性听力损失。这些发射在听力存在 30 dB 损失时一般不复存在,因此可能是用于婴儿听力筛查的一个很好的工具。

畸变产物耳声发射(DPOAE)是针对成对纯音产生,更具有频率特异性[4]。一些研究人员认为,DPOAE 可以准确地评估正常和损失达 50 dB 异常听力之间的界限。这类 OAE 在临床上可能有助于监测遗传性听力损失、渐进性疾病和耳毒性药物引起的耳蜗变化。OAE 的研究还处于初级阶段,许多理论未被广泛接受并在临床上得以使用。下一章将对这一问题进行更详细的介绍。

(刘月红 韩 朝 译)

参考文献

[1] Rintelmann W, ed. Hearing Assessment. Baltimore, MD: University Park Press, 1979: 404 - 406.

[2] Schmidt RJ, Sataloff RT, Newman J, Spiegel JR, Myers DL. The sensitivity of auditory brain-stem response testing for the diagnosis of acoustic neuromas. Arch Otolaryngol Head Neck Surg 2001; 127: 19 - 22.

[3] Kemp OT. Stimulated acoustic emissions from within the human auditory system. J Acoust Soc Am 1978; 64: 1386 - 1391.

[4] Lonsbury-Martin BL, Harris FP, Stanger BB, Hawkins MD, Martin GK. Distortion product emissions in humans I. Basic properties in normally hearing subjects. Ann Otol Rhinol Laryngol 1990; 99: 3 - 14.

第 8 章

听觉诱发现象：理论与临床应用
Auditory-Evoked Phenomena：Theory and Clinical Applications

Mark T. Agrama　　Robert T. Sataloff　　Thomas O. Willcox

听力障碍的诊断和评估是现代耳科学的基础之一。我们对听力的评估主要包括各种听力测试[1]。听力测试有助于非常准确地鉴别、描述和量化听力损失。然而，传统的测听法需要患者主动配合。当患者不能或不愿意配合时，这些行为测试的作用比较有限，如婴儿、意识丧失的人和伪聋患者[2,3]。

随着对耳蜗及其神经通路了解的深入，我们开发了各种测量听力的客观测量方法。这些测试并不需要依赖患者做出反应；相反，它们记录了耳朵对声音刺激做出的各种电子和声音反应。耳蜗电图（ECoG）测量的是耳蜗和听神经的电位[4]。听觉脑干反应（ABR）测量听觉神经和高级脑干结构的电位[5]。耳声发射（OAE）测试包括耳蜗自发产生的声音或对声音刺激的反应[6]。这些生理学测试都有其特定的局限性，可以作为传统测听方法的有力补充。

本章将首先简要介绍听觉理论的历史，并对听觉诱发现象的 3 种测试：ECoG、ABR 和 OAE 做详细介绍，包括它们的解剖学和生理学基础以及记录和分析的方法。然后将在耳鼻喉科的临床实践中讨论听觉诱发现象的当前和潜在应用。

1. 听觉理论史

Helmholz 在 1862 年描述了耳蜗功能的共振理论[7]，他利用一系列的声音共鸣器研究声学。他的理论是，与竖琴上的弦相似，耳蜗基底膜上的每个位置都被调谐到一个特定的频率上。

1944 年，von Békésy 提出行波理论[8]。他用尸体耳蜗表明，基底膜在纯音刺激下，沿其长轴的不同位置振幅不同，由此产生的振动模式表现为从窝底到顶点的行波。底端较硬，质量较小，对高频反应较强，而顶点较柔韧，质量大，对低频反应较强。行波的振幅峰值与基底膜上相应的最敏感频率相一致。虽然 Békésy 的行波理论描述了耳蜗的整体频率构造，但它未能说明其微调机制[9]。尸体耳蜗产生的波被动地将能量分配给基底膜的大范围区域，然而，在活体动物身上看到的行波峰值远远大于这种机械性被动振动后所产生的波峰值。

1948 年，Gold[9] 提出耳蜗必须使用机械主动振动过程，增强其对音调和声音强度细微差异的敏感性。他的理论是，耳蜗耗费能量使基底膜的一段对应特定频率的狭窄部位发生振动。Gold 主要描述了一个耳蜗放大器，它能增强耳蜗对低强度的特定频率的敏感性。此外，他还预测这些振动会反向传递到中耳，在那里它们会以共鸣的方式产生声音。然而，由于他的测试设备的限制，Gold 从未证明这些振动的存在。

直到 1978 年，Kemp 才报道了 OAE[6]。他向听力正常和失聪患者的耳朵传递短音刺激，他发现只有正常听力受试者存在"耳蜗回声"。利尿剂和噪声创伤能够抑制他命名的"耳声发射"。Kemp 证明了戈尔德的假设：耳蜗不仅将声能转变成神经冲动，而且产生自己的可检测声音。

1983 年，Brownell[10] 表明，外毛细胞在电刺激下会可逆地改变其长度。外毛细胞的肌动蛋白含量高，线粒体多，内质网光滑，类似骨骼肌细胞，它们充当细胞马达。外毛细胞似乎是耳蜗放大器的解剖学基础。它们既增强了耳蜗的精细频率选择性，也增强了其探测非常微弱声音的敏感性和能力。

耳蜗同时接受传入和传出神经支配[11,12]。大多数传入神经元从内毛细胞出发，将感觉电位传导至脑干。传出神经从橄榄耳蜗束出发，到达前庭下神经附近,支配外毛细胞[13]。在传出纤维中,90%直接与外毛细胞形成突触,其余 10% 与内毛细胞的传入纤维形成突触。据推测,传出神经支配调节外毛细胞的功能,并产生耳蜗放大器的主动调谐机制[14]。

2. 耳蜗电图

ECoG 是对耳蜗和听觉神经中产生的电位的测量[4,15,16]。用宽频短音或特定频率的短纯音对耳蜗进行瞬时刺激。宽频短音刺激整个耳蜗产生更强的电位。短纯音产生的电位能更准确地反映特定频率下的听力水平。通过将电极穿过鼓膜放在鼓岬上或放在外耳道内进行记录[16,17],电极越靠近耳蜗,记录结果的准确性越高。记录的 3 种电位是耳蜗微音器电位(CM)、总和电位(SP)和听神经复合动作电位(AP)[4,15]。第四种耳蜗电位,即内淋巴电位,代表了由血管纹产生内淋巴的基线直流电位,临床上不予以记录。

耳蜗微音器电位是一种交流电位[16],它代表了外毛细胞的钾电流变化。交流电的移动模拟了听觉刺激的波形,当基底膜振动时,外毛细胞电阻改变,产生电流。

总和电位是不仅包括由外毛细胞产生的直流电位,也包括由内毛细胞产生的直流电位[16]。该电流可能反映基底膜的膨胀,总和电位可看作耳蜗微音器的基线位移。

复合动作电位代表听神经中放电神经元的平均反应[16]。每根听觉神经纤维产生一个非常小的放大双相脉冲,连续刺激往往会引起神经元的随机发射序列,因为是双相的,所以它们倾向于相互抵消。然而,瞬时刺激使神经元中产生的动作电位出现同步化,并彼此叠加。这种效应产生了可测量的复合动作电位。

ECoG 最重要的应用之一是诊断梅尼埃病[17-20]。梅尼埃病是一个波动的、渐进的过程,表现为不同程度的听力损失、耳鸣、耳内胀满感和眩晕。除了内淋巴水肿造成的基底膜膨胀,还有毛细胞和耳蜗神经元的显著丧失。在病程的早期,Reissner 膜的膨胀会增加总和电位,相反,水肿则会杀死感觉神经元,导致复合动作电位绝对值下降。SP/AP 比值在 0.45~0.5 认为对梅尼埃病有 95% 的特异性,

但其敏感性据报道只有 56%~68%。其他临床指标包括总和电位增加和复合动作电位潜伏期增加。

术中也可监测 ECoG 电位[21,22],它们的存在与否反映了耳蜗的状态;听神经瘤手术中用来监测听力;ECoG 对耳蜗血液供应中断具有极高的敏感性。然而,它仅限于监测耳蜗的外周听觉功能。它无法检测到听神经颅内部分的变化。

3. 听觉脑干反应(ABR)

Jewett 等[5]于 1971 年首次描述了 ABR。ABR 是由瞬态声刺激诱发,可以是短声,也可以是短纯音,类似 ECoG。表面电极置于前额和耳朵附近,对侧乳突放置接地电极。这些电极记录声音刺激后最初 10~15 毫秒内听觉通路内发生的电活动,该信号通过过滤消除 ECG 和 EEG 干扰。每秒钟向耳朵给出多个刺激,并使用计算机对电反应进行平均,可靠的波形是由数百个反应的平均值产生的。ABR 检测通常会识别出一系列 5 种不同的波形[23]。

5 种波形依次代表更高级别听觉通路中枢的神经活动,用 ECOLI 表示以方便记忆,大致对应远端和近端听神经(E)、耳蜗核(C)、上橄榄(O)、外侧丘系(L)和下丘(I)。

在正常听力耳,V 波是 ABR 中最大且最稳定的成分,以及用来描述 I、III 和 V 波绝对潜伏期的数据。I 波潜伏期为 1.5 毫秒,I 波和 III 波之间的间隔为 2 ms,III 波和 V 波之间的间隔也为 2 ms。

ABR 的应用包括阈值检测[24]、新生儿筛查[25]、病变部位诊断[26]和术中监测[27]。

ABR 阈值测试依赖于 V 波的首次出现和潜伏期[24]。随着刺激强度的降低,V 波潜伏期增加,振幅降低,直到消失,阈值对应于产生 V 波的最低刺激强度水平。ABR 与 1 000~4 000 Hz 频率区的行为听力图有很好的相关性,但在准确预测较低频率区的听力损失方面仍然存在不足。

客观听阈测试对婴儿听力测试有重要价值。由于其可靠性,ABR 被认为是评价新生儿听力最客观的方法[24,25]。然而,这仍然是一种相对昂贵且耗时的方法,需要耳鼻喉科医生或训练有素的听力学家来解释检查结果。1993 年美国国立卫生研究院的一个共识小组,建议对未通过初筛(如 OAE)的婴儿进行 ABR 检查。还开发了一种自动机器,用于提取

Ⅴ波数据,并根据与标准数据的比较得出"通过"或"参考"的结论。这使得未经培训的专业人员能够对大量婴儿进行潜在听力障碍筛查,报告的敏感性在93%～100%。初次筛查患者需接受全面 ABR 测试。

ABR 用于病变部位诊断依赖于Ⅰ、Ⅲ和Ⅴ波[26]。Ⅰ波用于衡量外周听觉功能。Ⅰ波潜伏期延长而波形和波间潜伏期正常,与传导性听力损失相关;Ⅰ波潜伏期延长,波形异常,波间潜伏期正常,提示感音性听力损失;正常的Ⅰ波潜伏期和延迟的Ⅰ～Ⅲ波波间期提示耳蜗后病变;孤立的Ⅲ～Ⅴ波波间期延长提示孤立性轴性脑干病变。听神经瘤是 ABR 最易识别的肿瘤,其他桥小脑角肿瘤如脑膜瘤、胆脂瘤和面神经瘤的检出率为 75%。

ABR 的某些表现高度提示听神经瘤,最常见的是Ⅴ波潜伏期双耳差异为 0.2 ms。所有波均消失合并高频区轻度至中度听力损失(60 dB 水平)或仅存在Ⅰ波,这表明存在听神经瘤。早期估计 ABR 对听神经瘤的敏感性为 95%。然而,随着高分辨率 MRI 的引入,ABR 诊断小肿瘤的假阴性率很高,总体敏感性仅为 85%～90%[29]。目前提倡 ABR 用于一线筛查,适用于患听神经瘤可能性较低的患者。

ABR 也可用于听神经瘤和其他病变的神经耳科手术[27,30-32]。完好的波形与耳蜗和听神经的生理完整性相关。术前基线用于术中做对比,术中记录到的电位变化可能与手术操作引起的损伤有关,警示可以逆转某些伤害性手术操作或至少停止进一步的损伤。

Grundy 等[30]建议为了方便起见,只测量Ⅴ波,这一建议得到大多数人的认可,我们需要在更完整的图像与更快的实时结果之间做一个权衡。ABR 的Ⅴ波已被证明可以提高 3 cm 以下听神经瘤手术的术后听力保存率。Slavit 等[32]对术中 ABR 监测进行了一项病例对照研究:60 名接受听神经瘤切除手术的患者术中行 ABR 检测,并与 60 名对照组进行了比较。总的来说,42%接受 ABR 监测的患者与25%对照组的听力得到了保留。直径 2 cm 以下肿瘤切除手术过程中进行 ABR 监测,术后听力保留的相对比例更高。术中监测大大改善了 3 cm 以下肿瘤手术术后的听力。

4. 耳声发射

OAE 是由外毛细胞引起的基底膜主动振动产生的声音[6,10,33]。与 ECoG 和 ABR 的电位不同,OAE 是一种机械听觉现象。作为对声刺激的反应,橄榄耳蜗束激活传出神经至外毛细胞,被刺激的外毛细胞振动基底膜,这些振动通过耳蜗、听骨链到达鼓膜产生声音。理论上,外毛细胞起到耳蜗放大器的作用,因为它们的振动增强了行波的调谐,OAE 是这种耳蜗放大器的副产品。

OAE 是自发产生或由外部刺激诱发[34,35]。在没有外界刺激的情况下,可以间歇性地记录到受试者耳内自发性耳声发射。据报道,50%～60%的正常听力耳朵会产生自发性耳声发射。女性的发生率是男性的两倍。它们与病变无关,可能提示听功能正常。

诱发 OAE 有两种形式[35]。瞬态诱发 OAE 是Kemp 记录到第一种 OAE[6]。这些发射是对短暂的声刺激,如短音或短纯音的反应。刺激声的频谱很广,涉及基底膜的大部分区域。耳蜗对刺激的反应性发射包括不同强度的宽频谱。已有证据表明,导致感音神经性听力损失的环境会减少或消除瞬态诱发 OAE 的阈值至 30 dB 或更高。相反,这些发射的存在意味着总的听力阈值为 30 dB 或更好。

畸变产物 OAE 是对两个同时出现的刺激音 F1和 F2[36]做出反应而产生的单频发射。这种发射被称为畸变产物,因为它起源于耳蜗,其频率不同于两种刺激音。在对 F1 和 F2 做出反应时会产生几种畸变产物,但最大的畸变产物出现在 2F1－F2 立方差处。当主频从 500 Hz 增加到 8 000 Hz 时,可以生成类似纯音听力图的畸变产物听力图。畸变产物 OAE 在 50 dB 或更高的听力阈值时被抑制[37]。

为了记录到强有力的发射,通过用声音反复刺激外耳道获得多个瞬态诱发和畸变产物 OAE 样本[36]。瞬态诱发包括一个声音刺激,而畸变产物需要两个持续刺激。诱发反应由外耳道内的探头麦克风进行连续记录,然后对记录到的信号进行放大、平均和快速傅里叶转换处理,由此产生 OAE 的频谱。不良刺激传递以及内部和环境噪声均会影响 OAE 的质量,通过适当的设备控制、本底噪声阈值和患者合作,可以使这些因素的影响最小化。

OAE 测试也可能受外耳和中耳病理的影响[35]。外耳道炎症会影响刺激探头和麦克风探头的放置。中耳积液或听骨链不连续可阻止刺激声通过或发射产生。只有一小部分患有中耳积液鼓室图平坦的儿童可测量 OAE[38]。鼓膜切开术后即可测量到耳声发射或振幅较术前大。

OAE 在临床应用较广[35,39,40]，包括新生儿听力筛查[41-43]、感音神经性听力损失评估[44,45]、耳毒性监测[35,39]、伪聋鉴别测试[39]、病变部位诊断[35,39]和术中监测[46-48]。

新生儿听力筛查可能是 OAE 临床应用最广的一项[41-43]。如前所述，ABR 测试被认为是目前最客观的筛查方法。Rhodes 等[41]进行了一项研究，比较了瞬态诱发 OAE、畸变产物 OAE、ABR、鼓室导抗和镫骨肌声反射在初始筛查中的效用，随后进行 ABR 测试以确认诊断错误的病例。畸变产物 OAE 测试的初始通过率为 89%，ABR 测试的通过率为 92%。畸变产物 OAE 未诊断出的婴儿在随后的 ABR 检测中诊断错误的比例也最高。然而，这些研究的验证仍然是一个难题，因为没有可接受的金标准。

OAE 对感音神经性听力损失敏感，可增强传统的测听诊断的正确率[40,44,45]。瞬态 OAE 的存在表明其频谱频率范围的听阈为 30 dB 或更高。畸变产物 OAE 在听阈为 15 dB 振幅降低，当听阈达到 50 dB 时则会消失。Kimberley[40]采用畸变产物 OAE 振幅进行多元统计分析发现，畸变产物 OAE 预测纯音阈值为正常或异常的准确率高达 85%～90%，正常代表纯音阈值 30 dB 或更好。然而，听力阈值和畸变产物 OAE 结果之间的关联不足以证明能从直接畸变产物听力图推断听力阈值。

OAE 的存在与否也可以帮助区分假性耳聋和真正的听力损失[35]。因为行为测听依赖于患者的正确反应，伪聋者可以提供错误的反应，以获得补偿或关注。除了 Stenger 测试和 ABR 外，OAE 可以提供客观的结果来证实或鉴别患者是否存在听力损失。

OAE 更加重要的作用是监测耳蜗功能和耳毒性的动态变化[35,39]。实验证实噪声创伤和耳毒性药物影响动物的外毛细胞功能。已证实畸变产物 OAE 与 4 000 Hz 处存在"切迹"的典型噪声相关听力损失具有良好的相关性；同时 OAE 也可以作为顺铂和氨基糖苷类药物耳毒性损伤的早期敏感指标。连续监测噪声环境中的工作人员或接受耳毒性药物患者的耳声发射，可提供一种简单而客观的听力损失测量方法。

耳声发射在耳蜗和蜗后病变的诊断中有一定的应用价值。Bonfils 和 Uziel[49]研究了 24 例听神经瘤患者的 OAE 和常规听力测听，他们发现了几种与肿瘤相关的 OAE 发射模式，其中单纯累及耳蜗的占 54%、单纯累及蜗后的占 33%、两者均受累的占 3%。然而，对于初始诊断，OAE 不如 ABR 测试或 MRI 敏感。它们在桥小脑肿瘤的初步诊断中起辅助作用。

畸变产物 OAE 也可能在这些肿瘤的治疗中发挥作用[39]。对较小的肿瘤（<3 cm）进行术前测试，可能有助于预测听力保护手术的成功率。强有力的发射表明耳蜗存活的可能性很大。

更有发展前景的是在桥小脑手术期间进行 OAE 术中监测[46-48]。由于畸变产物 OAE 可以持续刺激和监测，它们可以提供与 ABR 类似的实时耳蜗状态。Telischi[48]通过测量 ABR 和畸变产物 OAE 研究了压迫兔内耳动脉的影响。平均压迫 18.3 秒后，I 波潜伏期延长，与压迫 14.8 秒后 OAE 振幅的下降相当。这些结果表明，ABR I 波潜伏期变化机制和 OAE 振幅变化机制类似。

然而，畸变产物 OAE 波形的显著相移在平均 5 秒的压缩时间内发生得更快[48]。这些结果表明耳蜗缺血影响外毛细胞功能的独立机制。这些相位变化是外毛细胞微环境或其内部生化状态变化的结果。无论它们来自何处，临床价值在于它们这种瞬间反馈可以提醒外科医生改变手术策略，防止耳蜗血供中断。虽然仍旧存在技术上的某些缺陷干扰术中畸变产物 OAE 的监测，包括手术室中干扰耳声发射刺激声和结果采集的环境噪声，以及耳声发射对耳蜗后功能的监测不敏感等。目前正在开发同时监测 OAEs 和 ABR 的技术，以加强桥小脑手术期间的术中监测。

5. 结论

听觉诱发现象为听力测试提供了一种有价值的辅助手段，因为它们依赖于生理测量而不是行为测量。其主要用途之一是评估无法或不愿配合患者的听力。这些现象也可以与传统的听力测试结合使用，以提供客观结果。此外，听觉诱发现象可以提供有关亚临床听力损失、隐匿性肿瘤以及耳蜗和听觉通路实时状态的信息。因为 ECoG、ABR、OAE 为耳蜗力学和听觉通路提供了一个窗口，未来的研究可能会提供对感音神经性听力损失更精确的理解。

（刘月红　韩　朝　译）

参考文献

［1］Hall JW III, Mueller HG III. Audiologists' desk reference volume I. San Diego: Singular Publishing Group, 1997.

［2］Rhodes MC, Margolis RH, Hirsch JE et al. Hearing screening in the newborn intensive care nursery: comparison of methods. Otolaryngol Head Neck Surg 1999; 120: 799 - 808.

［3］Sataloff RT, Sataloff J. Hearing Loss. 3rd ed. New York, NY: Marcel Dekker, 1993.

［4］Davis H. Principle of electric response audiometry. Ann Otol Rhinol Laryngol 1976; 85(suppl 28): 5 - 96.

［5］Jewett DL, Romano MN, Williston JS. Human auditory evoked potentials: possible brain stem components detected on the scalp. Science 1970; 167: 1517 - 1518.

［6］Kemp DT. Stimulated acoustic emissions from within the human auditory system. J Acoust Soc Am 1978; 64: 1386 - 1391.

［7］Helmholtz HLF. Die Lehre von den Tonempfindungen als Physiologische Grundlage fur die Theories der Musik. In: Ellis AJ, ed. On the Sensations of Tone. 3rd ed. London, UK: Longmans, 1863.

［8］von Békésy G. Experiments in Hearing. New York, NY: McGraw-Hill, 1960.

［9］Gold T. Hearing II: the physical basis of the action of the cochlea. Proc R Soc Lond B Biol Sci 1948; 135: 492 - 498.

［10］Brownell WE. Observations on a motile response in isolated outer hair cells. In: Webster WR, Aitken LM, eds. Mechanisms of Hearing. Melbourne: Monash University Press, 1983: 5 - 10.

［11］Kiang NY-S et al. Discharge patterns of single fibers in the cat's auditory nerve. Res Monog 1965; 65.

［12］Warr WB. Organization of olivocochlear efferent systems in mammals. In: Webster DB, Popper AN, Fay RR, eds. Mammalian Auditory Pathway: Neuroanatomy. New York, NY: Springer-Verlag, 1992.

［13］Spoendlin H. Sensory neural organization of the cochlea. J Laryngol Otol 1979; 93: 853 - 877.

［14］Kemp DT. Otoacoustic emissions, traveling waves and cochlear mechanics. Hear Res 1986; 22: 95 - 104.

［15］Brackmann DE, Don M, Selters WA. Electric response audiometry. In: Paparella MM, Shumrick DA, eds. Otolaryngology. 3rd ed. Philadelphia, PA: WB Saunders, 1991.

［16］Eggermont JJ. Electrocochleography. In: Keidel WD, Neff WD, eds. Handbook of Sensory Physiology. Vol. V. Part 3. Berlin, Germany: Springer-Verlag, 1976.

［17］Margolis RH, Rieks D, Fournier EM et al. Tympanic electrocochleography for diagnosis of Meniere's disease. Arch Otolaryngol Head Neck Surg 1995; 121: 44 - 55.

［18］Coats AC, Jenkins HA, Monroe B. Auditory evoked potentials — the cochlear summating potential in detection of endolymphatic hydrops. Am J Otol 1984; 5: 443 - 446.

［19］Dauman R, Aran JM, Charlet de Sauvage R et al. Clinical significance of the summating potential in Meniere's disease. Am J Otol 1988; 9: 31 - 38.

［20］Ferraro J, Best LG, Arenberg IK. The use of electrocochleography in the diagnosis, assessment, and monitoring of endolymphatic hydrops. Otolaryngol Clin N Am 1983; 16: 69 - 82.

［21］Levine RA. Short-latency auditory evoked potentials: intraoperative applications. Int Anesthesiol Clin 1990; 28: 147 - 153.

［22］Sabin HL, Bentivoglio P, Symon L et al. Intraoperative electrocochleography to monitor cochlear potentials during acoustic neuroma excision. Acta Neurochir 1987; 85: 110 - 116.

［23］Moller AR, Jannetta PJ. Neural generators of the auditory brainstem response. In: Jacobson JT, The Auditory Brainstem Response. Boston, MA: College-Hill Press, 1985.

［24］Mahoney TM. Auditory brainstem response hearing aid applications. In: Jacobsen J, ed. The Auditory Brainstem Response. San Diego, CA: College-Hill Press, 1985.

［25］Bluestone CD. Universal newborn screening for hearing loss: ideal vs. reality and the role of otolaryngologists. Otolaryngol Head Neck Surg 1996; 115: 89 - 93.

［26］Selters WA, Brackmann DE. Acoustic tumor detection with brain stem electric response audiometry. Arch Otolaryngol 1997; 103: 181 - 187.

［27］Moller AR. Intraoperative neurophysiologic monitoring. In: Brackman DE, Shelton C, Arriaga MA, eds. Otologic Surgery. Philadelphia, PA: WB Saunders, 2001.

［28］National Institutes of Health. Early identification of hearing impairment in infants and young children. Int J Pediatr Otorhinolaryngol 1993; 27: 215 - 217.

［29］Wilson DF, Hodgson RS, Gustafson MF et al. The sensitivity of auditory brainstem response testing in small acoustic neuromas. Laryngoscope 1992; 102: 961 - 964.

［30］Grundy BL, Jannetta PJ, Procopio PT et al. Intraoperative monitoring of brainstem auditory evoked potentials. J Neurosurg 1982; 52: 674 - 681.

［31］Telischi FF, Mom T, Agrama M et al. Comparison of the auditory-evoked brainstem response wave I to distortion-product otoacoustic emissions resulting from changes to inner ear blood flow. Laryngoscope 1999; 109: 186 - 191.

［32］Slavit DH, Harner SG, Harper M et al. Auditory monitoring during acoustic neuroma removal. Arch Otolaryngol Head Neck Surg 1991; 117: 1153 - 1157.

［33］Brownell WE. Outer hair cell electromotility and

otoacoustic emissions. Ear Hear 1990; 11: 82 - 92.

[34] Martin GK, Probst R, Lonsbury-Martin BL. Otoacoustic emissions in human ears: normative findings. Ear Hear 1990; 11: 47 - 61.

[35] Lonsbury-Martin BL, Martin GK, McCoy MJ et al. New approaches to the evaluation of the auditory system and a current analysis of otoacoustic emissions. Otolaryngol Head Neck Surg 1995; 112: 50 - 63.

[36] Lonsbury-Martin BL, Harris FP, Stagner BB et al. Distortion product emissions in humans I. Basic properties in normally hearing subjects. Ann Otol Rhinol Laryngol 1990; 99: 3 - 14.

[37] Martin GK, Ohlms LA, Franklin DJ et al. Distortion product emissions in humans III. Influence of sensorineural hearing loss. Ann Otol Rhinol Laryngol 1990; 99: 30 - 42.

[38] Lonsbury-Martin BL, Martin GK, McCoy MR et al. Otoacoustic emissions testing in young children: middle ear influences. Am J Otol 1994; 15(suppl 1): 13 - 20.

[39] Balkany T, Telischi FF, McCoy MJ et al. Otoacoustic emissions in otologic practice. Am J Otol 1994; 15 (suppl 1): 29 - 38.

[40] Kimberly BP. Applications of distortion-product emissions to an otological practice. Laryngoscope 1999; 109: 1908 - 1918.

[41] Rhodes MC, Margolis RH, Hirsch JE et al. Hearing screening in the newborn intensive care nursery: comparison of methods. Otolaryngol Head Neck Surg 1999; 120: 799 - 808.

[42] Choi SS, Pafitis IA, Zalzal GH et al. Clinical applications of transiently evoked otoacoustic emissions in the pediatric population. Ann Otol Rhinol Laryngol 1999; 108: 132 - 138.

[43] Norton SJ. Emerging role of evoked otoacoustic emissions in neonatal hearing screening. Am J Otol 1994; 15(suppl 1): 4 - 12.

[44] Ohlms LA, Lonsbury-Martin BL, Martin GK. Acoustic-distortion products: separation of sensory from neural dysfunction in sensorineural hearing loss in human beings and rabbits. Otolaryngol Head Neck Surg 1991; 104: 159 - 174.

[45] Schweinfurth JM, Cacace AT, Parnes SM. Clinical applications of otoacoustic emissions in sudden hearing loss. Laryngoscope 1997; 107: 1457 - 1463.

[46] Telischi FF, Widick MP, Lonsbury-Martin BL et al. Monitoring cochlear function intra-operatively using distortion product otoacoustic emissions. Am J Otol 1995; 15 (suppl 1): 597 - 608.

[47] Widick MP, Telischi FF, Lonsbury-Martin BL et al. Early effects of cerebellopontine angle compression on rabbit distortion-product otoacoustic emissions: a model for monitoring cochlear function during acoustic neuroma surgery. Otolaryngol Head Neck Surg 1994; 111: 407 - 416.

[48] Telischi FF, Mom T, Agrama M et al. Comparison of the auditory-evoked brainstem response wave I to distortion-product otoacoustic emissions resulting from changes to inner ear blood flow. Laryngoscope 1999; 109: 186 - 191.

[49] Bonfils P, Uziel A. Evoked otoacoustic emissions in patients with acoustic neuromas. Am J Otol 1988; 9: 412 - 417.

第 9 章

传导性听力损失
Conductive Hearing Loss

Robert T. Sataloff　Joseph Sataloff

1. 诊断标准

传导性听力损失具备某些特征。最重要的是患者的骨导听觉比气导听觉好，骨导大致正常，这些观察结果足以将病例归类为传导性听力损失。遗憾的是，这些观察结果并不总是可靠，因为有些患者在患有传导性听力损失的同时，也会检测到骨导降低。仅靠骨导测试并不总是能准确评估感音神经机制，需要其他测试协助诊断，因此，必须清楚地了解传导性听力损失的症状和特征。还应将其与本书中讨论的其他许多可能影响耳朵的疾病联系起来，其中一些疾病在附录 2 中进行了总结。

2. 特点

这些特征由病史、耳科检查和听力测试提供。

（1）可能存在耳溢液或耳部感染病史。听力损失伴耳胀满感，好像有液体滞留在耳朵里，或指尖清理耳垢后突然出现单侧听力损失，可能有鼓膜破裂、穿孔或头部外伤的历史。听力损失往往是逐渐发生的，并因怀孕而加重。听力损失甚至可能在出生时就已经存在，也可能在儿童早期被发现。

（2）可能会出现耳鸣，最常见的是低音或嗡嗡声。

（3）如果听力损失是双侧的，患者通常说话声音柔和，特别是如果病因是耳硬化症。

（4）患者在嘈杂区域的听力更好（威利斯误听）。

（5）偶尔，患者声称他/她在咀嚼食物发出很大噪声时听力不好，如芹菜或胡萝卜（因为这些噪声很容易通过骨导传到耳朵，并产生掩蔽效应，因此他/她听不到通过气导传进来的声音）。

（6）气导听力损失通常在低频区明显。

（7）骨导阈值正常或接近正常。

（8）存在气-骨导差。

（9）耳科检查可能发现外耳道、鼓膜或中耳异常。有时鼓膜后会出现气泡或液平。如果只有听骨链受累，耳镜下观察结果可能正常。

（10）声音足够大的情况下，言语识别率正常。

（11）无重振和异常音调衰减。

（12）如果两只耳朵的听力水平不同，音叉检查偏向患侧。

（13）单纯传导性听力损伤可能造成的最大听力损失为 70 dB。

（14）测听过程中当患者在听阈水平进行测试时，他们的听力反应往往模糊不清。这与感音神经性听力损失测试时存在明显的分界点形成对比。

（15）阻抗测听可能显示异常结果。

了解这些特征的原因很有帮助，可以从机制上解释这些特征，而不是仅仅记住它们来对临床病例进行分类。当患者的病史显示，外耳或中耳感染与听力障碍有关时，可以怀疑是传导性听力损失。主诉可能包括耳朵有分泌物、外耳或中耳受感染、耵聍栓塞，以及耳朵里有积液的感觉并伴有胀满感。有时候耳内液体似乎在移动，听力随着头部位置的改变而改善。这些症状高度怀疑是传导性听力损失，并建议明确诊断。草率地将其分类可能会导致错误诊断。如分泌性中耳炎，中耳积液不仅会降低气导阈值，而且还可能影响骨导，特别是在高频，即使感音神经机制完好无损。当通过手术清除积液后，气导和骨导水平都会很快恢复正常。

重听患者针对医生问题的回答总是能为疾病的分类和病因分析提供基本线索，如本书其他部分所述。通过仔细询问,传导性听力损失的显著特征有以下几点(除了前面列出的那些)。

(1) 只要对方声音足够大,患者就不难理解听到的内容(因为在不复杂的传导性听力损失中,只有阈值受影响,而不影响言语识别率)。

(2) 患者通常在嘈杂的区域(如公共汽车上或鸡尾酒会上)听得更清楚。原因是人们在嘈杂的地方说话声音更大,患者可以在背景噪声以上更好地听到说话者的声音。

(3) 另一个与传导性听力损失相关的发现在耳硬化症患者中最为突出,表现为患者的声音异常柔和。在存在隐匿性听力损失的情况下,声音柔和应立即想到耳硬化症,特别合并存在低调耳鸣。嗓音轻柔是因为患者的骨导很好,他/她觉得自己的声音比实际的要大,因此,他/她将自己的声音降低到非常柔和的水平,以至于常难以被别人听到。在传导性听力损失中很少出现耳鸣,除非是耳硬化症。耳硬化症患者经常有类似听力损失的家族史。耳硬化症的听力损失可能会因怀孕而加重。

当检查外耳道或中耳发现任何阻塞性病变时,应怀疑是传导性听力损失,但在做出分类诊断时,应首先排除可能存在的感音神经性听力损失。骨传导检查可以帮助解决这个问题。如果耳科检查结果正常,而且有明显的气-骨导差(骨导比气导好),则为传导性聋,可能是由听骨链的某些缺陷引起的。偶尔,中耳积液因为体位原因无法通过耳镜检查观察到,听力损失归因于听骨链的缺陷而不是积液影响,在这种情况下,鼓室导抗测听可能会有帮助。

如果听力损失超过 70 dB(ANSI)时,几乎肯定会有其他类型的损伤叠加在传导性听力损失的基础上。因为即使是中耳传声机制完全中断,也只会产生 70 dB(ANSI)的声音丢失。例如,手术后或颞骨骨折后,或先天性发育不全时,可能会出现情况。

3. 测试结果

单纯传导性听力损失中,因为内耳或听神经没有受损害,骨导正常或几乎正常。之所以提出“几乎正常”是有原因的,在一些单纯传导性听力损失的病

例中,尽管感音神经机制正常,但骨导却有轻微的下降,特别是在高频区域。这一观察结果强调了骨导测试的一个重要盲点;它确实不是对感音神经机制或耳蜗储备功能的完全有效的测量,骨导降低有时可能是由于纯粹的机械原因。在耳硬化症中,骨导常在 2 000 Hz 处出现切迹(“卡哈切迹”),这就是所谓的硬化曲线。

因为气导阈值降低,但骨导阈值基本正常,在无并发症的传导性听力损失中存在气-骨导差,证明这一点的一个简单有力的方法是用 512 Hz 的音叉并轻轻地敲击它,对于传导性听力损失的患者来说,当音叉靠近他的耳朵时,声音会很弱,但当音叉的轴放在乳突或牙齿上时,他/她能听到更响亮的声音。这项测试非常有用,无论听力学家或技术员采用多少其他测试,对每一个听力损失患者都应该使用这种方法。对于经验丰富的耳科医生来说,音叉是一种重要的诊断工具。这就是 Rinne 测试的基础。

如果只有一只耳朵有传导性听力损失,或者一只耳朵的传导性听力损失比另一只大得多,用振动音叉置于头骨时,患者会在听力损失较大的那只耳朵里听到声音(韦伯试验)。这种现象被称为“侧音测试”,它不像其他一些音叉测试那样可靠,例如比较气导和骨导的测试。

最后,对每一个案例都要仔细分析听力测试以确认分类。气导和骨导测听是最基本的,但应通过音叉测试加以证实。如果对分类仍有疑问,可以进行鼓室导抗测听、重振测试、言语识别率和一些其他特殊测试。传导性听力损失不存在重振或异常音调衰减,言语识别率正常,可能会出现鼓室阻抗变化,如第 7 章中描述的那样。常规对每个患者做这些测试很有帮助,但在私人诊所不太可能实现。有一些听力中心会对所有患者进行一整套的听力测试,甚至在检查和询问之前就进行。经验丰富的临床医生只做必要的测试足够用于合理的分类和诊断,这种选择性检查既为患者节省了资金,也为患者和临床医生节省了大量时间。

4. 预后

绝大多数传导性听力损失患者预后良好。通过

药物和外科治疗,大多数传导性听力损失现在都可以得到纠正。

5. 听力曲线图

在人们的印象中,不同类别的听力损失表现为不同形状的听力曲线图。如果仅仅通过检查气导听力图,人们无法确定听力损失是传导性还是感音神经性的,然而,许多传导性听力损失确实有其独特的听力曲线模式,如表明低频听力损失大于高频的上升型听力曲线图(图 9.1),由耳硬化症引起的传导性听力损失的听力曲线图几乎都是这种类型;另一种常见于慢性中耳炎,由于传导缺陷引起的听力图(图 9.2)。

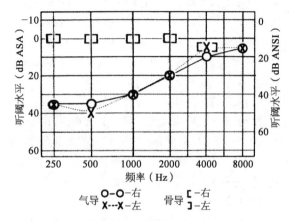

气导 O—O—右　　骨导 〔—右
　　 X---X—左　　　　 〕—左

图 9.1　传导性听力损失的典型上升听力图。骨导正常,比气导好。言语识别率很好。病史:一名 24 岁女性主诉隐匿性听力损失伴耳鸣 10 余年。她的一个阿姨使用助听器。患者听不到柔和的声音,但声音足够大时能听得清楚,在鸡尾酒会和嘈杂的地方听得更清楚。患者自己说话声音柔和,几乎听不见。耳科检查正常。听力学检查:测听检查时反应迟钝,听力水平波动。存在双侧气-骨导差。在骨导测试中对侧耳掩蔽。语言接收阈值:右耳 30 dB,左耳 35 dB。言语识别率:右耳 100%,左耳 100%。音叉试验骨导延长,优于气导。右耳偏侧优势模糊。分类:传导性听力损失。诊断:耳硬化症。术中确认诊断,术后听力恢复。诊断帮助:患者在嘈杂的地方听得更好,结合说话声音柔和、表明存在传导性病变,这一点已通过听力测试(气-骨导差)得到证实。常规耳科检查结果表明镫骨固定(耳硬化)。

并非每一例传导性听力损失都有其独特的表现。例如,图 9.3 所示为分泌性中耳炎,尽管感音神经机制正常,但仍存在高频丢失和骨导下降。

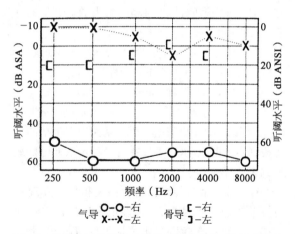

气导 O—O—右　　骨导 〔—右
　　 X---X—左　　　　 〕—左

图 9.2　慢性中耳炎引起的传导性听力损失,平坦型听力曲线。骨导和言语识别率正常。病史:8 岁女孩,自 6 个月起右耳有溢液。耳科检查:右耳鼓膜被中耳脓性分泌物腐蚀。术中未见听小骨。听力学检查:左耳掩蔽时,右耳气导下降,骨导正常。音叉试验偏向右耳。言语接收阈值:右 60 dB。言语识别率:右耳 98%。预期阻抗结果:B 型曲线,双侧镫骨肌反射消失。分类:传导性听力损失。诊断:慢性中耳炎。

6. 检查不完善的后果

上述情况说明,不能仅仅根据气导或者骨导来分类传导性或任何其他类型的听力损失。缺乏仔细的耳科病史和检查可能会导致诊断错误,因而接受错误的治疗,丧失治疗听力障碍的机会。

7. 基本标准

非复杂性传导性听力损失诊断必须具备以下特征:① 骨导比气导好;② 气-骨导差必须>15 dB,尤其是在较低频率下;③ 骨导必须正常或接近正常;④ 言语识别率正常;⑤ 听力阈值不得超过 70 dB(ANSI);⑥ 尽管存在上述特征,很少进行重振和异常音调衰减测试,但这两种现象都不应出现;⑦ 在许多情况下,阻抗测听有助于确定中耳损伤部位和类型。

8. 外耳道阻塞

如果患者的听力检查结果显示为传导性听力损失,并且存在外耳道阻塞,那么他的听力损失的原因可能是以下之一:先天性发育不全、Treacher Collins 综合征、外耳道狭窄、外生骨疣、耵聍栓塞、外耳道积液、耳道塌陷、外耳道炎、异物、癌、肉芽肿、囊

JOSEPH SATALOFF, M.D.
ROBERT THAYER SATALOFF, M.D.
1721 PINE STREET   PHILADELPHIA, PA 19103

HEARING RECORD

NAME _____   AGE _____

AIR CONDUCTION

			RIGHT							LEFT						
DATE	Exam	LEFT MASK	250	500	1000	2000	4000	8000	RIGHT MASK	250	500	1000	2000	4000	8000	AUD
4-10-78		25	-5	-5	-10	-10	5			30	30	40	40	50	FLUID	
4-10-78		20								0	10	5	15	20	FLUID REMOVED	
4-24-78										0	-5	0	0	5		

BONE CONDUCTION

			RIGHT							LEFT					
DATE	Exam	LEFT MASK	250	500	1000	2000	4000	TYPE	RIGHT MASK	250	500	1000	2000	4000	AUD
4-10-78		25	5	-5	-10	15	20	WN	25	15	15	5	10	30	
4-24-78									25	0	0	0	5		

SPEECH RECEPTION

DATE	RIGHT	LEFT MASK	LEFT	RIGHT MASK	FREE FIELD	MIC.

DISCRIMINATION

		RIGHT				LEFT				
DATE	% SCORE	TEST LEVEL	LIST	LEFT MASK	% SCORE	TEST LEVEL	LIST	RIGHT MASK	EXAM.

HIGH FREQUENCY THRESHOLDS

	RIGHT						LEFT				
DATE	4000	8000	10000	12000	14000	LEFT MASK	RIGHT MASK	4000	8000	10000	12000	14000

RIGHT		WEBER	LEFT		HEARING AID		
RINNE	SCHWABACH		RINNE	SCHWABACH	DATE	MAKE	MODEL
					RECEIVER	GAIN	EXAM
					EAR	DISCRIM	COUNC

REMARKS

图 9.3 中耳积液引起传导性听力损失的典型听力图。骨导下降,积液清除后恢复正常。病史:反复左耳闷伴听力下降 6 个月。耳科检查:鼓膜活动性下降,未见液平,中耳腔见厚的透明果冻样物,予以鼓膜切开吸除积液。听力学检查:左耳气导下降,同时伴骨导下降。言语识别率正常。去除液体后,骨导阈值恢复正常。音叉检查偏向左耳。预期阻抗结果:左侧 B 型鼓室图。左耳高强度刺激声时引出镫骨肌反射,刺激右耳镫骨肌反射消失。分类:传导性听力损失。初步测试表明,由于骨导阈值降低,一定程度感音神经机制受累。去除液体后,骨导恢复正常。诊断:分泌性中耳炎。诊断依据:鼓膜活动差;波动性听力损失,骨导轻度降低;言语识别率正常和左耳偏侧提示中耳积液。鼓室图显示异常。

肿或其他原因。

9. 先天性发育不全

当出生时便有外耳道缺失,这种情况被称为先天性发育不全。这是胎儿发育缺陷的结果。当医生检查婴儿或幼儿发育不全时,他/她可能会怀疑神经机制是否也有缺陷。回想一下外耳和感觉神经装置是不同的胚胎起源是有帮助的。中耳的声音传导机制源自鳃系统,而感音神经机制则源自外胚层囊肿。因此,很少在同一只耳朵的传导系统和感觉神经系统中发现胚胎缺陷。第 13 章讨论了与综合征相关的畸形。

■ 9.1 胚胎发育

当外耳道在出生时即没有,这种情况被称为先天性未发育。它是胎儿发育缺陷的结果。当医生在检查婴儿或幼儿的发育不全时,要怀疑神经发育是否也有缺陷。考虑到外耳和感音器官的胚胎起源不同这一点很有帮助。中耳的声音传导通路起源于鳃弓系统,而感音器官则是由外胚层囊泡发育而来。因此,在同一只耳朵里同时发现传导系统和感音系统的先天缺陷比较罕见。与综合征有关的畸形将在第13章讨论。

另一个有趣的事情是可以从外耳的外形预测中耳是否存在听小骨。耳郭于胚胎6周时开始形成,12周后基本发育完成。一些患者在耳道的前方和上方有一个小坑,这是第一和第二鳃弓小丘融合形成耳郭的位置。胚胎融合结构偶尔会以瘘管或先天性耳前囊肿的形式持续存在。鼓膜和外耳道大约在胎儿期2个月末开始形成,第7个月时完成。首先是鼓膜的形成,不久后是外耳道。有可能但并不常见的现象是外耳道发育不全却存在正常的鼓膜和听小骨。听小骨在胎儿8周时开始由软骨形成,并在4个月时完全发育,出生前不久才骨化。

9.2 先天畸形

先天性畸形的原因尚不清楚,且种类繁多。可能只存在封闭耳道的一层膜,而其他一切正常,或者可能无耳道,无鼓膜,无听小骨,甚至中耳腔很小。发育不全通常是单侧的,但这种情况下,另一耳可能存在轻微先天性缺陷。

在先天性耳聋中,并不总是能够在术前预测是否存在正常的鼓膜和正常的听小骨。成像技术虽然非常有用,但还没有成熟到可以提供完整信息的程度。只有在手术过程中才能发现。然而,耳郭的形状确实能在一定程度上显示耳内深层结构的状况。由于耳郭是在胎儿的第三个月时完全形成的,所以畸形的耳郭表明鼓膜和听小骨可能有畸形。当耳郭形成良好时,改善听力的机会就更大。

9.3 手术

对于先天性发育不全和其他畸形的患者来说,手术能达到什么效果具有决定性的意义。家长们总是急于知道他们的孩子由于这些情况而失去了多少听力,以及听力是否能够得到恢复。

如果是单侧发育不全,而另一只耳朵正常,那么

手术就成为一种选择性的手术。如果是双侧发育不全,最好尽早手术,至少恢复一只耳朵的听力,这样孩子就可以在正常的发育阶段学会说话。如果由于某种原因不宜手术,或应推迟数年,应在婴儿3个月大甚至更小的时候安装骨导助听器。

在过去,外科手术的结果往往令人失望,因此,医生发现许多成年人的单侧先天性发育不全的病例。有了新的手术方法,结果要好得多。由于手术时可能出现的异常情况种类繁多,加上解剖标志的变形或缺失,使得这种手术非常困难。它应该由训练有素和经验丰富的耳科医生来完成。

9.4 研究深度

虽然通过简单的检查就可以诊断出发育不全,但必须通过仔细地检查来确定发育不全的程度。CT扫描或其他影像学研究可以帮助显示外耳道、听小骨和半规管的存在。断层扫描可以显示听小骨的形状,但不能显示其功能(图9.4)。如果没有半规管,表明迷路存在缺陷,听力恢复的预后就会很差。

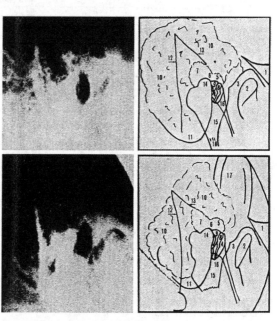

图9.4 听小骨的断层扫描,Mayer体位。(1)颧骨的根部;(2)下颌骨髁部;(3)颞下颌关节;(4)鼓膜活动性;(5)鼓室上隐窝;(6)鼓窦入口;(7)鼓窦区域;(8)锤骨;(9)砧骨;(10)乳突气房;(11)乳突尖;(12)外侧窦前板;(13)硬脑膜板;(14)迷路;(15)岩尖;(16)咽鼓管;(17)耳郭;(18)茎突。(断层扫描图由WE Compere博士提供)

听力研究必不可少,尽管这些研究在婴儿中很难进行。然而,通过全面的研究,可以对婴幼儿的听力水平有一个合理的评估,例如,如果婴幼儿持续地将头转向振动的音叉方向,而音叉并没有被太用力地敲击,那么恢复听力就比较乐观。如果对这种简单的测试没有反应,也不一定意味着没有听力。这时就需要进行更精细的测试。

10. Treacher Collins 综合征

有一种先天性发育不全非常独特,需要单独考虑。在 Treacher Collins 综合征中,两个耳郭均是畸形,外耳道和鼓膜完全缺失;锤骨和砧骨也变形。此外,患者的眼睛向外侧角倾斜,即所谓的睑裂下斜;虹膜、视网膜或脉络膜等眼部结构中存在先天性缺陷,即先天性虹膜缺损;下颌骨很小,以"安迪-阿甘"的方式明显后缩;脸颊凹陷,导致下眼睑和面部下垂。

虽然这种综合征并不伴有智力低下,但患此病的儿童呈现出一种奇怪的外观,以至于被认为是"落后的"。造成这种现象的一个原因是发育不全导致的传导性听力损失。由于这些儿童的听力很差,他们的语言能力发展缓慢,常被认为是智力低下的表现。这些孩子通常有正常的感音神经机制,他们的听力可以通过手术或早期骨导助听器获得改善。最好是在婴儿期就予以干预,以避免语言发育迟缓,从而避免许多心理问题。这些孩子所有频率的听力水平通常为 70 dB。术前,即使通过 CT 扫描也很难确定听小骨的状况或是否存在鼓膜。

11. 耳道狭窄

当耳镜检查发现外耳道完全阻塞时,就很容易诊断为耳道狭窄。这种阻塞可能发生在耳道长轴的任何地方。偶尔是皮肤层阻塞,这将导致语言频率范围内 40 dB(有时更多)的听力损失(图 9.5)。然而,更多的时候,皮肤后面有一个骨壁,这时的听力损失在所有的频率范围内可能是 50～60 dB。耳道狭窄一般在婴儿期的常规耳科检查中发现。然而,有时直到学校的听力测试中显示听力损失时才被发现,随后体格检查显示耳道闭锁。

狭窄并不总是先天性的。它可能是感染的后遗症,也可能是由于耳朵手术和烧伤引起的并发症。

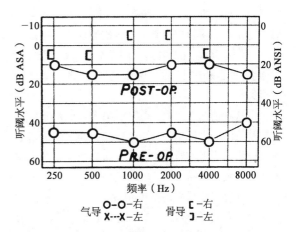

图 9.5 病史:患有右耳先天性发育不全的 6 岁男孩。耳科检查:左耳正常。右耳郭轻度小耳畸形,外耳道被坚硬、厚的皮肤完全堵塞。X 线片显示听骨正常。在手术中,发育不全得到纠正,鼓膜几乎正常。

在这些情况下,梗阻通常是纤维状的。

在某些情况下,狭窄并不完全,但它会使耳道开口变窄,以至于任何微小的耵聍或碎屑堆积都会导致嵌顿和听力损失。在这种情况下扩大耳道可以解决听力问题。但是,必须扩大耳道,使其不会再次闭锁。

矫正狭窄的耳道通常是可取的,这样在随后的中耳感染需要进行耳郭切开术或耳部治疗时,可以充分观察到鼓膜,以便诊断和治疗。

12. 外耳道外生骨疣

在存在外生骨疣的耳道中,可以看到从耳道壁上产生的骨质突起。这种情况在成人中并不少见,但在儿童中却很罕见。虽然这种情况的原因不明,但它似乎更经常发生在耳朵过度暴露在冷水中的人,如经常游泳的人。

由于外耳道的外部是软骨质的,外生骨疣只在耳道骨部或耳道内部生长。一般来说,这些生长物很小,本身并不能完全堵塞耳道。然而,它们确实会使管腔变窄,以至于少量的水、耵聍、死皮积聚或感染都可能导致管腔完全堵塞,导致听力下降。这种情况经常在一些患者中发生,因此有必要进行手术以防止反复的听力损失和感染。

当耳道堵塞时,听力损失通常为 30～40 dB,这种听力损失没有完全闭锁时那么严重,可能是因为有些声波能穿过了堵塞耳道的弹性组织。听力损失主要是在低频方面,一旦清除了耳垢或残渣,听力就会恢复正常。在检查患有外生骨疣的耳道时必须非常小心,因为覆盖在外耳道上的皮肤非常薄,容易受到创伤,很容易产生出血、肿胀、感染和进一步的听力损失。

在这种情况下,如果水进入,患者很难用常规方法将其清除。水积聚在外生骨疣和鼓膜之间的口袋里。外生骨疣引起听力损失的诊断必须基于耳道检查和听力测试的结果。

在耳道皮肤局部麻醉的情况下,将皮肤从骨性突出物上剥离,外科钻磨除多余骨质,然后将皮肤复位,可以很容易地去除外生骨疣。

13. 耵聍栓塞

■ 13.1　发生

由于耵聍腺只位于覆盖在软骨或耳外部的皮肤上,所以耵聍屑只在这个外部区域形成。如果发现它位于骨质部分或鼓膜上,那可能是被棉签或发卡推入。由于某些耳道的耵聍较黏稠,多余的耵聍不是从耳朵里掉出来,而是堆积在一起堵住耳道,从而导致听力下降。这种情况在婴儿中很常见,因为他们的耳道非常狭窄,而且母亲很可能使用大的棉签头将耳垢推入婴儿的耳道,而不是将其清除。

耵聍过多引起耳道阻塞的情况在工人中经常发生,因为污物进入了他们的耳道。耳道内有大量毛发的人很容易累积耵聍,因为耵聍被毛发缠住无法自行脱落。

有趣的是,有耵聍栓塞的患者往往会说自己的听力突然下降,而不是逐渐下降。患者可能会说,在咀嚼或用手指或某种探针探入耳朵试图进行清理时,耳朵突然"失聪"了。患者可能觉得耳朵发痒或有饱胀感,于是用很大器具探入耳内,将耵聍推入耳道的狭窄部分,直至造成堵塞。如果患者在咀嚼时耳道关闭,可能是由于颞下颌关节靠近耳道的软骨部。在这种情况下,关节对耳道的压力可能会使耵聍从其正常位置移开,并堵塞耳道的狭窄部分。

■ 13.2　耳鸣

如果耵聍聚集于鼓膜上,患者有时会报告突发

性耳鸣或抱怨听到自己的心跳。去除耵聍后,噪声立即停止。听力损失总是伴随耳胀满感,低频区听力损失通常更大。损失很少大于 40 dB,通常为 30 dB。

■ 13.3　排除器质性缺陷

由于其他原因导致听力损失的患者经常会告诉医生,耳垢可能是造成听力损失的原因。为了帮助排除器质性缺陷,有必要询问患者在本期发作之前是否有听力受损和耳鸣。

■ 13.4　检查

对于医生来说一个常见的误区是看到患者耳道内大量耵聍堵塞,便断定耳垢是他唯一的问题,如果耳垢清除后听力损失仍然存在会让医生自己比较尴尬。记住,不能仅仅从耳道内存在大量的耵聍来估计听力损失的严重程度。即使耳道内只有一个小缝隙,如果没有器质性缺陷,患者听力基本正常,只有当耳道完全被堵塞时才会出现听力损失。因此在做出任何听力损失的原因和预后的诊断之前,最好至少做气导和骨导测听。同样重要的是,在清除耵聍后需进行气导测听,以确定听力已经完全恢复。

■ 13.5　清理耵聍

如果用冲洗的方法来清除耵聍,事后应将耳道擦干,否则,一些水可能会留在耳道前下方的深坑中,这可能会引起耳胀满感,以及听力轻度干扰。图9.6 说明了由耵聍堵塞导致的常见听力损失类型。图 9.7 说明在试图仅仅通过清除堵塞的耵聍就能治愈其听力损失之前,必须仔细了解病史并进行听觉测试的重要原因。请注意,在这个病例中,即使耳道内的耵聍被完全清除,仍然存在一些听力损失。

清除耵聍需要轻柔和耐心,并应始终在良好的照明下进行,应该使用适合这种情况最简单的方法。硬质耵聍可以通过用细镊子轻轻地将其挑出,整体移除。镊子或任何其他工具应只接触耵聍,避免接触皮肤,因为外耳道皮肤很薄很嫩。软的耵聍可以用刮匙或小的棉签擦拭出来。使用棉签从狭窄的外耳道清理耵聍,只会将其进一步推入塞得更加严实。有时,可能需要对耳道中的耵聍进行冲洗,但如果耳

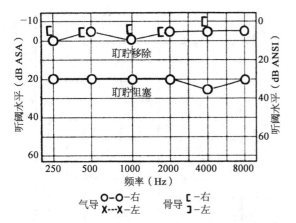

图 9.6 病史：用棉签清洁耳朵后，右耳胀满感和听力损失持续数周。耳科检查：右侧外耳道耵聍堵塞，清理后显示鼓膜正常。听力学检查：右耳轻度平坦型听力损失，骨导正常。左耳掩蔽。清除耵聍后听力恢复正常（上曲线）。分类：传导性听力损失。诊断：耵聍栓塞。

道已经发炎，就应该避免这种操作。在已知有鼓膜穿孔的情况下，不应进行冲洗，因为这可能会导致湿耳及中耳炎。用于冲洗的水应该接近体温，以避免刺激迷路和产生眩晕。当水流对着耳垢的边缘冲洗时最为有效，这样水就可以进入耵聍后面并将其冲出。手术结束后，应小心地擦干耳道。用于软化耵

聍的刺激性化学品进入耳内后，往往会刺激耳道的娇嫩皮肤，引起外耳道炎。应避免使用这些化学品，或在使用时非常谨慎。

14. 外耳道内的液体

有些人的外耳道呈一定角度，水进入后就很难清除，多发生于游泳、淋浴或洗澡后，在用乳液喷洒头发和使用洗发水后也很常见。读者可能记得在游泳后沐浴时会将头倾斜，拍打一边，然后上下跳动的情景——这一切只是为了把水从耳朵里弄出来。这样的人可能有畸形的耳道或过多的耵聍，使水无法轻易流出。外生骨疣也可能是造成这种情况的原因。图 9.8 是一个由外耳道积水引起的听力损失的病例。高频气导下降，高度提示感音神经性听力损失，但骨导正常。这个病例应该与中耳积液的情况进行比较，中耳积液时骨导下降通常伴随气导下降。当外耳道积液是唯一的原因时，清除积液可以恢复正常的听力。

偶尔，为治疗中耳炎而滴入儿童耳道的油性药物可能会长期滞留，导致听力损失。值得注意的是，如果只做气导测试，就像大多数工业和学校听力测试的惯例，可能会得出错误的结论，图 9.7 和图 9.8

NAME _____

DATE	RIGHT EAR AIR CONDUCTION						LEFT EAR AIR CONDUCTION					
	250	500	1000	2000	4000	8000	250	500	1000	2000	4000	8000
	45	50	40	50	65	60	50	50	55	65	70	60
AFTER REMOVAL OF WAX	20	20	20	25	40	45	20	25	35	35	45	50

	RIGHT EAR BONE CONDUCTION						LEFT EAR BONE CONDUCTION					
	10	10	10	10	40		5	10	10	20	50	

SPEECH RECEPTION: Right _____ Left _____   **DISCRIMINATION:** Right _____ Left _____

每侧耳朵均分别用纯音进行气导和骨导测试。必要情况下，音调以八度音阶从 250 Hz 增加到 8 000 Hz。每个频率的正常听力在 0~25 dB。每个频率中超过 25 dB 的数字越大，听力损失就越大。当两只耳朵的阈值相差很大时，一只耳朵会被噪声掩盖，以测试另一只耳朵。语音接收是患者日常语音的阈值，而不是纯音。超过 30 dB 的言语接收阈在许多情况下会造成生活障碍。辨别分数定义为以高于语音接收阈值的舒适水平理解所选测试词的声强。

图 9.7 病史：患者主诉几个月前试图清除双耳的耳垢后开始失聪。偶尔会有嗡嗡的耳鸣。没有眩晕感。否认有耳聋的家族史。耳科检查：双侧耵聍栓塞。予以取出后见鼓膜正常。听力检查：双耳气导降低，骨导接近正常，但 4 000 Hz 处除外。清理耵聍后，气-骨导差缩小，但仍有部分的传导性听力损失。分类：传导性聋。诊断：由耵聍栓塞和潜在的耳硬化症引起传导性听力损失。诊断依据：耵聍栓塞不会引起如此严重的传导性损失。术中发现镫骨固定，术后左耳听力得到改善。

中的两个案例可能被归类为感音神经性听力损失，因为听力损失在高频率上最为明显。

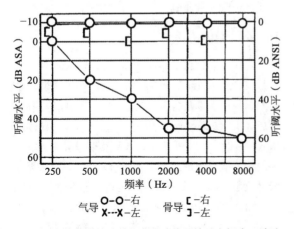

气导 O—O—右　骨导 Ｃ—右
　　　X--X—左　　　Ｊ—左

图9.8 右侧耳道滴注矿物油导致传导性听力损失。请注意，此传导损耗中的曲线形状是非典型的，因为较大的损耗出现在高频区。耳朵充满矿物油时，不存在重振，去除矿物油后听力恢复正常。

15. 测听时耳道塌陷

在极少数情况下，外耳道的形状可能是这样的：当耳郭受压时外耳道完全塌陷，从而导致传导性听力损失。常规听力测试中，将耳机放在耳朵上时可能会产生这种情况。因此，检查者应仔细调整耳机，以避免耳道塌陷和虚假听力。通常情况下，只要耳机放在耳朵上，患者立即主诉出现耳胀满感及无法听清，患者也可能会自行努力重新调整耳机。检查者应该对这种情况保持警惕并加以纠正。在某些情况下，有必要在耳道内放置小管子以防止塌陷。

图9.9即为此种示例，一个已经有感音神经性听力损失的患者出现耳道塌陷。为了证明在此基础上合并由于耳道塌陷导致的传导性听力损失，向耳道内插入了一根塑料管以保持耳道开放，听力水平立即得到改善。

如果耳道没有塌陷，气导仍然下降，而言语接受阈值正常（根据患者对谈话的反应判断），则应怀疑功能性听力丧失。

16. 外耳道炎

■ 16.1 原因

外耳道皮肤炎症导致耳道肿胀和碎屑堵塞造成

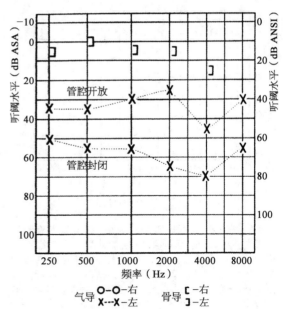

气导 O—O—右　骨导 Ｃ—右
　　　X--X—左　　　Ｊ—左

图9.9 病史：37岁，男性，患有渐进性听力损失。偶尔嗡嗡耳鸣声。他的一个姨妈有重听。耳科检查：耳朵正常。手术确认镫骨固定。听力学检查：左右耳显示中重度的传导性听力损失。患者对对话声音的反应似乎与纯音反应不一致，怀疑有功能性听力损失。在取下耳机后，该患者反映戴上耳机后听力似乎被阻断。将用于助听器评估的备用耳模放置在左耳道中，再次戴上耳机，并重新测试听力发现听阈显著提高。掩蔽对侧耳，骨导阈值正常。分类：传导性耳聋。诊断：耳硬化症。初始纯音阈值和对声音主观反应的不一致性表明存在功能方面的听力损失。患者的报告指出戴耳机有可能导致外耳道闭合，并已得到证实，而最初诊断的中重度听力损失实际上是轻度的。注释：使用耳机时，必须小心不要挤压耳道。

听力损失的常见原因，尤其是在夏季和热带气候下。最常见的原因是皮肤长期暴露在水中，特别是在游泳时，过度清洗或冲洗耳朵也是其中之一；在清除耵聍或异物的过程中耳道受损可能是导致外耳道炎的另一个原因，也可能是由皮炎、感染、过敏症和全身性疾病造成。

■ 16.2 诊断

在诊断外耳道炎时，首先要考虑将其与中耳炎区分开来；除非可以看到鼓膜正常，否则很难鉴别，偶尔外耳道炎和中耳炎会同时发生。当鼓膜不可见时，某些特征有助于确定诊断：外耳道炎患者的耳道皮肤一般表现为肿胀或脱落。耳周有明显触痛，咀嚼或按压耳朵会加重耳朵的疼痛。然而，在大多数中耳炎病例中，除非出现乳突炎或中耳有大量刺激性分泌物,否则外耳道的肿胀相对较少见。中耳炎的疼痛通常是在耳内很深的地方,而且不会因为吃饭时下巴的运动而加重。但是,由于发炎的中耳内压力增加,打喷嚏和咳嗽往往会产生剧烈的疼痛。如果耳道内的分泌物呈现黏稠的黏液状,就像鼻炎时在鼻子里发现的那样,这几乎无一例外地表明中耳炎伴有鼓膜穿孔。

当无法明确诊断时,应同时对外耳和中耳进行治疗。对于外耳炎,药物主要应用于外耳局部;对于中耳炎,应针对中耳、鼻咽及全身性治疗。

应避免强制性地将耳镜插入发炎的耳道。在某些情况下,必须根据病史和表面检查以及临床经验进行初步诊断,直到炎症消退,可以看到耳膜为止。

■ 16.3 治疗

在治疗"游泳后外耳道炎"的许多成功方法中,最好的方法之一是将一根浸有滴耳液的灯芯紧贴肿胀的外耳道插入。灯芯保持不动,滴耳液持续湿润至少 24~48 小时,保持灯芯湿润。抗生素滴耳液可能含有或不含类固醇,也可能含有醋酸。醋酸可以用于改变耳道的 pH,在耳朵愈合过程中抑制某些致病微生物的生长。如果这种比较温和的治疗不能解决问题,则需要更特异的药物治疗。难治性外耳炎常被误诊为真菌感染;这种真菌通常是一种次级入侵者,进一步的研究将发现细菌感染或过敏问题。类固醇和抗生素滴耳液有助于治疗严重的外耳道炎。

应避免使用强效化学药品和过度治疗,对于肿胀的耳道也应避免过度操作。强效药物治疗经常会加重外耳炎,而长期使用药物会导致感染持续。

在感染消退、鼓膜可视后,最好进行一次听力测试,以确定中耳或内耳没有其他疾病引起的潜在听力障碍。

17. 耳道异物

听力下降和耳内胀痛往往是耳道内异物产生的唯一症状。有趣的是,患者对耳道内的一块吸水棉或其他异物可以保持很久不知情,只有当这个异物被耳垢影响或因潮湿而肿胀时,饱胀感和听力损失随之而来,这时患者才会寻求医生的帮助。听力损失是由耳道堵塞引起的,通常是轻微的,而且在低频

区比较明显。

从耳道中取出的异物种类繁多,特别是儿童,从橡皮擦到豌豆都有。大多数异物都会引起耳部不适,在听力损失出现之前即引起患者关注,但并非总是如此。当试图从耳道中取出异物时,必须始终保持谨慎。通常情况下,根据异物的性质,必须使用特殊的抓取工具。除非异物明显容易抓取,并能在一次性无痛取出,否则对儿童来说,最好采取全身麻醉。我们很容易低估取出异物的难度,并遇到意想不到的问题,因此准备多总比准备少好。如果异物遇水膨胀,则禁止冲洗。

图 9.10 为一名听力损失的男性患者,他对 3 个月前在耳朵里留下一块棉花毫不知情,当淋浴水进入耳朵导致耳胀满感时,他才去看医生。

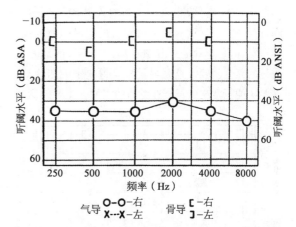

气导 O—O—右 X--X—左   骨导 ⊏—右 ⊐—左

图 9.10 病史:27 岁,男性,主诉 3 个月前开始出现右耳听力下降。刚开始是瘙痒和耳胀满感,未予重视,直到两天前开始出现耳溢液才去看医生。否认耳鸣。耳科检查:左耳净。右耳脓性外耳道炎,清理后见一块厚厚的吸收棉塞和碎屑。患者回忆起 3 个月前将棉花放入耳朵。异物予以清除。听力学检查:右耳气导阈值显示中度平坦型听力损失。左耳掩蔽后骨导正常。清理异物后听力恢复正常。分类:传导性听力损失。诊断:耳道异物。注意:为了准确诊断,应清除检查前的任何碎屑,使耳膜可见。

18. 外耳道癌

当在外耳道看到肉芽肿或类似肿块时,应怀疑是癌变。虽然这个部位的癌变并不常见,但这种可能性却很严重,值得我们时刻警惕。与癌相关的常见主诉包括耳内胀满、听力下降、疼痛以及耳道出血。肿块不一定很大,也不一定会堵住耳道。症状往往只存在了很短的时间,因此虽然有可能很早就诊断

出恶性肿瘤,但预后不一定好。听力损失表现不明显,但它经常是主要症状。早期关注听力障碍的主诉可能对及时诊断癌症和早期手术干预至关重要。

19. 肉芽肿

虽然外耳道肉芽肿比较少见,但值得讨论,因为渐进性听力损失通常是患者的唯一主诉。偶尔会有一些由继发感染引起的耳内流液,但更多的时候,患者会抱怨自己的听力逐渐下降,而没有任何明显原因,或者可能是由于耳内耵聍栓塞。耳镜检查很容易看到外耳道的肉芽肿。这种情况应该与慢性中耳疾病中延伸至耳道内的质脆息肉状肉芽组织区分开。肉芽肿通常是坚固或坚硬的肿块,类似肿瘤,切除后会再生。偶尔,它们的病因和诊断也最难确定,如图 9.11 的病例,患者的主诉是左耳隐性听力下降,持续约 1 年,没有相关的症状或明显的原因;右耳正常,但是左耳的外耳道在离开口不远的地方有明显的完全闭锁。这是显示外耳道狭窄的图片,坚硬厚实的正常皮肤覆盖在骨质的表面。主要的诊断

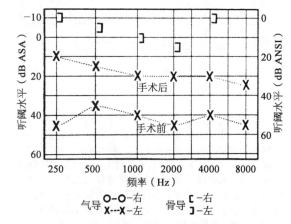

图 9.11 病史:之前的耳科和听力检查显示正常。在过去的一年中,患者注意到左耳先是间歇性的,然后呈持续性的胀满感和听力损失,否认疼痛或压迫感。耳科检查:左耳道耳道口处完全闭锁。在厚厚的皮肤下有一层坚固的骨质,无法用针穿透。手术时,从皮下取出一个巨大的纤维性肉芽肿。耳膜很厚,呈白色,但完好无损。病理诊断确定为异物肉芽肿。患者不记得任何可能解释这一诊断的事件或症状。X 线片显示乳突正常,但左侧外耳道有骨性闭锁。听力检查:右耳掩蔽时,左耳的气导阈值降低,骨导阈值正常。音叉试验偏向左耳,骨导比气导好。术后气导反应有所改善,但气-骨导差未完全消失。鼓膜很厚,不透明,不能移动,提示有长期的外耳道炎。分类:传导性听力损失。诊断:异物肉芽肿性耳道闭锁。

特征是,患者就诊前 2 年耳朵听力图正常,听力正常。这个案例表明根据观察到的外耳道损伤情况,考虑可能是由于外耳道肉芽增生导致传导性听力损失。

肉芽肿的病因包括结核病、嗜酸细胞肉芽肿、真菌感染、癌变等。活组织检查和特殊测试有助于确定明确的病因。

20. 外耳道囊肿

耳道内可发生多种囊肿,阻塞耳道可导致听力损失,常见的是皮脂腺囊肿和皮样囊肿,但也有其他类型的囊肿。

耳郭血肿可能大到足以延伸到外耳道并将耳道完全堵塞,产生听力损失。在发生在摔跤手或拳击手耳朵里的一种慢性血肿中,耳道的开口会被陈旧的血液和瘢痕组织堵住,以至于耳道被完全封闭,从而导致听力损失。

21. 其他原因

其他导致传导性听力损失的原因包括疖肿、瘢痕疙瘩、血管瘤、乳头状瘤、骨瘤、急性传染病和恶性肿瘤。这些都不是很常见的原因,但听力障碍和耳内胀满感可能是引导人们注意这种情况的主要甚至是唯一的症状。听力测试结果通常显示听力损失为 30 dB,低频受影响的程度较大。

22. 鼓膜异常

通过对传导性听力损失患者进行耳镜检查,发现鼓膜外观异常,这可能表明病情主要局限在鼓膜本身。本章将对这种类型的疾病进行回顾。更多的时候,鼓膜的异常是由中耳和声音传导结构的损伤或疾病引起,这种情况将在第 9 章中讨论。仔细检查鼓膜和外耳,还可以发现以前患者既往手术痕迹。

23. 鼓膜炎

鼓膜偶尔会受疾病的侵袭,而外耳或中耳的其他部位不受影响,称为鼓膜炎,多数由少见病毒感染引起。最常见的类型是"大疱性鼓膜炎",表现为鼓膜上出现疱状隆起,似乎要穿透鼓膜外层,这些疱看起来是透明的,当被刺破时,它们会流出稀薄、透明或略带血色的液体。有时疱疹会延伸到外耳

道的皮肤上。鼓膜炎起病比较突然,会引起耳朵疼痛和胀满感,并伴有轻度听力损失。通常情况下,只有一只耳朵受累。当水泡被刺破,鼓膜摆脱了液体的负担,听力会迅速改善,饱胀和疼痛的感觉也会减弱。

诊断有时比较困难,因为容易与急性中耳炎引起的鼓膜膨出相混淆。如果鼓膜无固定,不存在任何上呼吸道感染,无隆起部分的鼓膜外观正常,则有助于将鼓膜炎与中耳感染相区别。

此外,如果只是小心翼翼地穿刺大疱,没有穿透鼓膜,只有外层被切开,通过向耳道加压或通过鼻子进行咽鼓管吹气,完整的鼓膜会移动。如果行鼓膜切开,鼓膜有穿孔,鼓膜不会因两侧空气压力的微小差异而移动。

大疱性鼓膜炎通常与支原体感染有关。带状疱疹可产生与鼓膜炎相似的鼓膜征象,具体见第 10章,感音神经机制在许多情况下也受影响。

24. 鼓膜破裂

■ 24.1 定义

当鼓膜被异物(如发卡)突然穿透,或因拍打耳朵的力量而撕裂时,这时称为鼓膜破裂。否则,鼓膜上的一个洞被称为穿孔,而不是破裂。通常情况下,破裂的边缘更不规则,而且不会立即伴有炎症的迹象。

■ 24.2 原因

由于外耳道的弧度和鼓膜的坡度,大多数由穿透性物体引起的鼓膜破裂都位于鼓膜的后部。由突发而强烈的压力变化引起的破裂,如头部侧面受到打击或爆炸,更多的是位于前下象限,偶尔也会出现在松弛部。另一个导致鼓膜破裂的常见原因是在水下游泳时,耳朵被拍或受到其他撞击。因为水进入了中耳,所以更有可能引起感染。在所有鼓膜破裂的病例中,病史是最相关的,因为经常会有明显的疼痛、饱胀和耳鸣。

■ 24.3 治疗

全身性抗生素和滴耳液可能对治疗存在感染的鼓膜破裂(如水下受伤)有用,滴耳液不适用于干性破裂处,应避免擤鼻涕。在大多数情况下,如果能防止

感染,小的破裂会自发愈合。如果没有愈合,可能有必要通过烧灼或在择期做鼓膜成形术。如果导致鼓膜破裂的力量严重到足以损害听骨链,听力损失可能高达 60 dB,但通常损失为 30 dB,几乎累及所有频率。图 9.12 是一个由鼓膜破裂引起听力损失的病例。

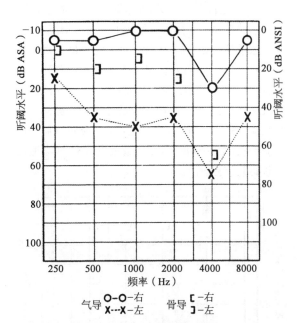

图 9.12 病史: 35 岁,男性,左耳暴露于鞭炮爆炸声,出现间歇性嗡嗡耳鸣声。既往服役时曾接触过枪声。耳科检查: 右耳正常;左耳的鼓膜大面积破裂,没有明显感染。听力检查: 右耳阈值正常,只在 4 000 Hz 有 20 dB 的下降(C-5 下降)。左耳有中等程度的传导性聋和 65 dB 的 C-5 下降。左耳的掩蔽后骨导阈值显示出明显气-骨导差。分类: 传导性听力损失。诊断: 鼓膜破裂引起的声损伤。在做了鼓膜成形术后,听力恢复到与右耳相似的水平,听小骨正常。

■ 24.4 鼓膜撕裂

鼓膜撕裂可以被认为是鼓膜破裂的一种特殊类型。它可能是由于头部受到直接打击,导致颞骨纵向断裂,延伸到中耳的顶部。通常情况下,鼓膜顶部被撕裂,血液进入中耳和外耳,偶尔听骨链也被破坏。有时,还可能出现面瘫和脑脊液性耳漏。在纵行骨折中,透视照片可看到一条从外耳向内延伸到颅中窝的骨折线,并与岩上窦平行。由于中耳内有血液,骨导也会下降,但在治疗后会恢复正常。如果骨折累及感音神经机制,骨导通常会受更严重和持久的影响。

25. 电火花损伤鼓膜

在工业领域,电火花可能会击中鼓膜,对听力产生严重影响。图 9.13 指出了在这种情况下会发生什么。不幸的是,当工人们在焊接、研磨、切削或燃烧时,这种情况并不罕见,偶尔会有火花进入耳道。一旦击中鼓膜会产生毁灭性影响。通常情况下,整个鼓膜破坏殆尽,只剩下锤骨柄。这种创伤很少合并感染。疼痛厉害但持续时间短。听力损失通常为 50 dB 或 60 dB,影响到所有的频率。与鼓膜破裂的情况一样,发生这种事故后应避免用力擤鼻涕。不建议滴耳药水。如果口服抗生素并避免进行局部探查,则不会发生感染。建议行鼓膜成形术,听力通常可以得到改善或恢复。

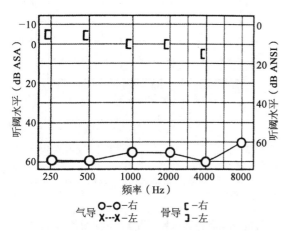

图 9.13 病史:患者是一名电焊工,火花飞进了他的右耳,造成严重的灼痛和随后的听力损失。耳科检查:患者在事故发生后 24 小时就诊,右耳鼓膜完全破坏,无感染迹象。可以看到锤骨柄及砧镫关节。外耳道没有受明显的影响。听力检查:60 dB 损失的平坦型曲线,骨导良好(左耳掩盖),右侧偏向。分类:传导性听力损失。诊断:鼓膜被热电火花破坏。

在工业领域产生自由火花的地方,应采取措施免受其害。在无法做到这一点的地方,如一些锻造厂或铸造厂,必须用耳罩保护耳朵,用安全眼镜保护眼睛。

26. 鼓膜穿孔

鼓膜在听觉感知中的作用常被误解,特别是被非专业人士误解。许多人认为,没有鼓膜,就根本不可能有听力。当有人建议为他们的孩子做鼓膜切开术时,有些父母会非常担心,因为他们害怕在鼓膜上打个洞会破坏听力。甚至有些医生把明显的听力缺陷归咎于“鼓膜硬化”和“鼓膜太小”等情况。

■ 26.1 听力损失程度

实际上,虽然鼓膜上可能有一个大洞,但听力损失却可能很小。在一项针对学龄儿童的全国性研究中,60%干性穿孔的耳朵在听力筛查测试中没有被发现,因为这些儿童的听力损失小于 20 dB。另外40%显示有穿孔耳朵的听力水平在听力计上显示低于 5 dB。从鼓膜的外观上确实不可能预测听力损失的程度。在一些鼓膜穿孔甚至结疤的病例中,听力几乎正常。而在只有针尖大小的穿孔的情况下,可能会有严重的听力损失。病理及其对中耳的影响是比鼓膜的外观更重要的评价标准。

然而,穿孔的位置有一定的诊断意义。持续性鼓膜后部穿孔提示乳突感染,而鼓膜前部穿孔则不太严重。松弛部穿孔也表明存在相当严重的感染。

干性鼓膜穿孔表明在某个时期中耳可能存在感染。只有在极少数情况下,穿孔是由外耳感染引起的。虽然穿孔的特征和位置并不能可靠地反映出听力损失的程度,但它们确实起到一定的作用。例如,大的穿孔通常会造成更大的听力损失。鼓膜穿孔的后果是减少了声压作用的表面积,与穿孔的面积成正比。然而,这种关系并不那么简单,因为鼓膜只有在与锤骨柄接触时才有效,影响这一区域的穿孔对听力的损害尤其大。鼓膜紧张部的穿孔,如前下部分,比松弛和上部的穿孔对听力的影响更大,因为紧张部主要负责鼓膜的硬度。

■ 26.2 听力损失测试

当发现有鼓膜穿孔时,听力图是确定听力损失程度的最佳方法。应谨慎对待鼓膜穿孔与听力图之间的关系。医生有时会很自然地将听力损失归咎于在鼓膜上的一个小孔,即使损失严重到 60 dB;然而仅仅是一个穿孔很少产生如此明显的听力损失。当然如果鼓膜完全被侵蚀,听骨链已无作用,那么 70 dB ANSI 的听力损失有可能的。听骨链中断可能会出现严重的传导性听力损失时。这一点可以通过在穿孔处放置明胶海绵或其他人造材料来确定。如果听力损失是由穿孔造成的,那么通过治疗可以立即恢复听力。

在考虑进行鼓膜整形手术之前，可以使用这种治疗性测试。如果听力测试显示，在鼓膜穿孔上临时贴片不能恢复听力，就需要进一步探索中耳，以发现听力损失的主要原因，简单的鼓膜成形术效果不理想。

■ 26.3 穿孔

26.3.1 描述

通常很难确定鼓膜上是否真的存在了穿孔。有时，通过耳镜检查似乎可以看到一个大孔，但更仔细的检查可能会发现一个非常精细的、薄的、透明的上皮膜覆盖该区域。用气动耳镜轻轻压迫耳道，可以最好地显示出这样的薄膜；通过移动鼓膜，从鼓膜上反射的光线可以看到覆盖薄膜的区域。除非压力非常轻，否则愈合的区域可能很容易再次穿孔。向耳内喷洒无菌粉末，也可以勾勒出穿孔的轮廓或显示出完整的耳鼓。也可以在耳道内注入水或滴耳液，然后"啪"的一声或行中耳吹气，从微小穿孔处会出现气泡。

■ 26.4 康复

鼓膜上的穿孔有几种愈合方式。大多数伤口愈合时留下一个几乎看不见的小瘢痕，另一些则留下了一个有点厚的白色瘢痕，持续数年。这些瘢痕本身不会出现听力损失。

■ 26.5 鼓膜穿孔后内陷

部分鼓膜内陷严重，以至于像一张保鲜膜一样覆盖在鼓岬上，但仍然完整。部分内陷鼓膜可能有一个几乎看不见的孔洞。通过加压向一个鼻孔吹樟脑雾，同时压迫另一个鼻孔，同时要求患者吞咽，通过耳镜可以看到雾气从穿孔处冒出来。如果鼓膜完好无损，往往会被推出来一点，甚至快速弹出，患者听力会突然改善。

26.5.1 穿孔修补方法

鼓膜穿孔修补方法已经取得了很大的进展。除非中耳已经完全没有感染并且已经干耳至少几个星期，鼓膜穿孔不能也不应该关闭，否则，再次穿孔概率较大。非边缘性的小穿孔（未累及鼓环）一般可以用三氯乙酸反复烧灼其边缘来封闭。这样做是为了

破坏生长在边缘上的上皮细胞层，有利于中间（纤维）层自发地封闭穿孔部位。每隔几周重复烧灼，直到完全关闭。有时在中耳炎急性发作后，长期存在的穿孔会自行关闭。在这种情况下，穿孔的边缘可能受到急性感染的刺激和创伤，而创伤刺激了穿孔边缘的组织生长。

对于大穿孔和边缘性穿孔，有必要进行鼓膜成形术。这在成人中是在局部麻醉下进行的。将穿孔边缘的上皮细胞去除，然后用一块薄薄的皮肤、静脉、筋膜、心脏瓣膜组织或其他移植物覆盖，术后效果很好。有时，在边缘性穿孔中，皮瓣最为有效。在用明胶海绵或人工膜封闭穿孔后不能恢复听力的情况下，应在手术中探查中耳和听骨链，尤其是听力损失超过 30 dB 的情况。

27. 鼓膜内陷

医生经常把 50 dB 的明显传导性听力损失归咎于鼓膜内陷、中耳粘连或所谓的卡他性疾病。在大多数情况下，这些结论并无依据，这些情况本身很少会导致听力损失超过 40 dB。如果听力损失太大，可能是听骨链或中耳有某种伴随性的缺陷。

为什么内陷鼓膜只造成轻微听力损失，可以回想一下即使只有部分鼓膜存在，特别是锤骨柄附近，声波也可以通过听小骨传递；因此，即使一些严重内陷鼓膜也产生较小的听力损失。在少数特殊情况下，内陷造成的听力损失达 40 dB，这种情况下予以中耳吹张后听力就会恢复正常，图 9.14 可以证明。

事实上，内陷鼓膜并不是被拉进去，而是因为外耳道的气压大于中耳的气压，将其推入中耳。中耳压力降低最常见的原因是咽鼓管功能障碍。儿童腺样体肥大和过敏是主要原因。成人的主要原因是感染和过敏。

咽鼓管充血阻断了平衡中耳与外耳道压力的空气通道，中耳内空气慢慢被吸收后，鼓膜逐渐被推向鼓岬。有时鼓膜是如此之薄，以至于当它内陷包住鼓岬后，几乎无法辨认。通过咽鼓管吹张后，它偶尔也会膨胀，如果确实膨胀了，也是比较松弛和冗余的，以后它又会内陷，除非纠正内陷的病因。

内陷鼓膜光锥消失，锤骨柄突出和变短。鼓膜内陷很少引起耳鸣。如果出现了耳鸣，应怀疑有其

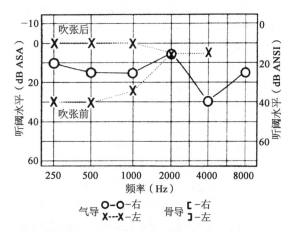

图 9.14 病史：40 岁，女性，在过去 3 年中因上呼吸道感染而出现隐性听力损失。听力断断续续地好转。偶尔有脉搏性耳鸣。耳部检查：鼓膜有瘢痕，穿孔已愈合。鼓膜内陷。咽鼓管吹张后左耳鼓膜膨胀，听力立即恢复正常。听力检查：气导阈值显示右耳轻度听力损失，左耳中度损失，低频区损失较大。咽鼓管吹张后左耳阈值恢复正常。阻抗检查：吹张前 C 型鼓室图。诊断：由于既往感染引起的鼓膜内陷和瘢痕。

他原因。由于鼓膜内陷往往与穿孔有关，因此必须使用强制空气压力（气动耳镜）来确定鼓膜是完整。

28. 鼓膜松弛

鼓膜松弛很少引起听力损失。导致鼓膜皱缩和冗余的原因并不总是很清楚，但经常是在咽鼓管长期功能障碍，鼓膜的交替内陷和膨胀导致了皱缩的出现。鼓膜松弛的相关症状是耳胀满感，偶尔患者会报告说听到自己的呼吸声。关于最佳的治疗方案，目前还没有普遍的共识，但在任何情况下，都应避免咽鼓管吹张和鼓气。

29. 老年人的鼓膜

教科书中描述的正常鼓膜的外观总是年轻人的样子。随着人的年龄增长，鼓膜也会发生变化，就像眼睛和皮肤一样。老年的鼓膜不再有光锥，也不再有光泽。它的外层看起来很厚，呈白色或灰色。它也失去了弹性，在空气压力下也不会移动。鼓膜中间纤维层有明显的白色斑块和纤维组织。

很难确定老年性鼓膜变化引起的听力损失所占比重，可能可以忽略不计。与衰老有关的高频听力损失是由感音神经变化引起的。通常情况下，低频

损失可以忽略不计；如果确实有，也可能是感音神经性的。许多老年患者的鼓膜出现了明显的老年性变化，但他们的听力却很正常。然而，重要的是要预见到老年人鼓膜的衰老变化，而不是将各种不同病因引起的听力损失归咎于他们。

30. 中耳和传音结构的原因

虽然本章所列举的传导性听力损失的原因都来自中耳、咽鼓管或鼻咽部，不仅可以通过鼓膜，还可以透过鼓膜看到液体、气泡、反射、阴影和听小骨以寻找相关的蛛丝马迹。鼓膜本身的外观也可能因其背后的病理状况而改变。耳镜下表现必须用耳科的经验来解释。

31. 卡他性耳聋和粘连

人们仍然经常听到"卡他性耳聋"的诊断，这个词所隐含的病理不明确。偶尔，它指的是鼓膜混浊，存在明显的传导性听力损失。很多时候，这个术语被应用于任何传导性听力损失，鼓膜表现为轻微混浊和内陷。实际上，通常这不是卡他性耳聋，而是耳硬化症或鼓膜硬化症，由于咽鼓管功能异常，鼓膜会有一些附带的轻微变化。"卡他性耳聋"一词往往用于今天的中耳炎、分泌性中耳炎以及表明中耳粘连的鼓膜轻微增厚和内陷等几种情况。由于目前对耳部生理和病理有了更好的了解，使得我们可以用更具体和有意义的术语对这些情况进行描述。

对于中耳粘连是否是导致传导性听力损失的主要原因，也有一些疑问。镫骨手术的经验使耳科医生了解到听小骨局部粘连产生的听力损失可以忽略不计，即使在镫骨手术过程中清除粘连，很少部分听力损失是由于粘连引起。显然，尽管有粘连物的束缚，听小骨还是很容易传递声波。然而，如果粘连导致听骨链和鼓膜重量与质量增加，听力可能会受到明显的损害。

图 9.15 显示的是轻度传导性听力损失，可能完全是由中耳粘连引起的。图 9.16 是一例被几位耳科医生诊断为卡他性耳聋的病例，经手术探查后证明是鼓膜硬化。Schuknecht 报道了一例因骨桥束缚镫骨颈部，使镫骨活动受限引起听力损失（图 9.17）。

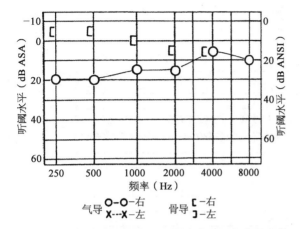

图 9.15 病史：42 岁，男性，小时候有右耳反复中耳炎的病史，非进展性，无耳鸣，无家族性耳聋病史。耳科检查：右鼓膜有瘢痕，表明既往感染病史，目前鼓膜完整、活动正常，无可见液体。接受吹张治疗后听力没有改善。右耳探查手术显示砧骨和长脚周围有多条瘢痕组织，将听小骨与鼓岬粘连在一起。镫骨底板活动好。清理听小骨粘连组织后，右耳听力恢复正常。听力检查：右耳的低频和中频阈值轻度降低，左耳掩蔽时，右耳骨导阈值正常。阻抗：低平 A 型鼓室图。分类：传导性听力损失。诊断：粘连性中耳炎。

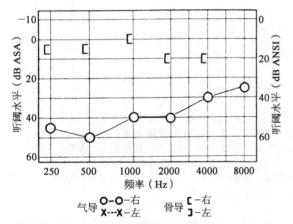

图 9.16 病史：患者慢性中耳炎病史 6 年，病情好转后未再变化并持续 10 年。无渐进性听力下降。初始诊断为卡他性耳聋。耳科见检查：右鼓膜完整，增厚，有瘢痕及白色钙化斑。手术探查显示中耳未见积液，镫骨底板周围见岩石样鼓室硬化灶，镫骨底板固定。听力学检查：右耳气导阈值中度降低，骨导阈值正常。测试右耳气导和骨导阈值时左耳掩蔽。松动镫骨底板可改善听力。阻抗：A 型鼓室图，镫骨肌反射缺失。分类：传导性听力损失。诊断：鼓室硬化引起的耳聋，而不是最初诊断的卡他性耳聋。诊断依据：伴有白色钙化沉积的严重非进展性传导性听力损失提示鼓室硬化。

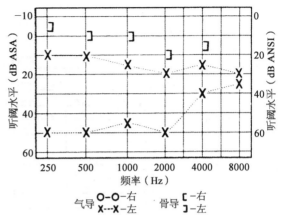

图 9.17 病史：渐进性听力损失 12 年。患者左耳佩戴助听器已有 5 年。耳科检查：鼓膜正常。听力学检查：气导阈值显示左耳重度听力损失，右耳中度听力损失。音叉测试表明左耳的骨导听力比气导听力好。阻抗：As 型鼓室图，镫骨肌反射未引出。分类：传导性听力损失。诊断：术中见骨桥与镫骨连接，术中予以矫正。（来自 Schuknecht[1]）

32. 中耳气压伤性中耳炎

除非出现并发症，否则中耳炎的听力损失通常是相当轻微和暂时的。听力受损的直接原因是鼓膜内陷，但如果压力差异持续存在，液体可能积聚在中耳，进一步加重听力损失。

外耳和中耳之间的压力差异几乎总是发生在飞机的快速下降过程中，当飞机下降时，大气压力迅速增加。如果咽鼓管充血使空气无法通过来平衡外耳道中增加的压力，这种压力就会把鼓膜推向中耳，造成突然的疼痛、饱胀感和听力损失。它最常发生在咽鼓管因感染或过敏而充血的患者。为了预防中耳炎，有上呼吸道感染和急性过敏的人应注意不要坐飞机。在压力增加的飞机上应尽量避免气压性中耳炎的发生。

如果患者在气压性中耳炎发病后不久就就诊，可以通过咽鼓管吹张和类固醇治疗来缓解症状，或者通过减充血剂和鼓膜切开术，然后再口服减充血剂和咽鼓管吹张治疗来缓解。当中耳的气压与外耳的气压相等时，听力恢复，耳胀满感逐渐消失。图 9.18 描述了一个典型的中耳炎康复的病例。如果患者在中耳炎发生几天后才就诊，可能有必要使用抗生素和类固醇治疗。在所有病例中，当鼓膜恢复

JOSEPH SATALOFF, M.D.
ROBERT THAYER SATALOFF, M.D.
1721 PINE STREET   PHILADELPHIA, PA 19103

HEARING RECORD

NAME   AGE

AIR CONDUCTION

			RIGHT								LEFT						
DATE	Exam	LEFT MASK	250	500	1000	2000	4000	8000	RIGHT MASK	250	500	1000	2000	4000	8000	AUD
			20	35	35	35	20	25	AFTER POLITZERIZATION							
			0	10	20	10	10	10	AFTER ASPIRATION TO CLEAR PASSAGE							
			-5	0	-10	0	5	5								

BONE CONDUCTION

			RIGHT							LEFT					
DATE	Exam	LEFT MASK	250	500	1000	2000	4000	RIGHT MASK	250	500	1000	2000	4000	AUD
		95dB	-5	-10	0	5	10	AFTER POLITZERIZATION						
		95dB	0	0	-5	10	10	AFTER ASPIRATION TO CLEAR PASSAGE						
		95dB	5	5	-10	10	5							

SPEECH RECEPTION

DATE	RIGHT	LEFT MASK	LEFT	RIGHT MASK	FREE FIELD	MIC

DISCRIMINATION

		RIGHT			LEFT			
DATE	% SCORE	TEST LEVEL	LIST	LEFT MASK	% SCORE	TEST LEVEL	LIST	RIGHT MASK	EXAM

HIGH FREQUENCY THRESHOLDS

	RIGHT							LEFT				
DATE	4000	8000	10000	12000	14000	LEFT MASK	RIGHT MASK	4000	8000	10000	12000	14000

RIGHT		WEBER		LEFT		HEARING AID			
RINNE	SCHWABACH			RINNE	SCHWABACH	DATE	MAKE		MODEL
						RECEIVER	GAIN		EXAM
						EAR	DISCRIM		COUNC

REMARKS

图 9.18　病史：患者在飞机下降过程中出现右耳饱胀、疼痛和听力下降。耳科检查：2 天后的检查显示，右耳锤骨柄轻度充血，见气泡。鼓膜轻度内陷，活动差。患者在检查前 24 小时曾接受青霉素注射，咽鼓管通畅。咽鼓管吹张后行鼓膜切开和抽吸术。听力检查：右耳气导阈值显示轻度听力损失，骨导正常。咽鼓管吹张后听力改善，鼓膜切开后听力恢复正常。阻抗：鼓膜切开术前为 B 型鼓室图；鼓膜吹张后为 C 型。分类。传导性听力损失。诊断：气压性中耳炎。注：单单进行咽鼓管吹张并不能使听力恢复正常，因为中耳内仍有一些液体残留。

到正常位置，中耳和咽鼓管通畅时，听力应恢复正常。

33. 鼓室积血

　　中耳内的血液在鼓膜完整的情况下表现为暗红色或蓝色，常见于头部外伤后颅中窝骨折患者，有时可以看到液面。如果感音神经通路未受损，传导性听力损失一般为 40 dB，通常累及所有频率。偶尔，高频受累的程度会更大。有趣的是，骨导显示高频下降（图 9.19），导致人们错误地认为感音神经损伤已经发生。随着血液的吸收，气导和骨导都可能恢复正常。在镫骨手术后的短时间内，中耳也可能出现血液，这种情况下中耳血液吸收后才会出现听力改善。

　　正常中耳可通过吸收、纤毛作用和吞噬作用来清除中耳液体和碎屑。由于这个原因，通常没有必要行鼓膜切开和抽吸术从中耳腔内抽出血液，这可能会引入感染并引起并发症。只要看到鼓膜发红，

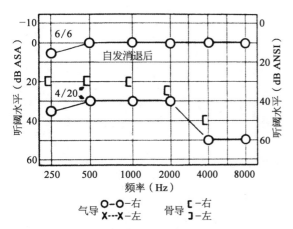

图 9.19 病史：24 岁患者，头部外伤，导致右中耳充血。耳科检查：鼓膜完整，但由于中耳有积血，呈深红色。鼓膜在空气压力作用下活动性差。未行鼓膜切开患者自行缓解。听力检查：右耳的纯音阈值显示有轻度气导损失，骨导下降（左耳掩蔽）。值得注意的是，由于中耳有积液，高频损失较大，骨导降低。自发缓解后，所有频率的听力都恢复正常。分类：传导性听力损失；中耳病变。诊断：创伤后血鼓室。鉴别诊断：必须排除鼓室球瘤的可能。通常情况下，鼓室球瘤时鼓膜活动性好，正压时可出现鼓膜发白，鼓室图显示搏动。如果出现骨质侵蚀，X 线片比较有帮助。如果强烈怀疑是鼓室球瘤，可进行逆行性颈静脉造影。

怀疑中耳有血，就应排除颈静脉球瘤。影像学检查和完善的病史询问必不可少。

34. 分泌性中耳炎

尽管有大量关于分泌性中耳炎的文献，但病因和具体治疗方法都不清楚。分泌性中耳炎的发病率似乎有所增加，与抗生素使用有关。

34.1　特征

分泌性中耳炎的主要特征是中耳积液，通常是稻草色的，有时呈黏液状或凝胶状。在许多病例中，咽鼓管是通畅的，液体可以很容易地通过鼓膜切开和咽鼓管吹张清除。然而，尽管进行了多次鼓膜切开术和各种治疗，积液仍会持续累积，同时出现听力损失，通常在高频率区更严重（图 9.20），这种情况在鼓膜切开术后也会发生。分泌性中耳炎可能出现在一只或两只耳朵中，在婴儿和成人中都有。通常情况下，病情会突然自发缓解，当时使用的治疗方法很可能会得到认可。在某些情况下，分泌物持续形成，

导致鼓膜穿孔，表现类似慢性中耳炎，但其分泌物为无菌性。

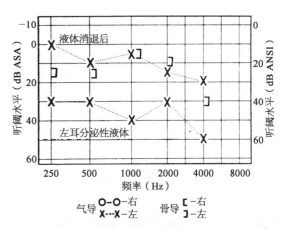

图 9.20 病史：12 岁，男性，左耳反复发作无痛性听力损失，不伴有上呼吸道感染。他有扁桃体和腺样体肥大，接受了腺样体切除术，检查了过敏原并脱敏治疗，注射了自体疫苗，并服用了多种抗生素及鼻腔局部治疗。耳科检查：左侧鼓膜有轻微的瘢痕，见液面。咽鼓管似乎是通畅的，鼓膜在空气压力下不能自由移动。中耳探查见黏稠、透明、胶状的液体，予以吸出。鼓岬上黏膜很厚，呈水肿状。鼓膜置管保持鼓膜下缘开放，并放置数月。患者术后无复发，但并不是所有的患者在拔掉管子后都有如此好的反应。听力检查：左耳纯音阈值显示轻度气骨导损失，骨导下降（右耳掩蔽）。手术后，大多数频率区气导阈值恢复到比原来的骨导阈值更好的水平。骨导阈值的降低是由中耳内的黏稠液体造成的。阻抗测听：B 型鼓室图，镫骨反射未引出。分类：传导性听力损失。诊断：复发性分泌性中耳炎。诊断依据：骨导下降并不意味着一定有感音神经性听力损失。鼓膜活动性下降，波动性听力损失，以及耳朵里有液体的感觉，都说明骨导下降可能是由于中耳受累，而不是感音神经机制受累。

当对分泌性中耳炎的中耳黏膜进行活检时，发现大多数病例的黏膜都表现为增厚和水肿。增厚的黏膜延伸到中耳的咽鼓管口，这也许是造成咽鼓管堵塞的一个因素。在许多分泌性中耳炎患者中，人们可以观察到鼻黏膜和鼻咽部的分泌物也增加，这表明分泌性中耳炎可能不仅仅是一种中耳的局部现象；有些人在因肿瘤切除软腭后，耳朵里出现积液。毫无疑问，这种情况与咽鼓管的功能障碍有关。最近有研究证实胃酸反流是中耳积液的原因之一，已经从中耳中找到了胃蛋白酶。

通常很难区分分泌性中耳炎和浆液性中耳炎。治疗中需谨慎，应避免不必要的手术治疗。例如，对患有分泌性中耳炎的婴儿来说，如果没有确切的证

据表明腺样体是主要原因,进行扁桃体和腺样体切除术(T&A)是不明智的,有可能是浆液性中耳炎。通常情况下,分泌性中耳炎会在不合理的 T&A 处理后复发,使外科医生陷入尴尬的境地。当腺样体确实是中耳分泌物产生的主要原因时(浆液性中耳炎),通常会出现其他症状,包括复发性中耳炎和用口呼吸;此外,在鼻咽部的侧面可以触到和看到肥大的腺样体。如果病因是分泌性中耳炎,这些往往就不存在了。

34.2 外观和处理

分泌性中耳炎患者的鼓膜外观通常比较有特征,但有时可能也具有欺骗性。通常,很容易观察到鼓膜后面的气泡和黄色液体。咽鼓管吹张显示咽鼓管通畅,吹张后中耳液体移动和消失,听力突然改善(尽管并不总是会恢复正常)。

通常存在传导性听力损失,较高频率区骨导降低。鼓膜切开术通常会引流出大量液体,听力明显改善。听力损失持续时间不是决定因素,甚至可能有误导性,因为液体可以在中耳停留数月或数年,多数情况下,建议通过下鼓膜切开术来保持中耳通气。

34.3 另一种分泌性中耳炎及其与耳硬化症的鉴别

另一种类型的分泌性中耳炎可能会被误诊为耳硬化症,因为很难观察到鼓膜或中耳的异常情况。在这种类型中,有一团凝胶状的透明分泌物或非常浓稠的黏液分泌物聚集在中耳内,从而导致听力损失,而通过鼓膜又看不到任何异常情况,容易误诊为耳硬化症。当行镫骨手术暴露中耳时,可以发现这团厚厚的分泌物,清理后听力恢复正常。图 9.21 显示了这样一个病例。鼓膜切开术后放入吸引头会发现这团凝胶状物质。

35. 浆液性中耳炎和腺样体

浆液性中耳炎和分泌性中耳炎之间容易混淆是可以理解的。首先,分泌性中耳炎的病因尚不清楚,其次,这两种情况在临床上有时很难区分。即使是经验丰富的耳科医生对鉴别诊断和鉴别特征也有不同的看法。

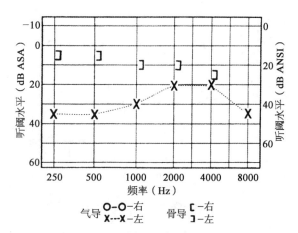

图 9.21 病史:27 岁,女性,左耳渐进性听力下降数年。左耳有胀满感,偶伴与心跳一致的耳鸣。家族中有几个成员有听力下降病史。无耳部感染史。患者曾被诊断为单侧耳硬化症。耳科检查:鼓膜外观正常(但在咽鼓管吹张时移动性差)。术中掀起鼓膜后见卵圆窗和圆窗处由于分泌性中耳炎引起的大块胶状物,清理后见镫骨底板活动好。听力检查:左耳气导阈值在低频上有轻微下降。右耳掩蔽时,左耳骨导基本正常。音叉试验偏向左侧,骨导的时间延长,比气导好。移除胶状物后,听力恢复正常。阻抗:B 型鼓室图,镫骨反射消失。分类:传导性听力损失。诊断:分泌性中耳炎。诊断依据:如果行咽鼓管吹张测试鼓膜活动性,并进行诊断性鼓膜切开术,就可以避免耳硬化症的误诊。并非所有的中耳积液都会引起骨导降低。

35.1 定义

目前,我们把浆液性中耳炎看作是由于咽鼓管或鼻咽部的阻塞或感染使中耳积聚浆液。如果中耳受到感染,则为急性中耳炎。积液是一种继发现象,是由中耳以外病变引起的。这与分泌性中耳炎不同,后者的病变似乎起源于中耳。

35.2 原因

儿童浆液性中耳炎的主要原因是咽鼓管开口后隐窝(咽隐窝)内腺样体肥大。腺样体不会在咽鼓管口上生长,而是通过黏膜下压迫或充血造成咽鼓管管腔阻塞。由于这个原因,因复发性中耳炎或听力障碍行腺样体切除术时,必须在直视下仔细切除这一区域的腺样体组织,仅仅切除中央腺样体会导致复发,需要进行后期腺样体修复。

咽隐窝粘连通常由既往手术引起,可能通过限制咽鼓管口的正常功能导致浆液性中耳炎,粘连也会导致听力受损。在这种情况下,必须在直视下仔细清除粘连,小心地松动咽鼓管开口,以免损伤黏膜下层或引起进一步粘连。鼻咽肿瘤、鼻咽辐射和过敏也可引起浆液性中耳炎。

■ 35.3 难以发现

浆液性中耳炎是儿童听力损失的一个原因,其诊断常被忽视,因为这种中耳炎听力损失很少超过40 dB,而儿童一般都会大声说话,并不影响日常交流。因此,直到进行学校听力检查或症状持续很长时间后才发现听力受损。在一项全国性的学龄儿童研究中,85%患有可见浆液性中耳炎的儿童听力损失为 25 dB,50%的儿童听力损失为 15 dB。

透过鼓膜很容易看到液平和气泡。当孩子的头前倾或后倾时,浆液液平不一定会移动。有时积液隐藏得很好,或完全充满中耳腔时,耳镜检查也难以发现异常。鼓膜活动度降低,即使施加空气压力也可能不动。耳胀满感和沉闷是常见主诉。图 9.22是一个典型的病例,是由浆液性中耳炎引起的听力损失,在学校进行常规听力检查之前,已有数月病史。

■ 35.4 治疗目的

单纯鼓膜切开术只能暂时缓解听力,因为原因仍然存在于鼻咽。因此,治疗应针对病因,同时立即行缓解耳部症状的操作。

36. 急性中耳炎

■ 36.1 听力损失程度

急性中耳炎存在暂时性听力损失,炎症消退、中耳内残渣吸收后听力恢复正常。根据感染的阶段不同,如果中耳充满脓液,听力损失可能高达 60 dB。通常情况下,如果耳朵里有液体,所有的频率都会受到影响。如果耳朵里没有液体,有时只有低频受累。在一些严重的中耳炎病例中,会出现一种有趣的矛盾现象,即如果炎症延伸到耳后区域,音叉检查时会发现骨导大幅度降低,在乳突区进行骨导测听也可以得到同样的结果。看来,声波在发炎的乳突内的传导性很差,但感音神经机制没有受影响。当在牙齿上进行骨导测试时,发现骨导正常(当用牙齿进行测试时,音叉应充分清洁)。

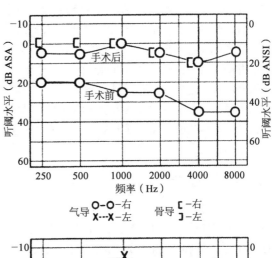

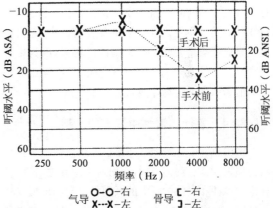

图 9.22 病史:8 岁孩子,未能通过学校的听力测试,没有耳疾病史。4 岁时做过扁桃体和腺样体切除术。耳科检查:右侧中耳有琥珀色液体,左侧中耳也有少量积液。咽鼓管显示不清。大量复发腺样体组织,特别是在咽侧壁。保守治疗 1 年效果不佳。行腺样体组织切除术,并通过鼓膜切开术吸出了稀薄的透明液体。听力检查:右耳纯音阈显示轻微气导损失,骨导正常。左耳轻度高频率损失。手术后听力恢复正常。阻抗:右耳低平 C 型鼓室图;左耳 A 型。分类:传导性听力损失。诊断:腺样体肥大伴有浆液性中耳炎。

中耳炎的听力损失是由于中耳内积液导致声音在鼓膜和听骨链上传播受阻造成的。耳鸣很少出现;当耳鸣出现时,患者会描述为脉搏声。虽然急性中耳炎发作时的听力损失在疼痛缓解后可能会引起关注,但当务之急是缓解疼痛。然而,从长远来看,最重要的是充分治疗中耳炎,使其在缓解的同时不留下任何永久性的听力损伤。

■ 36.2 鼓膜切开术问题

是否应对所有急性中耳炎患者进行鼓膜切开术

以防止听力受损？有人支持，也有人反对。也许，最好的方法是将两者平衡综合考虑。如果中耳有脓液并导致鼓膜隆起，就一定要进行鼓膜切开术，以减轻疼痛并防止听力损失。这符合公认的外科原则，即只要有脓液压迫，就应该进行切开和引流。大多数膨出鼓膜上有一个由中耳压力造成的麻醉区，如果在这个区域迅速进行鼓膜切开术，不深入压迫鼓膜，疼痛会明显减轻。

■ 36.3 抗生素

尽管通过非手术手段预防和治疗急性中耳炎已经取得了很好的效果，但仍有大量的病例发展为慢性中耳炎。失败的原因部分归结于使用了不适当剂量或种类的抗生素。在许多中耳炎病例中，需要的抗生素血药浓度要比一般认为的高得多，因为中耳感染被周边骨质隔离或被骨头包裹，只有保持非常高的血药浓度下药物才能到达中耳。

■ 36.4 急性和慢性中耳炎的区别

因为急性中耳炎经常还是会导致慢性中耳炎和听力损失，所以有必要进行全面讨论。首先，我们应该澄清急性和慢性中耳炎的区别。经常会出现这样的情况：被诊断为"慢性中耳炎"的患者转诊至耳科专家处，专家发现患者鼓膜基本正常。病史显示患者几乎每3个月就有一次反复的耳痛和感染。这是反复发作的急性中耳炎，而非慢性中耳炎。相反，耳科医生说的慢性中耳炎指的是至少连续感染数月，而急性中耳炎是指持续时间比较短的耳部感染。如果急性中耳炎对治疗没有满意的反应，而且感染持续了好几个月，就会变成慢性中耳炎。

如果一个患者患了急性中耳炎，导致鼓膜持续穿孔，感染痊愈后1个月左右又复发，这是复发性急性中耳炎，而不是慢性中耳炎。事实上，这种情况在耳科临床中比较常见。许多耳朵干燥的鼓膜穿孔患者，在上呼吸道感染后，或者耳内进水，或者擤鼻涕不当，耳朵就会再次感染。在这种情况下，耳内分泌物通常来自咽鼓管的区域，比较黏稠，听力损失较小，穿孔愈合后听力恢复。

■ 36.5 常见原因和预防

引起急性中耳炎的常见原因是上呼吸道感染和鼻窦炎、腺样体肥大、过敏、不当的擤鼻涕和打喷嚏，以及咽鼓管堵塞，还有可能是儿童接触到二手烟。值得注意的是，所有这些原因都不是耳朵本身原因，因此大多数情况急性中耳炎是一种继发性感染，其预防必须针对其原因。

为预防中耳炎和听力损失，患者不要随意擤鼻涕和打喷嚏。在捏住两个鼻孔的同时强行擤鼻涕或打喷嚏，会在鼻咽部形成压力；这种压力可能迫使少量受感染的黏液通过咽鼓管进入中耳，导致中耳炎，既往有过上呼吸道感染的患者对这些的印象比较深刻。尽管社会上存在偏见，但将鼻涕往后吸比擤鼻涕要安全得多。如果擤鼻涕，两个鼻孔不应该同时被夹住。

■ 36.6 复查听力

在所有急性中耳炎病例中，建议在感染消退后进行听力测试，以确保没有永久性或需要进一步治疗的残余听力损伤。

37. 慢性中耳炎

当中耳感染持续很长一段时间，它被称为慢性中耳炎，这是一种非常常见的听力损伤的原因，机制各不相同，鼓膜上存在穿孔。偶尔整个鼓膜被侵蚀，通过耳镜可以看到大部分的中耳。更严重的听力损失是由于部分听骨链被侵蚀造成的。最常见的听小骨缺损是砧骨长脚被侵蚀，无法接触镫骨头。偶尔锤骨柄甚至镫骨弓也被侵蚀，某些病例整个砧骨都被破坏。猩红热和麻疹是造成听小骨和鼓膜严重糜烂的原因。

慢性中耳炎导致听力损失的另一个原因是中耳有分泌物，分泌物阻碍声波的传播。奇怪的是，患者主诉耳朵里的分泌物被清除后，听力会大不如前，听力图能予以证实。这个结果可以有几种解释，但其中一个比较合理的解释是分泌物阻挡了前往圆窗龛的声波，从而使到达内耳的声波有正常的相位差。理论上在正常耳，声波会选择性地直接通过听骨链传入椭圆窗而不是圆窗，当鼓膜缺失，听骨链不能正常运作时，声波偶尔会几乎同时冲击圆窗和椭圆窗，这样，声波在到达内耳之前就可能部分地相互抵消，导致听力下降。中耳内的分泌物有时可以阻止这种效果，因为它阻挡了本来会到达圆窗龛的声波。因此,当患者的耳朵湿润时,他/她的听力会更好。同样的机制有时也被特意用来改善不存在感染的耳朵的听力。

用一种假体覆盖圆窗开口可以避免声波同时作用圆窗和卵圆窗,从而消除其对内耳的影响,防止听力损失。在某些情况下,软膏可达到相同的目的。Aquaphor 软膏就是一个例子,如果患者的鼓膜消失,圆窗壁龛可见,则可通过在圆窗壁龛上小心地涂抹 Aquaphor 软膏来显著改善患者的听力。在适当的情况下,这种软膏能保持听力改善数周;也可以让患者更换药膏。

尽管如此,医生不能因为这个原因而不对中耳内分泌物予以清理,因为感染往往会导致严重的并发症。感染得到控制后,有更好的方法来恢复听力。当在鼓膜上发现穿孔(尤其是后上方的穿孔)并有脓性分泌物时,一般意味着乳突炎的存在。如果任由感染继续下去,可能会引起一系列的并发症,包括听小骨侵蚀和严重听力损失。胆脂瘤形成可能侵蚀半规管和面神经,甚至产生脑脓肿。感音神经性听力损失常发生在长期慢性耳部感染的患者。

因此,尽可能快地治愈慢性中耳炎很重要。不幸的是,全身性抗生素往往不能成功地治愈慢性中耳炎,因为乳突气房血液供应很差,因此,有必要对耳朵进行局部治疗,有时在局部治疗不成功和出现并发症的情况下必须进行手术。

图 9.2、图 9.23 和图 9.26 为慢性中耳炎中可能出现的几种听力模式。

图 9.16 描述了一个典型的鼓室硬化症病例,后期进行了镫骨撼动术。需要指出的是,对于鼓室硬化症患者来说,镫骨切除术应该非常谨慎,因为由于某种未知的原因,即使手术在手术室里看起来很成功,但"死耳"和严重的感音神经聋的发生率可能会很高。甚至有人建议,这种类型耳朵的手术应该分两个阶段进行,第一阶段是切除鼓室硬化组织,第二阶段是撼动镫骨或做镫骨切除术。耳硬化症患者听力损失可能比较轻微,也可能严重到 65 dB。通常所有的频率都会受影响。在许多病程较长的病例中,会出现感音神经性听力损失。

38. 鼓室硬化

由于尚未确定的原因,一些慢性疾病的中耳会

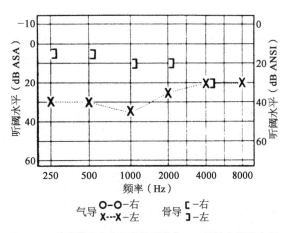

图 9.23 病史:该患者左耳流脓数年。X 线检查显示有胆脂瘤形成。耳科检查:鼓膜后缘大面积穿孔,听骨链完整,否则听力损失会超过 50 dB。术中确认了听骨链的连续性。听力检查。左耳的纯音阈值显示轻度气导下降,高频区气-骨导差逐渐减小,右耳掩蔽。鼓室图:B 型;在常规测试压力下,探针的压力密封正常。分类:传导性听力损失。诊断:胆脂瘤,鼓膜边缘穿孔。

发生硬化改变。感染消退后,鼓岬和卵圆窗表面形成一层类似页岩的骨质沉积。

偶尔,镫骨和砧骨被分层的骨质包裹,可以分层剥离,这种情况称为鼓室硬化症,它通过以类似耳硬化症的方式固定镫骨和砧骨而导致听力损失。它与耳硬化症的显著区别在于,它是在感染后发病的,没有耳聋家族史,通常单耳发病。此外,大多数硬化症患者的鼓膜存在肉眼可见的病理变化。鼓膜上可能会出现愈合的瘢痕,厚实,呈黄白色,有白色区域表明有硬化。

39. 癌症

中耳癌比较罕见,起病隐匿,类似慢性中耳炎,起初只会引起轻微的传导性听力损失,后来随着听小骨受累,听力损失可高达 60 dB。有时癌变会继发于多年的慢性中耳炎,这种情况更难被发现,因为这种变化发生在典型的肉芽组织和息肉组织的表面之下,检查者无法窥见。即使 X 线也可能没有帮助。可以对所有肉芽组织进行活检,但这在临床实践中并不现实。但是对于长期存在的肉芽组织和复发性息肉,保守治疗无效或即使手术干预后仍持续存在,特别是当出现严重疼痛,病变组织比正常组织硬或容易出血,应该进行活检。通常先有鼓膜穿孔,再发展为慢性中耳炎,所以外观上没有特别表现。图

9.24 显示了一个不寻常的中耳癌病例。听力是中耳癌的次要考虑因素，但它可能是一个重要症状，提醒医生病情的严重程度。第 21 章和第 22 章详细讨论了耳部的恶性肿瘤。

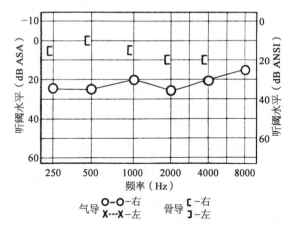

图 9.24　病史：42 岁，女性，主诉右耳饱胀感和剧烈疼痛数月，没有眩晕或耳鸣。她接受了抗生素治疗和鼓膜切开术，效果欠佳。X 线片显示右侧乳突轻度模糊，左侧乳突正常。耳科学：鼓膜模糊，但在气压作用下活动良好。听力学：右耳轻度传导性听力损失。左耳正常。诊断：在持续保守治疗失败后，对右耳进行了探查，发现中耳和乳突癌侵犯。患者对钴辐射无反应，遗憾的是没有进行根治性手术。

40. 鼻咽肿瘤

　　单侧传导性听力损失通常是鼻咽部肿瘤的首发症状。听力损失机制类似浆液性中耳炎，咽鼓管逐渐阻塞。后果既然如此严重，有必要强调对所有传导性听力损失患者进行鼻咽镜检查的重要性，特别单侧发病并且存在中耳积液的情况时。气导损失在开始时相对较轻，逐渐发展到 40 dB，而骨导通常是正常的。鼻咽部检查显示饱满，部分表现为边界清楚，部分表现为界限不清，这取决于肿瘤的性质。一般来说，通过间接鼻咽喉镜或使用光纤内镜可以获得肿瘤的较好视角。

　　在早期阶段，听力损失较轻时，鼓膜正常。随后，鼓膜内陷明显，鼓室积液肉眼可见。当一只耳朵出现复发性液体形成且需要多次鼓膜切开术时，必须排除鼻咽肿块。

41. 过敏

　　过敏在中耳源性听力损失中的作用不明确。毫

无疑问，过敏性疾病会导致咽鼓管和中耳的充血，从而引发浆液性中耳炎。已有几例报道听力损失主要是由中耳过敏引起的。当过敏症得到治疗后，听力会得到改善。如果根据经验和对文献的回顾来判断，这种类型的病例并不常见，除非中耳有液体存在。

　　当然，耳膜或中耳黏膜的过敏性肿胀确实会发生，并可能导致听力损失，但这并不像上呼吸道过敏那样频繁。针对过敏的药物治疗对许多浆液性中耳炎患者有很大帮助。

　　中耳过敏引起的听力损失轻微。如果超过20 dB，流体可能存在于中耳，或其他一些致病因素存在。

42. 放射治疗

　　对鼻咽区域的放射治疗经常会导致咽鼓管功能故障，常伴有听力损失和浆液性中耳炎。辐射可能是针对甲状腺、面部、颅骨或鼻咽，产生的听力损失比较轻微，很少超过 30～35 dB。经过几个月的保守治疗后，咽鼓管功能障碍消失，听力可能恢复正常（图 9.25）。

　　笔者遇到了一例因脑瘤放疗而引起的传导性听力损失的特殊病例。值得一提的是患者在治疗 20年后出现无菌性乳突气房坏死。严重的传导性损失由两个因素造成：外耳道后壁的巨大侵蚀性缺陷和中耳的大量浆液性分泌物。通过堵住外耳道的穿孔，听力可以得到轻微改善。

43. 系统性疾病

　　已知某些系统性疾病会影响中耳并导致传导性听力损失，其中最常见的是麻疹和猩红热。两者都因其引起明显的中耳炎而臭名昭著，并伴有鼓膜和听小骨的侵蚀。这种并发症现在已经不像几年前那么普遍了，但在实践中仍然会遇到由这些情况导致的听力损失。图 9.26 显示了儿童猩红热后传导性听力损失的病例。这种情况下，鼓膜和听骨链通常受侵蚀，听力水平为 60 dB。

　　Letter - Siwe 病、黄瘤病、嗜酸性肉芽肿和其他肉芽肿是导致传导性听力损失的其他原因，虽然不是很常见，但如第 13 章所述，它们会损害中耳并导致致残性听力损失。

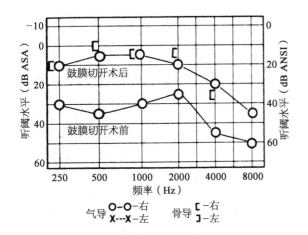

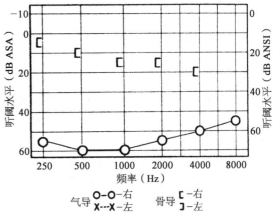

图 9.26 病史：20 岁，男性，小时候得过猩红热，右耳慢性中耳炎 1 年。从那时起，听力下降，但只有在游泳或重感冒后，耳朵才会流脓。耳科检查：整个鼓膜被侵蚀，锤骨柄消失，剩余一个小点。砧骨和镫骨也被腐蚀。听力检查：右耳气导中重度下降，骨导轻度下降。在这种情况下，轻度的骨导下降并不代表一定是感音神经性的。分类：传导性听力损失。诊断：猩红热引起的右耳慢性中耳炎。

部，导致传导性听力损失和搏动性耳鸣（图 9.27）。随着疾病的发展，它可能表现为慢性中耳炎，并可能累及鼓膜，看起来像耳道内的肉芽组织。由于颈静脉球瘤是血管性质，对这种明显的肉芽组织进行活检可能导致大量出血。随着疾病的发展，它可能会

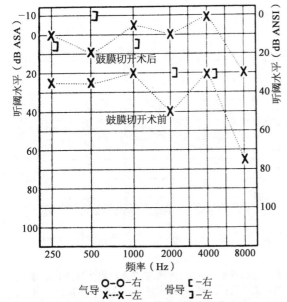

图 9.25 病史：51 岁，女性，患有肢端肥大症，接受了垂体的放射治疗。几周后，她注意到隐性听力下降，双耳能听到自己很响的心跳声，镇静剂治疗后没有得到缓解。耳科检查：鼓膜正常，但鼻咽部和咽鼓管咽口高度充血。鼓膜可以活动，但很难进行咽鼓管吹张处理。鼓膜切开后从双耳排出琥珀色液体，听力恢复，耳鸣消失。听力检查：右耳和左耳轻微传导性耳聋，在低频和中频范围内骨导正常。在对两只耳进行引流后，右耳的气导阈值恢复到术前骨导水平，而左耳的气导阈值则超过骨导水平。骨导阈值降低由中耳积液引起。阻抗：C 型鼓膜图。分类：传导性听力损失。诊断：巨人症患者脑垂体放疗后中耳炎。

44. 颈静脉球瘤和鼓室球瘤

　　颈静脉球瘤比较罕见，但当它们出现时，听力损失和耳鸣往往是唯一的症状。肿瘤起源于颈静脉球周围的细胞，并扩展至邻近结构，最常侵占中耳底

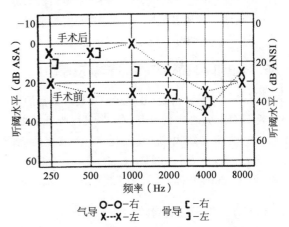

图 9.27 病史：57 岁，女性，6 个月前左耳突然感到不适，伴搏动性耳鸣，无面瘫，听力稍有下降，无疼痛。耳科检查：右耳正常。左侧中耳粉红色，但鼓膜活动自如。穿刺时出血，很快得到控制。听力检查：左耳气导轻度平坦型听力损失。骨导只有在 500 Hz，1 000 Hz 和 2 000 Hz 时有气-骨导差。左耳言语识别率为 96%。分类：传导性听力损失，高频区感音神经受累。诊断：颈静脉球瘤，予以手术切除；鼓室图显示搏动性；放射学显示有骨质侵蚀，术前颈静脉阻塞或逆行造影可以明确诊断。

破坏部分颞骨和颈静脉球,并可能向颅内扩散。颈静脉球瘤也可能起源于鼓岬或中耳内侧壁细胞,这些被称为鼓室球瘤,通常更容易手术治疗。术前必须区分鼓室球瘤和颈静脉球瘤。

与任何膨胀性肿瘤一样,血管球瘤的早期诊断有助于外科治疗的选择。由于传导性听力损失可能是很长一段时间内唯一的症状,医生有义务确定每例单侧传导性听力损失的原因。

体检可以发现中耳内有一个粉红色的肿块。压迫鼓膜可发现肿块变白。检查者可通过使用汤恩比管或听诊器在耳朵上听到脉动性耳鸣。客观性耳鸣可能与颈静脉球瘤有关,也可能与颈动脉瘤、颅内动静脉畸形、颈动脉狭窄和其他情况有关。颈静脉球瘤必须与其他可能存在于中耳的肿块相区别,如颈动脉瘤、高位颈静脉球、脑膜瘤和腺瘤。

放射学评估是目前诊断颈静脉球瘤的主要方法;很少采用活组织检查;颞骨 CT 和 MRI 用于评估骨质侵蚀和软组织累及范围,动脉造影和逆行颈静脉造影用于确定肿瘤的范围。由于肿瘤的高发率,一些耳科医生现在推荐使用血管动脉造影。高达 10% 的颈静脉球瘤患者会伴有双侧颈静脉球瘤、迷走神经、颈动脉体瘤或甲状腺癌,绝大多数为女性,儿童极为罕见。如果考虑儿童的颈静脉球瘤,需要进行活检以排除其他病变。在进行姑息性放射治疗之前,活检也可用于不适合手术的患者。

45. 鼓膜和中耳表现正常的疾病及原因

以下是一些外耳道、鼓膜和中耳表现正常的传导性听力损失的致病原因:① 先天性听骨缺损;② 获得性听骨缺损;③ 耳硬化症;④ 鼓室硬化;⑤ Paget 病;⑥ van der Hoeve 综合征;⑦ 隐匿性积液;⑧ 咽鼓管功能障碍;⑨ 上半规管裂综合征。

■ 45.1 先天性听骨缺损

胎儿发育期间听骨链可能出现各种缺陷,并产生 60～70 dB 的传导性听力损失,体检往往发现鼓膜和中耳正常。如果患儿双侧受累通常在 3 岁左右时被发现,但如果缺陷仅影响一只耳朵,发现时间可能会延迟。

如果一个鼓膜明显正常的年轻患者主诉自幼听力下降,而且是传导性的,范围在 50 dB 以上,特别

是表现为单侧发病和非进展性,就应该怀疑是先天性听小骨缺陷。耳鸣罕见。

如果是双侧听力损失,仔细询问后通常会发现患儿语言发育延迟,可表现为两种反应:学业不佳或因为孩子无法听到或回应而产生的一些行为问题。虽然听力损失的非进展性具有相当大的诊断意义,但在上呼吸道感染、过敏和类似情况下,听力可能会出现波动,其他病因的听力损失也是如此。

图 9.28 的听力损失高度提示先天性听小骨缺陷。此处提及此听力图,是为了强调将听力学结果与耳科检查结合进行仔细和批判性评估的重要性,特别是对鼓膜的细致检查。

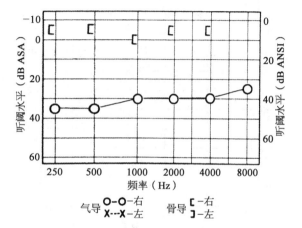

气导 O—O—右　X---X—左　　骨导 匚—右 亅—左

图 9.28　病史:16 岁,男性,在 7 岁时发生耳部感染后,右耳听力下降,当时有行鼓膜切开。后续没再发生感染,听力损失也没有进展,否认耳鸣。耳科检查:鼓膜几乎正常,只有轻微的瘢痕迹象。术中发现砧骨末端有骨折,并以纤维结合的方式愈合。该损伤可能是由鼓膜切开刀造成的。用一根塑料管来改善砧镫关节的连接。听力检查:右耳气导显示轻度平坦型听力损失,骨导正常。阻抗:A 型鼓室图;由于纤维结合,可能不是 A$_D$ 型。分类:传导性听力损失。诊断:听小骨断裂。诊断依据:正常的骨传导阈值是诊断听小骨缺损的一个重要标准(例如,不像积液或镫骨固定一样骨导听力图出现下降)。

如果怀疑有听骨缺损,可选择掀起鼓膜,检查听骨链。听骨链的任何部位都可能发现缺陷。其中最常见的是镫骨的先天性固定;另一种是先天性的砧骨长脚缺失,砧骨和镫骨头之间没有连接。镫骨前后弓的常见畸形也是造成听力损失的原因。还有其他一些先天性缺陷,对于试图重建听骨链功能的外科医生来说是一种聪明才智的挑战。

■ 45.2 获得性听骨缺损

听骨链有可能在不出现鼓膜可见变化的情况下已被破坏或损坏。图 9.29 为一起工业事故中头部受伤后听骨损伤的病例。儿童鼓膜切开术中,如果鼓膜切开位置太高,刀穿透太深,损坏砧骨,也会产生类似的缺陷。手术后,鼓膜可能会愈合而无瘢痕,但砧骨的损伤仍然存在。

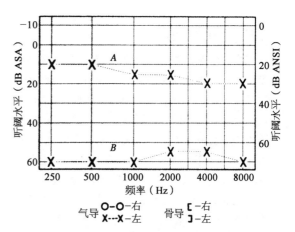

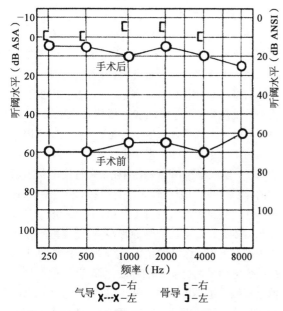

图 9.29 病史:50 岁,男性,在一次工业事件头部外伤之前听力正常。他在此次事件中失去了知觉,但颅骨没有骨折。否认耳鸣或眩晕,但受伤后出现了明显的右耳听力损失。耳科检查:鼓膜和中耳正常。探查发现砧骨末端与镫骨头完全脱位。手术恢复听骨链完整后,听力得到改善。听力检查:右耳气导显示中度听力损失,骨导正常。气-骨导差在传导性听力损失病例中是比较大的。音叉偏向于右耳,骨导比气导好。阻抗:A$_D$型鼓室图。分类:传导性听力损失。诊断:头部外伤引起听骨链中断。

图 9.30 显示一名患者在镫骨切除术后听力良好,但在头部手术侧受到尖锐打击时突然出现听力丧失。

检查中耳发现,听小骨假体因击打后出现移位。相反的,另一个患者在做了镫骨切除术和筋膜移植术后,听力没有得到改善。几个月后,当她乘坐下行电梯,电梯突然停止后听力立即恢复。显然,听小骨假体移动到了一个更好的位置,听力也得到了改善。与先天性缺陷和耳硬化症的长期耳聋病史相比,有

图 9.30 病史:患者的镫骨切除术后效果良好(A)。术后15 个月,她的左耳和脸部受到猛烈撞击。随后突然失聪(B)。没有出现眩晕的情况。耳科检查:检查发现中耳假体脱落、游离。移除假体,代之以 piston 挂在砧骨上。听力检查:创伤后的气导阈值下降 35~50 dB。使用新的假体后,听力得以恢复。分类:传导性听力损失。诊断:中耳假体脱位。

这些病例的听力变化是突然的。偶尔会有锤砧关节或锤骨本身的固定,这可能发生在鼓膜轻度感染后,也可能是先天性的,或者可能没有明显的原因。锤砧骨固定后无法传输声波,导致明显的听力损失。

在某些情况下,砧骨或镫骨弓可能因头部受到打击而断裂,并呈纤维愈合而非骨愈合(图 9.28)。在这种情况下,听力损失可能相对较轻。听骨缺损导致的听力损失通常累及所有频率,并且没有耳鸣。在手术检查听骨链之前,很少能做出明确诊断。这些缺陷中的绝大多数可以修复,听力也可以恢复。

另一种耳镜检查正常的听小骨缺陷,源于镫骨手术中可能对砧骨末端或镫骨造成的损伤。部分情况下,如果试图通过按压砧骨末端来移动镫骨,或者用于固定假体的钢丝太紧,砧骨末端受损或撕裂,砧镫关节工作效率受损、活动性受累,甚至使听力恶化。镫骨头和镫骨前后脚的骨折是造成后天性听觉缺陷的另一个原因。这些情况下,最初 30 dB 的听力损失可能会增加到 50 dB。骨头很少能完全愈合,使听力得到明显的改善,这时就需要进行镫骨切除术或用镫骨假体替换镫骨弓和砧骨末端。

镫骨切除术也可能不成功,因为在移除镫骨并用人工镫骨替换后,假体可能会滑动或接触不良,或者卵圆窗关闭,听力损失可能比手术前更严重。

■ 45.3 耳硬化症

当成人出现传导性听力损失,而通过耳镜观察鼓膜和中耳正常时,最可能的诊断是耳硬化症,还有一些不太常见的原因。耳硬化症的原因是遗传性的,病因不明,一些患者由于耳蜗骨质的异常变化,卵圆窗镫骨底板逐渐固定。实际上,"耳硬化"一词有误导性,因为疾病本身最初不是一个硬化过程,更像是骨中新生血管形成,伴海绵状外观的新生骨。这个阶段的疾病称为耳海绵化,而成熟的、不太活跃的后期阶段称为耳硬化。临床上两个阶段统称为耳硬化症。这种变化在身体的其他地方还没有过报道,只有在迷路骨质中才有。鉴于耳硬化症的高发病率和围绕其诊断的混乱,以及针对此疾病的外科手术的普及,我们对这一主题进行了相对详尽的描述。

■ 45.4 临床耳硬化

事实上,患有耳硬化症的患者数比因患有此疾病出现听力损失而寻求医疗帮助并得到明确诊断的患者要多得多。例如,许多人尸检发现耳硬化症,而在他们活着的时候没有证据表明他们有听力障碍。高达10%的美国白人都有这种病,但只有1%的人有症状。当耳硬化症影响到迷路中除卵圆窗以外的区域时,并没有传导性听力损失。只有当卵圆窗和镫骨受累时,才会出现传导性听力损失,然后被称为临床耳硬化症。为了我们的目的,我们将之统称为耳硬化症,因为在出现听力障碍之前,这种情况在临床上不会引起我们的关注。镫骨的固定可能发生在几个月甚至几年的时间里,随着镫骨底板逐渐固定,听力会逐渐下降。图9.31是对一例耳硬化症患者随访多年后的连续听力图。耳硬化症应该与Paget病和成骨不全症相混淆。附录3中总结了其区别特征。

45.4.1 听力损失程度

在某些情况下,听力轻度下降后就不再发展,原因不明,而更常见的情况是听力不断恶化,直到稳定在70 dB。听力损失通常从低频开始,逐渐向高频发展,最后所有的频率都会受影响。许多患者由于叠加了感音神经性听力损失,高频的恶化程度甚至超过了低频。晚期耳硬化症患者会出现严重的听力损失。

45.4.2 特征

关于耳硬化症有许多有趣且具有挑战性的特征。例如,它在女性中比在男性中更为常见,通常在18岁左右首次出现;听力丧失通常伴有非常烦人的嗡嗡声耳鸣。这两种症状通常因怀孕而加重,耳鸣通常会在多年后减弱。

(1)心理学方面,特别值得关注的是耳硬化症患者普遍存在的心理问题:他们中有些人变得多疑,总是觉得人们在谈论他们;许多人变得内向,有明显的人格变化,他们退缩到自己的壳里;有些人试图表现得轻松愉快,甚至幽默,但这种尝试缺乏说服力。也许这些症状与耳硬化症的渐进性发展有关,然而,在其他原因引起听力损失的患者中很少看到类似的反应,尽管这些症状也可能是逐渐发生的。试图通过手术或扩音来尽早恢复听力的重要原因之一是为了防止不良的心理变化。

(2)家族原因:耳硬化症在某种程度上是家族性的,经常在同一个家庭的几个人中发病。相反,许多耳硬化症患者否认他们几代人中任何家族成员存在听力损失。根据遗传学原理,不可能预测一个家族中谁会出现临床耳硬化症,但从理论上讲,两个家族的成员如果都有明显的耳硬化症病例,他们之间的婚姻似乎是不可取的。然而,这种风险并不意味着要采取极端的做法,不应试图阻止那些在了解了事实后仍然希望结婚的男女。尽管耳硬化症是常染色体显性遗传,但因为存在表型差异,他们的后代可能并不会出现听力损失。当然,对于患有耳硬化症的孕妇来说,没有理由仅仅因为她的听力损失在怀孕期间可能会加重而进行治疗性流产。一些旧的教科书采取了相反的观点,但根据我们现在对耳硬化症的了解,这种观点毫无根据。

(3)骨导正常:如前所述,耳硬化症患者骨传导良好。这就解释了为什么这些患者说话时声音非常柔和,这是耳硬化症的一个显著特征。患者主诉当咀嚼松脆食物时听力更差,原因是咀嚼时的噪声经过骨导干扰了听旁人说话的能力。

45.4.3 鉴别诊断

在纯音测听过程中,耳硬化症患者通常不确定在阈值测试时是否真的听到了纯音。相比之下,感音神经性听力损失患者能确定是否听到声音。

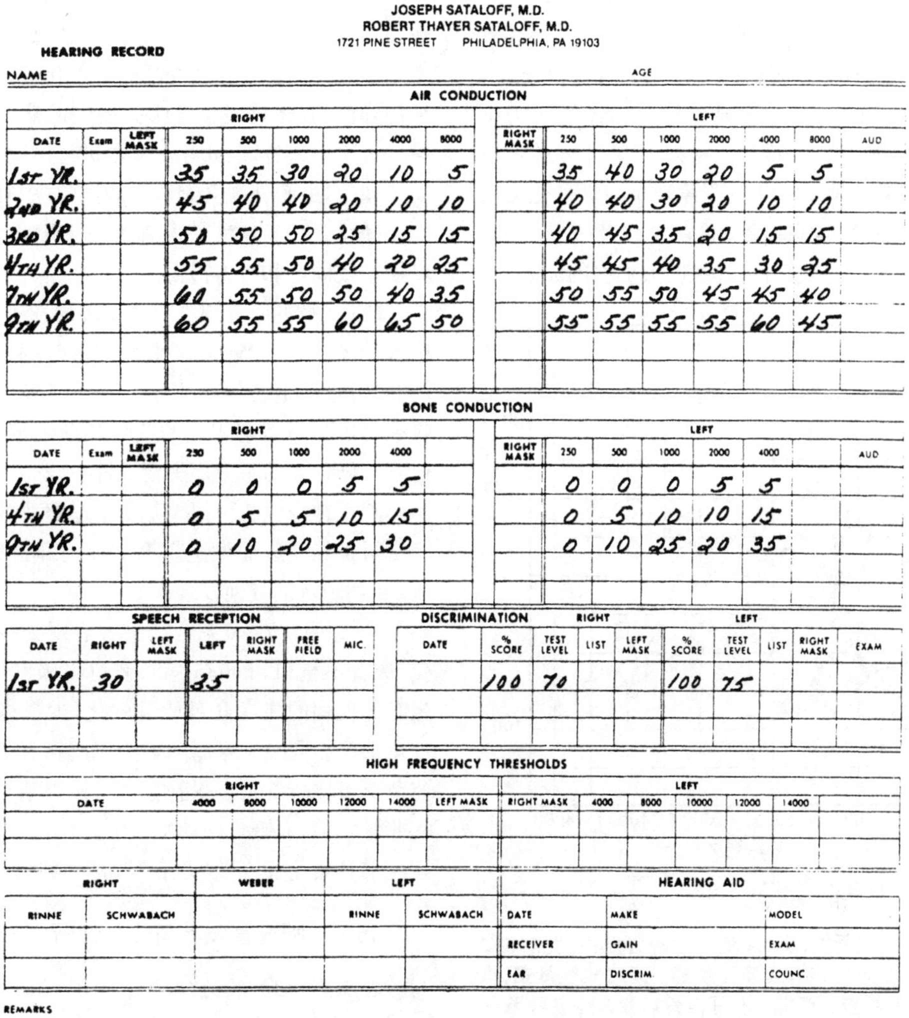

JOSEPH SATALOFF, M.D.
ROBERT THAYER SATALOFF, M.D.
1721 PINE STREET   PHILADELPHIA, PA 19103

HEARING RECORD

NAME   AGE

AIR CONDUCTION

			RIGHT							LEFT						
DATE	Exam	LEFT MASK	250	500	1000	2000	4000	8000	RIGHT MASK	250	500	1000	2000	4000	8000	AUD
1ST YR.			35	35	30	20	10	5		35	40	30	20	5	5	
2ND YR.			45	40	40	20	10	10		40	40	30	20	10	10	
3RD YR.			50	50	50	25	15	15		40	45	35	20	15	15	
4TH YR.			55	55	50	40	20	25		45	45	40	35	30	25	
7TH YR.			60	55	50	50	40	35		50	55	50	45	45	40	
9TH YR.			60	55	55	60	65	50		55	55	55	55	60	45	

BONE CONDUCTION

			RIGHT							LEFT					
DATE	Exam	LEFT MASK	250	500	1000	2000	4000	RIGHT MASK	250	500	1000	2000	4000	AUD
1ST YR.			0	0	0	5	5		0	0	0	5	5	
4TH YR.			0	5	5	10	15		0	5	10	10	15	
9TH YR.			0	10	20	25	30		0	10	25	20	35	

SPEECH RECEPTION

DATE	RIGHT	LEFT MASK	LEFT	RIGHT MASK	FREE FIELD	MIC.
1ST YR.	30		35			

DISCRIMINATION

		RIGHT			LEFT			
DATE	% SCORE	TEST LEVEL	LIST	LEFT MASK	% SCORE	TEST LEVEL	LIST	RIGHT MASK	EXAM
	100	70			100	75			

HIGH FREQUENCY THRESHOLDS

	RIGHT						LEFT				
DATE	4000	8000	10000	12000	14000	LEFT MASK	RIGHT MASK	4000	8000	10000	12000	14000

	RIGHT		WEBER		LEFT		HEARING AID		
RINNE	SCHWABACH			RINNE	SCHWABACH	DATE	MAKE		MODEL
						RECEIVER	GAIN		EXAM
						EAR	DISCRIM.		COUNC

REMARKS

图 9.31 耳硬化症患者的进行性听力损失。患者拒绝接受手术治疗，佩戴助听器后恢复良好。值得注意的是即使该患者在最后一次听力检查时为 38 岁，骨导仍在下降。

尽管耳硬化症患者有典型的症状，但许多病例仍被误诊为卡他性中耳聋、过敏性耳聋、粘连性耳聋或咽鼓管堵塞引起的耳聋。由于这些诊断上的错误，须要强调的是，这些非硬化性疾病只会产生轻微的听力损失，而且很少伴有耳鸣或耳聋的家族史。凡是耳镜检查结果正常的患者，其言语频率的传导性听力损失超过 45 dB，其原因很可能是耳硬化症或听小骨缺陷，即使可能有明显的过敏史和鼻的变化，或鼓膜轻微内陷，甚至明显的咽鼓管堵塞。记住，除了耳硬化症以外，很少有其他原因会产生 45 dB 的渐进性传导性听力损失，并伴有耳鸣和家族史。

45.4.4 每只耳朵听力损失的不同进展

耳硬化症有时是单侧发生的，另一只耳朵听力正常。当双耳出现耳硬化症时，每只耳朵的听力损失进展可能有很大差异，因此大多数情况下，患者抱怨一只耳朵的听力比另一只耳朵好。然而，这种差异可能会发生变化，患者也许会说"我的左耳过去听力更好，但现在已经变得非常糟糕，右耳听力好些。"这种主诉经过听力检查加以证实后，可以作为选择哪只耳朵进行镫骨手术的依据。

45.4.5 其他类型

耳科医生还可以对许多其他类型的耳硬化症进行分类。一种是所谓的恶性类型，这是最令人不安的。它可能发生在年轻患者中，通常在 1 年或 2 年内快速进展，听力损失达到致残程度，并伴随着感音神经受累导致的骨导减弱（图 9.32）。通常情况下，这些病例就诊时已经有明显的感音神经性听力损伤，以至于耳硬化起源部位已模糊不清，手术价值有限。感音神经性听力损伤的受累频率与耳硬化之间的关系尚未证实。耳蜗感觉区的耳硬化变化，尤其是血管纹，被认为是感音神经性听力损伤的原因。

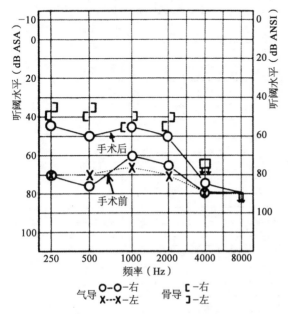

气导 ○—○—右　骨导 ⌐—右
　　 ✕---✕—左　　　 ⌐—左

图 9.32　病史：24 岁，女性，隐匿性听力损失，发病仅 3 年，明显的耳鸣和一定程度不平衡感。无家族性耳聋，声音正常。耳科检查：正常。右耳镫骨切除术中在移除一块固定镫骨底板厚厚的白色耳硬化灶后听力改善。听力学检查：纯音气导阈值显示双侧严重传导性听力损失，骨导下降。术前音叉测试显示双耳骨导优于气导，无偏侧现象。术后，右耳的气导与骨导相等，气-骨导差消失。右耳术前和术后的言语识别率得分低于 40%（后来在左耳也得到了类似的结果）。阻抗：A 型鼓室图。分类：混合性听力损失。诊断：伴有感音神经受累的耳硬化症。轻度不平衡的存在在这种伴有感音神经受累的耳硬化症中并不少见。

另一种类型的耳硬化如图 9.33 所示，这种很难被识别为耳硬化症，但患者具备所有经典耳硬化的病史和症状，除了听力损失为 60 dB，伴有感音神经性听力损失。第 10 章讨论了这类耳硬化症的许多特征。这确实是耳硬化症，从听力图上可以看出，通过手术可以改善听力。听力测试没有反应并不一定意味着耳朵"死了"，而是因为听力阈值超出了听力

计的极限。还有一种不常见但严重的耳硬化症发生在卵圆窗和圆窗都被阻塞时，这种情况下骨导下降。

上述具有感音神经受累的耳硬化症病例不是单纯传导性的，而是混合性听力损失的病例。由于传导性占主导地位，因此在本章内进行讨论。

偶尔，鼓膜外观会有微小的异常，中耳有明显的鼓膜硬化变化。这种情况称为鼓室硬化，可导致听骨损伤或固定和听力损失。

Paget 病的听力损失可能是传导性的，也可能是感音神经性的。当钙沉积物阻碍镫骨底板的正常运动时，镫骨固定会导致传导性听力损失。这些沉积物聚集于与卵圆窗相连的镫骨环形韧带处，呈现类似于耳硬化症的听力损失模式（图 9.34）。

感音神经性听力损失是由于迷路改变或内听道变窄听神经受压而发生。第 13 章和附录 3 讨论了Paget 病患者的其他发现。

Van der Hoeve 综合征患者表现为全身性骨病变、成骨不全（Lobstein 病）、蓝色巩膜和听力损失。患有此疾病的患者全身软骨软化，少数患者的牙齿变得透明。同一个家庭的数个成员患有听力损失和蓝色巩膜比较常见。尽管听力学检查结果与耳硬化症非常相似，但镫骨松动术中会发现，镫骨固定的硬度与耳硬化症不同（见第 13 章和附录 3）。

■ 45.5　咽鼓管及其与传导性听力损失的关系

45.5.1　咽鼓管的作用

咽鼓管一般是直的，但有时在中耳的骨质部分与鼻咽部的软骨部分连接的地方会有轻微的弯曲和小的扭曲。此外，咽鼓管在鼻咽部和中耳的开口比较宽，但在骨质软骨交界处管腔会明显变窄。正常情况下，咽鼓管是不开放的，因为管腔内的黏膜相互接触，除了在吞咽、打喷嚏、打哈欠或用力擤鼻涕时，管腔才会开合。咽鼓管在鼻咽部的开口后面有一个深窝，称为咽隐窝。该区域内腺样体组织的过度生长常会压迫咽鼓管，妨碍正常通气。鼻咽部和腺样体表面的充血感染也可沿管腔黏膜和黏膜下组织向上扩展，导致管腔闭合。

（1）功能：咽鼓管通常有两个重要功能。一个是利于中耳向鼻咽部引流，另一个是保持鼓膜两侧的气压相等。中耳的黏膜会吸收空气，尽管速度很慢。由于咽鼓管通常是关闭的，因此必须每隔一段

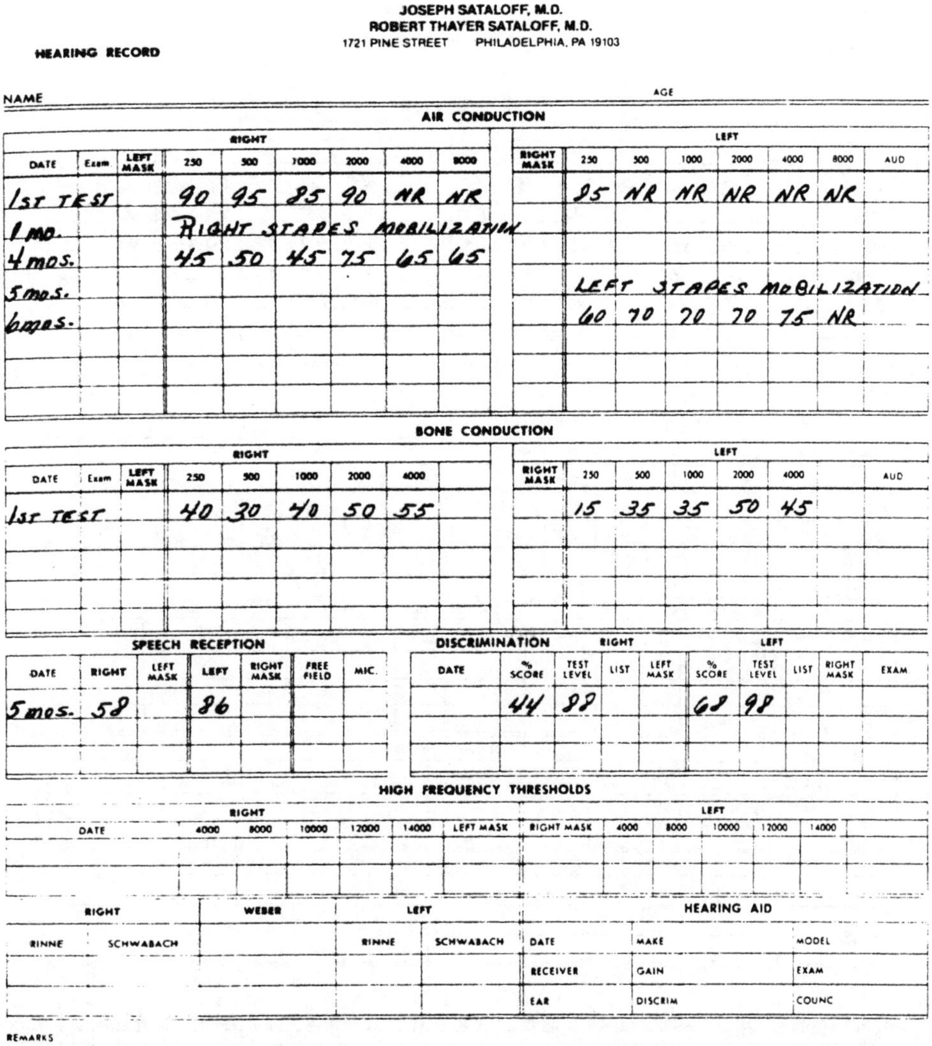

JOSEPH SATALOFF, M.D.
ROBERT THAYER SATALOFF, M.D.
1721 PINE STREET   PHILADELPHIA, PA 19103

HEARING RECORD

NAME   AGE

AIR CONDUCTION

			RIGHT									LEFT					
DATE	Exam	LEFT MASK	250	500	1000	2000	4000	8000	RIGHT MASK	250	500	1000	2000	4000	8000	AUD
1st TEST			90	95	85	90	NR	NR		95	NR	NR	NR	NR	NR	
1 mo.			RIGHT STAPES MOBILIZATION													
4 mos.			45	50	45	75	65	65								
5 mos.										LEFT STAPES MOBILIZATION						
6 mos.										60	70	70	70	75	NR	

BONE CONDUCTION

			RIGHT							LEFT					
DATE	Exam	LEFT MASK	250	500	1000	2000	4000	RIGHT MASK	250	500	1000	2000	4000	AUD
1st TEST			40	30	40	50	55		15	35	35	50	45	

SPEECH RECEPTION

DATE	RIGHT	LEFT MASK	LEFT	RIGHT MASK	FREE FIELD	MIC.
5 mos.	58		86			

DISCRIMINATION

				RIGHT				LEFT		
DATE	% SCORE	TEST LEVEL	LIST	LEFT MASK	% SCORE	TEST LEVEL	LIST	RIGHT MASK	EXAM
	44	88			68	98			

HIGH FREQUENCY THRESHOLDS

		RIGHT						LEFT				
DATE	4000	8000	10000	12000	14000	LEFT MASK	RIGHT MASK	4000	8000	10000	12000	14000

RIGHT		WEBER		LEFT		HEARING AID			
RINNE	SCHWABACH			RINNE	SCHWABACH	DATE	MAKE		MODEL
						RECEIVER	GAIN		EXAM
						EAR	DISCRIM		COUNC

REMARKS

图 9.33　病史：67 岁，女性，隐匿性听力损失 30 年。拒绝佩戴助听器，仅以书面形式交流。无耳聋家族史，没有耳鸣或眩晕。耳科检查：正常。听力学检查：严重的感音神经性听力损失，存在气-骨导差，言语识别率下降。通过牙齿听音叉的声音很好。阻抗：A 型鼓室图。辅助诊断：镫骨松动术后效果显著，证明这些耳朵并不是"死耳"，而是听力阈值超过了听力计的极限。

时间打开咽鼓管以保持压力平衡，常发生于吞咽时，不仅是在进食时，而且在整个白天和晚上不断进行，因为唾液和黏液在咽部聚集，刺激吞咽反射。

（2）功能评价方法：可以用一个简单的方法来证明在这些动作中管道是打开的，就是在鼻孔前放置一个振动的音叉，吞咽之前患者听到的声音比较弱，然后随声波沿咽鼓管进入中耳，声音会变大。

另一种确定咽鼓管功能是否正常和开放的方法是使用 Politzer 方法。将装有樟脑雾（或只有空气）的压力瓶上的大鼻尖小心地插入一个鼻孔，堵住另一个鼻孔，然后让患者说"kick"或"cake"。当发"k"这个音时，由于软腭抬起，鼻咽部关闭，空气或雾气被强行送入咽鼓管，将鼓膜稍微向外推。在这个过程中，通过耳显微镜观察鼓膜发现：正常鼓膜会略微向外鼓起，然后恢复到原来的位置；异常结果表现为鼓膜缓慢地回到原位，或者鼓膜持续性膨出，或者鼓膜完全不能移动。这些不正常的现象表明咽鼓管和中耳不正常。必须注意不要使用太大的气压，因为这可能会使脆弱的鼓膜破裂或引起头晕。鼻或鼻咽部有感染是禁忌证。

JOSEPH SATALOFF, M.D.
ROBERT THAYER SATALOFF, M.D.
1721 PINE STREET   PHILADELPHIA, PA 19103

HEARING RECORD

NAME   AGE

AIR CONDUCTION

			RIGHT								LEFT					
DATE	Exam	LEFT MASK	250	500	1000	2000	4000	8000	RIGHT MASK	250	500	1000	2000	4000	8000	AUD
1ST TEST			25	15	25	20	15	15		45	35	35	45	60	65	
1 YR.			25	15	20	20	40	25		40	35	45	45	60	65	
3 YRS.			25	25	20	20	45	25		40	40	50	50	65	65	
4 YRS.			35	40	30	50	65	30		45	50	50	60	75	60	
13 YRS.			70	65	75	85	95	NR		65	55	50	70	90	NR	

BONE CONDUCTION

			RIGHT							LEFT					
DATE	Exam	LEFT MASK	250	500	1000	2000	4000	RIGHT MASK	250	500	1000	2000	4000	AUD
1ST TEST			0	5	10	25	20		5	0	30	55	NR	
1 YR.			10	10	10	30	30		5	10	35	NR	NR	
13 YRS.			10	10	25	NR	NR		5	10	35	NR	NR	

SPEECH RECEPTION

DATE	RIGHT	LEFT MASK	LEFT	RIGHT MASK	FREE FIELD	MIC.

DISCRIMINATION

DATE	% SCORE	TEST LEVEL	LIST	LEFT MASK	% SCORE	TEST LEVEL	LIST	RIGHT MASK	EXAM.

HIGH FREQUENCY THRESHOLDS

	RIGHT						LEFT				
DATE	4000	8000	10000	12000	14000	LEFT MASK	RIGHT MASK	4000	8000	10000	12000	14000

RIGHT		WEBER		LEFT		HEARING AID		
RINNE	SCHWABACH			RINNE	SCHWABACH	DATE	MAKE	MODEL
						RECEIVER	GAIN	EXAM
						EAR	DISCRIM.	COUNC

REMARKS

图 9.34　病史：59 岁，男性，在 44 岁时首次发现左耳听力开始减退，听力损失渐进性加重，言语辨识困难加重，偶尔出现耳鸣。46 岁时被诊断为 Paget 病的晚期。诊断后 6 个月，右耳开始出现耳鸣。52 岁时左耳开始佩戴助听器。在过去的几年里，曾有过短暂的不平衡感。言语正常。颅骨透视图显示内听道狭窄，右耳内听道显示不清楚，双侧耳蜗也显示不清楚。耳科检查：双侧鼓膜轻度浑浊。听力学检查：连续 13 年气导和骨导阈值检查显示缓慢渐进性听力下降，高频区的损失更明显。低频区存在气-骨差，但在高频区却不是经常有，无重振。分类：低频传导性耳聋，伴中频和高频感音神经受累。诊断：Paget 病。

其他评估咽鼓管功能的方法包括通过鼻咽镜直接检查和插管。如果怀疑鼓膜有小穿孔，但无法通过耳镜看到，可采用咽鼓管吹张法，通过从小孔中喷出的樟脑雾，确定穿孔位置。如果使用空气，可以在耳朵中放入水或滴耳液，通过观察气泡来确定穿孔的位置。

阻抗测听法可以通过记录吞咽时中耳压力的变化来显示咽鼓管功能。如果有穿孔，可以直接测量咽鼓管功能。

■ 45.6　咽鼓管受累的听力损失程度

与听觉系统任何部位相比，咽鼓管更加容易被误判误诊。在对听力生理学、咽鼓管功能和耳硬化症进行彻底地了解之前，这可以理解。然而，当听力损失存在其他原因时，不应该去指责或错误治疗咽鼓管。

咽鼓管功能故障只会导致传导性听力损失。如果存在感音性听力损失，通常不应将咽鼓管作为治疗目标,即使咽鼓管吹张或扩张可能会让患者在几分钟内产生主观上的听力改善,这种治疗通常会延迟患者的实际听力康复。

一般来说,单纯咽鼓管堵塞只会导致相对温和的听力损失,不超过 35 dB,而且大多数情况下,会比这个程度轻。低频损失比高频损失大。最常见的原因是急性上呼吸道感染和过敏,咽鼓管由于充血和炎症而变得潮湿导致阻塞,患者自觉耳饱胀感,并且出现轻微重听。如果管道阻塞持续存在,中耳内的空气被黏膜吸收,鼓膜轻微内陷,因此,听力损失就会加重,以至于可能达到 35 dB 的可测量水平。如果中耳内形成液体,可能会出现更加严重的听力损失,主要是在高频区。这种频率特异性是由于中耳内容物中增加了液体质量导致的。当中耳内有液体时,骨导也可能略微下降,这种降低可能导致感音神经性听力损失的错误诊断。然而,清除积液后,气导和骨导都会恢复正常。

这些概论也有例外。当咽鼓管已关闭数月或数年,鼓膜可能会完全内陷,以至于"贴"在鼓岬上,这种情况会导致 50 dB 的听力损失;如果积液是黏稠的胶状物,听力损失可能会略大。一般来说,咽鼓管阻塞本身只引起轻微的听力损失,只有当中耳出现并发症时,如出现液体和鼓膜内陷或感染时,听力损失才会增加。因此,可以肯定的是,除了极少数例外,如果听力损失超过 35 dB,而鼓膜和中耳看起来基本正常,那么故障就不在咽鼓管上,更可能是在听骨链、特别是镫骨上。通常归咎于咽鼓管堵塞的听力损失往往有其他原因,其中大部分与咽鼓管本身无关。

■ 45.7 咽鼓管损伤

咽鼓管损伤不是听力损失的常见原因,但在战争期间,许多患者的咽鼓管因枪伤或面部弹伤而受伤。损伤通常是单侧的,可以通过鼻咽镜看到。

咽鼓管损伤后,愈合过程中形成的瘢痕组织使咽鼓管变窄,导致浆液性中耳炎复发或持续发作。这种情况下,要避免咽鼓管管内的剧烈操作,这会加剧收缩。大多数情况下,反复鼓膜切开,或在鼓膜内临时置管,以及口服和局部减充血剂是最好的选择。患者通常主诉受影响的耳朵胀满感伴一定程度听力损失,当液体从中耳排出时,听力恢复。

■ 45.8 咽鼓管异常开放

在极少数情况下,患者主诉当他/她通过鼻吸气时,耳朵会发出巨大的嗖嗖声,耳朵也会有胀满感,伴轻度重听。通过鼻咽镜检查咽鼓管口,可能会发现鼻咽部咽鼓管开口比正常情况下大得多,也更明显,这种情况称为耳咽管扩张或异常开放。原因并不清楚,但似乎是由于咽鼓管周围的脂肪消耗所致。任何导致脂肪重新分布的因素都可能导致这种情况:体重减轻、使用类固醇、怀孕、避孕药和其他情况。

咽鼓管异常扩张的患者比咽鼓管阻塞的患者更容易受症状的困扰。对患者来说,每次呼吸时都会听到耳鸣可能是最烦人的,运动使病情恶化。患者最终可能会被这种症状弄得心神不宁。通过口腔呼吸时,症状停止。另一个主诉是能听到自己的声音,就像待在共鸣室一样,这叫自听增强。另一个不常见的现象是,鼓膜随呼吸运动不断内陷和膨出,通过鼓室图可以得到证实。虽然患者可能自觉受累耳朵听力有下降,但实际上没有听力损失,这种情况基本上不存在听力缺陷。尽管有很多治疗方法针对咽鼓管异常开放,但并没有特效的治疗方法。体重增加,鼓膜切开术和置管术,以及很少见的咽鼓管注射可能会有所帮助。

46. 腺样体肥大

浆液性中耳炎是导致儿童轻度传导性听力损失的最常见原因,可由肥大的腺样体、过敏和其他情况引起。几个州的学校调查显示,3% 的儿童至少在几个频率上有明显的听力损失。其中 80% 以上是传导性的,可能与肥大的腺样体有关(图 9.35)。这种情况的其他可能原因是分泌性中耳炎、腭裂、过敏、鼻咽炎、鼻窦炎、胃反流和鼻咽部肿瘤,但即使在这些情况中,肥大的腺样体也可能是一个诱因。

由于儿童并不总是常规行听力检查,因此听力损失可能比通常认为的要普遍得多。儿童听力损失日常多表现为高声说话,因此,儿童听力损失接近 40 dB 之前不会被人注意到。许多儿童的听力损失呈隐性发展,容易与注意力不集中相混淆,在将两者区分之前,听力损失可能已经存在了好几个月甚至几年。15 dB 的轻度听力损失也会对儿童的行为产生显性影响。腺样体切除术通常是由于存在经口呼

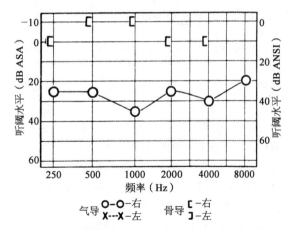

图9.35 病史：6岁儿童在过去一年中反复出现耳痛和听力损失，经口呼吸。有过6次鼓膜切开术、过敏性脱敏治疗和腺扁切除病史。

吸或慢性中耳炎，术前常规不会做听力检查，因此有理由相信常规听力检查会发现大部分这样的儿童都存在听力损失。因此，我们主张对儿童进行普遍听力筛查。不复杂的患者经过保守治疗或手术治疗后听力损失得到改善，家长或医生甚至都没有注意到听力损失的存在。对于所有反复发作的中耳炎、长期注意力不集中、有口呼吸和耳痛的儿童，尤其是在腺样体肥大的情况下，需要进行常规听力检查。

关于儿童腺样体切除术的适应证，意见分歧很大。这些差异包括主张所有患有上呼吸道感染的儿童常规行腺样体切除术，以及另一个极端：除非鼻咽部完全阻塞，否则绝不切除腺样体。对于腺样体切除术在处理这一问题上的有效性，存在明显的不同意见，这表明需要在客观研究的基础上继续重新评估。

未经治疗的儿童耳病可能会导致以后的听力损失。浆液性中耳炎的后遗症主要是传导性听力损失。然而，慢性、复发性感染性中耳炎似乎更常发生在浆液性中耳炎患者身上，在某些病例中也可能导致感音神经性听力损失。重要的是要记住，浆液性中耳炎，特别是成人单侧浆液性中耳炎比较特别，无明显病因的单侧浆液性中耳炎应怀疑鼻咽癌，应予以排除。单侧恶性咽鼓管阻塞，浆液性中耳炎常为主要表现症状。

47. 耳手术的效果

中耳手术不属于本书的讨论范围，但如果发现传导性听力损失患者有既往手术史，则应该评估患者听力损失与既往手术的关系。简要回顾一下这些干预措施及其可能留下的痕迹可能会有所帮助。

■ 47.1 显微镜

耳科显微手术利用放大镜原理，通常由手术用显微镜提供。许多外科医生不熟悉如何确定计算显微镜放大倍数的公式，在手术记录中经常出现记录错误。外科医生认为变焦控制器上的数字与图像被放大倍数相关，但准确的确定比这更复杂。笔者手术通常使用 Zeiss 手术显微镜（Oberkochen，Germany），因此本讨论中的信息都是针对 Zeiss 显微镜。其他公司的显微镜的原理也是一样的。图像的放大倍数等于双目镜筒的焦距除以物镜的焦距，然后乘以目镜的倍数[2]。然后将结果乘以显微镜的放大（变焦）旋钮上的指标。双目镜筒的焦距通常是一个数字，如 F125、F160 或 F170。例如，老式 Zeiss OPMI-6 显微镜的双目镜管的焦距为 F160，而较新设计的宽视角双目镜管的焦距为 F170。物镜的焦距根据外科医生的喜好而变化。对于耳部手术，通常是 250 mm 或 300 mm。对于喉部手术，最常使用的是 400 mm 的镜头。通常目镜放大率是 10 或 12.5。现代 Zeiss 手术显微镜上的指示数字可以通过变焦控制旋钮旁边的一个小窗口读取，数字范围从 0.4~2.4。例如，OPMI-6-S 提供 1：4 的连续放大率范围。旧的 Zeiss 操作显微镜（如 OPMI-1）的放大率变化是阶梯式的，而不是连续的，表盘旁边的数字从 6~40 不等。这些数字在 1：6 的范围内提供 5 个放大倍数。这些数字不应该用在前面提到的公式中，但可以按以下方式转换。40 对应的是 2.5；25 对应的是 1.6；16 对应的是 1.0；10 对应的是 0.6；6 对应的是 0.4。因此，例如，如果外科医生使用 OPMI-1 显微镜，有 10 个目镜，400 mm 物镜，放大率设置为 40（最大），图像放大率为 7.8［即（125/400）2.5×10＝7.8］，而不是像通常误报的 40。简单地将目镜从 10 个改为 12.5 个，就可以将放大率从 7.8 提高到 9.8；而使用 20 个目镜，则可以将放大率提高到 15.6。利用焦距较短的物镜也可以提高放大率，但使显微镜更接近手术视野。虽然这种方法在耳部手术中使用，但不适合喉部手术，因为显微镜和直接喉镜之间的空间减少，不足以让长柄喉部工具的操作不受阻碍。外科医生必须熟悉这些原则,以便为每个具体病例优化手术条件,并准确记录手术。

47.2 鼓膜切开术

通过鼓膜切开引流称为鼓膜切开术。该切口位于鼓膜鼓起部分或后下象限或前象限,以避免切口过深时损伤任何中耳或内耳结构。如果患者在手术过程中不小心移动,可能会发生这种情况。

在罕见的情况下,鼓膜切开术中可能会损伤砧骨末端,更罕见的是镫骨脚。图 9.28 是一个儿童发生此类损伤的案例,直到多年后手术中才被诊断出来。如果在前下象限进行鼓膜切开术,可以避免这些损伤。

大多数情况下,鼓膜切开术后会恢复正常,但有时会留下永久性瘢痕。听力不会因鼓膜切开术本身或偶尔在鼓膜留下的瘢痕而受损。当在鼓膜切开口处置管时,穿孔可能持续存在,这些穿孔可以通过手术闭合。

47.3 与耳外科手术相关的听力损失

耳科手术首要需要考虑的是保护或恢复听力。当然,在乳突炎或慢性中耳炎的手术中,主要目的是清除感染,但手术方式的选择依据也是最大限度地保护听力。一些可能导致听力下降的耳科手术会在鼓膜、乳突上方或外耳中产生明显痕迹。但有些手术,如镫骨手术,几乎不留下任何可识别的瘢痕,即使是经验丰富的耳科医生也可能无法从外观上看出耳朵做过手术。因此,通过询问患者,仔细了解以前的手术史很重要。

47.4 单纯乳突切除术

几年前,单纯乳突切除术治疗急性感染极为常见,但现在比较少见。全科医生和儿科医生对中耳炎的高效管理减少了手术的必要性。手术常见于患有严重中耳炎的儿童,中耳炎扩展至乳突骨,导致耳后肿胀、疼痛、压痛和听力损失。听力损失是因为中耳感染,而不是乳突炎。

单纯乳突切除术包括耳后切口,切除乳突气房,形成一个通向鼓窦的开口,并通向中耳腔。这个开口利于通气和脓液排除。从本质上说,这是一种复杂的切开引流术。由于术中未破坏中耳结构,鼓膜通常保持完好(感染消退后),听力通常会恢复正常。

虽然做过数次单纯乳突切除术,残留耳后瘢痕较大,患者仍能保持正常听力,这种情况比较常见。

不幸的是,并非所有行单纯乳突切除术或鼓膜切开术的患者听力正常。有些人因手术失误而出现持续性听力下降,另一些人则因耳膜持续穿孔或感染造成的损伤而表现为持续性听力丧失,还有一些人由于鼓膜内陷、中耳粘连或感染引起轻度听力损伤。

以往单纯乳突切除术的主要特征是存在耳后瘢痕,但鼓膜正常或几乎正常,听力良好。即使鼓膜穿孔,听力水平优于 30 dB,手术可能是简单的乳突切除术,听骨链保存完好。单纯乳突切除术也可用于内淋巴囊、面神经、内听道和桥小脑角手术入路,目前广泛用于慢性中耳炎和乳突炎,手术范围略有扩大。

47.5 鼓膜成形术

当在没有任何活动性感染的情况下发现鼓膜穿孔,可以将穿孔补上。如果听力损失完全是由于穿孔造成的,则将穿孔闭合后听力恢复正常。术前可以通过用一小块香烟纸、明胶海绵或硅树脂薄膜来修补穿孔,从而确定穿孔修补术后预期的听力改善情况。补片前后获得的听力图可以显示通过永久修复穿孔鼓膜后,预期得到的听力改善程度。如果没有改善,说明穿孔不是造成听力损失的唯一原因。不管哪种情况,通常均建议修复穿孔,但在手术前应告知患者预后情况。如果听力损失不仅仅是由穿孔引起的,就听力而言,简单的鼓膜成形术远远不够,那么除了关闭鼓膜上的穿孔外,还必须充分暴露鼓膜,并探查中耳是否有听骨问题或粘连。

图 9.36 描述了一例单纯鼓膜成形术。

鼓膜成形术后鼓膜外观差异很大。询问患者手术史很重要,否则医生可能会对鼓膜的外观和存在的听力损失感到惊讶,从而提出不合理的治疗建议。如果是用皮肤移植来封闭穿孔,鼓膜可能会显得又厚又白,而且可能因为皮肤太多,鼓膜显得很松弛,标志不清楚;如果使用的是筋膜移植物,鼓膜可能会出现绞合和瘢痕,有时会变厚和变色。鼓膜的外观往往取决于所使用的移植物的厚度和获取方式。当移植的鼓膜出现松弛和内陷,患者主诉波动性听力损失,当耳朵出现饱胀感时加重,轻柔咽鼓管吹张往往可以暂时恢复听力。有时,鼓膜成形术后鼓膜愈合得非常好,鼓膜看起来几乎正常,检查医生几乎无

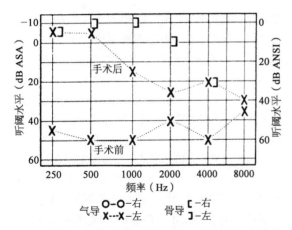

图 9.36 病史：左耳有间歇性分泌物。耳科检查：鼓膜大穿孔。通过保守治疗清除分泌物，后来用外耳道滑行皮瓣封闭穿孔。听力检查：左耳气导阈值显示中度听力损失。除 4 000 Hz 外，骨导阈值均正常。鼓膜成形术后，在两个中频处仍有气-骨导差。分类：传导性听力损失。诊断：鼓膜成形术修复鼓膜。

法发现任何手术痕迹。

■ 47.6 听骨成形术

术语"听骨成形术"是指修复或恢复听骨链的连续性。例如，在图 9.37 所示的病例中，修复穿孔并不能恢复听力。接下来的手术，术中抬起鼓膜后对听小骨进行检查，发现砧骨与镫骨头呈纤维连接，很薄，而且非常脆弱，接触不良。这种情况可能是由导

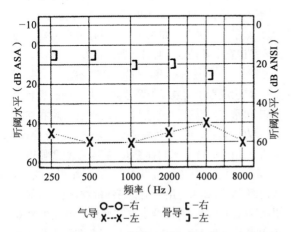

图 9.37 病史：44 岁，女性，20 岁出头时曾有过 2 年的左耳溢液病史。否认耳鸣。曾做过鼓膜成形术，但听力未恢复。耳科检查：大面积愈合的穿孔。进一步的手术显示：砧骨末端被侵蚀，被一条薄薄的纤维组织所取代。假体纠正听骨连续性后，听力得到恢复。阻抗：A 型鼓室图；镫骨肌反射未引出。分类：传导性听力损失。诊断：听骨链中断。

致鼓膜穿孔的同一感染引起的。当用人工听骨进行替换后，听力明显改善。这个病例接受了二次手术是因为在鼓膜成形术之前，没有进行人工膜封闭的治疗性试验，没有考虑到可能存在听骨缺陷。

听骨链可能存在多种畸形和缺陷，这个比较考验外科医生的创造力。这些缺陷可能是先天性的，也可能是后天获得的，可能累及所有的听骨。听力损失可能累及所有频率，如果听骨链完全中断、鼓膜完整，听力损失为 60～70 dB。

当鼓膜正常且发现非耳硬化听骨缺损时，病因通常是先天性的。例外情况确实会发生，但是最常见的是患者有外伤或中耳炎病史，鼓膜存在一些异常。诊断并不难，但很难预测哪块听骨受累。当患者的听力损失为 60～70 dB，累及所有频率，且穿孔修补不能改善听力时，听骨链很有可能中断（排除耳硬化症）。如果听力损失只是 40 dB，其他情况类似，听骨链可能是完整的，但存在呈纤维愈合的骨折或关节，比较薄弱，或者一个或多个听骨部分固定，不能自由移动。至少当怀疑单纯鼓膜成形术不能恢复听力时，应该检查中耳。许多外科医生建议在修补穿孔时探查中耳。

■ 47.7 镫骨切除术

当镫骨因为耳硬化症或先天性耳畸形疾病而出现固定时，可通过撼动镫骨或移除镫骨来修复由此产生的传导性听力损失。将镫骨取出后，用不锈钢、聚四氟乙烯或类似材料制成的假体（或"人造骨"）来替换。假体通常与砧骨相连，可以透过鼓膜看到假体，这种情况不会产生不良后果，可能是镫骨切除术的唯一可见证据。偶尔，如果为了扩大视野刮除部分骨质，耳道的后上缘可能会呈锯齿状，鼓环出现移位。然而，镫骨手术通常没有明显的后遗症。

■ 47.8 乳突根治术

根治性乳突切除术适用于部分慢性中耳炎和乳突炎病例，这些病例常伴有广泛的胆脂瘤生长和鼓膜及听小骨侵蚀，不宜或不可能通过保留听骨链、鼓膜以及听力的限制性手术来清除感染。手术可以通过耳内或耳后切口进行。切除乳突气房后，去除砧骨和锤骨，保留镫骨（或至少底板）在原位。由于没有听骨链或鼓膜，术后所有频率区听力水平在 35～

70 dB。中耳的外观各不相同，但通常表现为皮肤覆盖一个大的乳突腔，没有鼓膜，中耳腔前部可见，咽鼓管开口处于这个位置。这些耳朵容易出现耵聍和碎片残留，需要经常清理。

许多乳突根治术的患者中，可以通过重建部分中耳鼓室的鼓室成形手术来改善听力，也可以重建耳道以缩减术腔。

■ 47.9 改良乳突根治术、鼓室成形术和完壁式鼓室乳突切除术

目前有一种手术方式介于单纯乳突切除术和根治性乳突切除术之间，旨在根除乳突和中耳感染的同时保留听力，这些手术被称为改良乳突根治术、鼓室乳突切除术或鼓室成形术。后一个术语的涵盖范围更广，因为它也适用于那些二次手术患者，既往为恢复听力做过耳朵手术，术腔干燥。随着人们对听力和中耳功能的认识不断提高，整个中耳重建手术领域也在不断发展。由于这个原因，在有听力损失的情况下，越来越多的鼓膜成形术被用于改善以前做过手术的耳朵的听力。在最常见的手术中，有一种手术是将镫骨或卵圆窗与鼓膜或者锤骨（或者残余的部分锤骨）通过支架或者导线相连。

改良乳突根治术需要切除外耳道后壁，保留部分鼓膜、锤骨和/或砧骨。部分改良乳突根治术和鼓室成形术是通过耳内切口而不是耳后切口完成。耳内手术几乎不留下瘢痕，仅有一条位于耳屏上方的细线，并指向太阳穴的方向。耳道后壁可能已被切除，残留一个比正常更大的耳道。残留鼓膜因为感染留下瘢痕，外观不正常，穿孔位置已经用移植物进行封闭。

完壁式鼓室乳突切除术是目前常用的手术方式，也是许多病例的首选手术方式。这类手术类似于简单的乳突切除术，但范围更广泛。一般采取耳后切口入路，切除乳突，骨质切除范围向前到达颧弓位置，向后达耳道前壁。从乳突经过面神经和骨性外耳道之间的间隙进入中耳腔，称为面部隐窝入路。也可通过外耳道中的一个单独切口进入中耳。如果操作得当，这种稍微复杂一些的手术方式可以根除疾病，保留外耳道后壁、鼓膜（带或不带移植物）和任何正常的小骨。它为重建正常听力提供了最大的机会。缺点是没有轮廓化，因此，如果用于切除胆脂

瘤，通常需要在 1 年后进行"二次探查"，以便在胆脂瘤仍然小到可以完全切除的情况下切除任何残留的胆脂瘤。

■ 47.10 开窗术

过去有很多人做过内耳开窗术，但是这种复杂的手术已经被镫骨手术所取代。重要的是要能辨识开过窗的耳朵，能够对其进行处理，并了解在开窗不成功或听力下降的情况下，有哪些方式可以改善听力。

对骨导良好的耳硬化症患者实行开窗术通常通过耳内进行。对于严重的先天性畸形患者，这种手术仍然偶尔采用，其目的是绕过固定的镫骨，避开固定的卵圆窗口，让声波直接作用于一个新的窗口。新的窗口位于水平半规管，用一个与鼓膜相连的耳道后壁的皮瓣覆盖。由于手术部位的深度和进入的难度，鼓膜位置发生改变，砧骨和锤骨头被切除，耳镜检查发现外耳道扩大，鼓膜被推向中耳腔内，部分乳突骨也被切除，可以看到一个大腔。由于听骨链破坏和其他因素，大多数开窗耳的听力不会超过 15 dB 或 20 dB 的稳定听力水平。图 9.38 显示了一个典型的成功病例。骨导必须非常好，有很大的气-骨导差，才能进行开窗手术。偶尔，由于开窗口封闭，听力会出现下降。

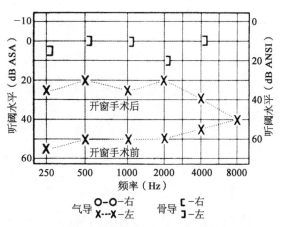

图 9.38 病史：渐进性听力下降伴嗡嗡样耳鸣声 10 年，妹妹也是重听患者。该患者声音柔和，在嘈杂的房间里听得更清楚。耳科检查正常。听力学检查：左耳气导显示有中度平坦型听力损失，骨导阈值正常。开窗术降低了气-骨导差，但由于手术中听骨链连续性被破坏，听觉路径改为通过外侧半规管的开窗口，听力很少能提高到 15 dB 以上水平。分类：传导性听力损失。诊断：通过开窗手术纠正了耳硬化症。

在某些情况下,现在可以通过镫骨手术来改善听力。在这种情况下,镫骨可以移动,并用支柱或金属丝连接到鼓膜或锤骨残端。另一个好的方法是取出镫骨,并用一根金属丝直接从锤骨连接到卵圆窗。当清理开窗耳朵上的碎屑时,医生应格外小心。在开窗区域附近按压容易引起眩晕。

(谭　俊　刘月红　韩　朝　译)

参考文献

[1] Schuknecht HF. Some interesting middle ear problems. Laryngoscope 1957; 67: 395 - 409.

[2] Hoerenz P. The operating microscope: optical principles, illumination systems, and support systems. J Microsurg 1980; 1: 364 - 369.

第10章

感音神经性听力损失：诊断标准

Sensorineural Hearing Loss：Diagnostic Criteria

Robert T. Satalof　Joseph Satalof

感音神经性听力损失是临床医生面临的一大挑战。数以百万计的工人和老年人患有这种类型的残疾。它通常是不可逆的，并且经常影响日常交流。潜在的心理影响使感音神经性听力损失成为医学上最重要的问题。

1. 分类

听觉通路的损害可能发生在内耳（感音性丧失）和听觉神经（神经性丧失）。我们要强调的是，损害可能同时发生在这两个部位（正如感音神经所表示的那样），但在许多情况下，有可能将诊断具体明确为感音性或神经性。如果可以确定听觉通路的主要损伤是在内耳，那么该病例就归类为感音性听力损失；如果主要的损害是在第8对脑神经本身的纤维，而不是在内耳，则被归为神经性听力损失。

2. 资料匮乏

某些病例的确切病因或详细病理学尚不清楚。对于研究人员来说，耳蜗非常小、复杂且在颞骨深处，很难对其进行探索，也很难获得被研究患者的颞骨，因此无法将临床发现与病理观察相关联。动物实验虽然有用，但提供的信息有限，必须谨慎解释。

3. 诊断分类

虽然不可能明确所有感音神经性听力损失的原因，但仅将其归类为感音神经性就可以提供重要信息。首先，这种分类明确损伤部位不在中耳，不宜对中耳行手术治疗。当诊断为感音神经性听力损失时，咽鼓管吹张、镫骨手术或切除腺样体和扁桃体是缺乏依据的；第二，治疗方案不乐观，预后不如传导性听力损失。很多时候，听力损失是不可逆的，医生

应该直截了当地告诉患者，听力的恢复是不可能的。医生还可以告诉患者，听力损失可能是进行性的还是非进行性的，以及哪种疗法比较合适。例如，如果可以确定患者的耳聋是先天性的，或者可能是强烈的噪声暴露造成的，那么就可以肯定患者的耳聋不会发展。另一方面，如果是由于老年性耳聋，则可能会逐渐恶化。

4. 病理与神经机制和解剖的关系

著名研究人员 Guild、Rasmussen、Fernandez、Lawrence 和 Schuknecht 拓宽了我们对异常听力现象的理解，如言语识别率差、重振和音调失真（diplacusis）。因为这些症状在感音神经性听力损失患者中很明显，所以明确现有信息，以便在临床中遇到这些现象时，能够将可能存在的病理情况进行可视化。

多年来，内淋巴囊被认为在维持耳蜗液的各个方面都很重要；它被认为是内淋巴水肿（梅尼埃病）患者的病变部位。最近，人们发现内淋巴囊具有内分泌腺的功能。它的主要细胞产生 Sacin，是肾脏中钠吸收的抑制剂。这一发现导致了一种新的内淋巴水肿理论。该理论认为，内淋巴管被碎片阻塞。由于 Sacin 的产生，耳蜗内的内淋巴体积增加。Sacin 与囊内分泌的亲水蛋白相结合，清除阻塞物后，内淋巴突然恢复了纵向流动并引发了眩晕症的发作。这种有趣的推测可以解释一些临床观察，但还需要进一步研究以确定它是否准确。

内耳的 Corti 器包含 25 000 个细胞，位于基底膜上。这些毛细胞沿长轴排列，与 Corti 器的螺旋形状一致。有 3 500～5 000 个内毛细胞排列成一排，还有 2 万个外毛细胞平行排列成 3～5 排。内毛细

胞和外毛细胞之间有一条隧道(图10.1)。内耳中还有各种类型的支持细胞,它们与神经纤维以及内耳有关。大约95%的听觉神经纤维终止于内毛细胞,只有5%进入外毛细胞[2]。只要内耳有足够的支持细胞,神经纤维似乎就不会出现太大的退化。然而,如果毛细胞和支持细胞受损,供应它们的神经纤维就会退化,因此许多感音性听力损失的患者会发展成感音神经性听力损失。

毛细胞将机械振动转变为可由神经系统传导的电化学脉冲。当覆盖内外毛细胞顶部纤毛发生偏转时,电流流过细胞顶部,产生神经冲动。外毛细胞与盖膜接触,盖膜是一种凝胶状结构,似乎有助于纤毛偏转和恢复原位置。内毛细胞的纤毛与盖膜之间稍有接触,或者可能不接触[3]。毛细胞位于蜗管的基底膜Corti器,蜗管本身也因复杂的流体现象而移动。声音振动会产生一种波,在耳蜗内传播[4]。蜗

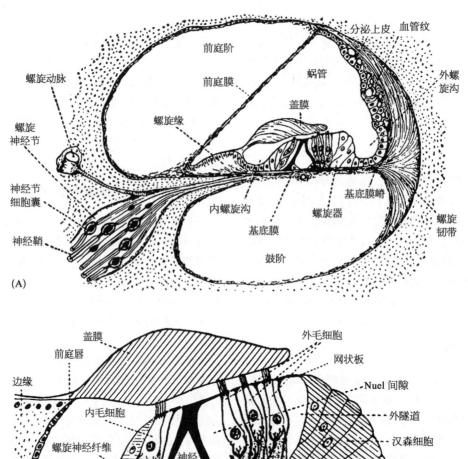

图10.1 Corti器的横截面图。(A)低倍镜,(B)高倍镜。(Rasmussen[1])

管的运动对听力很重要，其运动障碍可能是某些类型的听力损失的原因，这一点在后面关于老年性耳聋的章节中讨论。目前，人们认为听觉系统的频率选择特性缘于耳蜗内的机械处理过程，而不是像以前认为的那样是由于复杂的外周神经相互作用造成的。然而，听觉生理学的许多谜团仍未解决。例如有一种观点认为，在蜗管中存在一个活跃的能量产生系统，负责耳朵的机械微调[5]。然而，这个结构还没有得到真正确认和解释。事实上，即使是内部和外部毛细胞的作用也不是很清楚。外毛细胞的一些组织学特征仍未得到解释。例如，外毛细胞表面似乎专门用于储存钙；圆柱形的外表面被 Corti 液所包围（不像内毛细胞那样与支持细胞紧密相连）。这些外毛细胞通常不与感觉细胞受体相连，表明外毛细胞可能具有尚未发现的功能。有趣的是，外毛细胞似乎含有与主动非肌肉收缩有关的成分。外毛细胞侧壁的结构不同寻常，它由三层结构组成，包括质膜、皮质网格和膜下间池。外毛细胞可以根据细胞膜上的电压变化而改变其长度，这种现象被称为电动反应，由 Prestin 构象变化造成，Prestin 是一种细胞膜上的蛋白质分子。当细胞膜电位发生变化时，轴向刚度和细胞运动产生，细胞内的阴离子作为外在的电压传感器。体细胞运动涉及耳蜗和前庭毛细胞。有人推测，体细胞运动在机械性声音放大过程中起作用，然而，这还有待证实或反驳。尽管如此，很明显，当外毛细胞受损时，会出现听力损失，而听力损失的频率与外毛细胞受损区域直接相关。外毛细胞损失也会损害或消除微调能力。此外，外毛细胞的缺失明显改变了耳蜗的神经输出，尽管这种输出主要来自内毛细胞。

尽管耳蜗生理学有许多未解之谜，但很明显，尽管外毛细胞与神经末梢形成的突触较少，但它们对听力极为重要。它们非常脆弱，对听觉系统的损害通常首先表现为外毛细胞损伤，噪声和直接的头部外伤通常首先破坏外毛细胞的外层，有趣的是，许多耳毒性药物往往会损伤内排外毛细胞。外毛细胞损失时，发生的最大听力损失（阈值转移）是 50 dB。只有当内毛细胞也受损时，听力损失才会超过 60 dB。当所有的毛细胞都丧失时，没有刺激可以激发神经末梢，因此就没有了听觉，尽管神经本身可能是完整的。即使是毛细胞的功能也需要大量的研究才能

加以明确，更不用说整个听觉系统了。我们建议参考 Dallos 的综述，以回顾耳蜗生理学的其他概念，以及其他资料[6]。除了从耳朵传入大脑的传入束外，还有来自橄榄耳蜗束的传出束，将神经冲动由大脑传到耳朵。这种传出束刺激外毛细胞，起到抑制神经冲动的作用，致 Corti 器和蜗管机械特性的改变。

毛细胞与神经的关系是解释重振现象的理论基础，常见于两种特殊的引起听力下降的原因：噪声引起的听力损失和梅尼埃病。在某些药物性聋的患者中也会出现这种现象。对不同形式的响度重振的精确解释仍不清楚。重振的基本要素是与神经纤维支配下降不成比例的毛细胞大量损伤，其可能机制是：毛细胞大量损坏致听力阈值降低，但也有足够多的毛细胞保留下来，当外界声音足够大时，正常数量的神经纤维被激发，相当于所有的毛细胞都完好无损。虽然这可以解释大多数重振现象，但它无法很好解释过度重振，因为过度重振患者受损耳朵的声音不仅与正常耳朵的声音一样响亮，而且还会觉得更响亮。这说明听觉神经每单位时间内向上传导的神经冲动的数量比正常耳朵的还要多。患有过度重振的患者会习惯性地抱怨噪声非常烦人，而且声音特别大。

一些因内耳受损有重振的患者可以感受到非常小的声音强度变化，甚至比正常耳朵可以感受到的变化还要小。耳朵似乎对响度变得超敏感，这种现象称为强度差别阈降低，或者简称为差别阈降低，这可以作为响度重振的合乎逻辑的解释。

关于现今的听力测试检测感音神经通路损伤的能力，有些问题应该予以澄清。虽然听力图可能会显示 0 dB 的正常听力水平，但这并不一定表明感音神经机制没有受损害。Crowe、Schuknecht 等已经证明，许多神经纤维破坏后并不影响纯音的阈值听力。事实上，供应某一耳蜗区域的多达 75% 的听觉神经纤维切断后不会对听阈水平产生实质性的变化。这可能很难让人相信，但在解释听力测试和可视化听觉通路损伤时必须考虑到这一点。还应牢记的是，当测量倍频带时，测量的倍频点之间的许多频率的敏锐度（特别是在 4 000～8 000 Hz 的区域）是未知的。

5. 特点

5.1　骨导减少：需要全面检查

由于负责声波分析和传递神经冲动的区域受到了损害，因此会产生感音神经性听力损失的某些特征，同样也无法听到通过骨导的音叉振动。有理由相信仅凭这种骨导的减弱就足以将听力损失归类为感音神经性听力损失，但在临床实践中，这种假设并不完全可靠。有一些模棱两可的病例，表现为传导性听力损失，但骨导也下降，这种情况使得对所有的听力损失病例进行全面的耳科和听力学检查以确定其分类非常必要。

5.2　言语识别率受损

在比较传导性听力损失患者和感音神经性听力损失患者的病史时，一个明显的区别就是对柔和声音的反应能力。感音神经性听力损失的患者除了对柔和声音的听觉能力不足外，还可能有言语识别率受损的问题。虽然他们可以听到别人说话，但他们可能无法分辨出元音相似但辅音不同的单词，语言频率范围内这种情况更加明显，当只有高频受影响时，也可能出现这种情况。在传导性听力损失中，如果说话的声音足够大，患者就不难理解别人的话语。相比之下，感音神经性听力损失的患者可能会把一个词误认为另一个词，尽管说话声音足够大。这些患者最突出的主诉就是无法理解讲话内容，特别是在电话中：患者感觉声音不清晰，或者感觉对方说话时嘴巴内有假牙或者香烟。对这些患者来说，国外或者陌生的口音问题更加突出，谈话时周边有音乐或噪声干扰使言语理解变得更加困难。听力损失的严重程度和言语识别障碍的程度并不总是成正比。图 10.2 是一位严重的单侧听力损失患者的听力图，但只要声音足够大，他的言语识别率就能保持正常。图 10.58 显示的是听阈很好患者的听力图，但由于听神经瘤引起言语识别率差。许多不同的病因导致感音神经性听力损失，其特征也相应不同。最常见的病因是老年性耳聋，它产生与感音神经丧失相关的突出特征。

6. 一般特征

感音神经性听力损失的一般特征如下：① 如果听力损失明显、双侧受累且持续时间较长，患者的声音通常比正常人更大、更紧张，与耳硬化症患者的柔和声音相比时，这一点尤为显著。② 如果出现耳鸣，通常表现为高频嘶嘶声或铃声。③ 气导阈值降低。④ 骨导阈值降低到与气导大致相同的水平，因此没有实质性的气-骨导差。通常情况下，音叉置于头骨上时根本听不到声音，即使用力敲击音叉。⑤ 当累及语言频率时，言语识别率明显降低，而仅累及高频时，言语识别率降低程度较小。⑥ 患者在嘈杂的环境中比在安静的环境中更难听懂讲话。⑦ 虽然言语识别率降低，当言语强度增加时患者辨别能力也会提高或轻度提高（与梅尼埃病引起的某些感音性听力损失的情况相反）。⑧ 在大多数情况下几乎没有异常音调衰减。⑨ 一般无重振；如果有也不明显，仅存在于刚好高于阈值的区域内（不连续且不完整）。⑩ 对于两耳听力水平有显著差异的患者，振动音叉偏向于听力更好的耳朵。⑪ 听力图常表现为急剧变化，有明确边界。⑫ 耳科检查结果正常。⑬ 在中断的和连续的 Békésy 听力图之间很少

日期	右耳气导							左耳气导					
	250	500	1000	2000	4000	8000		250	500	1000	2000	4000	8000
3/91	5	10	10	10	15	20		90	90	85	85	100	100

	右耳骨导							左耳骨导					
								NR	NR	NR	NR	NR	NR

语音接收阈：右 _____ 左 _____　　　　言语识别率：右 100% 左 96%

图 10.2　39 岁，男性，在一场机动车事故中因头部受伤失去知觉 1～2 小时。他患有左侧卵圆窗瘘，导致听力损失和顽固性眩晕。手术后头晕症状有所改善，但听力持续下降。请注意，尽管存在严重的左侧感音神经性听力损失，但言语识别率正常。

或不存在分离。⑭ 如果听力损失最初是感音性的，但已发展为感音神经性，则感音性听力损失的某些特征可能会持续存在，如轻度重振和重听。⑮ 除极少数例外，治疗的预后很差。

7. 诊断标准的各个方面

7.1 响度

这些标准中有许多存在背景影响因素。例如，声音的响度取决于许多因素，如个性、与听众的距离、被倾听的渴望、背景噪声的大小、个人被教育认为是社会可接受的程度等。

每个人主要通过听自己说话来控制自己声音的响度。他们通过气导和骨导的不同程度来做到这一点。这是一个反馈系统，个人听到自己的声音，如果声音太大，他/她就降低声音，如果太小，他/她就提高声音。耳硬化症患者主要通过骨导听到自己的讲话声，因为骨导远比气导好，所以他/她尽量保持声音柔和，否则患者会认为自己在喊叫。此外，耳硬化症患者说话的声音不会超过周围的噪声，因为他们几乎听不到背景噪声。双耳感音神经性听力损失的患者因无法通过气导或骨导听到自己的声音，当患者通过努力仍然听不到自己的声音，从而不能获得已经习惯的反馈控制时，声音往往会变得更大，更紧张。

然而，并不是所有患有严重的、长期的感音神经性听力障碍的患者都是大声和紧张的声音。我们曾见过一些患者，尽管他们在成年后逐渐失聪，直到没有残余听力，但多年来仍能保持几乎正常的语音水平。言语和声音治疗、他们自己有意识的努力以及触觉反馈使这些患者能够把自己的声音固定一定的响度水平，类似他们拥有正常听力时的水平。然而，令人吃惊的是，这类患者在不同的噪声环境中并不像大多数听力正常的人那样降低或提高自己的声音，他们中的一些人会不经意地在安静的房间里大声说话，而在嘈杂的房间里轻声说。

7.2 言语识别率

感音神经性听力损失的另一个特征是对语言识别的影响。在耳科临床实践中，医生经常发现患者听力检查结果如图 10.3 所示。患者主要主诉：如

果会议上或团体活动中几个人同时讲话，他无法识别讲话内容。许多 2 000 Hz 处听力受损的患者主诉"听觉障碍"，实际上是指言语识别障碍。常规听力测试不能提供嘈杂或多人对话或电话的测试环境，而只有在这样的环境下患者才能注意到自己的听力问题。除了听力问题，部分患者也归因于心理原因。实际上，这种情况只是常见的感音神经性听力损失的轻症患者，表现为双侧高频损失和可测量的言语识别率下降。言语识别率下降的一个原因是患者无法分辨出位于听力损失频率范围内的某些辅音。辅音有助于赋予单词以意义，患者难以区分某些辅音，从而误解某些关键的单词，导致误解说话者的意思。如果说话速度快，发音不标准，或者噪声掩盖弱的辅音，那么存在高频损失的患者在理解别人谈话时可能会存在更大的困难。这种类型的言语识别困难与梅尼埃病感音神经性听力损失患者所遇到的困难不同，后者有明显的语音失真和模糊感，讲话的声音变大时尤其明显。

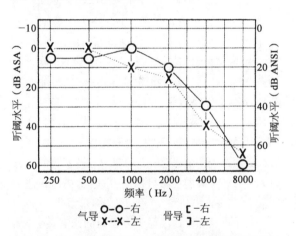

图 10.3 病史：64 岁的实业家主诉难以听懂别人的讲话，尤其是在重要的会议上。由于他的听力障碍和个人压力，他发现有必要辞去一家大公司董事会主席的职务。耳科检查：正常。听力检查：典型的老年性高频听力损失。言语识别率 86%，环境嘈杂时患者自觉问题更大。分类：感音神经性听力损失。诊断：老年性耳聋。诊断依据：两年后，纯音阈值略有下降，但言语识别率下降到 65%，说明神经损伤更严重。

7.3 听力测试及不足之处

对感音神经性听力损失患者行听力测试的另一个不足之处是如何解释言语识别率。一些存在轻度

高频损失的患者尽管主诉难以理解语言,但言语识别却显示出 90% 的优秀分数。我们不能认为患者的主诉毫无根据,相反,我们应该认识到,言语识别率是在非常安静的条件下进行,房间经过隔音处理,测试者用的是昂贵的扩音系统,发音清晰,语速也很慢,在这样的条件下,患者表现良好。然而,在日常生活中,这种条件比较少见。通常情况下干扰性噪声会掩盖说话者所说的内容,此外,很少有人能做到说话缓慢,发音清晰。如果讲话是通过扩音系统传来的(例如在火车站),它往往是扭曲的、模糊不清的。在这种情况下,患者有听不清的主诉也就不足为奇。

当医生与患者交谈时,通常会低估患者的辨音困难,因为他/她在办公室环境中沟通得很好。应该避免这种倾向,因为大多数患者只有在这些症状持续并变得令人不安后才去看医生。如果仅凭一次简短的面对面交谈就把患者的主诉抛之脑后,表明医生对患者听力和心理问题缺乏了解,给了患者充分的挫败动机。

在感音神经性听力损失的情况下用音叉测试骨导,有时会让医生感到困惑。偶尔,医生会碰到某个存在 70 dB 听力损失的患者,无论如何敲击音叉,他都绝对否认能通过骨导听到音叉。这是否意味着听神经已经死亡? 答案是否定的,听神经不可能完全死亡,否则就不会有气导听力。必须记住,骨导并不总是一个测试感音神经功能的有效听力测试方法,而且耳朵对气导的敏感性比骨导高 60~70 dB,所以音叉必须产生一个非常响亮的音才会被耳聋的患者听到。有些音叉即使敲得很用力,也无法达到这个强度。

对于单侧感音神经性听力损失的患者,将音叉放在头骨或牙齿上时,健耳听到的声音更加响亮,这是由于患有感音神经性听力损失耳骨导减少的结果。医生也会观察到,音叉置于自己头骨上时(如果医生的听力正常的话)听到的声音比感音神经性听力损失的患者听到的要好得多。在测试时,有必要用噪声掩盖患者的好耳朵,这样患者就不会错误地认为坏耳朵有听力,而实际上是声音振动通过头骨传导到好耳朵后的结果。

■ 7.4　重振和响度感知

重振是感音性听力损失而非神经性听力损失的

突出特征。然而,在神经性听力损失中可能存在某种程度的重振,特别是如果损失最初是感音性的,后来发展到神经性。在这种情况下,重振现象比较轻微,响度的异常增加发生在阈值附近,很少会达到与听力正常耳相同的响度;当这种情况发生时,称为"完全重振"。针对相同的音调,如果重振耳的响度超过正常耳的响度时,称为"过度重振"。

既往发现,听力测试检测接近阈值的声音时,传导性听力损失患者往往在反应中摇摆不定,不确定是否听到了声音,而感音神经性听力损失的反应则更加果断和鲜明。原因是感音神经性听力损失的患者往往比听力正常的患者或传导性听力损失的患者,有更敏锐的能力来检测微小的强度差异。

■ 7.5　听觉过敏

听觉过敏可能与重振有关,但对这一现象的解释并不清楚。这个术语描述的是对声音疼痛、过敏的不舒服感觉。它可能发生在没有听力下降和重振的患者身上。听觉过敏的患者会被日常生活中经常遇到的普通强度的声音过度干扰。听觉过敏一词并不意味着"超级听力",或听到比正常阈值更轻的声音的能力,尽管有些资料中偶尔会这样定义。目前还不清楚听觉过敏是由周围、中枢或心理因素引起的,还是综合因素引起的;也有人提出抑制性通络也有关系。

■ 7.6　几乎没有症状的类型

某些类型的感音神经性听力障碍几乎没有症状,仅能通过听力检查发现,最典型的是噪声引起的听力下降早期及高频听力损失早期。

8. 药物治疗

目前有个常见说法:感音神经性听力损失不可逆,听觉神经纤维的损伤无法治愈。尽管在许多情况下,这种归纳性说法可能正确,但问题在于"损害"一词。在许多感音神经性听力障碍的病例中,听力会得到改善,大多是自愈,但药物治疗可能会有一些帮助。因此这个归纳性说法的真正含义是:听觉神经的永久性损伤无法治愈,但并非所有的感音神经损伤都是永久性的。感音神经损伤的可逆性最简单的例子是暴露在枪声中的听觉疲劳,患者可能会出现明显的感音神经性听力损失，但会逐渐恢复到正常。还有许多其他的感音神经性听力损失的案例，都具有永久性损伤的特性，但往往在用药后甚至不需要用药时，听力得到了极大的改善。如图 10.4 所示，感音神经性听力损失非常严重，但却恢复到一个很好的水平。从这些案例中我们发现有些感音神经性听力损失有可能得到改善，但目前还没有足够的知识来预测这种情况何时会发生，也没有任何具体的疗法可以持续促进听力恢复。我们需要考虑一个

更有参考价值的说法：听力更有可能恢复的病例是那些突然发生的病例，而不是那些在几个月内缓慢发展的病例。随着我们对诸如梅毒性迷路炎和自身免疫性感音神经性听力损失等疾病的诊治经验积累，我们意识到这种归纳也并不完善。感音神经性听力损失的发病时间往往有助于确定其可能的原因。

感音神经性听力损失的典型例子是老年性耳聋，总是发生在双侧，几乎对称。另一个常见的例子

JOSEPH SATALOFF, M.D.
ROBERT THAYER SATALOFF, M.D.
1721 PINE STREET PHILADELPHIA, PA 19103

HEARING RECORD

NAME _____ AGE _____

AIR CONDUCTION

DATE	Exam	LEFT MASK	250	500	1000	2000	4000	8000	RIGHT MASK	250	500	1000	2000	4000	8000	AUD
7th day POST-OP.			60	55	45	50	50	70		60	55	40	50	45	NR	
9th day POST-OP.			15	10	20	25	20	30		25	15	15	25	10	20	
16th day POST-OP.			10	5	5	0	5	25		5	0	5	5	5	10	

BONE CONDUCTION

DATE	Exam	LEFT MASK	250	500	1000	2000	4000	RIGHT MASK	250	500	1000	2000	4000	AUD
7th day POST-OP.			35	45	40	40	50		35	40	35	45	55	
9th day POST-OP.			10	10	15	15	20		10	15	15	10	15	
14th day POST-OP.			0	0	0	5			5	0	5	0	0	

SPEECH RECEPTION

DATE	RIGHT	LEFT MASK	LEFT	RIGHT MASK	FREE FIELD	MIC.

DISCRIMINATION

DATE	% SCORE	TEST LEVEL	LIST	LEFT MASK	% SCORE	TEST LEVEL	LIST	RIGHT MASK	EXAM.

HIGH FREQUENCY THRESHOLDS

DATE	4000	8000	10000	12000	14000	LEFT MASK	RIGHT MASK	4000	8000	10000	12000	14000

RIGHT		WEBER		LEFT		HEARING AID			
RINNE	SCHWABACH			RINNE	SCHWABACH	DATE	MAKE		MODEL
						RECEIVER	GAIN		EXAM
						EAR	DISCRIM.		COUNC

REMARKS

图 10.4 28 岁妇女接受扁桃体切除术。术后 6 天，她服用了 200 片阿司匹林用以止痛。术后第 7 天，她主诉听力丧失，反复耳鸣及不稳定感。检查显示鼓膜正常。听见测试：双侧对称性重度听力损失，气导及骨导均下降，伴重振。停止服用阿司匹林后 2 天听力明显改善。患者意识到听力有所改善，耳鸣完全停止。当天进行的前庭测试没有显示前庭功能障碍的迹象。第一次听力检查后 9 天听力恢复正常。（Walters[7]）

是职业性听力损失。单侧听力损失比较有挑战性，也容易吸引医生注意，有时很难确定其原因。

感音神经性听力损伤通常归因于病毒、血管痉挛、血管栓子、血栓形成，甚至严重的情绪创伤等因素，尽管这些归因的有效性值得怀疑。感音神经性听力损失可能发生在单侧，或者更常见的是双侧，可能是同时发生，也可能是两只耳朵发展进程不同。突然发生的听力损失几乎总是促使患者尽快求医，但是渐进性听力下降患者很少寻求帮助，直到出现交流困难，或者出现令人不安的耳鸣或眩晕。

9. 听力图特征

图 10.3 听力图所示的高频听力下降是感音神经性听力损失的典型案例，这种形状的听力图被称为"神经性听力图"，在老年性耳聋中非常常见。

神经性听力损失的另一种听力模式图是 10.5 中所示的高频下降。这通常是因暴露在强烈的噪声中引起，特别是步枪射击，这种听力类型最初是感音性听力下降，而不是神经性的。随着损伤范围增大，支持细胞和神经纤维受各种因素的影响，渐渐转变成了神经性，但神经性听力损失的经典主观症状却不那么明确。同样的解释也适用于感音神经性听力下降的其他类型听力图。例如，图 10.6 显示了一个耳硬化症患者的感音神经性听力损失的听力图。

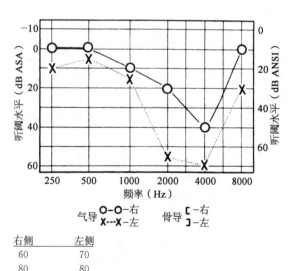

气导 O—O—右　　骨导 ⌐—右
X---X—左　　　　　⌐—左

右侧	左侧
60	70
80	80

图 10.5 暴露于枪击声后，2 000 Hz 处有重振。分类：感音神经性听力损失。诊断：反复声损伤。

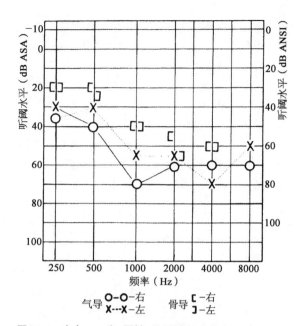

气导 O—O—右　　骨导 ⌐—右
X---X—左　　　　　⌐—左

图 10.6 病史：37 岁，男性，隐匿性听力丧失 10 年，没有耳鸣或眩晕。患者有一对兄妹成功地进行了镫骨手术，该患者助听器有效。耳科检查：正常。听力学：双侧混合性听力损失。音叉置于牙齿能听到声音。分类：感音神经性听力损失。诊断：伴有感音神经性损害的耳硬化症。

虽然这些特征性听力图，特别是第一种，高度提示感音神经机制的损伤，但必须记住，还有其他的可能性存在。例如，将油滴入耳道，虽然感音神经机制并未受累，也可以得到与图 10.3 所示相似的测听模式。传导性听力损失上升型和平坦型听力图更常见。不能仅仅根据气导听力图做出诊断。神经性听力损失最重要的听力特征是骨导曲线不正常，其形状和下降水平常与气导曲线一致。Békésy 听力图没有单一特征。连续和间断 Békésy 示踪通常很少或没有分离，无明显重振，也不存在异常音调衰减。

10. 感音性听力损失和神经性听力损失的鉴别

根据现今理论，当患者骨导降低，即可以归类为感音神经性或感觉性或神经性听力损失。

基于对听觉病理学的深入研究和理解，目前开发的经过改良的测试能在某些情况下确定损害主要是感音性还是神经性。随着对耳部病理知识了解的深入，"感觉"或"神经"的称呼变得更有意义。但并不是每一个病例都可以这样区分，因为许多患者的内耳和神经都受了损伤，因此是感音神经性损失。有些患者的听力损失起源于内耳，符合感音性听力损失的所有标准，但后来损伤累及神经，这时的分类就变成了感音神经性。某些诊断标准有助于区分感音性或神经性，包括重振、异常音衰变和言语识别率。如果一个患者表现出明显的重振和复听，那么他的听觉损伤部位很可能是在内耳，听力损失被归类为感音性。神经性耳聋的患者很少有这种明显的重振程度。如果患者表现出明显的异常音衰变的证据，那么损害是在听觉神经，这时的分类就是神经性听力损失。感音性听力损失的病例通常不显示异常的音衰变。这并不一定意味着每一个感音性听力损失的病例都必须表现出明显的征兆，但是当这些现象出现时，它们就具有高度的提示作用。除了梅尼埃病、迷路炎和其他一些情况外，言语识别率低下更多的是表明神经而不是内耳受累（特别是外毛细胞的损伤），这些诊断标准也存在限制。当感音性听力损失合并神经因素时，重振消失。只有当神经纤维仅部分受损时，才能诱发异常音衰变，如果神经功能全部丧失，则无法诱发异常音衰变，如先天性神经性耳聋和大多数晚期老年性耳聋。

第 7 章介绍了关于重振和异常声调衰减的测试。连续和固定频率的听力测听变得越来越重要，可以通过 Békésy 测听仪来实现。这种仪器相当昂贵，目前即使在大型听力中心也很少使用。然而，现在也有其他仪器可以提供类似的信息。由于这个原因，本书的重点是对测试结果进行解释，而不是描述技术方面的细节。

11. 感音性听力损失

根据现有信息，感音性听力损失包括所有听力损伤部位位于内耳，损伤通常发生在毛细胞，有时发生在迷路中枢。

■ 11.1 感音性听力损失的特征

（1）一些患者有反复发作迷路性眩晕的病史，伴有耳闷、海洋样咆哮耳鸣和间歇性听力丧失，高度提示梅尼埃病、耳蜗高压、迷路病或迷路积水。

（2）梅尼埃病的听力损失更可能是单侧的。

（3）梅尼埃病中患者如果出现耳鸣，通常为海洋咆哮样，类似将一个贝壳靠近耳朵时听到的声音。如果因暴露于高噪声而导致听力损失，通常会伴随高调耳鸣。偶尔，病史会显示强烈噪声暴露史和高调耳鸣。

（4）梅尼埃病发作时听力阈值降低，发作消退后听力恢复。听力损失最终为永久性的。

（5）患者的声音通常为正常响度。

（6）耳科检查正常。

（7）气导听力损失。

（8）骨导听力损失。

（9）无气-骨导差。

（10）如果听力呈中度损失或在语言频率区显著，则言语识别率会降低。

（11）大声说话时，患者言语识别率会变得更差。

（12）有明显重振，可能是连续的，也可能是完整的，有时甚至可能会出现过度重振。

（13）出现复听。

（14）对声音响度的不适阈值降低。

（15）无异常音衰变或镫骨肌反射衰减。

（16）除了某些例外，轻敲音叉时偏向健侧，用力敲击时，因存在重振音叉偏向患侧。

（17）Ⅱ型 Békésy 追踪曲线。

由于几乎所有这些特征都会在听力检查一节中讨论（见第 7 章），因此这里将只简要描述其中一些特征。

有两种感音性听力损失比较特别，对于疾病的诊断很有用处，包括噪声引起的听力损失和梅尼埃病。噪声性耳聋患者一般会主诉听力损失和耳鸣是在接触到枪声、爆炸的鞭炮或工业噪声后开始出现；梅尼埃病患者听力损伤通常呈单侧发病，并伴有海洋咆哮样或贝壳声的耳鸣，伴耳部胀满感，可能伴或不伴眩晕，听力损失起初呈间歇性，慢慢可能转变成持续性。许多梅尼埃病患者即使是单侧发病，主诉并不是听不见声音，而是无法辨别听到的确切词语。bath 听起来像 path，bomb 听起来像 palm。这表明言语识别率下降。接着患者会反映外界说话的声音失真和扰人，特别是如果声音大的话。婴儿的哭声可能听起来大得令人难以忍受。这表明由于重振降低了声音响度不适的阈值，但是听觉过敏会有类似表现。

根据大多数权威人士的说法，梅尼埃病的特征是内淋巴病变影响毛细胞，由暂时性、可逆性损伤转变成对耳蜗的永久性损伤，最终导致听神经纤维变性,转变成感音神经性听力损失。如果双耳明显受累多年,患者说话的声音就会变大,因为骨导受影响。然而,由于许多感音性听力损失是单侧的,所以也不会像某些长期神经性耳聋患者那样响亮。

没有气-骨导差,因为骨导听力水平通常与气导听力水平大致相同。对于梅尼埃病患者来说,当声音提高时,患者区分或辨别听起来有点相似单词的能力往往会变得更差,而不是更好。这在很大程度上是由重振和高度失真造成的。耳科检查结果正常,损伤仅限于内耳。

关于音叉偏侧检测比较有趣。轻轻敲击音叉并将其固定在前额或牙齿上,单侧感音性听力损失患者的正常耳朵声音会更大。然而,如果患耳有重振,并用力敲击音叉,则患耳听到的声音很有可能比正常耳的声音更大。因此,在单侧听力损失的情况下进行音叉偏侧测试时,应控制音叉的声强,同时在技术和结果解释方面要谨慎。

失真是感音性听力损失的一个突出特点。纯音,如音叉或钢琴产生的音调,患耳听起来会很粗糙,音调与健耳不同,因此出现了复听现象。这种感觉上的失真不仅影响到纯音,而且也影响到一般的声音和噪声,对于患者来说它是一种让人烦恼、沮丧和情绪紧张的来源,许多医生对这个问题的理解不够。双侧感音性听力损失的患者在使用助听器时,不太能令人满意。助听器提供的放大作用很多时候会增加语言失真,从而使声音更加难以理解,特别是在嘈杂的地方。感音性听力损伤的预后比神经性好,但不如传导性听力损失好。

在早期阶段,许多感音性听力损失的病例似乎是可逆的。例如,梅尼埃病的听力损失反复间歇性发作,与听力较好的时期交替出现,在大多数神经性耳聋的病例中,这种乐观态度似乎是有道理的。然而,在这一点上,我们迫切需要更多的事实和信息。

■ 11.2 感音性听力损失的测听模式

与传导性听力损失一样,感音性听力损失的气导听力图的形状在很大程度上取决于疾病病因和病理。然而,两种测听模式通常与感音性听力损失的两种常见原因有关。

响度平衡试验中,患者主诉左耳的音调没有好耳的音调清晰,这就是复听,是内耳病变的一个重要

症状。患者的不适阈也降低了。没有异常的音质衰减。声导抗检查:鼓室图正常。镫骨肌反射显示Metz 重振。诊断:梅尼埃病。图 10.7 是梅尼埃病早期的典型听力模式图。显示为呈上升型的气导和骨导曲线重合的听力图。该患者表现出几乎所有与梅尼埃病继发的感音性听力损失相关的典型症状。

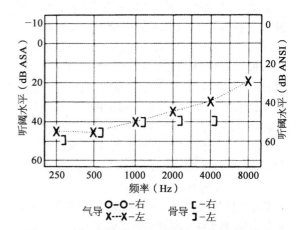

图 10.7　病史:37 岁,男性,反复发作旋转性眩晕,伴有恶心、呕吐和左耳海洋咆哮样耳鸣。发作间期,患者主诉有耳胀满感和听力丧失,发作期间加重。患者被左耳的巨大噪声所困扰,声音模糊而不清晰。耳科检查:正常。听力学检查:中度听力损失,无气-骨导差。左耳言语识别率:60%。双耳响度平衡试验显示左耳完全重振。

1 000 Hz	
右	左
0	40
10	45
20	50
30	35
40	55
50	60
60	65
70	70

感音性听力损失另一种特征性听力图如图 10.8 所示。这种听力图有时被描述为 C-5 下降型听力图,其原因通常是暴露在强烈的噪声中。这是一名男子的连续听力图,曾暴露于大量的武器射击中,导致永久性高频损失。有必要指出,"C-5 下降"一词并不十分令人满意,只是由于听力图的制作方式,通常采用这种称呼。如果在距离 4 000 Hz(所谓的

C-5)两侧几百赫兹的频率区进行，那么也有可能在那里发现下降。当使用连续频率测听法进行测试时，在 3 000 Hz、5 000 Hz 或 6 000 Hz 或两者之间的任何位置都可能出现骤降，而并非 4 000 Hz。因此，术语"C-5 下降"应替换为术语"高频下降"，这实际上意味着听力水平急剧下降两侧的听力相对正常。

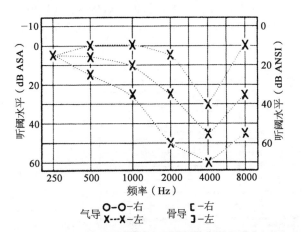

图 10.8 由于大量重复暴露在枪声中而导致的进行性听力损失的连续听力曲线图。如两条较高阈值曲线所示，如果暴露持续且噪声非常强烈，听力损失可能会超过上面阈值曲线而显示为下面两条曲线模式。

虽然这种高频下降所累及的频率范围相对较小，但重振测试通常显示完全和持续的重振。然而，因为没有累及语言频率，目前可用的测试无法检测到言语识别能力的显著降低。如第 12 章所述，高频下降并非噪声暴露早期阈值偏移的唯一类型，噪声也不是引起听力水平下降的唯一病因。显然，在感音性听力损失和传导性听力损失中，以及将要讲述的神经性听力损失中，某些特征模式显然与每一种听力损失都有关系；这并不意味着其他模式不会发生，或者说，人们可能找不到与非经典类型的听力损失相关的所谓特征模式。

　　基础听力图
对感音性听力损失进行分类时，有必要看一下下面几项：① 气导和骨导的听阈降低；② 没有任何气-骨导差；③ 重振；④ 如果累及语言频率，言语识别率降低，而且随着语言强度的增加，识别率进一步降低；⑤ 音叉偏向健耳，但也有一些例外；无病理性适应。当这些特征与确凿的病史和耳科检查一起出现时，即可以确诊为感音性听力损失。

12. 神经性听力损失

　　当听力损伤是由于听神经纤维本身的损伤所致时，听力损失被归类为神经或神经性听力损失。

12.1　神经性听力损失的特征

某些特征是神经性听力损失的特征性表现。

（1）病史多样化：如果是累及内听道的颅骨骨折，耳聋可能是突然发生的，而且几乎只发生在一只耳朵上，也可能是逐渐发生的，呈双侧性，如进行性遗传性神经性耳聋；它也可能遵循许多其他模式。家族性耳聋的病史有助诊断，但应该记住，耳硬化症也会有听力损失的家族史。患者的年龄对病情诊断没有什么帮助，因为神经性耳聋可能发生在任何年龄组。眩晕是一个重要的症状。如果出现眩晕，特别是在单侧感音性听力损失的情况下，必须确定其原因，至少必须排除听神经瘤的存在。耳鸣对神经性耳聋本身的鉴别诊断没有帮助，但如果存在，它很可能是高音调的。

（2）气导和骨导都会减少。

（3）没有气-骨导差。

（4）如果听力损失是单侧的，或者一只耳朵比另一只耳朵更严重，那么振动音叉就会向听力较好的那只耳朵偏移。

（5）通常没有重振，如果有重振，也是非常小的不完全重振。

（6）听力阈值水平和患者言语识别率之间通常存在明显的差距。

（7）除了先天性神经性耳聋和老年性耳聋的情况外，都有异常的音衰变。如果能引出这一特征，就能明确存在听觉神经纤维的损伤，有很大的诊断价值。

（8）镫骨肌反射可能不存在，也可能存在衰减。

（9）Békésy 测听法在出现异常音阶衰减时，一般显示连续音阶和中断音阶的分离，而且连续音阶的振幅很小（Ⅲ型或Ⅳ型）。

通过对听神经肿瘤病例的研究，我们已经找到了一些这些特征性表现的产生原因，最重要的是发现异常音衰变，后者强烈提示听神经瘤的可能性。任何对听神经造成的所谓"部分损伤"，都可能产生异常的音衰变。一个典型的案例见图 10.9：通过注射直接致听神经损伤后，神经损伤的所有特征都很明显，值得注意的是，出现了听神经的暂时性损伤；事实上，神经损伤的可逆性恢复在临床上并不罕见，另一个例子是听觉疲劳或暂时性阈移(TTS)。一般认为，TTS和永久阈移(PTS)一样，是由内耳毛细胞损伤造成的。虽然有大量证据表明PTS是如此，但没有确凿的证据表明TTS也是如此。动物实验表明，毛细胞不容易疲劳，而人类的实验似乎表明，TTS可能是一种可逆转的神经性听力损失。

12.1.1 对标准的评论

神经性听力损失的发病情况非常多变。它可能慢慢发生，如典型的听神经瘤病例，或突然发生，如疱疹病毒感染。

由于对耳鸣知之甚少，既往认为它可能是神经性听力损失的一个重要伴随症状，但这在实践中并没有得到证实。许多患有听神经瘤的患者很少主诉

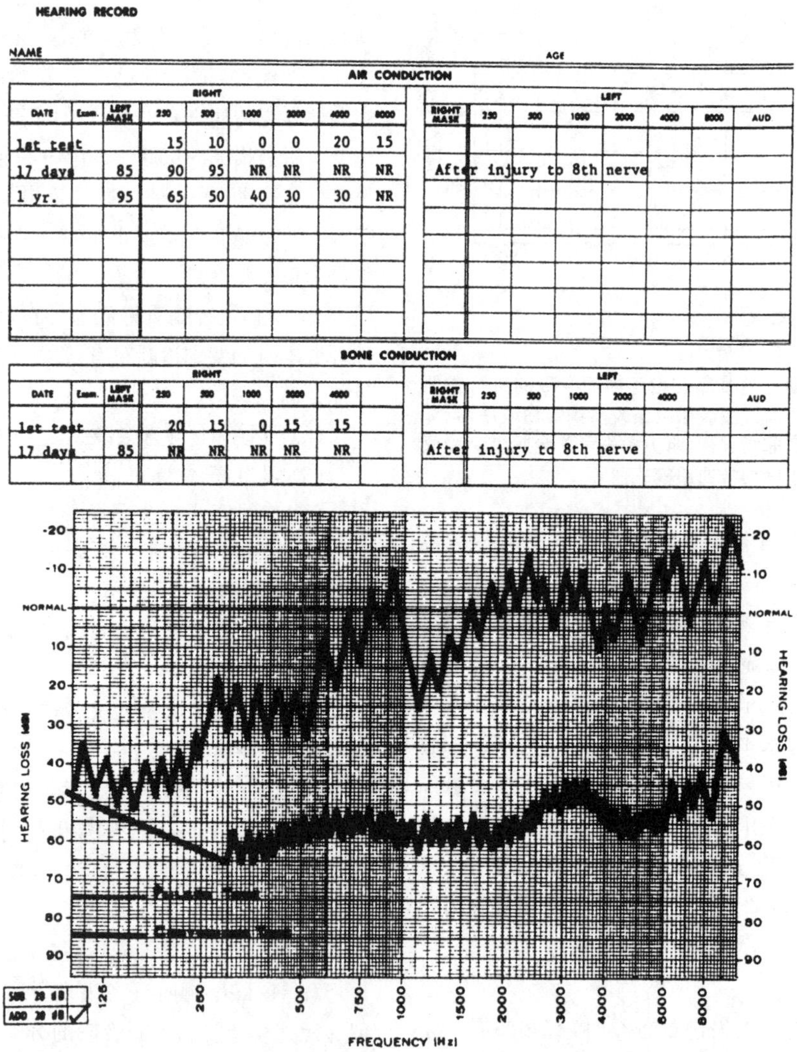
HEARING RECORD

NAME AGE

AIR CONDUCTION

DATE	Exam.	LEFT MASK	RIGHT 250	500	1000	2000	4000	8000	RIGHT MASK	LEFT 250	500	1000	2000	4000	8000	AUD
1st test			15	10	0	0	20	15								
17 days		85	90	95	NR	NR	NR	NR	After injury to 8th nerve							
1 yr.		95	65	50	40	30	30	NR								

BONE CONDUCTION

DATE	Exam.	LEFT MASK	RIGHT 250	500	1000	2000	4000		RIGHT MASK	LEFT 250	500	1000	2000	4000		AUD
1st test			20	15	0	15	15									
17 days		85	NR	NR	NR	NR	NR		After injury to 8th nerve							

图 10.9 病史：43岁，女性，多年来反复发作右侧面部剧烈疼痛。没有其他主诉。听力正常。耳科检查：正常。听力学检查：听力正常。在意外地用沸水注射第8对脑神经以缓解面部疼痛后，由于直接损伤听神经，出现全聋、面瘫和冷热反应丧失。分类：神经性耳聋。诊断：听神经损伤。严重耳聋持续了几个月，然后听力逐渐恢复，并出现重振，但所有频率的音调都明显衰变。在如此严重的损伤和严重的听力损失后，听力得到恢复非常罕见。在脉冲(底部，上曲线)和连续(底部，下曲线)Békésy轨迹之间的大间隔中，明显的异常音衰变。(Harbert and Young[8])

存在耳鸣，或者根本不存在耳内噪声。即使是那些有明显神经性听力损失的老年患者也不会经常主诉存在耳鸣。这与存在感音神经性听力损失的患者不同，他们经常会主诉耳内嘶嘶声或铃声这些令他们感到痛苦的耳鸣。

神经性耳聋的骨导下降明显。即使将音叉敲击得很厉害，也可能听不到音叉振动。老年患者尤其如此，音叉试验偏向健侧。肿瘤压迫引起的听神经损伤的最早发现之一是前庭通路紊乱。虽然可能没有主观性眩晕，前庭功能检测往往显示异常结果；在所有单侧感音神经性听力损失的病例中，尤其是在缺乏明显的重振时，应常规考虑此类检查。

神经性耳聋的另一个特点是，听阈水平和言语识别率之间存在巨大差异。图10.10是一个很好的案例，患者的听力水平相对较好，但言语识别率却不成比例地下降，术中发现听神经瘤，并将其切除。值得注意的是尽管听神经受如此大的损伤，但听阈水平受影响较小。当纯音听阈受到明显影响时，几乎

3/4的听神经已经严重受累，虽然患者听阈未影响，但言语识别率和患者理解言语方面的能力却受影响，究其原因可能是携带言语信息到听觉皮质的神经传导模式受到干扰。任何干扰言语理解的因素都会进一步加剧这一问题，如环境噪声、声音失真和分心。通常情况下，神经损伤中不存在重振现象，但也可能是在现有检测方法无法识别某些耳蜗损伤。

■ 12.2 神经性耳聋的测听模式

除了听神经瘤，很难对单纯神经性耳聋的特征进行描述。老年性耳聋患者出现神经性耳聋时，往往先有内耳退化，导致典型的高频丢失。这使得很难明确单纯神经性耳聋会导致什么。出于我们的目的，我们可以假设神经性耳聋的典型图像是高频听力损失。

然而，重要的是要记住，在神经性耳聋中，除了这两种类型之外，还有其他类型的听力损伤模式。例如，图10.11显示了一位高龄患者的上升型神经性耳聋，病因未确定，但研究结果高度提示神经性耳聋。

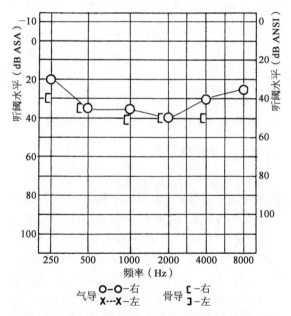

图10.10 病史：40岁，女性，偶有不平衡和疲劳感。没有耳鸣和旋转性眩晕。右耳进行性听力下降2年。耳科检查：正常。前庭检查右耳无反应，左侧垂直半规管反应异常。听力学检查：Békésy测听法脉冲和连续音调描记和小振幅连续音调描记之间高度分离。没有重振，但存在明显的音衰变。中度纯音听力下降，无气-骨导差。右耳言语识别率为42%。在对右耳进行测试时，左耳掩蔽。分类：神经性听力损失。听觉神经纤维损伤。病因：右侧听神经瘤，手术切除。

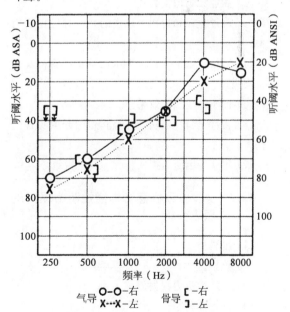

图10.11 病史：74岁，女性，隐匿性听力丧失30年。没有耳鸣或者眩晕。说话声音柔和。耳科检查：正常。听力学检查：在低频段中度至重度听力损失。没有气-骨导差。言语识别率：右侧82%；左侧78%。分类：神经性听力损失。诊断：未知。

13. 感音神经性听力损失的原因

感音神经性听力损失的临床表现和原因是多种多样的。不同的病因往往会产生相同的临床表现,而单一的病因可能会产生各种不同的临床表现。在一些感音神经性听力损失的病例中,病因只能通过推测或完全未知。使问题进一步复杂化的是,医生们发现,一些患者虽然病史和听力检查结果高度提示感音神经损伤,但在尸检时,颞骨的检查结果并不能说明听力损失是基于任何内耳可见的病变。

为了让读者对感音神经性听力损失有一个全面的了解,我们尽可能多地介绍临床实践中的各种常见情况。这些病例根据原因和听力损失是隐性的、突发的、单侧的、双侧的还是先天性的进行分类。然而,患者并不总是能够提供关于其耳聋发病的有效信息。

14. 分类

14.1 渐进性感音神经性听力损失的原因分析

(1)老年性耳聋。

(2)职业性听力损失。

(3)耳硬化症和慢性中耳炎的感音神经性听力损失。

(4)Paget 病和 van der Hoeve 病的感音神经性听力损失。

(5)助听器放大的效果。

(6)慢性全身性疾病(糖尿病等)引起的听神经损伤。

(7)不明原因听力损失。

14.2 突发性双侧感音神经性听力损失的原因分析

(1)脑膜炎。

(2)感染。

(3)功能性听力损失。

(4)耳毒性药物。

(5)多发性硬化。

(6)梅毒。

(7)自身免疫性疾病。

(8)原因不明。

14.3 突发性单侧感音神经性听力损失的原因分析

(1)流行性腮腺炎。

(2)头部外伤和听损伤。

(3)梅尼埃病。

(4)病毒感染。

(5)圆窗膜或内耳膜破裂。

(6)血管疾病。

(7)耳手术后。

(8)卵圆窗瘘。

(9)一般手术和麻醉后。

(10)梅毒。

(11)听神经瘤。

(12)不明原因。

14.4 先天性感音神经性听力损失的原因分析

(1)遗传。

(2)Rh 不相容与胆汁淤积症。

(3)缺氧。

(4)病毒。

(5)原因不明。

15. 渐进性感音神经性听力损失的原因

15.1 老年性耳聋

感音神经性听力损失最常见的原因是老年性耳聋,即随着年龄的增长听力逐渐降低。听力损失发病明确,一段时间内逐渐发生,高频最先受累,随后低频逐渐受累。两只耳朵受影响的速度大致相同,但有时一只耳朵的下降速度可能比另一只耳朵快。如果遇到一位一耳听力损失比另一耳严重得多的老年患者时,不应直接诊断为老年性耳聋,因为可能还有其他原因。

15.1.1 发展

事实上,老年性耳聋的过程很早就开始了。小孩能听到 20 000 Hz 的高频音,但许多成年人只能听到 14 000 Hz、12 000 Hz 或 10 000 Hz 的声音。随着年龄的增长,高频区听力变得不那么敏锐,到 70 岁时,大多数人听不到 6 000 Hz 的频率。

因为人类语言频率很少到达 8 000 Hz，所以在 8 000 Hz 频率受影响之前，他们不会意识到任何听力损失。这些频率通常在 50 岁左右开始受影响。老年性耳聋的发展速度和个人受影响的程度差别很大。在某种程度上，遗传起了一定作用，因为早期或过早发生的老年性耳聋通常出现在同一个家庭的几个成员身上。

有一种早期老年性耳聋，其内耳结构可能受影响，在高频区发生任何变化之前，只有 2 000～6 000 Hz 的频率受影响。这种情况下，在高频区受影响之前，听力损失不会发展到显著程度。这种听力图与暴露于强噪声后的听力损失非常相似。

典型病例和平均值。图 10.12 为一例老年性耳聋的典型听力发展趋势图。这是一项纵向研究，显

JOSEPH SATALOFF, M.D.
ROBERT THAYER SATALOFF, M.D.
1721 PINE STREET PHILADELPHIA, PA 19103

HEARING RECORD

NAME AGE

AIR CONDUCTION

AGE	Exam	LEFT MASK	RIGHT 250	RIGHT 500	RIGHT 1000	RIGHT 2000	RIGHT 4000	RIGHT 8000	RIGHT MASK	LEFT 250	LEFT 500	LEFT 1000	LEFT 2000	LEFT 4000	LEFT 8000	AUD
53			0	0	5	15	25	40		0	0	0	10	20	35	
58			0	0	10	15	30	45		0	0	5	10	25	40	
63			5	0	10	15	55	60		0	0	10	15	40	55	
67			5	0	10	20	60	75		5	0	10	20	55	65	
74			10	10	25	35	65	75		10	5	15	30	65	70	

BONE CONDUCTION

DATE	Exam	LEFT MASK	RIGHT 250	RIGHT 500	RIGHT 1000	RIGHT 2000	RIGHT 4000		RIGHT MASK	LEFT 250	LEFT 500	LEFT 1000	LEFT 2000	LEFT 4000		AUD

SPEECH RECEPTION

DATE	RIGHT	LEFT MASK	LEFT	RIGHT MASK	FREE FIELD	MIC.

DISCRIMINATION

DATE	RIGHT % SCORE	RIGHT TEST LEVEL	RIGHT LIST	LEFT MASK	LEFT % SCORE	LEFT TEST LEVEL	LEFT LIST	RIGHT MASK	EXAM

HIGH FREQUENCY THRESHOLDS

DATE	RIGHT 4000	RIGHT 8000	RIGHT 10000	RIGHT 12000	RIGHT 14000	LEFT MASK	RIGHT MASK	LEFT 4000	LEFT 8000	LEFT 10000	LEFT 12000	LEFT 14000

RIGHT RINNE	RIGHT SCHWABACH	WEBER	LEFT RINNE	LEFT SCHWABACH	HEARING AID		
					DATE	MAKE	MODEL
					RECEIVER	GAIN	EXAM
					EAR	DISCRIM	COUNC

REMARKS

图 10.12 病史：患者因过敏性鼻不适接受治疗时进行常规听力检查。63 岁时，他开始抱怨言语辨识困难。没有耳鸣或眩晕。耳科检查：耳洁净。听力学检查：这是一项年龄相关的渐进性耳聋的纵向研究。值得注意的是，患者 63～74 岁，纯音阈值在 500 Hz、1 000 Hz 和 2 000 Hz 时的变化相对较小，但言语识别率的变化却非常大。在所有耳朵能听到的频率区，骨导阈值与气导阈值处于相同水平。分类：感音神经性听力损失。诊断：老年性耳聋。

言语识别率

63 岁	右耳 92%	左耳 90%
74 岁	右耳 60%	左耳 56%

示同一患者 20 年的连续听力图。大多数老年性聋患者当 6 000～8 000 Hz 频率区听力受损时，较高频率的损失更大，例如 10 000～12 000 Hz。临床中我们也有可能碰到一些中年人存在明显听力损失，而一些老年人的纯音听阈几乎没有听力损失。老年性

耳聋不应与遗传性进行性耳聋混淆。

通常在很早年龄即开始的神经性耳聋，且变得相当严重，无疑是遗传性的。图 10.13 显示了随着人口老龄化，每个频率的平均听力损失。这些是用于统计目的的平均值，它们不一定适用于特定的个人。

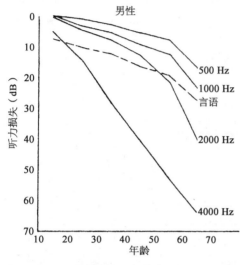
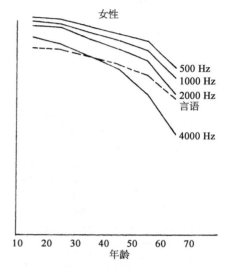

图 10.13　10～70 岁的男性和女性与年龄相关的平均听力损失。右耳损失中位数和左耳损失中位数为平均数。（改编自研究中心、美国眼科和耳鼻喉科学会工业噪声小组委员会、威斯康星州博览会调查所收集的数据，1954 年）

■ 15.2　复杂现象

尽管老年性耳聋的定义简单，发展可预测，但它实际上是一种复杂的现象。甚至它的分类也很复杂。在一些老年性耳聋的早期，只有耳蜗的毛细胞可能受影响（感音性听力损失）；接着神经成分也参与其中（感觉神经性），最终，在生命的最后 10 年，大脑皮质和中枢通路参与其中，出现中枢性听力损失或中枢性感音障碍。还有一些老年性聋患者的神经纤维受损，导致神经性听力损失。因此，老年性耳聋这个单一病因，可能会导致 4 种类型听力损失。Schucknecht 对老年性耳聋的分类揭示了这个复杂的问题[9]。

感音性老年性耳聋的特点是双侧对称性高频听力损失，呈陡坡下降型。言语识别率取决于频率。感音性老年性耳聋损伤主要发生在耳蜗底圈，似乎受基因的影响。神经性老年性耳聋累及耳蜗各圈，可能开始于生命早期，但通常直到生命后期才会出现症状。正常情况下，一只耳朵在生命的第一个 10 年中有 37 000 个神经元，而在生命的第九个 10 年中

只有 19 000 个神经元，每 10 年每只耳朵损失 2 000 个神经元。言语识别率与耳蜗 15～22 mm 区域的神经元丢失程度相关，该区域代表语言频率。在神经性老年性聋中，言语识别率下降比较严重。通常整个耳蜗的神经元损失呈弥散性，听力图表现为所有频率的下降模式。血管纹性老年性耳聋与血管纹萎缩相关，导致扁平型纯音听力损失图，言语识别率良好。血管纹萎缩程度与听力损失程度相关[10]。耳蜗传导性老年性耳聋表现为倾斜的高频听力损失，通常在中年时被发觉。言语识别率取决于听力图的坡度。耳蜗传导性老年性耳聋的组织学相关性尚未确定，但 Schucknecht 认为，这与基底膜厚度和蜗管的硬化相关，与决定蜗管共振特征的物理解剖梯度有关[9]。

老年性耳聋的病因很复杂，目前还不清楚。最基本的假设是基于动脉硬化，然而并没有得到研究的证实，大多数研究都没有发现耳朵里有相关的血管变化来解释感音神经损伤的机制。目前仍在争论的是，哪些因素容易导致老年性耳聋或产生对听力机制的损害。在非洲的一项研究表明，那些在没有

现代社会中大多数人所接触到的日常噪声的环境中度过一生的当地老人，几乎没有出现老年性耳聋的临床症状。这导致一些研究人员提出，老年性耳聋可能是暴露在现代文明的日常噪声中产生的损害，但还有许多其他附带的情况需要考虑。根据对眼睛、皮肤、大脑等的比较性生理学研究，我们可以预期，随着年龄的增长，听功能会自然消退。一项有趣的流行病学研究利用 Framingham 心脏研究队列研究了老年人群的听力损失，试图确定哪些变量对听力损失有重大影响[11]。到目前为止，年龄是最关键的风险因素，性别、疾病、听力损失家族史、梅尼埃病和噪声暴露也是重要的人群风险因素。需要对这个复杂的问题进行进一步研究。

■ 15.3 临床表现

感音神经性老年性耳聋比较有特色。患者的年龄一般为 50 岁，通常为 60 岁。主要主诉不是听力障碍，而是渐进性难以理解别人说的话。起初，这种情况只发生在嘈杂的聚会中，如鸡尾酒会或几个人同时说话时，特别是如果妇女的高声调很突出的话。随着听力损失的继续发展，症状变得更加明显。接着患者可能会错过广播和电视中的讲话，或在教堂或会议上的讲话。如果患者是一个商业人士，在多人对话中会存在困难，一般来说，他/她将不得不以令人尴尬的频率问："你说什么？"当说话人说话声音小、语速快，或者假牙不合适时，这种辨音困难可能会更严重。当说话者有外国口音和发音不标准时，这种情况就更明显了。听力测试显示：所有的高频都已受影响，损失已扩展到 2 000 Hz 的语言范围。2 000 Hz 的听阈水平通常已达到 30 dB，而更高的频率则更差。

患者在理解语言方面的困难与职业性听力损失晚期患者相似。元音可以听到，但某些属于高频范围的辅音无法区分。例如，患者无法分辨说话者说的是 "yes" "yet" "jet" "get" 或 "guess"，这时往往被误认为是注意力不集中，如果是年迈的父母或准备退休的老板，往往被误认为是"大脑退化"或"老年迹象"。由于听力困难，老年人面临重大的心理问题，需要医生和所有人更好地理解这些问题。

虽然医生无法治愈老年性聋，但这并不意味着我们不能帮助有言语识别困难的患者。当我们向患者解释说主要的问题不在大脑，而是耳朵的听觉机制受损时，患者会感到心安了。告诉他们助听器效果不佳是餐厅餐桌上或客厅里对话不清楚的原因。

如果能让患者的家庭成员理解这个问题，他们将避免无数使老年人感到不安全、抑郁和内向的紧张情况。家人应该刻意地对老年性耳聋的父母或祖父母说话不要太大声，速度要慢，要清楚。应尽一切努力使说话者和听话者在同一个房间里，以便老年人能够看到说话者的脸。这样一来，患者就可以从嘴唇上看到听不到的辅音，谈话就可以更容易和轻松地进行了。事业成功的老年人不太容易适应老年的孤独，每个家庭和医生都必须努力帮助老年人更好地交流。

如果语言频率损失大于 35 dB，助听器对患者有相当大的好处。尽管助听器不能改善患者的言语识别率，但它可以帮助患者更轻松、更容易地听。不幸的是，一些老年患者不能很快适应使用助听设备，必须通过反复的教育谈话和提醒来帮助他们，让他们知道依从性对于改善沟通至关重要。

（1）耳鸣：大约 25% 的健康人有耳鸣。有时，患者会抱怨头部有响声或嘶嘶声，有时甚至会成为主要主诉。在缺乏特定治疗的情况下，可能需要对症治疗，以减少因为头部噪声出现的过度反应。

（2）骨导：老年性耳聋的一个常见听力学发现是骨导异常差。骨导阈值通常比气导要差得多，而且通常不能用音叉或听力计来确定骨导。这并不一定意味着患者的感觉神经机制无法对测试音做出反应，而是因为皮肤或骨头中有某种东西阻止振动音叉或测听振荡器被听到。通常，如果将音叉放在患者的牙齿或假牙上，会比压在头骨上更容易听到。老年患者的骨导测试对其感音神经潜能的指示作用差。

（3）鼓膜：老年患者鼓膜的外观也经常发生变化。感音神经性听力损失的原因不能归咎于鼓膜变厚、瘢痕增生或者变白。这并不能解决问题，相反可能导致患者只寻求鼓膜治疗，而忽略了真正的问题。

（4）显著特征：主诉听力困难而听阈没有相应降低是老年性耳聋患者最突出的表现。甚至有时言语识别率的降低也和医生根据患者主诉所推测的不相符，这是老年性耳聋患者的特点。在中枢性老年性耳聋患者和纯神经损伤病例，测试的结果与患者的主诉更加不一致。这些患者可能同时存在听觉处理问题。

15.4　职业性耳聋

在工业中暴露于有害噪声会导致听力损失，详见第 14 章。

15.5　耳硬化症

耳硬化症基本上是一种耳蜗骨质疾病。当它累及卵圆窗和镫骨底板时，会导致传导性听力丧失的典型临床表现，即临床耳硬化。

15.6　骨导

不幸的是，临床发现并不总是那么经典或那么简单。许多耳硬化症的病例，哪怕是初发阶段，骨导也不正常。与临床耳硬化症有关的骨导降低的一个特征被称为"卡哈切迹"，表现为 2 000 Hz 处骨导降低 20 dB 或 15 dB。其原因可能是由于镫骨底板固定，该频率的声音通过患者的颅骨时出现问题。通过外科技术恢复听力后，骨导听力往往能提高到 5 dB。

根据作者的经验，大多数耳硬化患者很少出现所有频率范围的骨导下降，通常在 2 000 Hz 和 4 000 Hz 或者其他一些频率上出现下降。耳硬化症骨导降低的频率相关性使得人们怀疑两者之间一定存在某种关系。到目前为止，还没有建立两者间实验性或有效的临床关系。组织病理学研究支持这一推测。

15.7　感音神经损伤

毋庸置疑，耳硬化症经常会导致感音神经性损伤。耳硬化症患者骨导和感音神经机制正常的病例比较少见。高频听力损失与骨导下降相关，早期即出现重振是感音神经性损伤的特征表现。多数情况下耳硬化早期对声音感知的影响似乎只存在于耳蜗。然而，在另一些病例中，实际情况是与耳硬化有关的感音神经性听力损失。在单侧感音神经性损伤的病例中，常可以看到完全重振（图 10.14）。甚至在某些情况下，所谓的卡哈切迹也可能是感音神经性损伤，而不是机械性传导缺陷，尤其是在手术后听力和骨导没有明显改善的病例中，或者是只改善了 5 dB 或 10 dB 的情况下更是如此。这些人的正常听力水平可能是 −10 dB，而实际上他/她在该频率上有 15 dB 的感音神经性听力损失。尽管有证据表明，耳硬化症会导致感音神经性听力损失，但仍然没有证据表明，通过手术矫正耳硬化症可以防止感音神经性听力损失的发生。耳硬化对感觉机制的毒害虽被提出，但没有得到证实，感音神经性损伤似乎与血管纹附近骨质硬化有关。

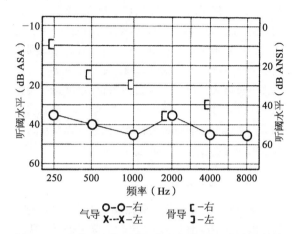

气导 ●─● 右　　　骨导 [─ 右
　　 X--X 左　　　　　] ─ 左

图 10.14　病史：22 岁，女性，右耳失聪 2 年。偶尔有振铃式耳鸣，无眩晕感。耳科检查：正常。听力检查：左耳正常。右耳气导阈值显示中度平坦型听力损失。骨导阈值提高，除 2 000 Hz 以外所有频率都存在气-骨导差。右耳有完全重振伴复听，没有异常的适应现象。右耳言语识别率为 86%。所有测试中都将左耳掩蔽。分类：混合性听力损失。诊断：单侧耳硬化症，继发感音神经性听力损失。诊断依据：气-骨导差存在，言语识别率良好，耳内镜检查结果阴性，特别是镫骨固定。如果出现重振、复听和骨导下降，则表明有感音神经性损伤。术中确认耳硬化性镫骨固定，听力得到改善。

用于确定重振的响度平衡试验（术前）：

1 000 Hz		4 000 Hz	
左侧	右侧	左侧	右侧
25	45	10	45
10	40	25	45
25	45	40	55
40	50	55	60
55	65	70	65
70	80		
85	90		

（1）诊断线索：与耳硬化症相关的感音神经性听力损失的发病通常呈隐匿性，可能在传导性听力损失出现很久才出现。有时可以同时诊断耳硬化症和感音神经性损失（图 10.15）。少数此类病例中，耳

硬化症的诊断似乎遥不可及，但通过手术可以明确，听力有时也可以得到改善。

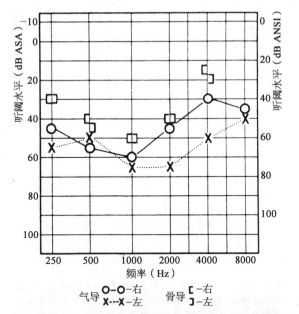

图 10.15 病史：50 岁，女性，说话声音很轻，左耳使用助听器。隐匿性听力下降数年。最初，她有嗡嗡的耳鸣声，后来逐渐消失。两个姐妹也有听力损失。没有眩晕或耳部感染病史。患者主诉佩戴助听器的效果良好。耳科检查：正常。听力检查：气-骨导差较小，音叉放置在牙齿上时患者骨导比气导好，音叉放置在牙齿上的骨导也比放置在乳突上的好，乳突上的反应很少或没有。言语识别率得分：右侧：**88%**；左侧：**84%**。分类：混合性听力损失。诊断：伴有感音神经性听力损失的耳硬化症。诊断依据：声音柔和，助听器效果令人满意，有听力损失的家族史，言语识别率相当好，音叉测量骨导比气导好，这些都表明最初的传导性听力损失的可能性。对左侧中耳进行手术探查，发现镫骨脚板明显固定，卵圆窗有硬化表现。镫骨撼动后患者听得更清楚了。术后在大多数频率上有 **10 dB** 的改善。

在这种情况下，最重要的线索是明确骨导存在，而且比气导好（尤其将音叉与牙齿接触时），言语识别率良好。患者说话声音轻柔有助于诊断，特别是如果患者使用助听器后的效果比感音神经性损失患者的效果要好。许多这种类型的病例通过成功诊断并进行了手术治疗，但这绝不应该被误解为鼓励感音神经性听力损失的患者要求对可能存在的耳硬化症进行中耳手术。所有耳硬化症的诊断必须通过听力测试和病史来确诊，而不是通过手术探查。

（2）解释：这一列数字表明，纯音听阈测试中，左耳在 1 000 Hz 的阈值为 25 dB，而右耳的阈值为

45 dB。提高左耳的音调响度，并要求患者将右耳的音调响度与左耳的音调响度相匹配时，人们注意到，阈值的差异趋于消失。当左耳的音调为 85 dB 时，在右耳产生相同响度所需的响度为 90 dB。因此，当音调响度分别增加到 85 dB（左）和 90 dB（右）时，阈值差异为 30 dB，而响度差异只有 5 dB。这是对重振的一种衡量。如果两只耳朵的音调响度完全匹配，这种情况就被称为完全重振。如果在相同的响度下，音调在患耳比健耳听起来更响亮，称为过度重振。

（3）手术并发症：许多耳硬化症患者进行了镫骨切除术，其中一些患者术后出现了高频听力损失和骨导下降，如图 10.16 所示的病例，该患者术前骨导正常，术后骨导下降。手术后看到这个患者，医生可能会想，为什么一开始要做手术，因为术前几乎没有气-骨导差，目前的诊断是感音神经性听力损失。检查者应始终牢记，骨导与术前不同可能因某些并发症引起。其中一个可能的并发症是外淋巴瘘，即内耳和中耳之间的渗漏。认识到这一点尤其重要，

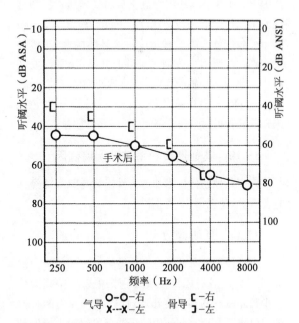

图 10.16 病史：患者曾做过右镫骨切除术，随后出现眩晕、耳胀满感和耳鸣。术后听力恶化。有耳硬化症的家族史。耳科检查：正常。听力学：左耳正常，右耳气导阈值中度下降，骨导阈值同样表现。右耳言语识别率为 **66%**，完全性重振伴复听。分类：混合性听力损失。诊断：耳硬化症伴术后迷路病。诊断依据：虽然这张听力图高度提示梅尼埃病，但病史表明术后迷路病是病因。

因为它可以通过手术修复。必须认识到感音神经性听力损失的可治疗和可逆原因。

▉ 15.8 慢性中耳炎

耳部感染可能导致感音神经性听力损失。当听力损失发生于急性感染之后，并累及内耳和/或听神经，这种因果关系显而易见。然而，当涉及慢性耳部疾病，这种关系可能就不那么明显了。感音神经性听力损失是公认的慢性中耳炎的并发症，特别是在有复发性耳溢液或胆脂瘤的情况下。如果累及中耳出现鼓室硬化症，听力损失也常见，这是另一种慢性中耳炎相关的情况。

▉ 15.9 Paget 病和 van der Hoeve 病

Paget 病和 van der Hoeve 病都能影响听觉神经通路。疾病早期阶段通常只产生传导性听力损失，但随着疾病的发展，感音神经机制受影响，而且往往相当严重。其具体原因并不完全清楚，但一般来说，内耳和神经纤维有退行性变的过程。有时听神经可能因 Paget 病引起的内听道狭窄而受到压迫。如耳硬化症对内耳的毒性作用，Paget 病和 van der Hoeve 病也可考虑这种情况。在某些病例中，传导性和感音性听力损失似乎是同时开始，呈平行发展趋势。图 10.17 中描述了一个有趣的病例。请注意：van der Hoeve 病具备遗传性耳聋的病因——蓝色巩膜和反复骨折的脆弱骨骼(见第 13 章和附录 3)。

▉ 15.10 其他遗传和系统性疾病病因

许多其他遗传性和非遗传性疾病与感音神经性耳聋有关，将在第 13 章中讨论。

▉ 15.11 助听器放大

少数使用助听器的患者注意到助听耳的听力损失明显加重，这种因果关系似乎顺理成章，但因为只有少数超敏感的耳朵受影响，所以反对使用助听器的建议也不合理。与使用助听器有关的听力损失是一种特殊类型。典型情况下，由于助听器的放大作用，会有一个临时的，甚至是永久性的阈值变化，这种情况不常见，如图 10.18 中描述的案例所示。尽管在移除助听器后听力恢复到以前的水平，但恢复所需的时间要比 TTS 长得多，并且没有 TTS 的其

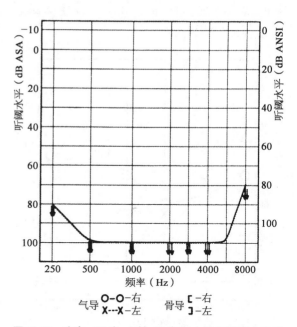

图 10.17 病史：70 岁，女性，30 年听力损失病史。右耳佩戴助听器，依靠残余听力似乎还可以。她的家族其他成员也有长期耳聋的情况。该患者和其他家族成员都有蓝巩膜和长骨反复骨折的病史。耳科检查：正常。听力检查：气导检测无反应，低频骨导只有触觉反应。分类：混合性听力损失。诊断：van der Hoeve 病。诊断依据：耳聋、蓝巩膜、脆弱的骨骼，以及遗传特征确立了诊断。

他经典特征。

每当使用助听器的患者抱怨助听耳的听力越来越差时，如果是感音神经性听力损失，就应该怀疑助听器的原因。在这种情况下，应取下助听器，并观察听力是否恢复到原来的水平。患者可能需要在另一只耳朵上使用助听器，如果这只耳朵对放大作用表现出同样的敏感性，则可能需要使用功率较小的助听器。与所有单侧感音神经性听力损失一样，应始终考虑听神经瘤的可能性，并进行所有必要的检查。

▉ 15.12 听神经炎

听神经炎是第 8 对脑神经听觉部分的炎症。它会导致听力损失而不会出现头晕，虽然可能会有耳鸣。它与前庭神经炎不同，前庭神经炎导致头晕，无听力损失。当听力损失和平衡障碍共存时，诊断通常为第 8 对脑神经神经炎或迷路炎。听觉神经炎可能发生在全身性感染之后，如猩红热、流感、伤寒、梅毒，以及其他许多产生高热的传染病。它更经常出现在不太严重的病毒性疾病之后，如上呼吸道感染，

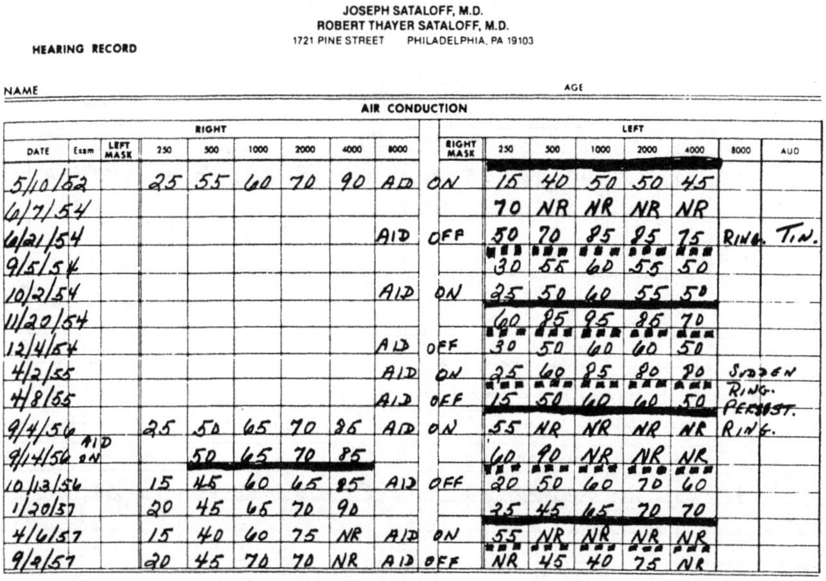

JOSEPH SATALOFF, M.D.
ROBERT THAYER SATALOFF, M.D.
1721 PINE STREET   PHILADELPHIA, PA 19103

HEARING RECORD

图 10.18　病史：这个男孩在 5 岁时首次就诊，因为父母在他 3 岁时就注意到他的听力损失。这个孩子有轻微的语言缺陷，语言发育缓慢。诊断结果是原因不明的先天性耳聋。在他的左耳上安装了一个助听器，效果很好，直到几年后他发现左耳的听力越来越差。在做了许多研究以排除其他原因后，取下助听器，听力得到改善。每次使用助听器时，听力都会变差，但在取下助听器时又会有所改善。最后有人建议把助听器戴在右耳上，患者没有出现任何不良影响。诊断：由噪声引起的感音神经性听力损失。注意：此病例中低频也受影响。

或疱疹病毒感染，如那些与冻疮或"发热水疱"有关的感染。听力损失可能在感染的同时立即发生，但通常是在几天或几周内逐渐发生的。它可能是单侧的，也可能是双侧的；但单侧的或不对称比较常见。此疾病往往会有耳胀满感。在早期阶段，使用皮质类固醇治疗后，听力可能会得到改善。听力损失的严重程度从轻度到重度不等。图 10.19 显示的是一位假定诊断为听神经炎患者的听力图。图 10.20 描述了一例诊断比较明确的病例。

15.13　血管功能不全

供应内耳的迷路动脉是一个无吻合支的终末动脉。也就是说，它的分支并不与其他来源的侧支血管供应相交融。因此，内耳似乎比其他大多数器官

日期	右耳气导						左耳气导					
	250	500	1000	2000	4000	8000	250	500	1000	2000	4000	8000
	45	80	80	85	90	70	25	55	55	60	60	55

	右耳骨导						左耳骨导					
	250	500	1000	2000	3000	4000	250	500	1000	2000	3000	4000
	35	60	75	NR	NR	NR	25	40	35	55	55	55

语音接收阈：右 70　　左 35　　　　　　　言语识别率：右 52%　　左 80%

图 10.19　一名假定诊断为听神经神经炎患者的听力图。

JOSEPH SATALOFF, M.D.
ROBERT THAYER SATALOFF, M.D.
1721 PINE STREET   PHILADELPHIA, PA 19103

HEARING RECORD

NAME _____   AGE _____

AIR CONDUCTION

		RIGHT							LEFT						
DATE	Exam	LEFT MASK	250	500	1000	2000	4000	8000	RIGHT MASK	250	500	1000	2000	4000	8000	AUD
		95	30	35	40	40	55	60	95	40	50	55	60	65	NR	

BONE CONDUCTION

		RIGHT						LEFT					
DATE	Exam	LEFT MASK	250	500	1000	2000	4000	RIGHT MASK	250	500	1000	2000	4000	AUD
		95	25	30	40	40	50	95	35	45	50	50	NR	

SPEECH RECEPTION

DATE	RIGHT	LEFT MASK	LEFT	RIGHT MASK	FREE FIELD	MIC.
	40	85	55	95	45	

DISCRIMINATION

	RIGHT				LEFT			
DATE	% SCORE	TEST LEVEL	LIST	LEFT MASK	% SCORE	TEST LEVEL	LIST	RIGHT MASK	EXAM
	65	70	4	85	52	85	4F	95	

HIGH FREQUENCY THRESHOLDS

	RIGHT						LEFT					
DATE	4000	8000	10000	12000	14000	LEFT MASK	RIGHT MASK	4000	8000	10000	12000	14000
	55	60	NR	NR	NR	85	95	45	NR	NR	NR	NR

RIGHT		WEBER	LEFT		HEARING AID			
RINNE	SCHWABACH		RINNE	SCHWABACH	DATE	MAKE		MODEL
A>B	Poor	TO RIGHT	A>B	Poor	RECEIVER	GAIN	.	EXAM
					EAR	DISCRIM		COUNC

REMARKS

图 10.20　病史：55 岁，男性，因流感致双侧听力丧失，没有进行性发展。没有耳鸣或眩晕。耳科检查：正常。冷热试验检查正常。听力学：双侧听力损失，无气-骨导差，言语识别率降低，音叉反应差，无重振或异常音调衰减。分类：感音神经性听力损失。诊断：听神经炎。

对血管退化更敏感。这个问题与全身动脉硬化、糖尿病和其他改变耳部血流的情况有关。它也可能在没有明显的全身系统疾病的情况下发生。需要更多的研究来澄清与血管变性有关的听力退化过程。

■ 15.14　不明原因的双侧和单侧进行性感音神经性听力损失

某些感音神经性听力损失患者具体致病原因不明。接下来的一系列案例说明了这种类型的病例，每个案例都重点强调与耳聋有关的不同因素（图 10.21～图 10.23）。血管问题，如低血压和高血压最为突出。此外，第 13 章还包含了其他感音性和神经性听力损失的案例。正如前面提到的梅尼埃病、噪声暴露和职业性耳聋等原因，可能一开始是感音性听力障碍，后来发展为感音神经性听力损失，特别是在有其他叠加条件时。

16. 突发性双侧感音神经性听力损失的原因

耳科医生对突发性感音神经性听力损失特别感兴趣，至少有两个原因。第一，原因很难确定；第二，听力恢复正常并不罕见。某些原因更常影响双耳，而其他原因只影响一只耳朵。听力损失的严重程度

JOSEPH SATALOFF, M.D., D.Sc
ROBERT T. SATALOFF, M.D., D.M.A.
1721 PINE STREET • PHILADELPHIA, PA. 19103

HEARING RECORD

NAME   AGE

AIR CONDUCTION

DATE	Exam.	LEFT MASK	RIGHT								RIGHT MASK	LEFT								AUD

DATE	Exam.	LEFT MASK	250	500	1000	2000	3000	4000	6000	8000	RIGHT MASK	250	500	1000	2000	3000	4000	6000	8000	AUD
1st test			10	20	30	85		90		NR		20	30	60	90		NR		NR	
4 years			80	80	100	NR		NR		NR		80	95	100	NR		NR		NR	
9 years			75	85	NR	NR		NR		NR		NR	NR	NR	NR		NR		NR	
10 years			75	NR	NR	NR		NR		NR		NR	NR	NR	NR		NR		NR	

BONE CONDUCTION

DATE	Exam.	LEFT MASK	250	500	1000	2000	3000	4000	RIGHT MASK	250	500	1000	2000	3000	4000	AUD
1st test			10	20	35	NR		NR		20	40	NR	NR		NR	
9 years			NR	NR	NR	NR		NR		NR	NR	NR	NR		NR	

SPEECH RECEPTION THRESHOLD

DATE	RIGHT	LEFT MASK	LEFT	RIGHT MASK	FREE FIELD	DATE	RIGHT	LEFT MASK	LEFT	RIGHT MASK	FREE FIELD

SPEECH DISCRIMINATION

DATE	RIGHT				LEFT						

DATE	% SCORE	TEST LEVEL	LIST	LEFT MASK	% SCORE	TEST LEVEL	LIST	RIGHT MASK	FREE FIELD	AIDED	EXAM

COMMENTS:

图 10.21　病史：从 18 岁起，这位 36 岁的健康男子就知道自己有非常轻微的高频听力损失，非进行性发展。他参加了现役。26 时他意识到自己的听力越来越差，尽管进行了大量检查和各种各样的治疗，他仍然失去了听力，没有耳鸣或眩晕，没有家族性耳聋病史。耳科检查：正常。冷热水试验：正常。听力学检查：快速进行性双侧听力损失。分类：感音神经性听力损失。诊断：未知。

各不相同，但往往非常严重。突发性双侧感音神经性听力损失的常见原因：① 脑膜炎；② 感染；③ 情绪性疾病；④ 药物；⑤ 多发性硬化；⑥ 自身免疫性疾病；⑦ 梅毒；⑧ 不明原因。

■ **16.1　脑膜炎**

脑膜炎引起的突发性、严重不可逆的双侧耳聋，使这种疾病成为所有内科医生极为关注的问题。图

10.24 显示了当脑膜炎影响到感音神经区域时导致典型的几乎完全性听力丧失。由于损害是不可逆转的，因此必须尽一切努力预防脑膜炎，或尽早积极治疗以避免此类并发症。偶尔会有少量的听力保留下来，高强度助听器会有一些用处，但只是用来改善声音强度，无法提高言语识别率。耳鸣很少出现，旋转性眩晕通常持续时间较短。由于迷路损伤，患者的不平衡感很常见，特别是在光线较暗的情况下。温度试

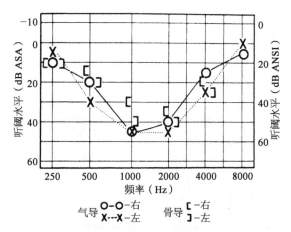

图 10.22 病史：50 岁，女性，1 年前首次发现自己的听力逐渐下降，呈进展性，无耳部感染或传染病史，无耳鸣或眩晕，没有家族性耳聋的病史。耳科检查：正常。听力检查：双侧盆型听力损失，无明显气-骨导差。单耳双频响度平衡试验表明双耳重振，无异常的音衰变。语言接收阈值：右耳，38 dB；左耳，42 dB；言语识别率：右耳 100%；左耳 94%。分类：感音神经性听力损失。诊断：不明原因。

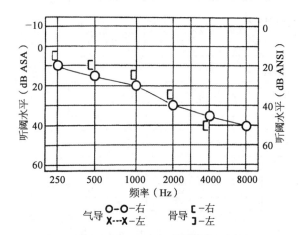

图 10.23 病史：45 岁，女性，右耳渐进性听力损失，并伴有轻微的耳鸣，无眩晕。血压正常。耳科检查：正常。听力检查：左耳正常。右耳有轻度至中度听力损失，高频区明显。无气-骨导差，无重振或异常音衰变。分类：单侧进行性感音神经性听力损失。诊断：无明确原因。

验显示除极少数罕见病例，大部分患者前庭功能缺失或较差。在某些情况下，人工耳蜗植入可能有用。

■ 16.2 急性感染

系统性全身感染，如猩红热、伤寒、麻疹和肺结核，偶尔也会引起双侧感音神经性听力损失。过去梅毒容易被误诊为由其他原因引起的耳聋病例，事

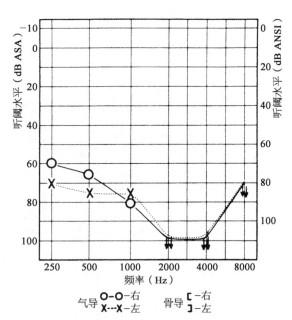

图 10.24 病史：16 岁，男性，6 岁时患脑膜炎。语言能力有明显退化的迹象。他在聋哑学校上学，不使用助听器。耳科检查：正常。冷热试验：无反应。听力检查：低频区有残余听力。分类：感音神经性听力损失。诊断：脑膜炎对耳蜗的影响。评论：建议右耳佩戴大功率助听器。

实上梅毒引起的耳聋很普遍，在某些情况下，它可以引起双侧突发听力损失。内耳梅毒是一种可以治疗的疾病（见第 11 章）。

尽管患者梅毒血清学检查呈阳性的同时伴有感音神经性损伤，但两者之间可能没有因果关系。感音神经性听力损失的发病率非常高，毫无疑问，有些人患有梅毒，而两者之间没有任何关系。猩红热仍然会引起中度感音神经性听力损失，通常伴有双侧急性损伤和随后的慢性中耳炎。图 10.25 显示了在抗生素使用之前更为普遍的一种类型。通常，鼓膜和听小骨也被侵蚀。

■ 16.3 功能性听力损失

有些双侧突发性听力损失的病例是由情绪紊乱引起的，虽然感音神经机制没有受到真正的损害，但临床结果却与这种诊断特征非常相似，歇斯底里是这类病例的突出特点，这在情绪明显紧张的时期很常见，如在战争时期，压力和紧张可以导致突然听力损失，其听力检查结果与其他原因引起的感音神经性听力损失非常相似。主要的区别在于病史和听力

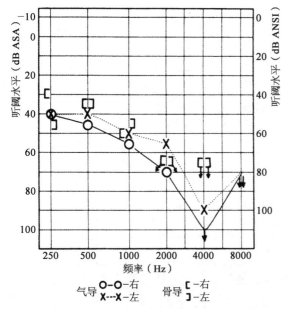

图 10.25 病史：48 岁，男性，自 6 岁起患猩红热后出现双侧中耳炎和耳流脓，有耳鸣无眩晕。佩戴助听器，但由于耳朵流脓，使用起来有困难。耳科检查：双耳鼓膜被侵蚀，未见听小骨。双侧中耳腔见腐臭分泌物。X 线片显示乳突硬化，无胆脂瘤表现。听力检查：双耳下降型听力图，中度至重度听力损失，无气-骨导差，音叉反应差，放置于牙齿上也是如此。分类：感音神经性听力损失。诊断：猩红热后的慢性中耳炎和累及耳蜗的迷路炎。评论：对于这种类型的听力损失，通常不建议使用骨导助听器。但是，由于慢性中耳炎的存在，不能使用气导助听器，因为气导助听器需要在耳朵里安装耳模。当耳朵有分泌物时，使用骨导助听器可能会避免因分泌物引起的放大不足。

检查结果不一致。因为这种情况有时确实发生在日常生活中，所以必须通过获得一致的听力检查结果和完整的病史来排除功能性听力损失。特殊的听力测试是有帮助的（见第 7 章）。图 10.26 和图 10.27 为耳科实践中遇到的功能性听力损失的案例。

16.4 耳毒性药物

耳毒性听力损失的严重程度和发病速度取决于患者的身体状况（肾脏等）、药物的耳毒性和给药方法。例如，某些利尿剂，如呋塞米，通过快速静脉推注大剂量给药，可导致突然严重的双侧听力损失，这与药物的高峰值水平有关。同样的药物在较长的时间内给予，不太可能导致类似的耳科问题。选择性化疗药物和其他药物也可能导致双侧听力损失，某些情况表现为突发和严重听力下降。

16.5 多发性硬化

多发性硬化是一种罕见的引起耳聋的原因，但也有报道说它是突发性双侧听力损失和其他模式的感音神经性损伤的原因。通常情况下，耳聋呈波动性，即使在非常严重的抑郁症之后，听力也可能恢复正常。Susac 综合征经常被误诊为多发性硬化。Susac 综合征表现为年轻女性的大脑和视网膜微血管病变，并伴有感音神经性听力损失，自 1979 年首次报道以来，已有许多病例被确诊[12]。

16.6 自身免疫性听力损失

1979 年，McCabe[13] 首次描述了自身免疫性感音神经性听力损失。除听力损失，他还注意到耳胀满感和耳鸣，很少有外耳或中耳结构受损。他根据自身免疫性疾病的实验室研究结果，以及对自身免疫性疾病经典药物治疗的反应性，定义了这一新疾病。McCabe 的讨论强调了准确诊断的重要性，因为针对这种感音神经性听力损失有可供选择的治疗方案。

McCabe[13] 所描述的自身免疫感音神经性听力损失特征直到今天仍然适用，包括不对称的感音神经性听力损失，偶尔累及平衡器官，随着时间的推移而恶化，以及对类固醇和其他免疫抑制剂如环磷酰胺的反应性。自身免疫性内耳疾病（AIED）和免疫介导的耳蜗前庭疾病是一个疾病谱。其表现包括快速进展的感音神经性听力损失、突发性耳聋和梅尼埃病[14]。其中一位资深专家（R.T.S.）曾治疗过几乎所有听力模式的病例，包括全聋和仅有前庭症状的正常听力患者。

为了评估可疑自身免疫性疾病，使用器官活检作为诊断手段是最有利的。显然，内耳疾病不可能进行活检，这就造成了诊断上的困境[15]。McCabe[13] 最初讨论的实验室检查是淋巴细胞迁移抑制试验，后来被证明结果并不一致。后来 Hughes 等[16] 提出了淋巴细胞转化试验，显示出很高的特异性（93%）和敏感性（50%～80%）。此外，间接免疫荧光试验也被用于筛选患者的内耳特异性和非特异性自身抗体。Veldman[17] 证明了螺旋神经节和患者抗体之间免疫介导反应的免疫组织化学方面证据。确诊实验是针对耳蜗抗原的自身抗体的 western blot 检测，但其敏感性和特异性因使用的方法而异。

JOSEPH SATALOFF, M.D.
ROBERT THAYER SATALOFF, M.D.
1721 PINE STREET   PHILADELPHIA, PA 19103

HEARING RECORD

NAME   AGE

AIR CONDUCTION

				RIGHT								LEFT					
DATE	Exam	LEFT MASK	250	500	1000	2000	4000	8000	RIGHT MASK	250	500	1000	2000	4000	8000	AUD
1ST TEST			40	45	50	50	50	55		45	50	55	50	45	50	
			40	45	50	45	45	45		40	45	50	45	50	50	
1 MO.			45	50	40	50	40	55		45	50	50	55	40	55	
4 MOS.			0	-5	0	0	-6	0		0	-5	-5	-5	-6	0	

BONE CONDUCTION

				RIGHT					LEFT					
DATE	Exam	LEFT MASK	250	500	1000	2000	4000	RIGHT MASK	250	500	1000	2000	4000	AUD
1ST TEST			30	35	40	40	40		35	35	40	40	40	
1 MO.			35	30	40	45	40		30	35	40	45	45	

SPEECH RECEPTION

DATE	RIGHT	LEFT MASK	LEFT	RIGHT MASK	FREE FIELD	MIC.
1ST TEST	10		10			
1 MO.	10		10			

DISCRIMINATION

	RIGHT				LEFT				
DATE	% SCORE	TEST LEVEL	LIST	LEFT MASK	% SCORE	TEST LEVEL	LIST	RIGHT MASK	EXAM
	98	40			100	40			
	96	40			100	40			

HIGH FREQUENCY THRESHOLDS

	RIGHT						LEFT					
DATE	4000	8000	10000	12000	14000	LEFT MASK	RIGHT MASK	4000	8000	10000	12000	14000

RIGHT		WEBER		LEFT		HEARING AID			
RINNE	SCHWABACH			RINNE	SCHWABACH	DATE	MAKE		MODEL
						RECEIVER	GAIN		EXAM
						EAR	DISCRIM		COUNC

REMARKS

图 10.26　病史：14 岁,女性,老师怀疑她有听力损失,经校医检测后确认,在过去的一年中成绩每况愈下。没有耳部感染或相关症状。耳科检查：正常。听力检查：气导和骨导均显示听力下降,言语接收阈值正常(10 dB)。后来的测试证实这个女孩听力正常。她在学校有情绪问题,通过心理治疗得到了纠正。分类：功能性听力损失。病因：情感冲突。

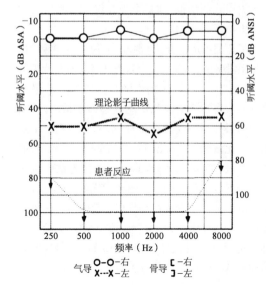

图 10.27　病史：36 岁,男性,耳后受到重击,头皮撕裂,但无昏迷。他声称工伤后左耳突然失聪,没有耳鸣或眩晕感。耳科检查：正常。听力检查：右耳掩蔽时,患者否认左耳听到任何声音,怀疑非器质性听力损失。所有的伪聋测试都显示左耳听力良好,无法证实该男子声称的外伤后突发听力丧失。分类：功能性听力损失。诊断：伪聋。诊断依据：当一只耳朵正常而另一只耳朵严重受损时,在测试患耳时,应该会出现健耳的影子曲线(如果没有掩蔽)。这种情况并没有发生,经过多次测试和讨论,患者承认他是伪聋,最后他给出了左耳的正常听力图。

NAME	CASE 2						AGE													
							AIR CONDUCTION													
				RIGHT										LEFT						
DATE	Exam	LEFT MASK	250	500	1000	2000	3000	4000	6000	8000	RIGHT MASK	250	500	1000	2000	3000	4000	6000	8000	AUD
Pre-Op.			40	35	45	25		35		50		45	40	45	45		65		NR	
Post-Op.			NR	NR	NR	NR		NR		NR		NR	NR	NR	NR		NR		NR	

图 10.28 病史：26 岁,女性,出生时患有胆道闭锁,双耳畸形,视力不佳。在局部麻醉下进行了右中耳手术。她的中耳腔较浅,水平段面神经管裂开。锤骨和砧骨轻度畸形,镫骨和卵圆窗缺失。在鼓岬处打孔,打孔处放置镫骨假体,并毫无困难地勾在砧骨上。在手术室时患者听力明显改善,手术过程中也没有出现头晕的情况。术后第二天,右耳突然出现耳聋;4 天后,左耳又突然失聪。没有感染征象,综合检查没有发现异常,免疫检查正常。接下来讨论的其他免疫系统评估还没有关于自身免疫性听力损失的描述。她对大剂量的泼尼松没有反应。手术后 5 年,她的两只耳朵都没有有用的听力。有人提出做人工耳蜗手术,但患者拒绝了。这是一例罕见的交感性耳蜗炎病例,是一种自身免疫现象。

尽管 McCabe[13] 在其最初研究中提出的治疗包括经典的免疫抑制剂皮质类固醇和环磷酰胺,但后来的研究证实了甲氨蝶呤(风湿性关节炎)的价值[18]。与类固醇和环磷酰胺相比,甲氨蝶呤治疗的优点包括副作用小以及它在需要长期治疗的患者中的效用。

McCabe[13]描述了自身免疫性听力损失,最初,他根据实验室发现和临床特征(如对类固醇治疗的反应性)对其进行了定义。此后出现的"典型"描述是中年女性患者,双侧进行性不对称感音神经性听力损失,伴有或不伴有眩晕,偶尔伴全身免疫疾病[16]。然而,在我们的经验中,这种描述是非常有限的。

自从最初描述这个疾病以来,已经发现自身免疫性感音神经性听力损失与许多免疫性和系统性的自身免疫性疾病有关,如溃疡性结肠炎[19]。如前所述,溃疡性结肠炎可同时伴发。其他与耳部表现有关的全身性疾病包括结缔组织疾病(类风湿关节炎、多发性动脉炎、多发性肌炎、硬皮病、干燥综合征、淀粉样变性)、内分泌和相关器官疾病(桥本甲状腺炎、Graves病、恶性贫血),以及非内分泌器官疾病(重症肌无力、肾小球肾炎、韦氏肉芽肿病)[20]。

事实上,耳科症状可能是系统性自身免疫性疾病的发病前先兆[21]。然而,这些疾病的内耳表现是相同的。虽然耳内自身免疫的确切机制尚未完全阐明,但组织学研究已证明在整个膜迷路中发生炎症反应[19]。

以前,由于血液-迷路屏障的存在,人们认为内耳是一个免疫赦免部位。然而,后来人们了解到,在某些情况下,免疫细胞可能存在于内耳中,特别是在鼓室中[22]。偶尔,它们的存在对病毒感染有保护作用;但是,免疫细胞也可能通过理论上的致敏机制而具有破坏性。免疫反应在耳蜗中发生的机制可能与身体其他部位相同,血管通透性的增加使白细胞外渗。Ryan 等[23]详细介绍了这一过程的机制。内淋巴囊在免疫反应的发展中似乎很重要,尽管它的确切作用还没有确定。它可能是初始抗原提呈和处理的区域,诱发细胞因子的产生,触发血管通透性增加和淋巴细胞的追踪,标志免疫反应的后期过程[23]。其中一位资深专家(R.T.S.)已经开始研究细胞因子系统干预(控制 Th2 到 Th1 的转变),作为自身免疫性内耳病(AIED)的可能治疗策略。HLA－DR4 的缺失提示 AIED,80.6% 的 AIED 患者缺乏这种抗原[24]。当其他种类的 HLA 存在时,可能表明有发生 AIED 的倾向,包括 B35、Cw4 和 Cw7。如前所述,淋巴细胞转化试验最初用于自身免疫性感音神经性耳聋的诊断。然而,该试验相当不敏感,尤其是在对疑似 AIED 患者进行经验性皮质类固醇治疗后[25]。这项检测后来成了 Western blot 的一个辅助手段,Western blot 检测血清中针对内耳抗原的抗体。商用测试(纽约州布法罗市 Immco 实验室)的敏感性仅为 42%;然而,其特异性为 90%,阳性预测值为 91%[25]。研究者试图对自身免疫反应的特定成分进行解释,已经鉴定出几种重量相似的蛋白质。这些蛋白质大多为 IgG 型,很少发现 IgA。部分蛋白确认为髓鞘蛋白 PO(在 Corti 器官的螺旋神经节中发现)和 b-肌动蛋白(在支持细胞和机械感觉毛细胞中发现)的抗体[14]。

有几种抗体仍有待鉴定,如一种 68 kDa 的蛋白质,以前被鉴定为热休克蛋白 70(hsp70),但最近被质疑了[14]。为了获得更准确的诊断,研究人员试图分离出与 AIED 关系最密切的内耳抗原[26]。虽然经反复确认 hsp70 为抗原来源,但因其在人体组织中的普遍性而受到质疑,与这种蛋白质有关的自身免疫反应对人体的影响很可能不仅仅是内耳。该研究同时发现了 KHRI-3 抗体,它与豚鼠 Corti 器的支持细胞反应强烈。这种蛋白质的分子量为 65～68 kDa,该种蛋白质在内耳提取物中含量丰富,在其他组织的提取物中却明显缺乏。对接种 KHRI-3 杂交瘤小鼠的测试显示,携带这种杂交瘤的小鼠产生了高的抗体滴度,并在听觉脑干反应测试中表现出阈值转移。大多数携带 KHRI-3 的小鼠表现出高频感音神经性听力损失,而且它们的听力损失程度最高,循环免疫球蛋白水平最高。此外,在豚鼠体内用耳蜗内的微型渗透泵进行的测试显示,抗体与 Corti 器支持细胞结合(包括内、外柱细胞,外柱细胞的趾突,内趾突细胞,以及 Deiters 细胞的趾突)。外毛细胞丢失,少数情况下,内毛细胞也丢失。当对怀疑有 AIED 患者的血清进行测试时,其结果与用 KHRI-3 单克隆抗体得到的结果惊人地相似。在支持细胞的抗体和类固醇治疗后的听力改善之间也观察到有关系。然而,在 Western blot 上对 68～708 kDa 蛋白质的抗体没有确定这种相同的关系,这导致人们认为 Western blot 检测可能不如免疫荧光敏感,可能会产生一些假阳性,但那些改善的患者中有 89％有支持细胞的抗体(免疫荧光阳性)。只有 56％的 Western blot 阳性患者得到改善[26]。

Western blot 阳性也有治疗意义,因为它对皮质类固醇的反应程度有预测价值[25]。然而,由于 Western blot 的敏感性低,在临床高度怀疑的情况下,可以使用经验性皮质类固醇治疗。然而,在解释对类固醇治疗的反应性时必须谨慎,因为一些非自身免疫过程也有类似反应。例如,感染性过程,如梅毒性脑膜炎和其他炎症过程在类固醇治疗下会有改善[27]。关于类固醇治疗的另一个注意事项是,长期使用大剂量皮质类固醇会有很多副作用。此外,反应很少是持续的。此外,对类固醇没有反应并不意味着患者对细胞毒药物没有反应,不应根据这一标准而拒绝使用[24]。

环磷酰胺是另一种较为成功的选择,但同样,它

的不良反应代价很高,包括易感染、恶性肿瘤和死亡[28]。这些风险促使人们去寻找一种替代疗法。甲氨蝶呤曾被用于治疗其他自身免疫性疾病,如类风湿关节炎,疗效好,毒性低[29]。在 Matteson 等[30]进行为期 1 年的前瞻性研究中,甲氨蝶呤从 7.5 mg/周开始,在 4～8 周内增加到 17.5 mg/周。叶酸的用量为 1 mg/d,以减少毒性反应。在这 11 名患者中,82％的人在 1 年的随访中对治疗有反应(定义为纯音听阈平均改善 10 dB 或至少一只耳朵的言语识别率增加 15％)[30]。Salley 等[31]进行了一项类似的研究,描述了 53 名患者在 8 年疗程中对甲氨蝶呤的反应。根据与 Matteson 等[30]相似的反应标准,发现反应率为 70％,其中包括眩晕或不平衡感的主观减少。在其他研究中也观察到类似的结果[18,32]。Lasak 等[24]进行的一项研究涉及对类固醇无反应或类固醇减量后恶化的 Western blot 阳性患者的细胞毒治疗。这些患者接受 7.5～15 mg/周的口服甲氨蝶呤至少 6 个月,或口服环磷酰胺 100 mg,每天两次。无反应者可选择其他药物或硫唑嘌呤作为替代。总的来说,63％接受细胞毒治疗的患者有反应,平均纯音的改善幅度不大(4.5 dB),平均言语识别率有明显改善(26.2％)。相反,那些只接受类固醇治疗的患者,其纯音的平均值(4.5 dB)有明显的改善,但平均言语识别率只有小幅的改善(6.9％)。平均来说,那些对类固醇有反应的人在治疗前的听力损失程度比对细胞毒治疗有反应的人要小[24]。目前,我们中心采用了各种治疗方案。现在通常采用环磷酰胺的静脉脉冲疗法,也有霉酚酸酯、谷胱甘肽前体,很少采用血浆透析疗法。许多自身免疫性内耳疾病的机制和征兆仍然未知。在一个短暂的时期内,似乎自身免疫性感音神经性听力损失可能与 MRI 上的耳蜗增强有关。Zavod 等[33]对这种可能性进行了调查,发现听力损失患者体内存在的内耳抗原抗体与 MRI 扫描中的耳蜗增强之间没有关联。

Gupta 和 Sataloff[34]描述了一例特别有趣的噪声引起的自身免疫性感音神经性听力损失的案例。这是第一例将自身免疫性感音神经性听力损失与环境事件如噪声暴露联系起来的病例。患者是一位 46 岁的女性,在一次聚会上接触到嘈杂的音乐后,出现了左侧听力损失。在接下来的 10 年中,她反复

发作暂时性听力损失，通常是在左侧，由噪声引起。除了没有 HLA DR4 外，综合神经学评估阴性。最初，耳蜗抗体的 Western blot 检测为阴性，但重复 Western blot 检测为阳性。她的听力损失对类固醇有反应，十多年来，通过使用低剂量的硫唑嘌呤（每天 50 mg），暂时控制住了这种阈移。当她停止服用硫唑嘌呤并接触到噪声时，又出现了听力损失。只要她还在服用硫唑嘌呤，噪声暴露对她的听力没有明显的影响。这提出了一个问题，即其他噪声引起的听力损失案例是否可能涉及自身免疫机制。这个问题似乎值得进一步研究。

■ 16.7　先天性梅毒

先天性梅毒可导致突发双侧听力损失（见第 11 章）。更常见的是，它会导致单侧突发性听力损失或双侧不对称进行性听力损失。然而，如果患者不知道自己的一只耳朵已经失聪（儿童流行性腮腺炎导致的耳聋通常就是这种情况），那么另一只耳朵的梅毒性突发性耳聋会使患者看起来像是双侧突发性耳聋。

■ 16.8　不明原因

双侧突发性听力损失的发生率远远低于单侧突发性听力损失。许多双侧突发性听力损失的病例仍未得到解释。它们的原因可能与病毒、血管破裂或痉挛或毒素有关，但至今还没有发现确切的机制。像图 10.29 和图 10.30 所示的病例在临床实践中偶尔会出现。

17　单侧突发感音神经性听力损失

比双侧更常见的是单侧突发性听力损失。目前还没有令人满意的证据来确定此类疾病的具体原因。听力损伤的程度可能从 4 000～8 000 Hz 的轻微下降到单侧完全失聪不等。在某些情况下，听力损失可能会完全消失，就像它突然出现一样（当时使用的特定药物的作用）。通常情况下，2 周或 3 周内听力会有改善，大约 65% 的突发性单侧听力损失患者无论是否治疗都会改善。如果听力损失伴发眩晕，前景就不那么乐观。大多数病例的病因不明，但病毒和血管病因被认为是重要的原因。必须排除梅毒感染的可能性，这不仅是因为它是最容易治疗的

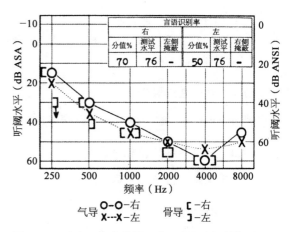

图 10.29　病史：40 岁的男子在一家有空调的餐馆里受凉，并反复打喷嚏后发现自己突然失聪，伴突发性耳鸣，无眩晕感，声音变得模糊和失真。听力损失并没有随着时间的推移而消失，也没有恶化。耳科检查：正常。听力检查：气导和骨导均降低。没有异常的音衰变。无法准确地检测到重振。分类：未知。原因：不明。评论：这种因受凉和血管痉挛的突发性听力损失并不少见，但很少呈现双侧和永久性。患者对血管扩张剂或组胺脱敏治疗没有反应。病毒性原因可能性不大。

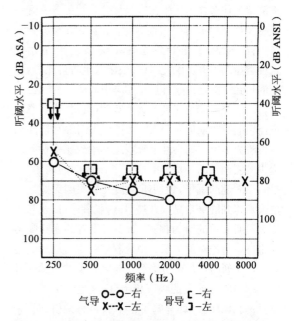

图 10.30　病史：8 岁的男孩在 5 岁之前语言发育正常，一天早上醒来后发现自己严重失聪，1 周前有一次严重的病毒感染并伴有高热，可能伴发了脑炎。无其他不良反应。耳科检查：正常。冷热试验无反应。听力检查：严重的气导和骨导损失。分类：严重感音神经性听力损失。诊断：不明。评论：病毒感染引起的迟发性耳聋偶尔会发生，这里可能是脑炎后并发症。目前尚无治疗方法，但语言治疗对保持良好的语言能力至关重要，助听器有一定的作用。

病因之一,而且还因为如果不加以治疗,它可能会使另一只耳朵致聋。单侧突发性听力损失的确是一种最令人困惑的临床表现。

■ 17.1 流行性腮腺炎

腮腺炎可能导致突发性听力损失(见第11章)。

■ 17.2 直接头部外伤和听损伤

本章其他部分将讨论这些问题。

■ 17.3 梅尼埃病

梅尼埃病可能导致突发性听力损失。

■ 17.4 病毒感染

相对来说,很少有证据表明病毒感染会产生部分感音性或感音神经性听力障碍。众所周知,流行性腮腺炎和带状疱疹可以通过攻击耳蜗和听神经产生严重的突发性听力损失,然而其机制并不确定,也不清楚为什么总是发生在一只耳朵。就部分感音性或感音神经性听力损失而言,临床医生发现患者多在感冒、口腔溃疡和流感等典型的病毒感染后出现这种类型的损害。因此,许多临床医生告诉患者,他们的耳聋可能是由某种病毒感染引起的。

笔者在临床上碰到的某些案例可以作为病毒感染能引起听力缺陷的证据。例如,我们曾密切随访一位听力学家因病毒性上呼吸道感染致感音性听力损失的实例。图10.31中描述了该病例的病史,这是一个有趣的例子,说明听力损失的原因无疑比一般人意识到的更常见。耳鸣、耳内胀满感,以及与重振和复听有关的听力损失,似乎与患者的上呼吸道病毒感染有绝对的关系。由此看来病毒可以影响内耳并产生暂时性的部分失聪。与之相关的振铃式耳鸣频率与听力损失的频率相吻合,这也证实了一个常见的临床印象,即耳鸣可以由病毒感染引起。未来需要对这些现象的机制进行更多研究。然而,在某些部分感音性听力障碍的病例中,似乎有理由将病毒感染视为可能的致病因素。

在选定的病例中,病毒可导致突发性耳聋,这一临床现象比较令人信服(图10.31)。虽然没有对该患者进行病毒研究,但临床表现为口疮溃疡伴有口腔炎,这是一种经常与病毒感染相关的综合征。

由于严重的并发症,该患者的口腔炎已经复发了几次。

带状疱疹也会导致严重的突发性单侧耳聋。笔者曾遇到一例听力完全丧失的病例,几天后恢复正常。患者脸上有典型的带状疱疹。

许多现在归因于血管痉挛或破裂的单侧突发性听力损失的病例可能与病毒感染有关。一些非常严重的单侧突发性听力损失呈特殊的可逆性,这非常令人好奇。虽然现在人们习惯于认为感音神经性听力损失是永久性的和不可治愈的,但许多病例却让人对这一结论产生怀疑。图10.4和图10.32显示了一些病例。很难相信,像图10.32中的患者那样存在的长期听力损失会自行好转。对于这样的病例,人们总是心存疑虑,倾向于将原因归结为心理因素。很多文献报道的案例中,这种想法使人们不去追寻真正的原因和对这种现象的解释。病毒在感音神经性听力障碍中起重要作用。

流感病毒是许多耳聋患者的罪魁祸首,特别是在大流行期间。在这里,同样很难找到实验室证据,但临床证据令人印象深刻。很有可能,许多被描述为听神经炎的病例可能是由嗜神经组织的病毒引起的,腮腺炎也是如此。还有证据表明,在怀孕的前3个月,病毒感染会严重影响胎儿的感音神经机制,导致先天性听力损失。

■ 17.5 圆窗膜、卵圆窗膜或内耳膜破裂

内耳或卵圆窗膜可能破裂,造成听力损失,有时还伴有眩晕和耳鸣。这种情况最常发生在与飞行、潜水或严重牵拉等活动有关的气压创伤时。图10.33是一例典型的病例,患者突然发生了单侧感音神经性听力损失,他将其归咎于一次严重的喷嚏发作。

■ 17.6 血管疾病

血管痉挛、血栓形成、栓塞和破裂是否是听力损失的原因仍不明确(见第11章)。将老年人的渐进性感音神经性听力损失归咎于动脉硬化或血栓形成比较常见,也符合逻辑,然而这样的解释很少能通过组织病理学来加以证实。尽管医生们将许多听力损失的原因归咎于耳内的终末血管,但我们并没有证据证明这一点,因此也应考虑其他原因。

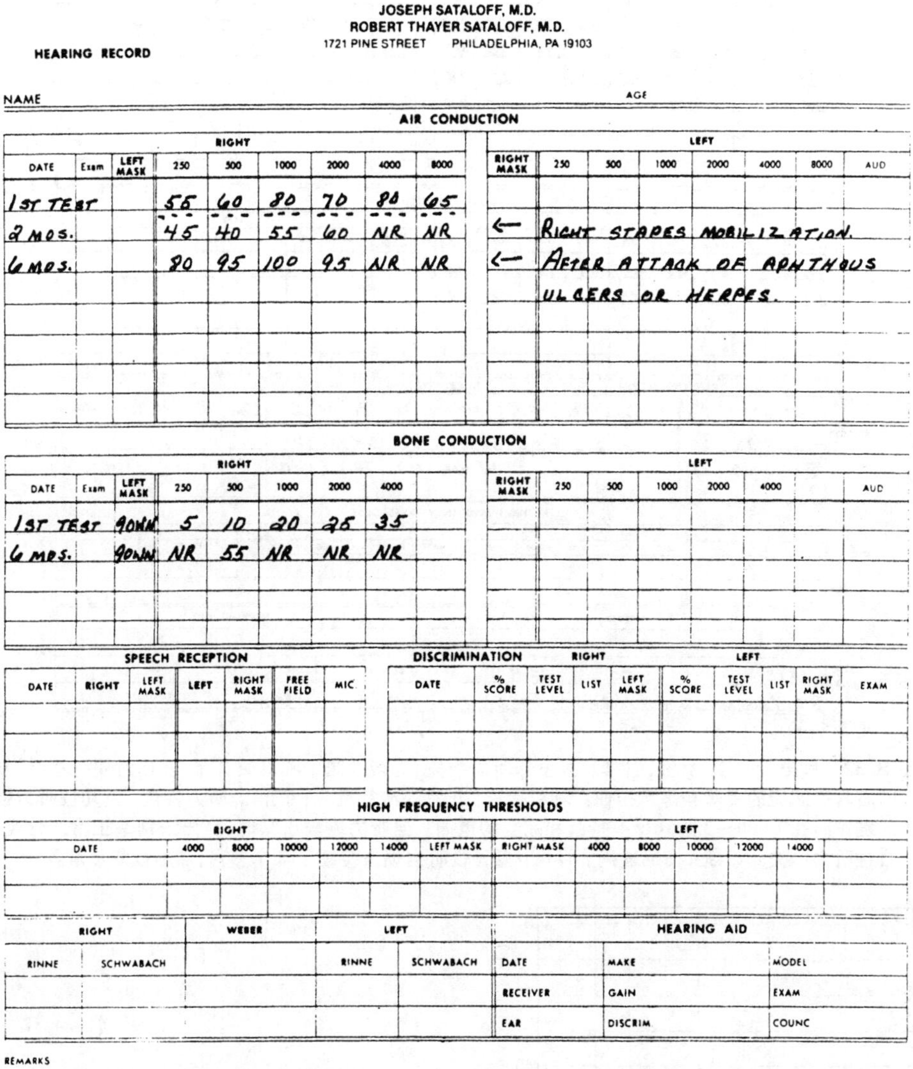

JOSEPH SATALOFF, M.D.
ROBERT THAYER SATALOFF, M.D.
1721 PINE STREET PHILADELPHIA, PA 19103

HEARING RECORD

NAME AGE

AIR CONDUCTION

DATE	Exam	LEFT MASK	RIGHT 250	500	1000	2000	4000	8000	RIGHT MASK	LEFT 250	500	1000	2000	4000	8000	AUD
1ST TEST			55	60	80	70	80	65								
2 MOS.			45	40	55	60	NR	NR	←	RIGHT STAPES MOBILIZATION.						
6 MOS.			80	95	100	95	NR	NR	←	AFTER ATTACK OF APHTHOUS ULCERS OR HERPES.						

BONE CONDUCTION

DATE	Exam	LEFT MASK	RIGHT 250	500	1000	2000	4000	RIGHT MASK	LEFT 250	500	1000	2000	4000	AUD
1ST TEST		90WN	5	10	20	25	35							
6 MOS.		90WN	NR	55	NR	NR	NR							

SPEECH RECEPTION

DATE	RIGHT	LEFT MASK	LEFT	RIGHT MASK	FREE FIELD	MIC

DISCRIMINATION

DATE	RIGHT % SCORE	TEST LEVEL	LIST	LEFT MASK	LEFT % SCORE	TEST LEVEL	LIST	RIGHT MASK	EXAM

HIGH FREQUENCY THRESHOLDS

DATE	RIGHT 4000	8000	10000	12000	14000	LEFT MASK	RIGHT MASK	LEFT 4000	8000	10000	12000	14000

RIGHT RINNE	RIGHT SCHWABACH	WEBER	LEFT RINNE	LEFT SCHWABACH

HEARING AID

DATE	MAKE	MODEL
RECEIVER	GAIN	EXAM
EAR	DISCRIM.	COUNC

REMARKS

图 10.31 病史：双侧耳硬化症患者做了右镫骨撼动术，术后几天有轻微眩晕。患者的听力有了一定的改善，但显然镫骨撼动并不充分。大约 4 个月后，他的口腔黏膜内和舌头上出现了口角溃疡和疱疹。在此期间，他的右耳突然出现眩晕和轰鸣的耳鸣，并出现耳聋，至今没有改善。耳科检查：正常，冷热反应也正常。听力检查：气导阈值明显下降，没有可测量的骨导反应（500 Hz 时 55 dB 的"阈值"是一种触觉反应）。分类：感音神经性听力损失。诊断：病毒性耳蜗炎和迷路炎。

JOSEPH SATALOFF, M.D.
ROBERT THAYER SATALOFF, M.D.
1721 PINE STREET   PHILADELPHIA, PA 19103

HEARING RECORD

NAME _____   AGE _____

AIR CONDUCTION

		RIGHT							LEFT						
DATE	Exam	LEFT MASK	250	500	1000	2000	4000	8000	RIGHT MASK	250	500	1000	2000	4000	8000	AUD
1ST TEST			5	0	0	0	20	30		0	0	0	0	10	25	
46 mos.	80WN	45	40	40	15	25	45		5	-10	-5	-5	15	20	
48 mos.	80WN	60	50	45	15	30	40								
48 mos.	80WN	30	15	10	10	10	35								
55 mos.		20	5	15	15	5	15								

BONE CONDUCTION

		RIGHT							LEFT					
DATE	Exam	LEFT MASK	250	500	1000	2000	4000	TYPE	RIGHT MASK	250	500	1000	2000	4000	AUD
46 mos.		80	45	45	35	15	20	WN							
49 mos.		80	45	50	35	-20	45	WN							

SPEECH RECEPTION

DATE	RIGHT	LEFT MASK	LEFT	RIGHT MASK	FREE FIELD	MIC.
46 mos.	35	80				
49 mos.	40	80				

DISCRIMINATION

	RIGHT			LEFT			
DATE	% SCORE	TEST LEVEL	LIST	LEFT MASK	% SCORE	TEST LEVEL	LIST	RIGHT MASK	EXAM.
46 mos.	65	65		80				
49 mos.	60	70		80				

HIGH FREQUENCY THRESHOLDS

	RIGHT						LEFT				
DATE	4000	8000	10000	12000	14000	LEFT MASK	RIGHT MASK	4000	8000	10000	12000	14000

RIGHT		WEBER		LEFT		HEARING AID		
RINNE	SCHWABACH			RINNE	SCHWABACH	DATE	MAKE	MODEL
T.F. 512 Hz A>B		→		A>B		RECEIVER	GAIN	EXAM
B.C. COMPARISON TO NORMAL-POOR						EAR	DISCRIM.	COUNC.

REMARKS

图 10.32 病史：50 岁，女性，右耳反复发作听力损失、旋转性眩晕和耳鸣 2 年，发作时偶有呕吐，发作时右耳有明显的复听和声音扭曲。耳科检查：正常。冷热反应：正常。听力检查：波动性听力损失。发作时在 1 000~2 000 Hz 有持续和完全的重振。当听力恢复正常时，言语识别率正常。分类：感音性听力损失。诊断：梅尼埃病。评论：感音性听力损失持续了 2 个多月，然后恢复正常。

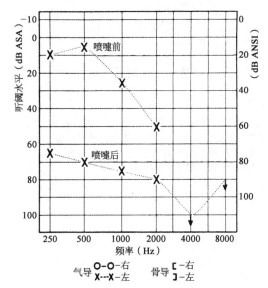

图 10.33 病史：56 岁，男性，在一次严重的喷嚏中发现左耳有耳鸣，2 小时后听力下降。听力持续恶化了好几个月，直到他的耳朵几乎失聪。他没有眩晕。耳科检查：正常。冷热反应：正常。听力学检查：没有异常的音衰变，Békésy 固定频率描记轻微分离。左耳言语识别率为 40%。骨导不良；没有气-骨导差。分类：感音神经性听力损失。诊断：手术时发现圆窗膜破裂。

单侧突发性听力损失可以用血管痉挛和窗膜破裂加以解释。在临床实践中，我们看到有不少患者不明原因地出现持续时间很短的突发性单侧听力损失，甚至持续时间更长，发作可能持续数周，然后听力自发恢复到正常水平或改善。听力损失通常伴有旋转性眩晕、不平衡感和高调耳鸣。某些情况下，听力损失是除了耳朵胀满感以外的唯一症状。还有一些患者的耳聋和耳鸣呈现永久性，但不平衡感会消失。

单耳突发性永久性听力损失的病例常归于血管闭塞或破裂，而那些恢复的病例则归于可逆的血管痉挛。然而，这种解释存在一些隐患。由于目前还没有更多的认识，大多数耳科医生仍然把这种失聪的情况归于循环障碍、病毒性疾病或膜破裂。

高血压和低血压对耳聋的作用也不清楚。然而，与高脂蛋白血症有关的高血压可能与听力损失有关，这一点在第 13 章中讨论。某些患者的低血压似乎与进行性高频感音神经性听力损失有关，通常这类患者也会有反复发作的失衡现象。低血压可能容易导致听力的突然丧失，但在这方面也缺乏令人信服的证据。患有某些血管疾病的患者，如动脉内膜炎、血栓闭塞性脉管炎、糖尿病等，应该有较高的感音神经性听力损失的发生率，但这并没有得到证实。

单侧突发性听力损失患者的听力损害程度各不相同，可能仅为 15 dB 或 20 dB，持续时间仅为几分钟，大多数人可能曾在某个时间感觉到一只耳朵胀满感或出现耳鸣；或者，如前所述，听力损失可能高达 70 dB，甚至全部。目前已有一些标准用来帮助预测突发性听力损失的可逆性。新的治疗方法正在开发中，任何治疗这种疾病的医生都有必要了解最新的知识。

17.7　耳手术后

镫骨手术量的增加使单侧突发性听力损失发生率明显增加。医生很清楚乳突手术和开窗手术可能会导致严重的突发性耳聋，这种听力损失表现为突然发生，要么是在手术时因内耳受到干扰而发生，要么是在手术后不久因感染而发生。随着镫骨切除术

的普及，耳科医生遇到了术后数周、数月、甚至数年的患者突然出现听力损失。图 10.34 是患者在做完镫骨切除术 4 个月后，其手术失聪的病例。手术探查显示前庭被来自中耳的白色瘢痕组织侵入。另一位患者在镫骨切除术后几个月，在一次严重的病毒感染后听力突然变差。在探查过程中，中耳和卵圆窗正常，内耳的外淋巴液似乎也正常。因此，在所有的病例中，询问以前的耳部手术很重要，但不应该武断地认为既往手术与听力下降有直接关系。鼓室硬化手术中，打开卵圆窗是导致突然听力下降的一个常见原因，通常在术后 1 天或 2 天内就会出现。

耳部手术后的感音神经性耳聋不一定严重或表现为全聋。大多数情况下为高频听力损失（图 10.35），术前听力正常。一般认为这是由于手术中内耳受伤或术后感染造成的。在这种情况下，患者的主要主诉是理解语言的能力下降，可以通过言语测听加以证实。有时，患者镫骨手术后阈值听力恢复好，但对手术结果非常不满意，这使外科医生感到困惑。图 10.36 显示了这样一个病例，言语识别率显示尽管纯音阈值水平有所提高，但这个患者术后的听力要比术前差很多。

17.8　卵圆窗瘘

术后卵圆窗瘘可导致波动性听力损失、复发性眩晕、耳胀满感和耳鸣。这种情况甚至可能发生在手术后多年。即使从未做过耳手术的人也可能发生自发性卵圆窗或圆窗瘘。

17.9　麻醉和普通外科手术后

一些耳科医生曾遇到过某些麻醉后和全身手术后的患者出现听力障碍，但没有证据来明确哪一个干预措施是直接原因。在耳科，声称术后出现听力下降或听力损失加重的患者并不少见。其因果关系是可能的，也可能是巧合的。

17.10　听神经瘤

大约 10% 的听神经瘤表现为突发性耳聋。因此，有必要对每一位突发性耳聋患者进行全面评估，寻找导致耳聋耳朵易受损伤的原因。

JOSEPH SATALOFF, M.D.
ROBERT THAYER SATALOFF, M.D.
1721 PINE STREET   PHILADELPHIA, PA 19103

HEARING RECORD

NAME _____   AGE _____

AIR CONDUCTION

			RIGHT							LEFT							
DATE	Exam	LEFT MASK	250	500	1000	2000	4000	8000	RIGHT MASK	250	500	1000	2000	4000	8000	AUD
1ST TEST		100	55	55	55	35	50	55		40	40	35	40	30	40	
1 YR.		95	10	15	25	15	NR	NR		AFTER RIGHT STAPEDECTOMY						
2 YRS.		100	75	75	82	20	NR	NR		BUZZING TINNITUS, SOUNDS ARE GARBLED.						
2 YRS.		100	75	85	95	90	NR	NR		EXPLORATION: FIBROUS GROWTH INTO VESTIBULE						
3 YRS.		100	NR	85	95	90	NR	NR								

BONE CONDUCTION

			RIGHT							LEFT					
DATE	Exam	LEFT MASK	250	500	1000	2000	4000	RIGHT MASK	250	500	1000	2000	4000	AUD
1ST TEST		100	0	5	15	10	20		0	5	15	10	20	
2 YRS.		100	NR	NR	NR	NR	NR							

SPEECH RECEPTION

DATE	RIGHT	LEFT MASK	LEFT	RIGHT MASK	FREE FIELD	MIC.

DISCRIMINATION

		RIGHT			LEFT			
DATE	% SCORE	TEST LEVEL	LIST	LEFT MASK	% SCORE	TEST LEVEL	LIST	RIGHT MASK	EXAM

HIGH FREQUENCY THRESHOLDS

	RIGHT						LEFT				
DATE	4000	8000	10000	12000	14000	LEFT MASK	RIGHT MASK	4000	8000	10000	12000	14000

RIGHT		WEBER		LEFT		HEARING AID		
RINNE	SCHWABACH			RINNE	SCHWABACH	DATE	MAKE	MODEL
						RECEIVER	GAIN	EXAM
						EAR	DISCRIM	COUNC

REMARKS

图 10.34 病史：23 岁,男性,右耳镫骨切除术,听骨重建术非常成功,4 个月后,他突然发现右耳有爆裂声,听力有所提高。几小时后,他发现有嗡嗡的耳鸣和声音失真。第二天开始他的听力逐渐减退,变得混淆,当天晚上就完全听不见了。有持续的嘶嘶声耳鸣,但没有眩晕感。探查手术显示,假体位置良好,但有一个纤维组织肿块侵入了迷路前庭。移除大部分肿块后,听力没有得到改善。

JOSEPH SATALOFF, M.D.
ROBERT THAYER SATALOFF, M.D.
1721 PINE STREET   PHILADELPHIA, PA 19103

HEARING RECORD

NAME   AGE

AIR CONDUCTION

DATE	Exam.	LEFT MASK	RIGHT 250	500	1000	2000	4000	8000	RIGHT MASK	LEFT 250	500	1000	2000	4000	8000	AUD
STAPEDECTOMY			30	35	50	40	45	60								
			55	60	75	80	NR	NR								

BONE CONDUCTION

DATE	Exam	LEFT MASK	RIGHT 250	500	1000	2000	4000	RIGHT MASK	LEFT 250	500	1000	2000	4000	AUD
STAPEDECTOMY			-10	0	25	30	30							
			10	30	50	NR	NR							

SPEECH RECEPTION

DATE	RIGHT	LEFT MASK	LEFT	RIGHT MASK	FREE FIELD	MIC.

DISCRIMINATION

DATE	RIGHT % SCORE	TEST LEVEL	LIST	LEFT MASK	LEFT % SCORE	TEST LEVEL	LIST	RIGHT MASK	EXAM.

HIGH FREQUENCY THRESHOLDS

DATE	RIGHT 4000	8000	10000	12000	14000	LEFT MASK	RIGHT MASK	LEFT 4000	8000	10000	12000	14000	

RIGHT		WEBER		LEFT		HEARING AID		
RINNE	SCHWABACH			RINNE	SCHWABACH	DATE	MAKE	MODEL
						RECEIVER	GAIN	EXAM.
						EAR	DISCRIM.	COUNC.

REMARKS

图 10.35　病史：62 岁，女性，右耳镫骨切除术后 2 天听力良好。随后她出现眩晕和耳鸣，听力恶化，主诉声音失真，并被巨大的噪声所困扰。耳科检查：正常。听力学检查：术后骨导降低，伴有重振、复听、不适阈值降低和言语识别率降低。分类：感音性听力损失。诊断：术后迷路炎。

JOSEPH SATALOFF, M.D.
ROBERT THAYER SATALOFF, M.D.
1721 PINE STREET   PHILADELPHIA, PA 19103

HEARING RECORD

NAME   AGE

AIR CONDUCTION

				RIGHT								LEFT					
DATE	Exam	LEFT MASK	250	500	1000	2000	4000	8000	RIGHT MASK	250	500	1000	2000	4000	8000	AUD
1ST TEST			45	45	45	50	NR	NR		65	70	65	65	85	75	
4 DAYS										10	25	60	65	NR	75	
6 DAYS										55	50	50	60	90	75	
10 DAYS										15	15	30	45	90	75	
20 DAYS										15	15	5	30	85	75	

BONE CONDUCTION

				RIGHT							LEFT				
DATE	Exam	LEFT MASK	250	500	1000	2000	4000	RIGHT MASK	250	500	1000	2000	4000	AUD
1ST TEST			-10	-10	-10	25	50		10	0	-5	15	55	

SPEECH RECEPTION

DATE	RIGHT	LEFT MASK	LEFT	RIGHT MASK	FREE FIELD	MIC.
1ST TEST			64			
10 DAYS			34			
20 DAYS			12			

DISCRIMINATION

				RIGHT				LEFT		
DATE	% SCORE	TEST LEVEL	LIST	LEFT MASK	% SCORE	TEST LEVEL	LIST	RIGHT MASK	EXAM
4 DAYS	94				90				
	42				64				
	60				42				

HIGH FREQUENCY THRESHOLDS

	RIGHT							LEFT				
DATE	4000	8000	10000	12000	14000	LEFT MASK	RIGHT MASK	4000	8000	10000	12000	14000

RIGHT		WEBER	LEFT		HEARING AID		
RINNE	SCHWABACH		RINNE	SCHWABACH	DATE	MAKE	MODEL
					RECEIVER	GAIN	EXAM
					EAR	DISCRIM	COUNC

REMARKS

图 10.36　病史：该患者在做完左耳镫骨切除术后，纯音听阈改善明显，但她对这个结果非常不满意，因为她觉得左耳听力改善不明显。术后言语识别率下降，这可能是由术后迷路病引起的。目前，笔者还不知道有什么令人满意的治疗方法。值得重视的是，这个患者术前能听到94%的测试词，但术后只有60%。当测试音升高时，由于失真，言语识别率下降到42%。

■ 17.11　突发单侧感音神经性听力损失原因不明

由于单侧突发性感音神经性听力损失在临床实践中非常常见，因此本文还提供了一些病例，以帮助医生更好地进行分类和诊断（图 10.37～图 10.39）。

18. 感音性听力损失的原因

已知某些听力损伤的原因主要源于内耳损伤，具备感音性听力损失的特征。由于内耳损伤经常进展到神经损伤，许多病例都会由感音性听力损失逐渐发展到感音神经性听力损失。已知以下原因可导致感音性听力损失，在它们的早期阶段，都有一定程度的重振和声音失真：① 梅尼埃病；② 长期暴露于强噪声中（职业性耳聋）；③ 声损伤；④ 直接头部外伤；⑤ 耳毒性药物；⑥ 病毒感染；⑦ 耳手术后迷路病；⑧ 先天性耳蜗疾病。

■ 18.1　梅尼埃病

梅尼埃病呈现出与感音性听力损失相关的所有典型症状和体征。关于梅尼埃病的诊断标准仍然存在困惑。部分困惑集中在 19 世纪耳科医生 Prosper

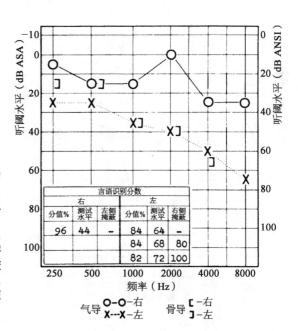

图 10.37 病史：患者 50 岁，3 个月前突然出现左耳听力下降，伴有失真和嗡嗡声，但没有任何眩晕感。除耳聋外，所有的症状都逐渐缓解。耳科检查：正常，冷热试验两只耳朵只有极少的反应。无自发性眼球震颤。听力检查：左耳高频听力损失，骨导下降。所有频率均有重振、复听，无异常音衰变。分类：感音性听力损失，病因不明。评论：完全重振及复听，以及没有异常的音衰变，说明病变在内耳。言语识别率良好，不随声音强度的增加而恶化，耳鸣和失真好转，这些表现表明不是梅尼埃病，可能的原因包括血管痉挛和病毒性耳蜗炎。

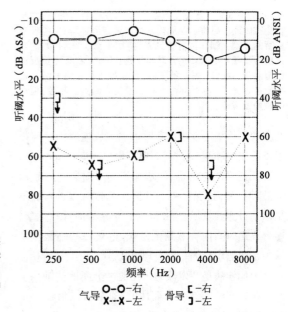

图 10.38 病史：45 岁，男性，在一天早上醒来时，左耳突然听力丧失。伴耳鸣，无眩晕。耳科检查：正常。听力学检查：很少重振，没有异常音衰变。言语识别率约 68%，无复听。分类：感音神经性听力损失。诊断：未知。这种损伤可能是由血管引起的。

Meniere 的发现上，他报道了对 1 名患有眩晕和耳聋患者的尸检结果。显然，他所描述的内容和现在诊断为梅尼埃病的情况不太一样。然而，这种混淆主要在于术语，以及一些医生倾向于将所有原因不明的眩晕病例称为梅尼埃病。

18.1.1 术语和定义

针对眩晕、耳鸣和耳聋患者的研究，组织病理学结果表明，迷路积水是由内淋巴液膨胀引起的。过多液体存在的原因尚不清楚，但与梅尼埃病的主观症状相关。由于这种水肿，人们称之为迷路病（与迷路炎不同的是后者意味着炎症的参与），甚至迷路高压。目前临床上梅尼埃病患者限定为有反复发作的眩晕、听力下降和耳鸣的患者。大多数情况下听力损失呈波动性，特别是在低频区，尤其在疾病的早期。通常情况下听力损失不完全，伴类似贝壳内听到的耳鸣声。

非典型梅尼埃病最常见于 4 种类型。耳蜗型梅尼埃病没有眩晕发作，但在其他方面比较典型。前

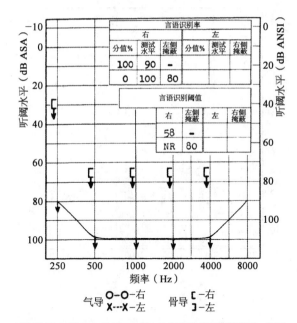

图 10.39　病史：45 岁，女性，几年来每当她紧张时，右耳就会有跳动的感觉。两周前右耳出现完全性耳聋，并伴有短暂的严重头晕和位置性眩晕，持续 1 天。此后，她的右耳出现了嗡嗡的耳鸣声。耳科检查：正常，右耳冷热反应正常。听力检查：左耳掩蔽时，右耳对纯音或语言测试没有反应。分类：感音神经性听力损失。诊断。不明，但可能是血管意外。

庭型梅尼埃病的发生没有听力损失。这些为早期梅尼埃的表现，接着会进展到典型梅尼埃病。Lermoyez 综合征是一种梅尼埃病，眩晕和听力损失之间呈反向波动（一种情况在另一种情况恶化时改善），而不是以平行方式发展。Tumerkin 变异型即耳石危象，患者在短时间内突然跌倒发作，也被一些临床医生认为是梅尼埃病的一种表现形式。

梅尼埃病是特发性的。在通过全面评估排除了产生相同症状的许多特征性的、通常可以治疗的水肿原因之后，才能做出诊断。

18.1.2　症状及其对患者的影响

梅尼埃病的临床表现明确，并且在大多数病例中具备所有的特征性表现。典型的病史是突然出现的单耳听力丧失和贝壳声样耳鸣。持续几分钟或几天，然后消失。同样的症状可能会在不同的时间间隔反复发作。几次发作后，听力损失和耳鸣开始持续存在。损失可能并不严重，但听电话时声音开始变小和变得沉闷，患者很难跟上对话，因为无法区分发音类似的不同单词。此外，还存在声音失真，降低

了对强噪声的不适阈值。耳朵闷胀感比较常见。

■ 18.2　眩晕和耳鸣

梅尼埃病发作时，患者抱怨眩晕反复发作，房间似乎在旋转，或者患者自己在旋转。一切都在转圈，耳鸣在发作期间严重加重。有时会出现恶心甚至呕吐。

梅尼埃病的眩晕是一种特殊类型，和某种运动形式相关。当患者有移动的感觉时，它是"主观的"，当周围物体移动时，它是"客观的"。通常，这种运动被描述为旋转运动，特别是在急性发作时。偶尔在急性发作之间，患者会有轻微的运动感，他们会向一边倾倒，难以保持平衡。少数人会有奇怪的上下或往复运动的感觉。其他类型的感觉，如昏厥或虚弱的感觉，或看到眼前的斑点，或只是"头晕"，不应归因于梅尼埃病。这些主观症状的可能原因很多，但与梅尼埃病无关。典型的梅尼埃病的诊断必须有证据表明听力损失正在或已经出现。发作的早期阶段，听力下降可能仅在急性发作期间出现，发作间期听力可能正常。但即使在这种情况下，患者也会回忆起曾有一只耳朵出现过胀满感或咆哮样耳鸣。如果没有这些主观症状，并且没有听力损失，那么梅尼埃病的诊断应该非常谨慎，应该进一步的研究探索导致眩晕的其他原因。

患者更关心的是眩晕和耳鸣，而不是听力损失。对于一个在脚手架上工作或驾驶汽车或卡车的人来说，突然发生超出他/她控制范围的眩晕确实是一个严重的问题。这些患者总是忧心忡忡，非常担心。神经紧张是梅尼埃病患者的突出症状。他们中的许多人在放松和离开导致紧张的环境时，症状会有很大改善，发作减少。

海洋咆哮样或贝壳声样耳鸣也是一个非常令人关注的问题。当患者处于安静的环境中或处于紧张状态时，耳鸣对他们来说可能会变得如此扰人，以至于他们愿意接受任何类型的手术，即使以丧失听力作为代价。在这种情况下，耳科医生不应被患者影响而进行不合理的、甚至不成功的耳鸣手术。到目前为止，医生还没有控制耳鸣的具体、可靠的方法。

18.2.1　听力丧失

一般来说，听力障碍对患者的影响不如其他两种症状那么大，但当它发生在使用电话开展业务的生意人身上时，它就成为一个特别重要的问题。

18.2.2 听力检查结果

梅尼埃病典型病例的听力图如图 10.7 所示，表现为低频听力受损，骨导降低，没有气-骨导差，因为气导和骨导的减少程度相同。如果骨导没有下降，这种听力模式是典型的传导性听力损失，而不是感音性听力损失。患耳言语识别率大大降低，以至于他/她只能辨别正常音量下降到 60% 的语音，如果讲话声音增大（从 50 dB 升高到 70 dB），患者的言语识别率更低（与预期相反），这就是梅尼埃病最重要的特征之一：失真。失真解释了许多症状，不仅包括言语识别率降低，而且还解释了患者听到的语言呈现的细微特征、无法辨别电话中的单词以及复听。

18.2.3 重振

梅尼埃病患者中另一个特征是不适阈值降低，患者经常会抱怨强噪声困扰他/她。这一现象部分与声音失真有关，但主要与重振现象有关。蜗性听力损失患者，特别是诊断为梅尼埃病的患者，重振是一个很有说服力的听力学发现，它源于响度感觉异常快速增加。当重振达到一定的程度，医生可以将此类骨导降低的病例归类为感音性听觉丧失，并由此确定损伤部位在内耳。如果没有重振，定位则不确定，可以将该病例视为感音神经性。

梅尼埃病患者会出现持续和完全重振，有时还会出现过度重振，根据目前观点这种现象源于毛细胞紊乱。对骨导降低的患者，应常规使用音叉进行简单的重振测试。图 10.7 中的患者具备所有与梅尼埃病相关的临床表现，包括重振，无异常音调衰减。Békésy 听力图（见第 7 章）通常也是特征性的，连续音和中断音之间没有间隙（Ⅱ型）。

■ 18.3 临床研究

图 10.7 中的病例是典型的梅尼埃病，但仍有许多病例的诊断并不十分明确。例如，图 10.40 中的患者，其病史提示梅尼埃病。然而该患者只有高频受损，除完全重振外，听力学检查结果模棱两可，此类病例可归类为梅尼埃病。随着病情的发展，此诊断得到证实。图 10.41 显示了一例难治性双侧梅尼埃病例。听阈下降相对轻微，但言语识别率严重下降，助听器效果不佳，因为会加剧声音失真，使用助听器后听力更差，极少会变好。无法理解顾客所说

的话以及严重的耳鸣对这位药剂师造成的心理影响促使他去寻求心理治疗。

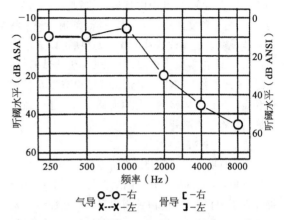

图 10.40 病史：42 岁，男性，突发性右耳听力损失，伴耳鸣。首次就诊时症状已持续 6 个月，识别某些声音存在困难，偶有右耳胀满感，无眩晕。耳科检查正常，冷热反应正常。听力学检查左耳正常，右侧高频下降，2 000 Hz 时完全重振复听，无异常音衰变。言语识别率：右耳 4%。疾病分类：感音性听力损失。诊断：梅尼埃病。诊断依据：这名男子在嘈杂的环境中工作，他的单侧听力损失最初被误诊为职业性耳聋。完全重振、复听和言语识别困难表明感音性听力丧失，可能是不伴眩晕的梅尼埃病。本患者出现旋转性眩晕时得以明确确诊。然后，他的听力水平与图 10.6 中的听力水平相似，8 000 Hz 处的单侧听力下降和所谓的"噪声工厂"中相对较低的噪声水平（总体为 90 dB）都不支持"噪声性听力损失"的诊断。

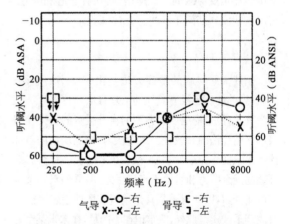

图 10.41 病史：31 岁，男性，多年来隐匿性听力损失，伴有海洋咆哮样耳鸣和罕见的轻度眩晕。因为言语识别率严重受损，患者主诉电话交谈有很大困难。由于言语失真，双耳佩戴助听器效果不佳。耳科检查：正常。听力学检查：双侧听力受损，无气-骨导差。无异常音衰变。言语识别率：右耳 32%；左耳 36%。当测试音强度为 80 dB 时，言语识别率下降。双耳不适阈值较低。分类：双侧感音性听力损失。诊断：双侧梅尼埃病。

18.3.1 实验室测试

最近的研究表明，许多可治疗的疾病都会表现为梅尼埃病的症状，其中内耳梅毒、高脂蛋白血症、糖尿病、自身免疫性感音神经性耳聋、莱姆病和甲状腺功能减退是最具代表性的疾病，这些可以通过病史进行鉴别，许多医生建议进行 FTA 吸收试验（而不是 RPR 或者 VDRL）、甲状腺特征检查以及糖尿病和高脂蛋白血症检测来加以明确。胶原蛋白血管疾病的检查也有必要。

18.3.2 迷路试验

感音性听力损失和神经性听力损失均可发生旋转性眩晕，当有必要区分单侧蜗性听力损失和单侧神经性听力损失（可能由肿瘤引起）时，迷路试验是必要的。在医生进行检查时，患者经常会出现眩晕，主诉房间或自身开始转动，耳朵里有严重的噪声。此时检查眼睛发现明显的眼球震颤，表现为慢向和快向。眼球震颤几乎可以发生在任何平面上，甚至可能是偏斜的，方向也不确定，这种奇特的眼球震颤常提示颅内肿瘤的存在。与某些颅后窝肿瘤引起的眼震不同，梅尼埃病引起眼颤的方向和类型在振幅和方向上是正常的，仔细观察通常会发现眼震很快消退，眩晕停止（与大多数颅内受累病例相反），眼震电图可能有助于诊断和记录前庭障碍。冷热试验结果可能显示反应减弱或反应增强，伴有恶心和呕吐。梅尼埃病发作期间不应进行冷热试验。

■ 18.4 治疗

阐述梅尼埃病的治疗方法超出了本书的意图。然而，目前此病还没有具体的治疗方法。许多疗法表现为有效，但是梅尼埃病典型的自发缓解的特性使得很难评估疗法的有效性。笔者认为，梅尼埃病的破坏性手术只能作为最后手段，很少患者需要。尽管患病耳朵的残余听力和言语识别率很差，但另一只耳朵也有可能受累，因此对受累耳朵进行破坏性手术可能会造成严重残疾。此外，应牢记在心的是，在未来某个时候可能会找到某种特效治疗方案，所以应阻止随意地选择破坏性手术。如果需要手术，前庭神经切断术和内淋巴囊手术可能是更好的选择，除非耳朵完全失聪。

■ 18.5 长期暴露于强噪声（职业性耳聋）

强烈的噪声会造成听力损失。如果接触时间很短，例如手枪射击、爆炸或鞭炮对耳朵的影响，产生的突发性听力损失称为声损伤。如果接触时间延长，超过数月或数年，听力损失逐渐发展，这种情况称为职业性工业听力损失。声损伤和职业性听力损失是噪声性听力损失的具体类型。

18.5.1 两种成分

声损伤和职业性听力损失都由两种成分组成：一个是暂时性听力损失（听觉疲劳或 TTS），持续时间短且能恢复；另一个是永久性听力损失（PTS）。当我们谈到职业性听力损失时，我们实际上指的是长期接触噪声造成的永久性听力损失，而不是暂时性听力损失。

18.5.2 临床病史和发现

第 14 章详细讨论了职业性耳聋的各个方面，因为这个问题越来越重要，也因为医生将越来越多地被要求对这类病例发表意见。本节将介绍医生在实践中遇到的临床病史和发现。职业性听力损失患者就诊的原因往往是因为听力损害影响日常交流使他们变得不安，这意味着高频听力损失已经很严重且不可逆转，由此说明预防职业性耳聋的重要性。

职业性听力损失的发展进程通常都很明确。早期阶段通常只有 3 000 Hz、4 000 Hz 和 6 000 Hz 左右的频率受影响。这是 C-5 下降（之所以称为 C-5 下降，是因为 4 000 Hz 对应于听力图中正常听力测试范围内的 C-5 或第 5 个 C）（图 10.8），8 000 Hz 处听力正常，更高频率的听力也正常，这是与老年性耳聋的一个重要区别，老年性耳聋通常从较高频率发展到较低频率。但这并不一定意味着所有特定 C-5 频率下降都是由于强烈的噪声暴露所致（图 10.42，图 10.43）。如果最高频率受损，也不意味着听力损失不是由于噪声暴露造成的，因为当持续暴露于强噪声后，3 000 Hz、4 000 Hz 和 6 000 Hz 两侧的频率也会受影响。图 10.8 显示了噪声暴露导致的进行性感音神经性听力损失的典型过程，通常发生在连续多年的时间内。极少数情况下如果噪声异常强烈，对噪声敏感的患者在暴露数月后可能会出现听力损失。没有证据表明 90 dB 的噪声会导致临床上显著的听力损失，即使有多年的暴露史。

C-5 频率听力下降模式是噪声性听力损失中最常见的，但不是唯一的早期发现。当暴露在某些类型的噪声中使语言频率区受损时，产生的损害最

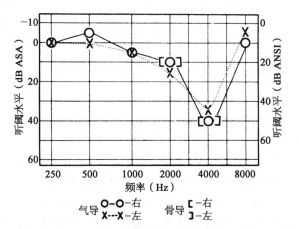

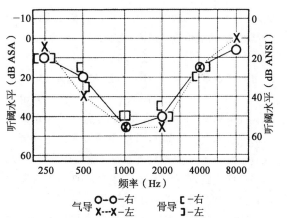

图 10.42 病史：40 岁，女性，嗡嗡样耳鸣 1 年，无外伤史，无噪声暴露史，否认任何严重疾病或感染史。听力损失是非渐进性的。耳科检查：正常。听力学检查：正常阈值，双侧 C-5 下降。分类：感音性听力损失。诊断：未知，可能是病毒性耳蜗炎。

图 10.44 病史：48 岁，男性，受雇于一家噪声较大的大型工厂。噪声频谱的特性使得语言频率受到的影响大于高频区，其他员工也有类似的听力损失。耳科检查：正常。听力学检查：双侧中频下降，无气-骨导差。有重振，无异常音调衰减。分类：双侧感音性听力损失。诊断：噪声性听力损失。

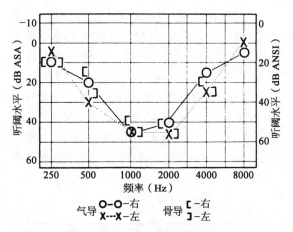

图 10.43 病史：50 岁，女性，渐进性听力下降 1 年。无强烈噪声暴露史，无眩晕或耳鸣。听力损失是渐进性的。耳科检查正常。听力学检查：听力损失主要发生在言语频率，言语识别率降低。分类：感音神经性听力损失。诊断：未知。

大（图 10.44），因为会导致早期即出现交流障碍。

事实上，听力损失的程度和类型取决于许多因素，如噪声的强度和频谱特征以及接触噪声的时间长短，即噪声的突然性、间歇性或连续性、暴露时间，还有一个鲜为人知的因素是个体对强噪声的敏感性。

研究表明，强烈噪声引起的早期损伤发生在耳蜗基底圈的外毛细胞，损伤部位的特异性导致感音性听力损失，这类患者的诊断可以通过重振和复听加以证实。随着损伤的发展，损失超过 50～60 dB，

内毛细胞也会受影响，然后支持细胞受损。某些情况下，支配损伤毛细胞区域的神经纤维数量也减少。然而，需要更多的研究对这一观察结果的原因和临床意义加以证实。

在职业性听力损失的晚期病例中，可能很难区分由噪声引起的听力损失和老年性耳聋引起的听力损失。在特定情况下，如果 8 000 Hz 听力水平好，则可以诊断为噪声性听力损失。但是，如果 8 000 Hz 时的阈值水平与 4 000 Hz 时的阈值水平大致相同或更差，则应考虑噪声暴露以外的原因，除非员工多年暴露于高频、高强度噪声中，如切割和高压空气产生的噪声。应测试 8 000 Hz 处听力。由于存在听觉疲劳，建议在员工至少 14 小时没有暴露在强噪声中后，评估职业性听力损失的程度。

振铃样耳鸣在声创伤中比较常见，但在职业性听力损失中并不常见。夜晚可能出现轻微耳鸣，但在听觉疲劳消退后耳鸣消失。眩晕不是由长期职业性噪声暴露引起的，如果出现眩晕，应寻找其真正原因。突发性听力损失不是由持续暴露于噪声引起的。如果耳聋是突发性的，且单耳发病，那么应该寻找另外的原因。执行枪械射击任务的军人和文职人员在接触一天强噪声后，可能会经历暂时性听力损失，也可能会经历一些轻微的永久性听力损失，语言频率范围内严重的 PTS 只有在反复接触噪声后才会发生。离开嘈杂的环境后，患者听力至少部分得

到改善。如果在去除噪声后,听力在数月或数年内持续恶化,则应检查其他原因。

"职业性听力损失"这一术语有些误导性。它意味着听音困难,实际上,困难往往在于理解语言,而不是听到语言。这是由高频听力损失造成的,也是职业性听力损失的特征表现。由于许多赋予单词意义的辅音都出现在高频,因此,如果听不到这些频率或听不清楚,理解某些语言方面自然会有障碍,特别是当这些语音发音不清晰或被嘈杂的环境所掩盖时,这些发音包括:s,f,t,z,ch 和 k。因此,除非特别注意辅音辨别能力下降,否则听力损失的存在很可能会被忽视,因为员工通常会努力弥补自己辨音能力下降的缺陷。

■ 18.6 暂时性听力损失

虽然暂时性听力损失(听觉疲劳)或 TTS 被列入本节的感音性听力损失范围,但其真正的含义并不明确。动物实验,甚至人类的一些观察表明,在非损伤性强度下,毛细胞可能不参与 TTS,但神经纤维参与其中。在人类中,TTS 在许多方面都与 PTS 不同。

目前仍然没有证据表明两者间的关系是简单的。例如,许多工人多年来每天都承受某种程度的临时性阈移,但他们的听力还是会恢复正常并保持

正常。通过分析 TTS 的特征,如其程度或恢复正常的速度,也不可能预测一个人对强噪声的敏感性。在获得更明确和有效的信息之前,将 TTS 和 PTS 之间的关系视为仍未解决的问题是比较安全的。

暂时性听力损失在很大程度上取决于刺激的强度和持续时间,以及频谱范围。恢复率因人而异,但在同一个人的两只耳朵似乎是一样的。对于长期暴露在强噪声下,TTS 需要多长时间才能消失,不同的人有不同的看法,从几天到几个月不等,但目前还没有很好的对照研究来加以明确。图 10.45 描述了一个比较典型的 TTS 位于语言频率案例中的听力恢复图。

■ 18.7 声损伤

声损伤,也就是一只耳朵突然暴露于巨大的噪声而造成的听力损失,可能是由鞭炮、枪和火器产生的,在生活实践中经常见到。除非噪声只是非常靠近一只耳朵,否则对侧耳也会出现轻微的听力损失。在大多数声损伤的病例中,听力损失是暂时的,只持续几小时或几天,听力就会恢复正常。一般来说,这类患者不会去找耳科医生,但如果他们去了,通过记录听力图来观察听力的恢复情况很有意义。在一些由头部外伤和声损伤引起的听力障

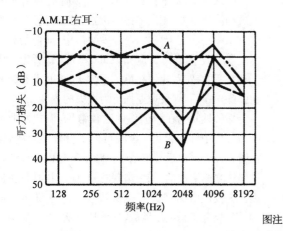
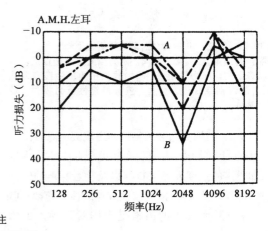

图注

----- 噪声暴露前
——— 暴露15分钟后
—·—· 暴露24小时后
—··— 暴露48小时后

图 10.45 患者长期暴露于某型喷气发动机的强烈噪声中。休息 2 天后,听力损失(B)恢复到原来的水平(A)。在此期间,受试者出现响亮的耳鸣和声音失真,言语识别率降低。

碍病例中，会出现两种类型的听力损失：暂时性损失和永久性损失。随着几天来对听力水平的观察，人们注意到暂时性的听力损失消失了，遗留部分永久性听力损失。

通常情况下，当听力损失持续了很多个星期，就可以认为是永久性的。其中一些病例有法律方面的纠纷。当听力损失超过 70 dB 并累及语言频率时，听觉神经纤维以及内耳机制无疑参与了永久性听力损失。为了区分短暂暴露在强噪声中导致的突发性听力损失和长期暴露在强噪声中导致的渐进性听力损失，术语"声损伤"仅限于前者，后者称为工业或职业性听力损失。在声损伤中，患者通常暴露在非常强烈的短时间噪声中，如果是步枪射击，会导致即刻听力损失，并伴有耳闷和耳鸣；如果是爆炸，也可能是鼓膜破裂和听骨链中断，导致传导性听力损失，而不会造成严重的感音性损伤，因为中耳损伤对内耳起保护作用。

内耳受声损伤后，患者通常会注意到耳闷和耳鸣会逐渐减轻，听力改善，一般来说，听力会恢复正常。许多人曾经历过一次又一次的枪战和暂时性的听力损失，但最终听力恢复正常。然而，在某些情况下，一定程度的永久性听力损失仍然存在，损失程度取决于噪声的强度和持续时间以及耳朵的对噪声的敏感性。通常，永久性听力损失非常轻微，仅在高频下降。如果噪声非常强烈，耳朵又比较敏感，则损失可能更大，累及的频率范围更广。听力损失较轻的病例仅累及一只耳朵，通常是靠近枪或噪声源的耳朵。如果噪声非常强烈，听力损失适中，那么通常两只耳朵受到的影响程度几乎相同，或者一只耳朵比另一只耳朵略大。如果另一只耳朵听力正常，那么患耳的感音性听力损失几乎不可能在所有频率区超过 50 dB（由于暴露在强噪声中）。这有重要的法医学方面的意义。

由于在声损伤中几乎总是会出现某种程度的暂时性听力损失或疲劳，因此永久性损伤的程度要到暴露数月后才能确定。在此期间，个人必须避免接触其他可能加重听力损失的强烈噪声。听损伤的听力模式图与职业性听力损失的听力模式图相似，但病史不同，永久性听力损失的产生方式也不同。图 10.46 显示了一例典型的听力损伤病例，表现为完全持续性重振，无音调衰减。

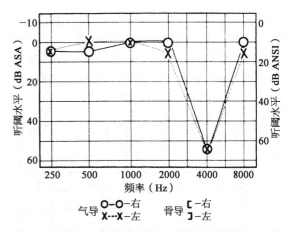

图 10.46 病史：无临床症状的 9 岁男孩。学校护士在常规筛查中发现他的听力缺陷。一年前，这名儿童曾接触过非常响亮的手枪射击，当时立即出现耳聋和双耳耳鸣。此后不久，耳鸣和耳聋都消失了。耳科检查：正常。听力学检查：听力图显示典型的双侧 C-5 下降，表现为听损伤。没有异常音衰变。单耳响度平衡试验显示几乎完全重振。分类：感音神经性听力损失；诊断：声创伤。

右侧		左侧	
2 000 Hz	4 000 Hz	2 000 Hz	4 000 Hz
0	55	0	55
15	65	15	70
30	70	30	75
45	75	45	80
60	75	60	85
75	80	75	85

在暂时性的听力损失消退后，只剩下永久性的损失，听力水平趋于稳定，根据大多数研究者的经验，听力损失不会再有进一步的发展，但是最近的研究对这种说法提出了质疑[35]。

在儿童中，有关儿童内耳对噪声敏感性的资料相对较少。原因可能是儿童暴露在足以产生声损伤的噪声中的频率很低，而且很难准确地测试幼儿的听力。

一位学校护士在几周内转诊了 3 名患者，这个例子说明应该更多地关注高噪声对儿童听力的影响。这 3 个孩子都是因为不小心接触到手枪或鞭炮而导致永久性听力缺陷。这些听力缺陷源于内耳，与那些暴露在枪声中的军事人员相似。听力损失发生在较高的频率上，而且主要发生在一个频率上，即

4 000 Hz 的 C-5 下降。这种情况下的听力损失不是渐进性的，但一旦确定，就是不可逆转的。中耳损伤很少产生这种类型的内耳受累，除非噪声源离耳朵很近，而且是高强度低频噪声（图 10.46～图 10.48）。听力损失也可由玩具引起[36]。

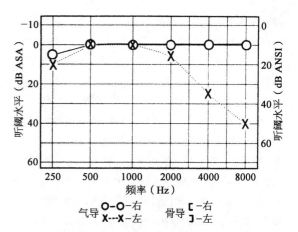

图 10.48　病史：12 岁男孩，无耳相关临床症状。他的听力缺陷是在学校的筛查项目中发现的。几年前，他左耳近距离听到枪声后突然失聪、耳鸣，两种症状在同一天消退，无复发。耳科检查：正常。听力学检查：右耳正常。左耳高频下降伴重振。分类：感音性听力损失。诊断：声创伤。

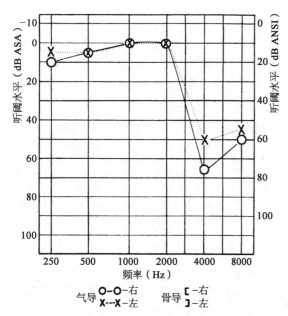

图 10.47　病史：16 岁男孩因轻微的耳鸣和在嘈杂的环境中难以理解讲话而转诊，主要表现为高频损失，当几个人同时说话时加重，接听电话也有困难。6 岁时经历过一次离他耳朵很近的手枪射击的噪声暴露史。从那时起，他就意识到了持续的耳鸣和听力障碍。10 岁时，他的症状因近距离接触 0.22 口径的手枪射击而加重。耳科检查：正常。听力检查：双侧 C-5 下降型，在 8 000 Hz 时阈值也降低。这种损失足以造成辨别某些辅音困难，特别是咝擦音。在有环境噪声或干扰语音的情况下，这种言语理解困难更为明显，这是由于环境噪声或旁人语音对说话者的语音产生了掩蔽作用。分类：感音性听力损失。诊断：声创伤。

　　通过对这 3 名患者进行了仔细研究后，记录了大量听力图，结果显示这些年轻人没有进行性听力损失。正如预期的那样，只有双侧听力严重丧失的儿童出现临床听力损害症状。如果单侧听力损失从儿童早期就开始存在，有可能家长和儿童完全不知道有严重的单侧听力损失，这种情况并不少见。这3 名患者的听力缺陷是在对 800 名学童进行常规测试时发现的。

■ 18.8　直接头部外伤

　　头部受到直接打击会产生各种类型的听力损失。在某种程度上，听力损伤的类型和程度取决于头部撞击的严重程度和位置。一般来说，打击的力度越大，越直接击中颞骨，损害就越严重，越可能涉及感音神经机制。听力损失可能在有或没有任何颅骨骨折证据的情况下出现。外伤后可能出现头晕、耳鸣、听力下降，甚至面瘫，常与头痛、记忆力减退、嗜睡、易怒和其他神经系统症状伴随。许多年来，外伤后的听觉和前庭症状认为是精神性的。然而过去的 20 年里，已经明确这些症状存在器质性因素[37,38]。严重的头部外伤后，听力损失机制已经明确，包括头部和颞骨的直接外伤造成的局部中耳或内耳损伤，迷路震荡，第 7 对和第 8 对脑神经血管束的损伤（同侧或对侧），以及脑干或高级通路的损伤。在严重的头部损伤病例中，孤立的听觉和前庭症状不常见，但严重的头晕和共济失调、无法分辨或处理语言信号，耳鸣和其他耳科问题经常与其他神经系统损伤的症状和体征一起发生。与轻度头部外伤和"内耳震荡"相关的前庭症状也受到关注[39]。当轻微头部外伤后出现神经系统症状时，它们可能是外伤后最突出的主诉，也可能是不易察觉的表现。因此，所有在头部外伤后出现听力损失、耳鸣、头晕或面部神经功能障碍等症状的患者都应进行全面的神经学评估。

　　神经学检查从全面的病史开始。病史不仅包括有关耳朵和耳科疾病的信息，还包括完整的损伤描述、一般既往病史以及可能有助于阐明真正原因的任何其他信息。

（1）头部外伤：从心理学上讲，耳朵是一个极其重要的结构。它位置深在，受到身体中最硬的骨头——耳囊的保护。听力和平衡对动物和史前人类的生存至关重要。因此，它们得到了很好的保护。一般来说，如果头部受伤没有严重到导致意识丧失，就不太可能造成明显的、可测量的听力损失，尽管可能出现 3 000～6 000 Hz 范围内的下降。然而，其他的耳科症状，如处理语句困难、耳鸣和头晕，偶尔也会在较轻的损伤中发生。颞部和顶部的打击比额骨或枕骨的打击更容易使耳朵受伤。因此，重要的是要确定受伤的确切性质，头部被击中的位置，撞击力量，是否有反弹或鞭打伤，是否有意识丧失，以及以前是否有任何头部外伤或耳科症状的发生。由于听力损失、头晕和耳鸣往往在受伤后 1 天或更长时间才被注意到，因此，症状出现的时间似乎没有人们想象的那么有用。然而，需要明确的是，这些症状是否是在事故发生时立即出现（在这种情况下，外伤是最可能的原因），或在事故发生后许多星期才出现（在这种情况下，外伤的病因不太可能）。

（2）颞骨纵行骨折：即使没有颞骨骨折的证据，也可能发生由直接外伤引起的中度感音神经性听力损失。然而，它通常伴随纵行颞骨骨折。有趣的是，受伤对侧耳也可能出现感音性听力障碍。听力损失与暴露在强噪声中产生的听力损失具有几乎相同的特征。如果头部损伤相对较轻，则只有耳蜗底圈的毛细胞受影响，对听力的影响如图 10.49 所示。完全重振能对受伤部位进行定位。如果损伤更严重，则耳蜗的更大区域受影响，甚至神经本身也可能受损伤，分类为感音神经性。

（3）颞骨横行骨折：感音神经性听力损失的另一个原因是颞骨横行骨折。X 线检查骨折线垂直于岩上窦和颞骨长轴。头后部受到严重打击可导致此类骨折，由内耳前庭骨折和耳蜗破坏引起，听力损失非常严重，而且通常是完全性的。血液充满这些区域，通过完整的鼓膜可以看到（与通常由纵行骨折引起的鼓膜撕裂形成对比）。在许多情况下，面神经损伤会导致完全性面瘫。脑脊液可能充满中耳并从咽鼓管流出，尤其是在鼓膜完好的情况下。颞骨横行骨折后常出现眩晕和眼球震颤，听力损失通常是永久性的。如果骨折累及内听道，并压迫到听神经，偶尔会出现纯神经型的听力障碍。一般来说，也会出现面瘫，但可能会痊愈（图 10.50）。

（4）诉讼案件评估索赔：由于内耳得到了很好的保护，头部受到的打击必须相当严重才能造成听力损失。当有骨折的证据时，打击的严重程度毋庸置疑。然而，当没有可见骨折而存在听力损失时，在某些诉讼案件中，可能很难确定听力损失是由受伤引起的还是既往已经存在的。在这种情况下如果患者没有出现意识障碍，那么外力打击的程度可能不足以产生耳蜗震荡而出现严重的永久性听力损失。眩晕和耳鸣通常与这种损伤有关，而且两者都可能在损伤后持续很长时间。

必须记住，由创外伤引起的部分传导性和感音神经性听力损失可能是可逆的，在诊断永久性听力损失之前，有必要至少等待几个月。

据报道，在一些病例中，患者直到受伤数周后才意识到自己的听力障碍，而且呈进展性。这种听力损失不常见，虽然有可能，但很难确定损伤是唯一的病因。

（5）听力检查发现：在由外伤引起的感音性听力缺陷中，听力学检查发现受累频率区持续且完全重振。如果还累及语言频率，则言语识别率会降低，出现复听。如果除内耳外，神经末梢也受损伤，则重振不太明显，可能略高于阈值。

我们没有理由仅仅因为患者头部受伤就认为任何听力损失都是由受伤引起的。如果听力损失是传导性的，那么必须有鼓膜受伤的证据，或者听力学的结果必须表明有听骨链损伤。后者可以通过掀起鼓膜和检查听骨链得以确认。如果听力缺陷是感音性或感音神经性的，那么听力学的结果必须符合这些类型的听力障碍的特征模式。

图 10.51 该案例显示某患者主诉因头部受伤致听力损失。因为这是一次完全的单侧听力损失，另一只耳朵听力正常，所以我们尽一切努力仔细研究这个病例。经过大量调查，发现该患者多年前患有腮腺炎，听力困难是由腮腺炎性迷路炎引起的，而不是由于受伤所致。

Schuknecht 将头部受伤引起的听力损失的鉴别诊断具体化（表 10.1）。从那时起，改进的 X 线技术大大提高了可以检测到的骨折的比例。然而，有些骨折仍然无法发现。

JOSEPH SATALOFF, M.D., D.Sc
ROBERT T. SATALOFF, M.D., D.M.A.
JOSEPH R. SPIEGEL, M.D.
1721 PINE STREET • PHILADELPHIA, PA. 19103

HEARING RECORD

NAME   AGE

AIR CONDUCTION

DATE	Exam	LEFT MASK	250	500	1000	2000	3000	4000	6000	8000	RIGHT MASK	250	500	1000	2000	3000	4000	6000	8000	AUD
			RIGHT									LEFT								
1st test			-5	-10	-5	0		-10		0	85	20	20	15	20		35		40	
8 days											85	30	20	30	30		30		35	
38 days											85	10	35	15	30		20		50	
2 mos.											85	-5	10	10	-10		0		10	

BONE CONDUCTION

DATE	Exam	LEFT MASK	250	500	1000	2000	3000	4000	RIGHT MASK	250	500	1000	2000	3000	4000	AUD
			RIGHT							LEFT						
1st test									85	25	20	15	15		30	
38 days									85	15	5	10	10		40	
6 mos.									85	0	0	5	0		10	

SPEECH RECEPTION THRESHOLD

DATE	RIGHT	LEFT MASK	LEFT	RIGHT MASK	FREE FIELD	DATE	RIGHT	LEFT MASK	LEFT	RIGHT MASK	FREE FIELD

SPEECH DISCRIMINATION

DATE	% SCORE	TEST LEVEL	LIST	LEFT MASK	% SCORE	TEST LEVEL	LIST	RIGHT MASK	FREE FIELD	AIDED	EXAM
	RIGHT				LEFT						
					94	50		85			
					92	42		85			

COMMENTS:

图 10.49 病史：30岁，男性，1周前摔倒，头部受到撞击。没有意识障碍或眩晕。左耳胀满感，耳鸣。耳科检查：正常。听力学检查：暂时性听力损失，完全重振，无音调衰减。分类：暂时性感音性听力损失。诊断：头部直接外伤。很难预测这种听力损失是否会恢复到正常水平，就像在本例一样，但如果损害不严重，可能会恢复到正常水平。

2 000 Hz	
右侧	左侧
0	20
15	30
30	40
45	45

JOSEPH SATALOFF, M.D.
ROBERT THAYER SATALOFF, M.D.
1721 PINE STREET   PHILADELPHIA, PA 19103

HEARING RECORD

NAME   AGE

AIR CONDUCTION

			RIGHT						LEFT						
DATE	Exam	LEFT MASK	250	500	1000	2000	4000	8000	RIGHT MASK	250	500	1000	2000	4000	8000	AUD
			0	0	-5	0	10	5	-	55	65	60	50	80	50	
									85	NR	NR	NR	NR	NR	NR	

BONE CONDUCTION

			RIGHT						LEFT					
DATE	Exam	LEFT MASK	250	500	1000	2000	4000	RIGHT MASK	250	500	1000	2000	4000	AUD
			0	0	-5	0	5	-	5	10	0	5	15	
								85	NR	NR	NR	NR	NR	

SPEECH RECEPTION

DATE	RIGHT	LEFT MASK	LEFT	RIGHT MASK	FREE FIELD	MIC.
			58	-		
			NR	85		

DISCRIMINATION

				RIGHT			LEFT			
DATE	% SCORE	TEST LEVEL	LIST	LEFT MASK	% SCORE	TEST LEVEL	LIST	RIGHT MASK	EXAM
					100	90		-	
					NR	100		85	

HIGH FREQUENCY THRESHOLDS

	RIGHT						LEFT				
DATE	4000	8000	10000	12000	14000	LEFT MASK	RIGHT MASK	4000	8000	10000	12000	14000

RIGHT		WEBER		LEFT		HEARING AID		
RINNE	SCHWABACH			RINNE	SCHWABACH	DATE	MAKE	MODEL
						RECEIVER	GAIN	EXAM
						EAR	DISCRIM	COUNC

REMARKS

图 10.50　病史：头骨骨折伴意识丧失后，左耳突然出现听力损失，伴左侧面瘫。X 线片显示左内听道骨折。耳科检查：正常，冷热试验无反应。听力学检查：右耳无掩蔽时，左耳气-骨导和言语测听似乎平均显示有残余听力。右耳掩蔽后，左耳没有残余听力。分类：感音神经性听力损失。诊断：左听神经损伤。

图 10.51　病史：33 岁，男性，右耳在撞到建筑物上突出的柱子后失聪。头部没有伤痕，也没有失去知觉。否认有眩晕或耳鸣。耳科检查正常，冷热试验反应正常。听力检查：左耳掩蔽时右耳没有反应。分类：单侧感音神经性听力损失。诊断：由腮腺炎引起的耳聋。通过进一步详细询问病史确定。评论：如此严重的单侧听力损失伴迷路反应正常，并不是由头部外伤引起的。通过与患者仔细沟通后，患者承认这一事实。

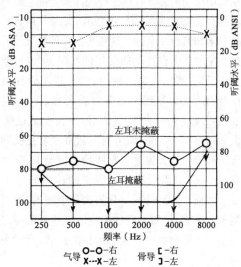

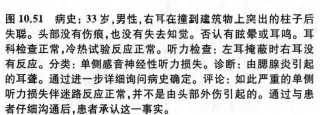

表 10.1 听力损失的鉴别诊断

鉴别点	迷路震荡	纵行骨折	横行骨折
耳流血	无	常见	少见
内听道损伤	无	少见	无
鼓膜破裂	无	常见	少见——血鼓室
脑脊液漏	无	偶见	偶见
听力损失	任何程度一部分完全恢复	任何程度一组合型部分或完全恢复	重度神经型无恢复
眩晕	偶见一轻度 一过性	偶见一轻度 一过性	重度一消退 健侧眼震
前庭功能减退	偶尔一轻度	偶见一轻度	无反应
面神经受损	无	25%—常见暂时性	60%—经常永久性
		25%—鳞部和乳突部	60%—枕部,岩尖

来源:参考文献 40.

■ 18.9 耳毒性药物

随着耳毒性药物使用的增加,询问每一位感音神经性听力损失患者服用了什么样的药物,特别是与听力损失相关的药物,这一点很重要。某些药物在长期使用后会导致感音神经性听力损失。耳毒性药物有链霉素、新霉素、呋塞米、庆大霉素、奎宁、卡那霉素和其他几十种。这些药物导致的突发性听力损失主要发生在肾功能受损的情况下,也可能因过量而发生。图 10.52 和图 10.53 提供了因使用耳毒性药物不当而导致严重听力损失的案例。这些药物在正确使用时非常有价值,也很少造成听力损失。需要强调的是,听力损失通常只有在长期系统服用药物后才会发生。某些特殊情况下,如肾功能衰竭患者,只需服用一定剂量的药物即可导致耳聋。然而,一般来说,这种损失是渐进的,可以通过测听来跟踪,以便在药物影响语言频率范围之前停止使用。耳鸣是一种常见的相关症状,有时先于听力损失。

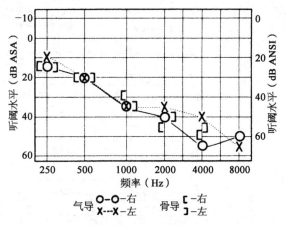

气导 O—O—右 X--X—左 骨导 [—右]—左

图 10.52 病史:10 岁男孩,言语测听和耳科检查结果正常。因肾脏感染接受卡那霉素治疗。无进行性听力损失,有持续耳鸣。耳科检查:正常。听力学检查:双侧下降型听力图,骨导下降。诊断:肾功能不全时耳毒性药物使用不当。

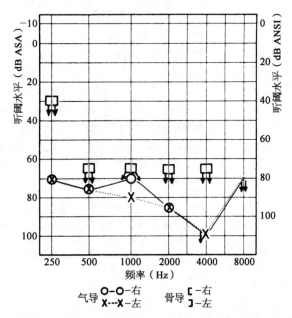

气导 O—O—右 X--X—左 骨导 [—右]—左

图 10.53 病史:49 岁,男性,因急性肾功能衰竭每天注射卡那霉素 4 周。患者在注射前听力正常。耳科检查:冷热反应正常。听力学检查:双侧重度到极重度听力损失,无气-骨导差。言语测听无反应,除了在 100 dB 的言语测听水平时感到非常不适外(不适阈值低,重振迹象)。分类:感音性听力损失。诊断:卡那霉素耳毒性引起的听力损失。

链霉素,现在主要用于结核病或医学迷路切除术,主要是"前庭毒性"。这种药物毒性与一生中累积的总剂量有关,而不是短期内累积的总剂量。早期损伤是由于内耳毛细胞受损所致。图 10.54 描述了这方面的典型案例。大多数情况下,药物耳毒性引起的

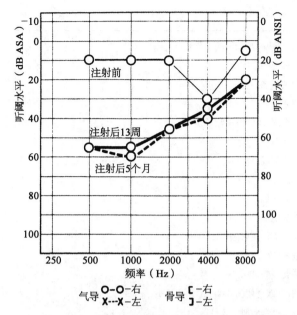

图 10.54 病史：患者每天注射耳毒性药物 3 个月。每周对他的听力进行一次随访，在第 13 周，他的右耳出现响亮的耳鸣、耳胀满感和听力丧失，立即停止药物使用。没有眩晕。耳科检查：正常。听力学检查：单侧上升型听力损失，伴有重振和复听。分类：感音性听力损失。诊断：耳毒性药物导致的耳蜗性听力损失。

听力损失是永久性的，但不是渐进性的。听力损失可以在没有任何眩晕、耳鸣或其他症状的情况下发生。

许多其他药物和制剂可能具有耳毒性。据报道，大约有 200 种此种药物，其中一些在表 10.2 中列出。

18.10　耳手术后感音性听力损失

随着耳硬化症镫骨切除术的增加，人们开始将注意力集中于可能与打开迷路或前庭有关的感音神经性听力损失，如本章前面所述。

18.10.1　乳突切除术

在镫骨切除术出现之前，人们认为卵圆窗和内耳前庭是不可触碰的，在乳突手术中要极其小心，避免扰动镫骨底板。尽管非常谨慎，手术事故还是会发生，乳突切除术中，如果不小心穿透卵圆窗，术后听力会完全丧失。有时由于耳部感染和胆脂瘤，术后很长时间才发生耳聋。在慢性乳突炎中，即使没有进行手术，也会出现因毒性迷路炎引起的部分失聪。

表 10.2　耳毒性药物（表中 D 表示头晕，V 表示眩晕，T 表示耳鸣。该列表由众多来源汇编而成）

AerofBid 吸入型糖浆（D、V）（主要成分：氟尼索内酯）	2％利多卡因胶浆（D、T）
Ana-试剂过敏反应紧急治疗包（D）（肾上腺素、右氯苯胺马来酸 2 mg）	2％利多卡因黏性溶液（D）
	4％利多卡因-MPF 无菌溶液（D、T）
B 型流感嗜血杆菌疫苗	5％利多卡因软膏（D、T）
Cama 关节炎止痛药（T）	8 小时拜耳定时释放阿司匹林（T）
E-霉素片	阿米卡星注射液
K-磷（磷酸钾）M.F.片剂（D）	阿摩沙平片（D、T）
K-磷（磷酸钾）No.2 片（305 mg 磷酸钾，700 mg 磷酸钠）（D）	阿莫西林*（D）
	阿尼普酶（V）
K-磷（磷酸钾）"不含钠"片剂（D）	阿片类药物
K-磷（磷酸钾）中性片（D）	阿普唑仑片（D、T）
Lariam 片（D、T、V）	阿普唑仑注射液
Legain（T）	阿司匹林（T）
Marax 片剂和 DF 糖浆（V）（茶碱、麻黄碱和羟嗪）	阿司匹林关节炎快速镇痛粉（散剂）（T）
P-A-C 镇痛药（阿司匹林/咖啡因）片（T）	阿司匹林;甲苯氨酯片（T、V）
Soma 化合物（卡利普多/阿司匹林片）（D、T、V）	阿司匹林;酒石酸氢可酮片剂（D）
0.5％和 1％盐酸达克罗宁外用溶液（T）	阿司匹林/咖啡因/柠檬酸邻甲苯海拉明（D）
0.5％盐酸布比卡因;酒石酸肾上腺素（D、T）	阿司匹林控释片（T、V）
10％利多卡因口服喷雾剂（D、T）	阿司匹林;磷酸可待因（T）
1％磺胺嘧啶银乳膏	阿司匹林、氢氧化镁和氢氧化铝组合胶囊（T）

阿司匹林/盐酸喷他佐辛(D、T)	泊利噻嗪/盐酸哌唑嗪胶囊(D、T、V)
阿司匹林/盐酸羟考酮(D)	泊利赛嗪(D、V)
阿司匹林/盐酸伪麻黄碱(D、T)	泊利赛嗪/利血平片(D、V)
阿糖腺苷注射液(D)	博莱霉素
阿替洛尔/氯噻酮片(D、V)	薄荷醇/水杨酸甲酯(T)
阿替洛尔片和静脉注射液(D、V)	布洛芬
阿维 A 酯胶囊(D)	布洛芬混悬液(D、T)
艾司唑仑片(D、T)	布洛芬片(D、T)
安宁片(V)(氨甲丙二脂)	布美他尼
氨苯砜(T、V)	布美他尼(V)
氨苄西林	布替洛尔注射液(V)
氨基己酸糖浆、片剂和注射剂(D、T)	茶碱(D)
奥根(雌激素)(D)	茶碱胶囊(D)
奥拉普(匹莫齐特)片(D)	茶碱(联合用药)200 mg 片剂(D)
奥美拉唑缓释胶囊(D、T、V)	肠道外盐酸肼屈嗪(D)
奥沙拉秦钠胶囊(V)	肠外多黏菌素 E 甲磺酸钠(V)
奥沙西泮胶囊(V)	肠外乙酰唑胺(T)
奥沙西泮片(V)	雌激素/甲丙氨酯(D、T)
巴氯芬片(D、T)	雌莫司汀磷酸钠胶囊(T)
白喉、破伤风类毒素和百日咳	醋甲唑胺片(V)
拜耳阿司匹林胶囊(T)	醋酸奥曲肽注射剂(1%)(D、V)
拜耳-阿司匹林片和胶囊(T)	醋酸倍他米松/倍他米松磷酸钠悬液(V)
拜耳-儿童咀嚼型阿司匹林(T)	醋酸吡布特罗吸入剂(D)
拜耳加阿司匹林片(T)	醋酸地塞米松无菌溶液(V)
保泰松	醋酸氟卡尼片(D、T、V)
保泰松胶囊/片剂(T)(主要成分：苯基丁氮酮)	醋酸甲泼尼龙无菌水悬液(V)
苯胺染料	醋酸可的松片(V)
苯巴比妥	醋酸亮丙瑞林
苯巴比妥酏剂及片剂(D、V)	醋酸亮丙瑞林 7.5 mg(D)
苯丙醇胺(D)	醋酸亮丙瑞林射液(5%)(D)
苯海拉明片(D、T)	醋酸氢化可的松/硫酸新霉素/多硫酸多黏菌素 B 乳膏
苯甲嘌呤(D)	大结晶呋喃妥因胶囊(D、V)
苯妥洛沙明/对乙酰氨基酚片(T、V)	胆碱三水杨酸镁(D、T)
苯妥英钠/苯巴比妥钠胶囊(V)	氮芥
苯乙酰脲片(D、V)	氮芥(T、V)
吡利啶/盐酸异丙嗪注射液(D)	地贝卡星(达苄霉素)
苄氟噻嗪/纳多洛尔片(T、V)	地高辛(D)
苄氟噻嗪片(D、V)	地高辛儿童注射液(D)
别嘌醇片(D、T、V)	地高辛片(D)
丙泊酚注射液(T)	地塞米松磷酸钠/硫酸新霉素外用乳膏(D)
丙硫氧嘧啶	地塞米松片(V)

地塞米松酏剂(V)	复方磺胺甲噁唑/甲氧苄氨嘧啶输注液*(T、V)
地舍平；甲氯噻嗪(V)	复方磺胺甲噁唑/甲氧苄氨嘧啶新诺明*(T、V)
地舍平/氢氯噻嗪(D、V)	富马酸氯马斯汀片剂(D、T、V)
地西泮胶囊(D)	富马酸氯马斯汀糖浆(D、T、V)
地西泮片(V)	富马酸氯马斯汀/盐酸苯基丙醇胺片(D、T、V)
地西泮注射液(V)	干扰素 α-26
地佐辛注射液(T、V)	干扰素-N 注射液(D、T)
颠茄生物碱/乌洛托品/亚甲基蓝/水杨酸苯酯(D)	干扰素 α(T、V)
碘仿化学品	甘露醇
碘海醇(D、T、V)	格隆溴铵片(D)
碘喹诺(V)	汞
碘喹诺片(D)	枸橼酸锂(T、V)
丁二酸洛沙平(D)	关节炎缓冲素镇痛胶囊
丁溴东莨菪碱	癸胺(氯苯那敏和伪麻黄碱)(T、V)
东莨菪碱透皮治疗系统(D)	含可待因的止咳糖浆(D、T、V)
对乙酰氨基酚/布他比妥片 50 mg/650 mg(D)	含可待因片的 Soma 化合物(卡利普多/阿司匹林片)(D、T、V)
对乙酰氨基酚；酒石酸氢可酮(D)	红霉素
对乙酰氨基酚；酒石酸氢可酮胶囊(D)	红霉素分散片(D、V)
对乙酰氨基酚；酒石酸氢可酮片(D)	红霉素片(V)
对乙酰氨基酚/酒石酸氢可酮片(D)5/500	琥珀酸钠氯霉素
对乙酰氨基酚/酒石酸氢可酮片(D)7.5/650	琥乙红霉素(T、V)
对乙酰氨基酚/伪麻黄碱(D)	琥乙红霉素(V)
对乙酰氨基酚/盐酸丙氧芬片(D)	环孢素
对乙酰氨基酚；盐酸喷他佐辛(T)	环孢素(T、V)
对乙酰氨基酚/盐酸羟考酮胶囊(D)	环丙氟哌酸(T)(环丙沙星)
多黏菌素 E(V)	环丙沙星片(T)
儿童布洛芬钠悬液(T)	环丝氨酸(V)
二氮嗪静脉注射(T、V)	磺胺甲噁唑/甲氧苄氨嘧啶(D、T、V)
二氟尼柳片(V、T)	磺胺甲噁唑/甲氧苄氨嘧啶注射液(D、T、V)
法莫替丁(D、T、V)	磺胺甲噁唑/甲氧苄氨嘧啶注射液辅助优势小瓶(D、T、V)
番木鳖碱	活麻疹和风疹(D)疫苗
非洛地平长效缓释片	肌黄素(硫代苹果酸金钠)注射液(D)
非诺洛芬钙粉剂和片(D、T)	肌肉松弛剂止痛药(T)
芬氟拉明片(D)	吉非罗齐胶囊和片剂(D、V)
芬太尼透皮贴剂(V)	己曲安奈德悬液(V)
奋乃静(D)	己酮可可碱(D)
呋塞米口服溶液和静脉注射	脊髓布比卡因(D、T)
氟胞嘧啶胶囊	脊髓麻醉用盐酸丁卡因注射液(D、T)
氟比洛芬片(D、T)	脊髓麻醉用盐酸普鲁卡因(D)
福辛普利钠片(D)	脊髓用盐酸布比卡因/重酒石酸肾上腺素(D、T)
复方磺胺甲噁唑/甲氧苄氨嘧啶分散片*(T、V)	甲氨蝶呤剂量包(D、T)

甲氨蝶呤片,肠注射,LPF(D)	口服避孕药(D)
甲巴比妥片(D)	口服甲基多巴(D)
甲丙氨酯	奎尼丁
甲丙氨酯(D、V)	奎尼丁(D、T、V)
甲芬那酸	奎宁
甲芬那酸(D)	奎宁片(T、V)
甲磺酸倍高利特片剂(D、T、V)	喹乙宗;利血平片(V)
甲磺酸多沙唑嗪片(T、V)	喹乙宗片(V)
甲磺酸去铁胺	拉贝洛尔片(D、V)
甲磺酸溴隐亭(D、V)	赖诺普利片(D、V)
甲泼尼龙(D、V)	莨菪碱(D)
甲氯芬那酸钠胶囊(D、T)	劳拉西泮
甲氯噻嗪片(V)	劳拉西泮注射液(D)
甲泼尼龙琥珀酸钠无菌功率(V)	劳齐德(苯曲氟甲噻嗪)片(D、V)
甲巯咪唑片(D、V)	雷米普利胶囊(D、T、V)
甲硝唑片(D、V)	利多卡因注射剂治疗室性心律失常(D、T)
甲乙双酮胶囊(V)	利福平(D)
酒精	利福平胶囊(D)
酒石酸阿利马嗪片,糖浆,长效持续释放胶囊(D、T)	利血平/肼屈嗪片(D、V)
酒石酸布托菲诺(V)	利血平片(D、V)
酒石酸美托洛尔片(D、T、V)	利血平/氢氯噻嗪片(D、V)
酒石酸美托洛尔/氢氯噻嗪片(D、T、V)	链霉素
酒石酸氢可酮/氯苯那敏长效缓释悬液(D)	两性霉素 B
酒石酸氢可酮/马来酸苯那敏/盐酸去氧肾上腺素/盐酸苯丙醇胺/马来酸吡利拉明(D、T)	林旦乳膏(D)(头部、阴虱、疥疮)
	林旦乳液(D)
酒石酸左菲诺(D)	林旦洗发水(D)
卡比多巴/左旋多巴片(D)	磷酸地塞米松(V)
卡比多巴/左旋多巴片剂(D)	磷酸地塞米松/木洛卡因无菌注射液(V)
卡利普多/阿司匹林片(D、V)	磷酸地塞米松吸入气雾剂(V)
卡马西平咀嚼片(D、T)	磷酸地塞米松注射液(V)
卡马西平片(D、T)	磷酸氯喹
卡马西平悬浮液(D、T)	流行性腮腺炎病毒活疫苗
卡托普利/氢氯噻嗪(V)	硫代硫黄酸片(T、V)
可待因/去氧肾上腺素/异丙嗪(D、T)	硫酸阿米卡星
可滴定青霉胺片(T)	硫酸阿托品/盐酸地芬诺辛片(D)
可注射美索巴莫(D、V)	硫酸阿托品;盐酸地芬诺酯(D)
可注射盐酸维拉帕米(V)	硫酸苯乙肼(D)
克利溴铵胶囊(D)	硫酸长春碱(D)
克洛维斯 10% 冲泡液(钾)	硫酸多黏菌素
克洛维斯气泡颗粒(钾)	硫酸多黏菌素 B
克洛维斯气泡片(钾)	硫酸多黏菌素 B /嗜气芽孢菌素无菌粉末(D)
口服避孕药-28 片(D)	硫酸氟西汀粉剂(D、T、V)

硫酸胍那决尔片	氯硝西泮(V)
硫酸卷曲霉素(11%)(T、V)	萝芙木根片(D)
硫酸吗啡(D)	洛伐他汀片(D)
硫酸吗啡康定片(D)	麻黄碱/苯巴比妥/碘化钾/茶碱(D)
硫酸吗啡(硫酸吗啡缓释片)(D)	麻疹,腮腺炎和风疹(D)疫苗
硫酸奈替米星	马来酸阿扎他定片(D、T、V)
硫酸奈替米星注射液 100 mg/mL(D、T、V)	马来酸甲麦角新碱(T)
硫酸喷布洛尔(D)	马来酸卡比诺胺/盐酸伪麻黄碱片剂(D)
硫酸羟氯喹尔片(D、T、V)	马来酸氯苯那敏/苯基丙醇胺盐酸盐胶囊(D、T、V)
硫酸沙丁胺醇片(D、T、V)	马来酸氯苯那敏/盐酸去甲麻黄碱片(D)
硫酸沙丁胺醇糖浆(D、V)	马来酸氯苯那敏/盐酸去甲麻黄碱糖浆(D)
硫酸沙丁胺醇吸入气雾剂(D、T、V)	马来酸曲米帕明胶囊(D、T)
硫酸特布他林气雾剂(V)	马来酸噻吗洛尔片(T、V)
硫酸妥布霉素(D、T、V)	马来酸噻吗洛尔无菌滴眼液(D、T、V)
硫酸新霉素/硫酸多黏菌素 B 乳膏	马来酸噻吗洛尔眼液(D、T、V)
硫酸新霉素无菌冲洗剂	马来酸依那普利静脉注射液(D、T、V)
硫糖铝片(V)	马来酸依那普利片(D、T)
硫戊比妥钠无菌安瓿瓶(D)	马来酸依那普利;氢氯噻嗪片(D、T、V)
柳氮磺吡啶	马来酸右氯苯那敏(D、T、V)
柳氮磺吡啶/吩唑吡啶	吗啡浓缩口服液(D)
柳氮磺吡啶片剂/口服悬液(T、V)	曼德拉明(乌洛托品)
氯苯那敏/苯基丙醇胺感冒药(D、V)	毛果芸香碱
氯苯那敏/苯基丙醇胺胶囊(D、T、V)	美芬妥英片(D)
氯苯那敏/苯基丙醇胺糖浆(D、V)	美托拉宗 2 mg 片剂(D、T)
氯苯那敏/苯妥洛沙明/去氧肾上腺素/苯丙醇胺糖浆,片剂,儿科滴剂/糖浆(D)	美托拉宗(V)
氯苯那敏/去氧肾上腺素祛痰剂(D)	美托拉宗片(D、V)
氯苯那敏/去氧肾上腺素酏剂(D)	咪索硝唑
氯苯那敏/去氧肾上腺素(右美沙芬/愈创甘油醚/伪麻黄碱)(D)	米诺地尔局部用溶液(D、V)
	米索前列醇(T)
氯苯那敏/右美沙芬/去氧肾上腺素(D)	米托坦(D、V)
氯草酸钾(D)	莫本片和浓缩物莫迪康(D)
氯氮草	莫罗单抗-CD3 无菌溶液
氯氮卓/酯化雌激素片(D)	纳多洛尔片(T)
氯仿	纳曲酮片(D、T)
氯解磷定(D)	萘啶酸(D、V)
氯美扎酮(D、T)	萘普生(D、T、V)
氯噻嗪口服混悬液(V)	萘普生钠
氯噻嗪钠静脉注射液(V)	萘普生钠/萘普生钠分散片(D、T、V)
氯噻嗪片(V)	萘普生悬浮液(D)
氯噻酮片(D、V)	尼古丁香糖(D、T)
氯噻酮/盐酸可乐定片(V)	柠檬酸曲吡那敏片和酏剂(D、T、V)
	诺氟沙星片(D)

帕梅洛尔(去甲替林)(D、T)	去铁胺甲磺酸(T)
哌拉西林钠(D)	去氧肾上腺素/异丙嗪(D、T)
喷他脒300注射液(D)	炔雌醇;醋酸炔诺酮(D)
泼尼松龙磷酸钠口服液(D、V)	炔雌醇甲醚/炔诺酮(D)
泼尼松片(V)	炔雌醇/炔诺酮28天片(D)
破伤风抗毒素	炔雌醇/炔诺酮(D)
扑米酮(V)	炔诺酮片(D)
葡萄糖酸奎尼丁片(T、V)	人用免疫血清无菌液(D)
普拉洛尔	乳酸喷他佐辛注射液(D、T)
普鲁卡因青霉素G水悬液(V)	噻吩乙基拉嗪(D、T)
普罗布考片(D、T)	噻菌灵(D、T)
普罗帕酮片(T、V)	三甲双酮(V)
齐多夫定	三联苯二酚(泛型氯苯那敏/右美沙芬/苯基丙醇胺)(D)
齐多夫定大剂量输液(D、V)	色苷酸钠胶囊(V)
齐多夫定毒糖浆(D、V)	色苷酸钠吸入剂(V)
齐多夫定胶囊(D、V)	沙丁胺醇(D、V)
齐酮胶囊(D)	沙利度胺
羟考酮片,口服和溶液(D)	砷
羟乙磺酸喷他脒可吸入溶液(D、V)	肾上腺素;盐酸依替卡因注射液(T)
青霉素胶囊(T)	舒林酸
氢氟噻嗪片(V)	舒林酸片(T、V)
氢化可的松(V)	双氯芬酸钠片(D、T)
氢化可的松琥珀酸钠无菌粉(V)	双羟萘酸丙咪嗪胶囊(D、T)
氢氯甲噻嗪/利血平(D、V)	双氢链霉素
氢氯噻嗪(D、V)	双水杨酸(T、V)
氢氯噻嗪;氨苯蝶啶(D、V)	双水杨酸片
氢氯噻嗪;氨苯蝶啶胶囊(V)	水杨酸盐
氢氯噻嗪/甲基多巴片(D、T)	顺铂
氢氯噻嗪;赖诺普利胶囊(D)	顺铂(T)
氢氯噻嗪;赖诺普利片(D、T、V)	顺铂注射液(T)
氢氯噻嗪;利血平片(V)	司可巴比妥钠粉(D、V)
氢氯噻嗪/螺内酯*(D、T)	泰格拉尔(卡马西平)(D)
氢氯噻嗪/马来酸噻吗洛尔片(D、T、V)	碳酸锂胶囊和片剂(D、T、V)
氢氯噻嗪片(D、V)	碳酸锂片(D、T、V)
氢氯噻嗪片(V)	替马西泮胶囊(D)
氢氯噻嗪;盐酸拉贝洛尔片(D、V)	酮康唑片(D、V)
氢氯噻嗪;盐酸普萘洛尔片(V)	酮洛芬胶囊(D、T、V)
氢噻嗪/甲基多巴片(D、T)	头孢氨苄粉/口服悬浮液
曲安奈德-10注射液(V)	头孢呋辛钠
曲安奈德-40注射液(V)	头孢呋辛钠(D)
曲安奈德悬液(V)	托卡尼
屈大麻酚胶囊(D)	托拉洛尔注射液(D、V)

托美丁钠(200 mg、400 mg、600 mg)(D、T)	盐酸丙卡巴肼
妥布霉素	盐酸丙卡巴肼胶囊(D)
妥拉磺脲片(D、V)	盐酸丙米嗪安瓿(D、T)
维甲酸胶囊(D、T)	盐酸丙米嗪片(D、T)
乌洛托品/双磷酸钠(D)	盐酸布比卡因；酒石酸肾上腺素(D、T)
无菌醋酸可的松液(V)	盐酸布比卡因/重酒石酸肾上腺素(D、T)
无菌醋酸氢化可的松/硫酸新霉素/多硫酸多黏菌素滴耳液	盐酸醋丁洛尔胶囊(D)
戊巴比妥钠胶囊(D、V)	盐酸地尔硫䓬胶囊 60 mg、90 mg、120 mg (T)
戊巴比妥钠溶液(D、V)	盐酸地芬尼多片(D)
戊巴比妥钠栓剂(D、V)	盐酸地西帕明片(D、T)
西司他丁钠/亚胺培南(D、T、V)	盐酸丁螺环酮(T)
吸附破伤风疫苗(儿童使用)	盐酸多塞平(T)
烯丙异巴比妥醌剂(D)	盐酸非那吡啶/磺胺甲噁唑片(D、V、T)
消胆胺(D、T、V)	盐酸非那吡啶/磺胺甲噁唑片(T、V)
消胆胺(T、V)	盐酸芬太尼注射液*(D)
消胆胺粉(D、T、V)	盐酸芬特明片和胶囊(D)
硝苯地平片(D、T、V)	盐酸胍法辛片(D、T、V)
硝普钠静脉输液(D、T)	盐酸甲地嗪(D、T)
硝酸甘油片(D、V)	盐酸甲基多巴注射液(D)
硝酸甘油药膏(D)	盐酸甲哌卡因(T)
辛托辛农(缩宫素)鼻喷雾(D)	盐酸甲氧氯普胺(D)
新霉素	盐酸金刚烷胺胶囊和糖浆(D)
新霉素/多黏菌素 B/氢化可的松无菌混悬液	盐酸肼屈嗪片(D)
新希司汀(氯苯那敏/二氢可待因/去氧肾上腺素)(D)	盐酸肼屈嗪/氢氯噻嗪胶囊(D、V)
溴丙胺太林片(D)	盐酸肼屈嗪/氢氯噻嗪/利血平片(D、V)
溴甲辛托品-50 片	盐酸肼屈嗪/氢氯噻嗪片(D、V)
溴酸钾	盐酸卡那霉素
血管加压素安瓿(V)	盐酸卡替洛尔片(T)
亚水杨酸铋液和片剂(T)	盐酸考来替泊颗粒(V)
盐酸阿米洛利片剂(D、T、V)	盐酸拉贝洛尔片(D、V)
盐酸阿米洛利/氢氯噻嗪片(D、T、V)	盐酸拉贝洛尔注射液(D、V)
盐酸阿米替林(T)	盐酸雷尼替丁(D、V)
盐酸阿米替林/奋乃静片(D、T)	盐酸雷尼替丁注射液/盐酸雷尼替丁注射液预混(D、V)
盐酸阿米替林；氯氮䓬(D)	盐酸利多卡因溶液(D、T)
盐酸阿米替林片(T)	盐酸林可霉素(T、V)
盐酸安非他酮片(D、T、V)	盐酸氯胺酮
盐酸奥昔布宁	盐酸氯苯那敏/伪麻黄碱胶囊(D)
盐酸贝那普利片(D)	盐酸氯丙嗪
盐酸倍他洛尔片(0.2%)(D、T)	盐酸氯米帕明胶囊(D、V)
盐酸苄普地尔片(D、T、V)	盐酸氯普鲁卡因/盐酸氯普鲁卡因 MPF 注射液(D、T)
盐酸丙环定(D)	盐酸马普替林片(D、T)

盐酸美沙酮分散片(D)	依托度酸胶囊(D、T)
盐酸美沙酮口服溶液/片(D、T)	依托红霉素(T)
盐酸美替洛尔滴眼液(D)	胰蛋白酶胶囊(D)
盐酸美西律胶囊(D、T)	乙苯妥英片(D)
盐酸咪达唑仑注射液(D)	乙琥胺胶囊
盐酸米诺环素	乙琥胺糖浆(D、V)
盐酸米诺环素静脉注射(D、V)	乙硫烟酰胺片(D、V)
盐酸米诺环素颗粒填充胶囊(D、V)	乙氯维诺胶囊(D)
盐酸米诺环素口服混悬液(D、V)	乙炔雌二醇/炔诺酮(D)
盐酸纳布菲注射液(D、V)	乙酰唑胺
盐酸纳洛酮/盐酸喷他佐辛(D、T)	乙酰唑胺片(T)
盐酸萘甲唑林/马来酸非尼拉敏眼科溶液(D)	乙型肝炎成人疫苗(V)
盐酸尼卡地平胶囊(T、V)	乙型肝炎疫苗(重组)(T)
盐酸哌唑嗪胶囊(D、T、V)	异丙嗪/可待因(D、T)
盐酸普鲁卡因胺(D)	异丙嗪栓剂(D)
盐酸普鲁卡因胺胶囊/片(D)	异丙嗪糖浆(D)
盐酸普鲁卡因胺注射液(D)	异丙嗪/右美沙芬糖浆(D、T)
盐酸普萘洛尔长效胶囊(V)	异卡波肼片(D、V)
盐酸普瑞替林片(D、T)	异炔诺酮-炔雌醇甲醚片
盐酸曲吡那敏缓释片(D、T、V)	异烟肼/利福平胶囊(D)
盐酸曲美苄胺(D)	吲达帕胺片(D、V)
盐酸曲唑酮和盐酸曲唑酮(T、V)	吲哚洛尔片(D)
盐酸赛庚啶(D、T、V)	吲哚美辛(T、V)
盐酸司来吉米(T、V)	婴儿马来酸氯苯那敏/盐酸去甲麻黄碱口服滴剂(D、T、V)
盐酸特拉唑嗪片(T、V)	硬脂酸红霉素膜片(V)
盐酸头孢氨苄片(D)	右美沙芬/马来酸卡比诺胺/盐酸伪麻黄碱/愈创甘油醚(D)
盐酸托卡尼片(D、T、V)	愈创甘油醚/氢可酮酒石酸氢盐/马来酸非尼拉明/苯基丙醇胺盐酸盐/马来酸吡利拉明(D、T)
盐酸万古霉素	
盐酸万古霉素、口服溶液和粉剂(D、T、V)	
盐酸万古霉素、小瓶和添加剂(D、T、V)	愈创甘油醚/盐酸伪麻黄碱片(T)
盐酸维拉帕米胶囊(D)	重组干扰素α-2A注射液(D、V)
盐酸伪麻黄碱胶囊(D)	注射用EPO(D)(促红细胞生成素)
盐酸乙胺丁醇片(D)	注射用氨曲南(T、V)
盐酸异丙肾上腺素(V)	注射用格隆溴铵(D)
盐酸罂粟碱胶囊HP(V)	注射用卡铂
盐酸罂粟碱胶囊(V)	注射用硫酸卷曲霉素
盐酸罂粟碱小瓶/安瓿(V)	左旋多巴片(D)
一氧化碳	佐普林片(阿司匹林)(T)
依那普利	佐维拉克斯(阿昔洛韦)(D)
依他尼酸(T、V)	佐维拉克斯(阿昔洛韦)无菌粉(D)

■ 18.11 单纯镫骨撼动术

感音神经性听力损失是一种罕见的镫骨撼动手术并发症,但这种情况确实发生在0.1%的病例中(图10.55)。病因尚未确定,但与耳聋相关的症状通常高度提示为病毒性迷路炎。这种并发症在镫骨切

JOSEPH SATALOFF, M.D.
ROBERT THAYER SATALOFF, M.D.
1721 PINE STREET   PHILADELPHIA, PA 19103

HEARING RECORD

NAME   AGE

AIR CONDUCTION

DATE	Exam	LEFT MASK	RIGHT 250	500	1000	2000	4000	8000	RIGHT MASK	LEFT 250	500	1000	2000	4000	8000	AUD
			5	0	5	10	15	25	90	50	45	55	60	70	NR	
LEFT STAPES SIMPLY MOBILIZED.																
ONE WEEK POST-OP.									90	70	80	85	NR	NR	NR	
ONE MONTH POST-OP.									90	50	50	40	40	60	65	

BONE CONDUCTION

DATE	Exam	LEFT MASK	RIGHT 250	500	1000	2000	4000	RIGHT MASK	LEFT 250	500	1000	2000	4000	AUD
			0	-5	0	5	10	90	0	10	20	25	30	
ONE WEEK POST-OP.								90	35	40	50	NR	NR	
ONE MONTH POST-OP.								90	30	30	35	40	NR	

SPEECH RECEPTION

DATE	RIGHT	LEFT MASK	LEFT	RIGHT MASK	FREE FIELD	MIC.

DISCRIMINATION

DATE	RIGHT % SCORE	TEST LEVEL	LIST	LEFT MASK	LEFT % SCORE	TEST LEVEL	LIST	RIGHT MASK	EXAM
PRE-OP.					82	90		90	
1ST WK. POST-OP.					10	100		90	
1 MTH. POST-OP.					42	85		90	

HIGH FREQUENCY THRESHOLDS

DATE	RIGHT 4000	8000	10000	12000	14000	LEFT MASK	RIGHT MASK	LEFT 4000	8000	10000	12000	14000

RIGHT RINNE	SCHWABACH	WEBER	LEFT RINNE	SCHWABACH	HEARING AID	
					DATE	MAKE	MODEL

RECEIVER	GAIN	EXAM
EAR	DISCRIM.	COUNC

REMARKS

1000 Hz

右侧	左侧
5	35
20	65
35	70
50	75
65	80
80	80

图 10.55 病史：26 岁，女性，诊断为耳硬化症。手术记录显示，通过对砧骨末端施加压力来撼动镫骨底板，并未对镫骨底板进行操作。术后数天，患者出现眩晕、轰鸣性耳鸣、耳胀满感和左耳失聪。左耳被耳鸣所困扰。耳科检查：切口已愈合。听力检查：术前左耳阈值显示有中度至重度的气导损失。低频骨导阈值正常，在 1 000～4 000 Hz 时下降。言语识别率为 82%。术后听力检查显示气导和骨导阈值大大降低，言语识别率也下降。在术后的许多个月里，出现了过度重振、复听和不舒适阈降低的现象。这些症状有的已逐渐消退。分类：传导性和感音神经性听力损失。诊断。镫骨撼动术后的迷路病。

除术后更为常见，在开窗手术后也有发生。

■ 18.12 镫骨切除术

随着镫骨切除手术的普及，感音和感音神经性听力损失并发症的发生率也明显增加。据估计，在镫骨切除术后，有 1% 或 2% 的患者会在术后出现即刻或延迟的严重感音神经性听力损失。一些比较谨慎的研究者认为，在几乎每一个行镫骨底板切除或折断的病例中,都会出现某种程度的暂时性感音神经性损伤。在大多数情况下,如果外科医生小心仔细,避免血液进入前庭或避免吸出外淋巴液,感音神经性损伤的发生概率就会很小,临床症状也不会出现。然而,即使是其中的一些患者,也会抱怨耳朵里

有轻微的胀满感和不平衡感,以及轻微的耳鸣。

偶尔,镫骨切除术后会对内耳造成可以估计的损伤。一般来说,这种影响是暂时的,但有时会出现永久性的高频听力损失,伴随重振、言语识别率受损和对强烈噪声的不舒适阈降低。图 10.56 展示了这

JOSEPH SATALOFF, M.D.
ROBERT THAYER SATALOFF, M.D.
1721 PINE STREET   PHILADELPHIA, PA 19103

HEARING RECORD

NAME   AGE

AIR CONDUCTION

			RIGHT								LEFT					
DATE	Exam	LEFT MASK	250	500	1000	2000	4000	8000	RIGHT MASK	250	500	1000	2000	4000	8000	AUD
Pre-Op.		95	45	55	100	60	65	NR	—	10	20	35	45	55	NR	
		95	75	85	NR	NR	NR	NR	Right Stapedectomy							
		95	50	55	55	25	NR	NR								

BONE CONDUCTION

			RIGHT							LEFT					
DATE	Exam	LEFT MASK	250	500	1000	2000	4000	RIGHT MASK	250	500	1000	2000	4000	AUD
Pre-Op.		100	0	15	25	NR	NR	—	10	10	25	45	55	
		115	30	40	50	NR	NR	Right Stapedectomy						
		100	NR	40	50	NR	NR							

SPEECH RECEPTION

DATE	RIGHT	LEFT MASK	LEFT	RIGHT MASK	FREE FIELD	MIC.
Pre-Op.	66	85	34	—		
	70	85				

DISCRIMINATION

		RIGHT			LEFT				
DATE	% SCORE	TEST LEVEL	LIST	LEFT MASK	% SCORE	TEST LEVEL	LIST	RIGHT MASK	EXAM.
	70	96		85	70	62		—	
	40	96		85	80	62		—	
	20	104		85					

HIGH FREQUENCY THRESHOLDS

		RIGHT						LEFT				
DATE	4000	8000	10000	12000	14000	LEFT MASK	RIGHT MASK	4000	8000	10000	12000	14000

RIGHT		WEBER		LEFT		HEARING AID		
RINNE	SCHWABACH			RINNE	SCHWABACH	DATE	MAKE	MODEL
						RECEIVER	GAIN	EXAM
						EAR	DISCRIM	COUNC.

REMARKS

Tuning Fork Tests (500 Hz)		
Air-Bone Comparison	R	L
Lateralization		
B.C. Comparison to Normal		

图 10.56 病史:45 岁,女性,术后数天出现听力丧失、眩晕和恶心。右耳有轰鸣样耳鸣。耳科检查:正常。听力学检查:术前右耳低频气-骨导差,言语识别率良好。术后即刻听力检查显示气导和骨导阈值严重降低。3 个月后阈值有所改善,但出现了完全重振、声音失真、扭曲和言语识别率下降,不舒适阈降低(大的噪声很烦人)。分类:感音性听力损失。诊断:术后迷路病。

些情况。

镫骨切除术另一个困扰医生的并发症发生在术后效果良好的患者身上，有些患者术后数月突然出现手术耳的听力几乎全部丧失。在大多数情况下，这种损失是永久性的。造成这种情况和其他镫骨切除术后感音神经性听力损失的原因还不完全清楚。偶尔，纤维状的增生物长入整个前庭，完全阻断了耳蜗。在其他延迟发生的永久性严重耳聋的病例中，前庭通常有正常的外观，外淋巴也正常。这类病例的耳蜗损伤原因尚不清楚。在其他情况下，卵圆窗肉芽肿或外淋巴瘘可能是原因。

18.12.1 言语识别率

显然，我们不应该仅仅通过听阈测试来衡量镫骨手术的成功与否。一些患者有很好的纯音听阈，但手术会降低他们的言语识别率，言语失真会分散患者的注意力。随着镫骨手术技术的改进和训练，感音神经性并发症的发生率和严重程度可以稳步降低。

18.12.2 鼓室硬化

这些病例让我们充分认识到手术的风险。当患有这种疾病的患者为了恢复听力而进行手术，因中耳有硬化切除镫骨底板，严重感音神经性听力障碍的发生率升高。许多外科医生会分两个阶段完成这一手术，甚至完全避免做这一手术，因为针对这种疾病的手术术中打开卵圆窗，会经常发生并发症。

■ 18.13 早期老年性耳聋与遗传性耳聋

为了便于解释，偶尔会遇到的发生在 30～50 岁之间的高频听力损失称为早期或过早老年性耳聋。临床上，这种情况很容易被忽视，但听力图显示在高频区出现渐进性听力下降，伴随有高调耳鸣，没有其他症状。今天公认的病理解释是：由于某种遗传倾向，毛细胞出现退化，与新陈代谢或感染无关。人们对这种情况知之甚少，但却不得不经常面对这种情况。一般来说，听力损失是缓慢进行的，并最终导致言语识别困难，因为语言频率受影响。

当高频损失伴有反复发作的旋转性眩晕时，特别是伴有某种耳鸣时，诊断可能是不典型的梅尼埃病。实际上，我们并不能确定这种不典型的情况是否真的与梅尼埃病有关。在某些情况下，特别是如果听力损失是双侧的，可能是由于所谓的早期老年

性耳聋，而伴随的眩晕是由迷路炎或其他一些迷路疾病引起的。最新研究认为自身免疫性内耳疾病是导致这些症状发生的重要的、可治疗的原因。这种类型的病例应与遗传性进行性感音神经性耳聋区别开来，后者通常起病早，进展快，且不表现出明显的重振。

■ 18.14 先天性耳蜗缺陷

出生时即出现的耳聋主要有两种原因：① Corti 器畸形；② 胚胎期内耳毒性损伤。越来越多的证据表明，毒性损伤比先天性畸形更为常见。甚至一些以前被描述为遗传性先天性神经性耳聋的病例，现在也被认为是由怀孕前 3 个月的毒性作用引起的。母亲患麻疹是其中一个原因，Rh 不相容性可能是另一个原因。

通常情况 Corti 器会受影响，最终导致次全聋或中重度听力损失，高频损失大于低频。在这两种情况下，先天性缺陷都与语言问题有关。如果听力损失很严重，不经过很多特殊训练，语言可能就不会发展。如果是部分听力损失，语言可能会有缺陷。

虽然目前还没有完全的证据，但许多耳科医生确信，在怀孕的前 3 个月，病毒感染确实会导致胎儿耳蜗损伤和耳聋。出生后不久缺氧也会对耳蜗造成损害，导致高频听力损失。

19. 神经性听力损失的原因

已知某些其他原因会损害听神经。根据一些研究者的说法，某些情况下，当神经纤维出现"部分损伤"时，异常音调衰减成为一个重要发现。神经性听力损失的原因包括（除许多其他原因外）：① 听神经瘤；② 颅骨骨折和神经损伤；③ 听神经切除；④ 病毒感染；⑤ 毒性和其他神经损伤。

■ 19.1 听神经瘤

将听觉神经纤维的损害与毛细胞或内耳的损害区分开来最重要的目的是能帮助医生尽早发现听神经瘤。由十听力检查设备的进步，在肿瘤相关的其他神经系统症状或体征变得明显之前，就能诊断出大多数听神经肿瘤。图 10.57 这个病例强调了言语识别测听的必要性，提出对所有感音神经性听力损失患者特别是单侧损失的患者进行选择性检查。为

JOSEPH SATALOFF, M.D.
ROBERT THAYER SATALOFF, M.D.
1721 PINE STREET   PHILADELPHIA, PA 19103

HEARING RECORD

NAME _____   AGE _____

AIR CONDUCTION

| | RIGHT | | | | | | | | LEFT | | | | | | | |
DATE	Exam	LEFT MASK	250	500	1000	2000	4000	8000	RIGHT MASK	250	500	1000	2000	4000	8000	AUD
1ST TEST			0	-5	0	0	-5	-5	85	25	30	35	40	40	45	
2 DAYS									85	25	45	55	60	60	55	
5 DAYS									85	65	60	65	65	NR	NR	
9 DAYS									85	75	NR	NR	NR	NR	NR	

BONE CONDUCTION

| | RIGHT | | | | | | | LEFT | | | | | | |
DATE	Exam	LEFT MASK	250	500	1000	2000	4000	RIGHT MASK	250	500	1000	2000	4000	AUD
1ST TEST								85	20	30	35	40	NR	
5 DAYS								85	NR	NR	NR	NR	NR	

SPEECH RECEPTION

DATE	RIGHT	LEFT MASK	LEFT	RIGHT MASK	FREE FIELD	MIC.
1ST TEST						
5 DAYS						

DISCRIMINATION

| | | RIGHT | | | LEFT | | | | |
DATE	% SCORE	TEST LEVEL	LIST	LEFT MASK	% SCORE	TEST LEVEL	LIST	RIGHT MASK	EXAM.
1ST TEST					56	75		85	
5 DAYS					22	100		85	

HIGH FREQUENCY THRESHOLDS

| | RIGHT | | | | | | LEFT | | | | |
DATE	4000	8000	10000	12000	14000	LEFT MASK	RIGHT MASK	4000	8000	10000	12000	14000

RIGHT		WEBER		LEFT		HEARING AID		
RINNE	SCHWABACH			RINNE	SCHWABACH	DATE	MAKE	MODEL
						RECEIVER	GAIN	EXAM
						EAR	DISCRIM.	COUNC

REMARKS

1000 Hz

左侧	右侧
35	5
45	15
50	25
65	35

图 10.57　病史：24岁，男子，主诉耳聋、偶尔嗡嗡声和耳鸣轻微眩晕。耳科检查：正常。无自发性眼球震颤。听力学检查：单侧听力损失，骨导降低。音叉测试：韦伯试验偏右，左耳 A>B，没有重振，存在明显的音衰变和言语识别率差。分类：神经性听力损失。诊断：听神经瘤。辅助诊断：左侧角膜感觉缺失，左侧冷热试验无反应。患者最初因症状轻微拒绝手术治疗。后来出现听力损失加重伴眩晕，术中切除一个大瘤。

了纠正听力损失而来做耳垢清除的患者，有时实际上是听神经瘤(图 10.58)

19.1.1　早期症状

许多听神经瘤的早期症状是轻度单侧神经性听力损失，耳鸣常见，眩晕表现为一种持续的不平衡感，可能存在，也可能不存在，与梅尼埃病相反，梅尼埃病的旋转性眩晕通常表现为间歇性的，并伴有贝壳样耳鸣声。

19.1.2　诊断标准

在过去的几十年里，听神经瘤手术治疗有了很大的进步，因此早期诊断就变得尤其重要。现在，耳科医生可以通过颅中窝或经迷路进路切除相对较小的肿瘤，其并发症发生率和病死率远低于神经外科医生为切除大肿瘤而采用的枕下开颅术。

能显示正常的 ENG。

虽然听神经肿瘤通常发生在一侧，但不能仅仅因为患者有双侧感音神经性听力损失而排除其存在。在多发性神经纤维瘤病中，肿瘤可发生在两侧听神经上，可能只影响耳蜗或只影响前庭部分。神经纤维瘤病的特点在附录 4 中进行了总结。图 10.59 为一位听神经瘤导致相对较轻的听力损失和非常明显的言语识别率下降的患者，使用的是语音平衡词表。在这种情况下，患者可能会主诉尽管能听到声音，但根本无法听懂。通电话时特别感到烦恼。对存在这种主诉的患者应全面检查。

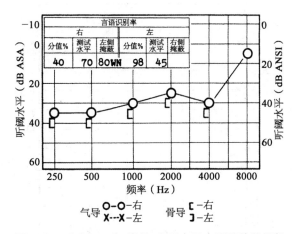

言语识别率					
右			左		
分值%	测试水平	左侧掩蔽	分值%	测试水平	右侧掩蔽
40	70	80WN	98	45	

气导 ○—○ 右　X---X 左　　骨导 ⊏ 右　⊐ 左

图 10.58　病史：36 岁，男性，主诉右耳内耵聍致耳闷数周。没有耳鸣或眩晕。耳科检查：外耳道和鼓膜正常，无耵聍。无自发性眼球震颤。听力学检查：右耳轻度上升型听力损失曲线图，骨导下降。音叉偏侧于健耳，患耳气导优于骨导。无复听及重振。右耳言语识别率很差，特别是只存在轻度听力损失的前提下。异常音调衰减，1 000 Hz 时阈值 1 分钟内达到 75 dB。分类：神经性听力损失。诊断：听神经瘤。诊断依据：单侧神经性耳聋不伴重振，音调衰减异常和言语识别率降低表明听神经受压。此外，还有角膜感觉减退，右耳冷热试验反应正常。手术切除听神经瘤。

不明原因的头晕、眼震、耳鸣或听力损失，特别是单侧进行性感音神经性听力损失，都需要进行全面的评估。即使存在其他耳部疾病，也必须考虑隐匿的听神经瘤。体格检查应包括完整的耳、鼻、喉评估，脑神经的评估，小脑测试和 Romberg 测试。角膜感觉和耳道感觉可以用一缕棉花进行快速检查，而咽反射则用棉签检查。当角膜反射、咽反射或面神经受累时，肿瘤已经相当大了。

由于 William House 和其他神经学家的开创性工作，目前已有大量关于听神经瘤诊断的新信息。不幸的是，没有一项常规测试可以诊断所有听神经瘤病例。意外获得的低言语识别率、Ⅲ 型和 Ⅳ 型 Békésy 听力图、低 SISI 分数和病理性音衰变只发生在大约 2/3 的已证实的听神经瘤患者身上。镫骨肌反射衰减测试在一定程度上更可靠，但没有最初预想的那么准确；脑干诱发反应测听是唯一的非侵入性测试，似乎有 90% 的诊断准确性；70% 的眼震电图显示前庭反应降低，但是必须记住的是这种测试只评估外侧半规管（前庭上神经），而近 15% 的听神经瘤来自前庭下神经，即使在有眩晕的情况下也可

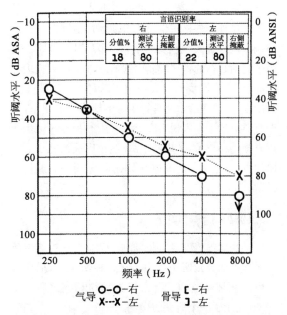

言语识别率					
右			左		
分值%	测试水平	左侧掩蔽	分值%	测试水平	右侧掩蔽
18	80		22	80	

气导 ○—○ 右　X—X 左　　骨导 ⊏ 右　⊐ 左

图 10.59　病史：52 岁，男性，双耳都患有梅尼埃病，并接受了双侧前庭神经切断术。患者反映术后言语识别率急剧下降。耳科检查：正常。听力检查：双耳轻度至中度听力损失，无气-骨导差。言语识别率差，环境噪声下言语识别率更差。分类：神经性听力损失。诊断：前庭神经切断术术中对听神经造成损伤。

必须记住，仅仅存在异常音衰变并不一定意味着患者患有听神经瘤，而仅仅表明神经纤维已经受损，其他原因也会对听神经纤维造成损伤。听神经瘤不是耳科医生看到的唯一一种蜗后肿瘤，脑膜瘤、胆脂瘤、面神经瘤和其他病变可能呈类似的临床表现。

■ 19.2　颅骨骨折与听神经损伤

颞骨横行骨折横贯内听道，压迫或横断听神经。

偶尔,第 7 对脑神经也会受损,导致面瘫。由于耳聋通常是完全性的,因此无法检测到异常的音衰变和不成比例的言语识别率差,CT 扫描和受累一侧的冷热试验无反应和另一侧的正常反应有助于确定诊断。

■ 19.3 听神经部分切断

过去一些神经外科医生曾切断听神经的前庭部分,以控制梅尼埃病患者的严重顽固性眩晕。在手术过程中,外科医生很难避免损伤听神经部分纤维。尽管大多数情况下眩晕得到了控制,但由于听觉神经纤维被切断,许多患者遗留听力损失。几乎无一例外的是,手术主要影响的是高频区。图 10.59 描述了一位神经外科医生将两根前庭神经同时切断的病例。该患者低频也受影响,但听力损失可能还是由于先前存在的梅尼埃病引起的。部分高频损失在术前就存在,但手术大大加重了这种损失。除了阈值的变化,该患者术后理解语言的能力也严重下降。助听器对这个人来说实际上没有用。神经科医生应用显微外科技术,采用颅中窝、迷路后或乙状窦后入路的方法,完善了前庭神经切断术,使听力普遍得以保留。

■ 19.4 病毒感染

某些病毒感染,特别是疱疹病毒,会通过影响听神经本身而导致听力损失。在这种情况下,损伤部位应该在神经节内。听力损失往往相当严重。图 10.60 显示了一个典型的病例。

■ 19.5 先天性神经性耳聋

通常将所有出生时即存在的耳聋病例称为"先天性神经性耳聋"或"遗传性神经性耳聋",尤其是在家族其他成员也有听力下降的情况下。不能确定先天性耳聋是否是由神经引起,但多数情况下由于神经病变,特别是如果听力损失严重的情况下。部分先天性听力损失的病变部位在耳蜗,更准确的说法应该是蜗性听力损失,但目前这种区别主要局限于学术研究。然而,随着神经治疗方法的进一步发展,这种区分可能变得至关重要。

■ 19.6 毒性和其他神经损伤

任何能够损伤其他神经的毒素或疾病都可以损

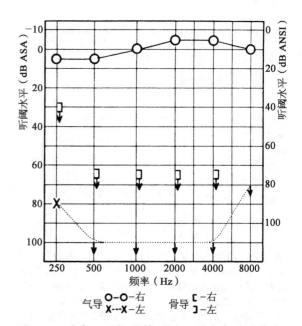

图 10.60 病史:58 岁,男性,患有严重疱疹,左耳疼痛。左侧面神经麻痹数周,面神经恢复后出现嗡嗡耳鸣声,后消失,无眩晕。耳科检查正常,冷热试验反应正常。分类:神经性听力损失。诊断:疱疹性听神经炎。

伤听觉神经。例如,铅和其他重金属可导致神经性听力损失。许多神经退行性疾病也能导致神经性听力损失。关于这些问题更全面的讨论,请读者参阅神经学相关文献。

20. 手术和感音神经性听力损失

直到最近,耳科手术一直集中在外耳和中耳的疾病上。内耳是神经科医生和颅底外科医生的新领域。尽管还有很多东西需要学习,但在治疗眩晕和感音神经性听力损失方面已经取得了重大进展。在某些情况下,医学可以改善或治愈症状,或阻止内耳疾病的发展。在某些情况下,手术治疗也同样适合感音神经性听力损失的患者,以改善听力或治疗潜在的疾病。

感音神经性听力损失的患者在被列为手术候选人之前,需要进行彻底的评估,以做出具体的诊断。根据病史和听力模式,这种评估通常包括听觉、前庭、神经系统、代谢和放射学检查。除了常规的测听和阻抗检查外,脑干诱发反应测听很有帮助,即使在一些听力损失患者 4 000 Hz 为 80 dB 的情况下,也可以得到意想不到的良好脑干诱发反应听力图,这些患者很少有耳蜗后的病变。在其他患者中,使用

500 Hz 的刺激而不是 click 音能够通过实验测试获得有用的信息。眼震电图和计算机动态姿态平衡仪也很有帮助。所有患者都应进行神经学检查，重点是脑神经和小脑。严重的感音性听力损失可能与更广泛的神经系统疾病有关，如多发性硬化、神经纤维瘤病或中毒性神经病。建议所有患者进行血液检查。最重要的是进行荧光螺旋体抗体吸收试验以排除梅毒性迷路炎。适当情况下还应该进行糖尿病、低血糖、莱姆病、艾滋病、甲状腺功能紊乱、高脂蛋白血症、胶原血管病、红细胞增多症和其他疾病的检查。如果有任何桥小脑角（CPA）肿瘤的问题，放射学检查必不可少。我们已经停止使用平片或 CT，因为它们不足以排除 CPA 肿瘤的可能性。如果有必要进行放射学评估，可以在最先进的 MR 扫描仪上进行平扫和造影。这些图像由神经科医生和放射科医生共同审查。当收到"MR 扫描正常"的报告时，发现内听道的内容在报告中并没有显示，这种情况并不罕见。当然，如果由擅长耳部 MR 扫描的放射科医生操作，这个问题是可以避免的。高质量的增强 MRI 对检测小肿瘤也非常有用。CT 扫描和 SPECT 或 PET 扫描在神经病学的评估中也必不可少。

在大多数患者中，可以将感音性听力损失与神经性听力损失分开。尽管外淋巴瘘、感染、晚期耳硬化、CPA 肿瘤、内淋巴水肿、重度耳聋等这些疾病存在严重感音或神经性听力损失，仍有进行手术的机会。值得注意的是，手术适应证并不总是立即显现，下面讨论的 7 个病例就属于这种情况。

■ 20.1 感染/瘘管

感染或外淋巴液瘘患者的外科治疗已得到广泛认可，不再详细讨论。当感音神经性听力损失与急性中耳炎或乳突炎相关时，通常需要手术。

当突发性听力损失与气压伤相关时，或出现因中耳压力变化的症状波动，怀疑有瘘管时，应考虑进行瘘管修复手术。尽管卧床休息和药物治疗可能会有所帮助，但应尽早考虑手术修复，尤其是如果患耳曾有手术史。

■ 20.2 极晚期耳硬化症

由于多年来有效治疗方法的应用，耳硬化症已很少发展到晚期。因此，对于严重感音神经性耳聋或"空白听力图"（气导或骨导无反应）的患者，可以忽略此诊断。然而它仍然存在。笔者在过去几十年中对许多此类病例进行了镫骨手术，占镫骨手术的 2%。这与 House 和 Glorig[41] 和 Sheehy[42] 的经验相似，他们发现他们只有 1% 的镫骨手术患者已经属于晚期。镫骨手术对于重度或极重度听力损失的患者可能非常有用，尤其是对于佩戴助听器有困难的患者，如以下病例所示。

病例 1 是一名 88 岁的女性，性格外向，但由于无法沟通而丧失社交能力（图 10.61）。由于语言失真和有效言语频率区狭窄，她不能佩戴助听器。手术后，她能够使用耳后助听器进行良好沟通。

病例 2 是一位 58 岁的女性，既往其中一侧耳镫骨切除术，另一只耳开窗术，效果良好（图 10.62）。她在心脏搭桥手术后醒来时失聪，转诊之前，两次尝试性镫骨手术未能成功。大功率助听器无效。手术后，左耳使用体式助听器后能进行良好沟通。

Frattali 和 Sataloff[43] 在 1993 年报道了 9 例极晚期耳硬化症患者。术后，9 例患者中有 7 例（78%）

日期	右耳气导							左耳气导					
	250	500	1000	2000	4000	8000		250	500	1000	2000	4000	8000
8/81	NR	100	100	NR	NR	NR	手术前	90	100	100	100	95	NR
5/82	50	55	65	80	85	90	手术后						

	右耳骨导							左耳骨导					
		65	NR	NR	NR								

语音接收阈：右 ＿95＿ 左 ＿90＿ 手术前　　　言语识别率：右 ＿＿＿＿ 左 ＿＿＿＿

图 10.61　病例 1，极晚期耳硬化症的术前和术后听力图。

日期	右耳气导							左耳气导					
	250	500	1000	2000	4000	8000		250	500	1000	2000	4000	8000
8/82	NR	NR	NR		NR	NR	手术前	NR	NR	NR	NR	NR	NR
							手术后	90	110	105	85	NR	NR

右耳骨导							左耳骨导				
						30	55	NR	70	55	

语音接收阈：右 ___XXX___ 左 ___XXX___　　　言语识别率：右 _____ 左 _____

图 10.62　病例 2，极晚期耳硬化症的术前和术后听力图。

使用助听器有效，术前助听器使用无帮助。极晚期耳硬化症通常表现为气导低于 85 dB HTL，骨导水平超过听力计的极限。如果气导超过 85 dB HTL，但骨导在某些频率下是可测量的，但比 30 dB 更差，这种情况称为晚期耳硬化症。可以通过病史和体格检查中的线索怀疑是否为极晚期耳硬化症，但最终诊断需要中耳手术。用通常的标准（气骨导差）来评估手术效果是不可行的，应采用其他客观和主观标准。

尽管在 Frattali 和 Sataloff 的报道之前，在长达 30 年（44～50 年）的时间内报道了 125 例极晚期耳硬化症病例，对重度蜗性听力损失与耳硬化的关系知之甚少。组织学上，在迄今为止报道的大多数颞骨中，骨性疾病和知觉丧失之间的相关性仍然不清楚。Lindsay 和 Hemenway[51] 描述了两种类型的耳硬化症。类型 1 通常是一种仅限于卵圆窗和圆窗区域的传导干扰。第二种类型的耳硬化症是一种更具侵蚀性的多发性病灶，形成于生命早期，这些病灶涉及耳囊的多个区域。

Wiet 等[49] 研究了一名 65 岁重度耳硬化症患者的颞骨，该患者自然死亡。耳硬化症呈多发病灶，毛细胞弥漫性缺失，底圈耳蜗神经元缺失。耳硬化病灶周边血管纹萎缩。Myers and Myers[52] 检查了一名 66 岁男子的颞骨，该男子因为重度耳硬化行第二次镫骨手术后数小时突然死亡。他们发现螺旋韧带萎缩，基底膜破裂，Corti 器、螺旋神经节细胞和耳蜗严重退化。

重度耳硬化骨导阈值增加的比较可信的组织学解释仍然是一个有待继续研究的问题。Schuknecht

和 Barber[53] 共检查了 164 块颞骨，统计分析未能显示骨导阈值与病变大小、病变活动、骨内膜受累或圆窗病变之间的相关性。

据推测，耳硬化累及耳蜗骨内膜可导致螺旋韧带萎缩。基底膜破裂似乎与这种萎缩有关，因为基底膜的两层插入骨内膜。上述与感觉神经性听力损失的关系尚不确定。耳硬化症可引起的萎缩性改变，导致中阶淋巴液运动力学的改变，血管纹萎缩引起的机械和代谢改变可能是原因，或者其他一些机制可能是引起感觉神经性听力损失。

临床上，极晚期耳硬化症的诊断极其重要。Wiet 等[49] 在 175 名考虑进行人工耳蜗植入的患者中诊断出 3 例极晚期耳硬化症。其中两例患者接受了镫骨切除术，术后佩戴助听器效果良好。镫骨切除术比人工耳蜗植入术风险小得多，术后康复要求低。此外，镫骨切除术后通过助听器获得的听力通常比人工耳蜗预期的听力好。当没有达到满意的结果时，患者仍然可以考虑进行人工耳蜗植入手术。

当患者出现后天性重度或极重度听力损失时，必须进行全面的神经学评估，以排除肿瘤、梅毒性迷路炎、自身免疫性感音神经性听力损失、耳毒性、脑膜炎和遗传性听力损失等原因。然而，由于极晚期耳硬化症（FAO）是少数可以通过治疗将患者的听力从不能使用助听器，转变为可以使用常规助听器的疾病之一，因此，对这种疾病保持警惕，并寻找残余的、不可测量的听力和气-骨导差尤为重要。明确的诊断需要进行中耳探查。然而，Sheehy[47] 总结了一般认为是最典型的耳硬化的症状和体征，提醒耳科医生可能存在这种疾病。它们包括以下几个方面。

（1）病史：成年早期即出现逐渐进行性听力下降，尤其是有阳性耳硬化症家族史。Sheehy 诊治过的 47 名患者中 86% 在 30 岁之前出现听力障碍，且有阳性家族史，患有卵圆窗耳硬化症。

（2）听觉倒错：在听力受损的早期阶段，在嘈杂的环境中听得更好，高度提示耳硬化症。

（3）助听器效果：尽管听力损失的程度很严重，但患者主诉可以从助听器获益。不读唇语的辨音能力比根据纯音阈值所预测的要好。80% 的极晚期耳硬化症患者佩戴了助听器，而在 Sheehy 的系列研究中，只有 30% 的非硬化性耳朵患者有类似的听力图[47]。

（4）佩戴助听器历史。患者可能正在佩戴或过去曾佩戴助听器或骨导助听器。

（5）既往听力记录。既往听力图可能显示气骨导差。

（6）语言模式：患者嗓音可能不支持感音神经性听力损失的迹象。（声音模式、发音和强度）

（7）耳镜检查：Schwartze 征存在。

（8）影像学检查确认：虽然 CT 可能进一步支持 FAO 的诊断，但术前 CT（冠状位）进行确认尤其有帮助。Von Glass 和 Philipp[54]利用高分辨率 CT 对 31 例怀疑患有耳蜗耳硬化症的患者进行了检查，发现 14 例患者被证实患有合并晚期听力损失的耳硬化症。这些患者中有 4 例在耳蜗囊骨中检测到游离的耳海绵状病灶。

（9）音叉测试：韦伯试验偏向患耳或 Rinne 试验阴性可能提示耳硬化。由于触觉影响，音叉测试有时可能会产生误导。我们建议标准使用 512 Hz 音叉。许多 FAO 患者将音叉放在前额或鼻背上时听不清楚，但通过牙骨传导听得很清楚。为了帮助确认音叉测试的有效性，1980 年有人（R. T. S.）开始要求患者哼唱音叉的音调。这是一项简单的任务，即使人们的音乐能力非常有限，所有 FAO 患者都能完成这项任务，但所有因极重度感音神经性听力损失接受人工耳蜗手术的患者，没有人能够完成这项任务。

（10）没有其他明显的听力损失原因：如果听力损失是隐匿性的，并且排除了所有其他已知原因，则必须考虑 FAO 的诊断，尤其是如果存在前面列出的

任何标准。

1960 年，House 和 Glorig 首次讨论了手术对这种疾病的价值[55]。与轻度至中度听力损失的患者相比，手术改善对 FAO 患者更为重要，因为手术可以将听功能基本丧失的 FAO 患者转变可以借助助听器获得听能力的患者。House 和 Glorig 是许多研究者中的两个，他们认为无论术前气导和骨导阈值的水平如何，为 FAO 患者打开卵圆窗都是有意义的。这一理念在 30 年后仍在流行。

既往报道的手术各不相同[44-50]，我们的结果与前 3 份报道的最佳结果类似[44,45,48]。植入假体的类型和使用的手术技术，以及耳硬化本身对圆窗的影响，似乎对手术的成功没有影响。House 和 Glorig[55]分两步打开了圆窗和卵圆窗，5 例患者中有 3 例出现听力恶化。由于这个原因，圆窗一般不应打开，因为圆窗的关闭可能最多只能导致 10 dB 的骨导损失[55]。

对于常规耳硬化症患者，我们通常将手术成功定义为气-骨导差降至 10 dB 以内。对于经验丰富的术者，我们期望的成功率为 90%。根据传统的镫骨切除手术标准，FAO 患者的手术效果不尽如人意。然而，大多数 FAO 患者主观上明显能从镫骨切除术中受益，许多患者的气导阈值得到改善。有些人借助耳机时言语识别能力也有改善；佩戴助听器后常规听力能得到改善。即使传统的言语识别能力没有得到改善，患者也往往能够更有效地使用他们的扩音设备。仔细的术前咨询和签署知情同意对 FAO 患者极为重要。患者不仅要了解手术的风险，而且要了解手术的局限性，恢复到正常的听力是不可能的。从统计学上看，这些患者的并发症与其他接受镫骨切除手术的患者并无不同；而且大多数患者都觉得有理由接受这些风险，因为可以从无法提高的听力转变成能从助听设备受益的听力。

关于 FAO 是否可以在对侧耳行第二次镫骨切除术尚存在争议。许多耳科医生认为，如果一侧镫骨切除术成功，这样做的理由并不充分。我们认为，每个患者都是独立个体，即使是严重的听力损失，都应该尽量使患者双耳听力都获得提高，当然在充分解释相关风险后，最终决定权留给患者。

如果 FAO 手术失败，许多研究人员建议，对侧耳的手术也可能失败，进一步的手术是不可取的。

我们质疑这一判断,并认为在这种情况下,关于对侧耳手术的决定也应该是个性化的。当双耳听力损失严重时,患者接受镫骨手术的风险较小,双耳手术效果可能完全不同。

总之,音叉是识别 FAO 最重要的诊断工具。除了听力图,这些患者通常可以通过牙齿骨传导听得很好。为了帮助确保反应是非触觉的,可以让患者哼唱音叉的音调。使用大功率助听器后获得比预期更好效果的人群,或者在没有唇读的情况下能听懂大声说话的人群,应该怀疑这一诊断。

一般来说,与其他导致这种程度的听力损失的疾病相比,FAO 的言语识别率仍然较好。尽管我们中的大多数人更喜欢通过镫骨手术将听力恢复到正常状态,但将患者从无法治疗的状态转变为可以通过治疗获得帮助的状态,可能是一种同样令人满意和有价值的干预。

■ 20.3　头颅放疗

Sataloff 和 Rosen[56]于 1994 年回顾了头颅放疗对听力的影响。放射治疗已被证明能有效治疗头颈部各种肿瘤。临床实践和发表的文献对于头颅放疗引起的听力损失的发生率、类型、严重程度和发生时间都存在不同的观点。对相关动物和人类的回顾性研究强调了现有信息。由于已知化疗药物本身的耳毒性作用,所以和化疗联合使用的放疗相关参考文献予以排除。

■ 20.4　动物模型

自从 1905 年 Ewald[57]在鸽子的中耳区域放置含有镭的珠子并观察到迷路症状以来,动物模型就被用来研究这个问题。

Girden 和 Culler[58]让狗接受不同剂量的 X 线,以评估辐射对听力的影响。他的受试者在 7～11 天的潜伏期后听力敏锐度提高了 5.5 dB,但在几天到几周内恢复到基线水平。没有发现听力损失,但作者无法解释相关机制。Novotny[59]、Kozlow[60]和 Gamble 等[61]研究了电离辐射对豚鼠的影响。在 Novotny 的研究中,注意到 4 000 Hz 时的听力损伤为 8.4 dB。内耳无组织学改变。Kozlov 的受试者在 500～8 000 Hz 的频率范围内表现出 3.9～9.1 dB 的衰减。

Gamble 的研究中实验动物接受了 500 rad、1 000 rad、2 000 rad、3 000 rad、4 000 rad、5 000 rad 或 6 000 rad 的辐射剂量。另一只耳朵予以屏蔽,最多接收 500 rad 的散射辐射。耳蜗微音电位与 24 小时、2 周和 2 个月时的组织学检查结果相关联。24 小时时,耳蜗微音敏感性和组织学检查均正常;在 2 周时,接受低剂量治疗的组几乎没有炎症反应。接受 5 000 rad 剂量治疗的动物出现轻度红斑,而接受 6 000 rad 剂量治疗的动物出现更多红斑、水肿和血管变化,干扰了有意义的耳蜗微音测量。炎症反应导致灵敏度损失 20～40 dB,尤其是在 7 000 Hz 频率时。2 个月后的检查显示所有动物的炎症反应消失。耳蜗微音电位显示在高频下灵敏度损失为 30～40 dB。3 只动物也表现出前庭症状。光镜下观察组织学变化。在 2 000 rad 的剂量下,辐射耳和对照耳之间几乎没有可检测到的差异。在 3 000 rad 时,细胞结构的变化与剂量直接相关,最早的变化见于血管纹。随着剂量的增加,观察到毛细胞的变化,在 5 000 rad 时出现毛细胞变形和细胞边界溶解。6 000 rad 的剂量导致毛细胞萎缩和盖膜升高。此外,在 3 000 rad 时,50% 的颞骨显示内淋巴囊扩张和 Reissner 膜移位。

Keleman[62]检查了 100～3 000 rad 照射后大鼠的颞骨,结果显示中耳黏膜充血并有外渗。在内耳,发现蜗管和 Corti 器受损。Bohne 等[63]报道用 4 000～9 000 rad 剂量照射龙猫后 2 年的检查结果:Corti 器官的感觉和支持细胞出现剂量依赖性变化,第 8 对脑神经纤维丢失。

■ 20.5　研究模式

以人类作为受试者的试验需要复杂的研究设计,解释时要谨慎。既往研究受辐射电压(千伏而不是兆伏剂量)大小的影响。千伏比目前使用的兆伏设备更容易导致颞骨放射性坏死。兆伏电压 X 射线被软组织和骨骼均匀吸收,千伏电压增加了骨骼吸收[64]。早期研究中的辐射剂量远远高于现在的标准(高达 24 000 rad)。许多研究都是回顾性的,并且没有在放疗前行听力测量。一些研究反映了样本偏差,因为主诉有主观听力损失的患者被招募为受试者。最后,肿瘤部位不一样,包括耳朵和鼻咽癌,这可能对听力有直接影响。照射治疗通常同时涉及双耳，所以不可能设置内对照。

■ 20.6 人体受试者

1962 年，Borsanyi 和 Blanchard[65] 报道了 14 例内耳区域接受 4 000～6 000 rad 放射治疗的患者，以治疗各种头颈癌。他们获得了治疗前和治疗后的听力图，可以看到阈值的"小"变化，最大的变化在 4 000 Hz，最小的变化在 200 Hz，言语识别率仍在正常范围内。未进行长期的听力随访。治疗前无重振，如果治疗时出现，则很快自发缓解。作者将阈值的变化归因于继发于"放射性中耳炎"的传导性损失。众所周知，当黏膜水肿损害咽鼓管通畅性并产生中耳积液时，就会出现这种情况。他们推测，治疗过程中的重振是由"暂时性的血管纹和外淋巴间隙蛛网膜的血管炎"造成的。他们进一步观察到，后期的微观变化有时发生在颞骨。由于血管壁的胶原蛋白和平滑肌的水肿和变性而导致的血管内膜炎，损害了耳蜗、迷路和听小骨的血液供应。

Leach[66] 研究了 56 例接受 3 000～12 000 rad 治疗的患者，用于治疗 8 个不同部位的头颈癌。在这项研究中，36% 的感音神经性听力损失（SNHL）患者继发于传导性听力损伤。治疗前对其中 11 例患者进行了评估，有 8 例患者表现出即刻变化，2 例患者恢复，其余 3 例出现迟发反应。另外有 9 例患者在接受治疗 18 个月～10 年后予以评估，虽然听力损失很明显，但没有可供比较的数据。根据患者报告，一般在放射治疗 9 个月至数年后发现听力损失，并逐渐进展；其中 2 例患者全聋，一侧耳冷热试验无反应。其中 1 例患者 7 年内听力损失逐渐进展。未发现辐射剂量与听力损失量之间存在相关性，治疗持续时间或患者年龄也与听力下降无显著相关。Leach 还报道了几例放射性中耳炎，耳鸣和眩晕发生在受试者意识到听力损失之前。

1 例鼻咽癌患者在接受 4 000 rad 剂量治疗后逐渐出现眩晕和极重度耳聋。一年后他去世。颞骨病理报告指出，双侧中耳和乳突腔的渗出液存在多形细胞和巨噬细胞。黏膜充血，骨质被肉芽组织吸收，导致广泛的骨质疏松。Corti 器缺失，基底膜上覆盖一层红色液体。圆窗龛内有渗出物。螺旋神经节和神经萎缩。前庭器未见斑点或嵴。

Dias[67] 报道了 29 例头颈部肿瘤的患者。他们

接受了 1 000～18 000 rad 的千伏辐射。距离外耳道口 2～3 cm，等剂量曲线的计算结果表明，听觉器官的辐射剂量为 700～10 000 rad。在这项研究中，有 19 例患者做了治疗前和治疗后的听力图（第 1 组），另有 10 例患者只做了治疗后的评估（第 2 组）。在第 1 组中，混合性听力损失占主导地位，听力的平均下降幅度为 9.9 dB，没有任何特定的频率受较大的影响。第 2 组也表现出混合性听力损失，有 2 例患者在治疗后 11 年和 13 年进行了评估，他们的听力仍然是"可用的"。一位患者因第四脑室肿瘤而接受了开颅手术，并接受了 10 000 rad 的辐射，他因开颅术后 8 年的砧镫关节脱位坏死而进行听骨重建。术后较差一侧的听力水平为 20 dB，手术耳为 13 dB。Dias 指出，神经组织是人体中对辐射最敏感的组织之一，并将大部分的听力损失归因于继发于肿瘤和/或辐射引起的软组织变化的慢性功能障碍。

Schuknecht 和 Karmody[68] 对 1 例因外耳道鳞状细胞癌接受 5 200 rad 治疗 15 天的男子的颞骨进行了切片，8 年后出现听力损失。颞骨放射性坏死，组织学上表现为 Corti 器官轻微萎缩，基底膜、螺旋韧带和血管纹萎缩。

在 Moretti[69] 的一项回顾性研究报道 137 例鼻咽癌患者，其中 13 例接受了治疗前和治疗后的听力图。13 例患者中有 7 例患有感音神经性听力损失，因主诉听力下降自行选择听力测试。患者年龄 17～74 岁，接受肿瘤辐射剂量 6 000～24 000 rad。严重感音神经性耳聋的发病呈渐进性发展，发生在放射治疗后 3～6 年。严重的听力损失表现为下降型听力曲线图；听力损失较小的为平坦型听力曲线。虽然没有进行正式的统计分析，但年龄似乎与听力损失相关；受影响的患者年龄为 42～72 岁（平均 60 岁）；未受影响的患者年龄为 17～62 岁（平均 40 岁）。值得注意的是，"未受影响"组包括 3 例仅进行了 1 年听力随访的患者。

Thibadoux 等[70] 连续评估了 61 例急性淋巴细胞白血病儿童的听力敏感性。据推测，儿童可能更容易受较低辐射剂量的影响，因为他们的高生长率和结构不成熟。他们的治疗包括联合化疗、2 400 rad 头颅照射和鞘内注射甲氨蝶呤。照射前和照射后 6 个月、12 个月和 36 个月分别进行 500 Hz、

1 000 Hz、2 000 Hz、4 000 Hz、6 000 Hz 和 8 000 Hz 的纯音测听。辐射剂量分成 15 次完成,在 18 天内给到其中一个区域,包括眶后间隙、C-2、双侧颞骨和双侧听觉系统的所有结构。在任何测试间隔内,任何测试频率的听觉敏感性均未出现统计学上的显著降低。这是一项设置对照的前瞻性研究,对幸存者进行了合理的随访。然而,尽管理论上辐射敏感性增加,但在本研究或其他研究中未发现 2 400 rad 剂量与听力损失相关。3 000 rad 的剂量是对听力产生影响的最低剂量。

Coplan[71] 和 Talmi 等[72] 报道了两例迟发性感音神经性耳聋病例。Coplan 等描述了一名因视神经胶质瘤行次全切除术的 12 岁女孩,并接受了术后 5 000 rad 总放射剂量的放射治疗,5 周内分 25 次完成。受照射区域包括双侧颞骨岩部。3 年后,CT 显示第三脑室残留肿瘤,基底节和两侧颞叶对称性钙化。医生在放疗 5 年后首次怀疑听力下降,但患儿母亲在初次手术和放疗 2 年后发现其已出现听力下降。纯音测试显示双侧混合性听力损失,双侧传导成分大致相等,但左侧感音神经性成分较大。言语识别率在左侧中度下降,右侧正常,没有耳蜗后病变的听力学表现。患者的颞叶和基底节病变与放射性脑坏死相符,受影响最严重的一侧有更明显的听力损失。听力损失的延迟发生和逐渐发展的模式与文献中的报道一致。

Talmi 等[72] 报道一名 35 岁女性颈部肿块的患者。她自幼就发现自己右眼失明和右耳失聪。她提供了一个右侧面部巨大血管瘤的镭治疗史,总剂量为 23 900 rad。她的听力图显示右侧为感音神经性耳聋。言语识别阈为 25 dB,言语识别率为 90%。

Elwany[73] 检查了 6 例因头颈部恶性肿瘤接受总剂量为 6 500～8 500 rad 放射治疗后 6～11 个月出现传导性听力损失患者的中耳黏膜,这些肿瘤与颞骨无关。听力测试证实所有患者均有传导性听力损失,其中 2 例患者伴随有感音神经性成分。中耳顺应性和压力在正常范围内,鼓室测量证实咽鼓管通畅。进行探查性鼓膜切开术后,切除覆盖于鼓岬上的黏膜样本,电镜观察其超微结构变化,作者发现:上皮细胞胞质明显减少,不同程度的纤毛脱落,细胞间隙增宽,黄斑粘连破坏。结缔组织基质显示胶原纤维组织的生成增加,合成活性纤维细胞的数量增加。新的腺体形成,活性降低。毛细血管的内皮细胞肿胀,基底层增生成双层。其他毛细血管的管腔完全湮没,被纤维索取代。

1988 年,Evans 等[74] 报道了 45 例单侧腮腺肿瘤术后接受放疗的患者。该研究包括 20 例患者,但有 2 例患者因既往听力损失而被排除在外。其余 18 例受试者在 5～6 周内接受了 5 500～6 000 rad 的总剂量放射治疗,每日剂量为 200～220 rad。肿瘤和整个颞骨接受全部治疗剂量,并计算出对侧听觉器官接受肿瘤放射剂量的 10%,作为散射辐射。以对侧耳为对照,评估 500 Hz、1 000 Hz、2 000 Hz 和 4 000 Hz 的纯音阈值,发现双侧阈值之间的差距在 10 dB 以内,并且无显著统计学差异。评估时间在照射后 2～16 年(平均 8 年)进行,年龄 27～75 岁(平均 65 岁)。作者得出结论:如果每日剂量为 220 rad,总剂量为 6 000 rad,则永久性听力损失不太可能发生。该研究不包含术前听力测量,文献中所描述的 4 000 Hz 处听力损失的发生率和严重程度最高也未在此实验中进行评估,这就限制了此数据应用于普通人群。

Chowdhury 等[75] 进行了一项前瞻性临床试验,针对接受放射治疗的 Ⅰ～Ⅳ 期鼻咽癌患者,使用 Sheppard-grommet 通气管进行耳部治疗。放疗剂量为 24 次、总剂量为 6 000 rad,为期 6 周,放疗区域包括颞骨。所有病例分为置管组(n=58)或不置管组(n=57)。在 2 000 Hz、4 000 Hz 和 6 000 Hz 处做气导和骨导的纯音听力图,并在局部麻醉下插入通气管。耳鸣的严重程度采用 3 分自评分数进行评估。当比较放疗前两组的气-骨导差时,未发现显著差异。未置管组治疗前的传导性听力损失在治疗期间增加了 3 dB,而置管组的听力改善了 7 dB,此结果意义重大。未置管组的平均感音神经性阈值在 6 个月时也降低了 3 dB,但置管组未显示差异,这些发现具有统计学意义。当评估个体数据时,未置管组中有 5 例患者与置管组中的 3 例患者相比损失了 10 dB。放疗前耳鸣评分没有差异。6 个月时,未置管组的耳鸣明显加重,置管组的得分明显改善。耳鸣可能与负压、中耳内的液体、耳蜗、神经或大脑的变化有关。耳鸣改善的机制尚不清楚。6 个月的随访期不足以评估迟发性感音神经性耳聋。然而,作者建议放置通气管,以预防继发于"放射性中耳炎"

的传导性听力损失，以及可能与鼻咽癌慢性传导损失相关的感音神经性聋成分。

第 8 对脑神经定向放射治疗已用于听神经瘤的治疗。Hirsch 和 Noren[76] 报道了 64 例接受立体定向放射治疗的患者并进行了听力随访，他们的纯音阈值低于 90 dB。放射外科治疗的目标是根除肿瘤、零并发症、保留面神经功能和听力。治疗方式取决于肿瘤的大小和形状，18 mm 大小的肿瘤可用此方法；必须避免较大的肿瘤（最大 30 mm）以防止剂量无法照射到；33 mm 肿瘤不能予以治疗。治疗期间应进行剂量规划，将头部顺序定位在焦点位置。治疗持续时间为 14～20 分钟，肿瘤周边剂量为 1 800～2 500 rad，肿瘤中心剂量为 2 200～5 000 rad。

患者治疗前后行听力测听、镫骨肌反射测试和脑干测听。术前，51 耳 50 dB 的听阈（纯音平均值），11 例言语识别率大于 80%。镫骨肌反射试验显示蜗后听力损失。除一只受肿瘤影响的耳朵外，其他耳朵的脑干诱发反应测听（BERA）都不正常。

放射性手术后 1 年，26% 的患者听力保留，纯音平均阈值（在 500 Hz、1 000 Hz 和 2 000 Hz 时）比术前差值不超过 5 dB，言语识别率与术前相同。严重听力损失（纯音听阈平均 90 dB）发生率为 20%，其余 54% 患者的听阈和/或言语识别率评分明显下降。

放疗后 49 个月内，听力逐渐丧失，表现为永久性或波动性丧失或音质改变。2 例患者听力有改善，1 例因神经纤维瘤病引起的双侧肿瘤患者在治疗后 24 小时内出现突聋。长期随访数据显示，放疗后 2～8 年的纯音听阈平均值在 35～65 dB。

其他听力学症状包括放疗后第一年的平衡障碍（n=8）。耳鸣没有改变，15% 的患者在治疗后 6～9 个月内出现暂时性面部无力，18% 的患者出现有相同潜伏期的三叉神经功能障碍。这些患者的辐射剂量为 5 000～10 000 rad。作者建议最低剂量为 2 000 rad 用于有效肿瘤缩小，最高剂量为 3 000 rad 用于听力保护。然而，必须记住，不能将这些数据解释为辐射的影响，因为放射外科不能治愈听神经瘤。充其量它只会减缓或阻止肿瘤增长。因此，所有听力变化可能归因于潜在疾病的自然进展。

作为国家癌症研究所资助的一项研究的一部分，Emami 等[77] 接受了一项任务，即身体各部位组织的辐射耐受剂量进行更新。目标是提供三维治疗计划和剂量传递，包括可以接受不同剂量水平的部分组织体积。他们仅收集 1/3、2/3 和整个器官暴露的常规剂量（180～200 rad/d）的数据。针对每种情况，确定了 TD 5/5 和 TD 50/5；TD 5/5 反映了治疗后 5 年内并发症发生率为 5% 的概率，TD 50/5 表示 5 年内并发症发生率为 50% 的概率。

此研究作者提供了关于大脑对辐射耐受性的观察结果。放射性脑坏死通常发生在放疗后 3 个月至数年，表现为不能归因于肿瘤复发的神经功能缺损。组织学上，研究者观察到"继发于弥漫性脑水肿的白质苍白和肿瘤附近的显著变化。这些变化包括凝固性坏死、血管增厚、血管周围纤维化、钙沉积、纤维蛋白沉积和慢性炎症浸润"。这被认为是由于辐射对血管系统和少突胶质细胞增殖的影响。此研究中的并发症发生概率在全脑剂量为 4 500 rad 时 TD 5/5 增加，但同时发现"一些患者部分脑剂量在低至 5 000 rad 时出现明显坏死，在 6 000 rad 的剂量时急剧增加。"

根据这些作者的研究结果，没有证据表明脑干与大脑不同，尽管传统上脑干被认为对辐射更敏感。由于脑干中白质的百分比较高，因此认为从全脑耐受剂量减少 10% 是可取的，并且给出的建议是 1/3 体积的 TD 5/5 为 6 000 rad。

在这项研究中，耳朵的敏感度分为外耳/中耳和内耳部分。急性放射性中耳炎的 TD 50/5 为 4 000 rad，慢性中耳炎的 TD 50/5 为 6 500～7 000 rad。作者对"几项研究"的回顾表明，感音神经性耳聋或前庭损伤的 TD 5/5 为 6 000 rad，TD 50/5 为 7 000 rad。应该注意的是，引用的研究有些过时（见 Gamble 等[61]、Leach[66]、Dias[67] 和 Moretti[69]）。

在英国的一项发表研究中，Singh 和 Slevin[78] 评估了 28 例放疗后残留或复发的腮腺多形性腺瘤患者。剂量计划为 5 000 rad，每日 15 次，使用 20 天。放疗和评估之间的间隔至少为 5 年，中位数为 14 年。对 500 Hz、1 000 Hz、2 000 Hz、4 000 Hz、6 000 Hz 和 8 000 Hz 的纯音听阈进行测试，对侧耳作为对照。在 500 Hz、1 000 Hz 和 2 000 Hz 时 10 dB 为显著性变化，4 000 Hz、6 000 Hz 和 8 000 Hz 时的 20 dB 为显著性变化。还进行了双温实验（中耳炎患者除外）。在这项研究中,28 例患者中有 15 例有明显的听力缺陷;12 例为感音神经性,3 例为混合性。其中 7 例双温实验出现半规管麻痹。其余 13 例患者无明显听力损失。高频和低频区均有下降,但 2 000～8 000 Hz 范围内的下降占主要地位。在测试的 4 个高频中,每只耳朵之间的平均差异在 52～63 dB。在接受 5 250 rad 或 5 500 rad 剂量治疗的 4 例患者中,3 例有明显的听力损失。

在他们的讨论中,研究人员假设,与 Evans 等的研究相比,他们中心使用的剂量差异（330 rad *vs.* 220 rad）可能是导致听力损失的高发生率和更加严重的原因[74]。他们建议根据肿瘤复发的可能性调整生物剂量,并告知患者放疗后可能会出现听力损失。

Grau 等[79]建议,在制订治疗计划和放疗后随访过程中,应牢记辐射对听力的有害影响。他们的结论基于对 22 例鼻咽癌放疗前和放疗后 7～84 个月的患者的前瞻性评估,通过纯音测听、SRT、言语识别、阻抗和脑干诱发反应测听进行评估,对 500 Hz、1 000 Hz、2 000 Hz 和 4 000 Hz 的骨导阈值进行评分。

治疗方案采用外照射的方式,在横向相对的场上,肿瘤辐射剂量在 6 000～6 800 rad。8 例患者接受了分疗程治疗。一位患者的内耳位于治疗场的半影内,剂量学计算将内耳的剂量减少到中心剂量的 75%。对每个频率和耳朵的骨导在治疗前和治疗后进行了比较,然后计算出基线的绝对变化,结果发现,年龄和感音神经性耳聋之间没有关联,辐射剂量与 SNHL 明显相关（$P < 0.01$）。与低剂量相比,5 000 rad 时感音神经性耳聋的发生率明显升高（$P < 0.05$）,4 000 Hz 处的绝对听力损失最大;通过年龄的相关性表明,不同频率的损失差异与年龄有关。随访 18 个月时,感音神经性耳聋的发生率明显升高,这证明了 5 000 rad 剂量时耳蜗损伤存在潜伏期。4 例患者的听觉脑干诱发反应"严重异常",未描述具体的变化,其中 2 例患者存在"脑干功能障碍的临床症状和严重的感音神经性听力影响"。

■ 20.7　脑干肿瘤的治疗

两篇文献对丘脑、脑干和脊髓肿瘤的治疗和预后进行了有用的回顾性分析。Grigsby[80]研究小组

对 1950—1984 年 83 例接受手术和放疗联合手术或单纯放疗的成年人进行了回顾性分析。所有患者均接受外照射治疗,采用正压照射,5 例患者接受三维照射,其余患者使用高压设备,通过左右相对场进行照射。只有 10 例患者接受了全脑照射,肿瘤部位增强。治疗区域包括整个肿瘤范围以及足够的边缘（2～3 cm）。除非有明显的小脑浸润,否则未对小脑进行照射。肿瘤中心照射剂量为 5 040±207 rad(SD),范围为 75～6 300 rad。平均每日剂量为 180 rad,每周 5 次。大多数患者接受 5 400 rad 的中位数肿瘤剂量,每周 5 次。除了报道了出现 9.1% 的第 8 对脑神经麻痹发生率外,未提供听力或前庭功能方面的发病率数据。

单因素分析结果明确唯一对生存至关重要的因素是疾病的主要部位。幕上肿瘤患者的 10 年无病生存率为 15.4%,而幕下肿瘤患者的 10 年无病生存率为 29.6%。Grigsby 等[81]重新评估了这些数据以及与预后相关的其他儿科方面数据。

Wara 等[82]描述了脑干和脊髓原发性胶质瘤的治疗,但只是对脑干相关的建议进行了回顾。放射治疗一直是该部位胶质瘤的首选治疗方法。Saggital MRI 用于显示病变,以便制订治疗计划。推荐的治疗区域包括肿瘤周围 1～2 cm 的边缘。在这些病例中,扫描显示:治疗的上缘是第三脑室的顶部;下缘是 C-2 的底部,前界一般为前床突,后界位于肿瘤外 2 cm 处。传统上,治疗方案使用的总剂量为 4 500 rad,但总剂量为 500 rad 的患者生存率有所提高。超分割照射可以提高神经系统组织的耐受性。对于局部控制较差的脑干肿瘤患者,通过小的部分照射（100～120 rad）来增加总剂量,可以使剂量高达 7 200 rad。这将 2 年生存率提高到 50%。根据作者的说法,大多数患者在常规治疗方案下表现出快速的神经功能改善,但在 1～2 年内局部恢复失败,总的 5 年生存率为 30%。成人和局灶性病变患者的反应优于儿童和弥漫性病变患者。

■ 20.8　未来研究方向

现有文献存在研究设计缺陷、结论陈旧、混杂变量过多等问题。迟发性感音神经性耳聋的病理生理机制尚不清楚,但一般认为与血管改变有关。迫切需要一项适当的对照研究,对所有临床相关听力和

前庭参数进行预处理评估，并进行长期听力随访和颞骨的尸解组织学检查。这样的研究应该包括尽可能多的大脑和听觉功能的数据，可能不仅包括测听和脑干诱发反应测听，还包括连续的 MRI、磁共振血管成像（MRA）、SPECT、PET、脑电活动图（BEAM）和其他研究结果。获得这些信息之后，相关负责临床医生应从这些危险因素中进行推断，因这些数据在很多方面都不足以对治疗决策进行明确的指导。

■ 20.9　总结

尽管现有文献存在缺陷，但也可以合理地假设辐射可能与某些患者的听力损失有关。听力损失的机制尚不清楚，但一般认为是由辐射引起的耳蜗或血管变化引起的。有趣的是，文献中大多数存在听力显著改变的研究均涉及鼻咽或腮腺的辐射，以及直接的耳蜗辐射暴露。这表明颅后窝肿瘤的辐射损伤可能较小，可能是因为它不太可能直接影响内耳。值得注意的是，未有一项研究对辐射后 18 个月出现听力损失患者的病因进行证实，也没有一个报告对辐射引起的听力损失患者进行充分的、现代的神经学评估。相反，他们只是假设，如果患者在出现听力损失之前接受了辐射，并且没有复发肿瘤的证据，那么听力损失一定与辐射有关。这种事后诸葛亮式的推理是典型的有缺陷的逻辑。在现代社会中，有无数的原因导致感音神经性听力损失，而且其中许多是单侧的。因为所有接受辐射的患者都在医院环境中，他们可能会有更大的风险出现许多这些情况。

现有文献支持放射性中耳炎和放射性迷路炎的存在，这两种疾病都发生在放射治疗期间或治疗后不久。然而，缺乏相关证据证明辐射引起的迟发性听力损失的存在。统计数据表明有这种可能性，但某些情况下，听力损失实际上可能与辐射无关，而是与原发肿瘤、潜在疾病、身体对肿瘤的反应、其他无关疾病或其他未检测到的原因有关。当听力损失或其他神经系统并发症发生在放射治疗后 18～36 个月时，实际上没有令人信服的证据表明它们是由辐射引起的。事实上，文献显示，在对此类患者进行检查以确定其听力障碍的真正原因方面，存在令人震惊的失败。在未来，神经学家、放射肿瘤学家和其他专家之间的跨学科合作应该可以解决这些问题，回答许多遗留问题，并大大改善进行颅脑照射患者的听力评估。

■ 20.10　内淋巴囊手术

1926 年 1 月，George Portman[83] 首次对内淋巴囊进行了手术，他暴露并切开了内淋巴囊。在他向美国医学会喉科、耳科和鼻科分会介绍这一手术后的讨论中，伊格尔顿提到通过简单地暴露颅后窝硬膜，几例梅尼埃病即有了良好的效果。自 Portman 的手术以来，又开发了许多其他技术。1962 年，William House 推出了内淋巴-蛛网膜下腔分流术。在回顾 House 的前 50 个病例时，Shambaugh 对某些病例印象深刻，在这些病例中，House 无法确定内淋巴囊，也没有切开硬膜，这些病例和分流病例的结果却是一样的。Terrence Cawthorne 在给 Shambaugh 的信中提到一项研究，他比较了内淋巴-蛛网膜下腔分流术、切开囊腔和不打开囊腔的简单减压术。他指出，简单减压术在某些病例中是有效的。他认为这是由于囊袋暴露在中耳的大气压力下，在患者咳嗽、劳累或躺下时，囊袋的压力会低于颅内压力。这种间歇性的相对负压使耳囊稍稍隆起，并可能导致囊内高压和液体吸收的增加。受 Cawthorne 研究结果的鼓舞，Shambaugh 进行了一系列简单的内淋巴囊减压术，并报道在他最初的典型病例中，眩晕的治愈率为 50％，耳鸣的治愈率为 45％。

梅尼埃病还有许多其他的治疗方法。这些包括 tack 手术（现在很少进行）、内淋巴乳突分流术、冷冻手术、耳蜗切除术以及其他破坏性手术和神经切除术。针对内淋巴囊的手术是可取的，因为它们在大多数情况下保存听力。并发症发生率为 0％～6％，包括手术耳完全丧失听力、脑脊液耳漏、脑积水、分流管阻塞、迷路炎和脑膜炎[85]。大多数作者报道眩晕改善率为 70％～90％，中位数为 80％，25％ 报道听力改善（所有内淋巴囊手术加起来）。现已报道许多内淋巴囊手术。1977 年，Smyth 等[86] 报道了不切开的内淋巴囊减压术，并于 1981 年更新了结果[90]。通过内淋巴囊减压，他报道 1/3 患者听力改善或稳定，3/4 患者的眩晕消除。与其他作者一样，他得出结论，认为暴露内淋巴囊的手术与切开并进入囊的手术没有区别。Ford[87]、Graham 和 Kemink[88] 证实了这些发现。值得注意的是，他们发现 Arenberg 瓣膜植入术在少数复发病例中取得了成功。除了 Smyth 外的大多数病例报道中,无创或微创手术中听力恶化和并发症的发生率似乎较低。引人注目的是,Thomsen 和相关研究人员报道了一项双盲研究,其中未暴露内淋巴囊的乳突切除术(假手术)和内淋巴蛛网膜下腔分流术之间没有发现显著差异,试验组显示 80% 的改善,安慰剂组显示 73% 的改善[89]。

鉴于因顽固性、致残性眩晕而选择手术患者的临床成功率,内淋巴囊手术比较合理。由于治疗手段的非特异性,我们倾向于并发症发生率最低的手术。与单纯暴露内淋巴囊手术相比,淋巴囊的破坏性手术并不具备明显的优势。需要通过长期随访来确定不暴露内淋巴囊的乳突切除术,是否有同样令人满意的长期效果。因此,目前推荐内淋巴囊减压术。

病例 3 是一名 56 岁男性,患有致残性眩晕,有 10 年的双侧梅尼埃病病史。他曾因右耳胀满感、耳鸣、失真和听力丧失而深受困扰(图 10.63)。右内淋巴囊减压术后 3 年,他一直未再出现眩晕。此外,尽管他的纯音阈值保持不变,但他的言语识别率良好,耳鸣很少出现,而且不再受耳胀满感和言语失真的影响。本病例的选择是为了强调纯音阈值不是评估听力的唯一标准。言语识别率的提高和失真的缓解可能对患者非常有帮助,即使纯音阈值没有改善,也可能使耳朵更加有用。

■ 20.11 听神经瘤

自从 William House 经迷路和颅中窝听神经瘤手术被广泛接受以来,就彻底改变了耳科。大量文献开始讨论桥小脑角(cerebellopontine angle,CPA)肿瘤。早期诊断和治疗可使并发症发生率降至最低。出于这个原因,大多数耳鼻喉科医生在特定情况下积极寻找它们。然而,对 CPA 肿瘤临床表现形式的误解,导致漏诊及未能实行系统的评估。诊断的延误可能会产生不良的后果。下面的病例是从系列病例中挑选出来的,以说明特定的诊断要点。

病例 4 是一名 57 岁的白人男子,他在一家染料铸造公司工作了 39 年,暴露在各种来源的高强度噪声中。最近,他一直在操作螺旋输送机(钢对钢),强度为 84 dBA,间歇峰值为 91 dBA,持续 2 秒。他意识到双耳逐渐出现进行性高频感音神经性听力损失。1979 年 10 月,由于故障,他暴露在极强的金属噪声中 30~90 秒。3 天后,他去找工厂的护士,抱怨说左耳听力下降和耳鸣,否认眩晕。以前的听力图证实他的听力损失是对称的。极强噪声后的听力图显示,他的左耳有严重的感音神经性听力损失。他就噪声引起的听力损失提出了法律索赔。

当他被转诊来进行评估时,除了听力之外,他的体格检查都在正常范围之内。他的左耳未感觉听力下降。听力图证实了他的听力损失(图 10.64)。他的言语识别率得分是 12%,梅毒血清学检查(MHA-TP)阴性,左侧前庭反应降低了 23%。脑干诱发反应测听显示低振幅,Ⅰ~Ⅴ波间期明显延长。内听道 CT 扫描都在正常范围内。脊髓造影显示左内听道内有一个小的充盈缺陷(图 10.65)。右侧内听道看起来正常。经迷路手术发现一个 8 mm 的听神经瘤,源自前庭下神经。切除瘤体后未出现并发症。

日期		右耳气导							左耳气导					
		250	500	1000	2000	4000	8000		250	500	1000	2000	4000	8000
2/81	手术前	60	65	65	65	65	55		60	65	65	50	50	55
1/82	手术后	65	65	70	70	65	70							

	右耳骨导						左耳骨导				
NR	NR	65	70	65			NR	NR	70	NR	65

		手术前	24%	52%
		手术后	52%	52%

语音接收阈:右 ___XXX___ 左 ___XXX___   言语识别率:右 _____ 左 _____

图 10.63　病例 3,术前和术后听力学结果:梅尼埃病。

气导

日期	左侧掩蔽	右侧							右侧掩蔽	左侧						
		500	1000	2000	3000	4000	6000	8000		500	1000	2000	3000	4000	6000	8000
7/2/81		20	20	20	60	60	60	55		70	70	75	70	75	70	75

骨导

日期	左侧掩蔽	右侧					右侧掩蔽	左侧					反应可靠性	
		500	1000	2000	3000	4000		500	1000	2000	3000	4000	右	左
7/2/81		15	15	35	60			50	65	↓	60			

言语识别率			右			左				
日期	分值%	测试水平	序列	左侧掩蔽	分值%	测试水平	序列	右侧掩蔽
	96%	65	1AA		56%	MLL 80	1AB	*

语音接收阈

日期	右	左侧掩蔽	左	右侧掩蔽
7/2/81	20		65	*

图 10.64 病例 4,听力图显示了左侧严重感音性听力损失,这种损伤模式不太可能是由于自由场噪声暴露造成的。

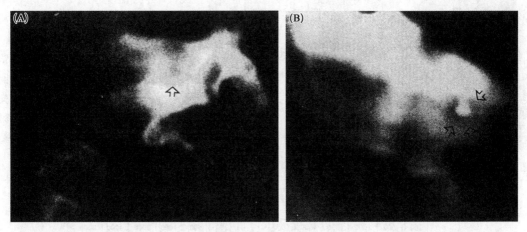

图 10.65 (A) 病例 4,左内听道大小正常,右侧内听道大小相同。(B) 病例 4,左侧内听道的脊髓造影显示,对比剂进入内听道,但没有填充。前庭的内侧壁用一个直箭标记,上半规管用弯曲的箭标出。对侧完全充盈。脊髓造影已经被 MRI 扫描和空气对比 CT 扫描所取代,但仍然是某些地方唯一可用的检查。

正常的内听道 X 线片和 CT 扫描都不能排除听神经瘤的存在。在许多情况下,有必要进行 MRI 造影或空气对比 CT 扫描,尽管目前 CT 的使用非常少。突发性耳聋是听神经瘤的一个特别重要的症状,因为它会掩盖一些可以实现早期诊断的常规症状和体征,特别是进行性听力损失。如果因为突发性耳聋而导致漏诊,那么直到肿瘤增大到足以引起严重的神经系统症状和体征时才会被诊断出来。一些作者认为,在所有的听神经瘤中,有10%[90]~15%[91]可能会出现突发性耳聋。Sataloff 和他的同事[92]强调需要提高对这一问题的认识。

病例 5 是一位 78 岁的妇女,她在一所非常好的教学医院随访了 7 年,患有双侧听力损失和严重的左耳鸣。她有许多心血管问题和肾脏疾病。有关听神经瘤的检查包括正常的内听道摄片,但是当时没有进行 CT 和 MRI 检查。当她被转诊时,她的听力图显示左侧极重度听力损失,右侧重度听力损失,言语识别率 28%(图 10.66)。CT 扫描(图 10.67)显示直径 5 cm 的听神经瘤。我们通过分期手术将其切除。首次手术采用经迷路的部分切除术来剥除肿瘤,保留面神经;2 周后,从脑干和下脑神经(舌咽神经、迷走神经、副神经、舌下神经)切除了残留的肿瘤。通常情况下,我们会采取一次性手术解决问题。需要强调的是,即使有血管疾病和肾脏疾病等明显病因,双侧听力损失也不能排除听神经瘤,尤其是在听力损失不对称的情况下。此外,即使是体积很大的肿瘤,内听道骨结构也可能是正常的。

日期	右耳气导							左耳气导					
	250	500	1000	2000	4000	8000		250	500	1000	2000	4000	8000
1/84	65	70	65	55	70	70		NR	NR	NR	NR	NR	NR

右耳骨导						左耳骨导					
NR	65	65	55	55							

语音接收阈:右 ___XXX___ 左 ___XXX___   言语识别率:右 __28%__ 左 _____

图 10.66 病例 5,术前听力图显示左耳极重度听力损失,右侧严重感音神经性听力损失,言语识别率差,患者患有右侧听神经瘤。

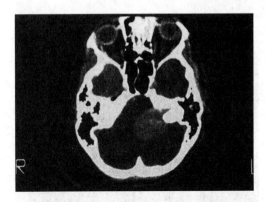

图 10.67 病例 5,CT 扫描显示左侧巨大听神经瘤,内听道正常。

病例 6 是一位 38 岁的律师,出现左侧耳鸣和进行性听力损失,3 年内急剧恶化(图 10.68)。3 年前的 CT 扫描结果是阴性的。最近的脑干诱发反应听力图是正常的。CT 扫描显示左内听道有肿瘤(图 10.69)。由于内听道侧壁骨质侵蚀,未尝试保留听力。经迷路手术发现面神经瘤,似乎起源于中间神经。考虑到盆形听力图、正常脑干诱发反应和先前正常 CT 扫描的结果,很容易错过听神经瘤的诊断。本病例强调了在确诊前持续怀疑和综合评估的重要性。听神经瘤可能与任何听力模式有关。

病例 7 为 34 岁女性,其唯一主诉为左侧耳鸣。

日期	右耳气导							左耳气导					
	250	500	1000	2000	4000	8000		250	500	1000	2000	4000	8000
10/81	10	20	20	15	15	25		20	30	75	65	30	55

右耳骨导						左耳骨导					
3/83	10	10	10	0			10	20	20	0	

语音接收阈:右 ___XXX___ 左 ___XXX___   言语识别率:右 __100%__ 左 __60%__

图 10.68 病例 6,盆形听力图,左侧面神经瘤。

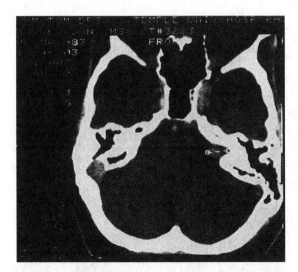

图 10.69 病例 6,CT 扫描显示左侧内听道肿瘤,伴有侧壁骨质侵蚀,因此完全切除肿瘤保留听力的可能性很低。患者接受了面神经瘤切除术。

她的听力图显示左侧听力损失(图 10.70)。她的体格检查显示脑神经 V、VII(感觉)、VIII 和 IX 异常。ENG 显示左前庭反应减弱,脑干诱发反应听力图异常,CT 扫描显示直径 6 cm 的听神经瘤(图 10.71)。肿瘤分两期切除,保留面神经。由于患者年龄较小,偶尔会出现病毒感染和"冻疮",结合其他脑神经异常,因此倾向于诊断疱疹后多组脑神经病。

本病例旨在强调年轻人中听神经瘤比较常见[94]。在年轻人中,症状和体征轻微,但肿瘤很大的情况并不罕见。

病例 8 是一位 71 岁的男性,有长期的双侧听力下降史。然而,他注意到两个月来左耳的听力越来越差,也曾有过一次轻度的不平衡感,持续了 1~2 周,后来完全消失了,无耳鸣。他的听力图(图

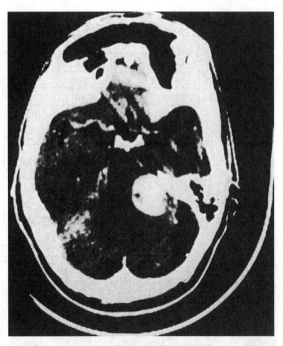

图 10.71 病例 7,左耳巨大听神经瘤。

10.72)显示只有轻微的双侧不对称,在常规测试中很容易被忽略掉。由于患者有单耳听力变化的历史,而且他的左侧言语识别率较低,因此需要进行额外的测试。脑干诱发反应异常,眼震电图显示左侧前庭反应减弱,CT 扫描显示左侧内听道轻度扩大(图 10.73),Gd-DTPA 对比 MRI 显示听神经瘤充满内听道并延伸至小脑角(图 10.74)。

病例 9 是一名 50 岁男子。14 年前,他有一次持续 2 周的旋转性眩晕发作,没有听力损失或耳鸣。此后一直很好,直到 5 年前再次出现眩晕,没有明显的病因或先兆事件。此后他经常出现平衡障碍,每周发作 2~3 次中度至重度眩晕。5 年前眩晕发作

日期	右耳气导						左耳气导					
	250	500	1000	2000	4000	8000	250	500	1000	2000	4000	8000
11/82	5	10	5	0	5	0	15	20	20	50	50	65

右耳骨导						左耳骨导					

语音接收阈: 右 **XXX** 左 **XXX**   言语识别率: 右 **100%** 左 **64%**

图 10.70 病例 7,听力图。

日期	右耳气导							左耳气导					
	250	500	1000	2000	4000	8000		250	500	1000	2000	4000	8000
	15	20	35	45	60	65		20	30	45	65	70	85

右耳骨导							左耳骨导					
5	15	40		55	55	65		5	10	35	70	65	NR

语音接收阈：右 ＿＿＿ 左 ＿＿＿   言语识别率：右 <u>88%</u> 左 <u>32%</u>

图 10.72 有长期双侧听力下降病史的 71 岁男性的听力图，仅显示轻度不对称。

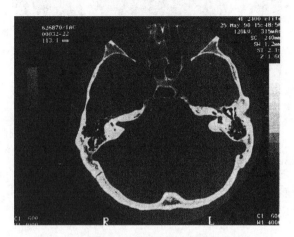

图 10.73 病例 8,CT 显示左侧内听道轻度扩大。

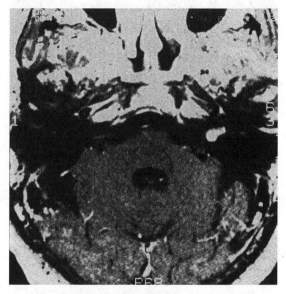

图 10.74 Gd‐DTPA 对比 MRI 显示一个充满内听道并延伸至桥小脑角的听神经瘤。

后不久，就开始出现进行性、波动性听力损失，伴有耳鸣。综合代谢和自身免疫评估、CT 和 MRI 均正常。眼震电图显示右侧前庭反应减弱，脑干诱发反应测听显示右侧耳蜗型听力下降。中耳探查未发现外淋巴液渗漏。空气对比 CT 显示前下小脑动脉（直箭）处有一个血管环[图 10.75（B）]进入内听道（IAC）并压迫神经血管束（弯箭）。

■ 20.12　人工耳蜗

自第一次关于电刺激听神经的报道[95]问世以来，多年来已经取得了巨大的进步[96]。主要归于 William House 和他洛杉矶的同事们的开拓性贡献，现在人工耳蜗为那些指征明确的患者提供了宝贵的帮助。选择和康复是一个成功的人工耳蜗植入项目的基本要素。对于有经验的耳科医生来说，手术比较容易。然而，选择合适的患者需要全面、高度专业化的测试及临床经验。训练患者在术后使用人工耳蜗需要很多天高度熟练的康复训练。对于无法使用助听器的极重度感音神经性耳聋患者来说，尽管目前技术有限，但事实证明人工耳蜗是值得的。

任何严重感音神经性听力损失的患者都需要进行评估，以确定其是否适合进行人工耳蜗植入手术。此外，随着技术的进步，人工耳蜗植入的标准也发生了变化。现在，即使是一些重度（而非极重度）感音神经性耳聋的患者也适合植入人工耳蜗。目前，如果纯音听阈值远低于 70 dB，言语识别率低于 30%，人工耳蜗植入可能是合适的。随着技术的进一步发展，标准将不断修改。

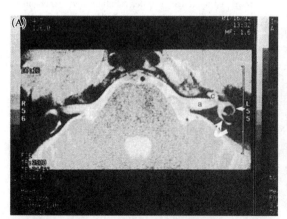

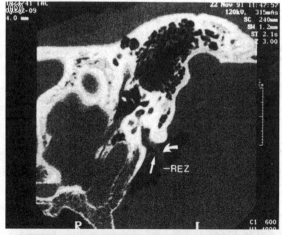

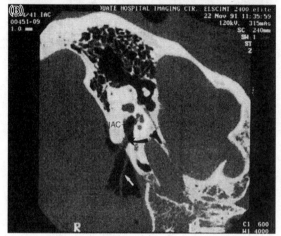

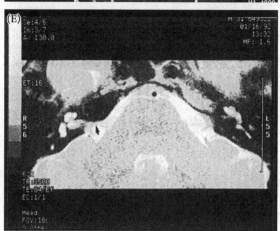

(C)

日期	右耳气导							左耳气导					
	250	500	1000	2000	4000	8000		250	500	1000	2000	4000	8000
	40	35	65	60	55	65		10	5	0	-5	-5	0

右耳骨导						左耳骨导				
40	35	55	55	55						

语音接收阈：右 __45__ 左 __0__   言语识别率：右 __76%__ 左 __100%__

图 10.75　(A) 显示第 8 对脑神经(a)、耳蜗(c)、水平半规管(直箭)和后半规管(弯箭)的正常高分辨率 MRI。(B) CT 显示小脑前下动脉血管环(直箭)进入内听道(IAC)并压迫神经血管束(弯箭)。(C) 病例 9 的听力图。(D) 另一只耳朵的空气对比 CT 显示另一个小脑前下动脉血管环(直箭)使第 8 对脑神经复合体偏转(弯箭)，并导致根部(REZ)明显增厚。(E) 另一名患者的高分辨率 MRI 扫描显示小脑前下动脉的位置(箭)。在血管袢压迫综合征的评估中，改进的 MRI 和 MR 血管造影可能最终将取代空气对比 CT。

21. 结论

许多导致感音神经性听力损失的原因都可以通过药物或手术治疗。除上述原因外,血管压迫和其他原因也可通过适当的手术干预来处理。对于医生来说,对感音神经性听力损失的患者保持积极的态度,努力寻找方法很重要,因为这样我们不仅可以找到更多我们现在可以帮助的患者,而且还可以在未来找到更多的方法来帮助其他患者。

(谭　俊　刘月红　韩　朝　译)

参考文献

[1] Rasmussen AT. Outlines of Neuroanatomy, Dubuque, Iowa: W.C. Brown, 1947.

[2] Spoendlin H. The Organization of the Cochlear Receptor. Basel, Switzerland: S. Karger, 1966.

[3] Lim DJ. Functional structure of the organ of Corti: a review. Hear Res 1986; 22: 117 - 146.

[4] Békésy G. Experiments in Hearing. New York, NY: McGraw-Hill, 1960.

[5] Kim DO. Active and nonlinear cochlear biomechanics and the role of outer-hair-cell subsystem in the mammalian auditory system. Hear Res 1986; 22: 105 - 114.

[6] Dallos P. Cochlear Neurobiology: Revolutionary Developments, ASHA, Vol. June/July, 1988; 50 - 55.

[7] Walters JG. The effect of salicylates on the inner ear. Ann Otol 1955; 64: 617.

[8] Harbert F, Young IM. Threshold auditory adaptation measured by tone decay test and Békésy audiometry. Ann Otol 1964; 73: 48.

[9] Schuknecht HF. Pathology of presbycusis in Geriatric Otolaryngology. In: Hamilton, Ont, eds. Canada: BC Decker Inc., 40 - 44.

[10] Pauler M, Schuknecht HF, White JA. Atrophy of the stria vascularis as a cause of sensorineural hearing loss. Laryngoscope 1988; 98(7): 754 - 759.

[11] Moscicki EK, Elkins EF, Baum HM, McNamara PM. Hearing loss in the elderly: an epidemio- logic study of the Framingham Heart Study Cohort. Ear Hear 1985; 6 (4): 184 - 190.

[12] Susac JO, Hardiman JM, Selhost JB. Microangiopathy of the brain and retina. Neurology 1979; 29: 313 - 316.

[13] McCabe BF. Autoimmune sensorineural hearing loss. Ann Otol Rhinol Laryngol 1979; 88: 585 - 589.

[14] Boulassel MR, Deggouj N, Tomasi JP, Gersdorff M. Inner ear autoantibodies and their targets in patients with autoimmune inner ear diseases. Acta Otolaryngol (Stockh) 2001; 121: 28 - 34.

[15] Veldman JE. Immunology of hearing: experiments of nature. Am J Otol 1989; 10: 183 - 187.

[16] Hughes GB, Barna BP, Kinney SE, Calabrese LH, Nalepa NJ. Clinical diagnosis of immune inner-ear disease. Laryngoscope 1989; 98: 251 - 253.

[17] Veldman JE. Cochlear and retrocochlear immune-mediated inner ear disorders. Pathogenetic mechanisms and diagnostic tools. Ann Otol Rhinol Laryngol 1986; 95: 535 - 540.

[18] Sismanis A, Wise CM, Johnson GD. Methotrexate management of immune-mediated cochleovestibular disorders. Otolaryngol Head Neck Surg 1997; 116: 146 - 152.

[19] Hoistad DL, Schachern PA, Paparella MM. Autoimmune sensorineural hearing loss: a human temporal bone study. Am J Otolaryngol 1998; 19: 33 - 39.

[20] Veldman JE, Roord JJ, O'Connor AF, Shea JJ. Autoimmunity and inner ear disorders: an immune-complex mediated sensorineural hearing loss. Laryngoscope 1994; 94: 501 - 507.

[21] Arnold W. Systemic autoimmune diseases associated with hearing loss. Ann NY Acad Sci 1997; 830: 187 - 202.

[22] Harris JP. Autoimmunity of the inner ear. Am J Otol 1989; 10: 193 - 195.

[23] Ryan AF, Gloddek B. Harris JP. Lymphocyte trafficking to the inner ear. Ann NY Acad Sci 1997; 830: 236 - 242.

[24] Lasak JM, Sataloff RT, Hawkshaw M, Carey TE, Lyons KM, Spiegel JR. Autoimmune inner ear disease: steroid and cytotoxic drug therapy. ENT J 2001; 80: 808 - 811, 815 - 816, 818.

[25] Hirose K, Wener MH, Duckert LG. Utility of laboratory testing in autoimmune inner ear disease. Laryngoscope 1999; 109: 1749 - 1754.

[26] Carey TE, Nair TS, Cray JP et al. The search for the inner ear antigen of autoimmune sensorineural hearing loss. In: Veldman JE, Passali D, Lim DJ, eds. New Frontiers in Immunobiology. The Hague, the Netherlands: Kugler, 1999: 67 - 74.

[27] Harris JP, Ryan AF. Fundamental immune mechanisms of the brain and inner ear. Otolaryngol Head Neck Surg 1995; 112: 639 - 653.

[28] Clements PJ. Alkylating agents. In: Dixon J, Furst DE, eds. Second Time Agents in the Treat- ment of Rheumatoid Diseases. New York, NY: Marcel Dekker, 1991: 336 - 361.

[29] Songsiridej N, Furst DE. Methotrexate—the rapidly acting drug. Baillieres Clin Rheumatol 1990; 4: 575 - 593.

[30] Matteson EL, Tirzaman O, Facer GW et al. Use of methotrexate for autoimmune hearing loss. Ann Otol Rhinol Laryngol 2000; 109: 710 - 714.

[31] Salley LH Jr, Grimm M, Sismanis A, Spencer RF, Wise CM. Methotrexate in the management of immune mediated cochleovestibular disorders: clinical experience with 53 patients. J Rheumatoid 2001; 28: 1037 - 1040.

[32] Sismanis A, Thompson T, Willis HE. Methotrexate therapy for autoimmune hearing loss: a preliminary report. Laryngoscope 1994; 104: 932 - 934.

[33] Zavod MB, Sataloff RT, Rao VM. Frequency of cochlear enhancement on magnetic resonance imaging in patients with autoimmune sensorineural hearing loss. Arch Otoloryngol Head Neck Surg 2000; 126: 969 -

971.

[34] Gupta R, Sataloff RT. Noise-induced autoimmune sensorineural hearing loss. Otol Rhinol Laryngol 2003; 112(7): 569 - 573.

[35] Gates G, Schmid P, Kujawa SG, Nam B, D'Agostino R. Longitudinal threshold changes in older men with audiometric notches. Hear Res 2000; 141: 220 - 228.

[36] Yaremchuk KL, Dickson L, Burk K, Shivapuja BG. Noise level analysis of commercially available toys. JOHL 1999; 2(4): 163 - 170.

[37] Pearson BW, Barker HO. Head injury-same otoneurological sequelae. Arch Otol 1973; 97: 81 - 84.

[38] Rubin W. Whiplash and vestibular involvement. Arch Otol 1973; 97: 85 - 87.

[39] Tuohimaa P. Vestibular disturbances after acute mild head trauma. Acta Otol (Stockh) 1979; 87(suppl 359): 1 - 67.

[40] Schuknecht HF. A clinical study of auditory damage following blows to the head. Ann Otol 1950; 59: 331 - 359.

[41] House WF, Glorig A. Criteria for otosclerosis surgery and further experience with round window surgery. Laryngoscope 1960; 70: 616 - 630.

[42] Sheehy JL. Surgical correction of far advanced otosclerosis. Otolaryngol Clin North Am 1978; 11(1): 121 - 123.

[43] Frattali MA, Sataloff RT. Far-advanced otosclerosis. Ann Otol Rhinol Laryngol 1993; 102(6): 433 - 437.

[44] House WF. Oval window and round window surgery in extensive otosclerosis. Laryngoscope 1959; 69: 693 - 701.

[45] Wilis R. Severe otosclerosis. J Laryngol Otol 1963; 77: 250 - 258.

[46] Myers D, Wolfson RJ, Tibbels EW Jr, Winchester RA. Apparent total deafness due to advanced otosclerosis. Arch Otolaryngol 1963; 78: 52 - 58.

[47] Sheehy JL. Far-advanced otosclerosis. Diagnostic criteria and results of treatment; report of 67 cases. Arch Otolaryngol 1964; 80: 244 - 248.

[48] Sellars SL. Surgery of advanced otosclerosis. S Afr Med J 1972; 1: 434 - 437.

[49] Wiet RJ, Morganstein SA, Zwolan TA, Pitgon SM. Far advanced otosclerosis. Cochlear implantation vs. stapedectomy. Arch Otolaryngol Head Neck Surg 1987; 113: 299 - 302.

[50] Babighian G, Smadsi M, Galaverni G, de Min G. Extreme stapedectomy. An Otorrinolaringol Ibero Am 1991; 18: 239 - 248.

[51] Lindsay JR, Hemenway WG. Occlusion of the round window by otosclerosis. Laryngoscope 1954; 164: 10 - 14.

[52] Myers EN, Myers D. Stapedectomy in advanced otosclerosis: a temporal bone report. J Laryngol Otol 1968; 82: 557 - 564.

[53] Schuknecht HF, Barber W. Histologic variants in otosclerosis. Laryngoscope 1985; 95: 1307 - 1317.

[54] Von Glass W, Philipp A. Imaging of capsule otosclerosis using computerized tomography. HNO 1988; 36: 373 - 376.

[55] House WF, Glorig A. Criteria for otosclerosis surgery and further experiences with round window surgery. Laryngoscope 1960; 70: 616 - 630.

[56] Sataloff RT, Rosen DC. Effects of cranial irradiation on hearing acuity: a review of the literature. Amer J Otol 1994; 15(6): 772 - 780.

[57] Ewald CA. Die wirkung des radium auf das labyrinth. Zentralbl Physiol 1905; 10: 298 - 299.

[58] Girden E, Culler E. Auditory effects of roentgen rays in dogs. Am J Roentg 1933; 30: 215 - 220.

[59] Novotny O. Sull'azione dei raggi x sulla chiocciola della cavia. Arch Ital Otol Rhinol Laringol 1951; 62: 15 - 19.

[60] Kozlow MJ. Changes in the peripheric section of the auditory analyzer in acute radiation sickness. ORL J Otorhinolaryngeal Relat Spec 1959; 21: 29 - 35.

[61] Gamble JE, Peterson EA, Chandler JR. Radiation effects on the inner ear. Arch Otolaryngol 1968; 88: 64 - 69.

[62] Keleman G. Radiation and ear. Acta Otolaryngol Suppl (Stock) 1963: 184.

[63] Bohne BA, Marks JE, Glasgow GP. Delayed effects of ionizing radiation on the ear. Laryngoscope 1985; 95: 818 - 828.

[64] Evans RA, Liu KC, Azhar T, Symonds RP. Assessment of permanent hearing impairment following radical megavoltage radiotherapy. J Larynol Otol 1988; 102: 588 - 589.

[65] Borsanyi S, Blanchard C. Ionizing radiation and the ear. JAMA 1962; 181(11): 958 - 961.

[66] Leach W. Irradiation of the ear. J Laryngol Otol 1965; 79: 870 - 880.

[67] Dias A. Effects on the hearing of patients treated by irradiation in the head and neck area. J Laryngol Otol 1966; 80: 276 - 287.

[68] Schuknecht HF, Karmody CS. Radionecrosis of the temporal bone. Laryngoscopy 1966; 76: 1416 - 1428.

[69] Moretti JA. Sensorineural hearing loss following radiotherapy to the nasopharynx. Laryngoscope 1976; 86: 598 - 602.

[70] Thibadoux CM, Pereira WX, Hodges JM, et al. Effects of cranial radiation on hearing in chil- dren with acute lymphocytic leukemia. J Pediatr 1980; 96: 405 - 406.

[71] Coplan J, Post E, Richman R, Grimes C. Hearing loss after therapy with radiation. Am J Dis Child 1981; 135: 1066 - 1067.

[72] Talmi Y, Kalmanowitch M, Zohar Y. Thyroid carcinomas, cataract and hearing loss in a patient after irradiation for facial hemangioma. J Laryngol Otol 1988; 102: 91 - 92.

[73] Elwany S. Delayed untrastructural radiation-induced changes in the human mesotympanic middle ear mucosa. J Laryngol Otol 1985; 99: 343 - 353.

[74] Evans RA, Liu KC, Azar T, et al. Assessment of permanent hearing impairment following radical megavoltage radiotherapy. J Larynol Otol 1988; 102: 588 - 589.

[75] Chowdhury CR, Ito JHC, Wright A, et al. Prospective study of the effects of ventilation tubes on hearing after radiotherapy for carcinomas of the nasopharynx. Ann Otol Rhinol Laryngol 1988; 97: 142 - 145.

[76] Hirsch A, Noren G. Audiological findings after stereotactic radiosurgery in acoustic neurinomas. Acta Otolaryngol (Stockh) 1988; 106: 244 – 251.

[77] Emami B, Lyman J, Brown A et al. Tolerance of normal tissue to theraputic irradiation. Int J Radiat Oncol Biol Phys 1991; 21: 109 – 122.

[78] Singh IP, Slevin NJ. Late audiovestibular consequences of radical radiotherapy to the parotid. Clin Oncol (R Coll Radio) 1991; 3: 217 – 219.

[79] Grau C, Moller K, Overgaard M, Overgaard J, Elbrond O. Sensorineural hearing loss in patients treated with irradiation for nasopharyngeal carcinoma. Int J Radiat Oncol Biol Phys 1991; 21: 723 – 728.

[80] Grigsby P, Garcia D, Simpson J, et al. Prognostic factors and results of therapy for adult thal- amic and brainstem tumors. Cancer 1988; 11: 2124 – 2129.

[81] Grigsby P, Thomas P, Schwartz H, Fineberg B. Multivariate analysis of prognostic factors in pediatric and adult thalamic and brainstem tumors. Int J Radiat Oncol Biol Phys 1989; 16: 649 – 655.

[82] Wara W, Lindstadt D, Larson D. Management of primary brainstem gliomas and spinal gliomas. Semin Radiat Oncol 1991; 1(1): 50 – 53.

[83] Portman G. Vertigo: surgical treatment by opening of the saccus endolymphaticus, Arch Otol 1927; 6: 309.

[84] Shambaugh GE. Surgery of the endolymphatic sac. Arch Otol 1966; 83: 29 – 39.

[85] Snow B, Kimmelman CP. Assessment of surgical procedures for Meniere's disease. Laryngoscope 1979; 89: 737 – 747.

[86] Smyth GDL, Hassard TH, Kerr AG. The surgical treatment of vertigo. Am J Otol 1981; 2(3): 179 – 187.

[87] Ford CN. Results of endolymphatic sac surgery in advanced Meniere's disease. Am J Otol 1982; 3(4): 339 – 342.

[88] Graham MD, Kemink JL. Surgical management of Meniere's disease with endolymphatic sac decompression by wide bony decompression of the posterior fossa dura: technique and results. Laryngoscope 94(5): 680 – 683.

[89] Thomsen J, Bretlau P, Tos M, Johnsen NJ. Placebo effect in surgery for Meniere's disease. Arch Otolaryngol 1981; 107: 271 – 277.

[90] Summerfield MJ. Deafness in adults. NZ Med J 1978; 87: 440 – 442.

[91] Meyerhoff WL. When a person suddenly goes deaf. Med Times 1980; 108: 25s – 33s.

[92] Sataloff RT, Davies B, Myers DL. Acoustic neuromas presenting as sudden deafness. Am J Otol 1985; 6(4): 349 – 352.

[93] Schmidt RJ, Sataloff RT, Newman J, Spiegel JR, Myers DL. The sensitivity of auditory brainstem response testing for the diagnosis of acoustic neuromas. Arch Oto HNS 2001; 127: 19 – 22.

[94] Graham MD, Sataloff RT. Acoustic tumors in the young adult. Arch Otolaryngol 1984; 110(6): 405 – 497.

[95] Djourno A, Eyries C. Prothese auditive per excitation electrique a distance due nerf sensorial a l'aide d'um bobinage inclus a demeure. Presse Med 1957; 35: 14 – 17.

[96] House WF, Berliner KI. Cochlear implants: progress and perspectives. Ann Otol Rhinol Laryngol 1982; 91 (2, Part 3): 7 – 24.

第11章
突发性感音神经性耳聋
Sudden Sensorineural Hearing Loss

Jeffrey M. Zimmerman   Robert T. Sataloff   Heidi Mandel   Steven Mandel

突发性感音神经性耳聋（SSNHL）这一术语由 DeKleyn 于 1944 年提出[1]。目前在文献中存在各种各样关于突发性感音神经性耳聋的定义。然而，大多数医疗专家都同意如下定义：在 3 天或更短时间内发生感音神经性耳聋，连续 3 个测听频率下降至少 30 dB。该疾病在美国每年发生大约 4 000 例，占所有感音神经性耳聋病例的 1%[2]。所有年龄段均受影响，然而发病率随着年龄的增长而增加，50～60 岁为高峰年龄段[3]。无性别或地理倾向，也没有偏侧性。

突发性听力损失的病因可分为以下几类：感染性、血管性、创伤性、肿瘤性、免疫性、神经性、代谢性和毒性。尽管多年来已经提出了 100 多种可能的病因，但绝大多数 SSNHL 患者都无明确原因[3]。事实上，只有 10%～15% 的患者可以找到病因，其余患者只能被定义为"特发性"[4-6]。

除本章讨论的内容外，SSNHL 的其他原因、治疗方法和示例将在第 10 章讨论。

1. 感染性因素

细菌、病毒和真菌都与 SSNHL 有关。在这些传染源中，一些人认为病毒是最常见的因素，它导致病毒性耳蜗炎或病毒性神经炎。最令人信服的证据是耳蜗中存在病毒和/或病毒颗粒。Westmore 等[7]从突发性耳聋患者的内耳分离出腮腺炎病毒，而 Davis 等[8]从患先天性巨细胞病毒感染的婴儿外淋巴液中分离出巨细胞病毒（CMV）。Davis 和 Johnson[9]通过向蛛网膜下腔注射腮腺炎病毒的方式，在仓鼠体内诱发迷路炎。部分 SSNHL 患者血清转化和病毒滴度增加，提示病毒感染是一种致病因素。另多项研究表明，多种病毒感染后出现血清转化率增加，

包括单纯疱疹病毒、带状疱疹病毒、巨细胞病毒、流感病毒、副流感病毒、腮腺炎病毒、麻疹病毒和腺病毒，但未能证明其与病毒滴度、听力损失严重程度和预后之间的关系[10-12]。病毒病因的进一步证据是发现与病毒感染一致的颞骨组织病理学变化。Schuknecht 等[13]在确诊病毒性迷路炎的病例中证实了 Corti 器（螺旋器）、盖膜、血管纹、耳蜗神经和前庭器官的萎缩改变，而且多位研究者在突发性耳聋病史的患者人群中也发现了类似改变[14-16]。

临床评估需要广泛搜索感染的直接或间接证据。实验室检查除了评估病毒滴度外，还包括血常规分类来评估是否白细胞计数增加。就诊时需要测定疱疹、甲型和乙型流感、柯萨奇病毒、弓形虫病和巨细胞病毒的滴度。数周后最好再次进行同样的检查，评估恢复期病毒滴度变化，来确认此前是否为新近感染。同时需要排除莱姆病。无论 VDRL 或 RPR 结果是否为阴性，都要通过荧光螺旋体抗体吸收试验（FTA - ABS）或梅毒螺旋体微量血凝试验（MHA - TP）排除梅毒感染，因为梅毒性迷路炎通常是三期梅毒的晚期表现。

对于高度怀疑病毒导致突发性听力损失，患者可口服阿昔洛韦（400 mg，5 次/d，共 10 天）治疗病毒感染。此外，许多医生选择在等待莱姆病滴度检查结果时，每日口服 2 次强力霉素（100 mg）预防伯氏疏螺旋体感染。

2. 血管性因素

考虑到耳蜗依赖于迷路动脉的单一末端分支，突发性听力损失的血管病因学的观点非常值得考虑。动物模型中血液供应中断 60 秒后，耳蜗动作电位丧失，而迷路动脉闭塞 30 分钟后，耳蜗功能永久

丧失,证明耳蜗对缺血损伤高度不耐受[17]。动物实验性迷路动脉中断后,内耳发生特征性的组织病理学变化[17,19]。动脉完全闭塞导致膜迷路严重退变,而微栓塞导致斑片状坏死。

血管闭塞的发生存在多种机制,包括栓塞、血栓形成、血管痉挛和高凝状态。突发性听力损失与偏头痛、镰状细胞病、巨球蛋白血症、血栓闭塞性脉管炎(Buerger 病)和体外心肺循环之间的相关性支持突发性耳聋的血管源性理论[20,21]。但该类患者具备自发恢复率较高、听力损失局限于部分频率、多数情况下无眩晕发作、大量患者无血管危险因素等特点,这些特点并不支持缺血是突发性听力损失的主要原因。这些现象在某种程度上可以解释为,耳蜗比前庭迷路更容易受缺血的影响,而耳蜗底圈比顶部的感觉细胞更脆弱。尽管如此,对于那些无明确病因的患者,血管缺血理论影响治疗。

血管评估包括血常规(CBC)、凝血酶原时间/部分凝血活时间(PT/PTT)、出血时间和血脂水平[22]。一些学者提倡使用血管扩张剂和/或血液扩容进行预防性治疗。静脉注射组胺可促进血液流动,消除血管痉挛,注射速度推荐以能引起面部潮红为标准。碳和气(Carbogen)由 5% 的二氧化碳和 95% 的氧气混合而成,经证明可增加外淋巴的氧含量[23]。一天内可多次短时间吸入该混合气体(通常每 3 小时吸入 30 分钟),需注意观察患者主观听力是否改善。Morimitsu 发现泛影葡胺(Hypaque)逆转了一名患者的突发性听力损失[24],遂进一步对 60 例患者进行了研究,发现恢复率为 37%[25]。因泛影葡胺的扩容作用和可能对血管纹损伤产生的机械效应,其在临床上仍被使用。

文献中报道了多种针对血管缺血理论的治疗方法,并且仍在应用,包括高压氧疗法、星状神经节阻滞、罂粟碱、己酮可可碱、右旋糖酐和烟酸等[26,27]。

3. 免疫学因素

免疫系统保护我们免受"非己"伤害,但可能存在代价。在对抗感染时,免疫系统会引发炎症反应。在内耳的非豁免环境中,这种炎症反应是有害的,导致耳蜗前庭症状。Harris 等[28]证明,在一个感染了巨细胞病毒的动物模型中,免疫抑制导致的听力损失程度要比免疫功能正常的对照组小。此外,皮质

类固醇治疗后效果显著也支持上述观点,即炎症反应对突发性耳聋是有害的。

自身免疫是指机体将自身抗原识别为"外来"抗原,从而产生针对自身的免疫反应的过程。自身免疫性内耳病既可单独发生,也可在系统性疾病的情况下发生。病史、临床发现、对免疫抑制(如类固醇)药物的反应以及患者血清的免疫学评估,都对自身免疫性感音神经性耳聋(AISNHL)的诊断很重要。自身免疫性内耳病最常发生于双侧或单侧,在数周至数月内的进行性感音神经性耳聋,但多达 1/4 的 AISNHL 患者以突发性感音神经性耳聋为主诉[29]。

除病史外,实验室检查结果可能表明突发性听力损失患者存在自身免疫性病因。除了类风湿因子、抗核抗体、抗微体抗体和抗心磷脂抗体外,免疫系统上调的非特异性标记物还包括补体和红细胞沉降率(ESR)。4 种特异性抗原的存在或缺失与 AISNHL 相关:B35、CW4 和 CW7 的存在以及 DR4 的缺失[30]。除这些标记物外,Harris 和 Sharp[31]通过 western blot 分析发现了针对内耳 68 kDa 蛋白质的抗体。Disher 等[32]发现在可能患有 AISNHL 患者中,50% 存在该蛋白质。另外一个潜在抗体是单克隆抗体 KHRI - 3,其与内耳支持细胞抗原结合,可沉淀 68~70 kDa 抗原。内耳中存在针对自身抗原的抗体,因而这些患者的内耳疾病是由自身免疫过程引起的。

确定是否存在自身免疫性听力损失的主要标准之一是对类固醇治疗的反应。因此,患者应在出现症状后立即开始服用大剂量泼尼松[1 mg/(kg·d)],但如有可能,应在实验室检查后服用。对治疗后的听力反应(主观和客观)进行密切监测是必要的,泼尼松减量期间听力下降时提醒医生要增加类固醇剂量。2001 年,Gianoli 和 Li[33]针对前期治疗无效或不能耐受全身类固醇的患者进行挽救性治疗。在 10~14 天的时间内,经鼓室类固醇治疗 4 次的患者听力恢复率为 44%,因此认为经鼓室类固醇治疗可能是无效或无法耐受全身激素治疗的替代疗法。对于不能耐受类固醇治疗或在减量期间复发的患者,一些人建议增加细胞毒性药物的治疗。2001 年,Lasak 等[29]的研究显示,该方案对 59% 的 AISNHL 患者有效,类固醇治疗有效的患者纯音平均阈值改善较大(14.8 dB vs. 4.5 dB),而细胞毒性药物有效的

患者言语识别率改善较大(26.2% *vs.* 6.9%)。与其他药物相比,甲氨蝶呤(MTX)(每周口服 7.5~15 mg)是首选的细胞毒性药物,其副作用发生率较低。在服用 MTX 时,患者可服用叶酸,并且在开始治疗前必须进行实验室检查。在整个治疗过程中,必须定期监测患者的全血细胞计数以及肾和肝功能。环磷酰胺常被选为二线药物,患者在服用该药物时应保持足够的水分摄入,以预防出血性膀胱炎。习惯上来说,环磷酰胺需要每天口服。然而,资深研究者(R.T.S)曾使用静脉脉冲疗法,其效果非常好,副作用也少得多。

4. 外伤性因素

外伤性耳囊结构破坏是突发性听力损失的一个公认病因。创伤的影响有时很明显,如颞骨骨折导致耳蜗或其神经断裂。然而,创伤也可由紧张焦虑等相对无害的行为或噪声暴露造成。此外,在没有外伤史的情况下,也可能会发生内淋巴积水伴耳蜗内膜破裂。

耳蜗膜破裂可能发生在耳蜗内,也可能通过圆窗或卵圆窗形成瘘管。因此,耳鼻喉科医生询问听力损失发生前后相关事件很重要。理论上讲,既往有耳朵手术史或内耳畸形的患者,患外伤性听力损失的风险增加。Hughes 等[34]坚持认为,在做出外淋巴液瘘(PLF)的诊断时,听力损失必须与明确的外伤、劳累或气压伤等事件密切相关。但是这一主张没有得到普遍认可,比如在术中观察到外淋巴液渗漏后,就可以诊断外淋巴液瘘。

颞骨 CT 扫描可以排除乳突病变或异常。这些异常可能很明显,如颞骨骨折,或不易发现,如耳蜗导水管未闭。伴有膜破裂的内淋巴积水的治疗包括完全卧床休息、低钠饮食和利尿剂。外淋巴瘘的处理是有争议的。然而,如果病史充分,探查并且封闭圆窗和卵圆窗也是合理的。

5. 肿瘤性因素

1917 年,Cushing[35]首次报道 1 例前庭神经鞘瘤(VS)患者因为突发性听力损失就诊。VS 的典型表现为进行性不对称听力损失。据报道,VS 的突发性听力损失发生率为 5%~20%。然而,一项研究显示,40 例突发性耳聋患者中有 19 例出现 VS[36]。

Berenholz 等[37]列举了 7 种关于 VS 患者发生 SSNHL 的发病机制,其中肿瘤压迫神经和血管是持续受到关注的两种理论。

大多数耳科医生都赞同突发性听力损失的患者应排除 VS。钆增强 MRI 是检查 VS 的首选方法,因为它敏感性很高,可以发现 3 mm 以上的肿瘤,并且具有特异性,可以将 VS 与其他桥小脑角(CPA)病变区分开。

SSNHL 可以自行恢复,或者在类固醇治疗后。Friedman 等[38]回顾分析 1990—1998 年 45 例在 House 耳科诊所接受手术的患者,观察既往突发性听力损失对现有听力的影响。他们得出结论,仍然残留部分听力的 SSNHL 患者与表现为进行性听力下降的患者具有相同的残留听力。不良预后因素包括术前耳鸣、高龄、听觉脑干反应(ABR)潜伏期延长和较差的言语识别率。

Meiteles 等[39]报道了一个典型的案例,患者单侧有听力耳突然丧失听力,经过大剂量类固醇治疗无改善,随后接受了紧急减压和前庭神经鞘瘤切除术,其听力迅速改善和恢复。作者认为,内听道内肿瘤引起的突发性听力损失可能存在一个治疗窗口,在此期间,听力损失是可逆的,因此某些患者可以考虑行紧急切除和神经减压治疗。

6. 神经源性因素

突发性耳聋的神经源性因素如多发性硬化、神经系统结节病和脑血管意外很少见,但均有见报道。Ozunlu 等[40]描述了 1 例多发性硬化出现突发性听力损失的患者,患者接受类固醇治疗后听力有改善,但 ABR 结果中 II~V 波缺失从未逆转。结节病是一种慢性特发性肉芽肿性疾病,肺、眼和淋巴系统反复出现症状。神经系统结节病占所有结节病患者的 1%~5%,很少累及脑神经。Souliere 等[41]报道了两例神经系统结节病的 SSNHL 患者,类固醇治疗有效。神经系统结节病很少发生在没有全身症状的情况下。一篇文献回顾表明,第 8 对脑神经结节病总是伴有眼部症状。对这些患者的治疗包括大剂量类固醇,较长时间内逐渐减量。

出现症状时钆增强 MRI 扫描应包含脑干和大脑半球,以及内听道。通过这种方式,可以发现是否存在脱髓鞘斑块和局部缺血等异常情况。除了可以通过脑电图和 SPECT 发现任何电生理、代谢或血管紊乱外，还要进行听觉脑干反应检查确认病变部位。此外，神经科医生会诊有助于综合评估。

7. 耳毒性因素

药物引起的耳毒性损伤是一种公认的听力损失机制，包括进行性听力损失和突发性听力损失。氨基糖苷类和袢利尿剂是最广为人知的药物，会导致不可逆的听力损失，而水杨酸盐会导致可逆性听力损失。对每一位出现听力损失的患者，都应该询问其所有药物使用和毒性环境暴露情况。应立即停止那些已知会导致听力损失的药物或毒素接触，并密切监测听力变化。

8. 代谢性因素

据报道，电解质和激素失衡与高脂血症、甲状腺功能减退、糖尿病和妊娠等情况有关[13,22,27,42]，而且可能在 SSNHL 发病中起作用。由于 SSNHL 的发病率较低，因此很难将突发性听力损失与此类情况明确联系起来。尽管如此，在患者就诊时应该进行完整的代谢功能检查，许多耳科医生建议进行脂质分析、甲状腺功能和血糖检查。

9. 治疗

由于绝大多数 SSNHL 病例的病因不确定，治疗极具争议。治疗方法多样，从简单的观察到综合性"鸟枪法"，即同时实施多种治疗方式，然后逐步撤出[27]。确定患者听力损失的原因和针对性治疗可提高听力恢复的可能性。因此，医生应尽一切努力寻找病因。详细的病史是必须的，应重点关注听力损失发生前后的事件，以及任何相关的耳科症状，包括眩晕、耳鸣或耳闷感。应阐明是否有外伤史，包括询问与咳嗽、窒息或呕吐有关的压力增加情况。既往病史注意既往耳科疾病和/或手术史，以及患者或直系亲属是否存在自身免疫性疾病。应列出所有正在使用的药物，立即停止使用耳毒性药物。

突发性听力损失患者的体格检查除听力评估外通常是正常的，但应谨慎进行，希望能发现提示患者症状原因的异常情况。对外耳道和鼓膜的全面检查有助于排除一些明显的病因，如耵聍栓塞、带状疱疹和中耳炎。外耳道后上壁皮肤感觉减弱（即

Hitselberger 征）可提示前庭神经鞘膜瘤，应予以记录。音叉评估有助于确认侧别和确定是否存在听力损失，但应与听力检查结果相结合。应进行全面的前庭评估以确定前庭系统的受累情况。神经系统的评估应包括完整的脑神经和周围神经检查，咨询神经科医生可能是一个重要的辅助手段。

诊断性检查是突发性听力损失诊疗中不可或缺的组成部分。患者就诊时需要行纯音测听和鼓室导抗检查，以量化听力损失程度并为患者确认参照听力。随后应频繁进行（有时每天）测听，以监测听力变化和对治疗的反应。眼震电图可以检测前庭损伤，有助于量化前庭耳蜗的损伤程度，区分仅累及听力的疾病（如腮腺炎）与可能同时影响听力和平衡的疾病（如前庭神经鞘膜瘤和自身免疫性感音神经性耳聋）。

颞骨 CT 可以评估骨性疾病和耳囊完整性，而内听道（IAC）、脑干和大脑的 MRI 和 MRA 扫描可以评估是否存在听神经瘤、颅底病变、缺血灶、脱髓鞘或其他中枢神经系统病变。胸片也可以用来排除结节病相关的纵隔淋巴结病。

资深专家几乎要求所有病例都进行血清学检查，以完善评估。全血细胞分类计数可以检测到血液病（如白血病和多发性骨髓瘤）相关的一些早期改变。生化检查可以发现电解质失衡，而血脂分析通常可以检测出血管疾病风险增加的人群。通过抗原非特异性血清学试验、急性期反应物、western blot 免疫分析和标记物 B35、CW4、CW7 和 DR4 的 HLA 分型来评估免疫系统受累情况。梅毒与听力损失的关系是众所周知的，通过 FTA－ABS 或 MHA－TP 检查是否合并螺旋体感染。无论 RPR 或 VDRL 结果如何，都应进行上述检查。是否进行莱姆病滴度测定应根据地理位置和季节确定。对于单纯疱疹、带状疱疹、巨细胞病毒、副流感病毒、腮腺炎病毒、麻疹和腺病毒，应检测急性期和恢复期病毒滴度。除先前讨论的凝血功能检查外（见血管病因学），甲状腺功能和胶原血管疾病的测试也是适当的。

有明确原因的 SSNHL 治疗相对简单，但 85%～90% 的病例是特发性的。特发性 SSNHL 可能因多因素发病，使得治疗非常困难。虽然很少有人提倡单纯观察，但那些主张观察的人指出，在没有接受干预的患者中，约有 2/3 的患者得到了改善[43]。包括

资深研究者在内的其他人主张采用多层面治疗,针对类固醇治疗和其他口服药物初始治疗无效的患者,采用针对所有假设病因的治疗。

多数患者被要求低钠(2 g)饮食,并接受利尿剂治疗以解决内淋巴囊积水。同时立即开始全身类固醇治疗,以解决炎症和自身免疫因素,泼尼松剂量为每天 1 mg/kg。该剂量在 1 周后逐渐减少,注意听力变化,至少每周检查听力并同时相应调整药物剂量。Gianoli[33]提出全身类固醇禁忌或不能耐受此类治疗的患者,可能受益于经鼓室类固醇给药。高度怀疑 SSNHL 为病毒感染因素时,我们主张立即实施阿昔洛韦治疗,每天总量 1～2 g,分 5 次服用,至少持续 10 天[44],或伐昔洛韦每日 2 次,每次 1 g,持续 10 天。在等待急性期和恢复期莱姆病滴度检测结果期间,强力霉素也开始用于预防伯氏疏螺旋体。

针对可能的 SSNHL 血管性原因,可联合使用血管扩张剂和扩容剂。门诊初步治疗可以口服血管扩张剂。碳和气(5％二氧化碳-95％氧气)吸入已被证明可增加动脉氧分压并增加外淋巴液氧张力[23]。碳和气治疗每次吸入 10 分钟,每天 8 次,持续 3～7 天,治疗期间症状有所改善。泛影葡胺(hypaque)可起到扩容作用,尽管治疗 SSNHL 的确切机制尚不清楚。持续静脉滴注组胺可使血管扩张,除可导致面部潮红以外,还具有抗炎、消除血管痉挛等作用,以达到促进耳蜗血流,改善听力的目的。

尽管早期文献表明"鸟枪法"治疗并不比自发康复更好[27],但许多耳科医生发现加入上述每一种药物后获得的经验表明,多药治疗,尤其是对门诊类固醇试验失败或听力较好的耳朵有 SSNHL 的患者,是有益的。根据患者的主观感觉和客观检查,逐渐停止各种治疗,但患者需要继续使用利尿剂、抗病毒药物、口服血管扩张剂和全身类固醇。因为治疗并不是始终不变的,在治疗过程中依据症状的改善或恶化,调整治疗方式。

1984 年的一项研究概述了 SSNHL 患者的预后指标[43]。在 8 年间接受治疗的 225 例患者中,Byl报道 69％的患者听力有显著改善。初始听力损失的严重程度、眩晕的严重程度,以及从发病到首次就诊的时间被确定为预测听力恢复的最重要因素。患者年龄、听力图曲线类型、ESR 和对侧耳的状态也很

重要,但不同个体间差别很大。Byl 确定两个极端年龄(超过 60 岁或＜15 岁)将患者的康复机会减半。研究发现,与 ESR 升高的患者一样,听力曲线为上升型或中频损失的患者更有可能恢复听力。最后,研究发现,对侧耳平均听力低于正常水平是听力恢复的负性预测因子

10. 结论

绝大多数 SSNHL 病例病因诊断困难。这种情况应视为耳科急症,医生应尽一切努力确定听力损失的原因。如果没有确切病因,治疗方法仍有争议。不幸的是,由于病例较少、发病机制不完全清晰,以及听力损失后引起严重的障碍,随机对照研究是不能施行的。因此,在对 SSNHL 有更全面的了解之前,我们推荐综合性的治疗方案,同时解决该疾病的所有假设病因。

(刘月红 韩 朝 译)

参考文献

[1] DeKleyn A. Sudden complete or partial loss of function of the octavus system in apparently normal persons. Acta Otolaryngol 1944；32：407 – 429.

[2] Jaffe BF. Clinical studies in sudden deafness. Adv Otorhinolaryngol 1973；20：221 – 228.

[3] Byl FM. 76 cases of presumed sudden hearing loss occurring in 1973：prognosis and incidence. Laryngoscope 1977；87：817 – 825.

[4] Jaffe BF, Maassab HF. Sudden deafness associated with adenovirus infection. New Engl J Med 1967；276：1406 – 1409.

[5] Mattox DE. Medical management of sudden sensorineural hearing loss. Otolaryngol Head Neck Surg 1980；88：111 – 113.

[6] Saeki N, Kitahara M. Assessment of prognosis in sudden deafness. Acta Otolaryngol Suppl（Stockh）1994；51：56 – 61.

[7] Westmore GA, Pickard BH, Stern H. Isolation of mumps virus from the inner ear after sudden deafness. Br Med J 1979；1：14 – 15.

[8] Davis LE, James CG, Fiber F, McLauren LC. Cytomegalovirus infection from a human inner ear. Annals Otol Rhinol Laryngol 1979；88：424 – 426.

[9] Davis LE, Johnson RT. Experimental viral infections of the inner ear. I. Acute infections of the newborn hamster labyrinth. Lab Invest 1976；34：349 – 356.

[10] Koide J, Yanagita N, Hondo R et al. Serological and clinical study of herpes simplex virus infection in patients with sudden deafness. Acta Otolaryngol Suppl (Stockh) 1988；456：21 – 26.

[11] Wilson WR. The relationship of the herpesvirus family

to sudden hearing loss: A prospective clinical study and literature review. Laryngoscope 1986; 96: 870 – 877.

[12] Wilson WR, Veltri RW, Laird N et al. Viral and epidemiologic studies of idiopathic sudden hearing loss. Otolaryngol Head Neck Surg 1983; 91: 653 – 658.

[13] Schuknecht HF, Donovan ED. The pathology of idiopathic sudden sensorineural hearing loss. Arch Otorhinolaryngol 1986; 243: 1 – 15.

[14] Khetarpal U, Nadol JB, Glynn RJ. Idiopathic sudden sensorineural hearing loss and postnatal viral labyrinthitis: a statistical comparison of temporal bone findings. Ann Otol Rhinol Laryngol 1990; 99: 969 – 976.

[15] Lindsay J, Davey P, Ward P. Inner ear pathology in deafness due to mumps. Ann Otol Rhinol Larygol 1960; 69: 918.

[16] Yoon TH, Paparella MM, Scharchern PA. Systemic vasculitis: temporal bone histopathologic study. Laryngoscope 1990; 99: 600 – 609.

[17] Suga F, Preston J, Snow JB. Experimental microembolization of cochlear vessels. Arch Otolaryng 1970; 92: 213 – 220.

[18] Kimura R, Perlman HB. Arterial obstruction of the labyrinth. Part I. Cochlear changes. Ann Otol Rhinol Laryngol 1958; 67: 5 – 40.

[19] Kim JS, Lopez I, DiPatre PL et al. Internal auditory artery infarction: clinicopathologic correlation. Neurology 1999; 52: 40 – 44. Sudden Sensorineural Hearing Loss 329

[20] Arenberg IK, Allen GN, Deboer A. Sudden hearing loss immediately following cardiopulmonary bypass. J Laryngol Otol 1972; 86: 73.

[21] O'Keeffe LJ, Maw AR. Sudden total deafness in sickle cell disease. J Laryngol Otol 1991; 105: 653 – 655.

[22] Ullrich D, Aurbach G, Drobik C. A prospective study of hyperlipidemia as a pathogenic factor in sudden hearing loss. Eur Arch Otorhinolaryngol 1992; 249: 273 – 276.

[23] Fisch U. Management of sudden deafness. Otolaryngol Head Neck Surg 1983; 91: 3 – 8.

[24] Morimitsu T. New theory and therapy of sudden deafness. In: Shambaugh GE, Shea JJ, eds. Proceeding of the Shambaugh Fifth International Workshop on Middle Ear Microsurgery and Fluctuant Hearing Loss. Huntsville, AL, USA: Strode Publishers, Inc., 1977: 312 – 421.

[25] Emmett JR, Shea JJ. Diatrizoate meglumine (hypaque) treatment for sudden hearing loss. Laryngoscope 1979; 89: 1229 – 1238.

[26] Probst R, Tschopp K, Kellerhals B et al. A randomized, double-blind, placebo-controlled study of dextran/pentoxifylline medication in acute acoustic trauma and sudden hearing loss. Acta Otolaryngol (Stockh) 1992; 112: 435 – 443.

[27] Wilkins SA, Mattox DE, Lyles A. Evaluation of a "shotgun" regimen for sudden hearing loss. Otolaryngol Head Neck Surg 1987; 97: 474 – 480.

[28] Harris JP, Fan JT, Keithley EM. Immunologic responses in experimental cytomegalovirus labyrinthitis. Am J Otol 1990; 11: 304 – 308.

[29] Lasak JM, Sataloff RT, Hawkshaw M et al. Autoimmune inner ear disease: steroid and cytotoxic drug therapy. Ear Nose Throat J 2001; 80: 808 – 822.

[30] Bowman CA, Nelson RA. Human leukocytic antigens in autoimmune sensorineural hearing loss. Laryngoscope 1987; 97: 7 – 9.

[31] Harris JP, Sharp PA. Inner ear autoantibodies in patients with rapidly progressive sensorineural hearing loss. Laryngoscope 1990; 100: 516 – 524.

[32] Disher MJ, Ramakrishnan, Nair TS et al. Human autoantibodies and monoclonal antibody KHRI-3 bind to a phylogenetically conserved inner-ear-supporting cell antigen. Ann NY Acad Sci 1997; 830: 253 – 265.

[33] Gianoli GJ, Li JC. Transtympanic steroids for treatment of sudden hearing loss. Otolaryngol Head Neck Surg 2001; 125: 142 – 146.

[34] Hughes GB, Freedman MA, Haberkamp TJ, Guay ME. Sudden sensorineural hearing loss. Otolaryngol Clin North Am 1996; 29: 393 – 405.

[35] Cushing H. Tumors of the Nervus Acusticus and the Syndrome of the Cerebellopontine Angle. Philadelphia, PA: WB Saunders, 1917.

[36] Chaimoff M, Nageris BI, Sulkes J et al. Sudden hearing loss as a presenting symptom of acoustic neuroma. Am J Otolaryngol 1999; 20: 157 – 160.

[37] Berenholz LP, Eriksen C, Hirsh FA. Recovery from repeated sudden hearing loss with corticosteroid use in the presence of an acoustic neuroma. Ann Otol Rhinol Laryngol 1992; 101: 827 – 831.

[38] Friedman RA, Kesser BW, Slattery WH et al. Hearing preservation in patients with vestibular schwannomas with sudden sensorineural hearing loss. Otolaryngol Head Neck Surg 2001; 125: 544 – 551.

[39] Meiteles LZ, Liu JK, Couldwell WT. Hearing restoration after resection of an intracanalicular vestibular schwannoma: a role for emergency surgery? Case report and review of the literature. J Neurosurg 2002; 96: 796 – 800.

[40] Ozunlu A, Mus N, Gulhan M. Multiple sclerosis: a cause of sudden hearing loss. Audiology 1998; 37: 52 – 58.

[41] Souliere CR, Kava CR, Barrs DM, Bell AF. Sudden hearing loss as the sole manifestation of neurosarcoidosis. Otolaryngol Head Neck Surg 1991; 105: 376 – 381.

[42] Wilson WR, Laird N, Young FM et al. The relationship of sudden hearing loss to diabetes mellitus. Laryngoscope 1982; 92: 155 – 160.

[43] Byl FM. Sudden hearing loss: eight years' experience and suggested prognostic table. Laryngoscope 1984; 94: 647 – 661.

[44] Tucci DL, Farmer JC, Kitch RD, Witsell DL. Treatment of sudden sensorineural hearing loss with systemic steroids and valacyclovir. Otol Neurotol 2002; 23: 301 – 308.

第 12 章
混合性、中枢性和功能性听力损失
Mixed, Central, and Functional Hearing Loss

Robert T. Sataloff   Joseph Sataloff

1. 混合性听力损失

当患者的听力损失既包括传导特性又包括感音神经特性时，称为混合听力损失。听力损失最初可能是一种传导障碍，如耳硬化症，后来叠加感音神经成分；或者，一开始可能是感音神经性的，如老年性耳聋，随后出现传导缺陷，可能是由于中耳感染所致。在某些情况下，传导性和感音神经性可能同时启动，如影响内耳和中耳的严重头部外伤。

临床实践中，大多数一开始即为感音神经性损失的病例仍处于该分类，无传导成分。相比之下，大多数以传导性听力障碍开始的病例后来会发展到伴随感音神经性耳聋。常见的例子有耳硬化症伴老年性耳聋或耳蜗性耳硬化症和慢性中耳炎伴迷路炎。

■ 1.1 感音神经受累

耳硬化症一度被认为在数年内保持其纯传导性听力障碍；今天，人们认识到，部分会发展为感音神经性听力损失。图 9.5 和图 12.1 显示的是感音神经受累的耳硬化症病例。

日期	右耳气导						左耳气导					
	250	500	1000	2000	4000	8000	250	500	1000	2000	4000	8000
	70	80	70	75	90	NR	PRE-OP.					
	30	35	45	45	65	70	POST-OP.					

右耳骨导						左耳骨导
NR	50	50	60	NR	PRE-OP.	
30	30	35	40	NR	POST-OP.	

语音接收阈：右 _____ 左 _____   言语识别率：右 _____ 左 _____

每侧耳朵均分别用纯音进行气导和骨导测试。必要情况下，音调遵循八度音阶从 250 Hz 增加到 8 000 Hz。每个频率的正常听力在 0～25 dB。每个频率中超过 25 dB 的数字越大，听力损失就越大。当两只耳朵的阈值相差很大时，一只耳朵会被噪声掩盖，以测试另一只耳朵。语音接收是患者日常语音的阈值，而不是纯音。超过 30 dB 的言语接收阈在许多情况下会造成生活障碍。言语识别率定义为以高于语音接收阈值的舒适水平理解所选测试词的声强。

图 12.1 病史：67 岁，男性，隐匿性耳聋 25 年。没有耳鸣、眩晕，右耳戴助听器。耳科检查：正常。手术确认镫骨完全固定。听力学检查：双耳气导和骨导阈值降低，右耳有轻度气-骨导差。左耳没有右耳严重，无气-骨导差。音叉测试显示，右耳骨导好于气导，偏侧试验向右耳。音叉在牙齿上的声音比在乳突上的声音大。分类：混合性听力损失。诊断：继发感音神经受累的耳硬化症。诊断依据：气-骨导差、良好的音叉反应（尤其是牙齿的音叉反应）、助听器使用满意，耳镜检查阴性对诊断很重要。这例患者无气骨导差。术后骨导明显改善并不意味着感音神经性听力损失改善。

慢性中耳炎常出现类似的感音神经受累。根据某个学者的假设，一些有毒的炎症代谢物会产生耳蜗炎或迷路炎（图12.2）。

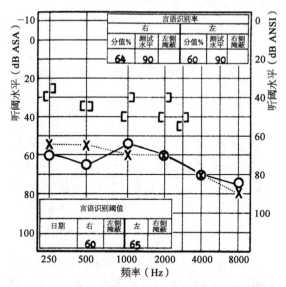

图 12.2 病史：60 岁，男性，双侧慢性耳溢液40年。隐匿性听力丧失多年，现已稳定。没有耳鸣或眩晕。耳科检查：腐臭分泌物，表明有胆脂瘤生长。听力学检查：双侧中度至重度平坦型听力下降。骨导在所有频率都有下降，但仍有 20～30 dB 的气-骨导差。双侧言语识别率下降。分类：混合性听力损失。诊断：慢性中耳炎伴神经或耳蜗受累。

镫骨切除术后混合性听力损失在耳硬化症中也越来越常见。感音神经性听力下降可能是由于卵圆窗穿透后外淋巴液暴露引起。尽管术中十分谨慎小心，内耳也很容易受伤，更容易受感染。在内耳外科创伤病例中，高频听力损失通常高于术前水平，患者可能会主诉其纯音听阈有所改善，但言语识别率降低。也有其他提示感音神经损伤的症状，如重振、失真和不舒适阈降低。

图12.3展示了混合性听力损失的一个重要方面。患者将听力损失归因于耳垢，但当清除耳垢后，患者出现之前没有意识到的隐性感音神经性听力损失。这个例子提醒医生，不应向任何患者保证他的听力损失仅仅通过去除耳垢就可以得到纠正，因为有可能伴随混合性听力损失。

■ 1.2 评估传导和感音神经成分

另一方面，纯传导性听力损失可能被误诊为混合性听力损失，因为高频骨导有所降低（图12.3）。在该案例中，清除中耳液体后，听力恢复正常，实际上没有感音神经性损伤。当中耳有液体的可能性时，应进行诊断性鼓膜切开术以避免感音神经性听力损失的错误诊断。骨导降低的高频听力损失可能会对感音神经性损伤产生错误印象。

现在采用的骨导测试并不是衡量感音神经性听力损伤的完全可靠的方法。过分依赖这种测试可能会误导医生。图12.4展示了一个案例，用振动音叉放在乳突或前额上，患者几乎感觉不到声音。然而，当仪器直接放在患者的牙齿上时，却获得了良好的骨导反应。这是一个混合性听力损失的病例，手术结果令人满意。

在每一个混合性听力损失的病例中，应该确定有多少成分是传导性的，有多少是感音神经性的，预后在很大程度上取决于两者组成。例如，患者的慢性中耳炎好转，但留下65 dB的听力损失。当骨导和言语识别率提示完全性感音神经性听力下降时，鼓室成形术可能并不能达到恢复患者听力的满意结果，因此恢复听力的机会很低。另一方面，在一些气导水平高于听力计可测量极限的耳硬化症病例中，通过镫骨手术将听力恢复到骨导听力水平的预后可能非常好。

明确听力损失的传导和感音成分的最佳方法是进行所有可能的测试，以估计患者的感音神经潜能或"耳蜗储备"。除了常规的骨导外，言语识别率必不可少。要遵循的一个比较好的规则是：如果患者在讲话声音较大时听力和辨别能力良好，那么传导性听力损失可能是听力困难的主要原因，手术很有可能改善听力；另一方面，如果患者在使用助听器或提高音量时理解力变差，那么即使混合听力损失的传导部分得到纠正，改善听力的前景也不那么乐观。例如，图12.4中描述的患者右耳看似没有有用的剩余听力，但助听器效果良好。成功的镫骨手术证实了术前评估。由于右耳听力严重受损，在办公室条件下不可能充分放大音量以测试患者的言语识别率。然而，使用助听器后辨别能力良好。在另一个混合性听力损失和几乎有相同的感音神经受累的患者中，言语识别率低。因此，成功的镫骨撼动术后，听力水平有提高，但言语识别率没有提高，患者对结果不太满意。

JOSEPH SATALOFF, M.D.
ROBERT THAYER SATALOFF, M.D.
1721 PINE STREET   PHILADELPHIA, PA 19103

HEARING RECORD

NAME _____ AGE _____

AIR CONDUCTION

			RIGHT								LEFT						
DATE	Exam	LEFT MASK	250	500	1000	2000	4000	8000	RIGHT MASK	250	500	1000	2000	4000	8000	AUD
			IMPACTED CERUMEN							*IMPACTED CERUMEN*						
			25	30	35	45	50	50		25	30	35	45	55	55	
			CERUMEN REMOVED							*CERUMEN REMOVED*						
			5	10	15	30	50	50		5	10	15	30	50	55	

BONE CONDUCTION

			RIGHT								LEFT					
DATE	Exam	LEFT MASK	250	500	1000	2000	4000	RIGHT MASK	250	500	1000	2000	4000	AUD
			5	5	10	25	30		5	10	15	30	50	

SPEECH RECEPTION

DATE	RIGHT	LEFT MASK	LEFT	RIGHT MASK	FREE FIELD	MIC.

DISCRIMINATION

	RIGHT					LEFT				
DATE	% SCORE	TEST LEVEL	LIST	LEFT MASK	% SCORE	TEST LEVEL	LIST	RIGHT MASK	EXAM.

HIGH FREQUENCY THRESHOLDS

	RIGHT						LEFT				
DATE	4000	8000	10000	12000	14000	LEFT MASK	RIGHT MASK	4000	8000	10000	12000	14000

RIGHT		WEBER	LEFT		HEARING AID			
RINNE	SCHWABACH		RINNE	SCHWABACH	DATE	MAKE		MODEL
					RECEIVER	GAIN		EXAM
					EAR	DISCRIM.		COUNC.

REMARKS

图 12.3 病史：45 岁，男性，双耳胀满感，听力下降 1 周，没有耳鸣或眩晕，没有耳感染史。患者想把耳垢去掉以恢复他的听力。耳科检查：双耳积满耳垢，清理后见鼓膜正常。听力学检查：双侧气导阈值降低，高频区明显。在去除耳垢之前未做骨导，但音叉测试显示双侧骨导优于气导。去除耳垢后，气导改善，但高频区仍有下降。骨导阈值接近气导阈值。音叉测试表明：耳垢清理后，气导优于骨导。分类：去除耳垢前的混合性听力损失，清理耳垢后感音神经性听力损失。诊断：耵聍栓塞伴进行性神经性听力损失。诊断依据：建议去除耳垢之前和之后以及做出诊断之前进行听力检查。

1.2.1 多样性

混合性听力损失通常包括以下几种情况：① 外耳道或中耳的可见病理改变，伴有骨导下降和感音神经性听力损失的其他发现；② 耳科检查正常，骨导有所降低，但有明显的气-骨导差；③ 言语识别率下降，程度较轻，提高音量时言语识别率有所提高；④ 单侧听力损失，传导因素占主导地位，音叉偏侧于受损更严重的耳朵。在这种情况下，始终存在气骨导差。

1.3 预后

混合性听力损失的预后取决于传导性和感音神经性病变的相对比例。如果感音神经成分轻微，手术预后良好，条件良好时，听力可能恢复到骨导水平。然而，即使骨导得到纠正，言语识别率也不会有多大提高。

JOSEPH SATALOFF, M.D.
ROBERT THAYER SATALOFF, M.D.
1721 PINE STREET   PHILADELPHIA, PA 19103

HEARING RECORD

NAME   AGE

AIR CONDUCTION

			RIGHT							LEFT					
DATE	Exam	LEFT MASK	250	500	1000	2000	4000	8000	RIGHT MASK	250	500	1000	2000	4000	8000	AUD
1st TEST			80	95	NR	NR	NR	NR		75	75	85	95	95	NR	
2 mos.			40	45	65	70	75	NR								
1 yr.										45	55	45	65	75	NR	

BONE CONDUCTION

			RIGHT						LEFT					
DATE	Exam	LEFT MASK	250	500	1000	2000	4000	RIGHT MASK	250	500	1000	2000	4000	AUD

SPEECH RECEPTION

DATE	RIGHT	LEFT MASK	LEFT	RIGHT MASK	FREE FIELD	MIC.

DISCRIMINATION

				RIGHT			LEFT			
DATE	% SCORE	TEST LEVEL	LIST	LEFT MASK	% SCORE	TEST LEVEL	LIST	RIGHT MASK	EXAM.

HIGH FREQUENCY THRESHOLDS

		RIGHT					LEFT				
DATE	4000	8000	10000	12000	14000	LEFT MASK	RIGHT MASK	4000	8000	10000	12000	14000

RIGHT		WEBER	LEFT		HEARING AID		
RINNE	SCHWABACH		RINNE	SCHWABACH	DATE	MAKE	MODEL
					RECEIVER	GAIN	EXAM.
					EAR	DISCRIM.	COUNC.

REMARKS

图 12.4 病史：62 岁，女性，重度耳聋。多年来一直使用大功率助听器。声音正常，没有耳鸣或眩晕。她的几个姑妈也使用助听器。耳科检查：正常。听力学：骨导比气导好，但患者否认在乳突部或前额听到音叉震动，但放在牙齿上时听力良好。分类：混合性听力损失。诊断：耳硬化症伴感音神经性听力损失。评论：两个卵圆窗都因耳硬化症过度骨化，需要钻孔。请注意，尽管音叉的响应较差，听力改善良好。之所以采用手术治疗，是因为助听器效果良好，而且气–骨导差大。双耳手术间隔 1 年。

2. 中枢性听力损失

在本书中，如果听力损失是由从耳蜗核到皮质的中枢神经系统病变引起的，则将其归类为"中枢性"。言语交流的过程复杂。听觉通路由一系列传感器组成，这些传感器反复改变言语刺激，以便大脑皮质能够有效处理。鼓膜和听骨链改变声波的振幅，耳蜗分析这些声波的基本原理，然后作为脉冲反射到皮质。听觉皮质的主要功能是解释和整合这些冲动，为听者提供说话者想要表达的准确而有意义的信息，或者允许听者对声音的实际含义做出适当的反应。

■ 2.1 用于诊断的测试反应

这样看来，对沿中枢通路到达大脑皮质的神经冲动的干扰，与其说是表现为纯音听阈的降低，不如说是表现为理解语言信息的能力下降。根据这一推理，耳科专家提出了各种诊断中枢性听力障碍的技术。由于中枢听觉通路损伤时纯音听阈几乎无变化,因此这些测试被设计用来测量更复杂的功能。例如,有一项测试首先过滤掉某些言语样本的较高频率,然后将听力正常的人理解这种言语序列的能力与中枢性听力损失的患者进行比较。人们发现,当对单侧中枢性听力损失(例如由于脑瘤)的患者进行这种测试时,听力正常的对侧耳朵的言语识别能力比听力正常的人的耳朵要差很多。这意味着,在单侧中枢性听力损失中,对侧的耳朵也会受影响。当某些词语被周期性地中断或加速时,肿瘤对侧的耳朵也会出现类似的不良影响。有趣的是,中枢性听力障碍的患者在感知高频声音方面没有困难,如字母 s 和 f,而这在周围感音神经病变中是很有特征性的改变。中枢性听觉障碍患者虽然能听到这些高频声音,但却很难解释所听到的内容。

■ 2.2　特征

中枢性听力损失的主要特征包括:① 听力测试不显示周围性听力损害;② 与患者言语识别能力相比,尤其是解释他/她听到的内容的能力,纯音听阈相对较好;③ 患者难以理解复杂信息;④ 通常伴随注意力缩短、记忆问题,以及其他神经学发现;⑤ 除了单侧血管病变或肿瘤的罕见病例外,这种类型的听力损失类似双侧感知障碍,无重振。

一些研究者把感觉失语症归于中枢性听力损失,但大多数耳科医生认为这种情况超出了他们的专业范围。

中枢性听力损失的预后很差,但再教育似乎提供了一种有用的方法。除了听力水平和言语理解之间的差异非常显著外,没有特征性的听力测量模式。

目前关于中枢性听力损失的知识相当贫乏。在没有明显听力异常的情况下,可能存在广泛的脑损伤。当症状确实出现时,通常与一些一般性疾病有关,如脑炎(图 12.5)、血管意外或肿瘤,其他原因包括脑瘤和感染。

在某些情况下,中枢性听力损失可能类似周围性听力损失,包括职业性耳聋。与耳蜗核的病变有关的损伤尤其如此。特别是,耳蜗腹侧上核(SVCN)的球状细胞显示出解剖学上的频率梯度,腹侧为低频,背侧高频[1,2]。例如,红细胞增多症通

常引起以 3 000～4 000 Hz 为中心的听力损失。即使在 Corti 器中存在正常的毛细胞[2],这可能是由于 SVCN 球状细胞的损伤造成的,SVCN 球状细胞是上行听觉通路的二级神经元。中枢病变必须包括在听力损失的鉴别诊断中,听力图表现为 4 000 Hz 下降。

■ 2.3　中枢听觉处理障碍(CAPD)

中枢听觉处理障碍是一种常见的、相对轻微的异常,通常表现为在背景噪声中对言语的理解能力下降。这一领域的大多数研究都集中在学龄儿童身上,这些现象往往首先被发觉。患有严重 CAPD 的儿童在课堂上可能显得不成熟,甚至可能有听力障碍。该疾病最近得到了广泛认可,许多成年人对这个问题毫不知情。常见主诉包括在有噪声的情况下无法学习或阅读,真空吸尘器或空调发出的噪声导致阅读速度减慢,家人和朋友怀疑患者听力受损。如果人们与患有 CAPD 的人交谈时,他或她正在集中精力做事情,如听电视节目,该人通常会"听不见"。但是,如果在说话前通过叫他的名字来引起对方的注意,那么第一句话就不会漏掉,表现为听力正常。

为了评估听觉的特定领域,已经开发了各种测试项目,包括选择性注意、听觉封闭、感知速度和排序能力。一旦一个人被诊断为 CAPD,治疗方法包括改变听觉环境以获得最佳的信噪比,以及为患者和家庭成员提供咨询,同时也强调良好的聆听和视觉帮助行为。对中枢听觉处理障碍这些补偿效果可能会随着年龄增长和听力恶化而下降。神经心理学家的评估和治疗非常有帮助,特别是在存在或怀疑有其他认知问题的情况下。

3. 功能性听力损失

功能性或心因性听力损失是对无器质性疾病的耳聋患者的常规诊断。听力障碍完全或主要由心理或情绪因素造成,而周围听觉机制基本正常。如果外周终末器官有轻微损伤,检查到的听力损失与器质性病变不成比例。

■ 3.1　病因及特征

大多数患者的功能性听力损失是由心理因素造

JOSEPH SATALOFF, M.D.
ROBERT THAYER SATALOFF, M.D.
1721 PINE STREET   PHILADELPHIA, PA 19103

HEARING RECORD

NAME _____ AGE _____

AIR CONDUCTION

			RIGHT							LEFT					
DATE	Exam	LEFT MASK	250	500	1000	2000	4000	8000	RIGHT MASK	250	500	1000	2000	4000	8000	AUD
1ST TEST			55	55	50	35	25	25		45	45	40	30	20	20	
2 YRS.			60	45	50	20	20			20	25	0	15	15		
3 YRS.			50	40	45	15	20			35	30	10	10	15		
5 YRS.			35	25	45	15	15	15		15	15	0	10	10	15	

BONE CONDUCTION

			RIGHT						LEFT					
DATE	Exam	LEFT MASK	250	500	1000	2000	4000	RIGHT MASK	250	500	1000	2000	4000	AUD
1ST TEST			NR	50	40	30	30		NR	45	20	20	15	
2 YRS.			NR	45	55	25	20		25	40	15	30	30	

SPEECH RECEPTION

DATE	RIGHT	LEFT MASK	LEFT	RIGHT MASK	FREE FIELD	MIC.

DISCRIMINATION

		RIGHT				LEFT			
DATE	% SCORE	TEST LEVEL	LIST	LEFT MASK	% SCORE	TEST LEVEL	LIST	RIGHT MASK	EXAM.
1ST TEST	18	95		30	56	80		—	
3 YRS.	56	65			60	40		—	

HIGH FREQUENCY THRESHOLDS

	RIGHT						LEFT				
DATE	4000	8000	10000	12000	14000	LEFT MASK	RIGHT MASK	4000	8000	10000	12000	14000

RIGHT		WEBER	LEFT		HEARING AID		
RINNE	SCHWABACH		RINNE	SCHWABACH	DATE	MAKE	MODEL
					RECEIVER	GAIN	EXAM.
					EAR	DISCRIM	COUNC.

REMARKS

图 12.5　病史：该患者 8 岁时需要帮助才能行走，因 18 个月时水痘脑炎引起肌肉不协调和前庭不平衡。她的视力和行走受影响，在确诊脑炎后 3 天开始听力下降。听力逐渐改善，她的言语非常好，只有轻微的声音缺陷。在初次就诊之前，她又得了一次脑炎，听力下降，但逐渐好转。耳科检查：正常，冷热试验反应正常。听力学检查：在随后的几项研究中，右耳的言语识别率很低。这种病例中，言语识别率提高并不少见。没有异常音衰变，重振不明显。分类：中枢性听力损失。诊断：脑炎。

成的,是情绪冲突的产物。例如,焦虑对情绪的影响就像疼痛对身体的影响一样。正常的焦虑是对个人利益受到实际威胁的自然反应;当这种威胁消除后,随着时间的推移焦虑自然消退。相反,神经性焦虑是一种过度反应,甚至在没有外部威胁的情况下也可能存在。患者很少有意识地认识到真正的原因,而且焦虑的持续时间超过了任何实际需要。

当焦虑部分转化为躯体症状如耳聋时,通常会有其他情绪紊乱的证据,如失眠。耳鸣是"癔症性耳聋"的一个特征,患者常声称噪声让人难以忍受。听觉敏锐度各不相同,取决于患者在测试时的情绪状态。患者可能看起来对自己的听觉症状过于关注,而实际上部分或全部是由焦虑引起的,其根源在于其他地方。

当几乎所有的焦虑都转移到耳朵上时,这种情况就是真正的转化或癔症。这时,尽管症状明显严重,但患者通常对症状无动于衷,并可能推迟就医,直到被他/她的伙伴劝说。患者情绪问题得到改善,原因是他/她通过允许它以躯体形式出现而部分地解决了情绪冲突。这种幻觉是不完整的,仔细观察会发现残留的情绪症状。精神病学评估有意义。

军事和平民生活的产物

功能性听力损失是一种无意识的发泄手段,患者通过这种手段来逃避他/她无法有意识地去面对的一些问题。癔症性失聪和瘫痪是同一类型的躯体化或"转换反应",这在战时的军事生活中经常看到,在平民生活中也会发生。例如,患者可能和他的妻子一起去咨询医生。医生问患者他的问题,但在他回答之前,他的妻子说:"他就是听不到我说话,医生。"当听力测试显示没有听力障碍时,医生就会与患者单独交谈。这时可能会发现(尽管询问过程可能需要相当长的时间),患者在潜意识中不想听他妻子的话,因此形成了一种心理性听力损失,作为一种防御机制。心理性听力损失的典型例子可能是战斗中的年轻士兵,害怕冲锋陷阵,但又羞于退却,他的战友却勇敢地向前冲,在没有解决办法的情况下,他的头脑中就会无意识地出现失聪或失明的想法。

功能性听力损失的主要统计数据来源于武装部队和退伍军人管理局听力中心。据报道,大约25%的听力受损患者患有严重的功能性听力损失。奇怪的是,在第二次世界大战期间,这样的患者中有很大

一部分很少或根本没有战斗经历。家庭生活的中断和军纪的约束造成的创伤导致了心因性听力损失。

平民社会的复杂性也产生了大量的情感冲突和不安全感,足以解释包括心因性听力损失在内的一系列情感障碍。此类病例往往无法得到医疗护理或诊断。

■ 3.2　功能性叠加损伤

当然,功能性听力损失完全有可能叠加在真正的器质性听力损伤上,在这种情况下,使用"功能性叠加损伤"一词。接下来的问题是识别患者听力损伤的两个组成部分。

病史和耳科检查通常能提供重要线索,如患者试图解释对某些困难的不切实际的尝试。例如,患者可能声称他/她的听力非常好,直到医生用力清理他的/她的耳朵,他/她突然变成了全聋;另一位患者可能会与医生进行完全正常的对话,并听到所说的一切,而重复的听力测试始终表明重度耳聋与患者的言语交谈表现不一致。

■ 3.3　根据特征做出诊断

功能性听力损失的诊断不应仅仅通过排除法或仅仅因为所做的测试没有发现器质性异常。功能性听力障碍有一些特定的特征,必须根据这些特征才能做出合理的诊断。

如果诊断功能性听力损失,需要对常规听力测试结果进行严格评估,这时做出的诊断才是正确的。在器质性病变中,重复测试的结果要一致,而且相互之间有关联。把明显的差异归结为个体差异是错误的。有几位研究者提出了一些关键性的观察结果,这些观察结果提醒医生可能存在功能性的听力障碍。这些线索为:

(1)病史不能解释患者的病情,例如滴入滴剂入耳后突然发生极重度耳聋。必须注意排除所有器质性原因,而不是简单地反驳患者的解释。

(2)助听器的改善作用过于显著,尤其是当患者将控制装置设置为最小放大倍数时,或在简单的程序(如鼓膜按摩或咽鼓管吹张)后听力突然出现不相称的改善。在这种情况下,对患者予以解释比单纯的机械检查可能效果更佳。

(3)任何单一测试检测出的听力灵敏度有波

动。反复试验的重要性怎么强调都不为过,通过反复测试以确定基本听力,以此来评估疗结果。

(4) 两次或两次以上试验结果不一致。例如,与患者交谈时,患者可能会听到所有声音,但他的听力图可能显示出非常严重的听力损失,例如 80 dB 甚至更大。在心因性导致的功能性听力损失中,这些不一致性通常是恒定的和可重复的,伪聋患者这些不一致性通常不恒定,重复测试结果差异很大。

(5) 在所谓的完全性耳聋患者中,巨大噪声引起的蜗神经反射,表明是伪聋或歇斯底里。当主观性测试不可靠或无效时,也可使用心理电流皮肤电阻测试、阻抗测听、延迟反馈测试、耳声发射测试和诱发反应测听来获得真实听力。

(6) 由精神因素引起的听力损失通常表现为所有频率区平坦型下降,这表明有明显的传导性损伤。然而,在这些患者中,骨导几乎不存在。在单侧功能性耳聋的患者中,患耳可能完全没有骨导,而好耳则有正常的听力。这样的患者甚至可能否认听到针对坏耳的呼喊,尽管对侧的耳朵听力良好。

■ 3.4 功能性听力损失的测听模式

功能性听力损失没有特征性的测听模式,但一贯的不一致性有助于提醒医生。通常情况下,听力障碍是双侧的,骨导水平与气导水平相同。图 12.6 显示了由于功能性叠加造成的听力损失,此患者有一部分是耳硬化症引起的器质性听力损失,但她没有有效地利用她的残余听力,实际上听到的声音比她应该听到的少得多。这在耳硬化症中并不罕见。

■ 3.5 患者应该接受心理治疗吗?

全科医生或耳科医生必须做出决定,功能性听力损失患者的精神问题是否过于严重和复杂,自己已经无法处理。如果存在以下有利因素,医生才有可能承担有限的心理治疗的责任:① 功能障碍的持续时间短,而且以前有稳定的历史;② 病史显示重要的情感危机已经过去;③ 医生确信他/她有能力赢得患者的信任并快速解决问题。然而,如果患者表现出慢性或反复的情绪障碍,精神上的关注是必不可少的,而且几乎所有有明显功能性听力损失的患者都建议予以精神上的关注。

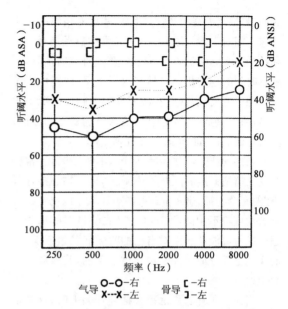

图 12.6 病史:34 岁,女性,患有耳硬化症和听力损失超过 10 年。她的母亲和阿姨也有同样的问题,都拒绝使用助听器。患者愿意承认有听力损失。她经常说,"什么?"即使是大声说话,会习惯性地要求重复,即使她显然听到了,她经常在回答之前重复这个问题,显然她的听力比她所反应的要好得多。患者感到沮丧和情绪不安,不能有效地利用剩余听力。她的同事们都认为她的听力损失比实际情况要严重。这是在器质性耳硬化症基础上的一种功能性叠加。在积极的建议下,这位患者获得了一个助听器,现在情况大有好转。她拒绝接受耳部手术。

■ 3.6 伪聋

伪聋是患者故意捏造明知道不存在的症状。患者的动机是寻求某种好处:经济补偿,逃避兵役,或逃避失败。在学童中,伪聋现象越来越普遍。伪聋的典型表现为:当伪聋患者认为他/她不再被检查时,他/她不再会表现出这些症状。相比之下,患有功能性听力损失的精神病患者相信这些症状,并且这些症状会干扰心情和工作。另一种轻微的伪聋形式,以头痛为由放弃无聊的社交活动,通常被冠以"善意的谎言"。然而,对像耳聋这样严重的残疾进行羞辱,超越了正常行为。

当患者通过夸大真正的器质性听力损失而装病时,了解真相的任务就变得更加困难。这样的问题在法医案件中可能相当重要,特别是当案件涉及职业性耳聋的赔偿要求时。图 12.7~12.11 显示了几个有假性听力障碍患者的听力图;图例解释了相关动机。

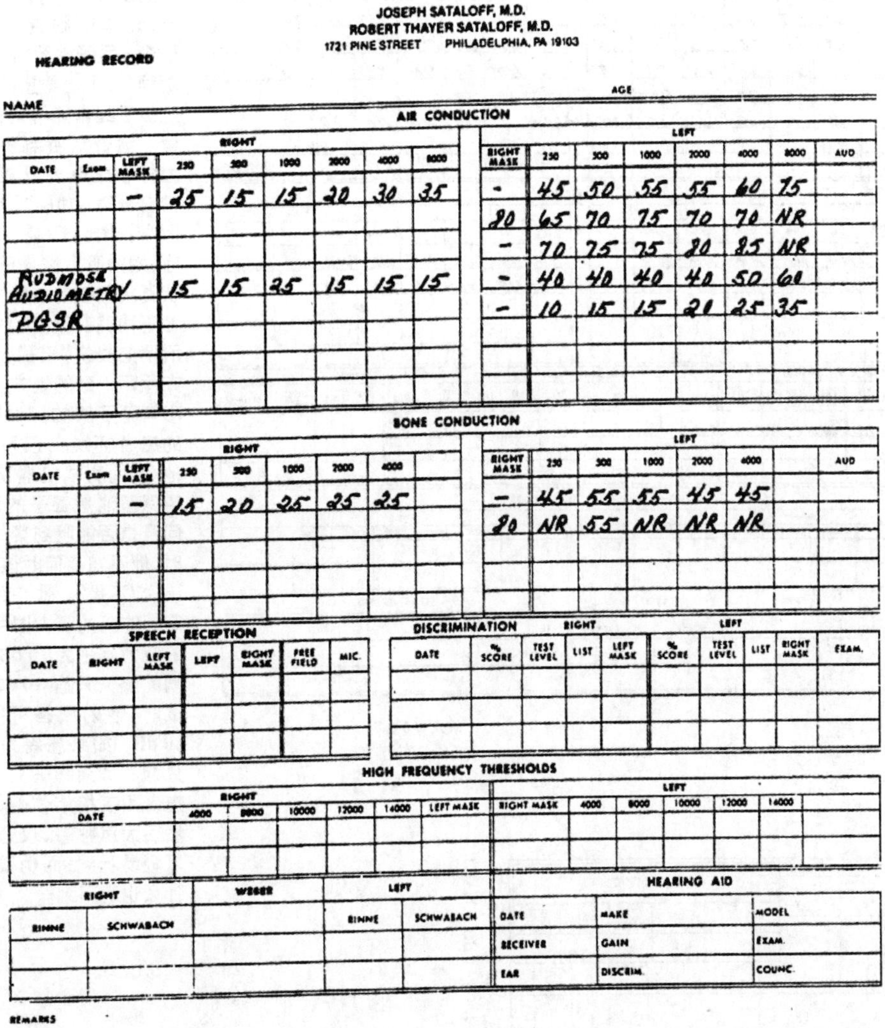

JOSEPH SATALOFF, M.D.
ROBERT THAYER SATALOFF, M.D.
1721 PINE STREET   PHILADELPHIA, PA 19103

HEARING RECORD

NAME _____   AGE _____

AIR CONDUCTION

			RIGHT								LEFT					
DATE	Exam	LEFT MASK	250	500	1000	2000	4000	8000	RIGHT MASK	250	500	1000	2000	4000	8000	AUD
		—	25	15	15	20	30	35	—	45	50	55	55	60	75	
									80	65	70	75	70	70	NR	
									—	70	75	75	80	85	NR	
RUDMOSE AUDIOMETRY		15	15	25	15	15	15	—	40	40	40	40	50	60	
PGSR									—	10	15	15	20	25	35	

BONE CONDUCTION

			RIGHT							LEFT					
DATE	Exam	LEFT MASK	250	500	1000	2000	4000	RIGHT MASK	250	500	1000	2000	4000	AUD
		—	15	20	25	25	25	—	45	55	55	45	45	
									80	NR	55	NR	NR	NR	

SPEECH RECEPTION

DATE	RIGHT	LEFT MASK	LEFT	RIGHT MASK	FREE FIELD	MIC.

DISCRIMINATION

		RIGHT				LEFT			
DATE	% SCORE	TEST LEVEL	LIST	LEFT MASK	% SCORE	TEST LEVEL	LIST	RIGHT MASK	EXAM.

HIGH FREQUENCY THRESHOLDS

	RIGHT							LEFT				
DATE	4000	8000	10000	12000	14000	LEFT MASK	RIGHT MASK	4000	8000	10000	12000	14000

RIGHT		WEBER		LEFT			HEARING AID		
RINNE	SCHWABACH			RINNE	SCHWABACH	DATE	MAKE		MODEL
						RECEIVER	GAIN		EXAM.
						EAR	DISCRIM.		COUNC.

REMARKS

图 12.7　病历：37 岁的建筑工人被横梁撞倒在地。无意识丧失，但左耳需要缝合。患者注意到事故发生后左耳出现听力损失，并逐渐恶化，否认耳鸣或眩晕。这是一个法医学问题，他正在起诉要求对耳聋予以赔偿。耳科检查：正常。冷热试验反应正常。听力学检查：重复听力图检查时记录到不同和不一致的听力水平，很难确定听力损失中有多少是器质性的，有多少是功能性的。心理电流皮肤电阻测试证实了明显的叠加性功能性听力损失，所有频率仅损失 15 dB。分类：功能性听力损失。病因学：伪聋。

JOSEPH SATALOFF, M.D.
ROBERT THAYER SATALOFF, M.D.
1721 PINE STREET   PHILADELPHIA, PA 19103

HEARING RECORD

NAME   AGE

AIR CONDUCTION

			RIGHT								LEFT				
DATE	Exam	LEFT MASK	250	500	1000	2000	4000	8000	RIGHT MASK	250	500	1000	2000	4000	8000	AUD
1st TEST			60	60	70	80	75	60		60	55	75	75	75	60	
REPEAT			60	55	70	80	70	65		55	60	75	75	70	70	
4 DAYS			55	60	70	75	70	65		60	60	75	70	75	70	
7 DAYS			65	60	65	75	75	65		60	60	70	75	70	70	
			10	10	20	←— PGSR			—→	10	5	10				
			0	0	5	5	10	20	AFTER PGSR	0	10	20	25	20		

BONE CONDUCTION

			RIGHT						LEFT					
DATE	Exam	LEFT MASK	250	500	1000	2000	4000	RIGHT MASK	250	500	1000	2000	4000	AUD
1st TEST			NR	NR	NR	NR	NR		NR	NR	NR	NR	NR	
REPEAT			NR	NR	NR	NR	NR		NR	NR	NR	NR	NR	

SPEECH RECEPTION

DATE	RIGHT	LEFT MASK	LEFT	RIGHT MASK	FREE FIELD	MIC.
	INCONSISTENT RESULTS					

DISCRIMINATION

		RIGHT				LEFT		
DATE	% SCORE	TEST LEVEL	LIST	LEFT MASK	% SCORE	TEST LEVEL	LIST	RIGHT MASK	EXAM

HIGH FREQUENCY THRESHOLDS

	RIGHT						LEFT				
DATE	4000	8000	10000	12000	14000	LEFT MASK	RIGHT MASK	4000	8000	10000	12000	14000

	RIGHT		WEBER		LEFT		HEARING AID		
	BINNE	SCHWABACH			BINNE	SCHWABACH	DATE	MAKE	MODEL
							RECEIVER	GAIN	EXAM
							EAR	DISCRIM.	COUNC.

REMARKS

图 12.8 病史：21 岁，女性，有一系列情感冲突，包括与男友分手、大学考试不及格以及父母即将离婚。她现在声称自己听不到周围发生的事情，因此被学校退学。她的反应迟钝，似乎"疏远"周边一切。耳科检查：正常。听力学检查：尽管她给出了一致的纯音听阈，显示出严重的听力损失，但她似乎经常能听到背后柔和的声音。她否认听到音叉的骨导听力。心理电皮反应显示听力正常。分类：功能性听力损失。病因学：情绪障碍。经过心理治疗，她的听力恢复正常，与相信症状真实存在的功能性听力损失患者不同，装聋作哑的人通常没有所谓的损伤"模式"，听力测试中充斥不一致的地方。例如在进行患者不了解的测试时，装聋作哑的患者怀疑自己可能被医生和他/她的测试机器所识破。他希望保留他是聋子的说法，但当被问及是否能听到某一强度的信号时，他不知道何时该说"是"，何时该说"不是"。他在回答时摇摆不定。昨天的听力图可能显示纯音的听力水平为 70 dB，但言语接受阈的损失只有 10 dB。当重复测试时，他的回答可能相差 30 ～ 40 dB。如果患者声称自己有一只"好"耳朵和一只"坏"耳朵，检查者用手指堵住他的"好"耳朵，然后大声呼喊，仅通过骨导就可以轻易听到，而伪聋患者声称他什么也听不到。

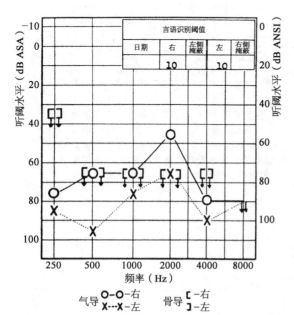

言语识别阈值				
日期	右	左侧掩蔽	左	右侧掩蔽
	10		10	

听阈水平（dB ASA）

听阈水平（dB ANSI）

频率（Hz）

气导 O—O–右   骨导 [–右
　　 X---X–左   　　]–左

图 12.9 病史：11 岁，女孩，她在学校表现很差，父母很担心，因为她似乎听不到他们的声音。没有耳科疾病史，但有一位姑姑使用了助听器。耳科检查：正常。听力学检查：尽管有明显的严重双耳听力损失，但女孩对 10 dB 的言语有反应。分类：功能性听力损失。诊断：情感冲突。这个孩子利用听力损失（基于她姑姑的残疾）来解决她的学业和家庭困难。

JOSEPH SATALOFF, M.D.
ROBERT THAYER SATALOFF, M.D.
1721 PINE STREET   PHILADELPHIA, PA 19103

HEARING RECORD

NAME   AGE

AIR CONDUCTION

			RIGHT								LEFT					
DATE	Exam	LEFT MASK	250	500	1000	2000	4000	8000	RIGHT MASK	250	500	1000	2000	4000	8000	AUD
			50	45	45	35	30	35		5	5	5	0	0	5	

BONE CONDUCTION

			RIGHT							LEFT					
DATE	Exam	LEFT MASK	250	500	1000	2000	4000	RIGHT MASK	250	500	1000	2000	4000	AUD
			50	45	55	45								

SPEECH RECEPTION

DATE	RIGHT	LEFT MASK	LEFT	RIGHT MASK	FREE FIELD	MIC.

DISCRIMINATION

		RIGHT				LEFT			
DATE	% SCORE	TEST LEVEL	LIST	LEFT MASK	% SCORE	TEST LEVEL	LIST	RIGHT MASK	EXAM.
	88	40			90	5			

HIGH FREQUENCY THRESHOLDS

	RIGHT						LEFT				
DATE	4000	8000	10000	12000	14000	LEFT MASK	RIGHT MASK	4000	8000	10000	12000	14000

RIGHT		WEBER		LEFT		HEARING AID		
RINNE	SCHWABACH			RINNE	SCHWABACH	DATE	MAKE	MODEL
						RECEIVER	GAIN	EXAM.
						EAR	DISCRIM.	COUNC.

REMARKS

图 12.10　13 岁,男性,首次评估时患有中度感音神经性听力损失。病史:当这名男孩引起笔者注意时,他是一个青少年医疗服务机构的住院患者。他因右腿瘫痪和麻木而入院。经过全面评估,他被诊断为转换性癔症,通过检查发现有右侧的听力损失。在进行耳科评估之前,他曾接受过神经科的评估,发现除了右侧听力损失外,其他方面都很正常。眼科医生发现他有轻微的屈光不正和一个奇特的功能性缺陷。精神科会诊已确认该诊断。他的腰椎穿刺、肌电图、脑电图、颅骨序列、内听道 X 线、CT 扫描和多项血液检查正常,包括胶原血管病的全面评估,都很正常。在他入院时曾做过耳镜检查,显示正常。听力测试显示他有右侧感音神经性听力损失,言语接受阈为 40 dB,言语识别率为 88%。鼓室测量也正常。然而,他的右耳在 500 Hz 和 1 000 Hz 处出现 Metz 重振和反射衰减。脑干诱发反应发现左耳正常,右耳没有正常的波,包括 I 波。他的主治医生在送他到耳科就诊时,正在考虑为他安排脊髓造影和动脉造影。在检查时,患者承认在大约 2 周前发现了听力下降,他否认有耳鸣,但有一些晕倒的感觉,没有旋转、眩晕或运动的感觉。他承认在过去几天里有轻微的右耳痛。他否认以前有任何耳部疾病的历史,也否认耳朵受过任何创伤,也没有对他的耳朵有任何特别的关注。除了自主神经性瘫痪和麻木之外,他的健康状况似乎很好。体检结果完全正常,只是有大量的纸巾完全堵住了右耳道,并压住了耳膜。孩子否认曾把纸巾放进他的耳朵。取出纸后,除了非常轻微的外耳道炎外,他的耳朵似乎是正常的。重复的听力测试显示他的右耳感音神经性听力损失与前面不一致。Stenger 测试结果为阳性,听力估计在正常范围内。重复脑干诱发反应听力检查时,再次发现右耳内充满了纸巾,这是他在最近的耳镜检查后塞入的。在没有异物堵塞的情况下,他的诱发反应听力图是正常的。摘要:这位 13 岁的患者伪造了他的功能性听力损失,最初耳镜检查正常,右侧感音神经性听力损失,镫骨肌反射衰减,以及脑干诱发反应听力图异常。说明只有通过反复的耳镜检查和仔细的特殊测试,才在他接受脊髓造影前记录了他的正常听力。

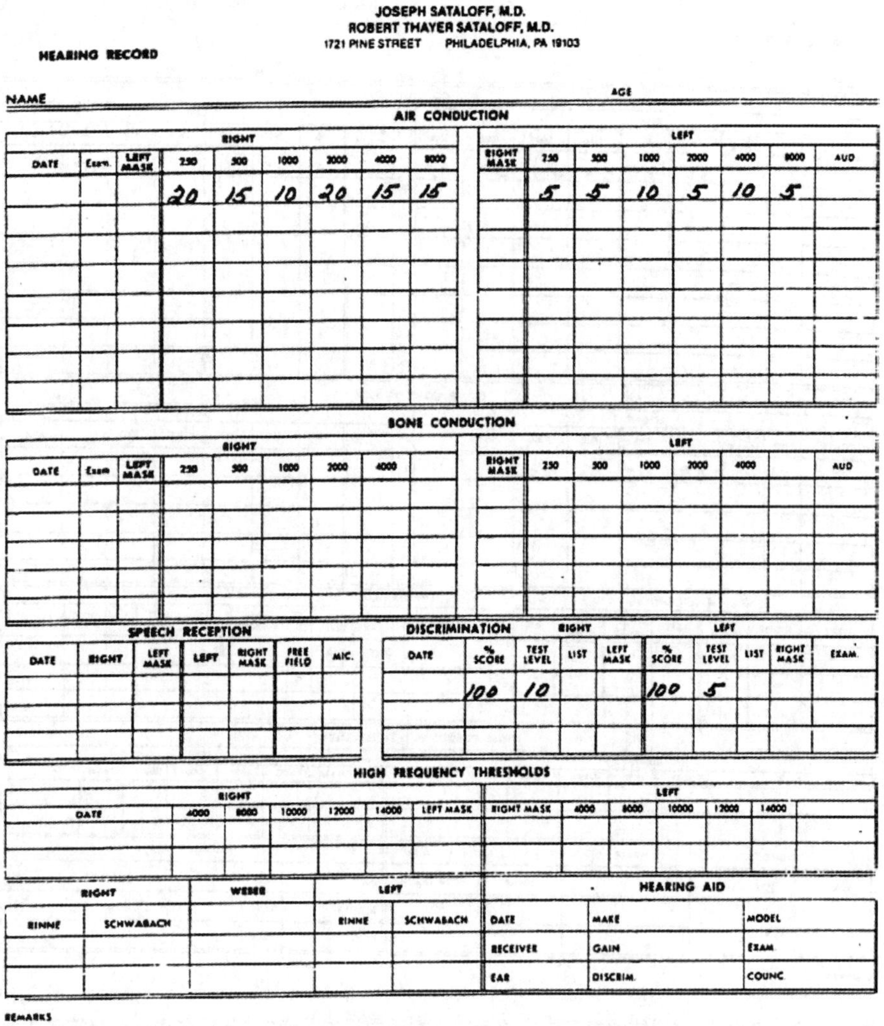

JOSEPH SATALOFF, M.D.
ROBERT THAYER SATALOFF, M.D.
1721 PINE STREET   PHILADELPHIA, PA 19103

HEARING RECORD

NAME   AGE

AIR CONDUCTION

			RIGHT								LEFT						
DATE	Exam	LEFT MASK	250	500	1000	2000	4000	8000	RIGHT MASK	250	500	1000	2000	4000	8000	AUD
			20	15	10	20	15	15		5	5	10	5	10	5	

BONE CONDUCTION

			RIGHT						LEFT					
DATE	Exam	LEFT MASK	250	500	1000	2000	4000	RIGHT MASK	250	500	1000	2000	4000	AUD

SPEECH RECEPTION

DATE	RIGHT	LEFT MASK	LEFT	RIGHT MASK	FREE FIELD	MIC.

DISCRIMINATION

					RIGHT		LEFT		
DATE	% SCORE	TEST LEVEL	LIST	LEFT MASK	% SCORE	TEST LEVEL	LIST	RIGHT MASK	EXAM.
	100	10			100	5			

HIGH FREQUENCY THRESHOLDS

	RIGHT					LEFT				
DATE	4000	8000	10000	12000	14000	LEFT MASK	RIGHT MASK	4000	8000	10000	12000	14000

RIGHT		WEBER		LEFT			HEARING AID	
RINNE	SCHWABACH			RINNE	SCHWABACH	DATE	MAKE	MODEL
						RECEIVER	GAIN	EXAM
						EAR	DISCRIM.	COUNC.

REMARKS

图 12.11 从右耳取出纸巾后 13 岁男性的听力图。

（刘月红 韩 朝 译）

参考文献

[1] Dublin WB. The cochlear nuclei revisited. Otolaryngol Head Neck Surg 1982; 90: 744 - 760.

[2] Dublin WB. The cochlear nuclei — Pathology. Otolaryngol Head Neck Surg 1985; 93: 447 - 462.

第13章

听力损失的全身性原因
Systemic Causes of Hearing Loss

Robert T. Sataloff   Joseph Sataloff

1. 与非遗传性全身疾病相关的听力损失

虽然人们对与听力损失相关的遗传性疾病已给予了极大的关注，但对许多与耳聋相关的非遗传性疾病的认识，仍相对较少。因此，即使一些耳鼻喉科医生也可能忽视重要的诊断信息。对这些疾病的认识是将它们与许多表现相似的遗传性疾病分开来的关键。此外，这些知识经常使医生得以进行重要的系统诊断，以及对听力损失做出早期诊断。

例如，谨慎的儿科医生总是对脑膜炎发作后的儿童进行听力筛查。同样，内科医生和家庭医生应该警惕梅毒、甲状腺功能减退、肾病和许多其他疾病患者的听力问题。本章对与听力损失相关的较为常见和较为严重的全身性疾病进行了概述。

■ 1.1　Rh血型不相容

母亲和孩子之间血型的差异可能导致耳聋。如果父亲的血型为 Rh 阳性，母亲的血型为 Rh 阴性，胎儿的血细胞可能携带 Rh 因子。当胎儿和母体血液循环混合时，母亲会形成针对在胎儿血中红细胞表面 Rh 抗原的抗体，随之对胎儿红细胞发起免疫攻击，导致溶血，可发生在内耳，从而产生严重的先天性耳聋。这种听力损失通常是双侧的，在高频段最严重[1]。从遗传学上讲，妇女第一次怀孕所生的婴儿不会受影响，因为启动免疫过程的胎儿和母体血液的混合通常发生在第一个孩子出生时。初胎之后的 Rh 阳性胎儿在胚胎发育过程中可能遭受严重溶血，因为识别胎儿红细胞 Rh 因子抗原的母体抗体持续存在。

现代医学的发展已使得这种类型的听力损失在大多数患者中成为可以预防的。在为人父母之前，应常规进行 Rh 筛查。当存在 Rh 血型不相容时，产妇应在产后立即使用药物如 RhoGAM（Ortho Diagnostics, Inc.）。这种免疫球蛋白能有效地抑制母体中 Rh 因子抗体的形成。流产、堕胎或异位妊娠后也应使用该药，因为这些事件可能通过将少量 Rh 阳性红细胞引入母体循环而启动免疫机制。

■ 1.2　缺氧

新生儿期缺氧可导致感音神经性听力损失。这种联系可以解释产伤、发绀或早产儿相关的耳聋发病率增加，尽管因果关系尚未得到证实[2]。复杂分娩的儿童应接受筛查。

■ 1.3　新生儿黄疸

核黄疸（与严重非结合性高胆红素血症相关的脑病）长期以来被认为会导致感音神经性听力损失[3]。目前尚不清楚损伤的原发部位是外周、中枢还是两者兼有[2,4-6]。在核黄疸的耳蜗病变[2]中，听力图通常显示较低频率的轻度感音神经性听力损失，从 2 000 Hz 以上逐渐下降为严重听力损失（图13.1）。母婴之间的 Rh 或 ABO 血型不相容是最常见的原因之一，尽管其他一些原因，如肝胆功能障碍，也可能是其原因。急性胆红素脑病最有可能在出生后 3～7 天造成损害，但其损害在后期仍可发生，甚至在青少年时期[7]。无论病因如何，新生儿高胆红素血症都应引起可疑听力损失的关注。建议进行听力筛查。

■ 1.4　风疹

风疹或称德国麻疹，是子宫内疾病导致严重感音神经性听力损失的典型例子，尽管其他病毒也可

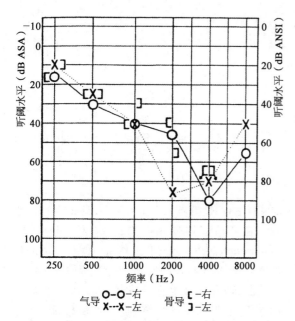

图 13.1 有新生儿黄疸史但无噪声暴露史的儿童,双侧感音神经性听力损失,呈下降型听力曲线,在 8 000 Hz 频率段有所恢复,未见异常音调衰减。

能导致类似的耳聋。风疹是由一种 RNA 病毒引起的,这种病毒存在于感染者的咽喉分泌物、血液和粪便中。它可能通过穿透上呼吸道黏膜进入人体[8]。先天性风疹是由病毒经胎盘传播给胎儿引起的。该病最常见于 5~9 岁的儿童,但也有许多病例发生在幼儿、青少年和年轻成人。

从暴露接触到出现风疹皮疹之间的潜伏期为14~21 天。头痛、发热、不适、淋巴结病和轻度结膜炎可能先于皮疹长达 1 周,尤其是成年人。皮疹通常是儿童患者的首发症状。风疹可单独引起淋巴结肿大,无皮肤损伤,在血清学检查之前可能无法识别。呼吸道症状并不显著。Forschheimer 斑点是软腭上的红色小病灶。这些斑点可能存在,但并不是特异性体征。

风疹皮疹的特点是小的粉红色的斑丘疹样病变,通常是离散的。有时它们融合形成弥漫性红斑疹。皮疹开始于前额和面部,并蔓延至躯干和四肢。通常,皮疹持续 3 天,皮疹消退后持续数天的压痛性淋巴结病。耳后和枕下淋巴结是最显著的受累部位。关节痛和小关节肿胀可能伴随发疹期,并且可能比其他体征和症状持续更长时间,也可能合并发生紫癜、出血和脑脊髓炎。

先天性风疹表现通常包括角膜混浊、脉络膜视网膜炎、白内障、小眼症、小头畸形、智力低下、动脉导管未闭、室间隔缺损、肺动脉狭窄和耳聋。1964年美国风疹流行后描述的风疹综合征扩展病症还包括血小板减少、紫癜、肝脾肿大、间质性肺炎、干骺端骨病变和宫内生长迟缓。在 1964 年的风疹流行中,在怀孕的头 3 个月被发现患风疹的女患者中,有10%分娩了风疹综合征婴儿。然而,即使母体患无症状的风疹,婴儿也可能发生这种疾病。

风疹性耳聋的特点是感音神经性听力损失,纯音测听表现为平坦型听力图。两耳之间听力损失的严重程度可能有很大差异[9]。在有母亲风疹病史的儿童中,4%~8%的儿童患有重度至极重度耳聋,并且无症状风疹感染的孕妇产下的儿童也是如此[2]。组织病理学研究显示耳蜗球囊发育不全和偶见中耳畸形(图 13.2)。

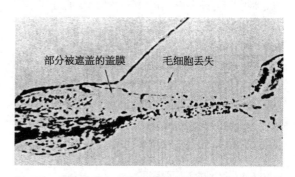

图 13.2 母体风疹产生的颞骨病理学改变。Corti 器略微扁平,毛细胞缺失。盖膜呈圆形,缩回内螺旋沟,部分被遮盖。(摘自 Schukench[2].第 180 页.哈佛大学出版社)

风疹可能与传染性单核细胞增多症和病毒性疾病相混淆,如传染性红斑和肠病毒皮疹,它们没有相同的致畸潜力。风疹的诊断可以通过分离病毒或记录抗体滴度的变化来确认。抗体通常在出疹的第二天出现,滴度持续 2~3 周。抗体滴度的初步测定应在暴露接触后尽快进行,以帮助区分急性感染滴度的上升期还是既往免疫继发的持续升高。可能存在淋巴细胞增多和非典型淋巴细胞,但没有特异性。在先天性风疹中,血清检测可能在 3~4 岁时转为阴性[8]。因此,对年龄较大的儿童进行血清检测阴性并不能排除先天性风疹的诊断。自 1969 年以来,美国已向幼儿接种了减毒活疫苗。虽然在接种后 1 个月内可以检测到减毒病毒,但很少会对他人造成病毒传播。疫苗接种计划的目的是降低疾病的发病率，从而降低孕妇接触感染的可能性。经血清学检测显示对风疹易感的成年妇女也可以接种疫苗。接种后 25% 成年妇女出现关节痛和关节肿胀，有时在接种后长达 2 个月才开始出现[8]。疫苗接种后可能出现亚临床风疹，但通常不会出现病毒血症和胎儿感染。然而，减毒活疫苗本身会造成胎儿损伤[8]。因此，绝不能给孕妇或接种后 2 个月内可能怀孕的人进行疫苗接种。

丙种球蛋白可用于有暴露接触史的患者，可预防临床风疹。然而，血清学滴度可能上升，胎儿感染仍然可能发生[8-10]。羊膜穿刺术和羊水培养可通过复原病毒确认胎儿感染。然而，阴性培养结果并不能排除感染。由于出生缺陷的发生率很高，在怀孕前 3～4 个月发现的风疹病例中，人工流产应该予以认真考虑，因为感染极有可能导致先天性畸形。

■ 1.5　流行性腮腺炎

腮腺炎似乎是美国单侧听力损失的最常见原因[11]。有趣的是，腮腺炎很少影响前庭系统。由于该病通常发生在儿童时期，且儿童适应性强，未累及的耳朵听力正常，耳聋可能在多年内都无法被识别（图 10.51）。耳聋几乎总是完全性和单侧性的。对这些患者进行听力测试时，必须仔细掩蔽听力正常的耳朵，以避免交叉影响，产生患者有残余听力的假象。

■ 1.6　麻疹和其他感染

麻疹、巨细胞包涵体病、疱疹、玫瑰疹、传染性单核细胞增多症、水痘、支原体肺炎、伤寒、猩红热、流感和其他感染也与感音神经性听力损失有关[12-14]（图 10.60）。听力损失可能为重度或极重度，也可能突发或逐渐加重。到目前为止，只有对症治疗和预防性治疗。这些疾病可能发生在成人、儿童和子宫内，应特别注意保护孕妇不要接触这些感染源。麻疹和猩红热也因其对鼓膜和中耳的破坏而臭名昭著。

■ 1.7　流行性感冒

"普通感冒"通常伴有耳痛，可能由咽炎或中耳炎引起的牵涉性疼痛引起。当疾病为细菌性时，耳痛可能由继发于肺炎球菌、嗜血杆菌（尤其是儿童，但不限于儿童）、链球菌或葡萄球菌的中耳炎引起。厌氧微生物也可能参与其中[15]。在新生儿中，革兰阴性菌如大肠杆菌是常见的病原体。当疾病是病毒性时，通常可以从中耳液中培养出病毒株，尽管这很没有必要。流行性流感后中耳炎尤其常见（图 10.20）。除了中耳炎引起的传导性听力损失外，细菌和病毒感染均可导致迷路炎，伴发感音神经性听力损失、耳鸣和眩晕。迷路受累的主要症状之一是耳内闷胀感；因此，这种症状不应总是归因于中耳积液。

■ 1.8　真菌病

真菌感染可能侵入耳朵，造成传导性甚至极重度感音神经性听力损失。这种反应最常见于免疫功能低下或重病患者，或严重糖尿病患者。发生曲霉病、念珠菌病、芽生菌病、隐球菌病和其他真菌感染。毛霉病是一种特别严重的感染。耳真菌感染可伴有或不伴有真菌性脑膜炎。

■ 1.9　拉沙热

拉沙热是一种急性发热性疾病，由西非流行的沙粒病毒感染引起，但在美国有报道[16,17]。最初症状包括不适、虚弱、关节痛和腰痛。在接下来的几天里，咳嗽、喉咙痛、头痛、上腹部疼痛和胸部不适很常见，呕吐、腹泻和发热通常在第 5 天发生。随着病情恶化，可能会出现呼吸窘迫、出血、头颈部水肿、胸腔与心包积液、休克和死亡。大多数患者在 10 天内开始康复。拉沙病毒血清学阳性患者中有 18% 出现听力损失。在流行地区，当地居民突发性耳聋患者中有 81% 被发现有拉沙病毒抗体[17]。

■ 1.10　莱姆病

莱姆病是由伯氏疏螺旋体（Borrelia burgdorferi）引起的，伯氏疏螺旋体由蜱类硬蜱进行传播。蜱虫叮咬后 3～20 天出现红色丘疹，并扩展为一个大的环状红色病变，伴有与之相关的发热、背痛、不适、颈部僵硬、关节炎（尤其是膝盖）、淋巴结病、完全性心脏传导阻滞（发生率 8%）和神经系统异常。与莱姆病相关的神经系统疾病可能包括脑炎、神经根炎和任何脑神经病变。单侧和双侧面瘫均有报道。听力损失尚未得到普遍的识别,但可能会发生[18,19]。该病已在一名有非梅毒性间质性角膜炎,伴前庭听觉功能障碍和双侧复发性面神经麻痹,既往病史曾考虑为Cogan综合征,以及一些突发性听力损失、梅尼埃病或听力损失合并眩晕和/或面瘫。在极少数病例中,颅后窝广泛肉芽肿病变也可能导致类似听神经瘤引起的蜗后听力损失[20]。治疗包括选择性使用抗生素和类固醇。

■ 1.11 艾滋病/获得性免疫缺陷综合征

艾滋病临床综合征的特点是免疫缺陷,常伴有机会性感染和肿瘤形成。与艾滋病有关的疾病可能影响每个系统,包括头部和颈部。艾滋病患者对病毒、细菌和真菌等感染性病原体特别易感。卡氏肺囊虫曾被发现感染外耳和中耳[21,22]。这些感染与传导性和感音神经性混合的听力损失有关。

头颈部病毒感染在艾滋病患者中很常见,尤其是由巨细胞病毒(CMV)、EB病毒(EBV)、人乳头状瘤病毒(HPV)和疱疹病毒,包括单纯疱疹病毒和带状疱疹病毒引起的感染。所有的脑神经都可能受影响。带状疱疹特别可能累及第8对脑神经,导致听力损失、眩晕,经常伴有剧烈疼痛和面瘫。艾滋病相关梅毒也可能导致感音神经性听力损失。

听力损失不仅可能由大量与艾滋病相关的机会性耳科感染引起,还可能与药物诱发的耳毒性、中枢神经系统弓形虫病和脑膜炎(特别是由结核病或隐球菌引起的)有关。众所周知,HIV本身具有嗜神经性,并且可能本身就能够导致第8对脑神经功能障碍,包括听力丧失。

■ 1.12 脑膜炎

脑膜炎仍然是成人和儿童中较为常见的严重感染。当它导致成人听力损失时,患者通常会有相关主诉;然而,发生在儿童身上时可能不被发现。相关耳聋的发病率非常高:真菌性脑膜炎中占40%;细菌性脑膜炎中估计在6%~35%;无菌性(病毒性)脑膜炎中少见[23,24]。80%的病例为双侧听力损失,70%为部分听力损失。许多患有部分听力损失的患者能获得一定程度的康复。然而,任何脑膜炎患者,尤其是儿童,在康复后都应该进行听力评估。

■ 1.13 结核病

尽管影响耳朵的肺结核在今天相对少见,但仍然时有发生,尤其是在贫民区。该病常表现为治疗效果不佳的慢性耳部感染,多发性鼓膜穿孔和水样耳漏是典型的症状,可能继发的并发症有脑膜炎、面瘫等[25]。由于诊断错误,患者经常是接受了许多疗程的各种抗生素治疗,有时甚至手术治疗,但病情却没有改善。耳部疾病可能是结核病的首发症状。一旦做出诊断(通过耳引流液或肉芽组织的抗酸染色,或适当的细菌培养),就需要仔细评估全身受累情况,并应进行抗结核治疗。

■ 1.14 结节病

结节病最常见于黑人患者,通常通过其特征性胸部X线结果进行诊断(图13.3)。然而,它几乎可以发生在任何器官,包括耳朵[26]。这是一种病因不明的肉芽肿性疾病,可能导致感音神经性听力损失,可能是突发性或波动性的,或两者兼有。已知患有系统性疾病的人尤其应怀疑结节病。然而,对于治疗无效的慢性耳部疾病患者,尤其是与葡萄膜炎、面

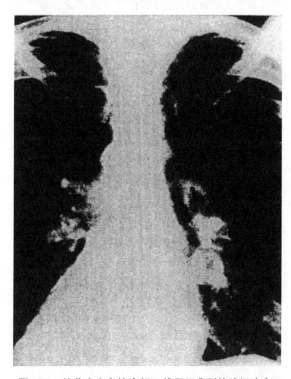

图13.3 结节病患者的胸部X线显示典型的肺门腺病。

神经麻痹、其他神经病、尿崩症或脑膜炎相关的患者,也必须考虑该鉴别诊断。

■ 1.15 韦格纳肉芽肿病

这种疾病的特点是鼻、鼻窦、肺和肾的坏死性血管炎及肉芽肿性病变。它可能是一种肉芽肿性中耳炎,对常规抗生素治疗耐药[27,28]。在某些病例,耳朵出血可能是早期症状。传导性听力损失与分泌性中耳炎或中耳肉芽肿有关,而少发的感音神经性听力损失可能由内耳肉芽肿或血管原因引起。在任何持续发作的中耳疾病且常规治疗未获预期效果的病例,还必须考虑其他不常见的肉芽肿性疾病。也有报道称耳朵出现致死性中线肉芽肿,但这种情况非常罕见,也有可能存在误诊。这两种以往属于致死性的疾病现在都可以治疗:韦氏肉芽肿病目前最好用免疫抑制剂(尤其是环磷酰胺)治疗,中线肉芽肿对正电压照射有反应。

■ 1.16 血管炎

类风湿关节炎、巨细胞动脉炎、结节性多动脉炎、白细胞破碎性血管炎[29]和多种其他血管炎都与听力损失有关。伴有传导性听力损失的中耳积液是常见的,感音神经性听力损失也可能发生。偶尔,中耳疾病可能先于血管炎综合征的其他表现而出现,或者在使用类固醇或其他药物成功治疗后可能仍持续存在。对于已知患有系统性血管炎和传导性听力损失,且常规治疗无效的患者,则可能需要进行鼓室探查术和中耳活检。如果怀疑有原发性血管炎,这种联合治疗可作为疾病早期的诊断措施。早期发现和及时治疗是该病治疗的关键。

事实上,任何对血管产生不利影响的系统性疾病都可能与听力损失有关。这些疾病包括糖尿病、动脉粥样硬化和其他血管疾病、本章其他部分讨论的梅毒,以及胶原血管疾病包括类风湿关节炎、狼疮、干燥综合征和其他疾病等。

■ 1.17 组织细胞增生症

Letter-Siwe 病、Hand-Schuller-Christian 病和嗜酸性肉芽肿这些疾病,与先天性类脂质沉积病(如 Gaucher 病和 Neimann-Pick 病)相似,但没有家族性倾向,且其脂质积聚似乎是继发性表现。

Letter-Siwe 病(图 13.4)伴有破坏性骨骼病灶(尤其是颅骨)、贫血、紫癜、肝脾肿大和淋巴结肿大。该病中还可以发现颞骨病变[30],但通常不是孤立的病变,死亡通常发生在 2 岁之前。Hand-Schuller-Christian 病是一种相对不那么严重的组织细胞增生症,也会发生破坏性颅骨病变,常累及颞骨(图 13.5)。

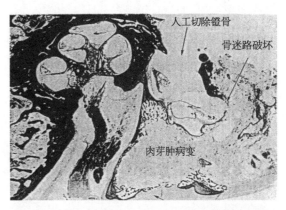

图 13.4　Letter-Siwe 病,有广泛的破坏性病变累及右侧颞骨后部。乳突骨质和内听道周围的骨迷路已被破坏,取而代之的是血管肉芽组织生长。外淋巴和内淋巴间隙内含有纤维蛋白沉淀。(摘自 Schukench[2].第 387 页.哈佛大学出版社)

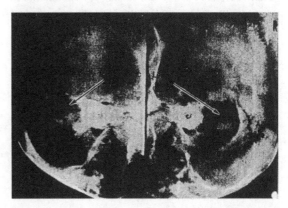

图 13.5　Hand-Schuller-Christian 病,双侧乳突破坏性病变。(摘自 Schukench[12].第 387 页.哈佛大学出版社)

该病典型的表现为尿崩症、眼球突出和颅骨缺损。明显的慢性耳部感染伴耳漏是常见的,因此在做出正确诊断之前,通常是已进行了乳突切除术[2,31,32]。然而,在大多数病例中,首选的治疗方法是放射治疗而不是手术。儿童早期死亡并不像 Letterer-Siwe 病那样突出,这种疾病甚至可能晚至 10 余岁或 20 余岁才发作。其他可能的特征表现有生长迟缓、贫血、性腺发育不良和病理性骨折。本病病死率为 30%。

嗜酸性肉芽肿是最温和的组织细胞增生症。它在颅骨上形成一个或两个溶解性病变,没有更严重的全身累及。这种疾病通常在儿童期或青年期变得明显,80% 的患者在 30 岁之前发病。该病可能累及长骨、肋骨和脊椎,局部疼痛是最常见的症状。排水耳也可能是一个特征。

■ 1.18 甲状旁腺功能减退

甲状旁腺功能减退是一种与钙代谢有关的代谢性疾病。这种疾病导致 1,25-维生素 D 缺乏和随之而来的低钙血症。长期未治疗的甲状旁腺功能减退似乎与感音神经性听力损失的高发病率有关[33]。听力损失在治疗良好的甲状旁腺功能减退中不太常见。目前尚不清楚与甲状腺功能减退相关的听力损失是否是可逆的[33]。

■ 1.19 过敏

人们早就认识到过敏与传导性听力损失有关,尤其是儿童分泌性中耳炎。咽鼓管充血和功能障碍可能是其作用机制,但中耳黏膜本身的过敏反应也可能起作用。最近,有人提出过敏与感音神经性听力损失,特别是梅尼埃病之间存在关联[34]。

■ 1.20 高脂蛋白血症

内耳疾病患者中有相当一部分有高脂蛋白血症[35]。通常,这些患者的症状与梅尼埃病相似,尤其是低频性的波动性感音神经性听力损失。然而,听力损失可能遵循任何感音神经性模式。高脂蛋白血症可能与饮食习惯、妊娠和许多疾病有关,包括糖尿病、甲状腺功能减退、骨髓瘤、胆道梗阻、肾病综合征、肥胖、胰腺炎和异常丙种球蛋白血症。口服避孕药可引起 4 型高脂蛋白血症模式的脂蛋白电泳表现。前庭异常也可能表现突出。高度怀疑和早期发现是必要的,不仅有助于管理耳科疾病,而且有助于防止动脉粥样硬化性心血管疾病的发展。

■ 1.21 高血压

高血压是常见病,与多种疾病有关。几项研究表明,噪声引起的听力损失与高血压之间存在相关性[36-54]。一些研究表明,高血压与噪声暴露之间存在高度相关性,而另一些研究则显示没有相关性。一些人认为,噪声暴露可能会增加应激和血压(尽管还没有证据表明这种反应是异常的或有害的),而另一些人则认为,高血压倾向与听力受损的风险增大有关。Talbott 等[55]甚至提出噪声暴露人群的概念,可以明确的是某些疾病,如高脂蛋白血症会同时增加高血压和听力损失的风险。目前发现,高血压患者的听力损失发生率较高(无论是否接触噪声)。没有足够有说服力的证据表明这些人比其他人更容易遭受噪声性听力损失,也没有证据表明噪声能够导致人类严重、长期的高血压。这方面还需要更多的研究。

■ 1.22 梅毒

目前,继发性梅毒仍然是耳科疾病的一个相对罕见的原因。晚期(或第三期)梅毒病如树胶样肿累及耳朵并导致听力损失并不常见。然而,内耳梅毒的发生可能相对较为常见[56],它是三期梅毒的一种特殊形式。诊断需要荧光梅毒螺旋体抗体(FTA)吸收试验,梅毒螺旋体抗体微量血凝试验(MHA-TP)或其他复杂的分析,而 RPR 和 VDRL 试验通常为阴性。即使在对先天性梅毒进行治疗后,或在脑脊液未感染的情况下,活的螺旋体也可以被隐藏在耳内的分泌物中[57,58]。

螺旋体在耳、眼前房和关节间隙对抗生素治疗表现出异常的耐药性。在治疗原理上特别重要的是他们的分裂时间为 90 天[59],而早期梅毒的分裂时间为 33 小时。

症状可能是与梅尼埃病类似的,伴有波动性听力损失、眩晕和耳鸣,也可能是任何形式的感音神经性听力损失。梅尼埃病样表现或病因不明的感音神经性耳聋的成人中有多达 6%~7% 的人可能患有本病[34,56],尽管临床实践中发现的比例要低得多。快速进行性的感音神经性听力损失,一侧比另一侧更严重,言语识别率差,是特征性表现(图 13.6)。

所有突发性耳聋病例都应该进行梅毒筛查,因为梅毒性突聋是少数对治疗反应良好的病因之一,并且如果不治疗,可能会随后导致另一侧耳聋。因此,一些耳科医生提倡,在 FTA 吸收试验的结果尚待确定时,就应使用高剂量激素药物。

JOSEPH SATALOFF, M.D.
ROBERT THAYER SATALOFF, M.D.
1721 PINE STREET　　PHILADELPHIA, PA 19103

HEARING RECORD

NAME　　　　　　　　　　　　　　　　　　　　　　　AGE

AIR CONDUCTION

| | | | RIGHT | | | | | | | | LEFT | | | | | | |
DATE	Exam	LEFT MASK	250	500	1000	2000	4000	8000	RIGHT MASK	250	500	1000	2000	4000	8000	AUD
10/77			30	40	55	70	70	60		10	30	55	70	70	50	
11/77			15	20	35	55	55	35		15	20	45	65	55	50	
1/78			15	20	20	55	45	30		10	20	20	65	60	50	
3/79			15	20	30	55	45	30		10	15	20	55	55	50	

BONE CONDUCTION

| | | | RIGHT | | | | | | | LEFT | | | | | |
DATE	Exam	LEFT MASK	250	500	1000	2000	4000	RIGHT MASK	250	500	1000	2000	4000	AUD
10/77			25	30	50	↓	↓		10	25	55	60	↓	
11/77			15	15	35	55	50		10	20	45	55	55	
3/79			15	20	30	55	40		10	10	20	55	50	

SPEECH RECEPTION

DATE	RIGHT	LEFT MASK	LEFT	RIGHT MASK	FREE FIELD	MIC.
10/77	45		30			
11/77	30		25			
3/79	20		20			

DISCRIMINATION

| | RIGHT | | | | LEFT | | | | |
DATE	% SCORE	TEST LEVEL	LIST	LEFT MASK	% SCORE	TEST LEVEL	LIST	RIGHT MASK	EXAM.
10/77	74				60				
11/77	84				70				
3/79	96				78				

HIGH FREQUENCY THRESHOLDS

| | | RIGHT | | | | | | LEFT | | | | |
DATE	4000	8000	10000	12000	14000	LEFT MASK	RIGHT MASK	4000	8000	10000	12000	14000

RIGHT		WEBER		LEFT		HEARING AID			
RINNE	SCHWABACH			RINNE	SCHWABACH	DATE	MAKE		MODEL
						RECEIVER	GAIN		EXAM
						EAR	DISCRIM		COUNC

REMARKS

图 13.6　病史：50 岁,男性,在过去 3 个月内有耳鸣和快速进行性听力损失,右侧更严重。声音低沉且"混乱"。无噪声暴露史、感染史、耳毒性药物史或外伤史,无耳聋家族史,坚决否认接触过淋病或梅毒。耳部检查：正常。听力学检查：双侧不对称感音神经性听力损失,伴有一定程度的言语识别率下降。双耳复听,无音衰变。实验室检查：VDRL 阴性,FTA 吸收试验和 MHA–TP 强阳性。甲状腺功能测试、糖耐量测试、胆固醇、甘油三酯和内听道 X 线片正常。诊断：梅毒性听力损失。治疗经过：患者在等待血清学检查时,由于听力迅速进行性恶化,且高度怀疑为梅毒,因此最初即使用了类固醇治疗。听力在 3 周内改善。随后,在 11/77 听力图之后开始使用抗生素。他每周接受 240 万 U 的苄星青霉素肌内注射,持续 6 个月,类固醇逐渐阶梯减量。一年后,在没有药物治疗的情况下,他的听力保留良好。

梅毒性耳病显示内淋巴积水,如梅尼埃病和耳囊骨炎(图 13.7)[2]通常伴随双侧前庭功能降低。尽管提倡类固醇和抗生素强化治疗,但最佳治疗方案仍没有答案。然而,对于三期梅毒或神经梅毒的内耳感染,常规抗生素治疗明显不足以根除,这种情况建议采取长期的治疗(一年或更长)。

1.23　甲状腺功能减退

地方性克汀病(与碘摄入不足相关的先天性甲状腺功能减退症)可能出现新生儿黄疸持续时间延长、喂养不良、哭声嘶哑、嗜睡、发育迟缓、身材矮小,粗糙特征如舌头突出、鼻子宽扁、头发稀疏、皮肤干

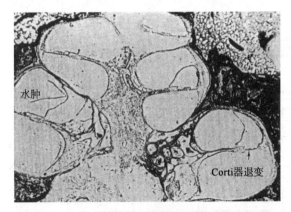

图 13.7 70 岁，女性，先天性梅毒性迷路炎，有严重的内淋巴积水，以及融合性骨破坏区段，Corti 器严重退变，基底膜存在 10 nm 的 Corti 器缺失区段，耳蜗底转可见耳蜗神经元缺失，其他部位 50% 的耳蜗神经元发生变性。（摘自 Schukench[2]. 第 265 页. 哈佛大学出版社）

燥、骨龄迟缓等症状，以及其他一些众所周知的特征。这些儿童的听觉缺陷通常是感音神经性听力损失，或也可能是混合性的[60]。

大约 50% 的成年黏液水肿患者有听力损失，可能是传导性、感音神经性或混合性听力损失[61,62]。该病的感音神经性听力损失的典型特征是低言语识别率，甲状腺治疗可能效果良好。纯音听阈可能没有任何变化，但也可能出现阈值改善。梅尼埃病患者之中高达 3% 的比例可发现甲状腺功能减退，被认为会导致内淋巴积水[34]。甲状腺素替代治疗似乎也能有效地消除这类患者的梅尼埃病症状。Pendred 综合征、桥本甲状腺炎和其他原因导致的甲状腺功能障碍必须包括在鉴别诊断中。

■ 1.24 肾上腺功能减退和垂体功能减退

垂体或肾上腺功能减退可能与梅尼埃病的症状有关[34]。5 小时葡萄糖耐量试验曲线平坦应提醒临床医生注意这种可能性。耳部症状通常是双侧的。胰岛素刺激试验或 ACTH 血浆皮质醇刺激试验有助于诊断。一旦确诊，应立即进行激素替代治疗。

■ 1.25 自身免疫性感音神经性耳聋

自身免疫性感音神经性听力损失最初被描述为一种发生于年轻成人，以双侧、不对称、快速进行性感音神经性听力损失为特征并伴有明显前庭功能障碍的疾病[63]。它通常与乳突、中耳或鼓膜的组织破坏有关。有更多的迹象表明，轻微的创伤，如用于排出中耳积液的鼓膜切开术，也可能罕见地触发这种疾病的进程。

最近发现，自身免疫性感音神经性听力损失可能发生在任何年龄组，并可能产生几乎任何形式的听力图。虽然不是必定伴有组织破坏，但双侧累及和快速进展是最常见的。这种疾病可能导致双侧完全性耳聋，伴有或不伴有明显的头晕。各种实验室测试可能有助于确定诊断，包括体液免疫和细胞免疫检测、补体检测、单倍型检测等。目前的试验方案包括分组定量血清免疫球蛋白检测，C-3、C-4、CH-50、C-1Q、T 细胞亚群，HLA-A、B、C 分型、HLA-DR 分型、耳蜗抗体的 western blot 和其他检测，仅在临床上高度疑为自身免疫性疾病的患者中进行此评估。Bowman 和 Nelson[64]表明，Cw7 增加与免疫性听力损失呈正相关，或有可能与类固醇反应性相关。DR4 缺失提示疾病易感性增加；Cw4 和 B35 的存在与自身免疫性感音神经性耳聋存在较弱相关性。治疗包括甾体药物和细胞毒性药物，如甲氨蝶呤或环磷酰胺。极少数情况下，可能需要进行血浆置换。

一种特殊类型的自身免疫性感音神经性听力损失称为交感性耳蜗炎，累及双耳，继发于外伤后或者单耳术后，由于内耳蛋白暴露于免疫系统所致。治疗也是采用类固醇和细胞毒性药物。

■ 1.26 肾功能衰竭

高频感音神经性听力损失在严重肾脏疾病患者中并不少见。对透析患者的研究显示：他们的听力图在 6 000 Hz 时出现低谷，4 000 Hz 和 8 000 Hz 时也有一些下降，2 000 Hz 通常不受影响，并且在单个透析期间可能会出现听阈的大幅波动[65]。这种耳病的发病机制尚不清楚。相关研究已对高脂血症进行了评估，发现其似乎不是原因所在。既往接触耳毒性药物常使评估复杂化，其意义尚不清楚。尽管如此，肾功能衰竭患者是需要监测听觉功能的。

■ 1.27 衰老

衰老过程影响全身的各个部位，耳朵也不例外[66]。老年性耳聋实际上始于儿童时期，表现为内耳毛细胞和神经纤维的逐渐丧失。这一过程从高频区域开始,逐渐发展到语言频率。当老年人被检出有双侧对称性倾斜的高频感音神经性听力损失时,即可能是老年性耳聋。同时必须保持警惕,因为很容易出现不经适当评估就将所有这样的患者归入这一类别的情况。事实上,很多这样的患者都有遗传性听力损失,会出现其他表现形式,应进行合理得当的诊断。其他可能与多种非遗传原因相关,如梅毒或听神经瘤。除非进行了彻底的评估,否则必须制止将一个"明显"的疾病归于某项听力损失。

■ 1.28 精神疾病

对患有偏执型和情感型精神病的成年患者进行的听力损失研究[67]结果发现,60%的偏执型精神病患者和70%的情感型精神病患者中存在感音神经性听力损失。20%的偏执型精神病患者和2%的情感型精神病患者中出现传导性听力损失。也有人认为,偏执型精神病患者的听力损失持续时间较长,并且常先于精神病发作。听力损失对儿童早期心理发展的影响已获得充分认知。老年重听患者发生相对较轻的偏执倾向、神经症和其他心理障碍的倾向也得到了证实。然而,与精神疾病的联系相对较新,也是一个需要进一步澄清的有趣内容。

■ 1.29 恶性肿瘤

耳部原发性癌和肉瘤[68-70]将有单独章节进行讨论,但远处的肿瘤也可能转移到颞骨,这一事实经常被漏掉,如果癌症患者发生中耳炎,应予以考虑此疾病。同时强调,当发现耳部癌症时,需要在其他地方寻找原发肿瘤灶。据报道,耳部转移癌可原发自乳腺、肾脏、肺、胃、喉、前列腺、甲状腺、鼻咽、子宫、脑膜、头皮、直肠、腮腺、肠管、脑、颈动脉化学感受器、脊髓和其他部位[71]。颅底肿瘤也可产生听力损失,肿瘤侵犯方式可为直接侵犯或通过影响咽鼓管功能而导致中耳积液和传导性听力损失。邻近的基底细胞癌、黑色素瘤、脑膜瘤、邻近脑神经的良恶性神经肿瘤、鼓室球体瘤、血管瘤(可能为多发性)和各种其他肿瘤的直接扩张也可能引起本病症。鼻咽癌的典型表现之一为发生于成人的单侧分泌性中耳炎,继发于咽鼓管阻塞。这种恶性肿瘤在东方人中更为常见,任何原因不明的分泌性中耳炎都应予以排除。

霍奇金淋巴瘤、白血病、淋巴瘤和骨髓瘤等恶性肿瘤会导致免疫系统缺陷,从而增加耳感染的发生率,并导致听力损失和严重的耳部并发症。这种可能的重要性在患有严重全身性疾病的患者中可能被忽视。未经治疗的中耳炎不仅会导致进行性听力损失,还会导致脑膜炎和死亡,尤其是对于免疫功能低下的患者。

恶性肿瘤的治疗可能包括放射治疗,其并发症包括听力损失。外耳道皮肤干燥和剥落可能导致碎屑堆积和传导性听力损失,颞骨放射性骨坏死可能导致慢性感染,并可能导致传导性甚至严重的感音神经性听力损失[2,72]。

■ 1.30 凝血系统疾病

少数情况如耳蜗动脉闭塞可能与内耳血管功能障碍有关。某些肿瘤、红细胞增多症、血栓闭塞性脉管炎(Buerger's disease)、巨球蛋白血症和某些病毒感染相关的高凝状态,已被认为是某些突发性听力损失的病因[73]。原发性凝血功能障碍或继发性疾病如白血病可导致内耳出血和继发性耳聋[2]。这种听力损失是不可逆的,但可以通过对基础疾病的适当处理来预防。如果一侧耳朵已经丧失听力,治疗尤其重要。

■ 1.31 颈静脉球体瘤和鼓室球体瘤

颈静脉球体瘤比较罕见,听力损失和耳鸣往往是唯一的症状。这种特殊的肿瘤(副神经节瘤)起源于颈静脉球周围的细胞,并向外扩展累及邻近结构[2],最常扩展到中耳底壁,导致传导性听力损失和搏动性耳鸣。随着疾病的进展,它可能表现为慢性中耳炎,甚至可能经鼓膜延伸至外耳道,表现为外耳道的肉芽组织。毫无疑问,由于肿瘤的明显血管化,对这种看起来像肉芽的组织进行活检可能会导致大出血。随着疾病的扩展,它可能破坏颞骨和颈静脉球,并可向颅内扩展。

血管球体瘤也可能起源于中耳内侧壁的细胞。这些被称为鼓室球体瘤,通常更容易手术治疗。在尝试手术干预之前,必须区分鼓室球体瘤和颈静脉球体瘤。与任何扩张性肿瘤一样,血管球体瘤的早期诊断有助于外科治疗。由于传导性听力损失可能是许多患者的唯一症状,医生有义务确定每一例单侧传导性听力损失的病因。

体格检查可显示中耳的粉红色肿块，鼓膜加压使肿块变白。通过在耳朵上放置 Toynbee 管或听诊器，检查者可能听到搏动性耳鸣。客观耳鸣的发现不仅可能发生于血管球体瘤，也可能发生于颈动脉瘤、颅内动静脉畸形、颈动脉狭窄和其他情况。血管球体瘤必须与可能出现在中耳的其他肿块相鉴别，如颈动脉瘤、颈静脉球高位、脑膜瘤和中耳腺瘤等。

放射学检查是目前血管球体瘤诊断的主要手段。无活检指征。颞骨 CT 扫描用于评估骨质侵蚀，MRI、MR 血管造影、传统动脉造影和逆行颈静脉造影用于确定肿瘤的范围（图 13.8）。由于相关肿瘤的高发病率，一些耳科医生推荐使用选择性全脑血管造影（DSA）进行检查。高达 10% 的血管球体瘤患者会表现为双侧血管球体瘤、迷走神经体瘤、颈动脉体瘤或甲状腺癌[74]。绝大多数血管球体瘤患者是女性，而这种肿瘤在儿童中极为罕见。因此，如果儿童患者中高度考虑该诊断，活检以排除其他病变是适当的。非手术患者在开始姑息性放射治疗之前也需进行活检。然而，此类活检必须在手术室中仔细进行，并备血以供随时输血用。

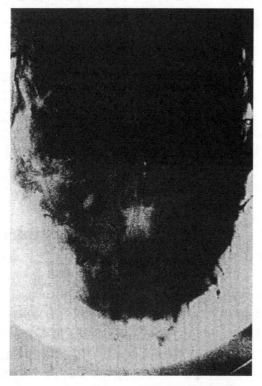

图 13.8　血管造影显示颈静脉球体瘤的血管充盈。

■ 1.32　动脉瘤

尽管颞骨中动脉瘤很罕见[75]，一旦发现就需要明确诊断和准备精准的外科治疗。这类患者可能会出现听力损失、眩晕、耳鸣、耳胀感，甚至面神经麻痹等症状，中枢症状包括头痛、恶心、呕吐和抽搐，随着疾病的进展而发生。早期受累耳可能提示症状性颈静脉球体瘤。当发现中耳肿块，尤其是呈搏动性或伴有搏动性耳鸣时，必须考虑颈内动脉瘤的鉴别诊断。

■ 1.33　血管性疾病

晚期动脉粥样硬化患者，尤其是曾患心肌梗死患者，其高频感音神经性听力损失发生率高于正常人群。其发病机制尚未确定，但被认为与内耳内的血管变化有关[76]。锁骨下动脉盗血综合征涉及左锁骨下动脉近端狭窄，与椎动脉之间的侧支循环形成，10% 的患者出现听力损失[77]，其原因是向内耳供血的椎基底动脉系统受损。由于椎动脉供应脑桥、延髓、小脑、前庭和耳蜗迷路、部分颞骨以及上段脊髓、丘脑和枕叶皮质，因此该综合征也可能出现其他耳科症状，如眩晕和面瘫。类似的症状可能发生在椎动脉系统功能受限的情况下，如外侧延髓梗死综合征（Wallenberg 综合征），可以进行外科治疗，但不在本章的范围之内。

突发性听力损失经常被归于"血管原因"，虽然这种解释很诱人，但组织学上的证据却很少，尽管这种现象肯定存在——至少与较大的脑血管闭塞事件有关。许多可能导致组织缺氧的疾病可能是感音神经性听力损失的原因，但还需要更多的研究来证明这种关系。这些疾病包括慢性低血压、贫血、血管迷走神经异常和其他类似的疾病。

■ 1.34　卒中

耳部出血会导致耳聋，正如凝血性疾病中所讨论的一样，自发性蛛网膜下腔出血后，血液进入内听道和耳蜗中，会出现类似的表现。脑部主要血管闭塞可能导致严重的听力损失，椎动脉或小脑后下动脉闭塞可导致外侧延髓综合征或 Wallenberg 综合征，该综合征以同侧上睑下垂和瞳孔缩小为特征，眼球内陷，面部感觉减退，腭、咽和喉麻痹，对侧躯干和肢体的感觉减退,温度觉减退,以及偶尔累及第 6、第 7 和第 8 对脑神经[78,79],会出现感音神经性听力损失以及前庭功能异常[80]。

前庭前动脉闭塞会产生前庭症状而无听力损失[2],小脑前下动脉阻塞通常会导致突发性眩晕,伴有恶心、呕吐、听力损失、面瘫、小脑和感觉障碍,膜迷路,脑干听觉和前庭神经核发生退行性变,同侧面部痛温觉丧失较常见,对侧躯体痛温觉降低。幸存患者通常病情改善缓慢。

椎基底动脉缺血可能有类似症状,但持续时间较短,其中眩晕最为突出。其他相关表现可能有听力损失、复视、头痛和言语困难。虽然动脉粥样硬化性血管疾病是常见的病因,但关节炎、梅毒、动脉瘤和锁骨下动脉盗血综合征也必须考虑到。

颈静脉球或颈内静脉的外侧静脉窦血栓形成和血栓性静脉炎可导致乳突感染、脑脓肿,或因脓毒栓子导致败血症和脑膜炎,出现听力损失。在过去,这些疾病通常被视为耳科手术的并发症。然而,最近在使用锁骨下静脉或颈内静脉作为吸食通路的海洛因成瘾者中发现了颈静脉血栓性静脉炎及其并发症(包括逆行性扩张)。

■ 1.35　多发性硬化

弥漫性脱髓鞘疾病,如多发性硬化,可能累及整个神经系统。最初的症状通常是短暂的视力模糊、眩晕、笨拙或短暂的脑神经麻痹。在疾病后期,可能会出现意向性震颤、言语断续和眼球震颤,以及呈扩散性的神经衰弱,感音神经性听力损失和耳鸣常见。这种疾病通常发生在 20～40 岁;它是渐进性的,也可能是致命的。最常见的是高频区进行性的双侧听力损失[81],但也可能是突发性单侧极重度聋[2]。该疾病出现的听力损失常能够恢复。听力损失经常波动,甚至可能在严重抑郁后恢复正常。通常,即使听力接近正常,也可能持续存在异常音质衰减[15]。脑干诱发反应测听可能有助于确定诊断。

■ 1.36　寄生虫

多种热带疾病可导致听力损失,尽管在美国很少见到[82]。由肝片吸虫引起的 Halzoun 病可以在任何饲养绵羊和山羊的地方发现,但在南美洲、拉丁美洲和波兰尤其常见。这种疾病也在非洲、亚洲、欧洲和北美发现。感染通常通过食用生的水生植物(如豆瓣菜)发生,并导致肝吸虫病,症状包括呼吸困难、吞咽困难、耳聋,偶尔还有窒息。蝇蛆病是由蝇幼虫侵染人体组织引起的,可穿透耳朵侵入身体而引起耳朵感染或更严重的疾病。

嗜人锥蝇,又称螺旋锥蝇,见于美洲热带地区和整个美国南部地区。它们通过在开放的伤口或排泄口产卵感染人类。它们会造成深部恶臭的伤口,可能会发生中耳炎或乳突炎。虫患在 10% 的病例中是致命的。影响耳朵的其他形式的蝇蛆病可能在世界其他地方发现,对旅行者更应该怀疑此诊断。外耳道寄生虫感染在热带地区和美国较温暖的地区很常见,在全国各地也可能偶尔发现,尤其是在游泳者之中。

■ 1.37　结论

许多可能与听力损失有关的疾病都强调了对每个听力受损患者进行全面病史询问和体格检查的必要性。此外,还提醒我们要在患有这些疾病的患者中尽早寻找未被发现的听力损失。我们需要更多的信息来澄清与系统性疾病相关的听力损失的性质,更加需要颞骨标本进行进一步研究。只有通过持续的临床关注和认真的调查,我们才有希望诊断、理解和预防各种原因的听力损失。

■ 1.38　小结

听力损失可能伴随许多系统性疾病。熟悉这些疾病的耳科表现有助于听力损伤的早期诊断和治疗。此外,对这些关系的关注常导致在主诉听力损失的患者中诊断出原本未被发现的、潜在的严重系统性疾病。

2. 与遗传性疾病和综合征相关的听力损失

大多数疾病可分为遗传性或非遗传性。这两种类型都可能在出生时出现,也可能在生命的后续阶段中出现。遗传性听力损失经常根据遗传模式进行分类。常染色体显性遗传病在携带该基因的人身上显现;它传递给任何特定子代个体的概率为 50%;常染色体隐性遗传中,父母双方可能都不表现出这种特质,但因同为携带者,他们将这种特质传给任何特定子代个体的概率是 25%。

每个人都携带大量隐性特质的基因,但只有当与具有相同隐性特质的配偶结合时,这些基因才可能显现出来。具有血缘关系的配偶中发生这种情况的概率大大增加。携带者母亲将 X 染色体连锁特质传给其任一儿子的概率为 50%,而具有相同特质的男性则会将携带者状态传递给他的所有女儿,但所有儿子不受影响。

了解这些模式以及与之相关的疾病有助于我们预测胎儿是否受影响,并帮助我们为这样的父母提供再次生育异常儿童的可能性。因此,这一知识不仅对尽量减少遗传性耳聋的发生至关重要,对那些因其他原因导致耳聋或畸形儿童的父母来说,使他们确信再次生育一个受影响儿童的机会很小也很重要。

一项全国人口普查发现,美国有 1 340 万人承认患有显著的听力损失[83]。这一总数代表了每 1 000 人中的 66 人,即 6.6%,尽管毫无疑问,实际人数会更高。如果不考虑"显著"的界定,将所有听力损失患者都包括在内,那么在美国,这个数字可能在 2 800 万~3 500 万。遗传因素可能与大约 1/3 的听障患者有关。然而,只有极少数人在 19 岁之前出现听力损失,出生时就有的人更少。针对所有听力损失的患者,考虑基因性或遗传性听力损失的鉴别诊断都很重要。这些患者的听力损失可能表现为任何形式的听力图,包括与噪声性听力损失患者的听力图无法区分的双侧下降型听力曲线,这种情况可能发生在没有噪声暴露史的年轻男女身上。当遗传方式是隐性而非显性时,就没有听力损失的家族史。因此,必须小心谨慎,以免误诊。

2.1 糖尿病

美国至少有 600 万糖尿病患者,而且这个数字似乎以每年 6% 的速度增长[84]。该病似乎遵循常染色体隐性遗传或多基因遗传模式,尽管对这一理论仍有争议。高达 40% 的糖尿病患者[85]患有听力损失,尽管不同研究的估计值不同。听力损失通常是双侧进行性的感音神经性耳聋,高频受损最严重[86],在老年糖尿病患者中有更严重的倾向[87]。糖尿病有关的听力减退可与梅尼埃病症状类似,表现为波动性感音神经性听力损失、发作性眩晕、耳鸣和耳胀满感[88]。糖尿病患者也可能发生突发性、极重

度听力损失,但其因果关系尚未得到证实[87,89]。病理检查显示内耳有小血管改变,与肾脏和其他部位所发现的血管改变相似[90]。此外,大血管的早期动脉粥样硬化可能与血清胆固醇和甘油三酯水平升高有关。实验室研究也支持糖尿病和听力损失之间的联系[91]。

由于糖尿病的发病率很高,任何 18 岁以上患有不明原因的感音神经性耳聋或梅尼埃样症状的患者都应该进行空腹血糖和餐后 2 小时血糖测定。如果这些试验正常,应进行葡萄糖耐量试验。即使测试是正常的,也值得定期重复测试。如果做到了这一点,耳科医生成为糖尿病首诊临床医生的情况并不稀奇。此外,建议对所有已知糖尿病患者进行年度听力筛查。

2.2 恶性外耳道炎

这种疾病威胁生命,并且总是发生在糖尿病患者身上。疼痛通常是最显著的症状,而不是听力损失。它是一种非癌症性感染,通常由铜绿假单胞菌引起,蔓延至颞骨和颅底(图 13.9)。治疗需要住院、大剂量静脉抗生素,有时还需要对颞骨进行广泛的外科清创。预防的重点是积极治疗任何患有糖尿病的外耳道炎患者,并对未解决的感染及早识别及转诊。

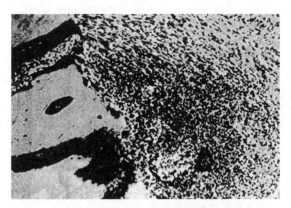

图 13.9 恶性外耳道炎伴耳蜗导水管区脓肿。感染破坏了耳蜗内骨质,并进入颅后窝。(摘自 Linthicum 和 Schwartzman[126].第 43 页.W.B. Saunders 出版社)

2.3 低血糖

低血糖患者也可能出现听力损失,其症状与梅尼埃病相当[92,93]。葡萄糖不耐受是听力波动的患者

中另一个多发表现。

2.4 家族性高脂蛋白血症

这种情况存在于 1% 的普通人群中，通常与听力损失有关[94,95]。一般来说，它是以常染色体显性模式遗传，尽管有时它似乎是隐性的。它可归类于三组疾病中的一组（家族性高胆固醇血症、家族性混合型高脂血症或家族性高甘油三酯血症），或分为 6 种亚型（Ⅰ型、Ⅱa 型、Ⅱb 型、Ⅲ型、Ⅳ型和Ⅴ型）。

区分遗传性高脂蛋白血症和继发于饮食、肾病综合征、甲状腺功能减退或其他疾病的后天性疾病很重要。Ⅱa、Ⅱb 和Ⅳ型尤其重要，因为它们与感音神经性听力损失有关。其病理学表现和影响与糖尿病患者相似。实验室筛选包括空腹血清胆固醇和血清甘油三酯测定，应在规定的时间间隔内进行重复。如果其中一项测试异常，则应在禁食 14 小时后进行脂蛋白电泳。这些测试也应该在感音神经性听力损失的儿童中进行，尤其是在高脂血症患者的子女中。许多高脂蛋白血症患者可接受治疗，包括饮食控制和药物治疗，如考来烯胺、烟酸和氯贝丁酯（安妥明）。

2.5 腭裂

唇裂，无论是否伴发腭裂，在美国白人人口中新生儿发生率大约为 1 000 分之一[96]。孤立性腭裂在新生儿中发生率为 2 500 分之一[97]。这两种情况在美国黑人中都相对少见。虽然唇腭裂有家族倾向，但它们并不遵循经典的遗传模式。此外，遗传因素和子宫内激素或药物因素之间似乎存在交互作用。唇腭裂也可能与许多其他先天性畸形有关[98]。如果一个患儿的父母是正常的，他们再生育一个患儿的概率是 2%。如果父母中的一方受影响，或者父母一方和孩子都受影响，那么发病率要高得多。

几乎所有腭裂患者都有咽鼓管功能异常，合并分泌性中耳炎的高发病率[99]。如果不治疗将产生传导性听力损失，并可能导致化脓性或粘连性中耳炎。类似的问题甚至可能发生在黏膜下腭裂，检查者可能触摸到但看不到。如果患者存在悬雍垂裂，则应怀疑并排除此疾病。治疗包括减充血剂、抗生素的选择性应用，以及在中耳通气无法改善时进行鼓膜切开置管。

2.6 视网膜色素变性

Usher 综合征是视网膜色素变性合并先天性感音神经性耳聋的综合征，通常为隐性遗传[100]。听力损失是先天性的，尽管通常在儿童 1 岁或 2 岁甚至更大时才被发现。它呈双侧耳蜗性听力损失，在高频段更为严重[100-103]。10% 的病例为中度，90% 为重度。尽管只有先天性感音神经性听力损失的患者罹患 Usher 综合征，总的来说，20% 或 25% 的视网膜色素变性患者有听力损失。色素性视网膜炎通常在 10 岁左右才被诊断出来，那时进行性视力下降变得明显，经常从夜盲开始。经常伴有嗅觉下降，并可能发生前庭功能异常[104,105]。视网膜色素变性和听力损失可能与许多其他疾病合并。在 Refsum 综合征中，常与进行性周围神经病变、精神衰退和血清植烷酸升高有关[106]。脂肪储存缺陷可通过饮食限制植烷酸治疗[107]。Bardet - Biedl 综合征表现为视网膜色素变性和听力损失合并性腺功能减退、多指畸形、肥胖和智力低下[108]。Laurence - Moon 综合征患者有智力低下、性欲减退和痉挛性截瘫[108]。在 Alstrom 综合征中，听力损失和视网膜色素变性会并发肥胖和糖尿病[109]。在 Cockayne 综合征中，则伴发视网膜萎缩、智力低下、侏儒症和早衰貌（"鸟样貌"）。这些患者通常在 20 多岁时死亡[110]。Kearn 综合征的视网膜色素变性和混合性听力损失，伴有进行性眼外肌麻痹和心脏传导缺陷[108]。

一般来说，所有患有这些综合征的患者常在 50 岁之前或更早期，就会出现失明，占遗传性耳聋患者的 10%。有些人可以借助助听器获得帮助，但听力损失往往过于严重，尽管通常不会进展。因此，任何失聪儿童都应该进行仔细的眼科评估。反之亦然，任何患有色素性视网膜炎的人都应该接受听力测试。

2.7 青光眼

青光眼有家族性倾向，尤其是开角型青光眼。青光眼患者的儿童和兄弟姐妹的眼压可能高于正常，并且可能具有易患青光眼的解剖学特征[111]。

青光眼与听力损失之间的关系一直存在争议。数据表明，青光眼患者中的听觉前庭功能障碍发生率非常高[112]。高达 60% 的病例伴有耳蜗和前庭功能减退;25%的病例出现单纯的耳蜗性听力损失;只有25%的合并耳疾病的青光眼患者会表现出耳症状。最常见的主诉是听力损失,常见的听力图是双侧耳蜗性听力损失,尽管这可能也是老年患者的听力表现。在急性充血性青光眼中,几乎所有接受测试的患者都有双侧听力损失,约1/3患者同时有前庭功能障碍。

此外,大多数有青光眼病史2年的患者发现有听力损失,这种损失的严重程度似乎与青光眼的严重程度相关。由于经常无法及时发现听力减退的症状,在更好地理解两者之间的关系之前,青光眼患者常规行听力图检查可能是有用的。

■ 2.8 其他眼科异常

至少有20种其他综合征可表现为眼耳疾病,包括:黄斑中央凹营养不良和感音神经性听力损失(Amalric综合征),可能累及多达5%的遗传性耳聋儿童[113];视神经萎缩和耳聋(Leber病)[114];智力低下、视网膜假瘤和耳聋(Norrie病)[115];非梅毒性角膜炎和听觉前庭异常(Cogan综合征)[116];前庭功能障碍、葡萄膜炎、脱发、白睫毛和白头发以及早期脑脊液压力升高(Vogt-小柳原田综合征)[117];鞍鼻、近视、白内障和听力损失(Marshall综合征);前庭小脑共济失调、视网膜色素变性和神经性耳聋(Hallgren综合征)[101]等。Hallgren综合征特别有趣,因为它占所有遗传性耳聋的5%[113]。这些患者中有90%的人在出生时即显现为极重度耳聋;90%有共济失调,10%有眼球震颤;25%的人似乎有智力缺陷,通常是精神分裂症。

■ 2.9 Alport综合征

这种部分性连锁的常染色体遗传综合征[84,117]在出生后第一周因出现血尿和蛋白尿而被发现。男性患者通常在30岁之前出现高血压、肾衰竭和死亡。女性患者的疾病表现较男性明显。听力损失为双侧进行性耳蜗性感音性耳聋。通常在患者10岁时首次发现。该综合征约占遗传性耳聋的1%[113]。治疗主要包括控制尿路感染和肾功能衰竭。通常,尿路感染需要用耳毒性药物进行治疗,导致听力损失复杂化。

Muckle-Wells综合征是Alport综合征的一种变异,包括荨麻疹、淀粉样变性和相对不孕[118,119],这种疾病通常始于青春期。Herrman综合征合并遗传性肾炎、常染色体显性遗传性神经性耳聋、智力低下、癫痫和糖尿病[120]。

大约有10种其他已知的综合征合并听力损失和肾脏疾病。这种频繁的关联性使得在评估感音神经性听力损失时,尤其是在儿童和年轻人中,需要进行常规尿液分析。这些综合征许多也与高血压有关,因此也应该检查血压。

■ 2.10 Waardenburg综合征

这种显性综合征(图13.10)包括部分白化病(典型表现为白色的额部头发)、内眦外移、虹膜异色和先天性非进行性感音神经性听力损失[121]。可能出现前庭异常和颞骨放射学异常[84]。耳聋可能是全聋,仅在低频段有轻微的残余听力;可能是中度聋,高频段听力接近正常,低频段听力严重下降;或单侧性,另一侧听力几乎正常[86]。只有20%的Waardenburg综合征患者有听力损失表现;然而,Waardenburg综合征占所有遗传性耳聋的1%[113]。目前,除了适当的声音放大,没有其他处理方法。遗传咨询在这些情况下是有意义的。

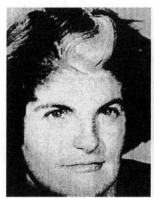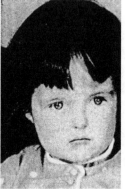

图13.10 Waardenburg综合征的母亲和女儿显示白色额发和同色虹膜。(摘自Smith[158].第143页.W.B.Saunders出版社)

■ 2.11 白化病与神经性听力损失

全身白化病和神经性听力损失(与Waardenburg综合征的局限性白化病相反)通常呈隐性遗传[94],尽管显性形式(Tietze综合征)也有相关描述[122]。

与局部白化病的 Waardenburg 综合征不同,该综合征的特征是皮肤完全白化,白发,虹膜、巩膜和眼底都没有色素。眼震和双侧进行性高频区感音神经性听力损失通常开始于 6～12 岁。这种疾病是由于缺乏含铜的酪氨酸酶引起的。到目前为止,除了对症措施(包括助听器)外,没有其他治疗方法。

■ 2.12 Leopard 综合征

Leopard 为雀斑、心电图缺陷、眼距宽、肺动脉狭窄、生殖器异常、生长迟缓和感音神经性听力损失[123]的首字母缩写。该综合征为常染色体显性遗传。雀斑在出生时通常不存在,但逐渐发展(图 13.11)。25％的病例发生感音神经性听力损失,且通常较轻。治疗包括助听器(如适用)、肺动脉狭窄的外科矫正、雀斑磨皮术以及必要时其他相关异常的矫正。

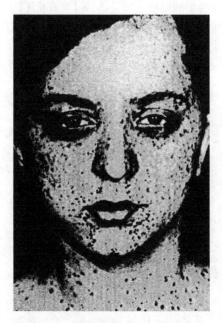

图 13.11 多发性雀斑(Leopard)综合征。
(摘自 Konigsmark 和 Gorlin[108].第 239 页.
W.B. Saunders 出版社)

■ 2.13 von Recklinghausen 病(多发性神经纤维瘤病)

自 1882 年以来,在合并皮肤异常和听力异常的其他综合征中,全身性 von Recklinghausen 病(图13.12)已被公认。多发性神经纤维瘤和牛奶咖啡斑是最常见的特征。该综合征经常伴随癫痫,在某些病例会出现智力迟钝。神经纤维瘤可能发生在任何地方,包括第 8 对脑神经,有时发生在双侧。有报道神经纤维瘤可发生恶变[124]。遗传方式是常染色体显性遗传。局限性 von Recklinghausen 病可能以双侧听神经纤维瘤的形式存在[125]。这些神经纤维瘤的表现与全身性 von Recklinghausen 病无关的听神经瘤有所不同,在发现时可能已相当大[126]。前庭测试可能显示冷热试验反应降低或消失。若可行,治疗需要切除听神经瘤。

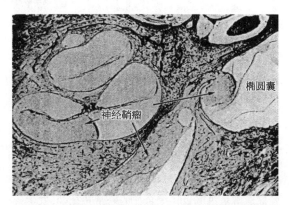

右侧标注:椭圆囊
左侧标注:神经鞘瘤

图 13.12 von Recklinghausen 病伴双侧前庭神经鞘瘤。在这张显微照片中,肿瘤从内听道延伸到耳蜗底圈和前庭。
(摘自 Schukench[86].第 376 页.哈佛大学出版社)

■ 2.14 佩吉特病

尸检发现 40 岁的人中有 3％的人患有畸形性骨炎,80 岁的人中可能有 10％的人患有畸形性骨炎[108]。一般来说,Paget 病被认为是一种常染色体显性综合征。骨痛是最常见的症状。病理学包括马赛克状的异常骨沉积和骨吸收(图 13.13),并表现为骨骼畸形,尤其是骨骼承重部分畸形。颅骨增大是典型表现。在 1％～2％的病例中发现了肉瘤样改变[127]。

该病的多种神经系统改变都有报道。听力损失不是 Paget 病的一个不变特征,可能是传导性的(由听小骨或卵圆窗区畸形引起),也可能是感音神经性的[86]。感音神经性听力损失的其中一个机制是内听道变窄压迫听神经。然而,这似乎并不像耳蜗性听力损失那样常见。该疾病可以通过 X 线片和血清碱性磷酸酶和尿羟脯氨酸水平升高来诊断。治疗可能包括中耳重建手术,尽管由于疾病的进展和不可预测性,这种手术往往是无益的。抑制骨质过度吸

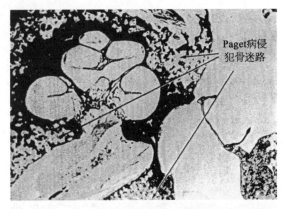

图 13.13 Paget 病广泛累及骨迷路,但膜迷路正常。(摘自 Schuknecht[86].哈佛大学出版社)

收的药物,如丝裂霉素、依替膦酸钠和降钙素等,正在尝试作为诱导缓解的药物[128]。

■ 2.15 骨纤维异常增殖症

颞骨的骨纤维异常增殖症通常伴发听力损失[129]。病程可以是单骨型或多骨型。播散性骨纤维异常增殖症通常是 Albright 综合征的一个特征,其发生骨纤维异常增殖、皮肤色素沉着和各种内分泌紊乱,并且几乎都发生在女性。单骨型和多骨型见于男性和女性,都可能与甲状旁腺功能亢进相关。颞骨可能发生骨纤维异常增殖,并与听力损失相关(图13.14)。在某些病例中,听力可以通过手术改善。

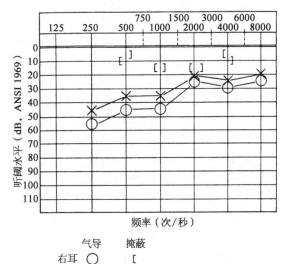

图 13.14 14 岁,女孩,颞骨纤维异常增殖症。她的双侧传导性听力损失是由于耳道受累侵及锤骨和砧骨所致。

■ 2.16 成骨不全症

这种常染色体显性遗传疾病(图 13.15)分为两种类型,严重程度不同[86]。先天性成骨不全症在出生时出现,严重程度更高,并导致多发性骨折,经常导致早期死亡。迟发性成骨不全症严重程度明显降低,在后期出现,病灶更局限。蓝色巩膜、骨质变脆和听力损失是主要特征(van der Hoeve - de Klein 综合征[130]或 Lobstein 病);其他系统,特别是牙齿,也可能受累及。30%～60%的迟发性成骨不全症患者存在明显的听力损伤(图 10.17)[131,132]。听力损失通常是传导性和双侧性的,尽管也有混合性和纯感音神经性听力损失的报道。鼓膜可能是蓝色、菲薄的。既往成骨不全和耳硬化曾被认为是同一种疾病,因为两者都有镫骨固定,但事实并非如此。它们的外科学和组织病理学特征可能有所不同,尽管对于病理学仍存在争议[86,126]。手术治疗同样是采用镫骨切除术,但是需要对手术方式进行一些修正[133]。

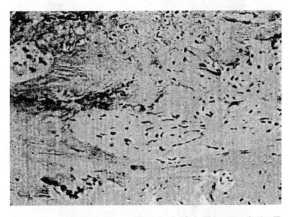

图 13.15 成骨不全症。颞骨的钙和磷含量低于正常值,骨质表现不成熟。(来自 Linthicum 和 Schwartzman[126].W. B. Saunders 出版社)

■ 2.17 Crouzon 病

颅缝过早融合导致这种独特的常染色体显性遗传综合征(图 13.16)[134]。根据所累及颅缝不同,颅骨的形态各异。眼距过宽、眼球突出、眼眶浅、喙状鼻和上颌发育不全是常见的。大约 1/3 的此病患者有听力损失(通常是传导性的),与听骨畸形或镫骨固定有关[135]。双侧外耳道闭锁在一些病例中被发现,表现为混合性听力损失。大多数情况下采用外科手术来治疗。开颅术多在婴儿期进行的,以减少大脑受压,整容性质的颌面部重建效果越来越令人满意[136]。

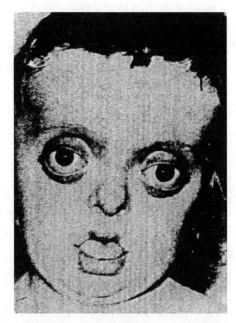

图13.16 Crouzon 综合征表现为眼球突出、眼距过宽和上颌骨发育不良。该患者有 60 dB 的传导性听力损失,智商为 110。(摘自 Schukench[86].第 176 页.哈佛大学出版社)

■ 2.18 锁骨颅骨发育不良综合征

这种显性遗传综合征偶尔与传导性或混合性进行性听力损失,以及外耳道向心性狭窄有关[108]。表现为单侧或双侧锁骨发育不全或不发育,或伴假性关节形成。牙齿异常萌出和颅骨不完全骨化是膜成骨骨化缺陷的进一步表现。在体检时,患者通常可以将两侧肩膀在胸骨前并拢。面部骨骼发育不全,腭骨高拱,额窦不发育。

■ 2.19 Treacher - Collins 综合征和 Franceschetti - Klein 综合征

下颌面部骨发育不良最早出现于 19 世纪 40 年代,面部典型外观是(图 13.17)[137]颧骨发育不良产生向下倾斜的睑裂,颧骨凹陷,下颌后缩,嘴巴酷似"鱼状"外观,下颌骨发育不全,下眼睑缺损伴睫毛缺失是常见的。耳郭畸形发生在 85% 的此类患者

中[138]。约 1/3 的患者有外耳道闭锁或听骨缺损。传导性听力损失最常见,尽管也有感音神经性听力损失的报道[139]。手术治疗对适应证明确的患者有益,但对双侧听力损失的患者应及早采用助听器治疗。本病的遗传模式为常染色体显性遗传。

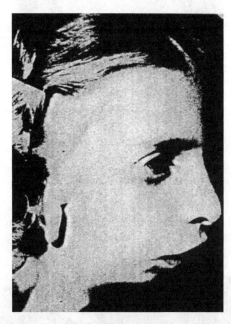

图13.17 伴有耳郭发育不良、颧骨发育不良和下眼睑缺损的 Treacher - Collins 综合征。(摘自 Smith[158].第 111 页.W.B. Saunders 出版社)

■ 2.20 Pierre Robin 综合征

这种明显的常染色体显性遗传综合征的相貌比较让人印象深刻,以"Andy Gump"外观为特征表现(图 13.18)。下颌骨后缩和相对较大的舌头突出可能会导致呼吸阻塞。本病也与腭裂、心脏、骨骼和眼科异常有关联。大约 20% 患者有明显的智力迟钝。患者有低垂耳,伴有耳郭畸形和传导性听力损失[86,140]。遗传咨询是必须的。听力损失的处理可能通过助听器或手术干预。

■ 2.21 Albers - Schönberg 病

这种疾病也称为骨硬化症和"大理石"骨病,可能以常染色体显性或常染色体隐性的方式遗传,但听力损失主要与隐性遗传类型有关[108]。这种疾病使全身骨骼密度增加(图 13.19)。可能会出现颅骨增大,并表现轻度的眶距增宽。35% 的病例出现生

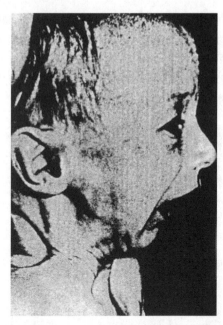

图 13.18 Pierre‐Robin 综合征的典型"Andy‐Gump"表现。(摘自 Smith[158].第 8 页.W.B. Saunders 出版社)

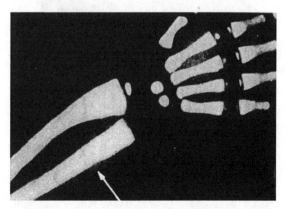

图 13.19 Albers‐Schönberg 病患者的骨密度显著增加，伴随桡骨和尺骨骨折。(摘自 Konigsmark 和 Gorlin[108].第 157 页.W.B. Saunders 出版社)

长迟缓,骨折常见。脑神经孔裂可变窄,颅内压可升高,80%的病例发生视力下降。面瘫也很常见。20%的病例出现精神发育迟滞。可发生溶血性贫血、血小板减少、淋巴结病、肝脾肿大和骨髓炎(通常在拔牙后发生)。25%～50%的患者从儿童期开始有中度混合性听力损失[141-143]。该病患者的中耳炎发病率增加。诊断是通过 X 线片,治疗是对症治疗。患有本病的儿童应经常进行中耳检查。助听器在某些病例可能有帮助。

2.22 Klippel‐Feil 综合征

颈椎融合综合征通常与脊柱裂、颈肋、神经学异常、斜视和其他特征有关,也可能与听力损失有关[86]。当 Klippel‐Feil 的异常情况与展神经麻痹、眼球回缩和听力损失相结合时,称为 Wildervanck 综合征[108,144,145]。腭裂或斜颈也可能与之相关,遗传可能是多因素的。听力损失可为单侧或双侧,中度至重度,传导性和感音神经性耳聋都有描述,研究发现通常伴随前庭异常。这种疾病的不完全表达是常见的。听力损失是先天性的,一般不会进展。治疗可采取外科手术,或助听器。

2.23 侏儒症

许多的肌肉骨骼异常性疾病与听力损失有关。与所有先天性畸形一样,身材矮小或其他明显的身体畸形应提醒临床医生及早检查排除听力缺陷。

2.24 Cornelia de Lange 综合征

Cornelia de Lange 综合征(CDLS)以多发性先天性畸形和智力低下为特征(图 13.20)。Sataloff 等[146]检查了 45 名患有这种罕见疾病的患者,发现许多耳鼻喉科异常。几乎所有人都有听力损失,大

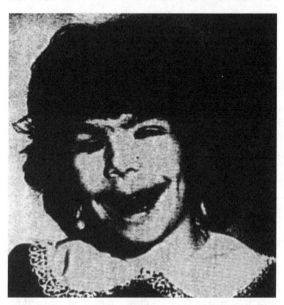

图 13.20 4 岁,女孩,具有典型的 Cornelia de Lange 综合征外观:小鼻子、突出的人中、连眉和长而卷曲的睫毛。(经许可从 Sataloff[146]转载)

多数人语言发育受损。重要的是,听力损失的严重程度与语言和其他问题的严重程度直接相关。看起来,未被辨识或未经治疗的听力损失可能加剧了这些患者所经历的困难。

2.25 亨廷顿舞蹈病

这种常染色体显性遗传的退行性疾病多在 35 岁时发病,通常在发病后 10～15 年内死亡。情绪障碍之后会出现舞蹈动作、癫痫发作、痴呆和死亡。脑神经功能障碍,包括听神经功能障碍,在疾病后期发生[113]。

2.26 Friedreich 共济失调

这是一种常染色体隐性遗传退行性疾病,通常出现在儿童时期,在青少年中期死亡。早期症状包括共济失调、笨拙、震颤、共济失调步态和口齿不清。随着疾病的进展,神经功能损害变得更加严重。发生视神经萎缩,罕有色素性视网膜炎发生。听力损失是感音神经性、轻度和进行性的。这些是其他几个与听力损失更为突出相关的综合征,其中,前庭功能测试可显示中枢性或外周性异常[147]。

2.27 Bassen‐Kornzweig 综合征

儿童期进行性的共济失调,并出现无 β 脂蛋白血症,与 Friedreich 共济失调相似[94,148]。该综合征是隐性遗传的,与感音神经性听力损失和进行性中枢神经系统脱髓鞘有关,后者继发于无法在血液中运输甘油三酯。受累儿童有脂肪便、虚弱、感觉缺失和非典型视网膜色素变性。常采用饮食治疗,但疗效不佳。

2.28 Unverricht 癫痫

感音神经性听力损失可能与该隐性遗传综合征有关[149]。这种疾病通常发生在儿童时期,最初表现为癫痫,逐渐发展为精神退化、小脑共济失调、舞蹈手足徐动症和锥体外系症状伴随大范围肌阵挛性癫痫。治疗包括抗惊厥药物治疗。

2.29 Schilder 病

这种综合征可能是隐性遗传的[113]。它涉及大范围神经髓鞘的破坏,特别是在大脑半球。通常在儿童时期发病,往往是致命的。表现为步态障碍,伴有颅内压升高、视乳头水肿、展神经麻痹和视神经炎[150],耳聋和皮质性盲可能是最初的症状。耳聋是进行性的,在某些病例中可表现为皮质性耳聋[151]。到目前为止,该病还没有治疗方法。该病也称为弥漫性轴周脑炎,是一组弥漫性脑硬化之一。

2.30 神经系统缺陷

至少有 20 个综合征的听力损失与其他神经系统缺陷有关,耳朵和中枢神经系统之间的密切关系导致了这种相关性。尽管如此,还是存在一种倾向,对于听力损失患者,尤其是难以测试的儿童,忽略了全面的神经评估。然而,鉴于这些疾病的多样性和严重性,建议鼓励医生对患者进行彻底、完整的评估。

2.31 Pendred 综合征

近 10% 的遗传性感音神经性听力损失与非地方性甲状腺肿和耳聋的隐性遗传综合征有关[113]。该病涉及碘代谢异常,似乎是由于缺乏碘过氧化物酶引起的。甲状腺肿大通常在 8 岁时出现,但在某些病例可能在出生时出现。发病后常随生活发展演变为结节性甲状腺肿。虽然患者通常是甲状腺功能正常,但也有一些可能是轻度甲状腺功能减退。Pendred 综合征的一些病例有精神发育迟滞,但并非所有病例。听力损失通常是双侧先天性感音神经性耳聋,中度至极重度聋,在高频段通常更严重。儿童时期可能进展缓慢。超过 50% 的患者有严重听力缺陷[108]。前庭功能异常,尽管眩晕并不常见。遗传方式是常染色体隐性遗传。多层面断层扫描或 CT 扫描可显示耳蜗 Mondini 畸形[152, 153]。

这种疾病必须与地方性克汀病伴耳聋区别开来,后者可能在饮食中缺少碘的地区发现。然而,在 Pendred 综合征中,没有克汀病样特征。一些实验室检查,包括过氯化物试验和荧光甲状腺造影试验,有助于确定该综合征的诊断。治疗应包括甲状腺素替代治疗,听力损失须行对症治疗。

2.32 高脯氨酸血症

这种氨基酸代谢紊乱的遗传模式尚不清楚。该病的特点是血浆脯氨酸和高脯氨酸尿(亚氨基甘氨酸尿)。该病有两种类型[154]。在 1 型中,脯氨酸氧化酶的活性降低;在 2 型中,脯氨酸-5-羧酸脱氢酶缺乏。感音神经性听力损失见于一些 1 型疾病患者,伴有智力迟钝和听力损失的脯氨酸血症构成 Schafer 综合征。然而,需要做更多的工作来阐明这种疾病的本质并明确治疗方法。

■ 2.33 同型胱氨酸尿症

这种常染色体隐性遗传疾病是由胱硫醚合成酶缺乏引起的[155]。近 60% 的患者患有智力低下[156]。该综合征的特征是晶状体异位(发生于 10 岁)、身材高大、肢体过长、主动脉和弹性动脉中层变性、颧部潮红,常伴青光眼、腭部高拱、白内障、肝肿大和其他异常,表现为感音神经性听力损失[94]。同型胱氨酸尿症目前采用低蛋白酸饮食、补充胱氨酸和大剂量维生素 B_6 的治疗[154,157]。

■ 2.34 马方综合征

这种常染色体显性遗传疾病的特征是蜘蛛指、晶状体异位以及与同型胱氨酸尿症患者相似的外貌。这些患者也有类似的问题,通常在 30 出头的年纪死于主动脉瓣和心脏瓣膜疾病。然而,智力低下并不是特征性的,也没有发现任何酶缺陷。可能存在传导性听力损失,继发于软骨异常和支持不足引起的外耳道和耳郭塌陷[86]。也有一些相关感音神经性听力损失的报道。

■ 2.35 黏多糖贮积症

涉及黏多糖代谢的先天性代谢障碍可以分为 6 种经典类型[94,108,158]。Hurler 综合征(黏多糖综合征、脂肪软骨营养不良症、承溜口病、石像鬼病)的特征是角膜混浊、智力低下、身材矮小、关节僵硬、石像鬼样相貌(图 13.21)、爪状手畸形,并于 10 岁前死亡。这种情况通常在 1 岁以内被确认,遗传方式是常染色体隐性遗传。鼻咽畸形、淋巴组织明显增多,导致鼻塞和慢性鼻涕。这种分泌物可能导致咽鼓管阻塞,加重中耳疾病。然而,原发性病变也可能在中耳内出现,显然是由于胎儿期在宫内即存在该疾病所致。Hurler 综合征可以通过羊膜穿刺术进行诊断。这种疾病可能发生感音神经性听力损失,但通常是轻微的[86,108]。

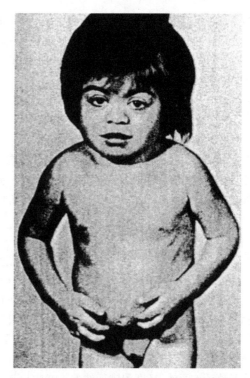

图 13.21　Hurler 综合征患者表现为头颅呈舟状头型样增大,粗糙面容,嘴唇丰满,鼻孔张大,鼻梁塌陷,眶距过宽。(摘自 Smith[158],第 245 页,W.B. Saunders 出版社)

Hunter 综合征有类似特征,但不表现角膜混浊。它是 X 连锁遗传的,所以这种疾病只在男性中表达。症状和体征通常发生在 2 岁左右,大多数患者在 20 岁前死亡,然而也有些人活到了 60 多岁。这些病例中约有 50% 伴有进行性听力损失。听力损失通常不严重[159],最常见的是混合性或感音神经性。

Sanfilippo 综合征是一种常染色体隐性遗传疾病,听力损失不常见[108]。患该病者,通常在 6 岁或 7 岁左右发作,然后逐渐发展。这些患者的寿命接近正常,并在儿童早期出现症状。他们表现为进行性智力退化,面部特征轻度粗糙,关节僵硬。

Morquio 综合征也是常染色体隐性遗传,混合性听力损失常见,通常始于青少年时期[160,161]。发病年龄在 1~3 岁,其特征与 Hurler 综合征非常相似,包括角膜混浊。然而,面部特征的粗糙程度较轻。严重驼背和膝关节外翻(X 形腿)是其特征表现。

Scheie 综合征是 Hurler 综合征的一种等位基因形式。具有特征性的阔嘴和丰唇,通常在 8 岁之前出现。角膜混浊、视网膜色素沉着、多毛症和主动脉瓣缺损也会发生,这也可能在其他类型的黏多糖贮积症中发现。精神病和智力迟钝可能会发生,但不像相关综合征那样显著。该病患者寿命长,遗传方式为常染色体隐性遗传。尽管文献资料不充分,10%~20%的患者疑出现混合性听力损失,通常发生在中年[108]。

Maroteaux - Lamy 综合征患者表现出与 Hurler 综合征相似的特征,但他们没有精神衰退。他们的症状和体征通常比 Hurler 综合征出现得晚一些,而且畸形通常不那么严重。大约 8 岁前,25%的人会出现听力损失(可能是传导性的),明显与复发性中耳炎有关[108]。

黏多糖贮积症的诊断通过检测贮积或排泄的特定黏多糖来确认。到目前为止,这些疾病中的大多数尚无法得到治疗。然而,在 Hurler 综合征中,已开始应用 α - L - 艾杜糖苷酶进行治疗,并取得了一些很好的结果[162]。

伪 Hurler 综合征是一种常染色体隐性遗传的泛发性神经节苷脂病,而不是黏多糖贮积症[157]。这些缺陷很严重,类似 Hurler 综合征,大约一半的患者眼睛黄斑处有一个樱桃红斑点。患者通常在 2 岁之前死亡。关于是否存在听力损失尚无相关证据,在找到针对这一潜在疾病的有效治疗方法之前,两者之间的相关性无法确认。

■ 2.36 代谢病

这些疾病大多为常染色体隐性遗传。Tay - Sachs 病,或称家族性黑矇性痴呆,是由己糖胺酶- A 缺乏引起的神经鞘脂病[163]。这种酶现在可用于治疗这种疾病。此外,还可以通过验血来检测携带者。在一些地区,犹太人结婚前通常会进行这种检测,因为他们是这种疾病多发的人群[94]。在婴儿型疾病中,6 个月大时开始出现乏力、运动退化、失明伴有黄斑樱桃红斑和淡漠。这种疾病在 3 岁或 4 岁时发展为肌痉挛和死亡。在青少年型,通常出现视力下降症状;病程较慢,通常在 20 多岁死亡。高频感音神经性听力损失是基础代谢异常引起的[108,164]。中耳炎也很常见,可能导致混合性听力损失[165]。

Wilson 病,或称肝豆状核变性,影响大脑、肝脏和肾脏,并可能导致耳聋[166]。累及角膜后弹力层

(Descemet 膜)的 Kayser - Fleischer 环是其特殊病征。该病是由血浆铜蓝蛋白(主要运铜血浆蛋白)缺乏引起的,这种缺乏会产生过量的血清铜。遗传模式为常染色体隐性遗传,可以通过实验室检查检测携带者[167]。低铜饮食治疗效果良好,并可尝试用螯合剂如青霉胺、二巯基丙醇(BAL)和乙二胺四乙酸(EDTA,versene)[113]去除血清铜。

Fabry - Anderson 综合征是一种脂质沉积症,50%的患者出现轻度感音神经性听力损失[108]。该病也称为 Ruiter - Pompen 心血管肾综合征和弥漫性血管性角膜炎,其特征是血压升高、心脏增大、皮肤血管角化瘤、四肢疼痛、汗液分泌异常和蛋白尿,前额隆起、下颌和嘴唇突出常见,可能发生角膜混浊,嘴唇和皮肤黏膜交界处黄紫色斑点很常见,死亡通常由心肌梗死或肾功能衰竭引起[168]。

其他先天性代谢病,包括甘露糖苷贮积症、其他黏脂质贮积症和其他疾病,可能与听力损失有关。其中一些疾病可能相对较轻,需对其进行鉴别诊断,否则很容易被忽视。

■ 2.37 Jervell 和 Lange - Nielsen 综合征(耶-兰综合征)

该综合征占遗传性耳聋的 1%[113],是常染色体隐性遗传,与猝死有关[169-171]。它也被称为心-耳综合征(cardioauditory syndrome)或者耳聋-心脏综合征(surdocardic syndrome)。其特征是极重度的先天性聋和心电图异常,特别是 Q-T 间期延长和 T 波高大(图 13.22)。无器质性心脏病的证据。通常,儿童

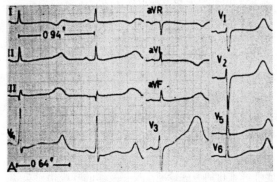

图 13.22 Jervell 和 Lange - Nielsen 综合征患者的心电图显示 QT 间期延长达 0.64 秒,正常值的上限为 0.41 秒。(摘自 Konigsmark 和 Gorlin[108].第 360 页.W.B. Saunders 出版社)

早期昏厥被怀疑是本病的最初表现。这一事件可能是由 Stokes-Adams 病发作引起的，与成人心脏病患者类似。一旦通过心电图做出诊断，就可以采取适当的治疗措施。高度警惕该诊断可能会挽救患者的生命。

Leopard 综合征和 Kearn 综合征以及其他一些疾病，如 Refsum 综合征，也可能会同时出现听力损失与心电图或心脏异常。这种相关性也发生在黏多糖贮积症中。然而，在这些严重疾病中，病理学区别大体明显。

■ 2.38　家族性链霉素耳毒性

在一些家庭中，即使是低剂量链霉素也会产生严重的耳毒性，伴前庭功能受损[108]。遗传方式似乎是常染色体显性遗传，但可能是多因素的。在开具任何耳毒性药物（尤其是链霉素）之前，需要仔细了解之前接触过耳毒性药物的病史以及家族对此类药物的敏感性。

■ 2.39　镰状细胞病

在美国，7%～9%的黑人具有镰状细胞的特征。大约每 400 人中就有 1 人患有镰状细胞病，这是一种常染色体隐性遗传疾病[108]，出现贫血、脾肿大、发作性腹痛、黄疸、虚弱和厌食。感音神经性听力损失发生在 20%～25%的疾病患者中[172]。内耳的病理学与缺血性改变一致，认为是由镰状细胞病继发的血栓栓塞疾病引起的[173]。突发性全聋也有报道，据信是由血管阻塞引起的。在某些病例，与镰状细胞危象相关的严重感音神经性听力损失可自发恢复正常[174]。治疗通常为对症治疗。

■ 2.40　囊性纤维化

囊性纤维化是一种常染色体隐性遗传病，也称为胰腺纤维性囊肿病或胰腺黏稠物阻塞症。虽然可以通过简单的临床实验室检查来检测该疾病，但其发病机制仍不清楚。胰酶缺乏导致吸收障碍和脂肪泻。患有囊性纤维化的儿童尽管食欲增加，体重却不增加。出生后 6 个月内反复咳嗽或喘息应提示囊性纤维化的考虑诊断。反复发作的呼吸道感染可导致呼吸衰竭、其他器官系统受累和死亡。最新的治疗措施显示更好的预后。尽管最新数据反驳了囊性纤维化儿童听力损失发生率高的观点[175]，但这种

听力损失的出现可能是由于咽部感染或炎症损害咽鼓管功能和中耳通气所致。因此，对于反复出现上呼吸道感染、生长发育落后和传导性听力丧失的儿童，应进行汗液氯化物测试。

■ 2.41　Kartagener 综合征

自 1933 年以来，Kartagener 综合征相关的内脏反位、支气管扩张和鼻窦炎被认为是一个症候群[176]，尽管更早期的文献中已有报道。遗传方式可能是多因素的，尽管常染色体隐性遗传模式占主导。除经典发现（图 13.23）外，乳突气房气化不良和双侧 30～40 dB 的传导性听力损失也很常见[177]。传导性听力损失通常是由于中耳积液引起的，提示咽鼓管阻塞。中耳黏膜活检显示慢性炎症改变。所有患有此病的患者都需要筛查听力，并通过药物、手术或助听器（如果有需要）以恢复听力。

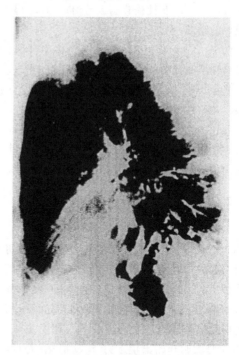

图 13.23　Kartagener 综合征患者的典型支气管扩张。

■ 2.42　免疫缺陷综合征

许多涉及免疫系统功能低下的综合征，如 Wiskott-Aldrich 综合征、共济失调-毛细血管扩张症、Bruton 无丙种球蛋白血症、低丙种球蛋白血症、胸腺发育不良，以及其他诸如此类，都与感染发生率

增加有关。耳朵经常受这些状况影响,医生应该检查有无中耳炎。这项检查特别重要,因为在免疫反应严重下降的病例,耳朵感染的体征可能并不明显。然而,中耳积液的存在可导致严重的听力损失,甚至可能导致更严重的耳病。

2.43 染色体异常

Turner 综合征的特征是性幼稚、性腺退化呈条索状、身材矮小、蹼状颈(图 13.24),70%的病例有主动脉缩窄和其他特征性表现。它与染色体 XO 核型有关,患者表型为女性。然而,还发现了 Turner 样综合征的其他染色体异常。大约 1/3～2/3 的患者表现出听力损失[108]。以 2 000 Hz 为中心的双侧对称倾斜的感音神经性听力损失常见[178]。传导性听力损失也很常见,可能频繁发作中耳炎,10%的病例出现重度耳聋。

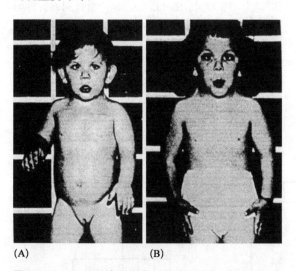

(A)   (B)

图 13.24 Turner 综合征患者 2 岁时(A)和 4 岁时(B),身高年龄估算分别为 17 个月和 3 岁。注意突出的耳朵、侧面的颈蹼和过度突起深陷的指甲。(Smith[158].第 59 页.W.B. Saunders 出版社)

Klinefelter 综合征(染色体 XXY 核型)也有类似的耳部表现,其特征为男性表型、髓质性性腺发育不全、男性乳腺发育,通常伴有智力低下[179]。也有报道发现其他基因型。Noonan 综合征也称为男性Turner 综合征,无染色体异常。除了在 Noonan 综合征[157]中,精神发育迟滞的可能性更大外,其他特征都很相似。先天性心脏病也更常见,通常包括肺动脉狭窄。据报道,Noonan 综合征中存在感音神经

性听力损失。XX 性腺发育不全的患者为身材高大、有性幼稚症的女性。与 Turner 综合征一样,他们的性腺退化呈条索状。部分病例中发现有耳聋,可能是一种严重的先天性耳聋[108]。

唐氏综合征,或 21 染色体三体综合征,是 10%的精神缺陷住院患者的原因。它发生在 0.1%～0.2%的总体人口中。更让人熟悉的特征(图 13.25)包括蒙古利亚人种的倾斜而宽阔的眼睛、内眦赘皮、眼球震颤、异常耳垂、智力迟钝、身材矮小、大脚趾和第二脚趾间隙增宽(草鞋足)、贯通手和隆起的腹部。文献中缺乏关于唐氏综合征听力损失的报道。感音神经性听力损失的比例估计在 10%～50%,传导性或混合性听力损失的估计值在 3%～50%[180-182]。13 号染色体三体、18 号染色体三体、18 号染色体长臂缺失综合征、4 号染色体短臂缺失综合征和 cri-du-chat 综合征(猫叫综合征,5 号染色体短臂缺失综合征)是可能与听力损失相关的其他主要染色体异常。

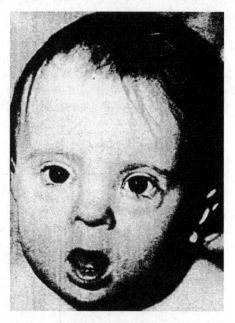

图 13.25 患有唐氏综合征的婴儿表现为扁平面容、直发、舌头突出、内眦皱襞、小耳郭,以及虹膜斑点周边无图纹。(摘自 Smith[158].第 35 页.W.B. Saunders 出版社)

2.44 无相关异常

呈隐性遗传的感音神经性听力损失(无相关缺陷)是遗传性听力损失的最常见形式[86]。它往往不

是进行性的,通常是双侧先天性的,可能从轻度到重度不等。某些特定听力图模式,如 Menasse 型(图 13.26)和盆形曲线(图 13.27),是遗传性听力损失的特征表现,但几乎任何模式的听力图都可能出现,前庭功能常为正常,也可能发生 X 连锁伴性遗

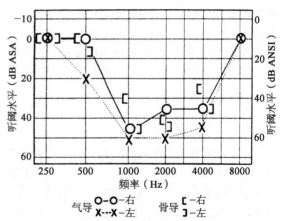

图 13.27　病史:该儿童的父亲有相似形状的听力图和低沉单调的嗓音,这在该儿童身上也很明显。口齿清楚。耳科检查:正常。听力学检查:气-骨导听阈显示双侧盆形曲线,没有气-骨导差。70 dB 时右耳言语识别率为 80%。分类:感音神经性。诊断:先天性和遗传性。

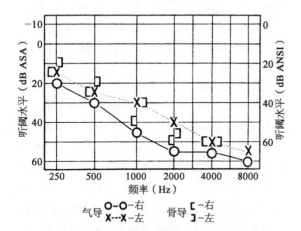

图 13.26　病史:7 岁,男孩,其母亲在孩子 3 岁时发现听力差,语言发育缓慢。发齿擦音有困难,s 发音含糊不清。其中一个哥哥也有类似的听力损失。两个孩子的听力问题都没有进行性加重。耳科检查:耳朵正常。听力学检查:纯音听阈气导和骨导阈值提示双侧逐渐倾斜下降,没有气-骨导差。言语接收阈值:右侧 38 dB;左侧 38 dB。言语识别率:右侧 78%;左侧 80%。没有异常音衰。分类:感音神经性听力损失。诊断:Menasse 型先天性遗传性听力损失。

传[108,183](图 13.28,图 13.29)。显性遗传的感音神经性听力损失首先发生在 6~12 岁。听力损失最常见为双侧进行性高频损伤[84]。然而,正如隐性遗传和 X-连锁伴性遗传的听力损失一样,任何模式也都可能发生。遗传性进行性感音神经性听力损失也很常见,可能是显性或隐性遗传的。这种情况通常被称为遗传性耳聋。

　　这种情况的特点是感音神经性听力损失随时

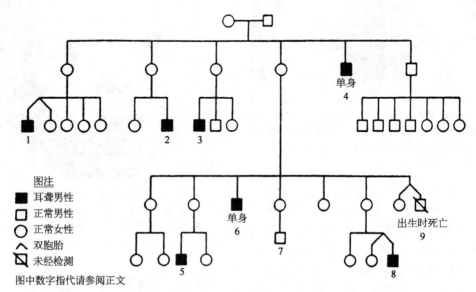

图注
■ 耳聋男性
□ 正常男性
○ 正常女性
∧ 双胞胎
⊠ 未经检测

图中数字指代请参阅正文

图 13.28　该家系图显示了性染色体连锁遗传性耳聋的一些遗传特征。我们获得了这个家族中所有患有极重度先天性神经性听力损失的存活者的听力图。并非该家族的所有成员都接受了听力测试,但根据近亲提供的信息,那些未聋的人具有正常的语言和临床听力。(来自 Sataloff 等[183])

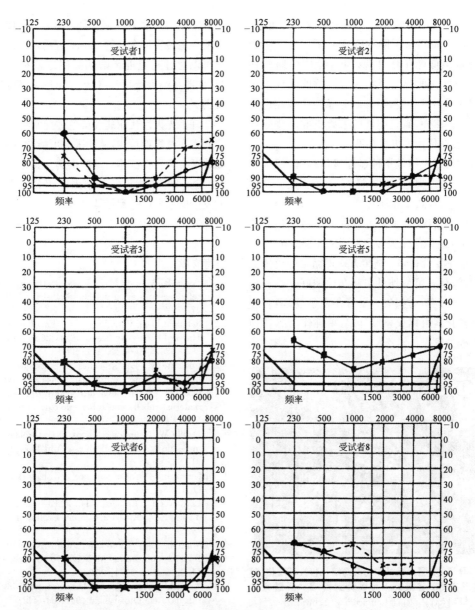

图 13.29 此图为图 13.28 所示家庭中 7 名聋人中的 6 名的听力图（受试者 4、7 和 9 未显示）。受试者 1（图 13.28，图 13.29）53 岁，几乎没有可理解的言语。他是这个家庭里第一个出生的也是唯一的男孩，有一个双胞胎姐妹。受试者 2 是一名 44 岁的聋哑人，他是该家庭中第一个也是唯一的男孩。受试者 3 是一名 37 岁的长子，在一所聋哑学校接受教育。受试者 4 在 40 年前 7 岁时失踪，当时已知他是聋子，不会说话。受试者 5 是一名就读于聋哑学校的 16 岁儿童，他是长子，有一个听力正常的妹妹。他使用助听器，效果不错，说话也很清楚。早期即对这名患者采用声音放大和充分训练的效果非常明显。受试者 6 是一名 37 岁的单身聋哑人，几乎没有可理解的言语。受试者 7 为 5 岁的第一胎男婴，听力和言语正常。他的母亲在经历了 5 年的不孕后怀上了他，并以剖腹产娩出。母亲否认在受试者 7 出生前有任何流产或堕胎。受试者 8 是一名 3 岁的第一胎男孩，有一个双胞胎姐妹。他不能说话，患有极重度神经性听力损失。他的双胞胎姐妹和更年长的姐姐都有正常的听力和语言发育。这名幼儿的听阈是通过反复一致的皮肤电阻反应听力计测试获得的。受试者 9 是一对龙凤胎的男孩，出生时死亡。这个家谱有三对双胞胎。在每一组中都有一男一女，男性是长子，并且这些长子在三组中的两组中表现出聋哑。从这个谱系中可以明显看出，耳聋只在男性儿童中表现出来，并通过母亲一方传播。有 7 名长子患有极重度先天性神经性耳聋，这种情况在随后出生的男孩或任何女孩身上都不存在。没有足够统计数据说明耳聋仅限于第一胎男孩。该家系正常男性成员的子女中不存在耳聋。该图所展示的家族谱系清楚地表明，极重度先天性神经性听力损失可能是性染色体连锁遗传的。在这种情况下，及早辨认和采取适当的教育措施至关重要。（来自 Sataloff 等[183]）

间的推移逐渐恶化。最常见的是高频段听力更差，但出现类似 4 000 Hz 下降的模式并不罕见。听力图模式通常类似老年性耳聋，但这种情况通常在 10～40 余岁变得明显。当同一家族的前几代人出现相类似的听力损失时，可诊断为显性遗传性进行性听力损失。然而，缺乏阳性的家族史并不排除这种情况，隐性遗传模式也很常见。

遗传性梅尼埃病是一种显性遗传疾病，但很少见[184]。与散发性梅尼埃病一样，它的特征是波动性听力损失、阵发性眩晕和耳鸣。

在尸检中发现，60 岁以上人群中 10% 的白人和 20% 的患者在组织学上发现耳硬化（图 13.30）[86,185]。黑人的发病率要低得多。遗传方式遵循常染色体显性遗传模式，具有可变外显率和女性偏好。可发生传导性或混合性听力损失。尽管存在争议，但有理由相信耳硬化症可以仅累及耳蜗，单纯作为感音神经性听力损失发生。

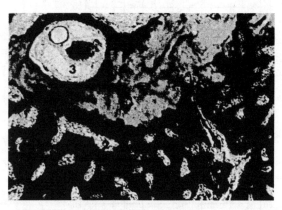

图 13.30 耳硬化骨显示病灶中的耳海绵化（1）、耳硬化（2）和邻近的正常骨。在鼓岬上可以看到舌咽神经鼓室支（Jacobson 神经）（3）。（摘自 Linthicum 和 Schwartzman[126]. 第 49 页.W.B. Saunders 出版社）

总体来说，耳硬化症的听力损失是缓慢进行的，通常发生在成年早期。前庭功能往往正常。通常，妊娠会加重耳硬化。听力损失的传导性成分可以通过镫骨切除术或助听器治疗。氟化钠在某些病例中可能有用[186]。

许多其他类型的孤立性遗传性听力损失，或与耳朵畸形相关的遗传性听力损失，也时有发生。

■ 2.45 总结

幸运的是，听力损失的许多遗传原因是可以预防或治疗的。大多数综合征涉及已知的遗传模式，这使得遗传咨询在其管理中很有用。隐性遗传综合征可以通过避免近亲婚姻而使之最小化。筛查项目，如镰状细胞特征和 Tay - Sachs 病筛查，也很有帮助。

许多先天性代谢病和染色体异常可以通过羊膜穿刺术在妊娠期检测，从而采取可能的选择性流产。随着医生和患者群体对这些疾病及其原因越来越熟悉，与父母年龄大以及其他因素相关的遗传性疾病的发生概率可以降到最低。

（黄 昱 韩 朝 译）

参考文献

[1] Asher P. A study of 63 cases of athetosis with special reference to hearing defects. Arch Dis Child 1952；27：475 - 477.

[2] Schuknecht H. Pathology of the Ear. Cambridge, MA：Harvard University Press, 1974：262 - 266, 311 - 330, 383 - 388, 420 - 424, 444 - 446.

[3] Coquette M. Les sequelles neurologiques tardives de l'ictere nucleaire. Ann Pediatr 1944；163：83 - 104.

[4] Goodhill V. The nerve-deaf child：significance of Rh, maternal rubella and other etiologic factors. Ann Otol Rhinol Laryngol 1950；59：1123 - 1147.

[5] Dublin W. Neurologic lesions of erythroblastosis fetalis in relation to nuclear deafness. Amt J Clin Pathol 1951；21：935 - 939.

[6] Gerrard J. Nuclear jaundice and deafness. J Laryngol Otol 1952；66：39 - 46.

[7] Barnett HL, Einhorn AH. Pediatrics. 15th ed. New York, NY：Appleton-Century-Crofts, 1972：1676 - 1682.

[8] Wintrobe MM, Thorn GW, Adams RD et al. Harrison's Principles of Internal Medicine 7th ed. New York, NY：McGraw-Hill, 1974：964 - 966.

[9] Barr B, Lundstrom R. Deafness following maternal rubella. Acta Otolaryngol 1961；53：413 - 423.

[10] Vaughan VC, McKay RJ, Nelson WE. Textbook of Pediatrics. 10th ed. Philadelphia：Saunders, 1969：659 - 663.

[11] Sataloff J. Hearing Loss. Philadelphia：Lippincott, 1966；142, 379 - 381.

[12] Paparella MM. Otologic manifestations of viral disease. Adv Otorhinolaryngol 1973；20：144 - 154.

[13] Linday JR. Histopathology of deafness due to postnatal viral disease. Arch Otolaryngol 1973；98：218 - 227.

[14] Hardy JB. Fetal consequences of maternal viral infections in pregnancy. Arch Otolaryngol 1973；98：218 - 227.

[15] Neu HC, ed. Studies reveal the presence of coliforms and anaerobes in acute otitis media. Infect Dis 1977；7：1 - 21.

[16] Holmes GP, McCormick JB, Trock SC, Chase RA et

al. Lassa fever in the United States. N Engl J Med 1990; 323(16): 1120 - 1123.

[17] Ryback LP. Deafness associated with Lassa fever. JAMA 1990; 264(16): 2119.

[18] Hanner P, Rosenhall U, Edstrom S, Kaijser B. Hearing impairment in patients with antibody production against Borrelia burgdoferi antigen. Lancet 1989; (8628): 13 - 15.

[19] Fox GM, Heilskov T, Smith JL. Cogan's syndrome and seroreactivity to Lyme borreliosis. J Clin Neuro Ophthalmol 1990; 10(2): 83 - 87.

[20] Mokry M, Flaschka G, Kleinert G, Kleinert R, Fazekas F, Kopp W. Chronic Lyme disease with an expansive granulomatous lesion in the cerebellopontine angle. Neurosurgery 1990; 27(3): 446 - 451.

[21] Coleman CU, Green I, Archibold RAK. Cutaneous pneumocystosis. Ann Inter Med 1987; 106: 396 - 398.

[22] Sandler ED, Sandler JM, Leboit PE, Wening BM, Mortensen N. Pneumocystosis carnii otitis media in AIDS: a case report and review of the literature regarding extrapulmonary pneumocystosis. Otolaryngol HNS 1990; 103(5)Part 1: 817 - 821.

[23] Nadol JB. Hearing loss as a sequela of meningitis. Laryngoscope 1978; 88: 739 - 755.

[24] Keane WM, Potsic WP, Rowe LD et al. Meningitis and hearing loss in children. Arch Otolaryngol 1979; 105: 39 - 44.

[25] Paparella MM, Shumrick PA. Otolaryngology. Vol. 2. Philadelphia: W.B. Saunders, 37.1973: 161 - 167.

[26] Hybels RL, Rice DH. Neuro-otologic manifestations of sarcoidosis. Laryngoscope 1976; 86: 1873 - 1878.

[27] Blarr IM, Lawrence M. Otologic manifestations of fatal granulomatosis of the respiratory tract. Arch Otoloaryngol 1961; 73: 639 - 643.

[28] Karmody CS. Wegener's granulomatosis: presentation as an otologic problem. Otorhino laryngol 1978; 86: 574 - 584.

[29] Hill JH, Graham MD, Gikas PW. Obliterative fibrotic middle ear disease in systemic vasculitis. Ann Otol Rhinol Laryngol 1980; 89: 162 - 164.

[30] Keleman G. Histiocytosis involving the temporal bone (Letterer-Siew, Hand-Schuller Christian). Laryngoscope 1960; 70: 1284 - 1304.

[31] Schwartzman JA, Pulec JL, Linthicum FH. Uncommon granulomatous disease of the ear. Ann Otol Rhinol Laryngol 1972; 81: 389 - 393.

[32] Schuknecht NF, Perlman HB. Hand-Schuller-Christian disease of the skull. Ann Otol Rhinol Laryngol 1948; 57: 643 - 676.

[33] Ikeda K, Kobayashi T, Kusakari J, Takasaka T, Yumita S, Furukawa T. Sensorineural hearing loss associated with hypoparathyroidism. Laryngoscope 1987; 97: 1075 - 1979.

[34] Pulec J. Symposium on Meniere's disease. Laryngoscope 1972; 82: 1703 - 1715.

[35] Spencer JT Jr. Hyperlipoproteinemia in the etiology of inner ear disease. Laryngoscope 1973; 83: 639 - 678.

[36] Kent SJ, von Gierke HE, Tolan GD. Analysis of the potential association between noise induced hearing loss and cardiovascular disease in USAF aircrew members. Aviation Space Environ Med April 1986; 348 - 361.

[37] Takala J, Varke S, Vaheri E, Sievers K. Noise and blood pressure. Lancet November 1977; 974 - 975.

[38] Hedstrand H, Drettner B, Klockhoff I, Svedberg A. Noise and blood-pressure. Lancet December 1977; 1291.

[39] Manninen O, Aro S. Noise-induced hearing loss and blood pressure. Int Arch Occup Environ Health 1979; 42: 251 - 256.

[40] Manninen O. Cardiovascular changes and hearing threshold shifts in men under complex exposures to noise, whole body vibrations, temperatures, and competition-type psychic load. Int Arch Occup Environ Health 1985; 56: 251 - 274.

[41] Pillsbury HC. Hypertension, hyperlipoproteinemia, chronic noise exposure: Is there synergism in cochlear pathology? Laryngoscope 1986; 96: 1112 - 1138.

[42] Colletti V, Fiorino FG. Myocardial activity during noise exposure. Acta Otolaryngol (Stockh), 1987; 104: 217 - 224.

[43] Verbeek JHAM, van Dijk FJH, de Vries FF. Non auditory effects of noise in industry. Int Arch Occup Environ Health 1987; 59: 51 - 54.

[44] Carter NL, Beh HC. The effect of intermittent noise on cardiovascular functioning during vigilance task performance. Psychophysiology 1989; 26(5): 548 - 559.

[45] Andriukin AA. Influnce of sound stimulation on the development of hypertension. Cor VASA 1961; 3(4): 285 - 293.

[46] Carter NL. Heart-rate and blood-pressure response in medium-artillery gun crews. Med J Aust 1988; 149: 185 - 189.

[47] Cavatorta A, Falzoi M, Romanelli A, Cigala F, Ricco M, Bruschi G, Franchini I, Borghetti A. Adrenal response in the pathogenesis of arterial hypertension in workers exposed to high noise levels. J Hypertension 1987; 5(suppl. 5): S463 - S466.

[48] Wu TN, Ko YC, Chang PY. Study of noise exposure and high blood pressure in shipyard workers. Am J Industr Med 1987; 12: 431 - 438.

[49] Flynn AJ, Dengerink HA, Wright JW. Blood pressure in resting, anesthetized and noise exposed guinea pigs. Hear Res 1988; 34: 201 - 206.

[50] Gold S, Haran I, Attias J, Shapira I, Shahar A. Biochemical and cardiovascular measures in subjects with noise-induced hearing loss. J Occup Med 1989; 31(11): 933 - 937.

[51] Michalak R, Ising H, Rebentisch E. Acute circulatory effects of military low-altitude flight noise. Int Arch Occup Environ Health 1990; 62: 365 - 372.

[52] Theorell T. Family history of hypertension—an individual trait interacting with spontaneously occurring job stressors. Scand J Work Environ Health 1990; 16 (suppl. 1): 74 - 79.

[53] Milkovic-Kraus S. Noise-induced hearing loss and blood pressure. Int Arch Occup Environ Health 1990; 62: 259 - 260.

[54] Tarter SK, Robins TG. Chronic noise exposure, high-frequency hearing loss, and hyptertension among

automotive assembly workers. J Occup Med 1990; 32 (8): 685 - 689.

[55] Talbott EO, Findlay RC, Kuller LH, Lenkner LA, Matthews KA, Day RD, Ishii EK. Noise-induced hearing loss: a possible marker for high blood pressure in older noiseexposed populations. J Occup Med 1990; 32(8): 690 - 697.

[56] Zoller M, Nadol JB, Girard KF. Detection of syphilitic hearing loss. Arch Otolaryngol 1978; 104: 63 - 65.

[57] Wiet RJ, Milko DA. Isolation of spirochetes in the perilymph despite prior antisyphilitic therapy. Arch Otolaryngol 1975; 101: 104 - 106.

[58] Mach LW, Smith JL, Walter EK et al. Temporal bone treponemes. Arch Otolaryngol 1969; 90: 11 - 14.

[59] Smith JL. Spirochetes in late seronegative syphilis, despite penicillin therapy. Med Times 1968; 96: 621 - 623.

[60] Meyerhoff WL. Hearing loss and thyroid disorders. Minn Med 1974; 57(11): 987 - 998.

[61] Trotter WR. The association of deafness with thyroid dysfunction. Br Med Bull 1960; 16: 92 - 98.

[62] Bataskis JG, Nishiyama RH. Deafness with sporadic goiter. Pendred's syndrome. Arch Otolaryngol 1962; 76: 401 - 406.

[63] McCabe B. Autoimmune sensorineural hearing loss. American Neuroto-Logical Society Meeting. Los Angeles 1979; 30 - 31.

[64] Bowman CA, Nelson RA. Human leukocytic antigens in autoimmune sensorineural hearing loss. Laryngoscope 1987; 97: 7 - 9.

[65] Johnson DW, Mathog RH. Hearing function and chronic renal failure. Ann Otol Rhinol Laryngol 1976; 85: 43 - 49.

[66] Johnson LG, Hawkins JE. Sensory and neural degeneration with aging as seen in microdissections of the human ear. Ann Otol Rhinol Laryngol 1972; 81: 179 - 183.

[67] Cooper AF, Curry AR. The pathology of deafness in the affective and paranoid psychoses of later life. J Psychosom Res 1976; 20: 97 - 105.

[68] Naufal PM. Primary sarcomas of the temporal bone. Arch Otolaryngol 1973; 98; 44 - 50.

[69] Conley JJ. Cancer of the middle ear and temporal bone. NY State J Med 1974; 74: 1575 - 1579.

[70] Clairmont AA, Conley JJ. Primary carcinoma of the mastoid bone. Ann Otol Rhinol Laryngol 1977; 86: 306 - 309.

[71] Schuknecht HF, Allan AF, Murakami Y. Pathology of secondary malignant tumors of the temporal bone. Ann Otol Rhinol Laryngol 1968; 77: 5 - 22.

[72] Ramsden RT, Bulman CH, Lorigan BP. Osteoradionecrosis of the temporal bone. J Laryngol Otol 1975; 8(9): 941 - 955.

[73] Jaffe BF, Penner JA. Sudden deafness associated with hypercoagulation. Trans Am Acad Ophthalmol Otol 1968; 72: 774 - 778.

[74] Glasscock ME. Surgery of glomus tumors of the temporal bone. Middle Section Meeting, American Laryngological, Rhinological, and Otological Society,

Inc., Indianapolis, IN, Jan 1979: 19 - 21.

[75] Conley J, Hildyard V. Aneurysm of the internal carotid artery presenting in the middle ear. Arch Otolaryngol 1969; 90: 61 - 64.

[76] Podoshin L, Fradis M, Rillar T et al. Senso-neural hearing loss as an expression of arterio sclerosis in young people. Eye Ear Noise Throat Monthly 1975; 54: 18 - 23.

[77] Shapiro SLP. Otologic aspects of the subclavian steal syndrome. Eye Ear Nose Throat Monthly 1971; 50: 28 - 31.

[78] Hiller F. The vascular syndromes of basilar and vertebral arteries and their branches. J Nerv Ment Dis 1952; 116: 988 - 1016.

[79] Vick NA. Grinker's Neurology, 7th ed. Charles C Thomas, Springfield, IL, 1976; 486 - 492.

[80] Hallpike C. Clinical Otoneurology and its contributions to theory and practice. Proc R Soc Med 1965; 58: 185 - 196.

[81] von Leden H, Horton B. Auditory nerve in multiple sclerosis. Arch Otolaryngol 1948; 48; 51 - 57.

[82] Imperato PJ. Tropical diseases of the ear, nose and throat. In: English GM, ed. Otolaryn gology. Vol. 5. Philadelphia: Harper & Row, 1979: 32 - 41.

[83] Schein JD, Delk MT Jr. The Deaf Population of the United States, National Association of the Deaf. Silver Spring, MD, 1974: 1 - 34.

[84] Proctor C. Hereditary Sensorineural Hearing Loss, American Academy of Ophthalmology and Otolaryngology. Rochester, MN, 1978: 5 - 24.

[85] Jorgensen M, Buch N. Studies on inner ear function and cranial nerves in diabetes. Acta Otolaryngol 1961; 53: 350 - 364.

[86] Schuknecht H. Pathology of the Ear, Harvard University Press, Cambridge, MA, 1974; 168 - 184, 262 - 266, 311 - 330, 374 - 379, 383 - 388, 420 - 424, 444 - 446, 488.

[87] Axelsson A, Fagerberg SE. Auditory function in diabetes. Acta Otolaryngol 1988; 66: 49 - 64.

[88] Kitabchiz AE, Shea JJ, Duckworth WC et al. High incidence of diabetes and glucose intolerance in fluctuant hearing loss. J Lab Clin Med 1971; 78(6): 995 - 996.

[89] Jorgensen MB. Sudden loss of inner ear function in the course of long standing diabetes mellitus. Acta Otolaryngol 1960; 51: 579 - 584.

[90] Rosen Z, Davis E. Microangiopathy in diabetics with hearing disorders. Eye Ear Nose Throat Monthly 1971; 50: 31 - 35.

[91] Triana RJ, Suits GW, Garrison S, Prazma J, Brechtelsbauer PB, Michaelis OE, Pillsbury HC. Inner ear damage secondary to diabetes mellitus. Arch Otolaryngol Head Neck Surg 1991; 117: 635 - 640.

[92] Weille F. Hypoglycemia in Meniere's disease. Arch Otolaryngol 1968; 87: 555 - 557.

[93] Parkin JL, Tice R. Hypoglycemia and fluctuating hearing loss. Ann Otol Rhinol Laryngol 1970; 79: 992 - 997.

[94] Proctor C. Diagnosis, prevention and treatment of

hereditary sensorineural hearing loss. Laryngoscope 1977; (Oct. suppl.); 87.

[95] Spencer JT Jr. Hyperlipoproteinemia in the etiology of inner ear disease. Laryngoscope 1973; 83; 639 – 678.

[96] Grace LG. Frequency of occurrence of cleft palates and harelips. J Dent Res 1943; 22; 495 – 497.

[97] Fraser FC, Walker BE, Trasler DG. Experimental production of congenital cleft palate; Genetic and environmental factors. Pediatrics 1957; 19; 782 – 787.

[98] Gorlin RJ, Cervenka J, Pruzansky S et al. Facial clefting and its syndromes. Birth defects. Original Article Series 1971; 7; 3 – 49.

[99] Sataloff J, Fraser M. Hearing loss in children with cleft palates. AMA Arch Otolargyng 1952; 55(1); 61 – 64.

[100] Kloepfer H, Lagvaite J. The hereditary syndrome of congenital deafness and retinitis pigmentosa (Usher's syndrome). Laryngoscope 1966; 76; 850 – 862.

[101] Hallgren V. Retinitis pigmentosa combined with congenital deafness; with vestibulocerebel lar ataxia and mental abnormality in a proportion of cases. A clinical and geneticostatistical study. Acta Psychiatr Scand 1959; 138(suppl.); 1 – 101.

[102] McLeod AC, McConnel FE, Sweeney A et al. Clinical variation in Usher's syndrome. Arch Otolaryngol 1971; 94; 321 – 334.

[103] Landau J, Feinmesser M. Audiometric and vestibular examination in retinitis pigmentosa. Br J Ophthalmol 1956; 40; 40 – 44.

[104] Russo C, Zibordi F, DeVita R et al. Cochlear-vestibular aspects of retinitis pigmentosa. Ann Laryngol 1968; 67; 174 – 185.

[105] Davenport SLH, Omenn GS. The heterogeneity of Usher syndrome [abstract 215]. Fifth International Conference on Birth Defects, Montreal, 1977; 21 – 27.

[106] Refsum S. Heredopathia atactia polyneuritiformis. Acta Psychiatr Scand 1946; 38(suppl.); 1 – 303.

[107] Steinberg D, Mize CE, Herndon JH Jr. et al. Phytanic acid in patients with Refsum's syndrome and response to treatment. Arch Intern Med 1970; 125; 75 – 87.

[108] Konigsmark BW, Gorlin RJ. Genetic and Metabolic Deafness. Philadelphia; W. B. Saunders, 1976; 40 – 41, 76, 98 – 100, 156 – 159, 164 – 168, 188 – 191, 221 – 222, 311 – 312, 330 – 335, 345 – 351, 355, 364 – 370.

[109] Alstrom CH, Hallgren B, Nilsson LBN et al. Retinal degeneration combined with obesity, dia betes mellitus and neurogenous deafness. Acta Psychiatr Scand 1959; 129(suppl.); 1 – 35.

[110] Paddison RM, Moossy J, Derbes VJ et al. Cockayne's syndrome. Derm Trop 1963; 2; 195 – 203.

[111] Newell PW, Ernest JT. Ophthalmology. 3rd ed. Mosby, St. Louis, MO 1974; 332.

[112] Seth RRS, Dayal D. Inner ear involvement in primary glaucoma. Ear Nose Throat J 1978; 57; 69 – 75.

[113] Proctor C. Hereditary deafness. American Academy of Ophthalmology and Otolaryngology, 1975 Instructional Section, Course 543; 2 – 4, 14.

[114] Wilson J. Leber's hereditary optic atrophy; some clinical and aetiological considerations. Brain 1963; 86;

347 – 362.

[115] Warburg M. Norries's disease (atrofia bulborum hereditaria). Acta Ophthalmol 1963; 41; 134 – 146.

[116] Cogan DG. Syndrome of non-syphilitic interstitial keratitis and vestibulo-auditory symptoms. Arch Ophthalmol 1945; 33; 144 – 149.

[117] Alport AC. Hereditary familial congenital hemorrhagic nephritis. Br Med J 1927; 1; 504 – 506.

[118] Muckle TJ, Well M. Urticaria, deafness and amyloidosis; a new heredo-familial syndrome. Q J Med 1962; 31; 235 – 248.

[119] Proctor C. Hereditary deafness, American Academy of Ophthalmology and Otolaryngology, 1971, Instructional Section, Course 516, 6.

[120] Herrman C Jr, Aquilar MJ, Sacks OW. Hereditary photomyoclonus associated with diabetes mellitus, deafness, nephropathy, and cerebral dysfunction. Neurology 1964; 14; 212 – 221.

[121] Waardenburg PJ. A new syndrome combining developmental anomalies of the eyelids, eyebrows, and nose root with pigmentary defects of the iris and head hair and with congenital deafness. Am J Hum Genet 1951; 3; 195 – 253.

[122] Tietz W. A syndrome of deaf-mutism associated with albinism showing dominant autosomal inheritance. Am J Hum Genet 1963; 15; 259 – 264.

[123] Gorlin RJ, Anderson RD, Moller JH. The LEOPARD (multiple lentigines) syndrome revisited. Birth Defects 1971; 7(4); 110 – 115.

[124] Batsakis JG. Tumors of the Head and Neck. Baltimore; Williams & Wilkins, 1974; 231 – 235.

[125] Kongismark BW. Hereditary deafness in man, part 2. N Engl J Med 1969; 281(14); 776 – 777.

[126] Linthicum FH, Schwartzman JA. An Atlas of Micropathology of the Temporal Bone. Philadelphia; W.B. Saunders, 1974; 58 – 60, 70 – 72, 74 – 75.

[127] Poretta CA, Dahlin DC, James JM. Sarcoma in Paget's disease of bone. J Bone Joint Surg 1957; 39A; 1314 – 1329.

[128] Khairi MRA, Johnson CC Jr, Altman RD et al. Treatment of Paget's disease of bone (osteitis deformans). JAMA 1974; 230; 562 – 567.

[129] Sataloff RT, Graham MD, Roberts BR. Middle ear surgery in fibrous dysplasia of the temporal bone. Am J Otol 1985; 6(2); 153 – 156.

[130] Van der Hoeve J, de Kleijn A. Blaue Sclirae, Knochenbruchigkeit und Schwerhorigkeit. Arch Ophthalmol 1918; 95; 81 – 93.

[131] Dessoff J. Blue sclerotics, fragile bones, and deafness. Arch Ophthalmol 1934; 12; 60 – 71.

[132] Seedorff KS. Osteogenesis Imperfecta; A study of Clinical Features and Heredity Based on 55 Danish Families Comprising 180 Affected Persons, Thesis, Copenhagen. Munksgaard Press, 1949; 1 – 229, cited in Konigsmark and Gorlin.

[133] Kosoy J, Maddox HE. Surgical findings in van der Hoeve's syndrome. Arch Otolaryngol 1971; 93; 115 – 122.

[134] Lake M, Kuppinger J. Craniofacial dysostosis (Crouzon's

disease). Arch Ophthalmol 1950; 44: 37 – 46.

[135] Boedts D. La surdite dans la dysostose craniofaciale ou maladie de Crouzon. Acta Otorhinolaryngol Belg 1967; 21: 143 – 155.

[136] Tessier P. The definitive plastic surgical treatment of the severe facial deformities of cranio facial dysostosis. Crouzon's and Apert's diseases. Plast Reconstr Surg 1971; 48: 419 – 442.

[137] Franceschetti A, Klein D. Mandibulofacial dysostosis. New hereditary syndrome. Acta Ophthalmol 1949; 27: 143 – 224.

[138] Stovin JJ, Lyon JA, Clemmens RL. Mandibulofacial dysostosis. Radiology 1960; 74: 225 – 231.

[139] Hutchinson JC, Caldarelli DD, Valvassori GE et al. The otologic manifestations of mandibulofacial dysostosis. Tr Am Acad Ophthalmol Otolaryngol 1977; 84: 520 – 528.

[140] Igarashi M, Filippone MV, Alford BR. Temporal bone fifindings in Pierre Robin syndrome. Laryngoscope 1976; 86: 1679 – 1687.

[141] Johnston CC, Lavy N, Lord T et al. Osteopetrosis. A clinical genetic, metabolic and morphologic study of the dominantly inherited benign form. Medicine 1968; 47: 149 – 167.

[142] Myers EN, Stool S. The temporal bone in osteopetrosis. Arch Otolaryngol 1969; 89: 460 – 469.

[143] Wong ML, Balkany TJ, Reaves J et al. Head and neck manifestations of malignant osteope trosis. Otolaryngology 1978; 86: 585 – 594.

[144] Wildervanck LS, Hoeksema PE, Penning L. Radiological examination of the inner ear of deaf mutes. Acta Otolaryngol 1966; 61: 445 – 453.

[145] Everberg G. Wildervanck's syndrome: Klippel-Feil's syndrome associated with deafness and retardation of the eyeball. Br J Radiol 1962; 36: 562 – 567.

[146] Sataloff RT, Spiegel JR, Hawkshaw MJ, Epstein JM, Jackson L. Cornelia de Lange syndrome. Arch Otolaryngol Head Neck Surg 1990; 116: 1044 – 1046.

[147] Monday LA, Lemieux B. Etude audiovestibulaire dans l'ataxie de Friedreich. J Otolaryngol 1978; 7: 415 – 423.

[148] Aggerbeck LP, McMahon JP, Scano AM. Hypobetalipoproteinemia: clinical and biochemical description of new kindred with Friedreich ataxia. Neurology 1974; 24: 1051 – 1063.

[149] Latham AD, Munro TA. Familial myoclonus epilepsy associated with deaf mutism in a family showing other psychobiological abnormalities. Ann Engen 1938; 8: 166 – 175.

[150] Globus JH, Strauss L. Progressive degenerative subcortical encephalopathy (Schilder's disease). Arch Psychiatry 1928; 20: 1190 – 1228.

[151] Lichtenstein BW, Rosenbluth PR. Schilder's disease with melanoderma. J Neuropathol Exp Neurol 1959; 15: 229 – 231.

[152] Anderson PE. Radiology of Pendred's syndrome. Adv Otorhinolaryngol 1974; 21: 9 – 18.

[153] Lindsay J. Profound childhood deafness: inner ear pathology. Ann Otol Rhinol Laryngol 1973; 5

(suppl.): 1 – 21.

[154] Selkae DJ. Familial hyperprolinemia and mental retardation. Neurology 1969; 19: 494 – 502.

[155] McKusick VA, Claiborne R, eds. Medical Genetics. New York, NY: HP Publising, 1973: 63 – 78.

[156] McKusick V. Heritable Disorders of Connective Tissue. 3rd ed. St. Louis: Mosby, 1966: 150.

[157] Kang ES, Byers RD, Gerald PS. Homocystinuria: response to pyriodoxine. Neurology 1970; 20: 503 – 507.

[158] Smith DW. Recognizable Patterns of Human Malformation. Philadelphia: W. B. Saunders, 1970: 60 – 61, 242 – 255.

[159] Leroy JG, Crocker AC. Clinical definition of Hunter-Hurler phenotypes. A review of 50 patients. Am J Dis Child 1966; 112: 518 – 530.

[160] Robbins MM, Stevens HF, Linker A. Morquio's disease: an abnormality of mucopolysac-charide metabolism. J Pediatr 1963; 62: 881 – 889.

[161] Van Noorden GK, Zellweger H, Parseti Ⅳ. Ocular findings in Morquio-Ullrich's disease. Arch Ophthalmol 1960; 64: 585 – 591.

[162] Medical News (editorial): Enzyme infusions to help Hurler's syndrome patients. JAMA 1973; 224: 597 – 604.

[163] Kaloduy EH, Kolodny EH, Brady RO et al. Demonstration of an alternation of ganglioside metabolism in Tay-Sachs disease. Biochem Biophs Res Commun 1969; 37: 526 – 531.

[164] Steinberg G. Erblinche Augenkrankheiten und Ohrenleiden. V Ohr Nas Kehlkopfheik 1937; 42: 320 – 345.

[165] Keleman G. Tay-Sachs-Krankeit und Gehororgan. Z Laryngol Rhinol Otol 1965; 44: 728 – 738.

[166] Danish JM, Tillson JK, Levitan M. Multiple anomalies in congenitally deaf children. Eugen Quart 1963; 10: 12 – 21.

[167] O'Reilly S, Weber PM, Pollycove M et al. Detection of carrier of Wilson's disease. Neurology 1970; 20: 1133 – 1138.

[168] Gorlin RJ, Pindborg JJ. Symptoms of the Head and Neck. New York, NY: McGraw-Hill, 1964: 41 – 46.

[169] Jervell A, Lange-Nielsen F. Congenital deaf-mutism functional heart disease with pro-longation of the QT interval and sudden death. Am Heart J 1957; 54: 59 – 68.

[170] Fraser GR, Froggatt P, James TN. Congenital deafness associated with electro-cardiographic abnormalities, fainting attacks, and sudden death: a recessive syndrome. Q J Med 1964; 33: 361 – 385.

[171] Levine SA, Woodworth CR. Congenital deaf-mutism, prolonged QT interval, syncopal attacks, and sudden death. N Engl J Med 1958; 259: 412 – 417.

[172] Todd GB, Serjeant FR, Larson MR. Sensorineural hearing loss in Jamaicans with SS disease. Acta Otolaryngol 1973; 76: 268 – 272.

[173] Morgenstein KM, Manace ED. Temporal bone histopathology in sickle cell disease. Laryngoscope 1969; 79: 2172 – 2180.

[174] Urban GE. Reversible sensorineural hearing loss

associated with sickle cell crisis. Laryngoscope 1973；83：633 - 638.

[175] Forman-Franco B，Abramson AL，Gorvoy JD et al. Cystic fibrosis and hearing loss. Arch Oto-laryngol 1979；105：338 - 342.

[176] Kartagener M. Zur Pathogenese der bronkiektasien，bronkiektasien bei Situs viscerum inversus. Beitr Klin Tuberk 1933；83：489 - 501.

[177] Sethi BR. Kartagener's syndrome and its otological manifestations. J Laryngol Otol 1975；89：183 - 188.

[178] Anderson H，Filipsson R，Fluur E et al. Hearing impairment in Turner's syndrome. Acta Otolaryngol 1969；247(suppl.)：1 - 26.

[179] Anderson H，Lindsten J，Wedenberg E. Hearing deficits in males with sex chromosome anomalies. Acta Otolaryngol 1971；72：55 - 58.

[180] Glovsky L. Audiological assessment of a mongoloid population. Train Sch Bull 1966；63：27 - 36.

[181] Fulton RT，Lloyd LL. Hearing impairment in a population of children with Down's syndrome. Am J Ment Defic 1968；73：298 - 302.

[182] Balkany TJ，Mischke RE，Downs MP et al. Ossicular abnormalities in Down's syndrome. Otolaryngol Head Neck Surg 1979；87(3)：372 - 384.

[183] Sataloff J，Pastore PN，Bloom E. Sex-linked hereditary deafness. Am J Hum Genet 1955；7：201 - 203.

[184] Bernstein JM. Occurrence of episodic vertigo and hearing loss in families. Ann Otol Rhinol Laryngol 1965；74：1011 - 1021.

[185] Jorgensen MB，Kristensen HK. Frequency of histological otosclerosis. Ann Otol Rhinol Laryngol 1967；76：83 - 88.

[186] Linthicum FH，House HP，Althaus SR. The effect of sodium fluoride on otosclerotic activity as determined by strontium. Ann Otol Rhinol Laryngol 1972；4：609 - 615.

第14章

职业性听力损失
Occupational Hearing Loss

Robert T. Sataloff   Joseph Sataloff   Tracy M. Virag

职业性噪声暴露导致的听力损失是我们最常见的工业职业病，自工业革命以来已被公认。在美国工业界有数以百万计的员工患有职业性听力损失。我们对听力损失，特别是职业性听力损失的忽视，已经造成了影响几乎每个美国家庭的人身损失和经济损失，这个局面很是令人遗憾，因为噪声引起的听力损失几乎总是可以以相对较低的成本来预防的。

尽管最近的立法和法律发展使职业性听力损失问题在全国引起了重视，但其实多年来，消除这种职业病在技术上是可能的。这一问题一直迟迟未得到有效解决是由于立法、经济和政治阻力，以及缺乏足够的科学信息来制订听力保护和噪声控制计划的合理标准。大多数职业病和伤害都包含在工人赔偿立法中。然而，职业性听力损失直到最近才被纳入这些法律，在一些州仍然被排除在外。工人赔偿立法背后的原则是补偿损失的工资。由于听力损失是不可见的，而且通常不会影响收入能力，因此尽管它会影响生活能力，但却被忽视了。

立法被推迟不仅是因为这些公司不想花钱进行噪声控制和听力保护，而且还因为噪声和听力之间的因果关系一直难以确定，因此制订一个合理的标准至关重要，该标准将保护绝大多数工业噪声暴露的工人，并科学、经济、切实可行地加以实施和执行。

预防噪声引起的听力损失相对简单且成本低廉。虽然最明显和最理想的解决方案是将机械和环境的噪声降低到低于破坏性水平的强度，但这通常不切实际，成本也很高昂，缺乏科学性。然而，正确佩戴个人听力保护装置并配合听力监测，是一种廉价且极为有效的预防听力损失的方法。许多主要行业现在都有全面的听力保护计划，包括识别有害噪

声的噪声督察装置、检测、由各种原因（不仅仅是噪声）造成听力损失的听力测试计划、异常听力图的医学诊断、对各种异常病变的随访、所有测试人员的再培训和监督，有效使用护耳的听力监测和医疗法律服务。该计划的许多额外益处在于识别非噪声诱发的、可治愈的听力损失，如耳硬化症，以及造成听力损失的严重原因的早期诊断，如听神经瘤。

一些医生在受邀接受职业性耳科问题的咨询时，不能做出仅仅因为某人在嘈杂的工厂工作而断定他/她患有职业性听力损失的诊断。鉴别诊断比较烦琐，必须建立在有效证据的基础上，因为这不仅涉及高额赔偿金（通过伪聋进行索赔的案例自然会增加），而且还存在许多可能与职业性听力损失症状表现相似的严重耳聋原因，医疗的义务是找出这些原因。确诊职业性听力损失，必须至少有充分暴露于足以解释听力损失的噪声水平的病史，以及与噪声引起的听力损失一致的完整听力图（气导、骨导和言语识别率），受试者脱离噪声暴露、排除其他听力损失原因和其他因素后听力水平相对稳定。鉴别诊断包括许多其他因素。即使是显示最大听力损失在3 000～6 000 Hz的典型"4 000 Hz低谷"听力图，也可能是由噪声以外的许多其他因素引起的。

1. 职业性听力损失的联邦法规

1.1 职业安全和健康法立法

联邦政府通过制定《职业安全与健康法》(OSHA)噪声法规，对大量患有职业性听力损失的工人表示关注。该法规规定，美国每天8小时产生大于85 dBA噪声的工厂基本上都必须采取一些听力保护措施。政府还强调了其对联邦工人听力损失赔偿

条例的关注,这推动了许多州最近通过了将职业性听力损失纳入工人赔偿法规的立法。保守估计,工人听力损失赔偿的潜在成本超过 200 亿美元。这使得它成为美国首要的环境和医疗法律问题。在裁员和经济困难的刺激下,索赔人数仍然居高不下。然而,保险公司和工人补偿基金并不准备承受这一潜在爆炸性问题的冲击。一些公司,如杜邦公司,已经有听力保护计划 50 年了,建立了自愿听力安全计划,他们的员工几乎没有职业性听力损失。

OSHA 噪声法规和听力保护修正案的历史复杂,这与大多数其他重要法规和法律一样。相对而言,可用于制订噪声标准的有效和可靠的科学数据很少。实际措施、政治、经济和许多其他因素在决定最终监管方面发挥了重要作用。关于 OSHA 规则最重要特征的讨论和审查内容在其他文献进行了详细说明[1]。美国职业安全与健康管理局(OSHA)的最新最终裁决详细说明了记录听力损失的要求,该裁决的完整细节已在《联邦公报》(第 67 卷,第 126 号,2002 年 7 月 1 日)中列出。该登记册包含《职业安全与健康管理条例》29 CFR 1904《职业伤害和疾病记录与报告要求,最终规则》,该条例于 2003 年 1 月 1 日生效。它要求报告听力损失,与基线(称为标准阈值偏移)相比,在 2 000 Hz、3 000 Hz 和 4 000 Hz 的频率下,平均听力敏感度至少有 10 dB 的迁移,从而产生 25 dB 的阈值。

1.2 噪声标准的制定

在工业环境中进行科学研究异常困难,这大大阻碍了对职业性听力损失的全面理解。对文献的简要回顾和对最新研究的深入分析突出了这个问题的复杂性,也是本章的基础和指南。

1952 年,詹姆斯·斯特纳(James H. Sterner)对大量从事噪声和听力工作的专家进行了一次民意调查,调查他们认为安全的工业噪声的最大强度水平[2](图 14.1)。结果表明,即使知识渊博的专业人员之间也无法形成一致意见,尝试通过这种调查来制订有意义的指导方针都是徒劳的。

1954 年,美国标准协会(现为 ANSI)的 Z24-X-2 小组委员会发布了关于听力损失与噪声暴露之间的探索性报告[3]。根据现有数据,他们无法在安全和不安全噪声暴露之间建立"界限"。他们提出了一些

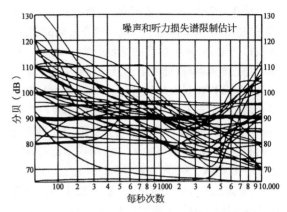

图 14.1 各个频率区"安全"强度水平噪声的估计值。

在制订标准之前需要回答的问题,例如:听力损失多少可以构成听力障碍,制订的标准可以保护多少比率的工人。该报告强调,在确定"安全"强度水平之前,需要进行更多的研究。

1950—1971 年许多作者提出了损害风险的标准,其中只有一部分是以保护听力为目标。NIOSH 职业性噪声暴露标准[4]表 9 中引用了相关条款。所有这些报告都有一些限制性规定,使得无法采用其中任何一份作为制订标准的基础。1973 年,Baughn[5]发表了一份对汽车冲压厂雇员 6 835 份听力图的分析报告,根据噪声暴露强度将雇员分为三组。Ward 和 Glorig[6]和其他人严重质疑将其作为国家噪声标准基础的有效性,因为其存在非稳态噪声暴露、噪声剂量估计模糊、听觉疲劳和试验室掩蔽等缺点。Baughn 的原始数据从未提供给劳工部长的噪声标准咨询委员会,尽管该委员会提出正式要求。

Burns 和 Robinson[7]的一项研究避开以往研究的许多缺陷,但它是基于极少数暴露于连续稳态噪声中的受试者,尤其是 82～92 dBA 范围内的受试者。这项研究包括那些"不时使用嘈杂的手工工具进行打磨、削片、打磨或焊接"的工人,这些噪声几乎是不连续的,也不稳定。他们的报告也包括暴露于 90 dBA 非稳态噪声水平的工人。事实上,一些工人的噪声暴露范围有 15 dBA 的波动。经常被引用的 Passchier Vermeer 报告[8]并非基于实际的实地调查,而是对 1967 年之前发表研究的回顾。其中一些研究探讨了在 dBA 测量声级的有效性,没有一个研究是真正设计用来作为噪声标准的基础。

早在 1970 年,来自工业、劳工、政府和科学组织的感兴趣的个人就讨论了行业间噪声研究的概念。该项目于 1974 年启动,目的是收集 82~92 dBA 范围内稳态噪声影响的数据。虽然这项研究的结果显然会引起噪声监管人员的兴趣,但这项研究的基本目的是为了科学而不是监管。详细的协议已经发布[6],在此不再重复。其中一些要点是:① 噪声的时间和频谱特征的明确定义。② 噪声暴露必须介于 82~92 dBA 之间,不得超过 5 dBA 的上下波动范围(后来修改为 6 dBA 范围)。③ 在整个转换过程中,噪声环境必须处于稳定状态,几乎没有(如果有的话)尖锐的冲击噪声峰值。④ 实验对象和对照对象必须包括男性和女性。⑤ 之前没有接触过噪声的工作。92 dBA 用于实验组,75 dBA 用于对照组。⑥ 至少 3 年当前工作经验。⑦ 所有听力测试、噪声测量、设备校准、耳科检查、历史记录和数据处理均应按照协议中的详细规定,以标准化方式进行。⑧ 原始数据应在研究结束时根据要求提供给所有严谨的研究人员。实验对 155 名男性和 193 名女性的听力水平进行了测量,这些男性和女性暴露在 82~92 dBA 的噪声中至少 3 年,平均持续时间为 15 年;他们还对 96 名男性和 132 名女性进行了测量,他们的工作暴露不超过 75 dBA。噪声暴露被认为是稳定状态,因为从第一次听力图时的中点算起,波动没有超过 3 dB。尽可能多的受试者在 1 年后和 2 年后再次接受检查。对约 250 000 名员工进行了检查后找到 348 名符合职业噪声研究标准的实验对象。在 82~92 dBA 的范围内,噪声强度的差异对听力水平没有明显的"影响"。也就是说,处于噪声强度暴露上限的工人的听力水平与处于噪声强调暴露下限的工人的听力水平没有明显差异。在解释任何一组人的听力水平差异时,年龄是比工作时间更重要的因素。实验对象和对照对象之间的比较是在年龄调整的基础上进行的。

暴露于 82~92 dBA 的女性与其对照组之间的差异很小,且无统计学意义。暴露于 82~92 dBA 的男性和他们的对照组之间的差异很小,在 500 Hz、1 000 Hz 和 2 000 Hz 时没有统计学意义。噪声暴露组在 3 000 Hz、4 000 Hz 和 6 000 Hz 时的听力水平显著高于对照组 6~9 dB。在 8 000 Hz 时,差异再次变得不显著。

在初始听力图后 1~2 年的随访过程中,没有真正的证据表明噪声暴露工人与其对照组在听力水平变化方面存在差异,两组的变化都可以忽略不计。值得注意的是,所讨论的研究和迄今颁布的法规都与持续噪声的暴露有关。最近的报道表明,间歇性接触噪声会对听力产生不同的影响[9],尽管它可能会产生明显的高频感音神经性听力损失,但即使在多年的暴露后,它也不会像连续噪声暴露后波及语言频率。

■ 1.3 残疾和损伤

职业性听力损失患者的补偿方法因辖区而异[1]。《补偿法》的一个重要部分是计算雇员因特定程度的听力损失应获得多少补偿的方式。首先必须区分损伤、残疾和残障。损伤是一个医学概念,意味着偏离正常值。残疾和残障涉及许多非医学因素,包括丧失谋生能力、丧失生存能力或个人享受日常生活能力的概念。听力障碍导致残疾,但也涉及许多其他因素。补偿是针对残疾进行的。

2. 职业性听力损失的特点

■ 2.1 听力特征

职业性听力损失是一种由反复损伤引起的特殊疾病,具有既定的症状和客观表现。职业性听力损失的诊断不能仅基于高频感音神经性听力损失和噪声环境工作的病史。准确的诊断需要仔细完整的病史、体格检查、实验室和听力检查,还须排除许多疾病,如听神经瘤、迷路炎、耳毒性、病毒感染、声损伤(爆炸)、头部创伤、遗传性听力损失、糖尿病、老年性耳聋和遗传原因,因为它们导致数百万从未在嘈杂行业工作的人出现类似听力损失。

美国职业医学院噪声和听力保护委员会发布了一份关于职业噪声所致听力损失特征的立场声明[10]。本声明总结了医学界目前普遍被接受的关于职业性听力损失诊断的意见。美国职业医学协会(AOMA)委员会将职业性噪声引起的听力损失定义为长期(数年)缓慢发展的听力损失,其原因是暴露于连续或间歇的噪声中。该委员会指出,噪声性听力损失的诊断由医生在临床上进行,并应包括噪声暴露史的研究。它还将职业性听力损失与职业性声创伤区分开来,职业性声创伤是一种由于暴露于突然爆发的声音(如爆炸声)而导致的听力即刻变化。委员会认识到职业性噪声所致听力损失的主要特征如下:① 累及内耳毛细胞的感音神经损伤;② 双侧同时受累;③ 它几乎不造成严重的听力损失,通常低频限于 40 dB,高频限于 75 dB;④ 一旦停止接触噪声,听力不会进一步恶化;⑤ 先前的噪声性听力损失不会使耳朵对未来出现的噪声变得敏感。随着听阈的增加,听力损失的概率降低;⑥ 内耳的最早损伤表现为 3 000 Hz、4 000 Hz 和 6 000 Hz 处的损失,3 000 Hz、4 000 Hz 和 6 000 Hz 时的损伤总是远远大于 500 Hz、1 000 Hz 和 2 000 Hz 的损伤,最大的损伤通常发生在 4 000 Hz,与 3 000～6 000 Hz 之间的频率区域相比,较高频率区和较低频率区受影响所需噪声暴露时间更长;⑦ 在稳定的暴露条件下,3 000 Hz、4 000 Hz 和 6 000 Hz 的损伤通常会在 10～15 年内达到最大水平;⑧ 多年连续暴露在噪声中比间断暴露在噪声中更具破坏性,因为间断暴露时耳朵有一段休息时间。

2.1.1 感音神经性听力损失

职业噪声会损害耳蜗的毛细胞,导致感音性听力损失。日常暴露在工业噪声中不会对外耳或中耳造成损伤(传导损耗)。噪声暴露的最终结果是一些支配受损毛细胞的神经纤维也可能受损,导致神经性听力丧失。

2.1.2 双耳职业性听力损失

职业噪声暴露时,双耳对暂时性阈移(TTS)和永久性阈移(PTS)听力损失同样敏感,因此双耳的损伤相等或几乎相等。如果在非常嘈杂的环境中工作的员工患上了严重的单侧感音神经性听力损失,则必须找出原因并排除听神经瘤。在武器和靶场射击中,离枪托最近的耳朵(右手射手的左耳)比另一只耳朵受到更大程度的伤害;然而在某种程度上,损失通常表现为双侧。

2.1.3 4 000 Hz 听力下降

噪声引起的听力损失已明确是感音神经性的,通常为双侧;此外还包含一个称为 4 000 Hz 下降的特征频率。图 14.2 显示的是典型职业性听力损失呈进展性的复合听力图。这种模式实际上在枪声引起的听力损失中更为常见,但暴露在连续噪声中,如纺织厂、一些金属厂等,也会产生这种听力模式,其

中最早的损害发生在 3 000～6 000 Hz。一些噪声源,如造纸机,可能会在较高频率受损之前即损坏 2 000 Hz 的频率,而切屑机和手提钻的噪声通常会在影响较低频率之前严重损坏较高频率的听力。然而,一般来说,3 000 Hz 的频率几乎不会受职业噪声的损害,在暴露早期也不会对超高频区产生损伤。

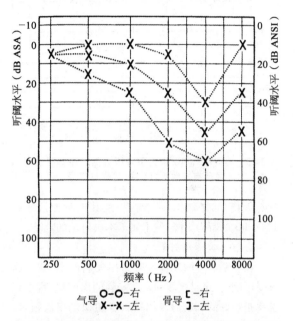

图 14.2　听力测听曲线显示过度噪声暴露员工可能出现典型的渐进性听力损失。

多年来,人们已经知道,长期暴露在高强度噪声中会导致感音神经性听力损失,受损频率区为 3 000～6 000 Hz,经典听力图显示 4 000 Hz 的听力下降,而 2 000 Hz 和 8 000 Hz 的听力比较好(图 14.3)。不幸的是,噪声产生 4 000 Hz 听力下降的特征导致一些医生认为,任何类似的听力下降表现都是由噪声引起的,这种错误认识可能导致误诊,并可能导致不良的医疗和法律后果。

尽管有许多假说试图解释噪声性听力损失[11-14]中 4 000 Hz 的听力下降,但其发病机制仍不确定。大多数情况下这种损失最初影响 4 000～6 000 Hz 的听力,然后扩展到其他频率[15,16]。比临床上通常测量的频率更高的频率可以用特殊的听力计进行测试,在某些情况下有助于诊断噪声引起的听力损失[17]。尽管产生类似听力损失所需的强度不同[18],耳蜗损伤的性质也存在争议[18-21],这种听力损失可能是由连续或者间断噪声引起的。其他类型的

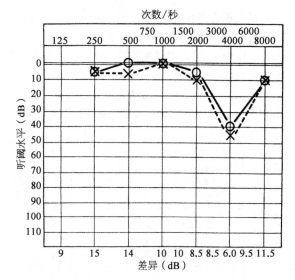

次数/秒

图 14.3 典型 4 000 Hz 听力下降听力图。在本听力图和本章所有其他听力图中，骨导与气导一致。

听觉创伤，如爆炸伤，可能会导致其他听力模式或 4 000 Hz 的听力下降，但不属于本次讨论的范畴。

2.1.4 言语识别率

在几乎所有的职业性听力损失病例中，如果高频受影响（甚至是严重的），在安静的房间里，言语识别率是很好的（85%）。如果患者的识别率低很多，则应怀疑除职业性听力损失外的其他原因。

2.1.5 早发性渐进性听力损失

职业性听力损失除了具有双侧感音神经性听力损失和 4 000 Hz 听力下降的特征外，还表现为从噪声暴露早期开始即逐渐发展。突发性耳聋不是因为患者在工作中经常接触噪声引起的。当然，也有因爆炸或类似情况造成的听觉创伤而导致单侧突发性耳聋的事件。无论职业性噪声暴露情况如何，必须寻找单耳或双耳突发性耳聋的其他原因。

职业性听力损失的特点是在接触噪声的最初几年内即发生，并可能在接下来的 8~10 年内继续恶化，但如果接触超过 10~15 年，损害不会继续迅速或实质性地发展。在持续噪声环境中工作的员工听力良好达 4 年或 5 年的情况也很少，而是会逐渐丧失听力。60 岁后退休的员工在没有持续接触噪声的情况下出现额外听力损失，通常不应将此归因于既往的工作[22]。这同样适用于有效佩戴听力保护器但发展为听力损失的患者，或者本身患有听力损失的患者。

2.1.6 渐近性听力损失

职业性听力损失的另一个特点是，特定的高噪声工作造成的听力损失有上限值，这被称为渐近性损失。例如，使用手提钻的员工会出现严重的高频听力损失，但低频听力损失很小。在 92 dBA 环境中工作多年的员工在低频区通常不会有超过 20 dB 的听力损失，一旦高频区达到一定程度的损失，后续几乎不会再进展。许多接触织布机员工的语言频率损失最大为 40 dB，很少有更大的损失。如果员工听力损失程度远远大于有噪声暴露的典型表现，耳科医生应怀疑其他原因。

3. 听力图的局限性

4 000 Hz 听力下降的听力图本身并不足以诊断噪声性听力损失，必须同时有足够长时间和足够强度的噪声暴露史。如果没有该病史，或虽有病史但发现提示有其他原因，则必须进行彻底检查，以确定听力损失的真正原因。必须强调的是不能将听力损失完全归因于噪声而排除其他原因。然而，如果患者的噪声暴露足够，并且未能显示引起听力损失的其他原因，则可以在现有听力测量结果的情况下确诊为噪声诱发的听力损失。

■ 3.1 4 000 Hz 听力下降的其他原因

3.1.1 病毒感染

众所周知，上呼吸道病毒性感染可能与听力丧失、耳鸣和耳胀满感有关。这种胀满感通常是由于内耳受累引起，而非中耳功能障碍。病毒性耳蜗炎也可能导致暂时性或永久性感音神经性听力损失，可能具有多种听力模式，包括 4 000 Hz 的听力下降（图 14.4）[23]。除了引起感音神经性听力损失的病毒性呼吸道感染外，还包括风疹、麻疹、腮腺炎、巨细胞包涵体、疱疹和其他病毒（图 14.5）。

3.1.2 颅骨外伤

严重的创伤性耳蜗骨折可导致极重度或完全失聪，内耳较小的损伤也可能会产生震荡性损伤，这可能表现为 4 000 Hz 的听力下降。此类病例中的颞骨病理与噪声性听力损失相似[24]。实验性颞骨损伤也可以产生类似的结果[14]。

3.1.3 遗传性（基因性）听力损失

遗传性感音神经性听力损失通常导致与职业性

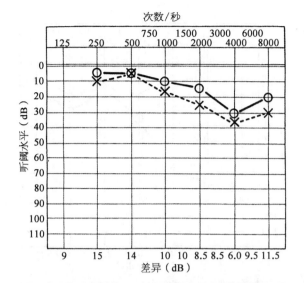

图14.4 51 岁女性的听力图,她在一次典型的感冒期间突然出现嘶嘶耳鸣声和耳朵胀满感。否认其他耳朵问题,无噪声暴露史。听力图在 2 年的观察期内保持不变。○—○,右;x---x,左。

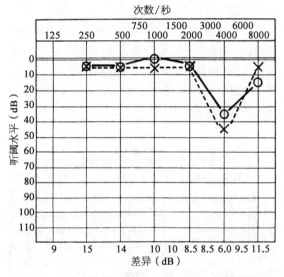

图14.5 24 岁女性的听力图,在与上呼吸道疾病无关的疱疹性"冻疮"发作期间出现耳鸣和耳胀感。眼震电图显示右侧前庭功能下降。检查显示第二颈神经和舌咽神经的分布感觉减弱。○—○,右;x---x,左。

听力损失相似的听力模式[25-27]。这可能难以诊断,因为遗传性耳聋家族可能既往并未出现过有耳聋症状的成员;事实上,许多遗传性耳聋病例遵循常染色体隐性遗传模式。因为目前在遗传性听力损失相关的基因研究方面有了新的进展,使得能够具体辨别某些形式的遗传性听力损失。

3.1.4 耳毒性药物

目前最常用的耳毒性药物是氨基糖苷类抗生素、利尿剂、化疗药物和阿司匹林(大剂量)(表10.2)。当出现毒性效应时,高频感音神经性听力损失最为常见,可能导致严重耳聋,也可能出现 4 000 Hz 下降的听力模式(图 14.6)[21]。与上面列出的其他耳毒性药物造成的损害不同,阿司匹林引起的听力损失通常只是暂时的,停药后即恢复。

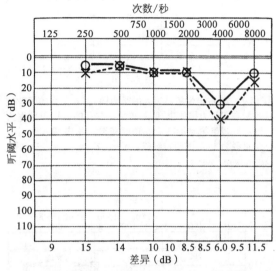

图14.6 54 岁轻度高血压女性在服用利尿剂 2 周后出现双侧高音调耳鸣的听力图。○—○,右;x---x,左。

3.1.5 听神经瘤

第 8 对脑神经肿瘤可产生任何听力模式,从正常听力到极重度耳聋,4 000 Hz 听力下降并不罕见(图14.7,图14.8)[28]。在这些病变中,不一定需要出现低言语识别率和病理性音调衰退,也不能依赖这两者来排除蜗后病变,不对称性听力损失就应引起高度怀疑,即使有噪声暴露史。在一些病例中,患者暴露于噪声中导致听力损失,但由于听神经瘤的影响,一只耳朵恢复,而另一只耳朵没有恢复。(M. D. Graham 个人交流)。

3.1.6 突发性听力损失

临床医生每年都会碰到许多不明原因的突发性感音神经性听力损失病例。听力损失通常是单侧性的,但也可能是双侧的,并且表现为 4 000 Hz 的听力下降。由于内耳膜破裂[29,30]和气压伤[31,32]导致突发性听力损失的患者也可能出现这种听力模式。

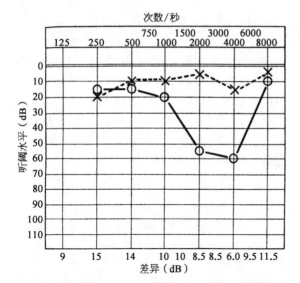

图 14.7 28 岁男性机械工人的听力图,有 6 个月的间歇性耳鸣和右侧听力损失史,但无眩晕。右耳的言语识别率为 88%。眼震电图显示右前庭功能减退。颅中窝入路切除一个直径为 1 cm 的听神经瘤。o—o,右;x - - - x,左。(M. D. Graham[28])

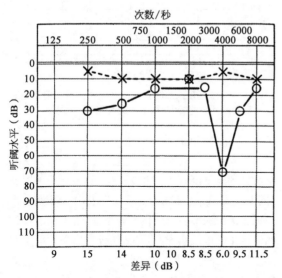

图 14.8 40 岁女性的听力图,有 1 年的耳鸣和右侧听力损失病史,在使用电话时尤其明显。右耳的言语识别率为 88%。眼震电图显示冷热试验右侧无反应。迷路入路从右侧切除一个直径 1.5 cm 的听神经瘤。o—o,右;x - - - x,左。(M. D. Graham[28])

3.1.7 多发性硬化

多发性硬化也可导致感音神经性听力损失,这种损失几乎可以表现为任何形式的听力图,在严重耳聋与正常阈值水平之间波动。图 14.9 中显示了

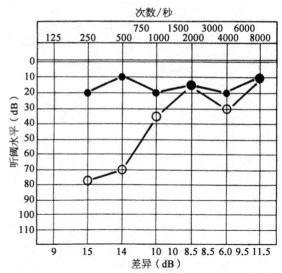

图 14.9 20 岁女性多发性硬化波动性感音神经性听力损失的听力图。脑干诱发反应测听显示耳蜗核与上橄榄核之间的传导减慢。o—o,右;●—●,左。

一例 4 000 Hz 听力变化的案例。

3.1.8 其他原因

多种其他原因可能产生类似噪声性听力损失的听力图。这些疾病包括细菌感染,如脑膜炎、各种全身毒素[33],以及新生儿缺氧和黄疸。图 14.10 显示了一种由于 Rh 不相容性引起的核黄疸导致的感音神经性听力损失。

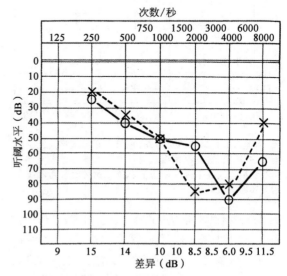

图 14.10 1 岁男童的听力图,该男童因 Rh 不相容而患有严重的新生儿黄疸和核黄疸。o—o,右;x - - - x,左。

4. 噪声暴露史

在大多数受试者中,一定频谱和强度的噪声需要一定的时间才能产生听力损失,这一点很重要。尽管必要的暴露因人而异,但诊断噪声性听力损失需要有足够的噪声暴露史。

用织布机、造纸机、锅炉、金属板、铆钉机、手提钻、削片机等设备工作多年的患者几乎总是有一定程度的职业性听力损失。然而,许多患者接触的噪声很少,不能作为他们听力下降的原因。几乎每一位工业行业的患者都声称他/她接触过大量噪声,因此在涉及赔偿的案例中,通过从雇主处获得书面上的工作记录和噪声暴露的平均时间,从而获得更准确的信息至关重要。如果医生对患者的噪声暴露情况没有第一手资料,那么则应推迟最终诊断,直到患者提供相应信息。

某些出版物[6,9]一直认为,暴露在 90 dBA 的环境中会导致言语频率的听力障碍。通过对大部分引用文献[34,35]进行批判性回顾后发现,所有这些报道都存在严重缺陷,因此我们对其结论产生了相当大的怀疑。行业间噪声暴露研究无疑是研究听力损失和噪声暴露之间关系最好的研究项目,设计合理并实时监测,但即使是这些项目的研究者也强调需要更加有效和可靠的补充研究。

OSHA 指定的 85～90 dBA 噪声暴露水平是建议启动听力保护计划和使用听力保护的水平,但是他们不一定是导致言语频率听力受损的水平,即使有多年的接触史。习惯性暴露于 90 dBA 的患者表现出的语言频率听力障碍可能是由其他原因引起。无论他们的工作是什么,这些听力损失都在渐进性发展,重要的是找到引起听力损失的具体原因,而不是仓促地做出不合理的有误导性的职业性听力损失的诊断。

噪声的生物过度敏感这个术语经常被误用,需要澄清。许多医生和律师将患者的严重感音神经性听力损失归因于对噪声的过度敏感,尽管只是暴露于 85 dBA,这种观点是没有依据的。长期暴露在这种类型的噪声水平下,不会导致语言频率的听力障碍。生物学上对噪声的过度敏感并不是指那些暴露于 90 dBA 的环境噪声下出现高度听力损失的人群,而是那些习惯性暴露于非常大的噪声(95 dBA)而不

使用听力保护设备的员工,少数人能维持良好的听力水平(所谓的"硬耳"),大多数人都会出现相当程度的听力损失,也有少数人会因为对噪声的过度敏感而承受更大的损失。

多年的耳科研究和临床经验表明,职业性听力损失具备一些独特的特征。例如,即使员工在最嘈杂的工业噪声区工作多年,他们的语言频率也不会出现完全或非常严重的感音神经性耳聋。有人对这一观察结果提出了几种解释,比如:"神经性耳聋的耳朵起着听力保护器的作用"和"你听不到的东西不会伤害你",即使噪声暴露非常高。所有语言频率严重受损的患者都应该接受仔细检查,以找到潜在的病因。

耳科病史应包括听力保护装置的使用、持续时间和有效性、噪声暴露类型(包括连续或间歇)、暴露剂量(每日小时数和年数),以及是否存在娱乐性噪声暴露,如打靶、飞靶射击、狩猎、雪地车使用、摩托车、链锯或电动工具使用等,娱乐性噪声可能导致噪声性听力损失,建议员工在娱乐场所暴露于高噪声时使用听力保护。不经常接触和间歇接触的危险性远远低于每天连续接触的危险性。如果耳朵有足够的休息时间,对语言频率的损害就会降到最低。

5. 噪声性听力损失的组织病理学

对被噪声损伤的人内耳进行的组织学研究显示,耳蜗底转第二象限对 3 000～6 000 Hz 的声音敏感,该区域的毛细胞和神经元发生弥漫性变性(图 14.11～图 14.13)[21]。类似的发现也出现在暴露于高噪声的实验动物的耳蜗毛细胞和一级神经元中,如图 14.11 所示。对啮齿动物的进一步实验研究表明,噪声也会对血管纹造成损伤[36],但这一发现在临床上的应用还存在一些疑问。

关于噪声性听力损失的组织病理学的综合讨论超出了本书的范围。对于这个问题存在很多争议,然而最近的一些研究结果的临床意义值得回顾,特别是奥地利因斯布鲁克的 Spoendlin[37] 的一些研究结果。

不同强度声刺激的心理物理效应包括:① 适应是一种与刺激频率下的声音强度成比例的立即且快速可逆的阈值变化;② TTS 是一种病理性代谢性疲劳,其发展和恢复与暴露时间的对数成正比,数小时内缓慢反转;③ PTS,如职业性听力损失,是由于长

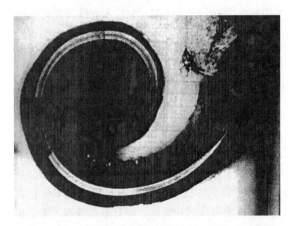

图 14.11　17 岁，女性，车祸外伤后的左耳蜗前外侧视图。耳蜗膜壁的大部分前庭部分、Reissner 膜和盖膜已被去除以进行表面处理。12 点位置一部分 Reissner 膜仍在原位，9 点钟位置前庭阶上的螺旋韧带呈拱形。（由芬兰赫尔辛基卡罗林斯卡研究所 Lars Go-ran Johnsson 提供）

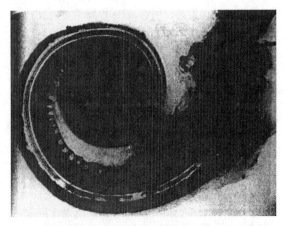

图 14.12　患有高血压和全身动脉硬化的 76 岁男性癌症患者的左耳蜗，耳蜗下基底回 Corti 器发生斑片状变性和神经变性。多聚甲醛灌注后 11 小时，OsO₄ 染色。（由芬兰赫尔辛基卡罗林斯卡研究所 Lars Go-ran Johnsson 提供）

时间暴露在过量噪声中产生。

　　长时间噪声暴露导致 Corti 器破坏和丧失，这一过程似乎涉及两种机制：① 高强度噪声暴露下的直接机械破坏；② 暴露于中等强度的噪声后出现代谢失代偿，随后感音元件退化。

　　如果短时间内暴露于极强的噪声后不久即对耳蜗进行检查，会发现受伤区域震中 Corti 器完全消失。从震中向两侧的毛细胞出现肿胀，严重扭曲，细胞质内细胞器移位。从侧面看，这些毛细胞表现出

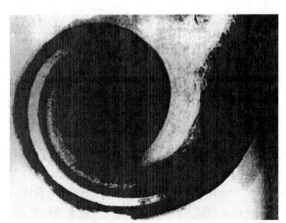

图 14.13　59 岁男性患者的左耳蜗，有嘈杂环境接触史，爱好狩猎。基底转弯处存在毛细胞和神经纤维完全丧失现象，在基底转弯处无 Corti 器的区域存在神经纤维。甲醛灌注后 8 小时，OsO₄ 染色。（由芬兰赫尔辛基卡罗林斯卡研究所 Lars Go-ran Johnsson 提供）

现弯折；离震中更远但仍处于受损区域，只有外毛细胞轻微变形。除了感觉细胞损伤，还可能发现盖板细胞错位、柱细胞头部断裂、基底膜穿孔和其他的表现。

　　暴露于中等强度的声刺激后，外毛细胞的细胞核变得极度肿胀，内毛细胞的传入神经纤维末端无髓部分也可见肿胀，这种传入神经纤维的病理状态也见于缺氧状态，上述两种情况可能都是由代谢紊乱引起的。长时间噪声暴露后，可在外毛细胞的传出神经末梢观察到线粒体变性和突触小泡改变[38]。TTS 似乎只引起溶酶体数量和大小的增加，主要是在外毛细胞中，这一发现可能也与代谢活性的增加有关。

　　内耳损伤位置取决于噪声暴露的类型。如果是 3 000～6 000 Hz 的白噪声，即在大多数工业环境下的多频噪声，通常会对耳蜗上基底转弯处造成损害；窄带噪声根据噪声频率会在不同区域造成损害；损伤程度随着中心频率区强度的增加而增加。上述观察结果适用于连续噪声，脉冲噪声会导致损伤部位发生更大的变化，脉冲的上升时间是听力损失严重程度的一个重要因素。从组织学上看，方形噪声脉冲产生的损伤似乎小于上升持续时间为 25 毫秒的脉冲[37]。这一发现的实际意义尚不清楚。

　　随着时间的推移，人们开始对耳蜗损伤的组织学表现产生兴趣。一些机械性损伤或代谢诱导的结

构变化是可逆的,而另一些则表现为退化。代谢引起的变化,如外毛细胞的细胞核肿胀和神经末梢肿胀,尽管会发生散在变性,通常都能逆转;细胞的严重变形常导致变性和膜破裂,这可能导致损伤区域的 Corti 器消失;Corti 器完全破坏后,耳蜗神经元在数月内经历缓慢、渐进的退行性变性,最终 90% 与受损区域相关的神经元消失,包括起源部位的螺旋神经节细胞。只有外毛细胞缺失时,通常不会观察到这种退行性变[39],损伤邻近区域也未发现明显的神经退行性变。因此,尽管声刺激停止后内耳组织病理学变化仍在进展,但只有在已经发生大量毛细胞破坏的区域才会发生显著的变性。因此,进行性组织学改变并不意味着进行性临床听力恶化。

组织学上,噪声对耳蜗造成的最大损害永远不会呈现出完全性损伤,即使在实验室条件下,耳蜗中也会残留一部分感音元件。此外,对于每个暴露强度,在一定时间后会出现“饱和损伤”。该时间间隔对于高强度的噪声暴露来说很短,对于低强度的噪声暴露来说很长。额外增加暴露时间不会产生超出该“饱和损伤”限值的额外损伤,这一组织学发现对应于渐进性听力损失。此外,即使在实验室条件下,不同噪声暴露引起的耳蜗损伤也有很大的不同,特别是中等强度噪声或脉冲噪声,这些是工业环境中最常见的情况。这种组织学发现和实验室表现与在工人中观察到的现象(硬耳和软耳)一致。

6. 与职业性听力损失相关的辅助因子

■ 6.1 非职业性噪声暴露

习惯性接触喧闹的摇滚乐和放大的音乐会造成 2 000～8 000 Hz 的听力损伤。然而,偶尔接触可能会让人产生不适感,但在大多数情况下不会造成严重的听力损失。家用噪声,如吸尘器、风扇、空调等,通常不会损害听力,即使它们可能会干扰听力。暴露在超声波噪声中,例如某些商业清理器,通常不会影响用于常规听力测试的(高达 8 000 Hz)频率区听力。社区噪声,如无轨电车、飞机、工业厂房噪声、警报器等,也不会造成听力损害。

■ 6.2 阿司匹林

有关阿司匹林与噪声暴露对听力影响的研究有

限。Carson 等[40]的一项研究,探讨了不同剂量阿司匹林和噪声对大鼠听力的影响。研究显示,所有暴露于噪声条件下的动物均出现永久性听力损失和毛细胞损伤;然而,在阿司匹林剂量最高的动物中观察到大量毛细胞丢失。尽管一些动物研究表明噪声引起的听力损失与阿司匹林之间存在关系,但目前尚不清楚与人类毛细胞和听力损失之间的相互作用。

■ 6.3 吸烟

研究表明,吸烟是影响职业性听力损失程度和风险的一个协同因素。既往研究吸烟与高频噪声所致听力损失相关性的实验表明,吸烟是听力损失的危险因素[41-45];另一项研究显示吸烟者的听力损失率增加了 1.39 倍,随着每天吸烟的包数增加,这一趋势有所增加[41]。然而吸烟在职业性听力损失中的确切作用,研究结果并不一致,部分原因可能是参与者的噪声暴露水平控制不佳。最近的研究表明,吸烟本身不会增加职业性听力损失的风险;然而,当与血压升高和其他心血管危险因素相结合时,这些患者听力损失风险增加[46,47]。

■ 6.4 工业溶剂

另一组因素是近期人类和动物实验研究的主题。工业溶剂,如甲苯、苯乙烯、二甲苯、三氯乙烯和二硫化碳,其本身或其混合物,无论是否存在噪声,都会影响内耳。对油漆和清漆厂工人的听力图和眼震电图(ENG)进行研究后发现,42% 暴露于工业溶剂的工人有高频听力损失,而年龄相匹配的对照组只有 5%;实验组 47.5% 的人表现出异常 ENG,而对照组为 5%[48]。Sliwinska Kowalska 等[49]通过分析单纯苯乙烯和苯乙烯合并噪声对听力的影响后发现,苯乙烯暴露会增加人类听力损失的风险,苯乙烯加噪声暴露组发生听力损失的概率高出单纯苯乙烯组 2～3 倍。这两项研究都支持暴露于某些工业溶剂会增加高频听力损失风险的结论,需要更多的研究来调查其他工业溶剂对工人及其听力的可能影响。

7. 非器质性听力损失

由于职业性听力损失涉及赔偿和法律纠纷,在噪声性听力损失案件中,非器质性听力损失的人数占很大比例。医生需要了解可能的非器质性成分，包括功能性听力损失、功能性叠加和伪聋。

功能性或心因性听力损失是由于心理或情绪因素的影响出现听力丧失，周围听神经系统机制基本正常，极度焦虑或存在情绪冲突的患者可能会通过听力损失或其他转换障碍，来向外展示其心理障碍。转换障碍是一种非自愿的反应，逃避无法自愿面对的极端情绪。器质性和外周性听力损失可以合并功能性听力损失，当这种情况很明显时，称之为功能性叠加。仔细的病史记录和准确的听力测量有助于这些非器质性听力损失成分的诊断。

与功能性听力损失不同，伪聋是对听力水平的故意虚假描述，通常存在金钱或情感上的利益。听证会经常会遇到个人为了经济利益，为了避免军事部署等工作环境，为了逃避责任，或者为了引起注意而谎报听力情况。伪聋和功能性叠加也可以同时存在。大多数伪聋患者都因为检查结果不一致而被发现：单侧伪聋患者无法检测出由于耳间衰减应该出现的影子曲线，也会出现纯音听阈平均值与语言接收阈值不一致的情况。听力学检查项目中很多检测技术可以用于寻找伪聋患者的真实阈值：上升型测试法可以降低了他们估计响度的能力；1~2 dB 步进测试代替传统的 5 dB 步进，同样也能降低这种能力；耳声发射和听觉脑干反应等生理学测试也有助于确定正常听力，其他特殊测试也一样。

8. 预防和听力保护装置

当无法通过处理噪声源来降低噪声级时，有时可通过使用吸声材料覆盖表面、使用隔音屏障或将违规噪声源或人员移动来解决问题。当无法通过这些方法达到足够的降噪效果时，必须使用个人防护装置。综合考虑各种因素，听力保护装置通常能立即有效地防止职业性听力损失。

内耳是噪声导致听力损伤的部位，有效的个人防护装置可作为噪声和内耳之间的屏障。听力保护装置通常有几种类型，一种是戴在外耳上的耳罩，对头颅予以隔音密封；另一种是在耳道入口提供声学密封的耳道帽；以及在耳道靠外侧提供隔音密封的耳塞。听力保护装置需要单独安装，并由专业人员来挑选。听力保护装置提供的保护效果，取决于其设计以及佩戴者的若干生理和物理特征。评估、推

荐和监测有效的听力保护需要大量的培训和技能。

负责听力保护的专业人员必须熟悉声能到达内耳的各种方式、不同类型的听力保护、外耳道的解剖结构、各种护耳装置降噪等级的真正含义、针对特定噪声环境设计合适的听力保护装置，听力保护装置在噪声中对通信的影响，耳朵感染患者的听力保护装置管理以及许多其他重要因素。

9. 个案报道

鉴于 OSHA 的要求和对工人职业性听力损失补偿的重视，数十万名员工最终将转诊至耳科医生处。他们必须就雇佣存在安全和交流问题的员工、如何处理大量耳科问题以及确定听力损失是由职业噪声还是其他原因引起等问题提供专家建议。职业性听力损失的一般特征有助于指导医生做出合理准确的诊断。为了说明职业性听力损失索赔管理过程中出现的诸多问题，回顾一系列提交给法院的等待裁决的实际案例可能会有所帮助。患者病史以摘要形式呈现，简要描述了原告和辩护方专家的调查结果，但每个案件都包含了重要的特征，包括一些合理的和不合理的论点。在所有这些病例中，耳科检查、查体方面未发现异常，除非病例报告中明确说明。体格检查、血液检查以及其他检查都正常，除非特殊说明。

■ 9.1　个案报道 1

63 岁的管道安装工在一家造船公司工作了 40 年，曾在削片机和船舶"刮擦"噪声中工作 10 年。多年来，听力损失逐渐发展，暴露于切削声后最为明显，否认耳鸣、眩晕和枪声暴露史。纯音测听（图 14.14）显示双侧感音神经性听力损失，在 10 000 Hz 和 12 000 Hz 时有相当好的残余听力，言语识别率在 80%~88%，言语接收阈良好。这些发现是职业性听力损失的特征，由于长期暴露于强噪声（如切削声），病史与诊断一致。如果是老年性耳聋或遗传性耳聋，则最高频率的耳聋更为严重，言语识别率可能更差。

■ 9.2　个案报道 2

67 岁的铁路制动工工作了 35 年，2 年前退休。在这次耳科检查之前大约 7 年，一位耳科医生对他进行了听力检查，根据患者有过度噪声和振动环境

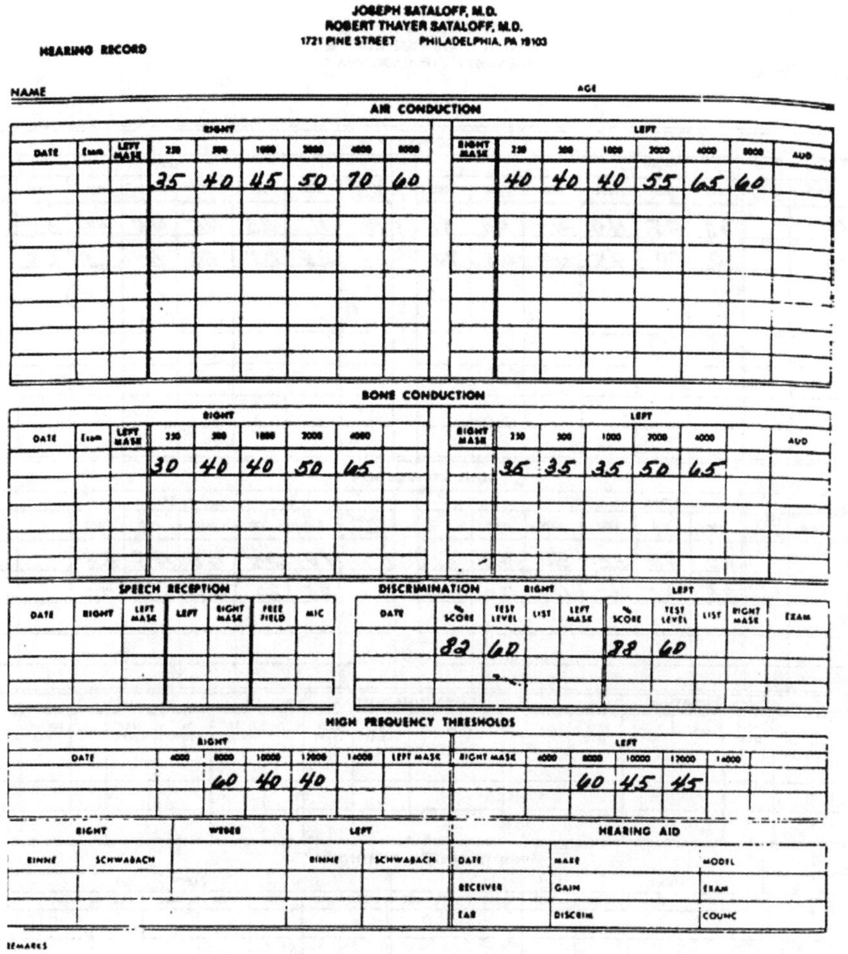

JOSEPH SATALOFF, M.D.
ROBERT THAYER SATALOFF, M.D.
1721 PINE STREET   PHILADELPHIA, PA 19103

HEARING RECORD

NAME   AGE

AIR CONDUCTION

			RIGHT								LEFT					
DATE	Exam	LEFT MASK	250	500	1000	2000	4000	8000	RIGHT MASK	250	500	1000	2000	4000	8000	AUD
			35	40	45	50	70	60		40	40	40	55	65	60	

BONE CONDUCTION

			RIGHT								LEFT					
DATE	Exam	LEFT MASK	250	500	1000	2000	4000		RIGHT MASK	250	500	1000	2000	4000		AUD
			30	40	40	50	65			35	35	35	50	65		

SPEECH RECEPTION

DATE	RIGHT	LEFT MASK	LEFT	RIGHT MASK	FREE FIELD	MIC

DISCRIMINATION

	RIGHT				LEFT			
DATE	SCORE	TEST LEVEL	LIST	LEFT MASK	SCORE	TEST LEVEL	LIST	RIGHT MASK	EXAM
	82	60			88	60			

HIGH FREQUENCY THRESHOLDS

	RIGHT					LEFT				
DATE	4000	8000	10000	12000	14000	LEFT MASK	RIGHT MASK	4000	8000	10000	12000	14000
	60	40	40					60	45	45	

RIGHT		WEBER		LEFT		HEARING AID		
RINNE	SCHWABACH			RINNE	SCHWABACH	DATE	MAKE	MODEL
						RECEIVER	GAIN	EXAM
						EAR	DISCRIM	COUNC

REMARKS

图 14.14　63 岁管道安装工的听力图,显示双侧感音神经性听力损失,在 10 000 Hz 和 12 000 Hz 时听力相当好,言语识别率在 80%～88%,言语接收阈良好。

下工作的病史得出结论:长期暴露于噪声和振动环境中导致感音神经性听力损失。只有两个听力图可用(图 14.15),一个是 1974 年,退休前 5 年;一个是 1981 年,退休后 2 年。值得注意的是,听力损失的发病时间相当晚,即使在过去的 4 年或 5 年中病情也在逐渐进展。这位员工在相同噪声环境中工作多年,但直到退休前几年才注意到听力损失,这些因素有助于诊断老年性耳聋而非职业听力损失。测试结果表明,该患者的暴露量不超过 87 dBA,并且他没有暴露于铁路工作中偶尔会出现的特别大的噪声中,这一事实进一步证实了这一点。

■ 9.3　个案报道 3

65 岁的铁路机械师在柴油机的噪声环境中工作了 25 年。主诉多年来一直暴露在轰鸣的柴油火车引擎噪声中,听力损失多年前就开始出现,并逐渐恶化,偶有眩晕,无耳鸣,否认有失聪家族史,身体状况良好。听力学研究显示:双耳混合听力损失为 60 dB,较高频率下稍差;骨导阈值降低,但在较低频率区略优于气导阈值。首诊的耳科医生诊断为神经性耳聋,原因是职业性接触柴油发动机。另一位耳科医生后来的检查结果也有同样的听力发现,但在门齿上使用 500 Hz 音叉时,发现骨导良好,言语识别率也很好,最后诊断为耳硬化症,伴有感音神经性和传导性听力损失。在许多老年患者中,乳突骨导测试并不能作为实际感音神经功能的测试指标。职业噪声并没有导致该患者的听力损失。

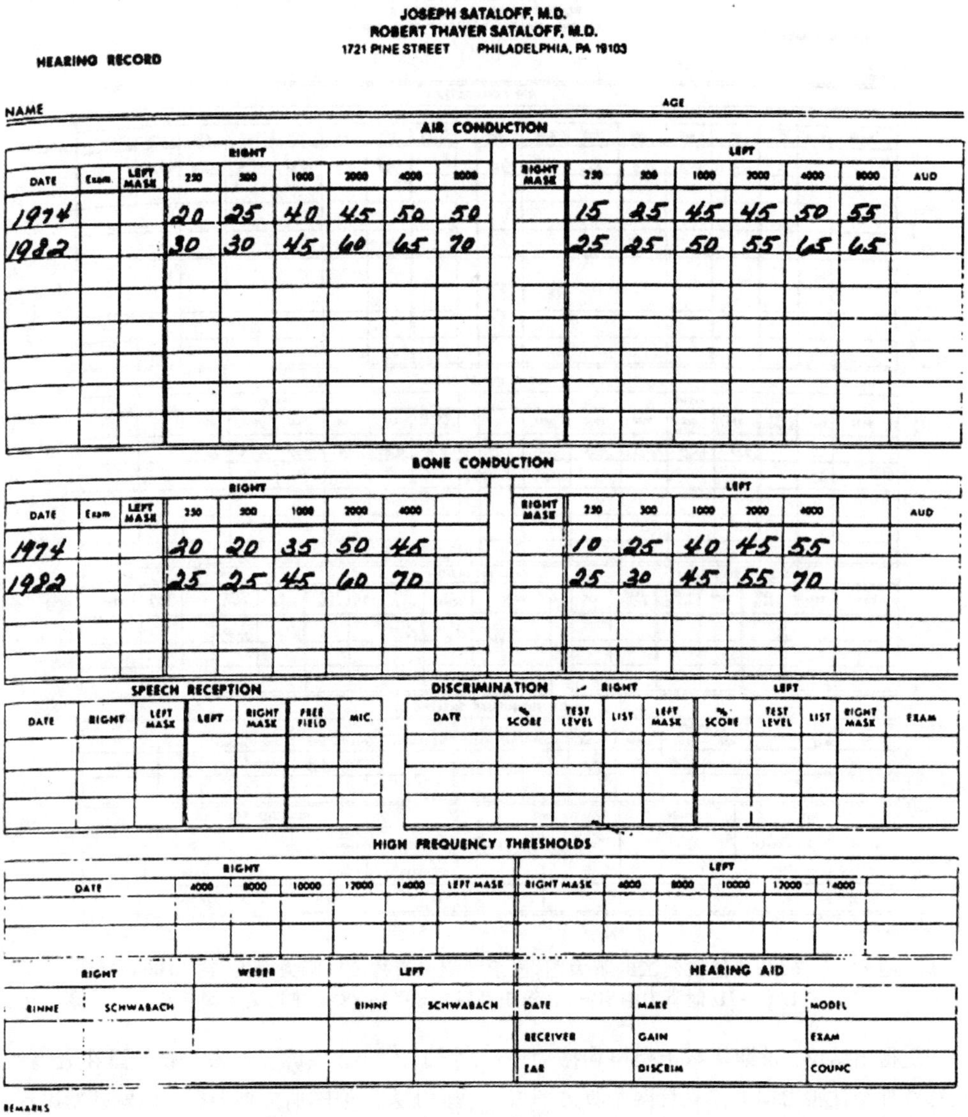

JOSEPH SATALOFF, M.D.
ROBERT THAYER SATALOFF, M.D.
1721 PINE STREET   PHILADELPHIA, PA 19103

HEARING RECORD

NAME _____   AGE _____

AIR CONDUCTION

			RIGHT								LEFT						
DATE	Exam	LEFT MASK	250	500	1000	2000	4000	8000	RIGHT MASK	250	500	1000	2000	4000	8000	AUD
1974			20	25	40	45	50	50		15	25	45	45	50	55	
1982			30	30	45	60	65	70		25	25	50	55	65	65	

BONE CONDUCTION

			RIGHT						LEFT					
DATE	Exam	LEFT MASK	250	500	1000	2000	4000	RIGHT MASK	250	500	1000	2000	4000	AUD
1974			20	20	35	50	45		10	25	40	45	55	
1982			25	25	45	60	70		25	30	45	55	70	

SPEECH RECEPTION

DATE	RIGHT	LEFT MASK	LEFT	RIGHT MASK	FREE FIELD	MIC.

DISCRIMINATION

		RIGHT					LEFT				
DATE	SCORE	TEST LEVEL	LIST	LEFT MASK	%SCORE	TEST LEVEL	LIST	RIGHT MASK	EXAM

HIGH FREQUENCY THRESHOLDS

	RIGHT						LEFT				
DATE	4000	8000	10000	12000	14000	LEFT MASK	RIGHT MASK	4000	8000	10000	12000	14000

RIGHT		WEBER	LEFT		HEARING AID		
RINNE	SCHWABACH		RINNE	SCHWABACH	DATE	MAKE	MODEL
					RECEIVER	GAIN	EXAM
					EAR	DISCRIM	COUNC

REMARKS

图 14.15　67 岁铁路制动员的听力图，显示迟发性听力损失和退休后病情逐渐进展。

■ 9.4　个案报道 4

1976 年，36 岁的男子开始在一家造纸厂工作。他的工作通常是整个工作日暴露在超过 95 dBA 的噪声水平下；他还曾接触过枪支，每年使用猎枪 200～300 次，他是左撇子；他每天听大声的音乐。连续纯音测听显示 1976—1984 年，在 4 000 Hz 和 6 000 Hz 处出现了明显下降。尽管持续暴露在相同的职业噪声环境下，但在工作大约 8 年后，没有证据表明其严重恶化（图 14.16）。这是典型的职业性听力损失。

■ 9.5　个案报道 5

45 岁的男子提供了一份复杂的病史，曾接受过 4 位耳科医生的诊治。该患者主诉于 1981 年 9 月被一名陆上装载者击中右脸，当时无晕眩或昏迷，无出血或可见的创伤，但事后出现右耳失聪，此后一直听不见。他否认在事故发生前有任何听力下降的病史，也否认有任何家族性听力损失。1982 年 4 月，一位耳科医生对他进行了镫骨切除术，术后主观听

姓名

日期	右耳气导							左耳气导						
	500	1000	2000	3000	4000	6000	8000	500	1000	2000	3000	4000	6000	8000
10/76	5	5	5	10	20	40		5	5		10	10	25	25
8/81	5	0	5	10	50	35		5	0	0	30	65	75	
8/82	5	10	5	20	50	30	30	5	5	5	20	55	35	25
8/83	5	0	5	30	55	35	40	10	10	10	20	35	30	20
7/84	0	0		20	40	65	30	5	5	10	10	50	30	20
1/85	0	5	0	35	60	65	25	0	0	10	25	50	25	10
1/86	0	0	0	25	70	50	25	0	0		25	50	15	10
2/87		0	0	20	70	80	25		0	0	25	50	30	20
8/87	0	0	0	25	65	65	20	5	0		15	40	30	20
9/88	0	0	0	25	65	60	20		0	0	25	35	25	20
9/89	5	5	5	30	70	70	20	5	5	5	30	35	20	15
11/90	0	0	0	25	65	65	30	0	0	0	25	40	20	10
5/91	5	0	0	25	65	60	25	0	0	0	25	40	20	10

图 14.16　案例 4 显示了渐进性职业性听力损失的典型案例，在 8 年内达到最高水平。

得到了改善，但出现复发性眩晕。术后不久进行的听力图显示，与术前阈值相比，听力无改善。这位耳科医生表示，手术是为了治疗耳硬化症，他认为，耳硬化症与事故无关。另一位医生因患者持续性眩晕而对其进行了检查，认为眩晕是术后发生的，诊断仍为耳硬化，与事故无关。患者接受了右耳改良镫骨手术，试图解决眩晕并恢复听力，手术未成功。在原告律师的要求下，另一位耳科医生于 1983 年 3 月对该患者进行了检查。他报告中的结论如下："从回顾记录中可以明显看出，患者患有休眠性耳硬化症，该病在 1981 年因头部受伤而激活并加重。我认为，如果没有这种创伤，耳硬化症可能会休眠多年。"

1984 年 4 月对患者进行的另一项耳科评估发现，该患者为传导性听力损失，右耳无感音神经受累，骨导和言语识别率良好，听力很有可能得到改善，并以此消除其他症状。对于耳科医生来说，对这一耳硬化过程病因的不同解释是一个重要的问题。毫无疑问，所有的耳科医生都见过耳硬化症发展到这种程度，并且以这种方式快速发展，但不会因创伤而加剧。创伤可能导致耳硬化症的突然恶化，这一论点还未得到任何有效和可靠的研究证实。某些耳科医生可能认为这种情况有可能发生，但为了使这种观点具有分量或具有可辨性，就必须以科学研究为基础，并为医学界所接受。

■ 9.6　个案报道 6

65 岁的糖尿病男性患者在一家嘈杂的罐头厂工作了 40 年，仅在过去 10 年里才使用听力保护装置。40 年来，他的耳朵断断续续地溢液，左耳严重，近 7 年加重。耳科检查显示左耳鼓膜大穿孔，伴有瘢痕和残余鼓膜增厚，听力测试显示骨导比气导好，韦伯试验显示骨导良好。右耳感音神经性听力损失，双耳言语识别率良好。1975—1981 年的连续听力图显示左耳听力逐渐恶化。一位耳科医生诊断为右侧职业性听力损失，左耳由于职业暴露合并叠加感染导致的混合性听力损失。另一位耳科医生根据最近（1981 年）的听力图发表了他的观点，认为听力损失是由于职业性噪声暴露所致。在证词中，很明显，1975—1981 年左耳听力恶化不是噪声所致，因为工人佩戴了听力保护装置，在此期间没有接触过大噪声。良好的言语识别率有助于表明 1975 年之前的听力损失很大一部分归因于职业性噪声暴露，但是叠加了慢性中耳炎，鼓室硬化症和老年性耳聋也是原因之一。经确定，应根据 1975 年的听力图来确定需要进行补偿的实际噪声暴露量。

▉ 9.7   个案报道 7

57 岁的染料机和螺旋输送机操作员在一家机器车间工作多年。1979 年，当他在螺旋输送机附近工作时，他遭到了一个持续时间为 30 秒的巨大噪声袭击，他没有感到不适，但他的妻子注意到那天晚上开始他明显失聪。医生诊断为"因强烈噪声暴露导致的血管意外"，并开了药。这位耳科医生指出了该事件发生前后听力测试的差异，并表达了以下观点："暴露于高强度噪声和突发性听力损失之间的因果关系是真实的，特别是考虑到他以前的听力正常。"他建议继续检查排除其他疾病的可能性。该雇员提出职业性听力损失赔偿要求，认为是噪声造成的耳聋，特别是左耳。最后检查结果显示左听神经瘤，经手术得到证实。值得注意的是，所有的研究，包括 CT 扫描，都遗漏了这个小肿瘤，在耳科医生坚持要求进行骨髓造影和空气造影 CT 扫描的情况下才被诊断出来，目前可以使用 MR 来诊断。据估计，11% 的听神经瘤可表现为"突发性耳聋"[50]。

▉ 9.8   个案报道 8

50 岁的员工自 1969 年起在一家轮胎制造厂工作。他每年的听力测试结果均正常，1973 年开始听力测试中断。他模糊记得 1975 媒体曾报道"爆炸"，右耳出现耳鸣，无听力损失，但经查阅后无论是工厂还是任何医疗记录都没有"爆炸"的相关记录。1976 年，他的右耳胀满感，耳科医生诊断为"颞下颌关节问题导致的咽鼓管阻塞"。1976 年出现右耳失聪和耳鸣，耳科对其进行冷热试验、CT 和颅后窝脊髓造影排除了听神经瘤。1979 年因右耳阻塞行鼓膜切开术。1981 年他有两次眩晕发作，耳科医生诊断为梅尼埃病。该员工因身体残疾于 1981 年退休。1983 年，他在接受耳科医生和听力专家检查后，申请工人听力损失赔偿。耳科检查结果如下：患者表现为双侧感音神经性听力损失，右侧更严重。韦伯测试偏左耳，与预期一致。双耳的言语识别率降低。根据其长期接触噪声的历史，目前听力损失的很大一部分很可能与噪声有关。

诉讼期间被告方耳科医生清楚地表明：① 该员工在工作期间实际没有暴露在超过 88 dBA 的噪声中，通常是在噪声水平更低的装货部门；② 他在同

一份工作中至少工作了 4 年才出现听力损失；③ 在左耳受累之前很久，他的右耳就开始出现听力损失并变得严重；④ 即使在他 1981 年退休后，听力损失仍在继续恶化。

听力损失的真正原因可能与全身动脉硬化、高血压、周围血管疾病和长期糖尿病有关。1981 年 2 月，他患有短暂性脑缺血发作，左腿动脉供血不足，左股动脉闭塞，髂总动脉狭窄，接受了手术治疗。该员工的耳科医生和听力医生显然不知道该患者的糖尿病和周围血管问题以及手术史。而且他的病史中关于他工作相关噪声暴露的主诉也是不准确的。他们也没有意识到，他实际接触的噪声不会导致他出现听力损失。毫无疑问，这种听力损失及后续的渐进性加重与他的工作无关。

10. 计算听力损失

确定听力残疾的最终测试是言语理解能力，然而言语测听在实际应用中有一定的局限性，所以主要还是纯音测听。听力损伤测试最常用的频率是 500 Hz、1 000 Hz 和 2 000 Hz。最近，根据美国耳鼻咽喉头颈外科学会（AAO - HNS）的建议，3 000 Hz 的频率也被包括在内。目前已经明确一个"下限值"，并认为低于该值的听力损失不足以确保赔偿，但是对于这个下限值的确切位置存在不同的意见。听力和生物声学委员会（CHABA）建议将下限设置为 35 dB；AAO - HNS 建议将下限值定在 25 dB。每个州都有自己的残疾补偿方案，使用独立的公式，并提供测量和计算双耳听力损伤的方法。每个频率的听力水平是指听力阈值高于该频率的标准听力 0 的分贝数。言语听力水平是 500 Hz、1 000 Hz、2 000 Hz 和 3 000 Hz 频率下听力水平的平均值。

以下是如何计算听力损害赔偿的示例（AAO - HNS 指南，1978）。

（1）分别计算每只耳朵在 500 Hz、1 000 Hz、2 000 Hz 和 3 000 Hz 时的平均听阈水平。

（2）每只耳朵的损伤百分比计算是将高于 25 dB 水平的平均听力阈值（下限值）乘以 1.5% 计算得出，最高可达 100%，也就是 92 dB 的上限值。

（3）双耳听力障碍通过将较小的百分比（较好的耳朵）乘以 5，将该数字与较大的百分比（较差的耳朵）相加，然后将总数除以 6 来计算。

例 1

（1）轻度听力损失

	500 Hz	1 000 Hz	2 000 Hz	3 000 Hz
右耳	15	25	45	55
左耳	20	30	50	60

AAO 方法：25 dB 为下限值。

1）右耳：（15+25+45+55）/4=140/4=35 dB 平均值。

2）左耳：（20+30+50+60）/4=160/4=40 dB 平均值。

（2）单耳损伤

1）右耳：35−25 dB=10 dB×1.5%=15%。

2）左耳：40−25 dB=15 dB×1.5%=22.5%。

3）好耳：15%×5=75%。

4）差耳：22.5%×1=22.5%。

5）总和：75+22.5=97.5。

6）总数：97.5/6=16.25%。

（3）用于计算上述损失的新泽西州示范立法

1）右耳：（15+25+45+55）/4=140/4=35 dB 平均值。

2）左耳：（20+30+50+60）/4=160/4=40 dB 平均值。

3）好耳=35 dB=5%。

例 2

（1）严重听力损失

	500 Hz	1 000 Hz	2 000 Hz	3 000 Hz
右耳	80	90	100	110
左耳	75	80	90	95

AAO 方法：平均听力测试水平。

1）右耳：（80+90+100+110）/4=380/4=95 dB（使用上限值 92 dB）。

2）左耳：（75+80+90+95）/4=340/4=85 dB。

（2）单耳损伤

1）右耳：92−25 dB=67 dB×1.5%=100.5%（使用 100%）。

2）左耳：85−25 dB=60 dB×1.5%=90%。

3）好耳：90%×5=450。

4）差耳：100%×1=100。

5）总和：450+100=550。

6）总数：550/6=91.7%。

（3）用于计算上述损失的新泽西州方法

1）右耳：（80+90+100+110）/4=380/4=95 dB（使用上限值 92 dB）。

2）左耳：（75+80+90+95）/4=340/4=85 dB。

3）好耳=81 dB=100%。

11. 摘要

职业性听力损失的诊断必须基于特定标准。为职业性听力损失患者提供医学诊断或法律意见的耳科医生必须谨慎，以事实为依据，调查不彻底可能带来严重的医疗、法律和经济后果。职业性听力损失通常是可以预防的。理想情况下，应降低噪声，当无法降低时，听力保护装置的使用可以提供一个有效防护。对这一重要而复杂的主题感兴趣的读者可参考其他资料[1]。

（孙 娜 刘月红 韩 朝 译）

参考文献

[1] Sataloff RT, Sataloff J. Occupational Hearing Loss. 3rd ed. Revised and Expanded. New York：Marcel Dekker, Inc.，1993.

[2] Fleming AJ, D'Alonzo CA, Zapp JA. Modern Occupational Medicine. Philadelphia：Lea & Febiger, 1954.

[3] Exploratory Subcommittee Z24 - X - 2, American Standards Association, The relations of hearing loss to noise exposure, 1954.

[4] National Institute for Occupational Safety and Health (NIOSH)，Criteria document：Recommendation for an occupational exposure standard for noise, 1972.

[5] Baughn WL. Relation between daily noise exposure and hearing loss based on the evaluation of 6,835 industrial noise exposure cases. Wright Patterson AFB OH：Aerospace Medical Research Lab. AMRL - TR - 73 - 53, June 1973.

[6] Ward WD, Glorig A. Protocol of inter-industry noise study. J Occup Med 1975；17：760 - 770.

[7] Burns W, Robinson DS. Hearing and Noise in Industry. London：Her Majesty's Stationery Office，1970.

[8] Passchier-Vermeer W. Hearing loss due to steady state broadband noise. Report No. 55, Leiden, The Netherlands：Institute for Public Health, Eng.，1968.

[9] Sataloff J, Sataloff RT, Yerg A, Menduke H, Gore RP. Intermittent exposure to noise：Effects on hearing. Ann Otol Rhinol Laryngol 1983；92(6)：623 - 628.

[10] Orgler GK, Brownson PJ, Brubaker WW, Crane DJ, Glorig A, Hatfield TR, Hanson R, Holthouser MG, Ligo RN, Markham T, Mote WR, Sataloff J, Yerg RA. American Occupational Medicine Association Noise and Hearing Conservation Committee Guidelines for the Conduct of an Occupational Hearing Conservation Program. J Occup Med 1987; 29: 981 - 982.

[11] Schuknecht HF, Tonndorf J. Acoustic trauma of the cochlea from ear surgery. Laryngoscope 1960; 70: 479 - 505.

[12] Lawrence M. Current concepts of the mechanism of occupational hearing loss. Am Ind Hyg Assoc J 1964; 25: 269 - 273.

[13] Kellerhals B. Pathogensis of inner ear lesions in acute acoustic trauma. Acta Otolaryngol 1972; 73: 249 - 253.

[14] Schuknecht HG. Pathology of the Ear. Cambridge, MA: Harvard University Press, 1974: 295 - 297, 300 - 308.

[15] Gallo R, Glorig A. Permanent threshold shift changes produced by noise exposure and aging. Am Ind Hyg Assoc J 1964; 25: 237 - 245.

[16] Schneider EJ et al. The progression of hearing loss from industrial noise exposure. Am Ind Hyg Assoc J 1970; 31: 368 - 376.

[17] Sataloff J, Vassallo L, Menduke H. Occupational hearing loss and high frequency thresholds. Arch Environ Health 1967; 14: 832 - 836.

[18] Sataloff J, Vassallo L, Menduke H. Hearing loss from exposure to interrupted noise. Arch Environ Health 1969; 17: 972 - 981.

[19] Salmivalli A. Acoustic trauma in regular Army personnel: Clinical audiologic study. Acta Otolaryngol (Stockh) 1967; (suppl 22): 1 - 85.

[20] Ward WD, Fleer RE, Glorig A. Characteristics of hearing losses produced by gunfire and steady noise. J Audiol Res 1961; 1: 325 - 356.

[21] Johnsson L-G, Hawkins JE Jr. Degeneration patterns in human ears exposed to noise. Ann Otol Rhinol Laryngol 1976; 85: 725 - 739.

[22] Gates GA, Cooper JC Jr, Kannel WB, Miller NJ. Hearing in the elderly: the Framingham cohort, 1983 - 1985. Part I. Basic audiometric test results. Ear Hear 1990; 11(4): 247 - 256.

[23] Sataloff J, Vassallo L. Head colds and viral cochleitis. Arch Otolaryngol 1968; 19: 56 - 59.

[24] Igarashi M, Schuknecht HF, Myers E. Cochlear pathology in humans with stimulation deafness. J Laryngol Otol 1964; 78: 115 - 123.

[25] Anderson H, Wedenberg E. Genetic aspects of hearing impairment in children. Acta Otolaryngol (Stockh) 1970; 69: 77 - 88.

[26] Fisch L. The etiology of congenital deafness and audiometric patterns. J Laryngol Otol 1955; 69: 479 - 493.

[27] Huizing EH, van Bolhuis AH, Odenthal DW. Studies on progressive hereditary percep-tive deafness in a family of 335 members. Acta Otolaryngol (Stockh) 1966; 61: 35 - 41, 161 - 167.

[28] Graham MD. Acoustic tumors: selected histories and patient reviews. In: House WF, Luetje CM, eds. Acoustic Tumors. Baltimore: University Park Press, 1979: 192 - 193.

[29] Facer GW, Farell KH, Cody DTR. Spontaneous perilymph fistula. Mayo Clin Proc 1973; 48: 203 - 206.

[30] Simmons FB. Theory of membrane breaks in sudden hearing loss. Arch Otolaryngol 1968; 88: 67 - 74.

[31] Soss SL. Sensorineural hearing loss with diving. Arch Otolaryngol 1971; 93: 501 - 504.

[32] Freeman P, Edwards C. Inner ear barotrauma. Arch Otolaryngol 1972; 95: 556 - 563.

[33] van Dishoeck HAE. Akustisches Trauma. In: Berendes J, Link R, Zollner F, eds. Hals-Nasen-Ohren-Heilkunde. Band III. Stuttgart: Georg Thieme, 1966: 1764 - 1799.

[34] Yerg RA, Sataloff J, Glorig A, Menduke H. Inter-industry noise study. J Occup Med 1978; 20: 351 - 358.

[35] Cartwright LB, Thompson RW. The effects of broadband noise on the cardiovascular system in normal resting adults. Am Ind Hyg Assoc J 1978; 653 - 658.

[36] Johnsson L-G, Hawkins JE Jr. Strial atrophy in clinical and experimental deafness. Laryngoscope 1972; 82: 1105 - 1125.

[37] Spoendlin H. Histopathology of nerve deafness. J Otolaryngol 1985; 14(5): 282 - 286.

[38] Spoendlin H, Brun JP. Relation of structural damage to exposure time and intensity in acoustic trauma. Acta Otolaryngol 1973; 75: 220 - 226.

[39] Spoendlin H. Primary structural changes in the organ of Corti after acoustic over-stimulation. Acta Otolaryngol 1971; 71: 166 - 176.

[40] Carson SS, Prazma J, Pulver SH, Anderson T. Combined effects of aspirin and noise in causing permanent hearing loss. Arch Otolaryngol Head Neck Surg 1989; 115: 1070 - 1075.

[41] Barone JA, Peters JM, Garabrant DH, Bernstein L, Krebsbach R. Smoking as a risk factor in noise-induced hearing loss. J Occup Med 1987; 29(9): 741 - 746.

[42] Thomas GB, Williams CE, Hoger NG. Some non-auditory correlates of the hearing threshold levels of an aviation noise exposed population. Aviat Spac Environ Med 1981; 9: 531 - 536.

[43] Chung DY, Wilson GN, Gannon RP et al. Individual susceptibility to noise. In: Hamernik RP, Henderson D, Salvi R, eds. New Perspectives in Noise-induced Hearing Loss. New York: Raven Press, 1982: 511 - 519.

[44] Drettner B, Hedstrand H, Klockhoff I et al. Cardiovascular risk factors and hearing loss. Acta Otolaryngol 1975; 79: 366 - 371.

[45] Siegelaub AB, Friedman GD, Adour K et al. Hearing loss in adults. Arch Environ Health 1984; 29: 107 - 109.

[46] Cocchiarella LA, Sharp DS, Persky VW. Hearing threshold shifts, white-cell count and smoking status in working men. Occup Med (Lond) 1995; 45: 179 - 185.

[47] Starck J, Toppila E, Pyykko I. Smoking as a risk factor in sensory neural hearing loss among workers exposed to occupational noise. Acta Otolaryngol (Stockh) 1999; 119: 302 - 305.

[48] Sulkowski WJ, Kowalska S, Matyja W, Guzek W,

Wesolowski W, Szymczak W, Kostrzewski P. Effects of occupational exposure to a mixture of solvents on the inner ear: A field study. Int J Occup Med Environ Health 2002; 15: 247 - 256.

[49] Sliwinska-Kowalska M, Zamyslowska-Szmytke E, Szymczak W, Kotylo P, Fiszer M, Wesolowski W, Pawlaczyk-Lusczynska M. Ototoxic effects of occupational exposure to styrene and co-exposure to styrene and noise. J Occup Environ Med 2003; 45: 15 - 24.

[50] Sataloff RT, Davies B, Myers DL. Acoustic neuromas presenting as sudden deafness. Am J Otol 1985; 6(4): 349 - 352.

第 15 章
儿童听力损失
Hearing Loss in Children

Tracy M. Virag   Mary Hawkshaw   Robert T. Sataloff

儿童听力损失比较常见并严重阻碍语言的正常发展,即使是轻度听力损失也可导致明显的社会心理问题。医疗专业人员可以通过预防性的早期诊断来降低致残性耳聋的发生率和对生活的影响。这要求专业人员熟悉听力损失的影响因素,并能敏锐地注意到听力损失的表现。儿童易受本书其他章节所讨论的大多数因素的影响。本章旨在强调儿童群体中更普遍、更重要的注意事项。

儿童听力损失因其通常在长时间内不能确诊并可能造成严重后果而显得尤为重要。一些无法预期但可治疗的听力损失常会让许多孩子因学业成绩不佳而复读。同样重要的是,逃学和其他形式的反社会行为在未确诊的听力损失儿童中很普遍。听力损失严重影响个体的童年及晚年的人格发展,使得该问题居于医学问题的最前沿。由于问题的解决或改善主要依赖于早发现和早治疗,因此主要责任还是在于全科医生和儿科医生。

这一问题的严重程度可以从全国范围内许多学校的研究中得到证实。大部分数据显示,2.8%~4%的学龄儿童有"明显的听力损失"。有报道强调,超过 80% 的儿童听力损失可通过适当的治疗实现治愈。尽管对学龄儿童进行常规听力筛查意义重大,对有听力下降症状的学龄前儿童进行检测的设施也非常有价值。在 6 岁以下的儿童中,轻度甚至中度听力损失很容易被忽略。芝加哥听力筛查诊所报道的病例中,有 54% 出现 35 dB 语言频率的损失,但是这些患儿父母不清楚也不曾怀疑有任何听力困难。

听力损失儿童和失聪儿童应加以区分。发生在任何年龄段的失聪其特征为正常情况下无功能性听力,即使佩戴助听器也没有真正可用的听力。失聪与存在听力损失但有可用听力大不相同。少数学校面向聋哑学生,在社会和文化方面提供有利的环境专门从事聋哑教育。除这些机构外,在教师和辅助设备的帮助下,聋哑儿童现在也被纳入公立学校。本章将主要讨论听力障碍儿童,并强调在婴儿早期正确诊断耳聋的必要性,以及早期干预以帮助儿童发展适当的言语和沟通能力的重要性。

1. 听力损失的分类

听力损失分为传导性(外耳或中耳)、感音神经性(内耳或听神经)、混合性(感音神经性和传导性)或中枢性(大脑),还可进一步分为先天性(出生时存在)或后天性(出生后发生)。先天性和后天性听力损失都可能是传导性和/或感音神经性的。遗传性听力损失可能是先天性或后天性的。

2. 儿童听力损失的常见影响因素

■ 2.1　听力损失的遗传因素

遗传性听力损失可能是多种综合征的一部分,也可能在没有其他异常的情况下发生。尽管存在显性、隐性和 X 连锁遗传模式,但大多数遗传性听力损失是隐性的。在隐性综合征中,虽然父母双方都携带该基因,但双方都不一定患有这种综合征。因此,认识到这些疾病的遗传性质至关重要。遗传咨询可以帮助父母确定其他子女受影响的可能性,也可以明确是自发突变还是遗传性疾病。国家设置的高风险登记处可帮助跟踪发病率和流行病学,管理和预防遗传性听力损失。

本书第 13 章对与听力损失相关的综合征进行了回顾。部分儿童的一些严重畸形可能以听力损失为唯一表现,如肾脏疾病(Alport 综合征)和导致猝死的心脏异常(Jervell 和 Lange - Neilsen 综合征)等。因此,须对每个存在听力损失的儿童进行系统评估。重要的是,遗传性听力损失不一定在出生时就存在,例如耳硬化症和多发性神经纤维瘤病(von Recklinghausen 病)的听力损失可能在青少年或成年后才会出现。

■ 2.2 听力损失的产前因素

怀孕期间,特别是在孕早期和孕中期,暴露在各种环境因素下可能导致先天性听力障碍。这种听力损失通常表现为双侧感音神经性,且可能为极重度听力损失。尽管一些患儿佩戴助听器,但他们通常具有严重的沟通障碍。

Rh 血型不相容是造成先天性耳聋的重要原因之一。这种听力损失通常继发于胎儿红细胞增多症的高胆红素血症引起的神经损伤。由于产前护理规定母亲在分娩前进行 Rh 血型检测以及预防性注射 Rho - GAM^w 的普及,Rh 不相容性的听力损失目前发生率较低。

孕早期感染风疹是导致先天性畸形(包括耳聋)的另一个重要因素。若血清学测试显示儿童、青少年及成年女子对风疹易感,则应定期给他们注射风疹疫苗。但前提是他们没有怀孕,并且在免疫接种后至少 3 个月才怀孕。然而,缺乏血清学检测并不是接种风疹疫苗的禁忌,建议孕妇识别并避免与患有这种疾病的人群接触。母体其他感染,特别是病毒感染和梅毒,也可能导致先天性听力损失。内耳、中耳或外耳发育畸形也可能出现不同程度的听力损失和全聋。

药物耳毒性以及孕早期行放射学检查也可能导致儿童听力损失,应避免暴露于氨基糖苷类抗生素和其他已知的耳毒性药物。孕妇在未咨询产科医生的情况下不要服用任何药物或进行任何择期性手术,如需要麻醉的手术。当发生此类耳毒性物质暴露时,应进行婴儿听力损失筛查。具体见第 25 章。

■ 2.3 听力损失的产后因素

缺氧、新生儿黄疸和产伤可能与新生儿听力损失有关,早产和低出生体重也可能与听力损失有关。当出现此类情况时,必须高度怀疑听力损失,并且必须尽早进行听力筛查和医学评估。虽然先天性和遗传性听力损失属于较严重的类型,但后天获得的儿童听力损失更为常见。

2.3.1 出生后听力损失的外耳因素

外耳获得性传导性听力损失的发生有多种原因。耵聍栓塞最为常见,但是只要堵塞于外耳道的耵聍上有一个小孔,听力就几乎不受影响;当外耳道完全被耵聍堵塞时,会导致严重的听力损失。这种情况通常发生在尝试用棉签清洁儿童耳朵时。外耳道有自我清洁功能,无需进行手动清洁,可以用毛巾进行外部护理。"不要把比肘部小的东西放在耳朵里"这句话起到了很好的警示,将有助于防止耳外伤。发夹等小物体会对儿童外耳造成相当大的损害。我们经常会在儿童耳朵中发现棉花、塑料玩具、玉米、豌豆、橡皮等各种各样的异物,因此,应尽早训练儿童不要把任何东西放进耳朵,当这样的事故发生时,耳科医生应该清除这些异物。如有可能,在清理异物之前需进行听力评估,在没有合适设备的情况下试图取出异物可能会因鼓膜穿孔导致中耳或内耳损伤。冲洗有机异物(如小块蔬菜)会致其肿胀,增加清除难度。

"游泳者耳"或外耳道炎可导致耳道充满碎屑、肿胀疼痛和传导性听力损失,用棉签划伤耳道皮肤会加重甚至引发这种情况。一般来说,只要把耳朵里的水抖出来,让它们自行干燥已足够。部分医生主张游泳后在外耳道内滴酒精,这种做法对大多数儿童来说没有必要,因为可能导致耳道皮肤干燥和"皲裂",感染加重。资深研究者(R.T.S.)建议在"耳朵进水"后温和地使用吹风机吹干耳道。

外耳阻塞的其他因素包括各种类型的增生性病变和外伤。外伤也会导致鼓膜穿孔,这种穿孔通常会自愈,当不能自愈时,鼓膜修补不仅可以改善听力,还可以防止中耳反复感染。

2.3.2 出生后听力损失的中耳因素

咽鼓管功能障碍是儿童中耳疾病的源头,对存在腺样体肥大、过敏性疾病、腭裂和频繁耳感染的儿童应予以高度重视。急、慢性浆液性中耳炎是儿童听力损失的最常见原因,会导致中耳压力相对于大气压为负,从而出现中耳积液。该种情况可通过使用抗生素和减充血剂,或通过外科手术植入通气管来恢复听力。此外,任何患有感冒或咽鼓管功能障碍的儿童应避免飞行或其他气压伤。

急性化脓性(感染性浆液)中耳炎引起的听力损失需要积极使用抗生素治疗,少数情况下需进行鼓膜切开;慢性化脓性中耳炎经常需要借助外科手术来恢复听力。多数情况下,正确处理既往急性中耳炎,或避免使存在鼓膜穿孔的耳朵进水,可以预防该疾病发生。然而,某些情况下它可能预示更严重的中耳疾病,如胆脂瘤。早期诊断和治疗可预防更严重的内耳问题或其他并发症。上呼吸道感染时用力擤鼻涕可能会使感染微生物通过咽鼓管进入中耳,导致中耳炎发生。尽管目前尚有争议,但笔者认为应该避免用力擤鼻涕。虽然很难忍受,但更安全。

2.3.3 出生后听力损失的内耳因素

内耳或感音神经性听力损失通常不可逆。双侧和单侧感音神经性听力损失都可能影响儿童的言语和语言发育。感音神经性听力损失的后天因素包括感染、耳毒性药物、噪声暴露、头部创伤或肿瘤。

腮腺炎最常导致单侧听力丧失,但许多其他病毒也可能是原因之一。由于脑膜炎或脑炎等更严重的感染通常会导致听力损失,因此患有此类疾病的儿童需要进行全面的听力评估,听力损失通常是双侧性的,并且可能很严重。先天性和后天性梅毒是可治疗的,也是病毒性感音神经性听力损失的重要原因。中耳感染蔓延也可能导致内耳损伤。

常用药物也可能具有耳毒性并导致内耳损伤。新霉素、卡那霉素、万古霉素和庆大霉素等抗生素对听神经的损害尤其严重,尤其是存在肾功能不全的情况下需谨慎使用。用于治疗肺结核的链霉素也有耳毒性。多数情况下,使用这些抗生素治疗时应监测血清抗生素水平,并相应地调整药物剂量。如果可能,还需进行包括高频在内的连续听力检测。静脉注射呋塞米等利尿剂也会导致耳聋。呋塞米的毒性与血药峰值水平有关,应避免快速静脉输注,注意药物毒性和相互作用。铅是导致听力损失的环境毒素,生活在高危环境的儿童,应该接受高铅水平筛查。

听觉创伤可导致感音神经性听力损失,最常见如爆竹爆炸和手枪射击产生的听力损失,此类爆炸伤也可能造成鼓膜和中耳损伤。家长购买这些玩具之前,需要告知这些玩具的危害性。长时间暴露在强噪声中,如通过耳机听音乐,也会损害听力。当无法避免听觉创伤时,应佩戴耳罩。

直接创伤可损伤外耳、中耳或内耳,包括但不限于听骨链中断、窗膜穿孔、血肿形成和肿胀。残留瘢痕会干扰耳朵及相关结构的功能和外观,治疗效果可能很难令人满意。不能用拳头对儿童耳部进行击打,如果儿童的耳朵受伤甚至肿胀,需对其进行医学评估。击打耳部也会产生巨大的爆炸性噪声和压力,使听骨断裂或导致感音神经性听力损失。在耳朵上用力亲吻也可能会造成同样的伤害。一般头部创伤会导致听力损失。如果头部创伤不足以产生意识丧失,除非直接击中耳朵,否则很少会造成听力损失。然而,颞骨骨折通常会导致听力损失。汽车事故是造成儿童严重头部受伤的原因。

3. 婴儿听力损失

婴儿出生时患有听力缺陷或在语音发育之前存在听力损失,这两种情况下患儿症状相似。听力损失可能是传导性的,如先天性镫骨底板固定、听骨缺损或外耳或中耳发育不全;也可能是感音神经性的,如遗传性神经性耳聋,或因 Rh 不相容、核黄疸、妊娠早期母亲风疹、缺氧或病毒感染而导致的听力损失。先天性听力损失更常见于双侧而非单侧,损害范围可能从非常轻微的损害到完全丧失双耳听力。

传导性听力损失,尤其是双侧传导性听力损失,可能会在一定程度上阻碍语音发育,导致注意力不集中;然而,孩子可发展出基本正常的语言模式,因为他/她能理解并对大声讲话做出反应。患有中度或重度感音神经性听力损失的儿童通常表现出异常听力反应,更重要的是,他/她可能存在语言缺失或受损。仅累及较高频率的感音神经性听力损失通常不会引起症状,因此除非学校进行听力筛查,否则可能被忽略。

当一位母亲带孩子去看医生,并抱怨她的孩子已经 3 岁了,仍然不能说话,或者在学校里显得"落后"、漠不关心、漫不经心时,医生首先想到的问题是"这个孩子能听见吗?"。听力丧失的最早线索之一是语言延迟或缺陷。这类儿童的脾气暴躁、学习差及许多情绪障碍都可能由不同程度听力损失引起。

■ 3.1 听力和语言

要了解儿童听力障碍的相关问题,人们应该意识到听力和语音发育之间的密切关系。在整个婴儿期,孩子都在听说话,学会将声音与有意义的信息联系起来,然后模仿所听到的内容。到 3 岁时,听力正常的儿童已经发展出他/她的大部分语言模式。但是,听力障碍的孩子很少或没有自发地形成可理解的语言,因为他/她不能模仿从未听过的东西。如果他/她默默地度过了适合语言发展的时期,那么他/她将无法发展出正常的语言、教育以及重要的社会和情感品质,如果他/她患有部分听力损失并伴有失真,则可能发展出有缺陷的语言模式。

当一个孩子学会说话时,他/她会学习元音和辅音的发音,再把它们组合成有意义的声音。在可听频率范围内,元音(a、e、i、o 和 u)是低频音,而辅音是高频音。如果孩子有高频听力损失,元音会被听到,但辅音会听不见,或者听起来比较模糊或扭曲。

那些无法准确发某些"嘶嘶"音,特别是"s"音的孩子,以往可能被描述为"舌头打结"。事实上,这些儿童中的大多数都不是舌头打结,而是由于该频率范围内的听力损失,从而无法发出高频"s"音。对于一个有此类高频率听力损失的孩子来说,"s"可能听起来像"t",在学习单词发音时,他/她会重复听到的内容,如果他/她听到的不准确,那么输入和输出的语言也将不准确。

3.2 早期听力损失诊断

当母亲主诉她的孩子注意力不集中且可能有听力障碍时,明确是否存在听力障碍以及查明听力损失的原因至关重要。人们经常会问:"孩子多大年纪才能进行听力测试?"如今,1~2 天的婴儿就可以进行听力损失筛查。我们不应该因为孩子太小就告诉父母不能进行听力测试。早发现早治疗效果就越好。

目前美国许多州都实行了新生儿听力筛查(NHS)计划,旨在筛查患有先天性听力损失的新生儿,并对有听力损失风险的婴儿进行彻底检查。NHS 计划的主要目标是早期识别和治疗先天性听力损失。尽管每个州都有自己的 NHS 计划,但许多州都采用相同的标准。新生儿出院前都要进行耳声发射(OAE)测试,耳声发射是一种快速检测内耳功能的方法,新生儿要么通过测试要么被转诊作进一步评估。如果转诊,则在 1 天后重复 OAE 检查。如果复测结果也异常,应咨询听力专业人员进行脑干

诱发反应测听(BERA)。

存在听力损失高风险的婴儿需单独进行筛查。筛查指标包括低出生体重、早产、宫内感染、儿童听力损失家族史、颅面畸形、高胆红素血症、新生儿使用耳毒性药物、低 Apgar 评分、使用机械通气或存在已知与听力损失相关的综合征。

婴儿在出院前需通过 BERA 和 OAE 测试,而不仅仅是 OAE 筛查。如果新生儿未能通过这些测试,应咨询耳鼻喉科医生。尽管 NHS 计划提高了先天性听力损失的早期诊断率,但医生仍需对儿童群体获得性听力损失的表现保持敏感。

3.3 听觉行为

对婴幼儿听力进行准确定量评估比较困难。年幼儿童因无法配合,通常无法获得可靠的气导测试结果,更不用说骨导测试。此时医生主要职责是:① 警惕可能存在的听力损失;② 当发现可疑时,确定是否需要进行更多测试以明确诊断。医生可通过多种方式来确定听力损失是否存在可能的病因,其中一个重要的措施是从父母那里获得儿童听觉行为的完整记录。例如,如果一个孩子被叫时无反应,但在看到叫他/她的人的脸时却做出反应,他/她可能存在听力损失,这种情况下需重点询问父母是否只是通过言语来叫他们的孩子,还是需要通过跺脚或敲桌子。夜间无法通过大声说话唤醒的儿童应进行听力损失评估,尤其是当他/她的语言发育也延迟或不理想时。由于存在情绪障碍的儿童或有蜗后病变的儿童会出现类似的无反应症状,因此通过听力测试和其他咨询,仔细进行区分很有必要。某些听觉行为模式在婴儿发育过程中比较显著,应该对此进行探索以确定听力损失是否可能病因。

出生后 6 个月内,婴儿应在见到母亲之前对母亲的声音做出反应;会受诸如惊吓、惊醒或逗乐等声音的影响;他/她甚至应该能够定位母亲的声音,并开始模仿某些简单的声音。在 1 岁之前,一般孩子都能服从简单的命令,理解几个单词,尤其是熟悉的名字。到 2 岁时,孩子应该开始说一些简单的单词,如"全部消失""再见"等。从那时起,孩子的词汇量和理解能力应该不断增加,变得更加全面。详细的听觉反应史可以引导医生判断母亲对婴儿听力的担忧是否合理。可以对婴儿和幼儿进行简单的测试,

以明确他们是否听到了声音。

■ 3.4 声刺激反应

5 岁的孩子对背后拍手、跺脚或敲击盘子的反应并不能证明孩子听到了声音,可能是因为感觉到声音发出者的振动,在听力正常的情况下,反应缺失可能是由于各种心理或生理原因。如果孩子尚有部分听力,将 512 Hz 的振动音叉反复放置在他/她的耳朵附近,他/她可能会朝声音的方向转动,或者以其他方式表明听到了声音。也可在孩子背后使用手铃,以查看他/她在听到铃声时是否始终转身。在进行声音测试时,儿童如果做出反应,结果通常是可靠的,但无反应并不总是表示听力损失,应使用不同频率的发声器来明确是在较高频率还是在较低频率的损失。对声音的真实反应必须与随机运动加以区分。3 个月以上婴儿对敲击声的反应比对声音的反应更一致;年龄较大的儿童更容易对声音或者言语做出反应,对中等音量的反应比对非常大的声音的反应更好。检查者应小心地避开孩子的视线,以避免视觉反应被误认为是听觉反应。我们需观察的反应包括眨眼反射、惊吓反应、开始吸吮或停止吸吮运动、耳郭反射、头部转动或其他明显反应。对声音的反应通常在观察几次后即停止。这些听力测试不仅有助于确定是否有听力损失,还预示神经系统的缺陷。在解释这些听力测试反应时,请注意声刺激反应仅用作筛查工具,并不表示听力损失的程度,也无法识别单侧听力损失。即使仅有单侧耳朵存在正常听力,患儿也能做出反应。

■ 3.5 听觉与行为

患有高频听力损失的儿童常表现出一种复杂且具有欺骗性的反应。有时似乎能够听得很好,理解得很好,特别是当他们看说话者或被要求高度注意时;但在其他时候,他们又似乎有注意力不集中,智力受损的表现,特别是在某些特定情况下,非专业人士常无法分辨。早期耳聋对儿童个性的不良影响都源于无法区分高频声音而导致的交流失真。

从这个核心角度可以很容易地预测儿童异常行为的发展和对社会环境的不适应性。大多数患有严重听力损失的儿童在明确病因和进行治疗之前就已经出现行为问题。警惕听力障碍是医生的责任,对医

生来说,意识到严重的听力损失对人所产生的不同影响也很重要,取决于发病时间是在 3 岁之前还是之后(此时儿童的语言模式已形成)以及其他因素。

■ 3.6 听力正常儿童的异常听觉行为

当医生怀疑患儿有听力损失时,就应该使用更明确和定量的评估手段。当儿童的言语缺陷与发音相关,特别是字母"s"的发音时,需要进行进一步的听力测试。这不仅需要时间和耐心,还需要特殊的训练和设备,应由一位经过培训,具备进行此类研究能力的听力学家来完成。

听力障碍儿童、精神发育迟滞儿童和情绪紊乱儿童的症状往往非常相似,以至于无法做出诊断,有必要进行区分以便于治疗并对预后进行估测。失语症常与严重听力损失相混淆,大脑受损后无法理解语言,即使耳朵和听力完好,也会导致感觉性(语言)失语症。研究表明,正如人们所普遍认为的那样,精神发育迟滞人群的听力损失发生率并不高。最初的测试可能表明听力损失,但当经过培训的检查者进行重复测试时,可能会发现比第一次测试所获得的听力要好。

自闭症儿童经常与听力障碍儿童相混淆,因为他/她可能不会使用语言,对声音的关注也有限。这样的儿童和患有其他类型障碍的儿童可能会与听力损失相混淆,如果他们要接受适合其病情的治疗,就必须有准确的鉴别诊断。在这种情况下,转诊给其他适当的医疗保健专业人士,对于确定鉴别诊断很有价值。

此外,听觉行为不良可能是潜在的听觉处理障碍(APD)的一个症状。听觉处理障碍可以单独出现在儿科人群中,也可以与注意力缺陷障碍或注意力缺陷多动障碍的诊断同时出现。APD 一般在小学阶段表现出来,此时他们的听觉要求和学习负担急剧增加。患有 APD 的儿童在区分语音和噪声信号、确定时间线索、在听觉皮质内对听觉输入进行编码以及处理双耳刺激方面会有困难。无论是否有听力损失,怀疑有 APD 的孩子都应交给熟悉 APD 测试的听力学家进行全面的诊断性测试。

4. 听力学测试

对于听力学家来说,测试年龄较大儿童的听力

比较简单,因为他们通常都很合作,对听觉信号有准确的反应。而对于很少或没有语言能力的婴幼儿来说,情况就完全不同了,特别是如果他们可能已经形成了一些"反常规"的模式。听力学家必须进行一系列的测试,耳科医生将测试结果与病史,特别是发育史和体格检查结合起来考虑。使用声音发生器进行测试时,对结果的解释必须谨慎,因为它们不是针对某只耳朵的,不会显示出单侧听力损失。还有其他一些听力测试可以进行,以确保儿童对听觉信号的反应能可靠地反映儿童的残余听力水平,这些测试包括通过校准的测试设备测试听力水平的行为学和非行为学方法,阻抗测听法和诱发反应音频测量法也很有用。

■ 4.1 行为听力学测试

4.1.1 言语接收测试

言语测试一般要求儿童有一定的语言能力,以便对测试材料做出反应。对于年龄较小的儿童,测试儿童听到言语而非纯音的能力,有助于获得对声音的感知阈值。孩子处于一个安静的房间里,通过耳机(如果他/她愿意接受的话)或通过扩音器与之交谈。测试者可以在一个相邻的房间里,在那里她可以通过校准的设备来控制声音的响度,并通过观察窗观察孩子的反应。在自由场测试中,儿童可以通过将他/她的手放在耳机上、停止游戏活动或转向扬声器来回应语音输入。重要的是要记住,没有反应并不一定意味着孩子听不到。2 岁的儿童一般可以通过重复数字、身体部位、最喜欢的单词,或指身体部位或图片来进行语言接收测试。

4.1.2 行为观察测听

行为观察测听(BOA)是一种观察婴儿或智力低下患者对刺激(音调和/或语言)的一致反应的方法。在 BOA 中,一般采用团队方式。助手与患者一起待在一个安静的房间里,而测试者则在一个有观察窗的单独房间里。通过耳机或扩音器播放语音和/或音调,也可以使用经过校准的发声器来产生声音刺激。助手和测试者都负责观察患儿对刺激的反应,包括安静行为、眨眼反射、惊吓反应、吸吮行为或呼吸频率的变化、眼球运动或发声。由于使用这种方法无法获得真正的听觉阈值,因此已根据婴儿的发育年龄制定了规范性数据。

4.1.3 视觉强化测听

对于能够控制和支持其头部运动的儿童,视觉强化测听(VRA)可以作为一种测试方法。视觉强化测听法通过在刺激物出现的同时呈现一个积极的视觉强化物来强化儿童对声音的反应。当有声音出现时,儿童有条件地看向一个装在灯箱中的玩具;如孩子在没有听觉刺激时,就看不到玩具。大多数 5～6 个月大的婴儿能控制其定位能力。与 BOA 一样,若条件允许,VRA 检测可佩戴耳机或者通过扬声器提供刺激,其结果取决于孩子的合作和兴趣;因此,在一次训练中要尽可能多地收集听觉阈值,可能需要几次训练才能获得完整的听觉图像。

4.1.4 条件性游戏测听

在这种测试方法中,儿童通过将戒指放在钉子上,或将物体放在盒子中,或其他游戏活动,对语音或音调做出反应。所有的条件性反应都与刺激相匹配,没有声音刺激时做出的反应不会得到奖励。只要能保持孩子的注意力而不影响手头的任务(听),任何类型的游戏都可以用于条件反射测听。这种测试要求孩子在情感、身体和智力上能够合作,因此最适合于 3～7 岁的儿童,学龄儿童可以通过举手或按下按钮来回应刺激,类似成人的听力测试。然而,在选择适当的测试方法之前,不论年龄大小都必须评估每个孩子的智力和注意力。

■ 4.2 非行为性听力学测试

阻抗测听法和诱发反应测听法在第 7 章中讨论。这些测试现在常用于评估听力水平,是评估儿童听力的标准。阻抗测听通常与行为听力测试同时进行,在阻抗测试中,测试儿童和成人所涉及的原则和程序非常相似。

4.2.1 脑干诱发反应测听(BERA)

BERA 一般在行为测听表明可能存在听力损失后进行,或者作为高危婴儿筛查的标准测听程序。用诱发反应设备测试儿童的方法与测试成人相似,最好的结果是在孩子睡觉或不动的时候获得,可以在婴儿的午睡时间进行。如果儿童不安分,并且在测试期间(1 小时)不能保持静止,可以要求进行镇静诱发反应,一般见于 1～6 岁的幼儿。

4.2.2 耳声发射(OAE)

OAE 是另一种可用于非行为性听觉测试筛选

的方法。所有听力正常的耳朵和一些有轻度听力损失的耳朵都能引出 OAE。OAE 的准确性和普遍性使其成为筛查中度至重度听力损失的理想方法。为了记录 OAE,孩子耳朵里插着一个探头待在一个安静的房间里来记录 OAE,这个测试不需要互动,可以在睡熟的情况下进行。两侧耳朵会分别听到轻轻的咔嗒声,并在 750~5 000 Hz 的频率范围内记录响应水平。有反应表示没有中度到重度的听力损失。测试时间为每只耳朵 2~4 分钟。OAE 通常用于婴儿出院前的新生儿听力筛查。

4.2.3 心理电皮电阻试验

许多形式的听觉测试需要孩子的合作,做出主观反应。心理电皮电阻(PGSR)测试很少再使用,已经被脑干诱发反应测听和其他测试所取代。但是无论如何它是有效的,有时甚至可能是最合适的,原理上类似测谎仪。在 PGSR 测试中,除了必须使用耳机并保持安静以外,不需要孩子的积极参与和合作,但是至少需要两名对儿童有经验的人员参与:一个直接与孩子一起工作,避免检测成为不愉快的经历;另一个操作设备。该测试对一些儿童和婴儿来说是一个非常有用的检测,可靠性毋庸置疑,但它并不总是在所有儿童身上都那么明确,可以被作为一种补充性测试,与其他检测结果相联系,而不是作为提供所有信息的单一测试。测试人员必须拥有相关经验,并能意识到该技术固有的电子和心理缺陷。

简言之,该测试要求孩子在头上戴一副耳机,在手指上戴两个小电极,在腿上戴另一对。然后进行仔细调试,以便每次通过耳机引入声音时,都会在 1 秒后对小腿进行轻微电击。电击必须是孩子几乎觉察不到的,并且不应该引起任何明显的不适。电击引起交感神经活动的改变,导致皮肤出汗增多和皮肤电位降低。电效应从指状电极传导到记录设备。当完成充分调控时,电击停止。除强化目的外,皮肤阻抗的变化仅对声音做出反应。降低耳朵中的声音强度,直到在一个水平上皮肤电阻受影响,而在一个稍弱的水平上皮肤电阻不受影响,就可以获得大多数儿童的完整听力图。这种测试目前已被脑干诱发反应测听法所取代。

5. 学校听力测试

学校听力测试项目对于早期发现学龄儿童的听力损失具有重大意义。一些医生错误地否定了这项工作,因为他们往往无法通过对话或耳语测试来确认儿童是否存在听力损失,这是最令人遗憾的。在这些学校测试中使用的测听法在检测早期听力缺陷方面要比任何办公室语音测试更加敏感和准确。因此,医生应该了解这些常规听力测试的价值。发现早期的听力变化,往往可以采取纠正措施,防止进一步恶化。

儿科医生或家庭医生可以提供有价值的信息,学龄儿童注意力不集中,或者在学校表现不佳,或者反复出现耳部感染,从而被怀疑为听力损失。

建议对所有这类儿童进行听力检查,但即使没有听力计,医生也可以通过仔细询问病史和使用 512 Hz 的音叉和口语进行简单的测试来获得大量的信息,例如对两只耳朵轻声说话,要求儿童重复正常儿童应该能够听到的单词或短语。如果孩子能听到并正确重复轻声说话的短语,听力可能在正常范围内。然而必须始终牢记的是,许多时候儿童听到了却不会做出反应。如果假定反应可靠,孩子却听不到轻柔的声音,则医生应该用 512 Hz 的音叉来确定损伤是传导性还是感音神经性的。如果儿科医生或全科医生无法找到听力损失的原因或提出适当的治疗建议,他/她有义务将孩子转诊到能够提供所需服务的耳科医生或听力诊所。

6. 听力损失的儿科治疗

大多数患者去看医生是为了缓解疼痛或不适,或者减轻他们对癌症、畸形或其他严重疾病的恐惧。相比之下,听力损失是无痛的,很少对生命或健康构成直接威胁。然而,听力受损的社会影响和对职业的影响是促使成年患者就医的驱动力。对于孩子来说,主动性几乎从来不是来自孩子,而是来自老师或家长。当他们发现孩子可能有听觉障碍时,会意识到听力损失带来的严重社会和经济影响,并寻求医生的建议。

大多数情况下医生无法治愈听力损失,也无法使感音神经性听力损失的患者恢复听力。但是,医生可以告诉患者或其父母药物或手术的作用,若两者均无作用,应通过有效的康复措施大大减轻听力损失带来的社会和情感后果。

医生应在患儿出现尿潴留和肾功能不全的情况

下,告知避免使用耳毒性药物,特别是庆大霉素、新霉素和卡那霉素,预防不必要的听力损失。对于听力损失高发家族,应对婚姻计划加以指导,并寻求遗传咨询。应提醒孕妇在怀孕初期不要接种疫苗和接触某些疾病,特别是风疹和动物粪便(尤其是猫科动物,它携带弓形虫)。应通过产科管理避免出现新生儿缺氧,婴儿的高热和惊厥应得到及时和强化治疗。

6.1 传导性听力损失

传导性听力损失是最有可能治愈的听力损失类型,通常可以完全治愈或显著改善。以下手术可能适用:腺样体切除术;鼓膜切开术和置管术;咽鼓管吹张;中耳炎、鼻窦炎或过敏性疾病治疗;重建外科手术;鼓室成形术或镫骨手术等。

在治疗中耳感染时,医生应牢记强化和长期抗生素治疗的重要性,以及在局部有脓液的情况下进行切开引流的手术原则,如急性中耳炎发作时鼓膜膨出的情形。

通常情况下,这类病例处理可以预防中度传导性听力损失发生。如有指征,同样也应强调腺样体切除术。仅仅因为做了所谓的扁桃体和腺样体切除术,并不意味着肥大的腺样体就是导致持续的耳朵症状和传导性听力损失的原因。适当地切除腺样体非常重要。咽鼓管后面的重要部位可能会留下腺样体组织,或残留再生,甚至在没有充分暴露或没有考虑解剖结构的情况下进行腺样体切除术,产生的瘢痕组织会对咽鼓管造成损害。

评估乳突切除术的适应证时,必须高度重视听力状况。手术不仅要清除感染,而且要尽可能多地保留听力。现在也可以通过鼓膜成形术修补大多数穿孔的鼓膜,从而改善传导性听力损失。

医生可通过准确地向父母解释问题,在补偿和调整儿童听觉障碍的过程中扮演指导和顾问的角色,以预防听力损失的严重并发症。

6.2 感音神经性听力损失

感音神经性听力损失的病理过程一般不可逆。到目前为止,还没有一种疗法可以恢复受损的感音神经元件的功能。尽管如此,我们还是可以做很多事情来帮助患有这类听力损失的儿童。此时医生承担更大的责任,他们有必要向父母解释为什么目前

的医疗或手术治疗无效,以及为什么所有的努力都应该放在康复上,而不是还不存在的治疗上,使孩子接受不必要的医疗和手术治疗。然而,在提出这样的建议之前,医生必须绝对确定没有遗漏引起听力损失的可治疗或可矫正的原因。对严重失聪的儿童,考虑植入人工耳蜗也很重要。

医生的主要重点不在于听力损失的程度,而是残余听力,以及如何帮助孩子最有效地利用残余听力。我们发现直接告诉父母她的孩子丧失了一定比例的听力是不明智的,更好的说法是:孩子虽然失去了一些听力,但仍有一定数量的听力可以通过医疗或手术矫正,或通过助听器和特殊的听力训练来提高。医生营造的氛围应该是积极的,而不是消极的。标准听力图以 dB 的形式记录听力损失,这是一种消极的记录方式,听力测试的真正目的是确定有多少听力。

6.3 听觉康复

所有听力损失严重到足以干扰正常交流的儿童,除了接受医学治疗外,如果他们的听觉缺陷无法得到纠正,还应该接受某种形式的听觉康复治疗。通常情况下,听力较好的那只耳朵在语言频率上有 30 dB 或 35 dB 的听力损失,或有明显的高频损失,就被认为足以引起交流障碍。必须引导这些孩子积极倾听并仔细注意所有声音,指导他们如何最大限度地利用残余听力。尽早使用助听器并进行训练,可以向那些犹豫不决的父母展示这种方法的实用价值,并促使他们全心全意地支持与合作。

6.4 助听器

助听器应该是一种耳背式(BTE)仪器,并在耳内放置一个单独的模制听筒,这将给孩子带来最大的好处。具体类型取决于听力损失的程度和类型。骨导助听器的用途有限,主要适用于耳道完全闭锁或长期慢性流脓的情况。当对婴儿或幼儿进行听力损失诊断时,听力损失通常是感音神经性的,通常需要使用助听器。

如果希望最大限度地利用残余听力,则应尽早干预。证据表明即使是婴儿也能从听觉放大中受益,这可以通过在婴儿头上佩戴助听器来实现。对于有明显听力损失的婴幼儿来说,音乐节奏和持续

的语音背景非常重要。为孩子安装助听器时，应鼓励家长及时汇报孩子的反应和佩戴助听器后的进展。为了最大限度地发挥助听器的作用，家长应时刻警惕助听器运行中的任何变化(需要更换电池或调整等)。出于多种原因，儿童比较适合使用 BTE 类型的助听器。儿童的外耳和耳道会随着生长迅速改变形状，这使得使用定制的入耳式助听器(ITE)非常昂贵。与 BTE 助听器相连的耳模对父母来说成本最低，父母也更容易控制和照顾较大的 BTE，并且由于它们在耳外部佩戴，所以更不易损坏，因为儿童更加容易受外部创伤。有关助听器的更多信息，请参见第 16 章，以及有关耳蜗植入的讨论。

■ 6.5 言语阅读与听觉训练

在传导性听力损失中，大多数情况下可以通过扩音来保证声音补偿。然而，在感音神经性听力损失中，扩音并不能解决失真问题，因此在扩音的基础上，还应该加上言语阅读和听力训练，作为听力康复的一个组成部分。在言语阅读训练中，基本目标是增强视觉观察能力，包括唇读与面部表情解读，以及对对话趋势的直观把握。

孩子对语言测试的反应将在很大程度上决定他/她需要的听力训练类型。在许多情况下，孩子在配戴助听器之前需要进行听觉训练。这种训练可能是因为不良的听力习惯而变得很有必要。在任何情况下，这种训练的目的是教他/她知道声音是有意义的，并且可以加以区分，目标是培养对语言的辨别能力。

■ 6.6 专家小组

与大多数其他残疾相比，听力障碍儿童更需要一个专家小组的综合处置。一个人不可能实现对父母和孩子的诊断、治疗、康复的全程指导，以克服听力损失带来的交流障碍。儿科医生有责任充当这个团队的协调人，这个团队通常包括耳科医生、听力学家、语言病理学家、心理学家，可能还有心理医生以及社会工作者和其他人。

简而言之，医生在怀疑儿童存在听力损失时，应首先让儿童接受定量的听力测试，并对听力损失的原因进行准确诊断。然后明确该听力损失是否可以治愈，以及需要采取哪些措施来尽快补救。如果听力损失是不可逆转的，并且助听器可以帮助孩子，则应建议听力学家选择并培训其使用方法。言语治疗应该由深知与听力损失有关的问题并了解扩音特性的言语病理学家来进行。如果存在心理问题，应请受过训练的心理学家进行评估。

在诊断出听力损失后的几个月里，医生必须随时为父母和孩子提供指导和支持，尽一切努力减轻父母对听力障碍儿童的愧疚感。鼓励他们尽早开始听力训练或手语训练，尽可能在健康的环境中抚养孩子，利用所有可用的交流方法，最有效地利用孩子的残余听力。孩子及其父母情绪稳定，而不仅仅是听力问题，必须受到关注。转诊给父母和儿童支持小组有助于与有类似经历的人建立联系。

7. 总结

听力损失可由遗传性或非遗传性疾病以及产前或产后暴露于各种疾病、毒素或创伤引起。听力损失，特别是在儿童早期，对儿童的心理和社会发展造成了严重的不利影响。了解正常听觉行为发展的听力专业人员能够更好地检测出儿童病理性听觉行为，并对这些儿童进行听力损失筛查。认识儿童易患听力损失的疾病有助于早期识别高危人群、早期发现听力缺陷和早期进行听力康复。关注这些因素可以降低儿童听力损失的发生率和影响。

(刘月红　韩　朝　译)

第16章

听力损失：障碍与康复
Hearing Loss：Handicap and Rehabilitation

Robert T. Sataloff　　Joseph Sataloff　　Tracy M. Virag and Caren Sokolow

听力损失最明显的影响是它对交流的影响。然而，听力损失对个人社会生活和商业活动的破坏性要严重得多，对于部分人来说，听力损失会破坏一个人与他人成功互动的能力，从而影响自然乐观的信心，如果不通过医疗或康复来解决听力损失问题，就会导致不安全感、社会退缩、偏执狂和职业环境中的功能受损。

1. 对人格的影响

听力损失的影响因听力损失程度、个人性格和个人活动水平而异。有趣的是，在听力损失相对较轻的人（如耳硬化症或梅尼埃病）中，部分也会表现为严重障碍；相反，一些听力受损较重的患者可能会出现严重的沟通障碍，但不会严重影响人格。影响的程度取决于个人的性格，包括心理、精神、社会和经济资源以及其他因素，这些因素决定了一个人对听力损失的反应及其造成的障碍程度。

听力损失的影响不能仅仅局限于生理学，因为耳朵的功能不能脱离听力的社会性。听力是一种现象，它利用从外周通路耳朵到大脑中枢通路，形成对声音信号的全面理解；然而，听力也是一种社会属性。在任何关于听力、交流、耳聋和残疾的讨论中，都有必要将人作为一个整体来考虑，而不仅仅是作为一种感觉机制。因此，听力损失关系到耳科医生和全科医生、儿科医生、心理医生、精神科医生以及许多其他人，包括法律界人士。

■ 1.1　听觉与言语的关系

为了理解听力损失可能导致的人格变化和沟通障碍，有必要回顾听力和言语之间的关系。众所周知，耳朵对一定频率范围很敏感，而且语音也正好落在该范围内。语音可以分为两类：元音和辅音。简单地说，元音频率位于<1 500 Hz 范围，辅音频率位于>1 500 Hz 范围。元音是相对有力的声音，而辅音是比较弱的，通常在日常讲话中较弱或发音不清晰。元音赋予说话的力量，也就是说，它们表示有人在说话，但它们提供的关于说话者所说内容的信息很少。为了赋予单词特定的含义，辅音散布在元音中。因此，可以说元音提醒听者语音的存在，而辅音帮助听者理解或辨别说话者在说什么。

例如，图 16.1(B) 所示为重听者的听力图，除非提高音量，否则患者很难听到讲话声。原因在于低频下降导致无法听到元音和柔和的声音。如果把声音调大，患者会清楚地听到和理解说话者的语言，这说明了响度或放大的重要性。

图 16.1(A) 所示为高频听力受损者的听力图，低频听力几乎正常。这类患者在进行语音输入时能正常听到元音，但在听和辨别辅音方面存在困难。如果说话者提高音量，元音的响度可能会增加到令人不适的程度，但缺失的辅音只是被轻微放大，这类人的主要问题不是听力，而是无法分辨所听到的内容。患者可以听到元音，也知道有人在说话，但无法区分某些辅音，因此无法理解语音的意义。这类人希望说话者发音更清晰，辅音发音更清晰，而不是说得更大声。这种类型的听力损失及其伴随的残疾通常由老年性耳聋、遗传性听力损失和某些类型的先天性耳聋引起。

1.1.1　高频听力损失和失真
高频感音神经性听力损失通常会导致一个人理解语音的能力下降。此外，音乐、某些声音，尤其是放大的声音可能听起来空洞、刺耳、低沉。这样的患者可能会先让他/她的同伴说大声一点，但声音越

日期	右耳气导							左耳气导					
	250	500	1000	2000	4000	8000		250	500	1000	2000	4000	8000
(A)	15	20	40	60	65	NR							
(B)	50	50	40	30	30	35							

右耳骨导							左耳骨导					

语音接收阈：右 _____ 左 _____　　　　言语识别率：右 _____ 左 _____

每侧耳朵均分别用纯音进行气导和骨导测试。必要情况下,音调以八度音阶从 250 Hz 增加到 8 000 Hz。每个频率的正常听力在 0~25 dB。每个频率中超过 25 dB 的数字越大,听力损失就越大。当两只耳朵的阈值相差很大时,一只耳朵会被噪声掩盖,以测试另一只耳朵。语音接收是患者日常语音的阈值,而不是纯音。超过 30 dB 的语音接收阈值在许多情况下会造成生活障碍。言语识别率定义为以高于语音接收阈值的舒适水平理解所选测试词的声强。

图 16.1　患者 A 和 B 的平均纯音听阈损失为 40 dB,但他们的临床表现有很大不同。

大,他/她可能理解得更少。响度实际上可能会降低高频听力损失患者的言语识别率。失真最常发生于高频损失的患者身上,因为整体的响度也放大了低频音,如元音,而他们在正常水平下可以听到。用较大的声音说话会产生过强的元音与相对较弱的辅音,并不能提高说话的清晰度。因此很容易理解,有高频损失的人在试图正常和别人对话时很容易变得沮丧和困惑。

1.1.2　听力障碍的动态影响

虽然对职业性听力损失进行补偿前要求建立标准化的听力损失值,但从医学和社会角度来看,听力损失存在个人差异,无法在通用范围内进行衡量。此外,正如个人的听力损失通常会随着时间的推移而变化一样,听力障碍的影响也是动态的。随着新的声音交流媒介的发展,个人的听力会变得更加重要。例如,与电视、广播和电话在教育、休闲和商业领域发挥重要作用之前相比,今天的听力损失更具有障碍性。今天,无法听懂电话确实是大多数人的听力障碍问题。对于专业或业余音乐家,甚至是高保真音乐爱好者来说,仅仅失去高频的声音也是一种听力障碍。听力损失在现在和将来产生的影响不同。

■ 1.2　对听力损失的反应

人们对听力损失的反应方式有很大的不同。有些人可能试图通过努力倾听来减少或掩盖他们的听力损失,通过猜测来填补缺失的信息,并通过表现得特别愉快与和蔼可亲来小心翼翼地掩盖挫折感。他/她为"挽回面子"所做的努力,可能会因猜测错误而导致许多尴尬的情况。到了晚上,这个人可能会因为努力隐藏他/她的听力障碍而感到疲惫不堪。保持这种表面形象往往会使人感到疲劳,并可能导致紧张、易怒和不稳定。更常见的是,有些人对听力损失的反应是退缩和对环境失去兴趣,特别是对那些起病缓慢、隐蔽的损伤。这种人格变化反映在对社会接触的回避和对个人自身不幸的关注上。这些人可能会拒绝朋友,并借口避免社会接触,因为这可能会使朋友和他们自己更明显地看到自己的缺陷。

■ 1.3　听力损失的心理社会影响

1.3.1　经济和家庭方面

如果听力障碍直接影响到工作表现,或者社会活动的减少对个人的职业效率产生负面影响,那么听力障碍就会对个人产生经济影响。例如,在会议期间退出社会交往可能会对个人的工作能力产生负面影响。残疾人可能意识到他/她不能履行工作职责,虽然他/她对这份工作有充分的敏感和适当的兴趣,他/她可能会辞职,转到一个潜力不那么大的职位。在另一种情况下,他/她可能会因为缺席和对就业明显缺乏兴趣而被排除在晋升之外或被要求辞职。

当一个销售人员成为重听者时，如果他不主动寻求帮助，业务往往会受影响，雄心往往会被压制或放弃。相反，在工作中，听力障碍可能被视为对削片机或铆工有利的因素，而不是障碍。与听力正常的同事相比，听力损失可能会使工作中的噪声听起来没有那么大。因为在大多数产生强烈噪声的工作中，很少或没有口头交流，所以听力损失不会因为无法理解口头指示而变得明显。然而，当重听者在工作结束后回到家庭时，情况就会完全不同。这个人可能难以理解孩子或配偶所说的话。在有背景噪声的情况下，如流水或电视，或者注意力集中在其他地方，对话就变得更加困难。这种情况往往一开始会导致轻微争吵，后来会导致严重的家庭紧张。

婚姻紧张往往是听力损失没有得到治疗的一个严重的社会后果。配偶如果听力正常，他/她可能会指责对方注意力不集中，这种指责随后被驳回，因为存在听觉障碍的配偶会声称对方是在喃喃自语。随着时间的推移，听力损失者在听觉上的挫败感和压力使其变得不专心，损害了婚姻关系。这种家庭问题也会出现在聚会、拜访朋友和宗教活动中。有听力损失的人经常会从那些他/她觉得因为听力损失受影响的地方退出来，包括社会活动，如电影、剧院或音乐会。渐渐地，家庭生活和社会交往就会因听力损失没有得到治疗而受影响。

1.3.2 老年人听觉受损的困境

老年人的听力损失，无论是由于与年龄有关的原因还是由于其他感音神经性病因，通常都相当严重。由于听力越来越受重视，重度耳聋到全聋通常会造成个性和生活方式上更大的改变。听力受损的老年人也发现，在多人说话或背景噪声的情况下倾听特别困难，因为我们在噪声中检测信号的能力随着年龄的增长而减弱。很多时候，一些不幸的老年人开始相信无法听到和理解对话是由于大脑的退化。家人、朋友和对老年人的刻板印象可能会强化这种观念。人们可能会在集体对话中忽略听力障碍人士，并认为他/她不知道发生了什么。对衰老的刻板印象，如身体和精神上的迟钝，进一步削弱了老人的自信心，加速了他/她的退缩。听力损失造成的孤立会进一步拖延老年人寻求医疗照顾以解决其听觉

障碍。

1.3.3 严重听力损失的影响

一般来说，重度听力损失的人比边缘型的人更容易得到帮助，因为前者有听力下降的压力，不得不承认自己有听力障碍。边缘型听力损失的人更有可能隐藏自己的缺陷，甚至加以否认。他们隐瞒自己的听力损失，就像他们试图隐瞒佩戴助听器的事实一样（假如他们已经被说服佩戴了助听器的话）。轻度听力损失的人认为佩戴助听器是一种耻辱，而这也成为听力障碍的一部分。相反，重度损失的人认为他们的主要障碍是由听力损失导致的交流困难，此外还有一些经济和社会冲突。患有重度听力损失的人通常无法听到警告信号，如火灾警报或电话铃声，除非他们使用辅助设备。如果听或口头交流是他们职责的一部分，他们可能无法维持工作。对于严重听力损失的人来说，另一个具有挑战性的障碍是无法确定声音的位置。当单侧听力损失或不对称听力损失时，这种困难尤其突出，因为要想确定声音的来源和方向，必须有两个听力相当对称的耳朵。

重度听力损失的另一个方面是，随着时间的推移说话清晰度发生变化。由于听力损失的程度，他/她无法自我调节音调、音量和声音产生，因此语言会退化。语音的主要特征是变得模糊不清，声音僵硬和单调。为了弥补听不到自己声音的缺陷，患者可能会提高音量，通常达到叫喊的程度。一段时间后，他/她可能会发现这种情况不令人满意，慢慢就对监测他/她自己的讲话失去兴趣，而没有意识到他的听力正在发生的恶化。如果没有监控自己声音的能力，个人就无法控制发声的音量、音调和发音的准确性。随着重度听力损失患者失去这一重要的监测系统，通常会出现各种语言和语音变化。

1.3.4 对社会交往的影响

与其他残疾人不同，重听者没有残疾的外在表现，而陌生人有时会把听力下降与智力缺陷混为一谈。这种误解和类似的态度会使说话人和听话人之间的关系变得紧张。谈话往往因旁人的议论和暗示而变得更加丰富，重听者可能会因错过这些议论和暗示而无法理解谈话的深度。这种社会联系的缺失最终使人感到与正常听力世界隔绝，使他/她陷入灰心和无望的境地。在一个人失去部分听力之前，他/她很难意识到听到小的背景声音是多么重要。这些

声音帮助我们感受到生命的存在,而它们的缺失使生活显得相当沉闷。想象一下,如果缺少了树叶的沙沙声、脚步声、钥匙插在门上的声音、马达运转的声音,以及其他成千上万种使人类感到"属于"自己的小声音。

2. 听觉康复

听力损失可以通过药物或手术治疗,但对于永久性的听力损失,如大多数感音神经性听力损失,并无治愈方法。然而,我们可以做很多事情来帮助个人弥补听力障碍,并尽可能过上正常的生活,尽量减少对人格以及社会和经济地位的影响。这些都被称为"听觉康复"的方法完成的。成千上万有听力障碍的军人通过陆军、海军和退伍军人管理局建立的大型听力中心成功地进行了康复。虽然平民很少有这样的中心,但许多私人耳科医生、听力学家、大学中心和助听器中心可以为那些有障碍性听力损失但无法通过医学或手术矫正的人提供康复措施。

几乎每个有听力障碍的人都可以通过有效的听觉康复得到帮助。这种计划的主要目的是通过多种方式帮助个人克服听力障碍。该计划包括以下内容。

(1)让个人清楚地了解听力问题,并解释他/她为什么会出现听力或理解语言的困难。这就要求耳科医生或听力学家向患者展示听觉机制的工作原理以及患者的病变所在。还应让患者清楚地了解听力问题和理解所听内容的问题之间的区别。还应该解释为什么他/她在有背景噪声或几个人同时说话的情况下会更难理解语言。对于那些容易导致患者产生挫折感和性格变化的问题,应该解释清楚,以便能够直截了当、明智地应对这些问题。听觉康复的目标是防止或减轻可能由听力损失导致的社会心理变化。

(2)对每个患者进行心理调整,这包括让患者更透彻地了解已经存在的或可能因听力损失而发展的人格问题,还必须结合个人的工作、家庭、朋友和生活方式来治疗。治疗并不是千篇一律,而是必须专门设计,以满足听觉障碍人士的需求。通常情况下,建议不仅仅与患者,而且还要与患者的配偶或家人一起执行这部分计划,因为一个人的个人问题与他/她的家庭问题是不可能分开的。康复期间,患者必须接受他/她的听力障碍是一种永久性的情况,而不是等待医疗或手术的治愈。最重要的是,必须向患者灌输信心,鼓励患者与朋友交往,不要因为交流困难而变得孤立,让他/她明白,有效地利用残余的听力可以使他/她实现雄心壮志,只需稍作改变就可以正常生活,专门研究听力障碍的心理学家的帮助非常宝贵。

(3)有条件时进行助听器的验配,这是康复计划的一个重要部分。但是在期望患者接受助听器之前,他/她必须对助听器有心理准备。许多人不愿意使用助听器,许多购买了助听器的人从不使用或使用效果不佳。在推荐使用助听器之前,有必要确定患者是否会得到足够的帮助,从而有理由购买助听器。这一点对于感音神经性损伤尤其重要,因为在这种情况下,问题更多的是言语识别能力而不是放大能力。老式的助听器对提高一个人的理解能力作用不大,只通过提高声音的音量来提高听力。现代的助听器技术针对的是言语识别能力较差的感音神经性损失,从助听器获益良多。助听器对听力损失者最重要的作用之一是允许患者更轻松地听到声音,消除聆听时的严重压力。虽然佩戴助听器的人可能不会比没佩戴助听器的人听得更清楚,但他/她还是从助听器中得到了很大的好处,因为它缓解了紧张、疲劳和一些听力障碍的并发症。它还能引起其他人对听力损失的注意,鼓励他们说得更清楚。

因听力损失而及早就医的患者在很多方面都很明智。如果通过医疗或手术手段可以使病情得到改善,那么如果在病情早期就确定诊断,患者往往会有更多的机会得到帮助。如果有必要使用助听器,而且患者很快就能获得助听器,那么他/她在佩戴助听器时就会经历一个不太激烈的适应期。适应期是必要的,因为在佩戴助听器时,患者会听到很久没有听到的声音,如冰箱的嗡嗡声、狗的叫声、鞋子在地板上的咔嗒声,这些声音一开始可能会让人分心,但如果给予适当的适应期,大脑会适应嘈杂的环境。

数以千计的助听器在买来后,经过短暂或三心二意的试用,就会被丢到抽屉里。过度推迟购买助听器有时也是导致助听器废弃的一个因素。此外,患者错误的期望值也会导致试用期缩短。患者常期望使用助听器后能听到正常的声音,而他/她的残余听力状况较差,这种良好的结果无法实现。医生和听力学家都应该向患者说明，助听器不可能完美地替代正常的耳朵，特别是在感音神经性听力损失的情况下。其他导致对助听器失望的常见原因还有：不称职的助听器销售人员和患者对"隐形"或不显眼的助听器情有独钟，而此时应该购买能最有效地提高理解对话能力的助听器。

（4）听觉训练：教患者如何在有助听器和无助听器的情况下最有效地使用残余听力。如果患者能够获得助听器的帮助，他/她也应该意识到仅仅佩戴助听器并不能解决他/她的所有听力和心理问题。患者需要学会在人与人之间的对话、在小组和会议上以及在电话中倾听他人的声音等情况下最大效率使用助听器。最重要的是，患者必须认识到辅助设备的局限性，以及在可能造成损害的情况下何时减少使用。使用手势提示和环境提示对非助听器使用者和助听器使用者都有利。通过有目的地看说话人的脸，可以教患者更有效地使用听力，并培养对会话趋势的直观把握，以便他/她能够比普通人更好地填补听力空白。

（5）言语阅读：一个更广泛的唇语阅读的概念。这对有深度听力损失的患者特别重要，它教会患者从说话者的脸上获得无法通过声音交流获得的信息。可以教患者读懂谈话的情绪语气，可以根据面部表情来辨别是说了一个问题还是一个声明。有听力损失的人可以学习使用从说话人嘴唇上读出的辅音信息，来填补患者没有听到部分。所有的人都会自然地做大量的唇读，听力下降患者可以通过出色的训练极好地发展这种能力，尽管有些人的言语阅读能力比其他人更强。通过与精心策划的、有能力的康复计划合作，几乎所有有障碍性听力损失的人都可以得到帮助，不仅是为了听得更好，更重要的是可以帮助他们克服许多个人问题和社会心理上的困难，这些问题可能是由听力障碍引起的。

帮助听力受损者经常遇到的一个复杂因素是长期得不到医疗关注。很难让一些听力受损的人承认他们有听力问题，更难说服他们应该咨询医生。这就是为什么通常在听力受损多年后给患者、家人和朋友造成明显的社会和交流问题才去看医生的原因之一。对于老年人来说，这种延误通常是患者的自尊和否认的结果（他们认为，"这不可能发生在我身上！"）。当儿童的听力障碍被忽视时，往往是由于成人对该问题缺乏认知。对儿童来说，诊断上的延误更令人遗憾，因为许多导致儿童听力损失的疾病如果及早发现是可以治疗的，并可以阻止其进一步发展。通常，孩子在与人说话时没有反应被归因于注意力不集中的症状，从而忽视了听力损失的可能性。

本章强调的康复措施不包括医疗或手术干预，这反映了一个事实，即在许多听力损失病例中，完全治愈是不可能的，尤其是在成年人身上。通常情况下，成功的中耳手术主要限于治疗那些在气导和骨导水平之间有相当大的分离（空气-骨间隙）的耳硬化症。要使这样的手术有成功的机会，患者必须至少有一个工作状态良好的耳蜗，并有正常的听觉神经。不幸的是，大多数重听患者都不符合这些要求。然而，对于那些无法选择医疗手术的患者来说，康复治疗往往可以在很大程度上帮助他们应对。

在提供了助听器、言语阅读和类似的措施后，医生可以帮助患者克服心理障碍，同时在社会、经济和情感的持续性听力障碍适应方面也需要帮助。我们的一位患者为重听者写了一本关于带着听力障碍生活的书。他假设"耳朵上面有一个大脑"，这个器官的能力往往没有被充分发掘，如果使用得当，可以用来解决许多问题。他指出，那些没有充分利用大脑的人所遭受的障碍远比单纯的听力障碍要严重得多，这让他看到了一系列在听力损失的情况下成功生活的男人、女人和儿童的案例。有时，这些人得到了善解人意的父母和婚姻伴侣的帮助，在面对误解和挫折时也获得了成功。有时，我们会建议患者看这本书[1]。

与听力学家密切合作了解病情的医生，是告知患者与听力障碍原因相关知识的理想人选，以帮助他们克服许多障碍，这些障碍在患者心中比听力损失本身大得多。

3. 助听器

助听器是一种便携式个人放大系统，用于补偿听力损失。几乎所有的听力受损患者都是助听器的候选者，尽管有些人会从助听器中获得比其他人更大的好处。任何有动机使用助听器的患者都应该进行系统的评估，并使用合适的仪器进行验配。

传导性听力损失的患者通常是助听器的最佳人选，因为他们没有声音失真问题，只是需要放大。许多这样的患者也可能符合接受矫正手术的条件。然而,所有这类患者都应该被告知,助听器可能是一种有效的、虽然有些麻烦的、替代手术的方法。由于传导性听力损失的手术效果非常令人满意,所以大多数佩戴助听器的人都是那些无法通过医学进行恢复的患者,如感音神经性听力损失,或矫正手术失败的人。

感音神经性听力损失患者不仅难以感知响度,而且由于听觉系统存在失真,也难以识别语言。当存在背景噪声时,失真的声音变得更难理解。精密的助听器可以通过改善响度感知和提高噪声环境中的信噪比来帮助弥补这些困难。

现代技术的进步使得对助听器进行特定修改成为可能,合适的助听器对几乎所有在语言频率上有听力损失的患者均有用。例如,可以有选择地强调损失最大的频率,而其他频率则不被放大。这对那些能听到低频(元音)但对高频(辅音)有严重听力损失的患者特别有帮助。重振的患者可能会受益于输出量有限的助听器,以保护他们不受不舒服声音的影响。此外,佩戴助听器会提醒其他人注意患者的听力损失,提醒他们说得更清楚。

■ 3.1 助听器评估

任何听力损失的患者在购买助听器之前,都应该进行彻底的耳科和听力检查。听力损失可能只是一种更严重的潜在疾病的症状。经过医学检查后,患者应接受正式的"助听器评估",有必要了解患者对纯音和语音的可用残余听力、在嘈杂环境中听到语音的能力以及对响度的容忍度。有了这些信息,听力学家可以选择最适合的助听器。购买助听器的最终决定基于上述听力测试考虑以及患者的生活方式、活动水平、偏好和收入。

成功验配的最终标准是用户的接受度和满意度。传统上,助听器会有 30 天的试用期,以确定验配的成功与否。应安排一个全面的后续随访计划,以帮助用户在扩音后获得最好的交流效果。这种计划可能包括听觉训练(或再训练)和语言阅读课程。如果患者的语言能力因听力损失而恶化,也建议进行语言再训练治疗。

■ 3.2 助听器组件

助听器的基本部件包括一个麦克风、一个放大器、一个接收器和一个电源。麦克风将声能转化为电能,由撞击在麦克风振膜上的声波激活。然后电能被送入一个放大器,它增加了电信号的功率。放大后的信号激活接收器,将信号变回放大的声能,以更大的强度输送到耳道。助听器的电源通常是一个锌空气电池单元。

3.2.1 耳模

耳模负责将放大的声音传递给耳朵。除非特别设计成"开放式"的耳模,否则它所提供的严密封闭对于防止麦克风和接受器之间的声音泄漏(即反馈)非常重要。当患者抱怨他的助听器因发出口哨声而无法使用时,通常是因为耳模密封不严或没有正确插入;当患者抱怨助听器放大效果不好或根本不工作时,可能是因为耳道部分被耵聍堵塞,电池没电,或其他机械原因。模具可以由硬材料制成,如透明合成树脂,或由各种商品名称的软材料制成。对于皮肤敏感的人来说,也可以使用不致敏的材料。耳模的声学特性以及连接管的长度和内径对到达耳朵的放大声音的最终声学特性起重要作用。设计不当的耳模会明显损害最精心挑选和调整的助听器的声学反应。

3.2.2 耳解剖异常和耳模的特殊注意事项

因手术而发生改变的外耳道和/或耳郭给制作耳模带来挑战,正常的解剖结构也因人而异;然而,对于先天性异常或接受过耳部手术的患者来说,解剖结构就更加难以预料了。对可能出现解剖学上的畸形进行详尽的回顾超出了本讨论的范围,但对基本原则的熟悉应该对任何试图为解剖学异常的患者制作耳模的人有所帮助。

先天性耳郭畸形从完全缺失到轻微畸形不等;外耳道的出生缺陷范围从完全缺失到轻度狭窄。耳道不仅可能狭窄,而且从耳道到鼓膜的距离也很短,沿耳道任何位置都可能有一个组织桥,将鼓膜隔开;耳道深部和鼓膜缺失,末端为浅囊;或者,鼓膜可能外侧移位(除了手术后,这种情况很少见)。对于闭锁(无耳道)的患者,除非通过手术建立耳道,否则需要骨导辅助装置或植入式助听器。几乎所有可以进行重建手术的病例都很少会伤及面神经(面神经通常也是不正常的)。听力损失的程度取决于畸形情况和内耳功能。

在为先天性耳道闭锁的患者进行手术重建时,

外科医生会面临一些限制，这也有助于解释这些患者在需要制作耳模时所面临的挑战。首先，外科医生必须同时考虑到功能和美观。在处理先天性耳道闭锁的患者时，通常会有两个外科医生参与，尤其是涉及耳郭和耳道的患者。一个医生制作一个外耳，试图使它看起来尽可能正常。耳朵通常是由肋软骨制成，上面有一层薄薄的皮肤。即使是耳模的轻微刺激，也可能造成侵蚀、感染和整个重建耳郭的丧失。从功能的角度来看，外科医生（通常是手术小组的不同成员）有兴趣创建一个耳道，制作一个鼓膜，并可能创建或重建听小骨。这个过程通常是分阶段进行的。功能性外科医生希望制作一个尽可能大的耳道，因为新建耳道会重新狭窄，最后比刚手术后要小。耳道的位置是由中耳的位置决定的，而中耳的位置往往靠前和靠下，与美容上理想的耳道位置不一致。美容和功能方面的耳科医生创造了一些折中办法，使外观和功能都可以接受。

耳模可以在术后作为手术填塞敷料和/或作为与助听器一起使用的辅助设备。本书作者之一（R.T.S.）经常在术后使用耳模作为支架来帮助维持大耳道，这种技术以前没有报道过。通常情况下，耳模是在手术室里制作的。将耳塞进行修剪，使其大小适中，刚好可以位于移植鼓膜的外侧。根据手术缺损的范围制作一个耳模，在使用耳模材料之前，要在耳朵上涂一层薄薄的抗生素滴剂或软膏，因为这个过程是"清洁"的，而不是完全无菌的。当模具被送去加工时，一定要说明它不能回缩，这种模具的目的是要一直延伸到鼓膜，以帮助保持耳道的大小。此外，耳模上的大孔可以让一些空气和低频声音进入耳道。我们在手术室里即时制作的第二个模具会留在耳朵里，作为手术填充和支架的功能。模具用中等黏度的硅胶印模材料来制作，这样可以防止材料在术后扭曲或拉伸耳道，也不会在使用注射器时产生过大压力。术后 1 周后将其取出，并将带有大孔的永久性模具放在耳内。每天可以取出来清洗 1～2 次，轻轻涂上抗生素软膏，然后重新放入。这种技术通常能使最终的耳道解剖结构不仅大小合适，而且形状也能容纳一个耳模。然而，这种技术还没有被广泛使用。

由于重建手术的性质，手术用的耳模也存在固定问题。大多数通过手术形成的耳道都是相当直的，它们在耳郭处可能会有一定程度的扩张。这有时会造成模具固定的问题。如果这些问题不能通过模具设计来克服，有时需要通过手术来缩小耳道外侧端，以创造一个小梁来帮助固定耳模，或者扩大耳道的内侧，同时制造一个解剖学上的凹陷，以稳定模具。如果手术后的耳郭是柔软的，而且在皮肤和软骨或骨头之间有大量的软组织，那么硬的丙烯酸材料可能是最适合做耳模的，当然也可以使用较软的材料。然而，如果手术后耳道坚硬、无法活动，皮肤菲薄与骨头粘连，那么较软的硅材料可能是最好的，可以提供更好的密封和更大的舒适度。此外，当外耳道的前壁在手术中被切除，而剩下的前壁与颞下颌关节区域相通时，较软的材料也可能效果更好。在这种情况下，在咀嚼和说话时，耳道的运动比正常的要多；对于过度的运动，软质的模具材料往往比丙烯酸树脂模具效果更好。

成人或儿童的慢性耳部手术也可能导致解剖学上的异常。单纯的乳突切除术或完壁式乳突切除术通常不会影响耳道。然而，改良的根治性乳突切除术和根治性乳突切除术都涉及切除耳道和重建一个空腔。这两种分类的区别根据残留结构而定。在根治性乳突切除术中，鼓膜、锤骨和砧骨切除，只有镫骨（包括或不包括其板上结构）保留。如果保留部分鼓膜或听骨链，那么手术就是改良乳突根治术。在这两种情况下，切除外耳道后壁至面神经的垂直段，耳道下壁加宽并向乳突尖倾斜。因需清理乳突腔，外耳道需要明显加宽（外耳道成形）。通常可以在手术后 8～12 周内放置模具并开始使用助听器；6～12 个月伤口愈合后会造成耳道大小和形状的改变。因此，可能需要定期重新制作耳模，应提醒患者注意这种潜在的不便。为有乳突腔暴露的患者制作模具通常问题不大，可能需要额外的耳模材料，但通常在耳道、耳郭和耳腔的形状上有足够的不规则性，以保证有足够的曲线和压痕来帮助稳定模具。许多有乳突腔的患者因为耳模内侧端的感染而反复患中耳炎。虽然这个问题在适当的时候可以通过通风孔来解决，但反复感染通常不是耳模的原因（假设对耳模材料没有过敏反应）；相反，它们往往是与残留病变形成囊袋，或来自上呼吸道和中耳的湿气没有与乳突腔的其他部分隔离开来有关（"管状耳"）。在绝大多数情况下，如果被反复中耳炎困扰的患者需要使用助听器,可以通过修补手术来解决这个问题。

■ 3.3 助听器类型

可穿戴式助听器有 4 种类型:盒式助听器、眼镜式助听器、耳背式助听器(BTE)和耳内式助听器(ITE)。

3.3.1 盒式助听器

由于现代微技术的发展,盒式助听器已很少使用。它是一种大型、高功率的仪器,佩戴在身体上,通过耳模与耳朵相连。盒式助听器提供广泛的放大范围,通常用于有严重听力障碍的患者,尤其是儿童。麦克风、放大器和电池位于机箱中,可佩戴在身体上或放在口袋中。接收器通过一根长导线连接到放大器,并直接连接到耳模上。这种接收器和麦克风的分离有助于消除高放大倍数设备中的声反馈。盒式助听器适用于 40~110 dB HL 的听力损失。

3.3.2 眼镜式助听器

另一种很少使用的经典助听器是眼镜式助听器。放大装置安装在眼镜臂中,并通过短管连接到耳模。眼镜式助听器适用于听力损失达 70 dB 的情况,经过特殊修改后,也可适用于更大的损失。虽然这类助听器在市场上仍有出售,但由于设备的外观不佳以及目前已有更好技术,眼镜式助听器的使用已较少。

3.3.3 耳背式助听器(BTE)

BTE 目前在重度至极重度听力损失患者市场上占据主导地位,以前仅用于辅助盒式助听器和眼镜式助听器。包括电池在内的放大系统和所有必要部件,都装在一个单独的盒子里。然后,放大后的声音通过连接到耳模上的塑料管送入耳朵。这种设计使麦克风和接收器充分分离,以减少严重听力损失中常见的声反馈。这些辅助设备可用于 25~110 dB HL 范围内的听力损失,使其成为市场上可用的最灵活的助听器。

3.3.4 耳内式助听器(ITE)

ITE 是当今使用最广泛的助听器。微技术的发展使得整个助听器系统都可以安装在耳模外壳内。此类助听器可用于 25~80 dB HL 范围内的听力损失。有几种不同类型的 ITE 设备可用于配置,依次从最大到最小的尺寸排列为:全壳、半壳、耳道内和全耳道内(CIC)。较小尺寸的 ITE 的一个缺点是它

们不能提供与较大外壳一样多的放大功能,这使得它们不适合较严重的听力损失。

■ 3.4 助听器的性能特征

所有助听器都有一定的性能特点,在为患者配备最佳助听器时,必须考虑这些特点。5 个最常考虑的特性是声学增益、声学输出、基本频率响应、频率范围和失真。声学增益是到达助听器麦克风的输入信号与到达耳朵的放大信号之间的 dB 差。声学输出,也称为最大功率输出或饱和输出(SSPL),是助听器能够产生的最高声压级。该参数对于确保助听器不会产生令人不舒服的响声非常重要,特别是对于感音神经性听力损失和恢复的患者,并且能够为患者充分放大声音。基本频率响应是制造商规格表上最常见的曲线,它描述了在每个频率下获得的相对增益。许多传统的助听器都有外部音调控制器,可以根据用户的需要放大或抑制某些频率。例如,听力损失可能仅涉及 2 000 Hz 的频率。通过适当选择或操纵音调控制,可以调整助听器,使其不会放大 2 000 Hz 以外的频率。频率范围是单个设备可用放大的高频和低频极限的计算度量。这对于确定助听器是否足以治疗使用者的听力损失也很重要。声信号的失真通过电子方式测量,助听器的输出必须符合美国国家标准协会(ANSI)制定的规范。

■ 3.5 助听器电路

3.5.1 模拟助听器

模拟助听器或传统助听器是第一种可供消费者使用的助听器,也通常是目前最便宜的一类助听器。它们最适合在安静的环境中放大声音信号。传统助听器通过调整(用螺丝刀)各种电位计进行手动编程。外部输出和增益电位计将助听器的适用范围扩展到更大范围和更多类型的听力损失。这些控制装置调整得当后,佩戴者就无需更改它们。

3.5.2 模拟-数字混合电路

助听器行业的另一项技术是模拟-数字混合技术,也称为可编程助听器。这些助听器可对模拟电路进行数字、计算机化控制,并在装配过程中提供比传统模拟助听器更高的精度。现在可编程设备的批发成本接近传统仪器的批发成本,但编程更为复杂和耗时,这可能会增加配件的价格。改进的音质、频

率塑形功能和增强的输出控制使模拟-数字混合为助听器用户提供了一种更灵活的选择。

3.5.3 数字助听器

助听器电路中最新的是数字助听器，它是消费者可选择的最具活力和灵活性的设备。数字设备接收声学输入，将其转换为二进制数据，并可进行任意的放大和特殊修改，然后将其转换回声学形式，传送到患者的耳朵。由于信号是二进制形式，数字助听器可以进行无限数量的增强。例如，数字助听器可放大更广泛的输入集，保持轻声声音的柔和性和可听性，中等声音被适度地放大，较强的声音输入则被认为是响亮的，但并不令人不舒服。这些仪器为声音提供了更多的动态范围，特别适用于补充患者的听力下降。虽然数字助听器是最昂贵的，但它们提供了最好的音质和最灵活的验配。

■ 3.6 控制

技术的进步使得现在信号处理能力远远优于过去。特别是下面列出的几项功能，改善了声音的质量，使其更加悦耳。

3.6.1 自动增益控制

自动增益控制（AGC）电路保持输出的整体强度，防止声音达到令人不舒服的听力水平，有效地将声音保持在最大舒适范围内。该电路的启动水平可由听力专家或助听器分配器预设。AGC 特别适用于感觉神经性听力损失患者，他们不能很好地忍受大声的声音。数字和可编程电路具有 AGC 功能；需要为传统助听器订购特殊 AGC 电路。

3.6.2 噪声抑制特性

噪声抑制电路和双麦克风技术通过噪声抑制提高信噪比，或使用噪声消除来降低不必要的背景噪声。这项技术通过去除助听器输出的过多低频能量来提高语音理解能力。这些功能在嘈杂的环境中特别有用，如拥挤的餐厅或聚会。特别是对于有言语障碍的患者，应考虑噪声抑制功能。

3.6.3 反馈抑制

反馈是助听器发出的声音输出，通常表现为"口哨声"或"尖叫声"，反馈通常发生于耳模松动或存在耳道堵塞的高频段。反馈减少电路消除了助听器频率响应中的大峰值引起的声反馈。这些非线性峰值会导致谐波和互调失真，从而导致用户对设备的不满意。还有其他减少声反馈的方法，但总体声增益通常会受影响。反馈抑制的一些方法是低通切迹滤波器（硬抑制），它可以过滤频响应、频移电路和相位消除中的峰值。这些减少反馈的方法通常是通过减少日常活动（如咀嚼和微笑）中的反馈来提高用户对设备的满意度。反馈抑制功能仅在数字和可编程设备中可用。

3.6.4 音量

大多数助听器都有音量控制，用户可以通过音量控制改变到达耳朵的信号强度。在一些助听器中，音量控制还起到开关的作用。在较新的数字电路中，助听器可能没有音量控制，因为电路会根据输入的响度修改其输出，自动调整助听器的音量。根据外壳的大小，数字电路可以选择添加手动音量控制，允许用户对自动功能进行一些控制。

3.6.5 开关和按钮

有些助听器有一个单独的开关，用于打开和关闭助听器。该开关中还包括一个用于使用电话的位置（T）。当开关在这个位置上时，电话接收器也位于助听器磁场上，然后将助听器设置为仅接收电话的磁性信号。通话结束后，将开关调回麦克风（M）位置，再次接收语音信号。一些仪器具有 MT 位置，允许用户同时通过助听器接收磁性和声学信号。电话位置还可以与各种辅助监听设备一起使用，这些设备使用磁场来传输信号。

最近的一些技术已经在数字和可编程助听器上开发了存储器或程序按钮。多记忆助听器允许用户根据个人的听力环境预览助听器中的预编程设置。听力专家可以加载声学程序，如静音、噪声/聚会、电话或音乐程序，以修改助听器的输出。在记忆设置中，助听器可提供大量的低频响应；在另一种情况下，助听器通过改变方向特性以抑制背景信号。在记忆位置之间的切换使用户能够在不同的听力环境中优化助听器功能。

■ 3.7 助听器使用者

任何听力异常的患者都有可能需要使用助听器。一般来说，当语言频率的阈值为 25 dB 时，即使只涉及一只耳朵，助听器可能也会有所帮助。当双耳受累且有可用的残余听力时，通常建议双耳佩戴。双耳佩戴的益处有：双耳相加、消除头部阴影和双耳静噪。双耳相加是当声音以双耳方式呈现而不是单耳方式呈现[2,3]时,给人声音更大(3 dB)的感觉。当一个人在单耳助听下,将语音呈现给无助听耳时,就会产生一种头部阴影效应,高频语音信号会被衰减至 16 dB,因为它们波长较短,不能像低频声音那样在物体周围传播[4]。双耳助听器通过消除声音在头部周围传播来减弱头部阴影效应。双耳助听器配件的第三个优点称为双耳静噪,这是当双耳受到对称刺激时,听觉系统可减少感知的噪声或混响,从而增强噪声中的语音检测[5,6]。在讨论单耳与双耳助听器验配时,应向患者介绍这三个已充分研究的优势。

并非所有患者都能接受使用助听器,因为听力损失往往会带来耻辱感。患者拒绝帮助或对医生建议感到不安的情况并不少见,让患者保持冷静以及耐心的咨询可有效缓解这种情况。善解人意的医生或听力学家可以消除助听器与"变老"、精神无能和身体不吸引人(尤其是青少年患者)之间的联系。

3.7.1　儿童助听器

研究表明,即使是婴儿期和幼儿期轻微的听力损失也会对学习和发育产生影响。听力受损无法通过医学或手术矫正的儿童,在诊断出听力障碍后,应立即佩戴助听器,这甚至可能早在 6 个月大的时候就要开始了。随着新生儿听力筛查的出现,更多的听力损失儿童在更早的年龄就得以发现,从而减少了听力损失对他们的语言和发育可能产生的影响。合适的助听器儿童通常能够接受,因为他/她能从中受益。一般来说,儿童应佩戴双耳放大装置,以最大限度地利用听觉输入促进语言发育,并提供声音定位能力。

■ 3.8　助听器的禁忌证

在某些情况下,佩戴合适的助听器可能很困难或不可能。在某些耳朵中,使用耳模可能是医学上的禁忌。在这种情况下,除了那些具有开放式耳道模型或骨导接收器的助听器,其余多数助听器都无法使用。有些患者,特别是在感音性听力损失的情况下,即使听阈大大降低,对响亮的声音也极为敏感。这种狭窄的动态范围可能会使助听器对佩戴者来说更加麻烦,而非帮助。在辨别能力严重降低的患者中也可以出现类似的情况,在后一种情况下,

助听器只对声音感知有用。

1977 年 8 月 25 日,美国食品药品监督管理局(FDA)制定了法规,规范了助听器销售的专业和标签要求和条件。根据此法规,如果存在以下任何一种情况,助听器验配者或听力师应建议潜在用户咨询持照医生(最好是耳科专家):① 可见的先天性或外伤性耳畸形;② 过去 90 天内耳朵活动性切开引流的病史;③ 过去 90 天内突发性或快速进展性听力损失史;④ 急性或慢性眩晕;⑤ 在过去 90 天内突然或最近发生的单侧听力损失;⑥ 在 500 Hz、1 000 Hz 和 2 000 Hz 时测试气-骨导差 15 dB;⑦ 耳道内有明显耵聍栓塞或异物;⑧ 耳朵疼痛或不适。

该法规指出"允许完全知情的成年人签署放弃声明,拒绝对宗教或个人信仰进行医学评估",验配者或听力学家在收到授权医生签发的弃权书或声明之前,不得出售助听器,该声明应表明患者的"听力损失已经过医学评估,且患者可被纳入助听器的候选对象。"FDA 的这项法律还要求 30 天的试用期,在此期间可以退还助听器。

■ 3.9　特殊助听系统

3.9.1　CROS 系统

当患者的一只耳朵不适合佩戴助听器时,声音可以从不可助听的耳朵传到听力较好的一侧。当试图从不能佩戴助听器的耳朵听到对话时,这尤其有用。然而,此时的助听器不能恢复患者定位声源方向的能力。

CROS 是信号对传线路(the contralateral routing of signals)的首字母缩写。麦克风放在无法佩戴助听器的一侧,放大器和接收器放在听力更好的耳朵上。放大后的声音通过一根电线、一副眼镜或一个无线电信号通过头部传播,再通过一根插入开口耳模的管子送入较好的耳朵。这种设计在单侧听力下降且听力较好耳为轻度听力损失情况下最有用。针对CROS 原理的各种优化扩展了其适用性。

3.9.2　BICROS 系统

双耳信号对传线路系统(bilateral contralateral routing of signals,BICROS)可用于不对称的双侧听力损失患者。麦克风放在头部两侧,放大器放在更易接受助听器的耳朵上。放大后的声音通过导管和封闭耳模仅送入到助听耳。如果助听耳有高频听

力损失，则采用开放耳模或开放的 BICROS 的类似设置比较合适。我们可认为 BICROS 在不可助听耳上有一个麦克风，而在可助听耳的一侧有一个助听器，它也可以接收从头部的对侧接收的信息。

3.9.3 经颅 CROS

经颅 CROS 与 CROS 系统相似，前者是信号通过振动颅骨传递到听力更好的耳朵。厂家制造了一种非常贴合的 CIC 助听器，并将其放置在不可助听的耳朵中。CIC 的声音输出通过骨导传递到听力更好的耳朵。经颅 CROS 通常适用于在听力较好的耳侧骨导阈值正常的个体。

3.9.4 IROS 系统

对于轻度听力损失或低频听力正常，但高频听力急剧下降的患者，可使用同侧信号传导（the ipsilateral routing of signals，IROS）系统。这种系统采用了一个开放式耳模，允许正常听到的低频信号自然进入耳朵，并排除不需要的放大频率，然后将助听器设置为增强高频频率。

3.9.5 高频助听器

有几家公司目前正在为听力陡坡急剧下降的用户生产替代 IROS 助听器的产品。这些助听器没有使用开放式耳模，而是设计了一种插入耳道的特殊管子，这种管子能使耳道比大型 IROS 通气孔更加开放。并且，这种特别设计的管子能够让更多的低频信息自然进入患者听力正常的耳道内。助听器可以是手动或者计算机编程的，以便在患者听力损失的高频中提供放大功能。为了测量这种特殊助听器的反应，听力学家或验配师必须使用新的 ANSI 平均值（称为 SPA 或"特殊用途平均值"）来确定增益和 SSPL 输出。这些新的高频助听设备有希望为那些以前不能佩戴助听器的人提供帮助。

3.9.6 骨导助听器

骨导助听器适用于耳道闭锁或狭窄，耳郭小耳畸形或慢性耳溢液的患者。它们是一种非手术的替代方法，可将声音传送到患有传导性听力损失的耳朵。将附在头带上的骨导振动器放置在乳突骨上。振动器连接到一个穿戴式处埋器，该处理器传输声音信号并将其转化为机械信号。尽管骨导助听器是一种非手术方法，用于向耳朵传递声音，但因为高强度失真和无法提供大量的放大作用，其输出受到了限制。

3.10 植入式设备

3.10.1 骨锚式助听器

骨导助听器的改进是骨锚式助听器（BAHA™）。与骨导设备类似，它适用于因耳畸形或慢性耳溢液无法治愈的传导性听力损失患者。BAHA 使用外部骨导处理器，连接到植入颞骨的钛钉上。因为颅骨是直接受刺激的，所以可以将更多的放大信号传送到听力更好的耳朵，而不会产生太大的失真。除了可用于传导性听力损失外，FDA 还批准将 BAHA 作为 CROS 助听器的替代品，用于单侧感音神经性听力损失患者。目前，该设备推荐用于语言频率骨传导阈值不高于 25 dB HL（非语言频率可高于 40 dB HL），并且气导阈值不高于 40 dB HL 的患者。其主要缺点是存在永久性突出皮肤的骨锚。

3.10.2 人工中耳

人工中耳也称为振动声桥，用于治疗轻度至重度感音神经性听力损失。它包括在局部或全身麻醉下通过乳突骨植入的振动听骨假体，假体由磁连接的外部处理设备控制，类似耳背式助听器。处理器将放大的信号传输到假体，并根据个人的听力损失进行调整。

3.10.3 人工耳蜗

人工耳蜗在许多方面与助听器类似。它适用于经过仔细筛查后的双侧重度或极重度的感音神经性听力损失患者，助听器通常无法对这类患者进行有效放大。人工耳蜗植入包括将电极束直接植入耳蜗的外科手术，电极由佩戴在头部外侧（BTE 或身体上）的处理器控制，该处理器将电脉冲沿电极束发送到听神经。人工耳蜗最初只使用一个电极阵列装置，这种设计现已经被多通道设备（多达 24 个电极）所取代，它提供了比原来的单通道系统更复杂的信号和更好的语言识别。目前一种新的单通道系统正在研究中，其可以提供几乎与多通道相当的听力，但术后管理更简单，成本也更低[7]。人工耳蜗能产生真实的声音，但是，植入后的听力效果因人而异。有些人的人工耳蜗植入非常成功，甚至可以通过人工耳蜗使用电话，而有些患者仅限于有声音感知。接受人工耳蜗植入手术的患者需要进行高强度的康复训练，以学习如何最佳地使用该设备。人工耳蜗目前已被批准用于成人和儿童。

3.10.4 脑干植入

听觉脑干植入（ABI）对于因神经纤维瘤病Ⅱ型（NF2）而丧失听力的患者非常有用。NF2患者的听瘤切除手术通常会削弱双侧的听力。ABI通过在脑干中植入电极为这些患者提供声音感知，这种植入通常是在切除听瘤手术中完成的。电极绕过被切断的听神经，将声音直接传送到听性脑干核团。通过广泛的听觉再训练治疗，植入者学会将新的声学信息关联起来，以帮助检测环境声音和一些语言信息。

▍ 3.11 辅助设备

有许多便宜的便利品可供听力障碍患者使用。如果患者的助听器未配备电话开关，那么电话上的音量控制按键或扩音电话则可以为他们提供帮助，在旅行中还可使用电池供电的袖珍电话放大器。对于听力严重受损的患者，可以在家庭和办公室电话中安装辅助接收器，这能够让患者的秘书或配偶听到并重复传入的信息，以便患者能够读唇语从而直接做出回应。有特殊职业需要的患者可以使用专门的辅助设备，如电话接线员使用的晶体管交换机放大器。

TDD或TTY文本电话设备是为聋人或听力严重受损者提供的电话设备。TDD和TTY的使用类似打印机的键盘，配备有打印输出或LED显示屏。它们可以通过文本信息相互交流，也可以通过中继系统与听力正常的人交流。大多数州都有一种电话中继服务，通过这种服务，传入的信息将被传送给接线员，接线员将信息读给接收者，然后将回复输出给听力受损者。

对于听力障碍人士来说，调试电话或门铃等常规活动也是一个特殊的问题。电话公司可以提供各种各样的铃声和蜂鸣器，可以调节频率或放大声音，这可能有助于解决这个问题，此外，还可以提供闪光灯等辅助装置。震动的唤醒设备可以取代闹钟。灯光、振动器和专用声音信号可以连接到声音感应设备，例如，可以把它们放在婴儿的房间里，这样就可以通过哭声来激活它们。

个人扩音系统适用于收听电视或社交活动。这些系统通常包括一个放大的耳机和远程麦克风的直接音频输入。演讲者可直接对着麦克风说话，这有效地减少了背景噪声，背景噪声的降低提高了信噪比，从而提高了理解能力。

还有许多其他便利设备，用于收听广播和电视的耳机和扬声器很有用，而且相对便宜。助听器中的感应线圈装置或电话开关可与收音机或电视机一起使用，以选择性地放大所需信号，而不放大周围的噪声。甚至电子听诊器也可供听力受损的医生和护士使用。医疗服务体系中的所有专业人员都应该熟悉听力损失问题和解决方案的复杂性。只有这样，我们才能提供最佳的照顾，并最大限度地提高这些受影响人员的生活质量。

（杨思怡 姜 赟 唐旭霞 译）

参考文献

[1] Van Itallie PH. How to live with a hearing handicap. New York, NY: Paul S. Erikson, 1963.

[2] Hirsh I. The influence of interaural phase on interaural summation and inhibition. J Acoustical Soc Am 1948; 20: 544 - 557.

[3] Licklider J. The influence of interaural phase relations upon the masking of speech by white noise. J Acoustical Soc Am 1948; 20: 150 - 159.

[4] Feston J, Plomp R. Speech reception threshold in noise with one or two hearing aids. J Acoustical Soc Am 1986; 79: 465 - 471.

[5] Byrne D. Binaural hearing aid fitting: research findings and clinical application. In: Libby E, ed. Binaural Hearing and Amplification. Chicago, IL: Zenetron, Inc., 1980.

[6] Ross M. Binaural versus monaural hearing aid amplification for hearing-impaired individuals. In: Libby E, ed. Binaural Hearing and Amplification. Chicago, IL: Zenetron, Inc., 1980.

[7] Rubinstein JT, Parkinson WS, Tyler RS, Gantz BJ. Residual speech recognition and cochlear implant performance: effects of implantation criteria. J Otol 1999; 20: 445 - 452.

第17章

听力保护设备
Hearing Protection Devices

Sandra Markowitz   Robert T. Sataloff   Joseph Sataloff

防止噪声性听力损失的最有效方法是使工人远离有害噪声。当无法使雇员远离环境时，雇主必须设法降低工业工作环境中的噪声水平。高强度噪声源可能需要用吸声材料覆盖表面进行处理。如果工程操控不充分，OSHA 要求雇主为雇员提供听力保护设备。听力保护设备应提供即时、有效的保护，防止职业性听力损失。

一个有效的听力保护设备可以作为噪声和耳蜗毛细胞之间的屏障，在耳蜗毛细胞中，噪声会对听力造成损害。有各种各样的听力保护设备，包括耳塞、耳罩和入耳式耳帽。入耳式或耳塞式在耳道外侧提供了一种隔音密封，耳罩戴在外耳上，为头部提供隔音密封。入耳式耳帽在外耳道入口处提供隔音密封。

1. 听力保护设备性能特点和不足

听力保护设备提供的保护取决于其设计以及佩戴者的若干生理和物理特征[1]。佩戴听力保护设备时，声音可通过 4 种不同途径到达内耳：骨导、听力保护设备振动、听力保护设备泄漏和听力保护设备周围泄漏(图 17.1)。

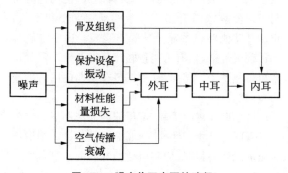

图 17.1   噪声传至内耳的路径。

在足够高噪声水平下，噪声将通过常规气传导和骨导到达内耳。骨骼和组织传导阈值以及保护设备的振动设置因保护设备的设计和佩戴者的解剖结构的实际限制而大不相同。耳塞和耳罩的保护极限如图 17.2[2,3]所示。

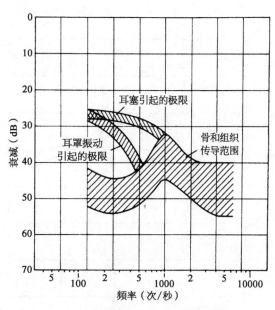

图 17.2   耳塞和耳罩的实际保护极限。

如果听力保护设备要提供最佳的降噪效果，则必须尽量减少通过保护设备及其周围的声音泄漏。与多孔听力保护装置相比，合适的无孔听力保护装置将提供更高的降噪等级（NRR）(图 17.3，图 17.4)。

为最大限度地减少因声音泄漏造成的衰减损失，应遵循以下规则：① 听力保护设备应由无孔材料制成。如果空气可以自由通过材料，那么噪声也可以通过；② 听力保护设备应在耳道内或外耳上方密封良好。降低声音的效果取决于防止泄漏；③ 听

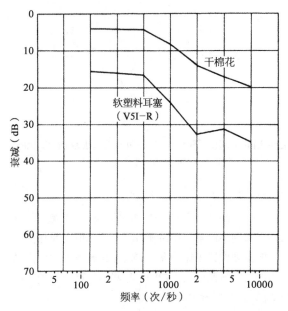

图 17.3 安装良好的无孔耳塞和干棉球耳塞的平均衰减特性。

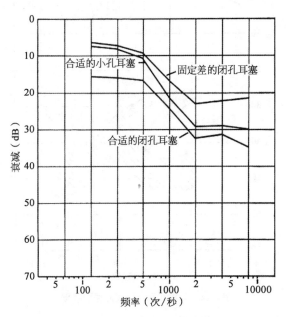

图 17.4 耳塞的平均衰减特性。

力保护设备应佩戴舒适,不舒服的设备无法坚持使用;④ 不适合在长发、不服帖眼镜或其他障碍物上佩戴耳罩。

2. 保护设备的类型

2.1 耳道式

个体之间以及同一个体的耳朵之间,耳道的大

小、形状和位置有很大差异。耳塞的选择应能适应多种耳道结构。耳道的横截面 3～14 mm,大部分在5～11 mm。大多数耳道呈椭圆形,有一个弯曲,将声音导向头部前方。

容纳插入式耳塞空间很小。向后上牵拉耳郭可以使耳道扩大并变直(图 17.5)。为了舒适和保持耳塞的状态,一旦保护设备安装完毕,耳道必须恢复到其正常状态。听力保护装置通常根据其佩戴方式进行分类。最主要的 3 种类型是耳塞、耳罩和入耳式耳帽。

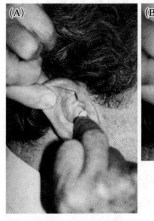
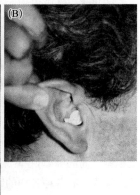

图 17.5 (A) 插入耳塞的推荐方法。(B) 正确安装耳塞。

2.2 入耳式

入耳式耳机或耳塞直接安装在耳道内。耳塞类型可以分为可变型、预成型和定制成型。合适的耳塞取决于沿耳道壁四周的密封度。耳塞有 3 种一般配置(图 17.6)。棉花是最无效的保护设备,(噪声)衰减很小,不推荐使用。

耳塞可以由多种材料制成。定制的听力保护设备通常由热塑性或硅树脂材料制成,使用这些材料可以使耳塞适合用户耳道的确切大小和形状。定制耳塞能够提供显著的噪声衰减。这些定制耳塞往往最舒适,最有可能按临床预期佩戴。定制耳塞可重复使用。然而,这种材料在长期使用后确实会变质。

可变型耳塞由柔软、可压缩的泡沫制成。这些耳塞有同一尺寸。材料被压缩以插入耳道。当泡沫减压形成气密封时,应将可变型耳塞固定到位。一旦泡沫完全密封耳道,可变型耳塞将提供高衰减值。

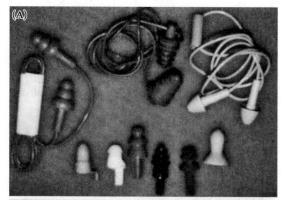

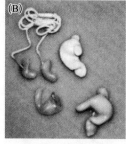

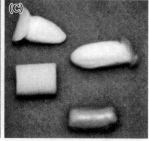

图 17.6 （A）固定尺寸型。（B）定制模型。（C）可塑模，从左上角顺时针方向：旋压玻璃、旋压玻璃、弹性体、可膨胀泡沫。

泡沫塞往往难以正确插入耳朵。年度雇员培训应指导使用者正确使用耳塞。这些耳塞可以清洗和重复使用，但确实需要经常更换。可提供特定尺寸的预成型耳塞，最常见的预成型耳塞类型是单一凸缘和三层凸缘。这些款式有各种尺寸可供选择，以适合大多数人。预成型耳塞可重复使用，但会变质，应定期更换。所有耳塞都具有小巧轻便的优点。在温暖的环境中，耳塞往往是最舒适的听力保护设备。将耳塞与其他安全设备（如保护耳帽和保护眼镜）相结合很容易。

耳塞需要特定的使用说明。未正确使用的耳塞将无法提供预期的噪声衰减效果。偶尔耳塞会松动，下颌过度移动可能会使耳塞脱落。耳塞经常被弄脏，定制的耳塞需要适当清洁。入耳式泡沫材质耳塞是一次性的，使用后扔掉。由于耳塞深深地插入工人的耳道内，所以很难监测该类耳塞的使用情况。

有些人比其他人更容易发生耵聍栓塞，耵聍一般会自行脱落。暂时堵塞耳朵的耳塞很少会引起耵聍栓塞的严重问题。如果外耳道里塞满了耵聍，医生应该把它取出。

2.3 耳罩

耳罩设计为戴在耳朵上，以降低到达内耳的噪声水平(图 17.7)。耳罩的有效性取决于耳垫和外耳道之间的密封程度。耳罩由塑料制成，耳垫内衬材料是隔音泡沫。耳罩用头带紧紧固定。头带可以戴在头顶上方、头后部或下颌下方。使用合适的硬件，可以将耳罩连接到保护耳帽上。海绵填充物可用于填充耳罩和安全眼镜之间的任何开口。需要适当的头带张力，以确保外耳密封紧密。大多数耳罩都有类似的设计，贴在皮肤上的耳罩内衬密封材料应由无毒材料制成，合适性、舒适性和总体性能差别不大。

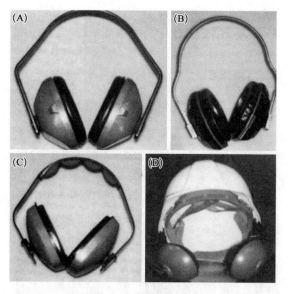

图 17.7 耳罩(A～D)。

如果需要最大程度的保护，保护耳罩必须由坚硬、致密、无孔材料制成。耳罩外壳内封闭体积的大小与声音的低频衰减直接相关。耳罩密封圈应具有较小的周长，以便在头部轮廓上最细微的不规则处也能进行隔音。这样可以最大限度地减少因下颌和颈部运动而导致的漏音。

耳罩内填充多孔材料，以吸收高频共振噪声。放置在耳罩内部的材料不应接触外耳，接触可能导致外耳不适或弄脏材料，出汗可能导致耳罩垫材料变硬或收缩，浸湿液体的耳罩垫还会存在液体泄漏问题。大多数耳罩都配有易更换的密封件，以提供充分的保护。

耳罩的维护对于最大程度的保护至关重要。耳罩泡沫垫可以用温水和肥皂水清洗。耳罩内部的任何部位均不应弄湿。不使用时,应将耳罩置于露天环境下,以便水分蒸发。

耳罩的优点是尺寸单一,适合大多数用户。与耳罩相连的可调节臂可让用户调节至舒适贴合。耳罩提供的噪声衰减在佩戴者之间趋于一致。由于耳罩的尺寸,很容易监控使用耳罩。因为耳罩的可见性,雇主可以很容易地看到雇员是否戴着耳罩。耳朵感染不会妨碍耳罩的使用。

如果在有头发遮盖或在佩戴眼镜的情况下戴耳罩,预计保护作用会减少。应尽量减少阻碍,否则将无法提供预期的衰减。温暖的环境会使耳罩使用受限,患者感觉不舒适,而且汗水往往会粘在耳罩泡沫护垫上。近距离佩戴耳罩时,头部活动受限制,头带悬挂力会随着使用而减小,张力降低意味着耳罩无法紧紧地固定在耳朵上来确保最大的噪声衰减。

■ 2.4　固定于耳甲的听力保护设备

不能严格归类为耳塞或耳罩的听力保护设备包括固定于耳甲的听力保护设备或耳帽。通过密封外耳道的外部开口,使用耳帽实现声音衰减(图 17.8)。耳帽由两个软塑料锥形帽制成,并由弹性头带固定。

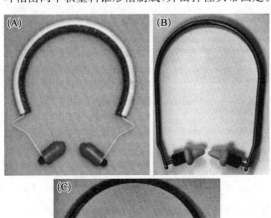

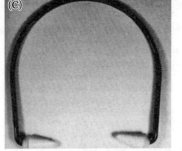

图 17.8　耳帽(A～C)。

可调头带允许在各种位置佩戴耳帽,甚至可以与其他防护设备结合使用。对于经常拆卸和更换听力保护设备的雇员来说,耳帽是理想的选择。但它们并非为连续、长期使用而设计的。

耳帽不能深入耳道,只能关闭耳道开口。因此,它们的噪声衰减不如耳罩或耳塞。这些听力保护装置在＞1 000 Hz 的频率下提供最大的保护,＜1 000 Hz 时衰减小于 15～20 dB。

虽然尺寸不是问题,但这种类型的听力保护设备必须有良好的使用说明。固定于耳甲的听力保护设备的插入方式与耳塞类似。外耳道向上提拉,帽子的尖端插入耳朵,将其推入到位。耳帽可重复使用,但帽头需要定期更换。

■ 2.5　耳塞和耳罩组合式

如果工人的时间加权噪声暴露超过 100 dBA,则应佩戴耳塞和耳罩(表 17.1)。但是,使用双重保护不能提供双重噪声衰减。使用耳塞和耳罩可提供额外 5 dB 的保护。佩戴 NRR 为 25 的耳罩和 NRR 为 30 的耳塞的雇员将获得 35 dB 的噪声总衰减。美国国家职业安全与健康研究所(NIOSH)警告说,如果时间加权平均噪声暴露超过 105 dBA,即使是双重保护也可能不够。

表 17.1　A 频率加权调整[4]

频率（Hz）	校正
25	− 44.7
32	− 39.4
40	− 34.6
50	− 30.2
63	− 26.2
80	− 22.5
100	− 19.1
125	− 16.1
160	− 13.4
200	− 10.9
250	− 8.6
315	− 6.6
400	− 4.8
500	− 3.2
630	− 1.9
800	− 0.8
1,000	0.0
1,250	+ 0.6
1,600	+ 1.0
2,000	+ 1.2
2,500	+ 1.3
3,150	+ 1.2
4,000	+ 1.0
5,000	+ 0.5
6,300	− 0.1
8,000	− 1.1
10,000	− 2.5
12,500	− 4.3
16,000	− 6.6
20,000	− 9.3

3. 注意事项

工人不佩戴听力保护设备的常见原因包括不适、对言语听力和警告信号的干扰，以及无论使用何种听力保护设备，都会让使用者产生听力损失的信念。必须特别注意确保听力保护设备适合使用者，提供适当噪声衰减（既不小于也不大于某值）的舒适设备最有可能被使用。

在非常嘈杂的区域佩戴听力保护设备，会使正常听力雇员更容易理解对话、说明和信号。在同样嘈杂的环境中，佩戴听力保护设备的工人不需要像没有听力保护设备的雇员那样提高说话音量。患有听力损失的工人经常说使用听力保护设备会增加现有的听力损失。噪声引起的听力损失影响更高的声音频率，在 3 000～6 000 Hz，3 000 Hz 段有许多辅音。高频段的听力损失可能会导致言语识别问题。听力保护设备提供的噪声衰减曲线表明，大部分噪声衰减是在较高频率下获得的。因此，该设备可能会增加现有的声音识别问题，并在选定的情况下增加警告信号的可听性，因此听力保护设备应相应个性化。

宣教计划应强调噪声引起的听力损失是可以避免的。听力保护设备可以保护雇员免受噪声所引起的听力损失。使用合适的听力保护设备可以避免不适。

4. 其他听力保护设备

4.1 音乐专用耳塞

音乐家正普遍遭遇听力损失，尽管程度比工业工人要轻。在可能的情况下，应该改变环境，包括使音乐家远离声源和使用隔音板。当环境改造还不够时，应使用听力保护设备。相比于耳罩，音乐家往往更频繁地使用耳塞。正常的耳塞往往偏重保护高频，因为这些频率会首先被噪声破坏，高频损伤会影响音乐家对音质的感知。音乐家的耳塞是定制的模制耳塞，带有无源滤波器，可进行噪声衰减，频率响应更平坦，这使声音的质量更真实。通过在耳模上添加一个声滤波器，可以预先偏重高频声音，从而在整个频率范围内实现均匀噪声衰减，可以使用稍有不同的滤波器来稍微衰减高频噪声。另一种调整耳塞的方法是增加一个调音孔，调音孔使低频声音通过，高频声音衰减。在高水平工业噪声中佩戴音乐家耳塞可能不适合听力保护。

4.2 入耳式监听器

入耳式监听器是内置高保真扬声器系统的耳机。使用入耳式监听器代替传统的地面监听器。耳机本身可以作为听力保护装置。该设备减少了不必要的噪声，因此用户可以在较低的水平上监控自己和仪器。这种较低的信噪比可能提供一些听力保护，但可能不适用于工业听力保护。

4.3 通信耳机

通信耳机主要用于广播、演播室、电影和电视应用。耳机允许增加通信功能，同时通过使用带麦克风的双耳机提供噪声衰减。耳机传感器具有扩展的声音频率响应，麦克风的噪声消除功能可提供清晰、可听的语音。噪声消除可以提高话筒和接收机的信噪比。这可以通过噪声消除原理来实现。消音麦克风通过两个孔拾取环境噪声，消除部分低频噪声。其中一个开口朝向靠近嘴的位置，这样说话声就不会衰减。

当在高噪声环境中使用时，这些电子通信系统可以提高语音清晰度。改善了对说话人自己声音的感知，从而实现了更好的语音调制。此外，还可以避免伴随大声讲话和喊叫的一些失真。听者可以调整电子增益控制，以获得最佳接收效果的无失真语音水平。例外情况可能出现在非常高的声音频率，总的来说超过 130 dB，在这种情况下，在通信耳机下使用耳塞并不总能改善语音感知。

在噪声场中，总噪声大于 120 dB 时，可通过包围传感元件的噪声屏蔽在麦克风处衰减噪声。在麦克风周围的高效降噪屏蔽可与麦克风系统一起使用，以在超过 140 dB 的宽带噪声水平下传输可被听清楚的通信。

4.4 电子听力保护设备

电子听力保护设备可分为两类，一类是在嘈杂环境中改善短距离通信的设备，另一类是在工作或娱乐时提供娱乐的设备。这些设备也称为消音耳罩和有声源耳罩。电子听力保护设备使用的技术不是噪声消除技术。各种压缩和滤波技术用于改善噪声中的通信。用户可以调整传输的声音频率范围和高低频噪声的过滤级别。调频收音机耳罩属于电子听力保护设备类别。这些听力保护设备有一个内置在耳机中的调频收音机接收器。其他设备（如 CD 播放器）可以连接到这些耳机。

5. 听力保护、听力损失和助听器

5.1 助听器在噪声环境中的应用

使用听力保护设备经常面临的一个问题是使用助听器、在噪声中工作并需要使用听力保护装置的雇员，这些人可能难以听到警告信号，对自己和他人造成安全危害。助听器是弥补个人听力缺陷的扩音器，到达麦克风的声音被放大。使用助听器可能使警告信号更容易听到。但是，不建议在嘈杂的工业环境中使用助听器。高强度的噪声将被助听器放大。暴露可能对现有听力造成创伤。如果工人因听力损失严重而无法执行其工作，建议转移到噪声较低的区域。在发生转移之前，应尽力协助雇员。

5.2 其他预防措施

佩戴助听器的定制耳塞不能提供足够的噪声衰减。此外，广告中宣传的具有自动噪声抑制功能的助听器不足以用于工业噪声。电路的工作速度不足以降低强烈的瞬态噪声。

6. 降噪等级

美国《联邦法规》第 40 篇第 211 节规定，制造商必须在听力保护设备的标签上显示 NRR。NRR 是描述设备提供听力保护量的简化方法。提供的噪声衰减量有 3 个标准。这些方法均未规定最低性能质量或批准单一类型的听力保护设备。

表征声音衰减的最常用方法（ANSI Z24.22）是真实听力阈值衰减（REAT）方法，该方法找出耳朵被遮挡和未被遮挡时可检测到的最低声音级别之间的差异，这两种情况之间听力的变化称为阈值偏移。本标准根据 ANSI S3.19 和 ANSI S12.6 进行了修订。原始的标准数据使用了消音室中的纯音刺激。修正基于在无方向声场中随机出现的 1/3 频带倍频程噪声。NRR 系统存在的问题是确保描述值不会为了简单而牺牲预估的噪声衰减。这些方法往往低估了实验室得出的声音衰减方法。这些方法倾向于对低频噪声给予高度重视，而对高频性能没有给予同样的考虑。已经开发了其他方法来克服 NRR 的缺点。

NRR 的目的是通过从 C 加权无保护噪声水平中减去 NRR，来计算听力保护设备的声音暴露量。然而，噪声级是使用 A 加权标度来测量的。使用 A 加权噪声级时，应从标记的 NRR 中减去额外的 7 dB，以估计听力保护设备的 A 加权噪声级。

7. 实际提供的保护程度

应使用特定噪声暴露的噪声分析与所选听力保护标准规定的水平进行比较，以确定所需的频带降噪量。听力保护标准通常用倍频带表示。所需的降噪量可通过从相应倍频带测量的暴露水平减去标准规定的声压水平来确定。听力保护应在每个频带内提供噪声衰减，以满足降噪要求。OSHA 听力保护修正案附录 B 中规定了评估听力保护设备噪声衰减充分性的强制性方法（见第 14 章）。

基于 A 频率加权的听力保护标准可按照下文所述的 NIOSH 方法使用。

步骤 1：在曝光点测量倍频带的声级。

步骤 2：从步骤 1 中获得的倍频带水平（dB）中减去表 17.2 所示 A 频率加权的中心频率调整值。

步骤 3：将步骤 2 中计算的 A 加权倍频带减去保护设备为每个相应倍频带提供的衰减值，以获得佩戴听力保护设备时到达耳朵的 A 加权倍频带水平。

步骤 4：通过加上倍频带水平，计算佩戴听力保护设备时到达耳朵的等效 A 加权噪声水平。

表 17.2　噪声分贝级与随机频率特性的组合表

总和计算 L_1 和 L_2（dB）		
L_1 与 L_2 水平的值差	L_3 是增加至 L_1 或 L_2 中高值的数量	
0.0～0.1	3.0	
0.2～0.3	2.9	步骤 1：确定 L_1 和 L_2 之间的差异值
0.4～0.5	2.8	步骤 2：发现 L_3 对应于表中的差异
0.6～0.7	2.7	步骤 3：将数值（L_3）加到 L_1 和 L_2 获得最终数值 L_R，即 $L_R = L_1 + L_2$
0.8～0.9	2.6	
1.0～1.2	2.5	

L_1 与 L_2 水平的值差	L_3 是增加至 L_1 或 L_2 中高值的数量	
1.3～1.4	2.4	
1.5～1.6	2.3	
1.7～1.9	2.2	
2.0～2.1	2.1	
2.2～2.4	2.0	
2.5～2.7	1.9	
2.8～3.0	1.8	
3.1～3.3	1.7	
3.4～3.6	1.6	
3.7～4.0	1.5	
4.1～4.3	1.4	
4.4～4.7	1.3	
4.8～5.1	1.2	
5.2～5.6	1.1	
5.7～6.1	1.0	
6.2～6.6	0.9	
6.7～7.2	0.8	
7.3～7.9	0.7	
8.0～8.6	0.6	
8.7～9.6	0.5	
9.7～10.7	0.4	
10.8～12.2	0.3	
12.3～14.5	0.2	
14.6～19.3	0.1	
19.4～∞	0.1	

续 表

步骤 1：确定 L_1 和 L_2 之间的差异值

步骤 2：发现 L_3 对应于表中的差异

步骤 3：将数值（L_3）加至 L_1 和 L_2 获得最终数值 L_R，即 $L_R = L_1 + L_2$

如表 17.3 所示。增加分贝的另一种方法如下：

$$\text{Equivalent dBA} = 10 \log_{10}(\text{antilog}_{11} L_{125}/10 + \text{antilog } L_{250}/10 + \cdots + \text{antilog } L_{8000}/10)$$

式中，L_{125} 是以 125 Hz 为中心的 A 加权倍频程带的声压级；L_{250} 为 250 Hz 下的 A 加权倍频程频带水平。

示例：图 17.9 中的第一列和第二列包含在纺织厂编织室测量的倍频带声压级数据。第三列显示相同的倍频带数据，但使用了 A 频率加权（使用表 17.2）。良好的耳罩听力保护设备（图 17.10）的平均

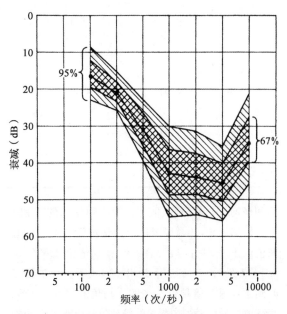

图 17.9　使用一个和两个标准差阴影区域（67％～95％置信水平）绘制的良好耳罩类型的保护设备的平均衰减特性。根据 ANSI 规范使用纯音阈值偏移技术确定衰减值[5]。

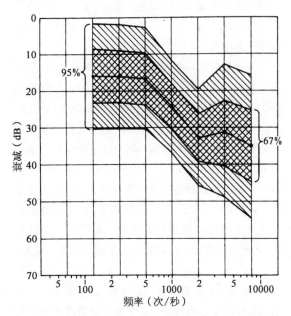

图 17.10　使用一个和两个标准差阴影区域绘制的安装良好的无孔耳塞的平均衰减特性。衰减值根据 ANSI 规范使用纯音阈值偏移技术确定衰减值。

表 17.3 编织室噪声环境中佩戴的听力保护设备提供的保护

八音阶中心 频率(Hz)	编织室声谱 (dB)	A 加权后的 编织室声谱(dB)	耳罩样保护设备 衰减(dB)		内耳最终暴露 声强(dB)	
			(1)	(2)	(1)	(2)
125 ········· 90	(less 16＝)	74	16	9	58	65
250 ········· 92	(less 9＝)	83	21	15	62	68
500 ········· 94	(less 3＝)	91	31	23	60	68
1 000 ······· 95	(less 0＝)	95	42	30	53	65
2 000 ······· 97	(plus 1＝)	98	43	32	55	66
4 000 ······· 95	(plus 1＝)	96	45	35	51	61
8 000 ······· 91	(less 1＝)	90	34	22	56	68
Overall ······ 103 dB		102 dB(A)			66	75 dB(A)

值和平均－1 SD 衰减值列在第四列标题的 1 和 2 下。根据定义,50％佩戴该听力保护设备的人的衰减值低于平均值,14％的人的衰减值低于平均值－1 SD。最后一列标题下列出了佩戴听力保护设备时到达耳道的倍频带水平的平均值和平均－1 SD 衰减值。最后两列中列出的倍频带暴露水平可相加(使用表 17.3)以确定佩戴听力保护设备时的分贝暴露水平。在本例中,从探测器接收平均衰减值的人的暴露水平为 66 dBA,而对于接收平均－1 SD 值的人,暴露水平为 71 dBA。佩戴听力保护设备时的暴露水平明显良好,为 90 dBA。

在选择听力保护设备以满足降噪要求时,必须考虑两个因素。首先,在实验室确定的听力保护设备衰减值并不总是保护设备降噪能力的准确表示。其次,听力保护设备提供的保护在佩戴者和佩戴方式之间存在很大差异。同一型号的某些保护设备在性能上也存在显著差异。在任何测试频率下,保护设备衰减的主观测量中通常会发现 3～7 dB 的标准差。因此,对于 95％置信区间来说,衰减值的范围可能为±14 dB。在为特定应用选择听力保护设备时,必须考虑所提供保护量的变化以及平均衰减值。

100％的雇员始终受到保护的置信限是可取的。然而,衰减值的扩散范围如此之大,以至于很高水平的置信区间是不合理的。一个实际的选择是平均衰减减去一个标准差,这将提供 86％水平的置信限。该置信限与当前大多数关于噪声暴露水平的规则和条例所设定的限值非常相似,这些规则和条例也受实际考虑的限制。

日常实践中,使用更简单的方法,并提供相当可比的结果。要估计有效降噪,从提供的 NRR 中减去 7 dB,然后将该数字除以 2。例如,如果报告听力保护设备的 NRR 为 27 dB,则减去 7 dB,然后将该值除以 2,留下 10 dB。因此,场中的预期衰减为 10 dB。如果环境使人暴露在 95～99 dB 的噪声水平下,这将是一个合适的听力保护设备。

确定 NRR 的其他方法见 OSHA 噪声修正案附录 B。美国职业安全与健康管理局(OSHA)的《现场操作手册》更新版描述了在大多数情况下只需要采取保护措施的管理指南。只有在工程控制可行且"雇员暴露水平太高,仅使用听力保护设备无法可靠降低噪声水平"或"控制成本低于有效听力保护计划的成本"的情况下,才会使用。

听力保护设备能够可靠地降低噪声水平的点为 100 dBA。高于此水平,听力保护设备 NRR 必须降低 50％,并且必须将暴露降低到 90 dB 以下。

当计算听力保护有效性以与工程控制(50％降额)进行比较时,7 dB 调整必须与 50％降额一起使用。因此,为了对 106 dBA 的水平有效,制造商公布的 NRR 必须至少为 39 dB,即:(39－7)/2＝16 dB。这将导致 90 dBA(106－16＝90)的暴露水平。

对于具有已发布 NRR 的特定听力保护设备,OSHA 可能使用 4 种不同的 NRR。NRR 为 30 的保护设备应符合附录 2 的规定,保持在 C 级(dBC)上测量的噪声为 30 NRR,如果在 A 级(dBA)上测量,则仅为 23 NRR。与工程控制相比,NRR 为 15 dBC 和 11.5 NRR(dBA)。

由于一套给定的听力保护设备所提供的有效保护在大多数现场应用中只能近似,因此听力监测程序对于所有佩戴听力保护设备的人来说都是必不可少的。幸运的是,绝大多数噪声暴露水平相对较低,正确使用良好的听力保护设备,可以为绝大多数暴露于这些噪声中的人提供足够的噪声衰减(图 17.10 和图 17.11)。

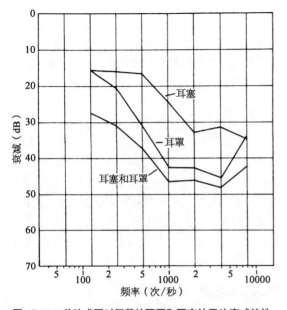

图 17.11 单独或同时佩戴的耳罩和耳塞的平均衰减特性。

总之,在大多数无法成功使用工程控制的工作环境中,使用良好的听力保护设备可以提供足够的噪声衰减。对于少数长期暴露在超过 115 dBA 噪声水平下的工人,应特别注意确保正确使用最佳听力保护设备,并定期监测听力阈值。对于长时间的高暴露水平,可能需要使用耳塞和耳罩的组合和/或限制暴露时间。听力保护设备在 125 dBA 水平下每天佩戴 8 小时时,只能为一小部分佩戴者提供足够的保护。

■ 7.1 减少噪声及电话频率

工人在佩戴听力保护设备的同时,应能够在许多不同的高噪声环境中相互沟通并听到警告信号。

噪声对通信的影响取决于噪声的频谱。当噪声在 400～3 000 Hz 的语音频率范围内占有较高比例时,往往会发生通信困难。对语音干扰研究[6,7]的回顾表明,当说话人和听话人在 85 dBA 的噪声水平下相隔 0.61 m(2 英尺)时,会话语音开始变得困难。工作环境中存在许多噪声区域,听力保护设备的额外声音衰减常使通信变得困难。然而,一些研究表明,在嘈杂的环境中使用听力保护设备可以改善语音感知。

■ 7.2 佩戴保护设备时的通信

佩戴听力保护设备显然会干扰安静环境中的语音交流。佩戴一套传统的耳塞或耳罩,其噪声等级为 90 dB(倍频程)或 97 dBA(平坦频谱),可提高正常听力耳朵的语音清晰度[8,9]。语音感知的改善是因为语音与噪声的比率几乎保持不变。此外,受保护的耳朵不会因高语音和噪声水平导致的过度驱动而失真。对于异常耳朵的有效性尚未得到确凿的证明。

工人很难接受闭塞的耳朵在噪声中听力更好的概念。为了获得认可,听力保护设备应在安静的环境中试用。工人们倾向于被广告中提供滤波器的听力保护设备所吸引,它允许语音范围内的低频通过,但会阻挡噪声。其中一些过滤类型的设备在安静的环境中确实提供了更好的通信等级,它们可能是在间歇性暴露于中等高噪声的区域使用的良好选择。然而,在倍频程波段大于 90 dB 的稳态噪声水平下,传统耳塞或耳罩提供的通信等级至少与滤波器类型[9]相同(图 17.12,图 17.13),并提供更好的整体保护。

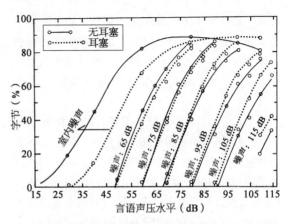

图 17.12 以噪声水平为参数的清晰度和语音水平之间的关系。

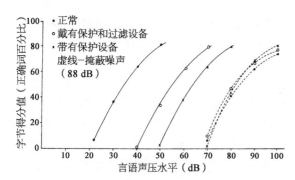

图 17.13 安静和不同掩蔽噪声条件下,使用和不使用听力保护设备的平均曲线。

8. 检查听力保护设备提供的噪声衰减

当雇员安装了听力保护设备时,技术人员如何确定听力保护设备是否降低了噪声以及降低程度如何? 频繁的听力测试可以显示听力阈值的任何变化是否归因于噪声暴露。一些公司在安装耳塞后进行听力测试,并将这些测试结果与未安装耳塞的测试结果进行比较。此拟合测试使技术人员了解听力保护设备提供的衰减。

确定听力保护设备是否正常工作的一种方法是执行 Rinne 音叉测试。工人佩戴听力保护设备时,应注意到暂时的传导性听力损失。在听力保护设备就位后,将振动音叉放在乳突上,然后移动到耳道入口。如果听力保护设备的尺寸和安装正确,受试者会发现乳突处的声音比耳道处的声音大。

9. 成功使用听力保护设备的用户特征

得克萨斯州休斯敦萨姆堡布鲁克陆军医疗中心 Kenneth Aspinall 中校表示,成功使用听力保护设备的工人与未成功使用听力保护设备的工人在年龄、教育水平和噪声暴露年限方面存在显著差异。

Aspinall 讨论了他对工人进行问卷调查的结果,以确定哪些性格特征和态度与听力保护设备的成功使用有关。成功的使用者充分了解噪声暴露的危险和听力保护设备的使用,关心他们的整体健康,听力损失的发生率较高。他们倾向于在没有上级提醒的情况下也佩戴听力保护设备。这些工人认为他们的主管对他们遵守听力保护计划非常感

兴趣。

Aspinall 说,有句古老的格言:年龄越大,你就越聪明。这句格言似乎适用于听力保护设备的使用。他认定的 200 名成功听力保护设备使用者的平均年龄为 39 岁,平均教育水平为 12.7 岁,平均噪声暴露水平为 14.1 年。这项研究发现,成功的使用者在未经事先通知的检查中佩戴了听力保护设备,他们的主管将其评为成功使用者。未成功使用听力保护设备的用户未佩戴听力保护设备,他们的主管对他们的评分很低,并且将他们评为未成功使用者。

一些雇员对使用听力保护设备可能导致耳朵感染表示担忧。经常佩戴听力保护装置通常不会增加感染耳朵的可能性。一些使用者可能因使用耳塞而产生刺激。非一次性的耳塞应在再次使用前清洗,应定期擦拭耳罩垫。

10. 文件

OSHA 噪声标准、29 CFR 1910.95 和《工作场所环境法规》(1993)标准第 7 条规定,暴露于 85 dB 8 小时环境中的工人,应免费从其雇主处获得听力保护设备。为鼓励雇员佩戴听力保护设备,雇主应提供多种听力保护设备选择。雇主需要确保工人正确佩戴听力保护设备,建议培训工人如何使用和保养听力保护设备。

11. 雇员培训

《噪声标准修正案》非常具体,涉及雇员培训的必要性以及确保培训的必要步骤。雇主需要为暴露在 85 dB 噪声水平下 8 小时时间加权平均值的工人制订培训计划,培训必须每年单独或分组完成。应更新听力保护计划,以了解当前的听力保护设备和工作流程。每节培训课程都应讨论噪声对听力的影响,培训计划应讨论听力保护设备的目的、优点和缺点、不同类型装置的衰减以及安装、护理和使用说明。此外,还应说明听力监测的目的和重要性。

如果听力测试表明存在标准阈值偏移(STS),则修正案规定了后续程序。应在 STS 出现后 21 天内书面通知工人。雇主必须确保听力保护设备的使用,重新安装和指导听力保护设备的使用,进行

听力和耳科检查,并在阈值变化时告知医疗评估结果。

12. 工程控制新的重点

政府将更仔细地研究工程和行政控制是否在技术和经济上可行,以保护工人免受过度噪声的影响。如果工厂仅仅依靠听力保护,而不是从源头上减少噪声,则将下达罚单。确定可行性的测试包括:① 单独使用听力保护设备无法可靠地降低噪声级,尤其是当噪声级超过 100 dBA 时;② 工程和行政控制的成本将低于运行听力保护计划所需的成本;③ 工程和行政控制不一定要将噪声降低到或低于接触限值,需要使用控制装置和听力设备保护设备来降低音量。

如果雇主能够证明正在进行的听力保护计划正在保护雇员,则不需要工程控制。目前尚不清楚什么将被视为有效的计划。此外,如果听力保护计划的成本低于工程控制,则不需要这些控制。如果使工厂符合听力保护计划的成本较低,或者如果该计划可以改进,则不需要工程控制。然而,如果无法对项目进行改进,且工程控制不可用,则将传唤雇主。

如果需要听力保护,但未使用听力保护,雇主可以确定为严重违规行为。

(谢鸿博　姜　赟　唐旭霞　译)

参考文献

[1] von Gierke HE, Warren DR. Protection of the Ear from Noise: Limiting Factors, Benox Report, University of Chicago, pp. 47 - 60 (Dec. 1, 1953).

[2] Nixon CW, von Gierke HE. Experiments on the bone-conduction threshold in a free sound field. J Acoust Soc Am 1959; 31: 1121 - 1125.

[3] Unpublished work by Paul L. Michael at The Pennsylvania State University.

[4] American National Standard Specification for Sound Level Meters, S1. 4 - 1971, American National Standards Institute, New York, 1971.

[5] American Optical Company, Safety Products Division, Southbridge, MA.

[6] Webster JC. Updating and interpreting the speech interference level (SIL). J Audio Engrg Soc 1970; 18: 114 - 188.

[7] Pollack I, Pickett JM. Making of speech by noise at high sound levels. J Acoust Soc Am 1958; 30: 127 - 130.

[8] Kryter KD. Effects of hearing protective devices on the intelligibility of speech in noise. J Acoust Soc Am 1946; 18: 413 - 417.

[9] Michael PL. Hearing protectors — Their usefulness and limitations. Arch Environ Health 1965; 10: 612 - 618.

第 18 章

耳　鸣
Tinnitus

耳鸣,或称耳内噪声,是耳科和医学领域最具挑战性的问题之一。据猜测,耳鸣可能是由感音神经通路中的异常刺激引起的、沿听神经向大脑持续的听觉放电的结果。虽然没有声音到达耳朵,但自发的神经放电可能导致患者产生错误的声音感觉。尽管这一理论听起来合乎逻辑,但至今还没有科学证据证明其正确。

耳鸣是一个用于描述源于人内部而非外部世界感知声音的术语。虽然几乎每个人都会出现短暂和间歇性的轻度耳鸣,持续性耳鸣是不正常的,但并不罕见。美国国家卫生统计中心报告说,美国 32% 的成年人曾有过耳鸣[1],大约 6.4% 的耳鸣患者将其描述为让人疲惫不堪的或严重的。耳鸣的患病率在 70 岁以前随着年龄的增长而增加,70 岁以后则下降[2]。这种症状在耳科疾病患者中更为常见,尽管耳鸣也可能发生在听力正常的患者中。Nodar[3] 报道,13% 的听力正常的学龄儿童至少偶尔有耳鸣。Sataloff 等[4] 研究了 267 名无噪声暴露或耳科疾病史的正常老年患者,发现 24% 的患者有耳鸣。正如预想的那样,无论出于何种原因咨询耳科医生的患者耳鸣发病率更高。Fower[5] 连续询问了 2 000 名患者,其中 85% 有耳鸣。Heller 和 Bergman[6]、Graham[7] 发现 75% 的听力损失患者有耳鸣。根据 Glassgold 和 Altmann 的报道[8],80% 的耳硬化症患者有耳鸣,House 和 Brackmann[9] 称,连续询问了 500 名听神经瘤患者,其中有 83% 有耳鸣。

耳鸣的一个令人惊讶的特点是,并不是每个人都有耳鸣。毕竟,耳蜗对声音非常敏感,在每个人颅内都会产生相对响亮的声音,比如血液流过颅内动脉,以及咀嚼时头部肌肉发出的噪声。个体很少听到这些身体噪声的原因部分可以解释为颞骨位于颅

骨中的方式,以及耳蜗嵌入颞骨的深度。头部的结构和声学特征通常防止这些噪声通过颅骨传递到耳蜗,从而传递到大脑皮质,虽然耳蜗的构造和位置能够对由外部空气传入的微弱声音做出反应。只有当血管壁发生某些变化时(可能由动脉粥样硬化或颞骨结构变化引起),耳朵才会听到这些内部噪声。由于血管疾病,患者可能会听到自己的脉搏,当房间安静或晚上试图入睡时,脉搏可能会更响。按压颈部的血管偶尔会使得这种类型的耳鸣停止。

虽然耳鸣通常很恼人,但它也可能是听觉损伤的早期征兆。例如,高调铃声或嘶嘶声可能是耳毒性药物即将造成耳蜗损伤的第一个迹象,这是一个明确的信号,表明应尽可能停止药物或减少药物剂量。一般来说,耳鸣会消失,并且不会造成可测量出的听力损失,尽管在某些情况下,噪声可能会持续数月甚至数年。

能引起耳鸣的常见药物包括大剂量阿司匹林和奎宁,尤其是利尿剂、氨基糖苷类抗生素和化疗药物。使用这些药物时应格外小心,尤其是在肾功能有缺陷的情况下。

关于耳鸣的常见误解之一是,耳鸣是特发性的和不可治愈的。这两种假设都不正确。然而,对耳鸣产生原因的认识并不像预期的那样有助于耳鸣研究,且对因果关系的重新认识并没有对耳鸣产生的实际机制提供太多的帮助。

在一般情况下,耳鸣对于医生和患者来说是一个棘手的问题。耳鸣可能是主观的(仅患者能听到)也可能是客观的(检查者也能听到)。客观耳鸣比较容易发现和定位,因为检查者可以通过听诊器或其他听力设备听到。它可能由球体瘤、动静脉畸形、腭肌阵挛和其他疾病引起。主观耳鸣更为常见,不幸

的是,目前的耳鸣检测方法无法证实主观耳鸣。因此,通常很难记录其存在并量化其严重性,尽管有一些测试可以帮助解决此问题。虽然耳鸣的特征很少被诊断,但某些特征暗示了特定的问题。像海螺壳声音样的耳鸣常与内耳积水、梅尼埃病相关的内耳膜迷路积水、梅毒性迷路炎、外伤和其他疾病有关。单侧铃声样耳鸣可能由外伤引起,但也提示为听神经瘤。搏动性耳鸣可能由动静脉畸形或颈静脉球瘤引起,尽管良性病变常见。

在评估耳鸣(耳朵噪声)问题的病史时,应询问以下问题:是/否

(1)你声音的定位?

右耳　　　　　　头

左耳　　　　　　不能定位

两只耳朵　　　　如果两只都有,哪只耳朵更严重点? 右侧/左侧/都不是

(2)你耳朵有声音多久了?(指出哪只耳朵,持续多长时间)

右侧/左侧/双耳

这种声音持续了多久?

天　周　月　年　右侧/左侧/双侧

(3)是否有特定事件(头部受伤或其他上呼吸道感染、爆炸等)引起您耳朵的噪声?

如果是,请描述:

(4)声音自首次出现以来是否发生了变化?

如果是,请描述:

(5)它是持续存在还是波动性的(某些时候情况会变好/变差)?

(6)它是偶发性的吗(时有时无的)?

如果是,在清醒的时候它通常出现的时间百分比是多少? 小时数? /占一整天时间的百分比

(7)如果是偶发性的,您在两次疾病发作之间是否完全没有噪声?

(8)最近,疾病发作是否更频繁?

(9)最近,疾病发作的频率是否降低了?

(10)声音是否更容易在一天中的特定时间出现?

如果是,什么时候? 早上　白天　晚上　没有

(11)是否有任何活动会产生噪声或使噪声更加严重?

如果是,请描述:

(12)当你处于压力下时,噪声是否更严重?

(13)当你疲惫的时候,噪声会更大吗?

(14)您接触到的任何食物或物品是否会加剧声音? 如果是,请检查以下项:

酒精　咖啡　香烟　巧克力　过量盐　其他,请描述:

(15)声音在任何季节都严重吗?

如果是,在哪个季节会更加严重:夏　秋　冬　春

(16)你能做些什么来减少噪声或让它们消失?

如果是,请说明:

是/否

(17)是否有任何活动或声音可以使噪声没有那么恼人?

如果是,请说明:

(18)噪声在双耳中听起来是否相同? 请描述噪声的特征。

心脏跳动声

口哨声

嗡嗡作响声

海浪咆哮声

(19)对于消除噪声,您尝试过哪些药物或治疗(药物、掩蔽、生物反馈等)?

请列出:

(20)它们之中有哪种方法有效吗? 如果是,请列出:

(21)您会将噪声的响度与以下哪项进行比较?

轻声细语　　　　　　柴油卡车马达声音

一台电扇工作声音　喷气式飞机起飞时的声音

(22)噪声响度是否相对比较固定?

(23)是否每天都有轻微变化?

(24)每天的变化是否很大?

(25)请在 1～10 的范围内对声音的严重程度进行评分。(请核对)

轻度(1,2)　　　　当你想起它时,意识到它

中等(3～5)　　　经常注意到它,但能够大部分时间忽略;偶尔会干扰入睡

严重(6～8)　　　一直注意到它,非常令人不安;经常干扰活动、交流等。

非常严重(9,10)　一直注意到它,干扰日常生活活动、交流和睡眠;改变了你的行为。

（26）你认为耳鸣会影响你的听力吗？

（27）你认为其他人应该能听到这些声音吗？

（28）声音是否听起来像是来自：

颅内

颅外

（29）你的颅部会发出声音吗？如果是，他们会对你说什么？

（30）你的耳朵有闷胀感吗？

（31）如果是，它是否随噪声波动？

（32）你家还有其他人有耳鸣吗？

（33）你有听力损失吗？

（34）你有头晕吗？

在某些情况下，这些问题的答案，结合病史、体检和听力学测试获得的其他信息，可以确定耳鸣的具体原因。例如，与耳朵波动性胀满感和紧张时听力下降相关铃声样的耳鸣可由外淋巴瘘引起，这是外伤后相当常见的损伤。与耳闷和波动性听力损失相关的像海螺壳样的轰轰耳鸣声与紧张或用力擤鼻涕无关，提示内淋巴积水。在某些情况下，这两种类型的耳鸣都适合治疗。

还可以获得耳鸣对个体影响的信息。最近，已经开发出测量耳鸣障碍的问卷，其中最好的一个是对 25 个问题的评估，分为功能性、情绪性和灾难性反应级别[10,11]。该耳鸣障碍量表（THI）经过精心设计和心理测量学验证[12]，但它仍然完全取决于自愿的主观反应。用于检测过度反应（装病）的客观标准尚未制定，对于眩晕[13]和听力损失[14,15]，也提出了类似的残疾评分标准。

1. 耳鸣描述的诊断意义

因为耳鸣和疼痛一样是主观的，患者只能通过将耳鸣与一些熟悉的噪声进行比较来描述。患者可能会说，这听起来像蒸汽的嘶嘶声、钟声、海浪的轰鸣声、马达的运转声、嗡嗡声或机器车间的噪声。通常，患者很难定位耳朵中的噪声；他/她可能无法分辨噪声来自哪只耳朵，或者听起来像是在他/她的大脑中央。有些人说，这些噪声根本不在他们的耳朵里，而是在大脑里。患者经常表示噪声在其中一只耳朵里，而不是在另一只耳朵里；然而，当通过某些手术或医学干预，噪声在有症状的耳朵中停止时，患者会注意到对侧耳朵中的噪声。这意味着患者听到耳鸣的耳朵，耳鸣的声音更大，但没有意识到耳鸣也存在于另一只耳朵。

尽管不能仅凭描述进行病因判断，患者如何描述耳鸣有时具有诊断意义。例如，低频型耳鸣在耳硬化症和其他形式的传导性听力损失中更为常见。在感音神经性听力损失中，响铃和嘶嘶声更为常见。据报道，梅尼埃病患者最常出现海浪轰鸣声噪声或类似贴在耳朵上的空心海螺壳的噪声。

患者有时说耳朵的噪声太大，以至于他们听不到周围发生的事情。他们还声称，只要耳朵或头部的噪声停止，他们就能听到更好的声音。不幸的是，通常情况并非如此。可以测量这些噪声的实际音量。这些测量结果表明，耳鸣很少比非常柔和的耳语（比听阈高 5～10 dB）更响亮，实际上是伴随的听力损失或心理障碍，而不是耳鸣的掩蔽效应，阻碍了患者的听力。

2. 体格检查和测试

耳鸣患者应接受全面的神经生理评估，以确定是否存在任何严重或潜在的耳鸣原因。询问完系统的病史后，体格检查包括完整的头颈评估，包括脑神经检查。当有指征时，应进行小脑和其他神经心理学测试。除了常规听力图外，测试通常包括使用未包含在常规测试频率范围内的频率进行测试；脑干诱发反应测听（BERA）；平衡测试，如眼震电图（ENG）和计算机动态姿势图（CDP）；耳声发射（OAE）测试；影像学研究（MRI、CT、SPECT 和 PET）。对糖尿病、低血糖、高脂蛋白血症、莱姆病、梅毒性迷路炎、甲状腺功能不全、胶原血管疾病、自身免疫性内耳疾病和其他疾病（很多）进行血液学检查。这样的综合评估可以确定一定数量耳鸣患者的可治疗原因，尽管不是大多数。

3. 存在耳鸣时的听力测试

有时，当对有明显耳鸣的患者进行听力图检查时，他/她会抱怨由于耳鸣而无法准确辨别听力计产生的音调。这是一个问题，通过改进测听技术可以较好地解决这个问题。相比于在听力计上发出 1 秒或更短的声音，最好是快速发出中断声或高频率颤声,以便患者能够区分不连续的听力计音调和持续的耳鸣。这样,测试结果将比使用常规测试方法更准确。

如果耳鸣是单侧的,患者的耳鸣特征可以通过将耳鸣与健康耳听到的声音相匹配来确定,这是通过耳鸣匹配听力计电路实现的,频率和强度通常都可以识别。此信息有助于定量诊断和康复。如下文所述,掩蔽后残余耳鸣抑制的存在也具有治疗意义。

4. 听力图正常的耳鸣

对每一位主诉耳鸣的患者进行听力图检查是耳科诊疗中的标准程序。如果耳镜检查结果正常,听力图显示从最低频率到 8 000 Hz 的听力正常,但患者抱怨耳鸣,则应考虑以下几个原因:① 听力损失,8 000 Hz 或常规听力图中未测试的"介于两者之间"的频率;② 血管和神经系统疾病;③ 功能性原因;④ 蜗后疾病,如听神经瘤;⑤ 颞下颌关节(TMJ)异常。

5. 隐性高频听力损失的耳鸣

耳鸣和听力损失密切相关,以至于如果听力图显示听力正常,一些医生就会将耳鸣归因于心理障碍。这样的诊断很难成立。心理问题的诊断应基于积极的临床发现,而不是基于听力图正常的结果。研究表明,许多抱怨耳鸣或有嘶嘶声的患者在常规听力计测试的频率范围内,即 250 Hz、500 Hz、1 000 Hz、2 000 Hz、3 000 Hz、4 000 Hz、6 000 Hz 和 8 000 Hz,听力可能完全正常。然而,当在高达 20 000 Hz 或更高频率下进行听力测试时,发现患者声称有耳鸣的一侧耳朵存在听力损失并不罕见。此外,标准听力图仅显示少数固定频率下的阈值。听力损失很可能处于这些常规测试频率之间的中间点。例如,在标准听力图上看不到 3 500 Hz 处的 40 dB 损失,因为听力通常在 2 000 Hz 和 4 000 Hz 处测量。

连续频率测听法对这类病例有很大帮助。图 18.1 和图 18.2 显示了因常规测听未发现听力损失而被诊断为功能性耳鸣的病例。然而,更详细的听力测试显示存在听力损失,这可以很好地解释患者的耳鸣。

气导-左侧

250	500	1 000	2 000	4 000	8 000	10 000	12 000	14 000
5	5	−5	−10	−10	−5	15	10	5

气导-右侧

250	500	1 000	2 000	4 000	8 000	10 000	12 000	14 000
5	0	−5	−10	5	5	35	30	35

图 18.1 病史:38 岁女性的听力图,没有明显的诱因下出现右耳闷伴持续高亢耳鸣数月。她在未就诊的情况下进行了咽鼓管吹张、脱敏治疗、咬颌矫正和鼻子治疗。耳科检查:正常。听力检查:听力正常,伴有高频听力损失(8 000 Hz)。分类:高频感音性听力损失。诊断:进一步询问后,患者随后将耳鸣与重感冒联系起来。听力损失和随后的耳鸣可能是由病毒性耳蜗炎引起的。

气导-左侧

250	500	1 000	2 000	4 000	8 000	10 000	12 000	14 000
0	−5	−5	−5	0	−10	−5	0	5

气导-右侧

250	500	1 000	2 000	4 000	8 000	10 000	12 000	14 000
−10	−5	−5	−10	−5	45	30	35	60

图 18.2 病史:女,18 岁,右侧头部着地跌倒伴昏迷后出现耳鸣 8 周。颅骨骨折,伴眩晕,右耳出血。6 周来,她一直有轻度头晕,持续性耳鸣。耳科检查:正常。听力学检查:右耳高频听力下降。分类:感音神经性听力损失。诊断:内耳外伤。

6. 耳鸣和耳硬化症

在耳硬化症患者中,耳鸣声音通常是相对低沉的,被描述为嗡嗡声或偶尔的咆哮声。有时患者可能会说他/她听到与心跳同步的脉搏噪声。在一些耳硬化症患者中,耳鸣甚至比听力损失更令人不安。然而,并非所有的耳硬化症患者都有耳鸣,一些非常严重的耳硬化症患者否认曾经有过耳鸣。在大多数情况下,耳鸣会在多年的听力损失过程中减轻或消失。耳鸣在患有长期耳硬化症的老年患者中并不常见。

鉴于所有已知的关于耳硬化症病理学的知识,

人们可能认为通过矫正镫骨底板的位置来消除耳鸣是可能的。但事实未必如此，许多成功进行镫骨手术并恢复到几乎正常听力的患者发现，耳鸣似乎持续存在，尽管可能不像手术前那么响亮。然而，在其他一些患者中，耳鸣似乎在通过手术恢复听力后完全消失。极少数情况下，情况甚至可能恶化。因此，除了镫骨固定外，似乎还有其他因素与耳硬化症相关的耳鸣病因有关。在许多情况下，耳硬化症最终会导致感音神经性听力损伤，耳鸣可能与相同的病因有关。

7. 梅尼埃病与耳鸣

最令人不安和持续性耳鸣类型之一与梅尼埃病有关。它通常被描述为海浪咆哮声或空海螺壳的声音。在梅尼埃病的早期阶段，耳鸣经常持续存在，并成为该病最严重的症状。许多患者甚至会牺牲自己的听力来消除耳鸣，但不幸的是，没有确切的治疗方法，甚至手术都不能确保解决耳鸣。幸运的是，大多数患者的耳鸣和内耳受累仅限于一只耳朵，当双耳受累时，对患者的心理影响可能成为患者和医生的严重挑战。

8. 头部外伤后和接触噪声的耳鸣

耳鸣通常发生在外耳受打击或近距离接触突然非常大的噪声（如爆竹爆炸或枪声）后。在大多数情况下，耳鸣伴有高频听力损失。如果听力损失是暂时的，耳鸣通常会在几个小时或几天内消退。如果内耳损伤导致永久性听力损失，耳鸣可能持续多年或变为永久性。

头部受伤和耳鸣之间的密切关系在经典动画片中表现得非常明显，动画片描绘的一个人被一拳击中下颌或头部时，耳边即响起"看得见的"星星和铃铛。铃铛代表了患者在受到严重打击后出现的耳鸣的特征。这种噪声可能是由耳蜗震动引起的。这种损伤在大多数情况下似乎是可逆的，因为大多数患者的耳鸣会逐渐消失。

9. 听神经炎、听神经瘤和其他原因

由于缺乏更具体的病因，耳鸣通常被归因于听神经的神经炎（炎症），尤其是伴随着高频听力下降的情况下。目前尚不明确激惹或炎症是否会损伤神经本身，但至少耳蜗可能发生部分损伤。肝炎、流感和其他病毒性疾病等通常会导致高频耳鸣，暂时可归因于耳蜗炎或听神经炎。耳鸣也可能与老年性耳聋、鼓膜表面的耳垢和许多其他原因有关。它很少与中耳感染有关。

听神经瘤是桥小脑角的良性肿瘤。它可能通过压迫损伤听神经或脑干的听觉通路而导致耳鸣（通常是第一症状）。耳鸣也可能由其他桥小脑角肿瘤引起，包括脑膜瘤、胆脂瘤、血管畸形等。如果小脑前-下动脉襻与听神经或其分支接触压迫，则该血管也可能引起类似的压迫和神经损伤/刺激。脑干内的肿瘤也能引起耳鸣。这些严重的情况强调了对主诉耳鸣的患者进行全面评估的必要性，尤其是单侧耳鸣患者应考虑 MRI。

10. 颞下颌关节问题

目前还不清楚错颌畸形或其他颞下颌关节的异常是如何导致耳鸣的，但是有一些患者的耳鸣已经通过适当的颞下颌关节治疗得到了缓解。这些证据与所有这些病例都是由心理问题引起的假设相冲突。只有少数错颌畸形患者抱怨耳鸣，即使错颌畸形和耳鸣出现在同一患者身上，也不一定是牙齿异常导致耳鸣。由于牙齿矫正有时是一项艰巨的任务，人们可能会考虑一种非侵入性的治疗方法，来指示是否有一个完整的矫正程序可以阻止耳鸣，这种方法可能包括在夜间将塑料假体（咬合块）放置在下白齿上。如果在一个令人满意的试验期后耳鸣有明显改善，则可能需要采取更持久的措施。应避免在没有有效的治疗试验来确定因果关系的情况下，通过矫正错颌畸形和随后的颞下颌关节症状来缓解耳鸣。尽管颞下颌关节问题与耳痛之间的联系很常见，但许多耳科医生仍质疑牙齿错颌畸形或颞下颌关节功能障碍与耳鸣之间的真实关系。

11. 功能性原因

由于上述的各种原因，对功能性或心理性耳鸣的诊断应十分谨慎。然而，在一些听力正常的耳鸣患者中，可能必须考虑对功能性耳鸣进行初步诊断。患者应分为两类。当患者没有听到异常噪声并意识到这一事实，但声称有耳鸣时，通常是为了某些利益（如诉讼）而装病。真正的功能性或"歇斯底里性"耳

鸣是精神疾病,可以在有效的心理治疗后消失。这也是非常罕见的。对现有耳鸣的过度功能反应是 3 种耳鸣中最常见的一种。大多数这类患者都被耳鸣所困扰,以至于他们会继续与朋友谈论耳鸣,并会咨询众多医生和非医学人士,以寻求缓解。不幸的是,在耳鸣病因不明的情况下,耳科医生几乎无法治愈此类患者的耳鸣。然而,可以通过心理咨询、耳鸣掩蔽、习服,有时还可以通过药物帮助患者适应听觉障碍。虽然尚未得到证实,但根据笔者的经验,严重听觉处理障碍的患者往往特别容易受耳鸣的干扰,而耳鸣可能被许多患者忽视。在这些情况下,神经心理学测试和干预可能非常有价值。在这种情况下,虽然耳鸣本身并不是很响亮,但许多患者对自己的症状反应过度,让自己的问题变得痛苦。

12. 耳鸣患者的管理

除非找到可纠正的、结构性的或代谢性的原因,否则耳鸣通常是无法治愈的。大多数患者都能很好地适应耳鸣,但也有一些患者对此感到极度不安。大量的药物被用来治疗耳鸣,大多数都没有成功。耳鸣掩蔽(类似助听器的装置)是一些医生推荐的,但对绝大多数耳鸣患者来说,其价值也有限。他们将患者能够控制的噪声引入耳朵。一些患者认为这有帮助,但大多数患者没有帮助。

用收音机或风扇进行外部掩蔽对许多人都有帮助,尤其是在夜间耳鸣干扰他们入睡的情况下。许多患者发现,如果佩戴助听器,耳鸣就不会那么令人不安。因此,对于耳鸣患者,甚至是轻度听力损失患者,一般情况下可能比无耳鸣困扰的患者更早地尝试助听器。

一些患者被耳朵里的噪声所困扰,以至于他们情绪失常,晚上无法入睡,保持清醒。这主要发生在高度"焦虑"的人身上,但这个问题需要医生的耐心和理解,安慰和鼓励是很有帮助的,应提供任何可能用于耳鸣的对症治疗。一个实用的建议是让患者在他/她的收音机上安装一个自动定时器,并在睡觉时播放。一两个小时后,自动定时器会关闭收音机,此时患者已进入熟睡状态。收音机中的音乐可能会通过掩蔽和分散患者的注意力来掩蔽患者的耳鸣。类似的效果可以通过在卧室里打开风扇或湿化器、白噪声或电子海浪噪声发生器来实现。

在治疗耳鸣患者时,建议与患者进行坦诚的交流,并解释耳鸣最可能的原因以及目前尚无具体治疗方法的事实。在大多数情况下,这种方法可以缓解问题,特别是缓解患者对症状的过度担忧。如果需要助听器,日常使用助听器通常会使患者将注意力集中在其他事项上,从而降低对耳鸣的关注。日常噪声肯定有助于掩盖大多数患者的耳鸣。然而,当患者在夜间取下助听器时,耳鸣可能会变得更加明显。电子耳鸣掩蔽和生物反馈技术已经被开发出来,并被证明对一些患者有帮助。紧张和压力也会使耳鸣更麻烦。大多数耳鸣患者,尤其是在工作中,他们会让自己忙碌起来,他们往往对自己的噪声不太在意。

镇静剂的使用、建设性的建议以及耳硬化症和梅尼埃病等疾病的具体治疗是耳鸣患者管理的重要治疗方案。在许多情况下,耳鸣症状会逐渐减弱,甚至突然消失,原因不明。建议关注相关的血管异常,如高血压、Buerger 病和动脉粥样硬化在某些情况下是有帮助的。心理治疗和鼓励可能具有巨大的价值。

13. 耳鸣掩蔽器、习服疗法和再训练

暂时缓解耳鸣的方法有多种,如催眠和生物反馈。某一种方法可能对一名患者非常有效,而对另一名患者则没有缓解作用。对一些人来说,使用耳鸣掩蔽可以缓解症状。通常只有在其他方法失败后,才考虑使用掩蔽器。耳鸣掩蔽器是一种类似助听器的设备,可产生围绕患者耳鸣音调中心的窄带噪声。这些设备可单独作为掩蔽器或作为助听器/掩蔽器组合使用。

在安装掩蔽器之前,必须进行耳鸣评估。评估包括记录患者耳鸣的详细病史,以及尽可能接近耳鸣的音调和强度。还应注意耳鸣是单侧还是双侧。匹配耳鸣音后,确定最小掩蔽水平。这是患者耳鸣响度之上感知的掩蔽噪声水平。

最后,对患者进行评估,以确定是否存在残余抑制。这是在受影响的耳朵出现掩蔽噪声后,暂时停止或减轻耳鸣几秒钟至几分钟。残留抑制的存在表明使用掩蔽器的效果良好。

习服疗法是一种类似耳鸣掩蔽器的装置。习服疗法主要用于治疗过敏(对噪声过敏)患者;但对于

一些耳鸣患者来说,它们可能也有帮助。习服疗法为耳朵提供恒定的、柔和的声音刺激,使耳朵里有持续的声音。理论上,这可以激活或"启动"抑制神经元,提高它们对外界刺激的反应和抑制能力。在某些情况下,这种方法似乎也有助于抑制耳鸣。耳鸣再训练计划已被证明是有用的,并且正在变得越来越复杂。

14. 外科手术

少数患者确实因耳鸣而心烦意乱和致残。在一些患者中,耳鸣甚至在完全聋的耳朵里也会出现。这些患者可能是切断第8对脑神经的候选者,这是一种切割神经的颅内手术。然而,这种方法仅在 $50\%\sim70\%$ 的时间内成功缓解耳鸣。如果耳鸣被认为与压迫第8对脑神经的血管襻(错位血管)有关,可以通过颅后窝进行微血管减压。这个过程可能会有帮助,但耳鸣是非常恼人的,以证明这样规模的手术是合理的。还应告知患者,耳鸣可能在任何耳科手术后恶化,听力也是如此。

15. 实验研究

对耳鸣原因的研究提出了特殊的问题。最重要的是耳鸣是一种纯粹的主观现象。与可以客观测量的听力损失不同,知道患者听到噪声的唯一方法是让受试者报告这一事实。当然,即使研究人员对实验动物做了一些已知会引起耳鸣的实验,实验动物也不能做出这样的报告。例如,大量阿司匹林可预测会产生暂时性耳鸣。此外,暴露在非常大的噪声中,足以引起可测量的暂时性阈值偏移。如果实验动物能够报告耳鸣,可以使用各种技术来尝试使其消失。

在听力研究中,经常对动物进行训练和调节,以完成准确的听力图测量。不幸的是,类似的技术不适用于耳鸣。因为动物被训练为对间歇性信号(如听力计的音调)做出反应,因此听力损失的条件是有效的。由于实验性耳鸣持续存在,经过训练的动物会适应并停止反应。尽管其中一些技术难题可能会得到解决,但目前的研究主要依赖于组织学研究或活体人类的使用,旨在了解内耳毛细胞、神经、血流和神经递质的组织学、药理学和生化研究,并产生了有趣的信息。然而,到目前为止,很少有证据证明这

些具有临床价值。

任何为重度耳鸣患者提供医疗服务的人都知道,寻找志愿者进行实验治疗是很容易的。有些耳鸣患者很痛苦,急于尝试任何可能有帮助的方法。研究人员使用了从大蒜到耳蜗电刺激(第一次是在19世纪,最近是在20世纪70年代和80年代),再到掩蔽到手术的各种方法。已经尝试了非常多的药物,但都没有取得一致的成功。这些药物包括良性药物,如维生素A,以及用于引起化学迷路切除术的耳毒性药物[16]。

耳鸣研究人员和临床医生也对耳声发射(OAE)现象感兴趣。OAE是一种声能,可以通过将微型麦克风直接插入外耳道并测量通过耳膜发出的响声来检测。已经证实,许多人确实存在听不见的耳声发射(不是耳鸣)。因此,这些不能被视为实验动物耳鸣存在与否的可靠指南。需要注意的是,OAE仅在听力水平为 $35\sim40\ dB\ HL$ 或更低的人群中出现和记录。在听力损失更严重的情况下,不应期望检测到OAE。

16. 未来研究

为了更好地理解耳鸣,还需要更多的研究。然而,某些事实已变得很清楚。首先,围绕耳鸣的声音是由许多不同的原因产生的。其机制可能位于从鼓膜到皮质的听觉通路的任何位置。耳鸣的机械原因,如盯聍撞击鼓膜和腭肌阵挛,可以进行治疗。位于耳蜗或中枢神经系统的其他原因和机制更为神秘。未来的人类和实验室研究至关重要。使用人类的研究项目需要精心设计,风险最小化,这类研究应尝试系统地定位和分类耳鸣来源,并通过药理学(最优选择)、电学或手术等手段中断耳鸣。在开发出有用的动物模型之前,实验室研究对于专业研究人员来说可能不会有成果或实用。在那之前,最大的好处可能来自对影响上行和下行听觉通路的神经药理学的进一步研究。耳鸣仍然是听力保健专业人员、研究人员,尤其是患者面临的最具挑战性的问题之一。

(谢鸿博　姜 赟　唐旭霞　译)

参考文献

[1] National Center for Health Statistics. Hearing status

and ear examination: Findings among adults. United States 1960 – 1962. Vital and Health Statistics, Series 11, No. 32. Washington, DC: U. S. Department of HEW, 1968.

[2] Reed GF. An audiometric study of two hundred cases of subjected tinnitus. Arch Otol 1960; 71: 94 – 104.,

[3] Nodar RH. Tinnitus aurium in school-age children: survey. J Aud Res 1972; 12: 133 – 135.

[4] Sataloff R, Sataloff RT, Luenenburg W. Tinnitus and vertigo in health senior citizens with a history of noise exposure. Am J Otol 1987; 8(2): 87 – 89.

[5] Fower EF. Tinnitus aurium: its significance in certain diseases of the ear. NY State J Med 1912; 12: 702 – 704.

[6] Heller MR, Bergman M. Tinnitus aurium in normally hearing persons. Ann Otol Rhinol Laryngol 1953; 62: 73 – 83.

[7] Graham JM. Tinnitus in children with hearing loss. CIBA Foundation Symposium 85, Tinnitus, London, UK, 1981: 172 – 181.

[8] Glassgold A, Altmann F. The effect of stapes surgery on tinnitus in otosclerosis. Laryngoscope 1966; 76: 1624 – 1632.

[9] House JW, Brackmann DE. Tinnitus: Surgical treatment. SIBA Foundation Symposium, Tinnitus, London, UK, 1981: 204 – 212.

[10] Newman CW, Jacobson JP, Spitzer JB. Development of the Tinnitus Handicap Inventory. Arch Otol-HNS 1996; 122: 143 – 148.

[11] Newman CW, Wharton JA, Jacobson JP. Retest stability of the Tinnitus Handicap Question-naire. Ann Otol Rhinol Laryngol 1995; 104: 718 – 723.

[12] Newman CW, Sindridge SA, Jacobson JP. Psychometrically adequacy of the Tinnitus Handicap Inventory (THI) for evaluating treatment outcome. J Am Acad Aud 1998; 9: 153 – 160.

[13] Jackson JP, Newman CW. The development of the Dizziness Handicap Inventory. Arch Otol HNS 1990; 116: 424 – 427.

[14] Ventry I, Weinstein BE. The Hearing Handicap Inventory for the elderly: a new tool. Ear Hearing 1982; 3: 128 – 134.

[15] Newman CW, Weinstein BE, Jacobson JP, Hug GA. The Hearing Handicap Inventory for adults: psychometric adequacy and audiometric correlates. Ear Hear 1990; 11: 176 – 180.

[16] Graham MD, Sataloff RT, Kemink JL. Tinnitus in Meniere's disease: response to titration streptomycin therapy. J Laryngol Otol 1984; 98(12 suppl 9): 281 – 286.

第**19**章

头 晕

Dizziness

Robert T. Sataloff

除了耳聋和耳鸣之外，眩晕也是与耳部疾病有关的重要症状。迷路的前庭部分与耳蜗的最终关系使我们很容易理解为什么许多疾病和病变，如梅尼埃病，会同时影响听力和平衡。而有些疾病，如腮腺炎，通常只影响耳蜗。某些毒素和病毒只影响前庭部分而不影响听力。强烈的噪声只影响耳蜗。

1. 眩晕(vertigo)

眩晕就像耳聋和耳鸣一样，是一种主观体验，是一种症状，而不是一种疾病。在每一种情况下，都必须仔细地寻找它的原因。患者常用"头晕"或"眩晕"一词来描述各种感觉，其中许多感觉与前庭系统无关。将平衡系统想象成一个复杂的感官集合体是很容易的，每个感官都向大脑发送个体在空间中的位置信息。平衡系统的组成部分包括前庭迷路、眼睛、颈部肌肉、本体感觉神经末梢、小脑和其他结构。核上动眼系统整合了来自不同部位的信息，对于保持空间定位和维持个体参与复杂运动发挥重要作用。前庭系统及相关结构是这些系统的组成部分。在内耳，耳蜗负责听觉，半规管和迷路的其他结构负责前庭觉。

前庭觉是在正常运动期间眼睛相对于物质空间的自动稳定，是保持清晰视野的先决条件。前庭系统包括负责正常平衡功能必不可少的几个反射通路，包括前庭眼反射（VOR）和前庭脊髓反射（VSR），后者又包括前庭颈反射（VCR）和颈眼反射（COR）。前庭系统与扫视系统、追踪系统、视动系统、注视反射系统和聚散系统协同工作。如果所有来源都提供一致的信息，那么就不存在平衡问题。但是如果大多数信息源告诉大脑身体是静止不动的，但有一个部分告诉大脑身体在向左转，大脑就会变得混乱，我们就会感到头晕。医生应当系统地分析平衡系统的每个组成部分，以确定哪个或哪些组成部分提供了不正确的信息，以及大脑是否接受和分析了正确的信息。通常，迷路功能障碍与异常的运动感觉有关，可能是真正的旋转，一种在船上或坠落的感觉，或者只是移动时一种不平衡的模糊感觉。在许多情况下是偶发的。晕厥、头晕目眩、身体虚弱、眼前出现斑点、轻度头晕、头部紧绷和意识丧失等通常不是前庭的原因。然而，此类描述的诊断帮助有限。即使一些严重的外周（前庭或第 8 对脑神经）病变也可能只产生轻微的头晕或根本不会头晕，如在许多听神经瘤患者中所见一样。同样，前庭系统以外的病变可能会产生真正的旋转性眩晕，如脑干外伤或微血管阻塞以及颈性眩晕。

头晕在健康人群中是一种相对不常见的问题。在对 267 名健康老年人的研究中，Sataloff 等[1]发现只有 5％的眩晕发生率，这与 24％的耳鸣发生率形成对比。然而，大多数人群并不像本研究中高度选择的样本那样健康。在每年 1 100 万次的医生门诊量中[2]，初诊医生会发现 5％～ 10％抱怨头晕或不平衡。

头晕是 65 岁患者就医的最常见原因，这种症状可能导致患者跌倒。每年大约有 1/3～1/2 的 65 岁老人跌倒，后果可能很严重[3]。跌倒导致每年大约200 000 例髋部骨折，这种伤害的病死率为 10％。

跌倒是 75 岁人群受伤致死的主要原因，头晕也是头部受伤的常见后果，每年有超过 450 000 名美国人遭遇严重的头部受伤[4]。这些人中的大多数人在受伤后长达 5 年的时间内抱怨头晕，并且许多人因这种症状而残疾[5]。头部轻微受伤后，头晕也可能持续很长时间[6]。

头晕的原因几乎与听力损失的原因一样多,其中一些原因在医学上比较严重(多发性硬化症、听神经瘤、糖尿病、心律失常等)。因此,任何有平衡问题主诉的患者都需要进行全面检查。例如,虽然头晕可能是由头部外伤引起的,但如果不调查其他可能的原因,仅在受伤后首次报告这一事实不足以确定因果关系。在记录有平衡主诉患者的病史时,至少应询问以下问题:

(1) 您什么时候开始头晕的?

(2) 头晕感觉如何(头晕目眩、昏厥、跌倒倾向、物体旋转、自身旋转、失去平衡、恶心或呕吐)?

(3) 如果您或你的环境在旋转,旋转方向是向右还是向左?

(4) 你的头晕是持续性的还是偶发性的?

(5) 如果是偶发性的,发作会持续多长时间?

(6) 您发作的频率如何?

(7) 最近发作的频率是更频繁还是更稀少了?

(8) 最近发作是不是更严重了?

(9) 你的头晕是在什么情况下最先出现的?

(10) 确切地说,您当时在做什么?

(11) 如果您在头部受伤后第一次注意到头晕,从受伤到您第一次出现不平衡症状之间经过了多少小时、几天或几周?

(12) 您是否同时有其他症状,如颈痛、肩痛、下颌痛、耳闷、听力下降、耳鸣等?

(13) 在头晕发作前的 1~2 个月内,您是否患过感冒、流感或“唇疱疹”?

(14) 头晕发作之间是否完全缓解?

(15) 您在床上翻身会头晕吗?

(16) 如果有头晕,向右,向左,还是两者都有?

(17) 您改变体位时会头晕吗?

(18) 如果是这样,您的头晕是否仅发生在特定的位置?

(19) 您是否因弯腰、举重、用力或用力擤鼻涕而头晕?

(20) 您在黑暗中行走有困难吗?

(21) 您知道头晕的原因吗?

(22) 有什么东西可以使头晕停止或好转吗?

(23) 有没有什么东西会引起头晕发作或加重头晕(疲劳、劳累、饥饿、某些食物、月经等)?

(24) 是否会有眩晕出现前预兆?

(25) 一旦头晕开始,头部运动是否会加重头晕?

(26) 您有严重的晕动症吗?

(27) 您是否因头晕发作而头痛?

(28) 您有偏头痛吗?

(29) 您家里其他人有偏头痛吗?

(30) 当您眩晕时听力有变化吗?

(31) 你的耳朵有胀满感或耳闷感吗?

(32) 如果是,当您头晕发作时它会改变吗?

(33) 您以前头部受过伤吗?

(34) 你的脖子受过伤吗?

(35) 您有脊柱疾病如关节炎(尤其是颈部)吗?

(36) 你的两只耳朵受过伤吗?

(37) 您曾经接受过双耳手术吗?

(38) 您用过什么药治疗头晕吗?

(39) 它们有帮助吗?

(40) 您有听力障碍或耳鸣吗?

(41) 您是否有任何其他系统性疾病(如糖尿病、高血压或低血压、梅毒病史等)

(42) 你的职业是否涉及头部或颈部劳损?

(43) 您是否进行任何可能伤害头部和颈部的娱乐活动,包括足球、摔跤等?

(44) 进食和头晕之间有什么联系吗?

(45) 您是否接受过心理治疗?

(46) 你的家人有没有头晕?

(47) 您怀孕了吗?

对所有主诉平衡失调的患者进行系统检查很重要,不仅因为在某些情况下这种情况是由严重问题引起的,而且因为许多平衡障碍患者可以因此得到帮助。许多人错误地认为感音神经性听力损失、耳鸣和头晕是无法治愈的;但实际上许多导致这些症状的疾病是可以成功治疗的。将外周原因(几乎总是可以治疗的)与脑干挫伤等中枢性原因区分开来尤为重要,后者的预后往往更差。

■ 1.1　体格检查

对于头晕患者,体格检查应包括头部和颈部的全面评估、听力评估、眼外肌运动评估以及特定病例的眼球震颤(后续讨论)或视乳头水肿;测试 Hitselberger 征(由于听神经瘤等病变压迫面神经引起的外耳道感觉减退)和 Hennebert 征(在鼓气耳镜检查期间对鼓膜施加气压引起的主观眩晕)和脑神经的评估。还应对这些患者进行轮替运动障碍、辨距障碍和漂移测试。应进行额外的平衡和步态测试，至少包括 Romberg 和/或 Tandem Romberg 试验。应对震颤、言语不清和任何其他神经功能障碍的症状或体征进行评估。

每次头部和颈部检查都必须仔细观察自发性眼球震颤，尤其是主诉眩晕时。可以做一个简短的测试，首先让患者直视前方，保持头部挺直，然后让患者将眼睛从一侧移到另一侧。通常情况下，直视前方时不会出现眼球震颤，但 50％的人在向右或向左看 20°～30°时会出现轻微的非持续性眼球震颤。这是一种称为终点眼球震颤的正常反应，通常只持续几秒钟。在前庭通路起源的病理性眼球震颤中，通常存在缓慢和快速成分。向快向的方向看时眼球震颤会加重，并且根据快向的方向命名眼震（向右或向左）。病理性眼球震颤持续时间可延长。在中枢神经系统疾病中，它可能会持续数月。在梅尼埃病的急性发作中，它可能会持续数天或持续发作。在位置性眩晕中，发作可能是短暂的，并且仅在头部保持在特定位置时才会出现。如果快速重复测试位置，眼球震颤通常会减弱。当自发出现明显的眼球震颤，并且患者没有主诉眩晕时，提示中枢神经系统受损或先天性眼球震颤。伴随自发性眼球震颤的眩晕也可能提示中枢神经系统缺陷，但其他情况也可能产生相同的症状，例如梅尼埃病的急性发作、中毒性迷路炎和位置性眩晕。某些药物，尤其是巴比妥类药物和酒精，也可能产生眼球震颤。只要出现病理性眼球震颤，就需要进行全面的耳科和神经学检查。眼球震颤通常可由冷热试验引起。热量反应引起眼球震颤。眼震电图（ENG）将记录眼球震颤的存在和方向，尤其是在眼球震颤严重的情况下。ENG 测试的优势在于能够研究黑暗中或闭眼时的眼球运动。这很重要，因为凝视可以抑制眼球震颤或外周起源眼震。然而，医生的眼睛在检测细微眼球震颤方面比 ENG 机器敏感一个数量级，是一种没有别的方法来进行替代的临床检查。

■ 1.2　血液检查

在导致听力损失的众多情况中，有很大一部分也可能导致头晕。因此，在许多情况下，对头晕患者的评估包括血液检查，如全血细胞计数、空腹血糖或

5 小时葡萄糖耐量试验（寻找引起眩晕的低血糖）、胆固醇、甘油三酯、荧光密螺旋抗体（FTA）、莱姆滴度、甲状腺功能测试、ANA、类风湿因子、沉降率和自身免疫性内耳疾病检查，维生素 B_{12} 和叶酸水平等检查、铅或其他有毒物质筛查血液检查以及病毒筛查可能也是可以进行的。偶尔，眩晕也可能是 HIV/AIDS 的首发症状。

2. 前庭测试

平衡系统极其复杂，尚未开发出理想的测试。目前正在进行研究，以开发能够准确评估平衡系统的整体综合功能并单独测试每个组件的测试。目前，最常进行的测试是眼震电图。姿势描计检测也被广泛使用，前庭诱发电位测试正在研究中。

对前庭生理学的简要回顾有助于理解平衡检查。半规管排列在彼此成直角的 3 个平面中（X、Y 和 Z 轴），并成对工作。半规管的嵴顶受内淋巴液运动的刺激，每条半规管均在各自的平面内引起眼球震颤。即水平半规管产生水平眼球震颤；上半规管引起旋转性眼球震颤；后半规管产生垂直眼球震颤。冷热测试主要刺激水平半规管，在大多数情况下，很少或根本没有提供有关上半规管和后半规管功能的信息。眼睛注视的位置和头部的平面在前庭测试中非常重要，尤其是当半规管通过旋转而不是冷热试验刺激时。对于旋转测试，水平半规管中淋巴液朝向壶腹比远离壶腹产生的刺激更大，但对于上半规管和后半规管则相反。因此，对旋转的反应代表了刺激一个半规管的同时抑制对侧相同部位的总体效果。使用旋转激发和特定头部位置，可用于提供有关半规管的信息，这些信息很难或不可能从冷热刺激中获得。此附加信息的临床价值存在争议，并且旋转测试在美国并不常见（尽管在英国使用得更频繁）。

3. 眼震电图（ENG）

ENG 是一种记录眼球运动并检测自发性和诱发性眼球震颤的技术。它实际上由核上动眼神经系统的一系列测试组成，重点在前庭系统，但不包括眼球会聚检查。它用于记录和检测自发性和诱发性眼球震颤。眼动电图（ECoG）用于评估非前庭的核上性动眼神经系统。这一系列测试包括了校准，可以

用于评估小脑功能、凝视眼球震颤、正弦波跟踪和视动性眼球震颤。前庭测试包括自发性眼震的检测和测量、用于定位眼震的 Dix－Hallpike 测试、位置性眼震测试和冷热刺激，通常一次只对一只耳朵进行冷热刺激，交替使用。在选定的病例中，同时进行双侧热刺激和冷刺激是有价值的，该测试可能会提供有关外周和中枢异常的有用信息。

在大多数情况下，冷热测试主要刺激水平半规管，很少或根本没有提供有关上半规管和后半规管功能的信息。凝视的方向和头的平面对于前庭测试来说非常重要，尤其是当半规管受旋转刺激而不是温度刺激时。对于旋转测试，有反应代表刺激一个半规管的感觉系统同时抑制对侧相应部位的总体效果。尽管此测试确实提供了一些外周定位信息，但它特别提供有关脑干（VOR 的中枢部分）中前庭信号整合的信息。旋转刺激和选择性头部位置可用于获得垂直半规管的信息，这些信息很难或不可能从冷热刺激中反映出来。

对测试结果进行解释需要具备一定的知识，即壶腹内远离壶腹的淋巴流动在水平半规管中产生朝向对侧的眼球震颤，而垂直半规管则相反。旋转测试在美国应用并不普遍。睁眼或闭眼时都可以测量眼球运动，并允许量化快相和慢相、开始时间和持续时间以及其他参数。虽然有些中心只使用水平导联，但最好同时使用水平和垂直电极。ENG 必须在受控条件下进行，并做好适当准备，包括避免使用药物（尤其是那些对中枢神经系统有影响的药物），即使是很小的药物作用也可能导致眼震图追踪的改变。测试分几个阶段进行，这些项目包括测量用来评估小脑功能、凝视眼球震颤、正弦波跟踪、视动性眼球震颤、自发性眼球震颤、Dix－Hallpike 测试、位置测试和冷热测试。上述测试可能提供有关前庭系统外周和中枢神经系统异常的有用信息。ENG 测量 VOR，而 CDP 不仅测量 VOR，还测量 VSR 和其他功能。研究表明，CDP 在区分器质性和非器质性平衡失调方面也很有价值，这在某些所谓的失用案例中特别有价值[7-11]。具体的结果解释很复杂。

表 19.1 总结了 ENG 的发现及其意义。当发现单侧前庭反应降低并伴有同一只耳朵的其他功能障碍时，ENG 尤其有用。在这种情况下，它为平衡功能障碍的外周（第 8 对脑神经或终末器官）原因提供了强有力的支持。

表 19.1　眼震电图的分布

测试	发现	描述	分布	结论
校准	眼部辨距异常（校准超调）	大于 50％的校准	脑干小脑	注意：眨眼伪影，酒精中毒
凝视眼球震颤		20°和/或 30°		检查可检测凝视眼球震颤和眼偏斜麻痹
	正常或终点	眼球震颤在 40°或更高。很少在 30°	正常	
	垂直		可能正常	向上比向下更常见（见自发眼球震颤）
	垂直但与水平无关凝视眼球震颤		提示上脑桥或中脑中线或双侧病变	鸦片和地美罗尔可能引起垂直眼球震颤
	垂直跳动		髓桥或前蚓	可能发生于代谢紊乱
	垂直下拍		通常为尾部脑干	侧视可增强，并可能跳动斜视
	旋转性眼球震颤		中枢神经系统病变	
	双侧等量水平凝视眼球震颤	眼睛偏离方向的快速相位。强度随着眼球偏差的增加而增加（先天性眼球震颤除外）	脑干病变或药物作用（尤其是巴比妥类、二苯乙内酰脲和酒精）	
	双侧不等水平凝视眼球震颤		器质性中枢神经系统病理学，可能不是药物作用	

续 表

测 试	发 现	描 述	分 布	结 论
	单侧水平凝视眼球震颤		可能来自强烈的自发性眼球震颤（前庭）	可能会引起已被抑制的自发性眼球震颤。如果闭眼时出现同方向自发性眼球震颤，则不是中心体征
周期性交替眼球震颤			中枢神经系统病变，通常为尾部脑干	
反跳性眼球震颤			中枢神经系统病变，通常为小脑	
摆动性眼球震颤			先天性或严重视力障碍	
方波急跳			如果睁眼，中枢神经系统病变通常位于小脑系统	闭眼后可能是正常的，特别是对于焦虑的患者
眼肌阵挛			中枢神经系统病变，通常为齿状核	通常与喉和腭的慢性运动有关
核间性眼肌麻痹			中枢神经系统病变，通常为内侧纵束	如果是单侧，通常是血管性病因。双侧与多发性硬化有关
正弦跟踪	扫视追踪	扫视眼向刺激运动方向抽动，打破平稳追踪	中央动眼神经病变通常累及脑干。可能由巴比妥类药物引起	增强的凝视眼球震颤可能出现在正弦模式的极端。通常与凝视眼球震颤和双侧凝视视动力学减弱有关
自发性眼球震颤		以闭眼和睁眼的垂直位置记录		
	正常垂直		可能是正常的	通常在闭眼时发生（8%），通常向上跳动，可能比 $10°/s$ 更强烈
	闭眼正常水平		正常	正常发生在 $15\%\sim30\%$，速度$<7°$
	正常水平睁眼		"正常"或功能正常	仅自愿眼球震颤
	前庭	(1) "Jerks"，有慢速和快速阶段 (2) 以水平为主 (3) 共轭 (4) 被视觉固定所抑制。通常通过闭眼来增强。必须是 $7°/s$	通常位于外周，但也可能位于前庭核复合体区域的中心	
	先天性	(1) 可能是钟摆状或尖刺状 (2) 可能随注视或注视距离而变化 (3) 闭眼方向或废除 (4) 无振荡 (5) 会聚通常会抑制眼球震颤 (6) 几乎总是水平的		在垂直凝视时，水平摆动分量可能会消失，但垂直分量很少出现。使前庭和视动眼球震颤很难看到
	眼部或"固定"非先天性	可能类似先天性眼球震颤	来自慢性视觉虐待，例如"矿工的眼球震颤"。钟摆也可能是由阿片类药物引起的	
	中央	固定抑制失败可能是水平、垂直或旋转	通常是脑干或小脑	

续 表

测 试	发 现	描 述	分 布	结 论
	会聚性眼球震颤	挺举型、课程、解离	通常是背侧中脑病变	
视动性眼球震颤（OKN）		运动方向的慢相，相反方向的快相重新固定	正常	刺激模式越大，变异性越小。两种刺激速度都必须存在异常。异常可能是不对称（两个方向之间的差异）或双边缩小。垂直不对称往往更为严重。测试应以两种速度进行
	孤立或显著的垂直OKN异常		表明高位中脑病变或上脑桥、双侧或中线中央动眼神经病理学半球病变很少会出现垂直OKN异常，除非非常弥漫	OKN轻微不对称可能是正常现象（通常以悲观为主）注意眨眼
	OKN水平不对称	不对称 (1) 形状不佳：缓慢的阶段被快速的冲击所打破 (2) 慢相速度不对称；在某些情况下，通过增加刺激速度，这可能会转化为不良形成		大于8°/s的眼球震颤可能会导致水平OKN不对称，斜视、长期单侧失明、眼外肌麻痹和周围眼部病变也可能如此 正常凝视测试的水平OKN异常通常表明大脑半球病变。动眼神经核下方的脑桥和中脑的侧向病变导致OKN在远离病变处占优势。（临床有用性较低）在大脑半球病变（通常是颞顶叶或枕叶）中，OKN异常向病变一侧跳动
	水平OKN异常伴凝视眼球震颤麻痹		通常表明脑干或小脑病变	
	双边缩小		双侧或中线脑干病变或缺乏合作	
Dix-Hallpike试验		无眼球震颤，或闭眼时无虚弱眼球震颤	正常	从坐位到头垂和转身姿势的快速运动30秒或眼球震颤持续时间长达1分钟。如果时间较长，则被视为持久性。如果呈阳性，则重复检测疲劳性。第三次试验时应显著减少眼球震颤，但测量水平和垂直导联
	经典响应	经典回应 (1) 大多数情况下延迟为0.5～8秒 (2) 短暂的"阵发性"反应，在2～10秒内迅速增强，然后减弱 (3) 头晕常很严重 (4) 易疲劳。附加特性：①听力和热量通常正常；②通常是单边的；③眼球震颤通常是向下的病性耳	经典反应是一种外周体征，尽管一些小脑病变可能会产生类似的反应	多见于<55岁的患者 外伤后头晕、慢性中耳感染、瘘管和特发性（良性）阵发性位置性眩晕与镫骨手术后偶尔出现的经典反应有关

测　试	发　现	描　述	分　布	结　论
	非经典反应		非本地化,但比经典反应更有可能成为核心	
睁眼时改变方向的眼球震颤			中枢神经系统病理学	
位置测试		缓慢移动到各种头部位置(坐、仰、头右、头左、右侧、左侧、头悬),每次30秒		
	位置性眼球震颤	慢相>7°/s,处于非坐姿眼球向前的位置。类似自发性眼球震颤(头部直立,眼睛居中),但至少存在于其他位置或改变自发性眼球震颤的方向或强度	特发性	
	IA类型	Nylen分类(Aschan修正)Ⅰ.持续至少1分钟。(A)IA型——变向(不同位置)	大于7°/s是病理性的,但非局部化,尽管IA倾向于中央	药物可能会导致IA型,尤其是酒精、巴比妥类药物和其他镇静剂、阿司匹林和奎宁
	IB类型	(B) IB型——方向固定	IB倾向于外围	
	Ⅱ类型	短暂的(1分钟内消失),又称"定位"眼球震颤	Ⅱ型通常是部分诱发的"阵发性眼球震颤"	
热量测试				可以仅通过冷刺激或双温刺激来完成。双热法被广泛采用,温度高于和低于体温(30°和44°)。测量慢速相的最大速度
	单边弱势	比较右耳与左耳。单侧无力差异<20%	涉及初级前庭纤维或终末器官的外周体征可能包括前庭核病变	
	方向优势	比较右搏动与左搏动反应,方向优势小于30%差异	非本地化	
	双侧无力	双边无力:>7°~10°/s	双侧周围病变(如耳毒性)或涉及前庭眼弧反射区的中枢病理。如果中枢性,视动测试通常异常	抗组胺药、镇静剂和巴比妥类药物也可能降低反应
	固视抑制失败	测试视觉固视抑制。如果睁眼时的眼球震颤等于或大于闭眼时的眼球震颤,则为异常	异常的中央病变,但可能是由周围眼部病变、隐形眼镜或镇静剂(尤其是巴比妥类药物)引起的	
双侧同时双热热量		患者处于30°仰卧位,双侧同时进行30°刺激,5分钟后进行44°刺激。冲洗后记录30秒的眼球运动。如果在最活跃的10秒内出现3次眼球震颤,则定位(校正先前存在的眼球震颤)		
	Ⅰ型	无眼球震颤	Ⅰ型:正常或对称性活动过度或对称性活动减退	

续　表

测　　试	发　　现	描　　述	分　　布	结　　论
Ⅱ型		冷时眼球震颤为一方向,热时眼球震颤为相反方向	Ⅱ型:迷路通常功能低下;很少过度活跃	
Ⅲ型		眼球震颤的方向是恒定的	Ⅲ型:通常是前庭异常,但非局限性	
Ⅳ型		眼球震颤有一种温度,但没有另一种温度	Ⅳ型:通常是前庭异常,但非局限性	

4. 动态姿势图

30 年来,平台一直被用来试图评估平衡系统更复杂的综合功能。直到最近,大多数都是静态姿势平台,带有用于测量身体摇摆的压力传感器,而患者试图保持各种有挑战性的姿势,如 Romberg 和 Tandem Romberg 动作,分别在睁眼和闭眼的情况下测量运动。这些测试有许多缺点,包括无法分离本体感觉功能和消除视觉扭曲。1972 年,Nasher[12] 引入了一种动态姿势描记系统,该系统已经发展成为一种测试系统,现在已经可以在市面上买到。

动态姿势图使用计算机控制的可移动平台,周围视觉环境参考摇摆。换句话说,平台和视觉环境都会移动,跟踪患者的前后摇摆。视觉环境和平台可以一起操作或独立操作。它能够产生视觉扭曲或完全消除视觉线索。该平台可以执行各种复杂的运动,并通过平台上每个象限的压力敏化应变计检测患者的身体摇摆。典型的测试方案通过 6 个测试程序来评估感觉组织,以及通过各种突然的平台运动来评估运动协调。平衡策略使用感觉控制和运动协调测试模块进行评估。动态姿势图提供了大量关于总和平衡功能的信息,这些信息是仅通过 ENG 等测试无法获得的。

影像学检查

大脑和内听道成像可以显示特定病例中引起头晕的生理异常,以及与平衡异常相关的器质性疾病。当 CT、MRI 或 MRA 显示前庭通路内明确的病变与患者的病史一致时,这些信息可能非常有帮助。然而,结果阴性时,我们不能得出结论说眩晕在病因上不是器质性的。新的动态成像研究,如 PET 和 SPECT,可能对某些情况有帮助,其他技术或脑成像

(包括脑电)[13] 也是如此。

血管超声在某些病例中也可能非常有帮助,特别是对主诉位置性眩晕的患者。例如,脊椎血管超声可以在颈部处于中立、弯曲、伸展和转弯位置时进行,应始终检查患者与头晕有关的体位。如果体位引起的症状与椎动脉血流停止同时出现,并且如果改变体位和恢复椎动脉血流后头晕消失,则诊断椎-基底动脉供血不足是合理的。在某些情况下,这个问题可以通过手术解决,尽管非侵入性措施可能足够了。除了颈部血管受损外,颈椎的异常也可能导致眩晕,尤其是前三段颈椎。颈椎 MRI、脊柱 X 线和/或颈椎 CT 可能适用于选定的患者。

5. 前庭诱发反应

前庭诱发反应测试类似脑干听觉诱发测试。然而,前庭诱发电位仍未用于临床。目前的研究表明,这项测试在不久的将来可能会很有价值,评估其功效的临床试验已经在进行中。

对于选定的患者,前庭治疗练习(缺乏全面的、扩展的物理治疗计划)可能非常有帮助。他们通常由耳科医生或听力学家监督。这种练习已被证明对良性阵发性位置性眩晕(BPPV)特别有效。典型情况下,此类患者在仰卧位时,头部转向一侧,特别是颈部伸展,受累耳朵低于水平时,会出现眩晕。通常,眩晕和扭转性眼震的发病延迟 1～40 秒。它通常在 1 分钟内消失,但其强度在发作期间有所不同。通常情况下,如果患者在症状缓解后立即恢复姿势,眩晕的程度会减轻。BPPV 的病因通常归因于后半规管嵴帽结石(附着在后半规管嵴帽上的碎片或耳石,增加重力诱导的敏感性)或管结石(碎片或耳石自由漂浮在后半规管内淋巴中,当头部转向刺激位置时,导致内淋巴液流动,从而产生影响嵴顶的液体

运动）。BPPV 的治疗方法包括清除嵌在嵴帽上的碎片和/或将碎片漂浮到半规管外，或习惯中枢神经系统对位置性眩晕的反应。有几种不同的方法，这里只需要概括其中的几种。Brandt-Daroff 习服训练必须每天进行几次。患者从坐姿开始，并迅速移动到引起眩晕的位置。患者保持这个姿势直到眩晕停止，之后他/她再次坐起来。经常坐起来会导致反弹性眩晕。在保持坐姿 30 秒后，患者快速移动到对面的镜像位置 30 秒，然后坐起来。这一过程不断重复，直到眩晕感消失。练习每 3 小时重复一次，直到患者连续 2 天无眩晕。

Semont 手法是基于单一的治疗。确定受累侧位，迅速将患者移至引起头晕的体位，将头转向后半规管平面，保持此体位 2～3 分钟。然后迅速将患者从坐姿移至相反的体位，注意保持颈部和头部对齐。如果到第二种姿势没有引起眩晕，那么突然摇晃头部几次，理论上是为了释放管内碎片，保持这个姿势 5 分钟。然后慢慢将患者移至坐姿，并保持直立 48 小时（包括睡眠时）。1 周内必须避免刺激姿势。

Epley 策略可能是目前最流行的方法。它也是通过将患者置于刺激位置 3～4 分钟来移动碎片。然后，进一步扭转头部并转向相反的位置（可将患者侧翻，使头部转向地板）。这个姿势也要保持 3～4 分钟。慢慢坐起来后，患者必须保持直立 48 小时，避免刺激姿势至少 5～7 天。Epley 提倡在复位过程中对乳突进行振动，以帮助将碎片移出后半规管。大多数在不采用振动的情况下都取得了让人满意的效果。

像 Epley 动作复位的单一治疗方法是利用 Dix-Hallpike 体位，习服疗法通常不依赖于 Dix-Hallpike 体位。简要总结 Brandt-Daroff 习服练习，使用 Norre 和 DeWeerdt 提倡的方法，以及 Norre 和 Becker 的方法，根据患者的反应使用特定的动作来确定个性化的治疗位置和方案（尽管 Dix-Hallpike 位置也可能包括在内，并且在 Brandt-Daroff 法治疗中常规使用）。习服疗法在许多方面类似 Cawthorne-Cooksey 练习（和其他方案），后者已证明对单侧前庭功能减退有用。

有关这些练习和其他前庭康复方法的更多具体信息，有兴趣的读者可以参考 Susan Herdman 所著的《前庭康复》一书，该书对该主题进行了出色、实用、恰当的综述。

6. CT 和 MRI 检查

对于所有头晕患者，都应考虑进行影像学检查。特别是，MRI 扫描对于检测听神经瘤、其他小脑桥脑角肿瘤、多发性硬化、晚期缺血以及其他病症具有无可估量的价值。颞骨 CT 不仅有助于检测中耳疾病，还有助于检测耳蜗前庭异常，尤其是耳蜗导水管或前庭导水管异常。这种异常具有重要的诊断和治疗价值。

7. 动态影像检查

尽管 PET 和 SPECT 等新型动态成像研究对头晕和耳鸣患者的价值尚未完全明了，但了解这些检查及其可能的应用很重要。

PET 是一种利用生物进程速率进行成像的技术，实质是在体内对患者的大脑进行生化检查。PET 将 CT 与示踪剂动力学分析方法相结合，采用放射性标记的生物活性化合物（示踪剂）和描述示踪剂在生物过程动力学的数学模型。该模型所需的组织示踪剂浓度测量由 PET 扫描仪提供。一个三维（3D）图像的模拟分布的生物过程就此产生。这项技术是可行的，因为 4 种放射性同位素（^{11}C、^{13}N、^{15}O 和 ^{18}F）的辐射将通过人体进行外部检测。天然底物可以用这些放射性同位素标记，保持其生化完整性。正电子从不稳定的放射性同位素中发射出来，形成一种稳定的新元素，其原子量比原来的同位素小 1 倍。发射的正电子最终与电子结合，形成正电子。因为正电子本质上是一个反电子，两者相互湮灭，它们的质量转化为电磁能。这一过程会发射出两个 180° 分离的光子，这些光子可以从体内逃逸，并被外部探测器记录下来。

PET 在头晕和耳鸣患者中的价值还没有像其他成像方式（包括 CT、MRI 和 SPECT）那样被彻底研究（随后讨论）。然而，正如 Jamison 等[14] 所指出的，PET 通过展示代谢变化为我们对大脑的理解增加了另一个维度。PET 定量了放射性核苷酸的局部组织分布，这些核苷酸根据功能分布在大脑中。通常测量的功能包括局部脑代谢、脑血流量、脑氧利用率和脑血容量。Langfitt 等[15] 比较了 CT、MRI 和

PET 在脑外伤研究中的作用,脑外伤通常会导致眩晕和耳鸣。尽管他们只研究了一小部分患者,但他们发现 PET 显示的代谢紊乱超出了 CT 和 MRI 所显示的结构异常,以及 ^{133}Xe 测量脑血流量时没有发现异常。虽然还需要更多的研究来确定 PET 的适当用途,并有意义地解释所观察到的异常,但 PET 似乎对更常见的研究未发现功能异常敏感。

SPECT 也是发射断层扫描的一种形式。它采用的技术是单个检测光子,而不是像 PET 一样对成对光子检测。SPECT 也使用静脉注射的放射性示踪剂。由于光子单个检测,在多个光子发射的存在下,没有简单的空间相关性。因此,SPECT 中光子的起源必须使用准直来追踪,准直是电磁辐射被塑造成平行光束的过程。ECT 提供的图像不像传输 CT 那样清晰,而且 ECT 图像必须在更长的时间内收集。静态和动态 SPECT 研究都可以进行。一种特别有用的技术涉及使用 ^{99m}Tc HM-PAO,这是一种亲脂性化学微球,可自由穿过毛细血管壁。在大脑内,它被转化为亲水形式,不能离开大脑。^{99m}Tc HM-PAO 只有一部分被转化,其余部分扩散回血流。扩散回血管所清除的量取决于血流。与 PET 一样,关于 SPECT 治疗头晕和耳鸣的良好研究尚缺乏。一项研究观察了 SPECT 在评估怀疑有血管病因的眩晕患者中的价值,在 18 例患者中发现了 15 例异常。在 CT 或 MRI 研究未发现任何结构性病变的情况下,发现脑血流有显著改变[16-18]。对头部损伤的研究也可以得到有用的结论。Abdel-Dayem 等[19]将急性颅脑损伤后 ^{99m}Tc HM-PAO SPECT 与 CT 进行了比较。

SPECT 具有以下优点:① 能反映灌注变化;② 对病变的显示比 CT 更敏感;③ 比 CT 更早发现病变;④ 与预后不良的病变相比,它更有助于区分预后良好的病变。

Roper 等[20]也比较了 15 例急性闭合性颅脑损伤患者的 ^{99m}Tc HM-PAO SPECT 与 CT。他们还发现 SPECT 可以检测到 CT 没有发现的脑血流局灶性紊乱。他们观察到 SPECT 区分了两种类型的挫伤:脑血流量减少的挫伤和脑血流量与周围大脑相等的挫伤。Bullock 等[21]发现 SPECT 在 20 例急性脑挫伤患者和 4 例急性硬膜下血肿患者的血脑屏障缺损(包括迟发性血脑屏障病变)中有用。

Ducours 等[22]发现 10 例 CT 传输正常的颅面损伤患者中有 9 例 SPECT 异常。Oder 等[23]认为 SPECT 可能有助于改善重型颅脑损伤后持续性植物状态患者的预后预测;Morinaga 等[24]使用 SPECT 检查了 6 例脑损伤后低钠血症患者的局部脑异常。当低钠血症得到纠正时,SPECT 观察到的异常得到改善。

虽然还需要更多的研究和临床经验来阐明动态成像研究的作用,但似乎它们可能有助于记录头晕和/或耳鸣患者的异常。笔者(R.T.S.)现在有数例患者的 SPECT 案例,在他们身上 SPECT 揭示了其他未被发现的头晕的器质性病变。少数病例出现创伤后头晕,但其他病例没有。例如,对 1 例发作性眩晕但耳功能正常的女性进行 SPECT 检查,发现颞叶灌注异常。随后的脑电图证实该区域有癫痫灶,服用抗癫痫药物后头晕得到控制。

正如 Duffy 所观察到的,CT、PET、MR 等脑成像技术和脑电地形图(BEAM)代表了大脑和功能的不同窗口。它们提供独立但互补的信息[25]。

8. 外周原因

有运动性眩晕史应该怀疑有前庭紊乱,特别是伴有耳鸣、听力损失或耳闷。然而,即使是严重的第 8 对脑神经或迷路外周疾病也可能产生模糊的不稳定感,而不是眩晕,特别是由缓慢进展的疾病如听神经瘤引起的,如前所述。血管襻压迫(通常由小脑前下动脉压迫)和内听道狭窄可引起相同症状。同样,中枢神经系统疾病,如脑干血管阻塞,可产生真正的旋转性眩晕,通常与耳朵有关。因此,临床诊断必须通过彻底的评估和检查来证实[26]。

周围性眩晕最常见的原因之一是梅尼埃病。眩晕是典型的突然发作,持续时间相对较短,并在阵发性发作时再次出现。在发作期间,它通常伴有海浪咆哮样声音的耳鸣、耳闷和听力下降。偶尔,发作之间可能会有一些残留的不平衡感,但这种情况并不经常发生。类似的症状可见于内耳梅毒和某些糖尿病、高血脂血症或甲状腺功能减退。这种症状是由内淋巴积水引起的,内淋巴积水使耳蜗内的前庭膜扩张。

另一种与前庭异常有关的眩晕被更多地诊断出来。在 BPPV 中,发作通常发生在短暂的头部突然运动。通常情况下,眩晕发作会有轻微延迟,如果在眩晕消退后立即重复该动作,随后的眩晕反应就不那么严重了。它通常与耳聋或耳鸣无关。后半规管是最常见的病因来源。

这种情况的治疗是对症的,前庭练习比药物治疗更有帮助。当病情恶化时,可以通过手术切除全部或部分前庭神经来治愈。在大多数情况下,听力可以保留。如果可以确定局限于一个后半规管,可以考虑一种称为单根神经切除术的选择性手术。

某些病毒,如疱疹病毒,通过累及周围末梢器官或神经而引起眩晕。这种发作通常是突然发作,伴有耳鸣和听力下降,并自行消退。在没有耳鸣和听力下降的情况下,可以认为病毒已经攻击了神经本身,这种情况被称为前庭神经炎。某些毒素容易引起眩晕。

每当患者抱怨眩晕并且有慢性中耳炎的证据时,必须确定是否存在侵蚀半规管并引起眩晕的胆脂瘤。眩晕症也可以出现在某些类型的耳硬化症,包括内耳。在所有这些情况下,应确定眩晕的具体原因,并尽可能根据具体原因进行适当的治疗。外淋巴瘘是引起眩晕的原因之一,特别容易通过手术治疗。自身免疫性内耳疾病、低血糖、甲状腺功能减退、过敏和其他原因也是如此。

9. 神经系统受累及其他原因

涉及中枢神经系统的眩晕是一个紧迫的问题,在任何情况下都必须排除,特别是在某些情况下,它与除耳朵外的其他症状有关。

某些症状强烈提示眩晕的原因必须在中枢神经系统中寻找。如果自发性眼球震颤持续存在,医生应寻找相关的体征,如跌倒和视乳头水肿。特别是如果这种情况持续了很长一段时间,或者如果眼震不是水平的和有方向性,尤其如此。如果旋转性眩晕与意识丧失有关,医生也应怀疑眩晕起源于中枢神经或心血管系统。强烈的眩晕和局部头痛的联系使得必须排除中枢神经系统病变。引起眩晕的常见中枢神经系统原因有:① 血管危象;② 颅后窝肿瘤;③ 多发性硬化;④ 癫痫;⑤ 脑炎;⑥ 脑震荡。

血管危象中的眩晕是突然发作的,通常伴有恶心、呕吐、耳鸣和耳聋。在许多情况下,这会累及其他脑神经。在一种特殊类型的血管危象中,如Wallenberg综合征,有小脑后下动脉或椎动脉血栓

形成,导致突然强烈的眩晕、吞咽困难、发音困难和Horner综合征,以及其他神经学表现。这种情况严重时可能导致死亡。

在不累及耳蜗的情况下,前庭迷路可能存在不连续的血管缺损,这通常会导致急性发作的严重眩晕。恢复相当缓慢,眩晕可能持续为姿势不平衡。眼球震颤可能会消退,但不稳和行走困难可能会持续更长的时间。

与眩晕相关的较轻微的血管问题表现为低血压和血管舒缩不稳。这些患者会反复出现短暂的不平衡和不稳定感,特别是在突然改变姿势之后,比如突然系鞋带或快速转身。组胺敏感性可能在这种类型的眩晕中起重要作用,特别是当偏头痛发作时。

在多发性硬化中,眩晕通常是一种症状,但很少严重到与前庭神经通路的其他病变相混淆。在癫痫患者中,眩晕有时可能是癫痫发作前的先兆感觉,但无意识通常伴随发作有助于疾病鉴别。

癫痫和偏头痛也可能与头晕有关。许多毒素(包括经口摄入的、吸入的和穿透皮肤的)也是如此。脑震荡后综合征的眩晕症状非常常见。眩晕通常与头部或身体的运动,严重的头痛,以及对噪声和振动的明显过敏有关。患者通常神经紧张,并且非常敏感。

对耳科医生特别有意义的是,眩晕有时与颅后窝病变有关,特别是与听神经瘤有关。耳科的一个基本原则是,当患者主诉为真眩晕时,必须排除听神经瘤的可能。当眩晕伴有听力损失或一只耳朵的耳鸣时,情况尤其如此。眩晕并不是所有颅后窝病变的症状,但当它发生时,一些简单的检查有助于确定肿瘤存在的可能性。其他偶尔引起眩晕的原因包括脑炎、脑膜炎、直接头部损伤、酒精、烟草和链霉素等药物的毒性反应,以及许多其他情况。

10. 颈性眩晕

颈性眩晕可能是由于肌肉痉挛影响颈部运动或干扰颈部的方向感、骨赘压迫椎动脉或直接压迫脊髓所致。有趣的是,前庭脊髓束的本体感受器有一半位于颈椎深层肌肉组织,其余的位于颈椎1~3节(C1~C3)的关节囊。维持平衡所需的大部分本体感受信息来自肌肉和关节囊感受器。颈椎过度屈伸损伤和其他脊椎损伤会影响这些感受器的输出,使

大脑对颈部在空间中的方向产生错误的印象。这种信息与平衡系统中的其他信息相冲突，由此产生的混淆就是颈性眩晕。

基底动脉压迫综合征是另一种与头部运动，特别是颈部伸展运动有关的疾病。这是由于基底动脉受压迫，从而干扰了流向脑干的血液。如果没有动脉造影或其他检查的客观证实，就不能武断地做出这一诊断。颈动脉窦综合征和精神障碍常引起眩晕，可与前庭源性眩晕混淆。仔细询问病史和测试颈动脉窦有可能区分这些情况。

11. 治疗

头晕的中枢神经系统病因就不详细讨论了。一般来说，当头晕是由大脑、小脑或脑干挫伤引起时，会伴有其他神经系统问题，很难治疗。而前庭损伤引起的头晕预后较好。

许多药物都有助于控制周围性眩晕。氯苯甲嗪是最常见的一种。它使许多人昏昏欲睡，但它通常对控制眩晕很有效。东莨菪碱通过透皮贴片给药，也可有效控制迷路性头晕，然而，它的副作用限制了它在许多患者中的使用，尤其是口干和瞳孔放大引起的视力模糊。地西泮对抑制眩晕也有效，但长期使用这种可能形成习惯性用药，应尽可能避免。普鲁氯嗪对许多患者也有帮助，有时在晚上服用 5～10 mg 的低剂量会有良好的临床改善。内耳积水患者用氢氯噻嗪治疗可减少眩晕，稳定听力，并减少许多患者的耳闷和听力波动。

位置性眩晕患者有特殊的体位，有助于鉴别BPPV 与颈性眩晕。BPPV 发生于患者的头转到一定的位置。一般来说，眩晕发生于患者在床上侧翻时。通常情况下，ENG 在眼震开始前显示短暂延迟，并且随着重复测试，眼震的严重程度降低。BPPV 通常不能通过药物如氯苯甲嗪和地西泮来帮助改善。诱发眩晕的前庭康复会通过代偿途径和抑制起作用（表 19.2）。

表 19.2　前庭锻炼（Cawthorne's exercises）

锻炼目的
(1) 放松颈部和肩部肌肉，以克服保护性肌肉痉挛和整体运动倾向
(2) 眼睛训练，使其独立于头部的运动

续　表

(3) 在日常生活中练习平衡，特别注意发展眼睛和肌肉感觉的使用
(4) 练习引起头晕的头部动作，逐渐克服障碍
(5) 习惯在白天和黑暗中自然地走动
(6) 鼓励信心，鼓励自发运动。

所有的练习都是从极其缓慢的速度开始，逐渐向快速进行。从床上到坐着再到站立的进展速度取决于每个病例的头晕程度

(A) 坐姿——没有扶手
　(1) 眼球锻炼，先慢后快
　　(a) 上下运动
　　(b) 左右运动
　　(c) 重复(a)和(b)，聚焦于手臂伸长后的手指上
　(2) 头部锻炼——头部运动先慢后快
　(3) 耸肩，旋转，20 次
　(4) 身体前倾，从地上拿起物体，20 次
　(5) 先慢后快地转动头和肩膀，共 20 次
　(6) 先睁开眼睛，再闭上眼睛，转动头、肩、躯干，共 20 次
(B) 站立
　(7) 重复(1)
　(8) 重复(2)
　(9) 重复(5)
　(10) 从坐姿转变为站立姿势，睁开眼睛，然后闭上眼睛
　(11) 将球从一只手扔到另一只手(高于眼睛水平)
　(12) 在膝盖下用手扔球
　(13) 由坐转站，中间转个身
　(14) 重复(6)
(C) 行走
　(15) 睁开眼睛，在房间里走 10 次，然后闭上眼睛重复
　(16) 睁开眼睛，上下坡走 10 次，然后闭上眼睛重复
　(17) 做任何涉及停下来、伸展和瞄准的游戏，如保龄球、冰壶球等
　(18) 单脚站立，眼睛睁开，然后闭上
　(19) 睁开眼睛，一只脚在另一只脚前面走，然后闭上眼睛重复

颈性眩晕通常伴有颈部活动受限和压痛。把脖子摆成某些姿势会引起头晕，有时甚至会因为压迫颈部的某些压痛点或枕大神经而引起症状。目前已有许多治疗颈性眩晕的方法。不过，颈椎推拿和物理治疗通常效果最佳。如果头晕是由外淋巴瘘引起的，患者也及时就医，那么短时间的卧床休息可能是一线治疗方式。如果卧床休息 5 天后症状仍然存在，或者在诊断前症状已经存在很长一段时间，手术修复是必要的。这可以通过局部麻醉经外耳道行卵圆窗或圆窗(或两者均有)外淋巴管瘘修补。由于耳内流体力学的原因，瘘管复发的概率很高，永久性感

音神经性听力损失、耳鸣和平衡丧失的风险很大。

12. 物理治疗

尽管物理治疗在平衡障碍患者中的价值最近才显现,但它不应被低估。它适用于常规治疗失败的患者,以及治疗部分成功后仍有轻微平衡问题的患者。平衡障碍的物理治疗相当专业,物理治疗团队必须对平衡障碍有相当的兴趣和专业知识,平衡康复的特殊设备,并愿意投入大量的精力和资源进行平衡康复。

大多数物理治疗部门在这个问题上没有经验和专业知识,他们治疗平衡障碍患者的结果并不尽如人意。然而,当一个经过适当训练的团队参与进来时,它会非常有帮助。这种疗法不仅对前庭紊乱的患者有用,对于中枢性平衡不良的患者,这通常是我们唯一能提供的帮助。

12.1 外科手术

如果药物治疗外周性眩晕失败,有几种手术方法可用。对于内淋巴积水,内淋巴囊减压术可缓解70%患者的头晕症状。尽管有30%的失败率,但适合指征明确的病例。前庭神经切断术是更为明确的手术,可以通过乳突或乙状窦后进入颅后窝,将第8对脑神经前庭分支切断,保留耳蜗分支。笔者的经验与其他作者报道的成功率相似近90%。如果没有可用的听力,整个第8对脑神经可予以切断。有趣的是,这种手术似乎没能显著提高成功率。失败可能是由于前庭通路中心部位的病变或前庭系统其他部位(另一只耳朵)所产生的失衡。尽管做了所有的努力,但不可能在所有患者术前确定这些情况。当无法确定是哪只耳朵引起头晕,特别是如果双侧出现异常迹象时,双侧迷路切除术是可能的,这种方法利用了链霉素的耳毒性。必须仔细选择患者,并且仔细控制手术过程。当双侧迷路切除术完成后,只要有视觉刺激,患者通常都能很好地适应。然而,他们不能在完全黑暗的环境中工作。

13. 工业作业中的特殊考虑

耳鸣,尤其是眩晕,在工业作业中是一个特殊的问题。它们通常都是主观症状,很难客观地记录下来。耳鸣很常见,但很少致残。这可能会让一些人感到困扰,然而,只有在极少数情况下,它才会严重到影响工作能力,甚至严重到影响日常生活质量。当然,也有例外。

然而,眩晕和其他不平衡的情况可能会致残,特别是对从事危险工作的人来说。如果一个人在尖锐表面工作,或者旋转设备,驾驶叉车,或在梯子或脚手架上工作,即使是短暂的失去平衡也可能会受伤或严重伤害自己或者他人。还有许多其他的例子,对于平衡方面存在障碍的人来说,这些职业是不可能的。在会导致间歇性严重失衡的情况下,比如梅尼埃病,我们无法全面测试平衡系统,因此不可能客观地反驳工人关于他有阵发性头晕的论点。例如,如果一个工人在工作中头部受伤,并声称他在事后有间歇性的"头晕",即使他的眼震电图正常,他的说法也可能是真的。即使怀疑是装病,在缺乏客观证据的情况下,如果医生反驳这一说法并宣布他适合重返工作岗位,如果工人出现平衡失调并严重伤害自己或其他工人,医生和企业都可能承担重大责任。尽管最近取得了一些进展[8-12],但仍需要大量的研究来开发更复杂的评估平衡的技术。

13.1 分类

头晕,尤其是眩晕是非常严重的失用症状,通常伴有恶心、呕吐、焦虑、头痛和其他症状。症状可能是持续性的,以偶发性"发作"的形式出现,经常没有征兆,也可能持续加重。一些临床检查结果可能是完全客观的,如Ⅲ度自发性眼球震颤,而另一些则可能是完全伪装的,如所谓的创伤后步态共济失调。还有许多人介于这两个极端之间。临床和实验室评估用于建立确定损伤和残疾分类的数据。整理病史,体格检查和实验室检查有助于简化和阐明这一过程。

13.2 病史中的症状

(1)没有头晕/不稳的主诉。

(2)轻度头晕,没有持续影响日常生活。

(3)轻度到中度头晕,影响一些活动但可以恢复。

(4)中度头晕,干扰许多活动,但重要的活动通常可以通过努力和生活方式的调整来完成。

(5)严重头晕,干扰大部分活动,不能在没有帮助的情况下开车或行走。

（6）极度头晕,卧床或依赖轮椅。

13.3 体征

（1）无。

（2）轻度不稳,视觉或本体感受输入减少。

（3）阵发性位置性眼震或中度不稳,视觉或本体感觉输入减少。

（4）闭眼睛走路时蹒跚。

（5）站立不稳:没有他人帮助无法站立或行走,即使眼睛睁开。

13.4 实验室检查

实验室检测结果与功能损害密切相关,而且确实是主要的衡量标准,但它们可能与头晕障碍不太相关。特别是在大脑和相关结构完好无损的情况下,损伤发生在评估前几个月或几年。然而,实验室检测结果通常有助于确定个人主诉是否有生理基础。在将症状与实验室检查相关联时,对检查的总体结果进行如下评价是有用的:① 正常;② 检验结果轻度受损;③ 检验结果中度受损;④ 检验结果重度受损;⑤ 检验显示功能完全丧失;⑥ 病史、检查和检验结果之间的一致性与器质性病因不一致;⑦ 病史、检查和检验结果之间不一致,与器质性病变不一致。

症状评估的结果、体征和实验室检测结果应相互关联,重点是已证实的症状,即由病史、身体检查结果和实验室检测结果证实的症状,这些症状最能代表受试者的真实障碍状态。

13.5 一致性

（1）病史、症状、体格检查和实验室检查的一致性。

（2）病史、症状、体格检查和实验室检查不一致。

13.6 空间定向与平衡障碍致残的标准

13.6.1 第 1 类:全身性损害(0%)

出现失衡症状,没有器质性疾病的临床或客观证据支持,以及头晕对日常生活的正常活动没有影响。

13.6.2 第 2 类:全身性损害(1%～10%)

有支持的临床和/或客观发现的失衡症状存在,以及头晕可短暂中断活动,但一旦头晕消退可立即恢复活动。头晕没有导致患者不受限制地停止工作、驾驶或从事任何活动,也不需要改变计划或活动来适应头晕。

13.6.3 第 3 类:全身性损害(11%～30%)

存在支持临床和/或客观发现的失衡症状和头晕需要患者改变计划并考虑头晕。患者可继续进行日常生活活动,如自理和家务、驾驶、从事大多数娱乐活动和工作,但无法进行安全活动,如攀爬或在大梁和脚手架上行走。

13.6.4 第 4 类:全身性损害(31%～50%)

存在支持临床和/或客观发现的失衡症状,以及患者的头晕需要不断调整活动和提前计算患者所需能量。经过努力,患者能够照顾家人,从事最基本的活动,驾驶,工作和旅行。

13.6.5 第 5 类:全身性损害(51%～75%)

存在失衡症状并有临床和/或客观结果支持,头晕使患者无法进行头晕发作前可以进行的大部分活动,包括开车、工作和以通常的方式照顾家人。即使是最基本的活动也必须加以限制。

13.6.6 第 6 类:全身性损害(76%～95%)

存在失衡症状,并有临床和/或客观结果支持,除了不需要行走的自我护理,日常生活活动在没有帮助的情况下无法进行,以及在大多数情况下需要被限制在家中或其他居住设施中。

13.7 残障

残障等级超出了本文讨论的范围。然而,这是一门重要而复杂的学科,需要了解个人的专业活动。相同的损害等级可能在残障方面产生巨大差异。例如,一名有第 3 类残障的电脑数据录入员可能有轻微或没有残障,而一名有同样损害的摩天大楼建筑工人可能完全不能胜任他的日常工作。全面的神经学评估可以在许多失衡病例中做出准确的诊断。如果患者有与工作相关的问题,在大多数情况下应该可以根据科学证据合理地确定损害等级。

14. 总结

虽然头晕是一个常见而令人烦恼的问题,但它并不是没有希望的。临床医生应努力寻找每一个失衡患者的病因。如果我们热衷于评估和治疗头晕患者，并认为我们将能够找到可治疗的原因（直到证明不是这样），那么这种认识往往会被证明是正确的。在几乎所有病例中，患者在综合评估后感觉更好。在最好的情况下，找到了可治疗的病因，他们的头晕就消除了。最糟糕的情况下至少他们明白"没有任何办法"，他们没有什么会导致严重的或危及生命的问题。如果不能完全消除症状，物理治疗、药物治疗、有时手术通常至少可以改善每个患者的功能。头晕是一个对患者和医生都具有挑战性的常见问题。对我们所有人来说，重要的是要记住，如果我们足够努力，每个患者至少在某种程度上都可以得到帮助。

（倪天翼　周玲玲　唐旭霞　译）

参考文献

[1] Sataloff J, Sataloff RT, Lueneberg W. Tinnitus and vertigo in healthy senior citizens with a history of noise exposure. Am J Otol 1987; 8(2): 87 - 89.

[2] U.S. Department of Health and Human Services. Public Health Services. National Center for Health Statistics Series 13, No. 56, 1978.

[3] Jenkins HA, Furman JM, Gulya AJ, Honrubia V, Linthicum FH, Mirko A. Dysequilibrium of Aging. Otolaryngol Head Neck Surg 1989; 100: 272 - 282.

[4] U.S. Department of Health and Human Services. Head Injury: Hope Through Research. National Institutes of Health, Publication No. 84 - 2478, 1989.

[5] Gibson WPR. Vertigo associated with trauma. In: Dix MR, Hood JD, eds. Vertigo. Chichester, New York: John Wiley & Sons, 1984.

[6] Mandel S, Sataloff RT, Schapiro S. Minor Head Trauma: Assessment, Management, and Rehabilitation. New York, NY: Springer-Verlag, 1993.

[7] Goebel JA, Sataloff RT, Hanson JM, Nashner LM, Hirshout DS, Sokolow CC. Posturographic evidence of non-organic sway patterns in normal subjects, patients and suspected malingers. Am Acad Otolaryngol Head Neck Surg 1997; 117(4): 293 - 302.

[8] Cevette MJ, Puetz B, Marion MS, Wertz MS, Wertz ML, Muenter MD. A physiologic perform- ance on dynamic posturography. Otolaryngol Head Neck Surg 1995; 112: 678 - 688.

[9] Coogler CE. Using computerized dynamic posturography to accurately identify non-organic response patterns for posture control. Neurol Rep 1996; 20: 12 - 21.

[10] Hart CV, Rubin AG. Medico-legal aspects of neurotology. Otolaryngol Clin North Am 1996; 29(3): 503 - 516.

[11] Krempl GA, Dobie RA. Evaluation of posturography in the detection of malingering subjects. Am J Otol 1998; 19: 619 - 627.

[12] Nasher LN. A model describing vestibular detection of body sway motion. Acta Otolaryngolog Scand 1971; 72: 429 - 436.

[13] Herdman SJ. Vestibular Rehabilitation. Philadelphia, PA: F.A. Davis, 1994: 1 - 377.

[14] Jamison D, Alavi A, Jolles P, Chawluk J, Reivich M. Positron emission tomography in the investigation of central nervous systems disorders. Radiol Clin North Am 1988; 26(5): 1075 - 1088.

[15] Langfitt TW, Obrist WD, Alavi A. Langfitt TW, Obrist WD, Alavi A et al. Computerized tom- ography, magnetic resonance imaging, and positron emission tomography in the study of brain trauma. Preliminary Observations. J Neurosurg 1986; 64(5): 760 - 767.

[16] Boni F, Fattori B, Piragine F, Bianchi R. Use of SPECT in the diagnosis of vertigo syndromes of vascular nature. Acta Otorhinolaryngol Ital 1990; 10(6): 539 - 548.

[17] Laubert A, Luska G, Schober O, Hesch RD. Die digitale Subtraktionsangiographie (DSA) und die Jod-123-Amphetamin-Szintigraphie (IMP-SPECT) in der Diagnostick von akuten und chronischen innenohrschw-erhorigkeiten. Digital substracton angiography and iodine 123 amphetamine scintigraphy (IMP-SPECT) in the diagnosis of acute and chronic inner ear hearing loss. HNO 1987; 35(9): 372 - 375.

[18] Tuohimaa P, Aantaa E, Toukoniitty K, Makela P. Studies of vestibular cortical areas with short-living 1502 isotopes. ORL J Otorhinolaryngol Relat Spec 1987; 45(6): 315 - 321.

[19] Abdel-Dayem HM, Sadek SA, Kouris K et al. Changes in cerebral perfusion after acute head injury: comparison of CT with Tc-99m HM-PAO SPECT. Radiology 1987; 165(1): 221 - 226 [published erratum appears in Radiology 1988; 167(2): 582].

[20] Roper SN, Mena I, King WA, Schweitzer J, Garrett K, Mehringer CM et al. An analysis of cerebral blood flow in acute closed-head injury using Tc-99m HM-PAO SPECT and computed tomography [published erratum appears in J Nucl Med 1991; 32(9): 1684 - 1687].

[21] Bullock R, Statham P, Patterson J et al. The time course of vasogenic oedema after focal human head injury — evidence from SPECT mapping of blood brain barrier defects. Acta Neurochir Suppl (Wien) 1990; 51: 286 - 288.

[22] Ducours JL, Role C, Guillet J et al. Cranio-facial trauma and cerebral SPECT studines using N-isopropyliodo-amphetamine (123I). Nucl Med Commun 1990; 11(5): 361 - 367.

[23] Oder W, Goldenberg G, Podreka I et al. HM-PAO-SPECT in persistent vegetative state after head injury: prognostic indicator of the likelihood of recovery? Intens Care Med 1991; 17(3): 149 - 153.

[24] Morinaga K, Hayaski S, Matsumoto Y et al. CT and 123I - IMP SPECT findings of head injuries with hyponatremia. No To Shinkei 1991; 43(9): 891 - 894.

[25] Duffy FH, Burchfiel JD, Lombroso CT. Brain electrical

mapping (BEAM): A method of extending the clinical utility of EEG and evoked potential data. Ann Neurol 1979; 5: 309 - 321.

[26] Sataloff RT, Hughes M, Small A. Vestibular "Masking": a diagnostic technique. Laryngoscope 1987;

7: 885 - 886.

[27] Graham MD, Sataloff RT, Kemink JL. Titration streptomycin therapy for bilateral Meniere's disease: a preliminary report. Otol Head Neck Surg 1984; 92(4): 440 - 447.

第20章

面神经麻痹
Facial Paralysis

Robert T. Sataloff　Mary Hawkshaw

面神经与听神经伴行,行程复杂穿经耳朵和乳突后分布到面肌。除支配面部运动外,它还发出多个其他功能分支。由于面神经和耳有密切的解剖学和胚胎学联系[1],面神经异常可能伴随着其他耳科疾病。这些异常可能包括面神经瘫痪、半面痉挛、耳道疼痛、味觉异常和其他问题。面瘫是最常见的疾病,耳科医生应该了解。

1. 解剖学

面神经的运动纤维从脑干的面神经核起始,绕展神经核折返传出脑干,跨越一小段颅后窝,进入内听道的前上隔,当它离开内听道移行为迷路段时,被骨质覆盖;向前走行,在膝状神经节折返为水平段和垂直段穿过乳突,穿过茎乳孔并支配面部表情肌。它还携带特殊的味觉感觉纤维、节前副交感神经纤维到泪腺和颌下腺,以及感觉纤维到外耳道后上部的皮肤。这一区域的感觉减退被称为 Hitselberger 征阳性,常见于引起面神经受压的病变,如听神经瘤。颞骨内的其他几个分支也可以进行测试,例如,支配泪腺的节前副交感神经纤维的岩浅大神经,支配镫骨肌的镫骨肌神经,向同侧舌前 2/3 提供味觉的鼓索神经,以及支配下颌下腺的节前副交感纤维。神经的任何部分都可能受疾病或外伤的影响。

面瘫是一种比较常见的疾病。面瘫会造成容貌和功能缺陷,可能非常麻烦。通常情况下,该病累及一侧面部。如果肌肉完全不能运动,这种情况就是完全面瘫。如果只是肌肉无力,则为面部轻瘫。在本章的其余部分,我们将使用"面瘫"一词来指完全瘫痪或严重麻痹。这种情况会导致一侧面部下垂,无法闭上眼睛(使眼睛暴露在干燥和损伤的风险之中)和嘴角无力,这可能会导致流口水和发某些音

困难。

面瘫处理中的一个主要问题是医学界许多部门普遍存在的对该问题评价不足和误诊。1821 年,查尔斯-贝尔爵士研究了面部肌肉组织的神经支配,并将面部的运动神经命名为"面神经"。很快,所有面瘫的情况都被称为"贝尔面瘫"。随着时间的推移,许多面瘫病例的真正原因被发现,贝尔面瘫现在只用来描述那些无法确定病因的面瘫病例。

不幸的是,许多医生仍然诊断为"贝尔面瘫",而没有经过必要的全面评估来诊断和寻找面瘫的真正原因。正确的评估应该包括完整的历史记录,仔细检查耳朵、鼻腔、咽喉、颈部和腮腺,至少进行部分神经系统检查,影像学检查(通常为 CT 扫描和 MRI),听力测试,面神经电刺激,还有血液学检查。这些测试旨在检测问题的真正原因。如果没有别的发现才可以诊断为"贝尔面瘫"。该病一般会恢复,至少部分恢复,尽管恢复可能需要长达 1 年的时间。如果 1 年后面部仍然瘫痪,贝尔面瘫的诊断通常是错误的,应该再次寻找真正的病因。

在检查面瘫患者时,应使用标准化分级系统记录其瘫痪的严重程度。House-Brackman 分级系统应用最为广泛。评分系统容易记住。Ⅰ级为正常,Ⅱ级基本正常,Ⅴ级几乎完全瘫痪,Ⅵ级为完全瘫痪。难以区分的是Ⅲ级和Ⅳ级。在Ⅲ/Ⅳ级面神经麻痹中,瘫痪比较明显,但前额仍有一些额纹,患者可以用力完全闭上眼睛。Ⅴ级和Ⅵ级瘫痪的患者无法再完全闭眼,额纹消失。

2. 评估

本章将不再回顾耳鼻喉科检查、脑神经评估和听力测试的详细内容,它们与存在听力问题或疑似

面神经瘤患者的评估相似,此外还应包括糖尿病、甲状腺功能减退、莱姆病和本章后面提到的许多其他疾病的代谢评估。放射学评估如 MRI 检查,增强 MRI 可以对整个面神经的行程,从脑干到颞骨,再到腮腺和面部肌肉进行评估。颞骨 CT 也有助于显示可能损害面神经的骨质破坏或损伤区域。面神经的特殊临床检查和面神经电图值得进一步讨论。

3. 面神经测试

当观察到面肌运动异常时,应常规进行面神经测试(见病例报道)。然而,如果没有明显的运动异常,测试也可能有帮助,特别是如果怀疑有压迫损害,如听神经瘤或血管压迫。

病例报道

一名 32 岁男性在工作中受伤,撞到墙上后,头部右侧受伤,昏迷了几秒钟,并出现了短期的逆行性失忆。受伤后,他还出现头痛和轻微的记忆障碍。事故发生后一天,他出现右侧完全性周围性面瘫。除了面瘫和右侧 Hitselberger 征(感觉减退征)阳性外,神经系统检查结果正常。听力图显示右耳有一个 4 000 Hz 切迹(图 20.1),左耳有一个更小切迹,CT 和 MRI 均正常。损伤后 3 个月的神经电图显示右侧仍有 100% 的电变性。患者拒绝面神经减压术。在接下来的几个月,恢复了部分自主面部运动。

面神经麻痹在穿刺伤、骨折或手术后很常见。轻微头部创伤后,面瘫较少出现,是由于面神经管内水肿所致,尤其是在面神经离开内听道进入中耳的迷路段,因为这是最狭窄的一段。轻微的 4 000 Hz 听力下降是内耳震荡后的典型表现。

4. 简单的定位测试

面神经定位测试的有效性和可靠性尚未得到证实,然而它们通常会提供有关面神经损伤部位的有用信息:改良的 Schirmer 泪液试验有助于确定病变是否位于岩浅大神经和耳神经节的近端或远端;镫骨肌反射衰减试验确定病变部位与镫骨肌支的关系;舌前 2/3 处检测味觉,或检测下颌下腺的唾液流量,确定病变部位与鼓索神经的关系;面神经的周围分支可以用面神经刺激仪进行测试。虽然最常进行的是最小神经兴奋性测试,但最大神经兴奋性可能提供更多信息,它通常需要高于神经阈值的 1 mA 或 2 mA 电流。所有这些测试的评估都是主观的。

5. 肌电图

标准的面肌电图记录了肌肉随意运动时产生的肌肉动作电位,通过插入肌肉的针电极记录反应,并在示波器上对信号进行视觉和听觉监测,可以检测神经肌肉功能和变性。

6. 神经电图(ENoG)

神经电图与肌电图相似,不同之处在于它使用表面电极和诱发刺激,而不是意识刺激。刺激电极置于茎乳孔处的面神经总干,记录电极置于待测肌肉上。这种技术允许测量潜伏期和传导速度,前者已被证明是一种更有用的指标,还可以记录阈值。通常使用的是超强刺激。可以测量多个参数,并在临床上证明是有用的。

神经电图是一种面神经动作电位的测量方法,以毫伏为单位测量振幅。比较患侧和健侧的神经反

DATE	250	500	1000	2000	4000	8000	250	500	1000	2000	4000	8000
	20	15	15	15	30	15	5	10	5	5	20	10

右耳气导   左耳气导

言语接受阈值

右: **15 dB**   左: **5 dB**

图 20.1 病例报道的听力图。

应,计算差值。试验方案如下:首先应告知患者尽可能放松,以尽量减少电极应用后产生的任何肌肉伪影,测量电极阻抗以确保充分记录,指示患者微笑或扭曲面部,以便测试人员确定并设置适当的灵敏度水平进行记录,随后向健侧施加电流。刺激器的放置至关重要,通常需要在刺激部位施加少量压力,以获得清晰可靠的记录。以毫安(mA)为单位测量的刺激强度逐渐增加,直到达到患者的最大耐受水平,记录变得稳定。然后停止刺激,选择最大和最小点并沿响应曲线绘制。将这些值相减后获得响应的振幅,然后对对侧或患侧采取同样的测试。这侧的面部最大刺激达到但不超过健侧的刺激,这一点至关重要,可以对双侧进行更精确的比较。一旦获得两条神经的振幅测量值,患侧或受累侧的差值百分比可计算如下。

$$\frac{患侧振幅}{健侧振幅} \times 100 = (x)$$

$100-(x)$即为患侧的差值。两侧之间的差异≥17%认为是有显著差异。

7. 面瘫的病因

什么样的情况可能导致面瘫?本章将仅简要概述其中的几个情况。面瘫可能是先天性的,也就是说,有些人天生就有一侧或两侧面瘫。这个问题可能是由各种原因造成的,后天性面瘫更为常见。

感染和炎症是面瘫的公认原因。感染可能是病毒性的,特别是单纯疱疹病毒,通常与疱疹性唇疱疹或"发热水疱"有关,带状疱疹也可能是病因之一。这种病毒感染也可能累及与面神经密切相关的听神经;耳部(中耳炎)或颅脑(脑膜炎)的病毒或细菌感染也会导致面瘫,莱姆病(蜱)和艾滋病毒感染也是如此;面瘫还与接触铅等重金属的毒性效应以及注射破伤风、狂犬病和脊髓灰质炎后的免疫反应有关;代谢性疾病,包括糖尿病、甲状腺功能减退和妊娠,也可能引发面瘫;与血管炎相关的血管问题也可能伴随胶原血管综合征、糖尿病和其他疾病而导致面瘫;外伤尤其是与机动车事故或跌倒相关的颞骨骨折和手术创伤(耳部、颅脑或腮腺手术的潜在并发症)也是面瘫的重要原因。

此外,面瘫可能是肿瘤的首发症状。肿瘤可能是良性的或恶性的,它可能发生在面神经的任何部位。面神经源于脑干,在一个紧密的骨性管道中迂回穿过耳朵,从颅底乳突骨穿出,沿面部分布。面神经本身的肿瘤(面神经瘤)通常伴随面瘫,中耳、腮腺和颈上部的恶性肿瘤也会导致面瘫。

尽管这些肿瘤往往会压迫面神经,但听神经瘤很少发生面神经麻痹。其他可能导致面瘫的颞骨生长肿瘤包括胆脂瘤、球体瘤和其他神经的神经肿瘤及颞骨以外的肿瘤。当腮腺肿瘤出现面瘫时,病变几乎都是恶性的。还有其他许多疾病可能与面瘫或轻瘫相关,包括由面神经血管襻压迫引起的半面痉挛、Milkerson-Rosenthal综合征、气压伤、结节病等,当然也包括贝尔面瘫。然而,由于面瘫可能是由许多严重疾病造成的,医生不应该贸然地诊断贝尔面瘫,而应该在综合系统评估的基础上寻求可靠的诊断。如果能对面瘫进行早期诊断,相关肿瘤和我们提到的许多其他疾病可能会得到有效治疗。

8. 治疗

面瘫的治疗取决于病因。如果确定了具体的疾病或肿瘤,应进行针对性的治疗,多数情况下,面神经功能可以恢复。无论病因如何,对症治疗都很重要,尤其是眼部保护,应使用人工泪液和/或更持久的人工润滑剂保护眼睛。晚上用胶带封住眼睛,胶带沿上眼睑水平贴向面部侧面,不要横穿睫毛,如果这样做,它可能会出现倒睫,刮伤角膜。当存在贝尔现象(眼睛闭上时眼球不向上旋转)或同时存在第8对脑神经病变导致角膜感觉下降时,角膜问题尤其值得关注。这些情况下积极保护眼睛非常重要,通常需要进行外科手术。这可能涉及植入金质重物增加上眼睑重量、外科睑板修补术和/或内眦或外眦成形术。如果没有找到病因,而且病情确实是贝尔面瘫,有各种治疗方法可供选择。

治疗贝尔面瘫的医学专家大多是神经科医生,耳鼻咽喉科(耳、鼻和喉)的亚专科医师负责处理耳和相关结构(包括面神经)以及侧颅底和耳部相关的疾病。神经科医生通常也会评估面瘫患者,但很少有人专门研究这种特殊的神经。大多数专门研究面神经疾病的神经科医生对贝尔面瘫的治疗建议是基于对面神经的电测试,即ENoG。治疗可能包括观察、使用大剂量皮质类固醇或手术。

手术是最后的"武器",指征是出现电兴奋性降低 90% 或更多,或者面瘫是突然出现完全的并伴有剧烈疼痛和其他特定情况。一般来说,如果面瘫在 3 周内开始恢复,则预后良好甚至会痊愈。如果 3 个月后才开始恢复,通常提示预后不佳。在这些情况下,神经通常会发展出某种程度的联动(不适当的神经肌肉功能),这是由于神经纤维沿错误的通道生长而引起的。例如,当一个人闭上眼睛时,他或她的嘴唇会轻轻微笑。"鳄鱼泪"和"味觉出汗"是本应支配唾液腺的神经纤维长到错误的地方导致的,表现为进食时流眼泪,患侧面部会出汗。通过早期准确的诊断,这些问题通常能降到最低。

因为任何面部功能的紊乱都有潜在的问题,所以任何遇到这种疾病的医生都必须对这种潜在的严重疾病进行全面的评估。仅仅通过瘫痪的面部,就诊断它是"贝尔面瘫",并不符合目前的诊断标准。

(李立恒　周玲玲　唐旭霞　译)

参考文献

[1] Sataloff RT. Embryology and Anomalies of the Facial Nerve. New York, NY: Raven Press, 1990.

第21章

颞骨鳞状细胞癌

Squamous Cell Carcinoma of Temporal Bone

Vaysberg and Sataloff

据美国国家癌症研究所估计,颞骨(TB)恶性肿瘤的发病率为每年(0.8~6)例/100万人口[1,2]。鳞状细胞癌(SCCA)占大多数[3-6],占颞骨原发恶性肿瘤的90%,是一种侵袭性强、预后差的罕见肿瘤[7-9]。Kuhel 等[10]描述了颞骨鳞状细胞癌的起源部位:耳郭(60%~70%)、外耳道(EAC)(20%~30%)和中耳(10%)。只有1例报道发生于鼓膜的原位孤立的鳞状细胞癌[11],病变晚期评估原发部位比较困难。大多数报道显示外耳道的鳞状细胞癌高发年龄在55岁[5,10,12]。然而,罹患中耳恶性肿瘤的人群似乎要年轻10岁[13]。不同研究对颞骨鳞癌性别分布的研究结果不一致,提示鳞癌在男性和女性之间的分布比较平均[3,5,14-17]。

由于颞骨鳞状细胞癌罕见、缺乏公认的分期系统(1990年之前)以及广泛的个体化治疗等多种因素,其治疗和预后的确切信息不容易获得。此外,许多作者在他们的治疗结果报道中还包括多种组织学肿瘤的诊断,这使问题更加复杂。

1. 病因学

多种病因与鳞状细胞癌相关。

耳郭鳞状细胞癌最常见的病因是日晒。Bendl 等[18]发现耳郭表皮的光化学损伤或日晒与 SCCA 的发展有很强的相关性(82%)。Shifman[19]注意到耳郭 SCCA 在长发女性中不常见,Chen 和 Dehner[16]发现外耳道鳞状细胞癌与先前的表皮光化学损伤之间没有关联。但是一些作者坚持认为阳光照射可能起到一定的作用,他们也强调,其他因素如遗传易感性,在暴露于紫外线后会诱发恶性肿瘤[20]。

中耳免受阳光的致癌作用,因此研究人员一直在关注其他病因。1908年,Whitehead 将长期存在的慢性中耳炎认为是鳞癌的可能病因;Wagenfeld 等[21]发现 64% 的颞骨鳞状细胞癌(SCCA)患者有中耳炎病史;许多研究将慢性耳漏列为颞骨 SCCA 最常见的症状[10,12]。持续炎症的存在可能导致细胞增殖,并增加周围组织恶性转化的风险。例如,假性上皮瘤性增生(HP)是一种良性皮肤病变,与各种传染源、自身免疫性皮肤病、烧伤甚至长期暴露于刺激物(紫外线、过敏原、酒精、氯化消毒剂等)引起的慢性炎症有关。它与 SCCA 惊人地相似[22-24]。文献报道了几例由于这种组织学相似性而过度治疗的情况。此外,Gacek 等[22]发现了1例 HP 在6年无症状间隔后转化为侵袭性 SCCA 的病例,HP 可能是 SCCA 疾病过程的中间步骤。然而,颞骨恶性肿瘤的 SCCA 的罕见性与慢性中耳炎的广泛流行并不相关。因此,中耳炎恶性转化很可能存在其他因素,病毒可能是原因之一。Jin 等[25]报道了与慢性中耳炎相关的中耳癌中人乳头状瘤病毒的高患病率。有些人认为慢性耳漏更可能是耳 SCCA 的结果而不是原因,肿瘤的生长可能通过咽鼓管和外耳道导致中耳继发感染。胆脂瘤被认为是鳞癌的病因之一。中耳癌偶有并发胆脂瘤的情况[12],然而 Michaels 和 Wells(1980年)回顾了28例颞骨鳞状细胞癌患者,这些患者都没有并发胆脂瘤。胆脂瘤似乎更可能是肿瘤或癌的结果,而不是病因。

1952年 Aub[26]和1965年 Beal 等[27]认为辐射可能是中耳和乳突鳞状细胞癌的病因。他们发现,钟表厂的雇员中有相当一部分患上颞骨恶性肿瘤。在20世纪40年代,钟表业利用含镭的油漆使数字发出迷人的夜光。为了准确地涂上这种油漆,工人们会用舌头弄湿刷子,一整天都在舔放射性物质。诱发肿瘤的原因可能是被困在乳突气房中的氡气或来自颞骨皮质中的氡气沉积。

Lim 等对颞骨恶性肿瘤患者进行评估,发现 18 例患者中有 7 例(39%)曾接受过鼻咽癌放射治疗。值得注意的是,7 例患者中有 5 例患 SCCA。发病时间平均为 13 年[28]。其他作者也报道了接受 5 000 cGy 辐射的患者出现类似情况。不幸的是,辐射诱发的恶性肿瘤似乎比散发性肿瘤更具侵袭性和耐药性[28-30]。由于鼻咽部接受放疗后慢性耳部感染很常见,因此局部放疗后的变化可能会改变局部免疫[28,31]。作者采用了 Cahan 等[32]提出的辐射诱发恶性肿瘤诊断标准:患者必须有辐射史,第二肿瘤必须发生在受照区域,并且从暴露于辐射到第二肿瘤发生之间必须经过至少 5 年的潜伏期。此外,除了显微镜下可见肿瘤外,还必须有先前存在疾病的组织学和 X 线片证据;第二肿瘤的组织学类型必须与先前照射的不同,以排除原肿瘤复发的可能性。

颞骨邻近部位的局部恶性肿瘤可延伸至其他结构,这些部位包括腮腺、颞下颌关节、外耳道、耳前皮肤和鼻咽部,颞骨也可能被乳腺、肺、肾、胃、喉、前列腺、甲状腺和其他器官的转移瘤浸润。

2. 临床特征

大多数诊断为颞骨鳞状细胞癌的患者在 50～60 岁,性别分布相同。不幸的是,其临床表现呈现非特异性。Kuhel 等[10]评估了 442 例患者,最常见的症状是耳漏(61%)、耳痛(51%)和外耳道肿块(37%)。Kenyon 等[12]对 19 例患者的评估显示,3 例患者存在至少 30 年的慢性持续性耳漏病史,亦有其他许多作者发现 20 年的长期耳漏也很常见[12,33,34]。他们还注意到,在患者出现肿瘤之前,耳分泌物的性质和数量都发生了变化,分泌物增加,有臭味,偶有带血、耳痛,并在诊断前几周变得更严重;如果主诉为深部耳闷,最有可能是由于骨质侵犯引起;张口困难可能表示颞下颌关节(TMJ)受累。大多数患者的外耳道内可见息肉或肉芽组织,在门诊轻松获得病理标本,但病理结果可能产生误导。有时这些肿瘤在相当大之前可能没有症状,累及中耳的肿瘤可引起耳胀感和传导性听力损失。据报道,高达 50% 的患者可能有不同类型的听力损失[2,9,35]。由于耳内软骨层的阻力,侵入耳软骨部不常见;然而,一旦肿瘤累及内耳,感音神经性耳聋和眩晕就很

常见。

面神经受累提示疾病晚期,生存率显著降低[2,9,14,27,36,37]。面神经受累程度与疾病预后相关,据报道,轻度面瘫患者的治疗失败率为 34%,中度面瘫患者为 50%,完全性面瘫患者为 62%(RT Sataloff 和 JE Medina)。晚期的其他体征包括颈部淋巴结转移和其他神经病变[3,5,15,35,36,38]。

诊断难点

低发病率、耳部高感染概率以及缺乏特有的临床表现,使得该疾病的诊断比较困难,其他因素也可能造成这一难题。其中一个诊断的关键点是恶性外耳道炎。颞骨骨髓炎的临床表现与颞骨恶性肿瘤的表现非常相似。两者都发生在老年人,从临床和放射学检查来看,鳞状细胞癌与恶性外耳道炎难以区分。虽然颞骨鳞癌也伴疼痛,但恶性外耳道炎的独特特征是急性炎症发作、顽固性、致残性疼痛。曾有报道鳞状细胞癌和骨髓炎并存的病例[39,40]。细胞坏死或肿瘤细胞的存在可能是导致重复感染的原因,这凸显了组织学评估的重要性。

另一个难题是假性上皮瘤样增生。这是一种良性病变,与外耳道上皮恶性肿瘤的临床和组织学表现相似。通常伴有耳闷胀感,而不伴有耳痛或血性耳漏。如有分泌物,通常时间较短。一旦确诊为上皮瘤样增生,必须对患者进行长期随访,以便早期发现恶变的可能。Gacek 等[22]回顾性分析颞骨鳞状细胞癌标本。他们发现了几例严重的误诊,导致过度治疗。因此,他们提出了活检标准以及外科医生和病理医生需要密切合作。

这种疾病的罕见性及其非特异性表现需要耳鼻喉科医生高度重视。大多数情况下,对治疗无反应的慢性症状需要医生进一步研究。因此,最后确诊常会延迟 1 个月～4 年[16,21,24]。颞骨鳞癌的危险因素应包括持续性耳溢液病史、耳痛加重、面神经麻痹、耳道或乳突息肉以及眩晕。如果经过 2～3 周的积极药物治疗后仍不能完全治愈,则最好进行活检以明确病变的良恶性。多位作者提醒不要依赖单一的活检结果。他们强烈建议需要全身麻醉或 CT 引导,进行多次深部活检,包括正常组织。不充分的活检可能仅显示广泛的炎症,并导致诊断延迟或漏诊[16,22,42,43]。

3. 放射学评估

从前面的讨论中可以看出，仅凭临床表现诊断颞骨鳞癌极其困难。慢性渗液和外耳道肿块使得无法对外耳道和鼓膜做出准确评估，肿瘤的罕见性和有限的体格检查使得对疾病的程度评估非常困难。1983年，Olsen等[44]将CT扫描与乳突X线和CT扫描进行对比，报道了其在预测肿瘤范围方面的准确性。1990年，Arriaga等在CT扫描结果的基础上建立了外耳道恶性肿瘤分期系统，1991年他们对13名患者的12个解剖部位进行了组织病理学与术前颞骨CT的相关性分析，结果显示：96个部位中有94个的组织病理学结果与术前CT扫描的发现一致。这也证实了其他研究者的发现，即高分辨率薄层CT扫描是评估肿瘤侵犯骨质程度的最佳方式[45,46]。因此，他们得出结论，高分辨率CT（HRCT）扫描是评估治疗方案效果的有效手段[45]，但是他们也意识到HRCT在区分肿瘤和软组织炎症或水肿方面的局限性。浸润性肿块边界不清、结构层次消失或正常脂肪密度消失，高度提示恶性肿瘤。

MRI是评估肿瘤侵犯软组织、沿筋膜平面、神经周围扩散和中枢神经系统浸润的最佳方法[47,48]。非增强T1加权图像可以通过正常高脂肪信号的重建来评估肿瘤对骨髓的侵犯，使用对比剂可以增强肿瘤信号。增强MRI是评估颅底的首选检查，尤其是肿瘤常见的侵犯部位：岩斜裂和破裂孔。骨光滑皮质轮廓破坏表明骨质破坏。MRA可准确判断主要血管的受累情况。有创血管造影在许多情况下是可取的。

尽管影像学检查非常敏感，但术中评估具有无可争议的重要性。多位作者认识到当前放射学检查的局限性。Arriaga等在利用高分辨率CT分期系统时，报道了HRCT在区分肿瘤与软组织炎症、肿瘤沿裂隙扩展以及肿瘤进展，但无骨质侵蚀时的局限性[45]。Spector术中发现肿瘤沿神经、骨骼、血管和筋膜广泛扩展，这些情况在临床检查和放射学评估中并不明显[49]，他发现面神经管是肿瘤向颅内侵犯的最常见路径。

Leonetti等专注于晚期疾病的评估（根据匹兹堡分类的T3和T4期）。他们发现术前放射学检查和术中发现的肿瘤向前下方侵犯具有明显的相关性。然而，根据他们的说法，术前影像学分期低估了肿瘤向颈内动脉、颈后动脉、颈上动脉、岩尖颈内动脉侵犯的数量，由于局部高复发率，分期不足，这些患者术后效果不佳[46,49,50]。Wagenfeld等[21]评论道："看来，评估这些肿瘤的可切除性涉及大量的数据，而这些数据可能会影响肿瘤的预后。"总之，Leonetti等[46]建议使用CT扫描结合MRI优化影像学评估。Moffat等[20]报道颅内受累程度与CT和MRI研究之间的相关性较差。

1998年，Moharir等提出了一种将二维CT和MR图像融合的三维重建计算机技术。将两种模式结合起来，可以在一张图像中准确描绘骨骼、软组织、血管和软骨。该技术实现了多种操作：任意轴的360°旋转、大小调整、边缘检测和透明功能、颜色和光强控制，控制每个结构的光强度、颜色和透明度的能力允许评估肿瘤与颅底的确切关系，分段切片测量肿瘤体积和平面尺寸。三维模式提供术前规划、术中指导、肿瘤监测、重建设计、放射治疗场的制定和医学教育。如果它像期望的那样准确，还需克服当前颞骨鳞癌诊断中存在的多个局限性[51]。

4. 分类

任何类型的癌症都必须有一个系统来评估肿瘤的范围，并在此基础上准确预测所需的手术范围以及相关的生存率。颞骨鳞状细胞癌的罕见性多年来阻碍了准确分类系统的形成。由于缺乏任何单一机构的足够数据，很难对结果进行充分分析[52]，因此尚缺乏被国际抗癌联盟或美国癌症联合委员会所认同的分期系统。由于生存率在很大程度上取决于肿瘤的范围，因此广泛认可的、准确的颞骨鳞状细胞癌分类系统有助于临床数据交流。

早在30年前学者们提出了最早的分类系统[14]。此后，多位作者提出了各种分期系统：包括Goodwin and Jesse、Stell and McCormic、Shih and Crabtree、Kinney、Spector、Pensak、Manolidis等[53]。但是，它们通常主要基于临床检查，包括各种组织学类型的癌症，缺乏肿瘤侵犯部位的特异性。各种类型肿瘤的行为学差异很大，颞骨肿瘤的临床检查有限也是众所周知。Kinney和Wood[2]发现60%的患者无法观察到鼓膜。如此多的分类系统表明缺乏统一的认识。

1990 年，Arriaga 等提出了一种针对外耳道鳞癌的匹兹堡分期系统，这种分期系统在很大程度上依赖术前 CT 扫描结果。他们提供了每个阶段的治疗计划，发现每个阶段患者的生存率存在统计学差异。接下来的工作，他们发现手术标本的组织病理学与术前 CT 扫描之间存在密切关联[45,54]。多位作者使用匹兹堡分期系统后，发现它均可用于鳞癌和非鳞癌的肿瘤[8,9,53,55]。2000 年，Moody 等[53]注意到面神经麻痹可以作为骨质受侵的重要特点，并建议修改匹兹堡系统，在出现面神经麻痹时提升肿瘤分期。2002 年，Breau 等[56]根据病变在 EAC 内的部位，对早期病变的分类提出了修改意见，这种修改显得烦琐多于实用。目前，改良匹兹堡分类系统由于其基于放射学评估更高的客观性被广泛接受（表21.1）。

表 21.1　改良的匹兹堡分期系统

T1	肿瘤仅限于外耳道，无骨质侵蚀或软组织受累迹象
T2	肿瘤局限于外耳道，伴有部分厚度的骨质侵蚀或局限性（<0.5 cm）软组织受累
T3	肿瘤侵蚀骨性外耳道（全厚度）和局限的（<0.5 cm）软组织受累或者肿瘤累及中耳或乳突
T4	肿瘤侵蚀耳蜗、岩尖、中耳内侧壁、颈动脉管、颈静脉孔或硬脑膜，或广泛累及软组织（>0.5 cm），例如累及颞下颌关节或茎突或面部轻瘫
N	淋巴结受累提示预后较差，该类患者属于更高的级别［即Ⅲ期（T1，N1）或Ⅳ期（T2，T3 和 T4，N1）］
M	远处转移表明预后很差，该类患者属于Ⅳ期

注：在以下的讨论中，除非另有规定，否则所有肿瘤都将根据改良的匹兹堡分类系统进行分期。

5. 处置

这种疾病的罕见性不仅给统一分类系统的制订带来了挑战，而且也给处置策略带来了挑战。尽管技术有所进步，但颅底手术仍然非常复杂，需要患者和专业团队之间的合作。疾病处置的目标是治愈，然而基于颞骨的性质，一旦肿瘤侵犯外耳道以外，无论是整块切除还是分块切除，都很难完全切除肿瘤。辅助放疗似乎在提高生存率方面发挥了相当大的作用，但对晚期病变来说，单一的化疗无法达到治疗目的。化疗的使用也有报道，通常是

作为一种姑息性治疗方式，还没有证明它能提高生存率。尽管如此，必须尽一切努力来控制这种破坏性的疾病。

6. 外科治疗

理想情况下，肿瘤分类系统应反映肿瘤浸润的模式，并规定最佳治疗所需的切除范围。例如，对于 T1 肿瘤，建议整体切除外耳道（袖套切除），颞骨外侧切除（LTBR）用于局限于外耳道的肿瘤，颞骨次全切除（STBR）或颞骨全切除（TTBR）用于晚期肿瘤[57]。

■ 6.1　袖套切除术

袖套切除术用于治疗局限的外耳道 T1 病变，包括环状切除所有外耳道皮肤和外侧软骨部分（图 21.1），切除界限是完整的鼓膜和完整的骨性外耳道（图 21.2）。由于该手术方式复发率高，许多人建议不要使用这类手术[58,59]。术语"袖套切除术"已应用于文献中描述的各种手术，因此读者在遇到其描述时必须注意评估手术范围[5,60]。

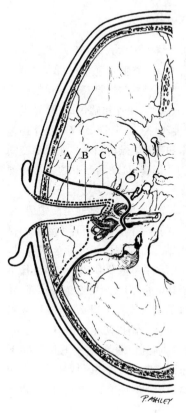

图 21.1　轴位视图：(A) 虚线勾勒了袖套切除的范围。它包括环状切除所有皮肤和外耳道外侧软骨部分，切除界限是完整的鼓膜和完整的骨性外耳道。(B) 虚线包括了颞骨外侧切除术的范围。整块切除整个外耳道（骨和软骨）、鼓膜、锤骨和砧骨，中耳腔、镫骨和面神经是切除的边界。(C) 实线勾勒出颞骨部分或全部切除的范围。与颞骨全切除术不同，次全切除术保留岩尖内侧 1/3、颈动脉和颈静脉孔内容物，切除迷路、耳蜗、面神经、颞骨和下颌髁突。

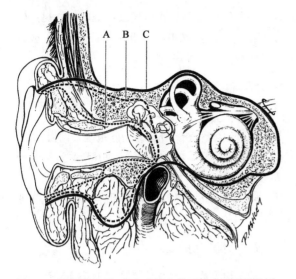

图 21.2 冠状位视图：(A) 虚线勾勒了袖套切除的范围，包括环切所有皮肤和外耳道外侧软骨部分，切除界限是完整鼓膜和完整骨性外耳道。(B) 虚线包括了颞骨外侧切除术的范围。整块切除整个外耳道（骨和软骨）、鼓膜、锤骨和砧骨，切除边界是中耳腔、镫骨和面神经。(C) 实线勾勒出颞骨部分或全部切除的范围。次全切除术切除迷路、耳蜗、面神经、颞骨和下颌髁突。与颞骨全切除术不同的是，保留岩尖内侧 1/3、颈动脉和颈静脉孔内容物。

■ 6.2 颞骨外侧切除术

Crabtree 等[5]总结了该术式，对于大多数局限于外耳道而不累及中耳（鼓膜完整）的病变，它是外科治疗的主要术式。颞骨外侧切除术切除包括整个外耳道（骨和软骨）、鼓膜、锤骨和砧骨，切除界限是中耳腔、镫骨和面神经（图 21.1，图 21.2），此外还包括浅表腮腺切除术和舌骨上颈清扫术。如果病变向前延伸并经冰冻切片证实，可增加颞下颌关节和髁突的切除。

一个长的改良耳前/腮腺切口延伸至前颈部，用于暴露颞骨、腮腺和颈部结构，切口向耳后延伸的目的是包括耳后淋巴结。当肿瘤位于外耳道深部时，保留大部分外耳。标本中包括耳屏软骨和部分耳甲腔。如果肿瘤位于耳甲腔，则必须切除整个耳郭，并行暴露面神经隐窝的开放式乳突切除术，砧骨取出过程中对砧镫关节进行分离以防止对镫骨的损伤。接着沿颅中窝脑板向前到达颧骨，将外耳道从颞下颌关节中分离出来而不进入后骨膜。从鼓环下方切除连接面神经隐窝与颞下颌关节的鼓骨。向下切除

到颈静脉球和颈动脉之间的区域。切除标本中包括茎突，将整个外耳道环状游离，保持切除标本与腮腺浅叶相连。Gacek 和 Goodman 建议对所有整块切除手术进行浅表腮腺切除，因为外耳道肿瘤最容易沿阻力最小的路径到达耳前软组织[6,7]。当病变已累及腺体时，进行腮腺全切除术。如果面神经未累及，则保留面神经，并将深叶作为单独标本切除。根据疾病的不同分期，同时进行常规或改良的颈清扫术。淋巴结冰冻切片可能有助于决定手术范围。剩余耳屏的软组织用于覆盖颞下颌关节的后骨膜。

该术式提供了肿瘤安全边缘，保留了面神经，几乎没有出血，也不需要开颅手术，并且可以保留实用的传导性听力[5,10]。通常需要 5～6 周愈合，保持耳道干燥，无需特别护理。Moody 等[53]建议通过保留未受累鼓膜来修正颞骨外侧切除术。

6.2.1 Ⅲ期和Ⅳ期疾病的处理

肿瘤穿过鼓膜达到中耳或乳突或累及面神经属于晚期肿瘤，严重影响患者的预后。无论肿瘤大小，都归于Ⅲ期或Ⅳ期。与其他恶性肿瘤一样，随着病变的进展晚期，手术治疗的范围变得有争议。治疗该病的方法多种多样：乳突根治术、肿瘤分块切除、颞骨次全切除术和颞骨全切除术。

专家们的普遍共识是，直到疾病晚期，颞骨癌症才表现出局部的生物学特征，局部复发的高发生率和罕见的远处转移说明了这种行为。由于患者的死亡原因主要是局部复发，如果肿瘤没有完全切除，局部复发率最高，因此许多作者主张采取积极的治疗方法。总的来说，广泛手术切除可以提高生存率[9,16,52]。颞骨切除范围是术后复发的主要决定因素[9,15]，因此最重要的是要确定哪些病变适合什么样的治疗方法。

■ 6.3 肿瘤分块切除

许多外科医生倾向于分块切除肿瘤。有以下几个因素使得该方法看起来很有吸引力：许多人认为通过术前评估不能充分确定肿瘤的范围；切除的健康组织的范围比整块切除手术时要少得多。而且，由于许多重要结构与颞骨密切相关，整块切除在技术上很困难，复发率和病死率也很高。因此，Kinney 等[2]建议在颞骨外侧切除术初始完成后进行肿瘤分块切除。大块肿瘤被切除，直到确认无肿瘤边缘。

大多数结构,包括颈内动脉和未受累的面神经被保留,否则就会牺牲掉。根据他们的观点,切除整个腮腺,取出淋巴结行冰冻切片,以确定是否存在转移扩散。颈淋巴结清扫术取决于颈淋巴结的累及情况。如果发现骨质受累,建议术后放射治疗。

■ 6.4 颞骨次全切除术

直到 1950 年,涉及颞骨恶性肿瘤的治疗效果都非常差。1954 年 Parson 和 Lewis[61] 提出一种更为根治性的手术来切除颞骨恶性肿瘤。他们报道了通过颅内外入路对 100 名颞骨鳞癌患者进行了分块切除。总生存率仍为 25%,但这标志着颞骨切除术作为晚期肿瘤的一种合理手术选择重新进入临床。在文献中,可以在不同的名称下找到此手术过程,包括颞骨全切除术。与颞骨全切除术不同,颞骨次全切除术保留岩尖内侧 1/3、颈动脉和颈静脉孔内容物,切除迷路、耳蜗、面神经、颧骨和下颌髁突。暴露方式与颞骨外侧切除术相似,切除岩尖内侧直到颈内动脉的外侧(图 21.1,图 21.2)。颅中窝和颅后窝开颅术都是获得手术入路所必需的。暴露乙状窦和颅后窝硬脑膜,并进行颞部开颅术以确认没有颅内肿瘤扩展。如果发现硬脑膜受累,可以切除硬脑膜并进行移植。切除颧骨和下颌骨升支。检查颞下间隙后部,进行全腮腺切除术、面神经切断术和根治性颈淋巴结清扫术。标记面神经远端残端,以便将来进行吻合手术。颞下开颅术用于分离内听道,切断面神经和听神经,完成颞骨切除。保留迷走和舌下神经。该手术有几个并发症:频繁的脑脊液漏、术后眩晕和严重失血[58]。有些人建议改良颞骨次全切除术保留面神经、耳蜗和迷路,除非它们被肿瘤累及。

■ 6.5 颞骨全切除术

对于中耳广泛受累或累及气房的病变,颞骨切除术可能能更好地控制肿瘤。Graham 和 Sataloff 对该手术的最初描述中,岩尖的血管和神经结构包括在切除范围内。该手术的目标是在不侵犯肿瘤的情况下整块切除肿瘤,提供肿瘤安全边缘(图 21.3,图 21.4)。在初始阶段,进行气管切开、脑室腔引流或腰椎引流、Greenfield 过滤和可能的颅内搭桥术。术前阻断颈动脉,以确保颈动脉切除时脑血流充足。

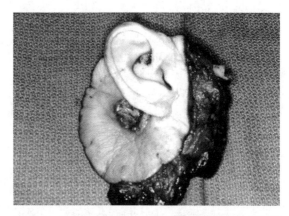

图 21.3 切除整个耳郭、外耳道、邻近颈部组织和部分下颌骨。

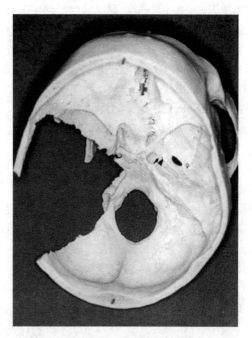

图 21.4 （A）头骨显示切除的骨骼区域。（B）患者术后的 CT 扫描。

在手术早期,在颈内动脉海绵窦和眼动脉起点之间放置夹子。这是一项预防措施,以避免因颈部血管操作而发生栓塞事件,也使得在操作岩尖和颈动脉管时无需观察动脉。腮腺切除、下颌骨升支切除和颈淋巴结清扫的效果优于其他手术。切除颈内动脉、颈静脉和脑神经(第 4 对～第 7 对),分离翼状肌使之附于颅底,仔细辨认椎动脉并予以保留。切开颈深部肌肉,必要时切开 C1 和/或 C2 的横突完成暴露,这样就可以进行内侧解剖,暴露出进入颅底的颈动脉入口。辨别并保留三叉神经的下颌支并追踪至圆孔。开颅手术时掀起一个大的骨瓣,提供良好的枕下暴露和良好的颅前、中窝暴露。切除三叉神经主干及其分支和颈动脉。颅中窝硬脑膜可随标本一并切除,结扎横窦,在进入海绵窦前 0.5 cm 处结扎岩上窦。轻轻牵开脑干,以显示岩下窦、颈静脉球和枕骨大孔。前外侧骨切口穿过岩上窦、靠近腔静脉窦的颈动脉、颅底和侧颅底。此切口连接岩尖前部与颈部,并暴露前部侧颅窝。咽鼓管位于颈动脉下方。为防止脑脊液漏,对其进行横断缝合。最后的骨切口从后面开始,连接外侧骨和颈静脉孔。即使采用这种方法,也不可能不破坏肿瘤边缘。尽管进行了如此大的切除,但仍有必要逐块切除少量残余肿瘤,尤其是在枕髁、斜坡、颈动脉或海绵窦。自最初报道以来,进行了进一步改良:包括斜坡和海绵窦,术前用临时球囊闭塞代替 Silverstem 钳进行颈动脉筛查,增加术前静脉流出量评估,提倡保留颈内动脉和颈内静脉的技术[14,34,61-64]。但是,在大多数情况下,作者(R. T. S.)都认为这是不可避免的。牺牲颈内动脉会导致显著的发病率和死亡风险升高[22,52,63,65]。Sobol 未发表的数据表明颈内动脉切除术后 2 年生存率为 0%。我们没有同样的经历。Moffat 和 Wagstaff[42]认为,即使颈内动脉受累,将肿瘤从动脉壁的动脉外膜剥离也是适当的,以达到切除充分但不会出现颈动脉切除后的神经系统后遗症。我们同意这种方法可能适用于颈部,但不认为它对广泛的颞骨内肿瘤是理想的。

7. 颞骨切除术的并发症

术中有损伤大血管的风险,一些术者建议在手术前保留 6 单位的自体全血。控制性低血压麻醉可减少术中出血。急性颅内出血是最可怕的并发症之一。快速升高的颅内压可能导致严重的脑损伤,并可能在相对较短的时间内死亡。术后必须密切监测患者的神志状态,如果出现任何异常,必须立即进行CT 平扫。

(1)伤口感染并不常见:术前放射治疗可能增加伤口感染的风险,铜绿假单胞菌是最常见的致病微生物,并可能导致皮瓣坏死。在没有脑脊液渗漏的情况下,颅内感染风险很低。如果怀疑有脑膜炎,必须进行脑脊液培养,同时静脉注射抗生素,直到获得脑脊液培养微生物学报告。

(2)脑脊液漏:主要关注的是继发脑膜炎的风险,因此严密缝合是最重要的。必须特别注意咽鼓管的堵塞和切口的严密缝合。如果出现脑脊液漏,应放置腰椎引流管,并监测患者是否有脑膜炎迹象。在以往的研究中,需要脑室腔分流术来控制脑脊液渗漏。避免气管分泌物与皮下脑脊液渗漏之间的沟通也很重要,因为细菌逆行可能导致颅内感染。

(3)其他并发症:包括脑疝、脑脊液瘘、脑积水、颈动脉血栓形成、卒中等。

8. 患者的选择

颞骨全切除术是一个艰巨的手术,手术通常需要 18～24 小时,并且经常伴随大量失血,作为一种治疗性手术,它只能用于那些在生理和心理上准备好接受该手术并能长期接受康复训练的患者。在选择该方法之前,必须告知患者和家属风险,有可能发生第 6～12 对脑神经麻痹。如果肿瘤侵犯颈内动脉,术前应进行球囊闭塞试验,以确定对侧血管的灌注能力。这将有助于确定患者是否能够耐受颈内动脉切除术或是否需要颅内搭桥手术。在颈内动脉球囊闭塞试验的基础上,Hirsch 和 Cheng[66]根据急性颈内动脉中断引起严重脑缺血的可能性列举了 3 组患者。此外还必须进行静脉造影以评估静脉回流,单侧静脉系统的优势并不少见,严重的颅内静脉流出问题可能导致脑积水和脑水肿。Labbe 静脉提供了颞叶的大部分静脉流出。如果在横窦入口处阻塞,有时会导致严重后果[66]。根治性颈淋巴结清扫术可能不得不延后,以防止静脉流出问题。Sataloff 等[64]建议经颅乙状窦球囊闭塞试验与动脉球囊闭塞试验相结合,以检测静脉回流情况。

9. 重建

鳞癌对颞骨的破坏性和侵袭性使得重建成为必要。大多数发生在外耳道内的肿瘤有向颞骨深层扩散的趋势。因此,皮肤缺失不是一个重要问题。如果病变累及耳郭,可能导致较大的软组织畸形。重建的目标包括矫正功能和外观缺陷,保护颅内内容物,确保充分愈合。

乳突切除术或袖套切除术后的外耳道缺损可通过采用分层厚皮移植进行矫正,颞骨外侧切除术后的缺陷可以通过鼓室成形术来纠正,方便监测鼓室内肿瘤,保留潜在的有用听力。但是,目前大多数治疗方案包括术后放射治疗,一旦开始术后放疗,皮肤或筋膜移植可能无法充分保护骨或暴露的硬脑膜,增加骨放射性坏死和瘘管形成的潜在风险。为了增大覆盖范围,许多术者建议用带血管的皮瓣封闭外耳道。一种选择是颞浅筋膜瓣,该皮瓣依赖于颞浅动脉。颞肌瓣也是血供较好的移植物[56],容易获得,血液供应来自颞深动脉的前部和后部。耳前区手术,尤其是在切除下颌骨升支或颈外动脉阻断期间,会影响皮瓣的存活。Gal 等在他们的系列研究中,回顾了 7 例外耳道封闭和 2 例无外耳道封闭患者的研究结果,未发现骨坏死病例。他们发现,通过将颞肌瓣转移到缺损处,并保证充分的皮肤覆盖,腮腺和颈部内容物的组织缺损很容易通过充分的皮肤覆盖得到改善[67]。术前放射治疗增加了组织缺损和伤口愈合不良的风险。对于这些患者,不建议使用局部旋转皮瓣。如果肿瘤累及皮肤范围较大,切除可能导致大面积软组织缺损,骨和硬脑膜外露。颈部和面部旋转皮瓣可用于中小型皮肤缺损。它们也可用于在切除面神经后悬吊面部。

颞骨全切和部分切除后产生的缺损较大(图 21.4)。由于颈内动脉暴露和脑脊液漏的可能性大,通常需要使用带蒂或游离肌皮瓣,进展皮瓣的价值也不容低估。采用皮瓣修复后,颈内动脉暴露和脑脊液漏出现的可能性小,供区损伤小,所有这些皮瓣既有美容作用,也可以保护骨骼和硬脑膜免受射线照射的损伤。胸大肌皮瓣是重建头颈部缺损的可靠选择[68],用于侧颅底可能受长度不足和张力过大的限制[67]。下岛状斜方肌肌皮瓣是一种很好的选择,它以颈横动脉为基础,肩胛背动脉也提供部分血供,它具备几个优点:与面部皮肤颜色相当匹配,表面覆盖的厚度和长度足够,手术时间比游离皮瓣短[69,70]。但是必须考虑以下几点,由于颈横动脉的状态不确定,同侧颈淋巴结清扫术,尤其是在后三角区,是使用该皮瓣的相对禁忌证,且该皮瓣的切取需要将患者置于侧卧位。如果下岛状斜方肌肌皮瓣的血供受损,可在患者处于相同位置的情况下取背阔肌皮瓣,血供源于胸背动脉和静脉[71]。背阔肌皮瓣的优点是它的多功能性,可用于广泛颅骨缺损,并可作为肌筋膜或肌皮瓣使用。此外,如果其长度成为问题,则可将其转换为游离皮瓣[67]。腹直肌皮瓣和背阔肌皮瓣一样,可以用作肌筋膜或肌筋膜游离皮瓣,提供的体积大,可以覆盖任何颅骨缺损。由于位置偏远,可在切除颞骨肿瘤的同时,由其他团队成员来获取皮瓣。然而,它的使用可能导致腹疝,因为它是腹壁的主要支撑。

前臂桡侧皮瓣是一种多功能皮瓣,供区术后损伤小,但体积达不到其他皮瓣所能达到的完全消除死腔。但在某些情况下,这也可能是更好的,因为使用大块皮瓣会干扰复发肿瘤的监测。此外,如果不能保证肿瘤完全切除,最好推迟重建,直到确认无复发。有报道称,带蒂皮瓣和游离皮瓣与伤口并发症的发生率增加有关[72]。如果局部组织瓣张力过大、先前的辐射或其他因素的影响,则应毫不犹豫地使用肌皮瓣。

耳郭切除后形成的较大皮肤缺损可能会损害患者的社交活动。随着近年来重建技术的发展,缺损的修复不仅应集中在功能方面,还应准备耳郭重建。耳郭置换术有几种选择:用自体组织重建耳朵、胶合"组织载体"假体和"植入载体"假体。Granstrom 等[73]发现重建耳假体的美学可接受性较低。由于下颌骨运动,重建区域可能出现明显的运动,因此胶合"组织载体"假体可能无法被接受。相比之下,植入型假体能保持其位置,患者的耐受性更好。为了增强美学效果,Gliklich 等[74]利用游离皮瓣和伪装技术以及骨整合植入技术,用一根杆将植入物固定在剩下的头骨上。人工耳郭和骨锚式助听器可固定在与对侧耳处于同一水平的杆上,重建自然外观。在他们的研究中,所有无瘤患者都接受了假体康复治疗。他们报道在既往接受过放射治疗的骨中植入假体的成功率为 89%,Granstrom 等的报道显示当植入接受过放射治疗的骨时,坏死率为 35%,但他们指出,如高压氧治疗所证明的,血管的改善可提高植入物的成功率[75]。不幸的是,假体暴露于阳光和烟草时会出现老化,必须每 2~3 年更换 1 次,将康复过程延长几个月,并且需要一些灵活性才能植入。在他们的系列研究中,Gliklich 等[74]发现患者对假体的接受率从 0% 上升到 57%。血管移植物和神经移植物可以实现功能性修复,如果术中牺牲面神经,应考虑眼角膜保护和其他各种康复技术,以改善功能和美容效果。

10. 展望

迄今为止尚无相关对照研究,许多治疗方法大多基于个人经验。1994 年,Prasad 和 Janecka[52] 试图探究外科手术在颞骨恶性肿瘤治疗中的作用。他们检索现有文献,并选择了 26 份有对照数据的文献。通过对 144 例患者的数据分析,他们提出以下建议:① 仅限于外耳道的肿瘤在乳突切除术或颞骨外侧切除术或颞骨次全切除术后总治愈率为 50%;② 颞骨外侧切除术后辅助放射治疗(XRT)并不占优势;③ 与乳突切除术和颞骨外侧切除术相比,一旦肿瘤累及中耳,颞骨次全切除术可提高生存率。这项深入研究得出的结论似乎是正确的,事实上,许多作者都采用他们的建议。然而仔细检查发现,对于每种治疗方式,患者的样本量仍然很小。他们使用的分期系统也是有限:肿瘤局限于外耳道,肿瘤延伸到中耳,肿瘤侵犯岩尖。此外,XRT 方案也发生了变化,自 1994 年以来发表的多项研究(前瞻性和回顾性)对其结论提出疑义。

Prasad 和 Janecka 提出的异议之一是,对于局限于外耳道的病变,根治性乳突切除术、颞骨外侧切除术和颞骨次全切除术三者之间的 5 年生存率没有显著差异[52]。其他作者同样发现,无论采用何种治疗方式,当疾病仍位于鼓膜外侧时,5 年生存率没有统计学差异,治愈率 75% ～ 100%[8,42,53,76]。

中耳或乳突区的肿瘤至少应颞骨次全切除[77],5 年生存率 50%～100%[52,53,78] 不等。颞骨次全切除术的并发症发生率很高,因此一些作者主张乳突根治术后采用分块切除肿瘤,然后进行大剂量术后放射治疗[2,12,31,52,79]。例如,Zhang 等[80]报道了Ⅲ期的 5 年生存率为 73%(8/11),Ⅳ期的 5 年生存率为 12.5%(1/8)。Nyrop 和 Grontved[76]在 T3 期和 T4 期采用分块肿瘤切除术,然后进行术后放射治疗,局部复发率为 100%,治愈率为 0%,这很可能与切除不完全有关。Austin 等将Ⅲ期和Ⅳ期肿瘤的其他手术方式与整块切除进行了比较,发现当采用更具激进的方法时,生存率显著提高[9]。然后,他们比较了整体切除加和不加放疗之间的区别,发现联合治疗组的生存率更高,因此得出结论:选择更激进的方法和足够的边缘将为晚期患者提供更好的肿瘤控制,这些发现与 Arena 和 Keen[36]、Spector[49]的报道

一致。Moffat 等评估了 15 例颞骨广泛侵犯的 T3 期和 T4 期肿瘤患者[42],所有患者均曾接受过乳突切除术和放射治疗,他们不认同这种治疗方法,因为无法对手术部位进行临床上和放射上的监控,无法及时发现复发的一些征象,因此总的结论是:彻底切除和足够的安全边缘将为晚期患者提供更好的肿瘤控制。这印证了 Arriaga 等的话——"肿瘤外科的基本原则是完全切除肿瘤"[54]。

侵犯颞骨外的晚期肿瘤需要颞骨全切除术。据报道,联合手术和放射治疗的患者 5 年生存率 12.5%～35%[9,42,57]。尽管神经耳外科技术一直在进步,但并发症发生率和病死率仍然很高。Arriaga 等发现颞骨全切除术的结果不尽如人意,1/5 的患者只是活了 10 个月(15 个月),他质疑这些切除方式中病理边缘的重要性。Gacek 等认为,如果颞骨次全切除术和颞骨全切除术之间的唯一区别是去除岩尖,那么采用术后并发症发生率显著增加的手术没有任何益处[17],残留肿瘤几乎可以在 12 个月内局部复发,甚至死亡。Moffat 等认识到 5 年生存率低,但主张采用颞骨全切除术作为复发患者的补救手术[97],他们也承认鳞癌的复发对患者的生活质量有相当大的负面影响:因肿瘤侵犯导致恶臭耳漏、严重顽固性骨痛和头痛。根据他们的经验,保留颈内动脉的颞骨全切除术及术后放疗提供的姑息治疗,5 年生存率高达 47%。

目前报道颞骨恶性肿瘤的治愈率为:T1 期、T2 期肿瘤的单一治疗方式的治愈率为 75%～100%,T3 期为 35%～50%,联合手术和放疗的治疗方式的 T4 期肿瘤的治愈率为 12.5%～35%[9,42,57]。

11. 放射治疗

在 20 世纪上半叶,颞骨切除的预后不佳使得医生对外科手术的关注减少,治疗主要集中在单独使用放射治疗或与乳突根治术联合使用。直接放射治疗或乳突腔内镭植入被广泛使用,镭植入物因损伤脑干停止使用。1930—1940 年代接受治疗的中耳鳞癌患者的总生存率为 23%[81]。一些作者继续使用放射治疗作为唯一的治疗方式,据报道单独使用这种方式的患者存活率高达 77%,但因颞骨穿透不良、并发慢性感染以及不断变化的治疗方案(深度、部位、药物、剂量、频率、技术等)使该数值受到怀疑

和批评。也有报道认为一旦鳞癌累及中耳,仅 23% 的病例[6,22,49,81-84]可以通过放疗治愈。所以,放射治疗是颞骨鳞癌的一种有效辅助疗法。放疗最常见的适应证是肿瘤较大、边缘可疑阳性、神经周围侵犯、区域性淋巴结肿大、腮腺或软组织扩张、骨质侵犯、肿瘤累及中耳、乳突和颞骨较内侧结构[9,85]。

Hashi 等回顾性评估了 20 例颞骨鳞癌患者。经过 43 个月的中位随访,他们得出结论,对于 8 名患者的 T1 病变,无论采用何种治疗、单纯放疗、手术或联合治疗,疾病控制率均为 100%[86],与其他作者的报道类似[2,9,37,53-55,59,87,88]。Austin[53] 和 Moody 等[53]指出了辅助放射治疗肿瘤的疗效。Spector[49] 和 Liu 等[89]发现虽然术中有仔细监测,仍观察到肿瘤扩展到手术野以外,这表明需要控制残余病变。最新的治疗建议要求手术和放疗联合治疗 T2～T4 期肿瘤。治疗通常在伤口愈合后 2～4 周开始,肿瘤总剂量为 54～60 Gy,通常不会对脑干和大脑造成严重损伤。Spector 发现更高剂量和更深的穿透可以显著提高肿瘤广泛切除后的存活率,他建议,如果边缘呈阳性,则增加剂量至 70 Gy(戈瑞)[49]。Pfreundner 等指出,对于超出手术边缘的肿瘤,应使用 66 Gy 的全疗程体外放射治疗(EBRT),在他们的系列研究中发现,在已接受 66 Gy 放射治疗的区域,肿瘤出现复发,推测可能是因为手术边缘的肿瘤细胞缺氧,对辐射的敏感性降低[57]。Liu 建议为了避免骨坏死,对颞骨的任何部位给予的剂量不得超过 2 000 ret[87]。临床上目标剂量必须考虑常见的外周神经侵犯[57]。

关于确认的转移淋巴结是否应纳入全疗程体外放射治疗仍有争议。Pfreundner 等认为,靶目标必须考虑淋巴引流。他们建议在全疗程体外放射治疗中加入 54～60 Gy 的辅助剂量[57]。Arriaga 等[54]指出,他们所有死于该病的患者都是由于局部复发。Liu 等[89]建议范围不要包括远端淋巴结群,因为大多数患者治疗失败的原因都是由于原发部位复发。值得注意的是,患者群体往往是老年人,高剂量放射治疗可导致严重并发症。

为了控制手术后的残留或复发病灶,腔内植入放射性物质的近距离放射治疗已被用作一种长期的照射形式[49,57]。Pfreundner 等报道了 3 例肿瘤手术边缘阳性的肿瘤患者和 4 例复发性病变患者在外照射的基础上增加了近距离放射治疗。根据患者的反馈,如果肿瘤局限且较小,则可以使用近距离放射治疗进行治疗[57]。

多位作者强调,术后放疗并不能作为完全切除的替代方案[9,49,54]。Nyrop 和 Grontved[76] 证实了 Goodwin 和 Jesse[14] 的发现:放射治疗无法控制未完全切除的肿瘤。根据 Wagenfeld 等[21] 的经验,放疗后复发几乎总是发生在受照射的肿瘤内部,这表明"照射范围不够"并不是一个重要因素。尽管使用了放射治疗,但对手术后晚期患者的存活率还是非常低,这一事实进一步证明了这些结论[8,9]。当然,有个别报道确实存在术后残余肿瘤患者经过外放射治疗后,病情完全缓解的情况,但这并不普遍[57]。放疗失败的假说是,侵入的肿瘤降低了本来已经很低的颞骨氧压,颞骨鳞癌常伴有慢性感染,提示厌氧性肿瘤细胞的存在,正是由于肿瘤放射敏感性低,提高患者生存还是依赖于肿瘤的切除治疗。颞骨放射的并发症包括中枢神经系统损伤、放射性骨坏死、骨髓炎、神经病变、伤口愈合延迟,特殊情况还包括耳蜗和前庭损伤。

12. 肿瘤扩散模式

了解侵袭模式有助于准确的放射学评估和制订充分的手术计划。还必须考虑到当前放射学检查的局限性:了解放射学诊断错误的高发区,可以减少手术意外发生。鳞癌常源于外耳道的软骨部,其生理性解剖路径为肿瘤提供了扩散途径。Santorini 裂缝使软骨更加灵活,通常充满结缔组织,与 Huschke 孔一起,使肿瘤扩散至前方软组织,包括耳前皮肤、腮腺、颞下颌关节或颞下窝。其他易受影响的薄弱位置是岩鳞缝和骨软骨连接处。颞骨鼓部的密度和鼓膜的中间纤维层是肿瘤扩展到鼓室的屏障。随着肿瘤体积的扩大,肿瘤可通过薄骨向多个方向扩散。向后,它可以通过鼓乳裂和 Broca 面后气房累及鼓窦和乳突气房;在鼓膜侧,可以通过鼓膜向内侧扩散,穿透中耳。一旦进入中耳,肿瘤可以侵犯所有空隙,包括咽鼓管和颈动脉上方的骨质。在某些区域,咽鼓管与颈内动脉间的骨质仅厚 1 mm。肿瘤向下鼓室侵犯可累及颈静脉孔,并继续向下侵犯颈部、颈静脉孔、枕骨大孔、枕骨和颈椎的软组织。向上可累及鼓室天盖,或穿过岩鳞缝,累及颅中窝硬脑膜和颞叶[45,46]。肿瘤向后扩散可累及乙状窦和颅后窝,面神经管是最常见的深入颅骨侵犯的部位[49]。

通过对病理标本的评估,已经很好地描述了肿瘤侵入中耳以外的周围神经通路。岩小神经为肿瘤通过鼓室下小管进入颅中窝提供了路径;交感神经纤维则为肿瘤通过鼓室顶部进入颅内提供通道[90]。这种传播模式在围手术期无法进行鉴别,因此很难排除[91]。

Rouviere[92]描述了外耳道的淋巴网络与耳郭和鼓膜淋巴网的连续性。外耳道有3个不同的淋巴引流区。前部区域引流到腮腺和耳前淋巴结。下部区域向内引流,终止于腮腺深部或耳下淋巴结。后部区域沿胸锁乳突肌深面,向深部至颈深上淋巴结[57]。中耳和乳突的淋巴管流入咽后和颈深上淋巴结。一旦肿瘤超出颞骨的范围,颈部淋巴结转移的可能性就更大。非淋巴或血行传播通常在肿瘤晚期出现,并出现肺、骨、肝和脑转移[80]。

13. 预后因素

外耳道鳞癌生存率下降与以下几个因素有关:肿瘤的局部范围、面瘫、切口边缘阳性、硬脑膜受累和淋巴结转移。一些研究发现,高龄(60~65岁)[8,89]、多发性脑神经受累、中度至重度疼痛和不同性别可能会使预后恶化[93,94]。

虽然局部浸润不是主要的预后因素,但这也是最重要的问题之一[2,15,16,52,54,59,94]。如果肿瘤仅限于外耳道,无中耳或面神经侵犯,它对任何类型的治疗都有同样好的反应,可以采用根治性乳突切除术加放射治疗或整体切除术,仅限于外耳道的肿瘤总控制率80%~100%[2,8,42,49,57,59,76,95],超出外耳道的局部浸润肿瘤,控制率降低到60%~70%[15]。Gacek和Goodman[17]甚至提议将鼓膜外侧的病变和延伸至中耳的病变分开处理和治疗。对于这些患者,生存取决于积极的肿瘤切除和术后放射治疗。一旦累及颅底,根治性颞骨切除术和术后放疗治疗是最好的治疗方案。不幸的是,尽管这在技术上是可行的,但存活率却会急剧下降至25%~38%[57]。Pensak等[59]将海绵窦、颈内动脉、颞下窝或椎旁肌组织侵犯作为肿瘤切除的禁忌证。但有人发现这些因素是相对禁忌证,而非绝对禁忌证[42,64]。面神经受累作为一种预后不良的征兆已被广泛认知[5]。Moody等人提出将具有面神经麻痹的鳞癌病变升级

到匹兹堡分类系统的Ⅳ期。根据他们的说法,面神经麻痹只能由两个原因来解释。首先,肿瘤侵犯面神经水平段,为了做到这一点,肿瘤必须侵蚀中耳内侧壁。其次,只有在软组织侵犯深度大于0.5cm时,肿瘤才会影响到茎乳孔水平的面神经[53]。这两种原因都预示肿瘤的侵袭行为和向神经周围扩散的高风险。组织学评估证实面神经是各种非神经源性肿瘤向颅内扩散直接通道[96]。Chee等[85]指出,累及面神经的肿瘤广泛存在,并侵犯颅底的其他重要结构。也有其他多项研究报道了面神经受累后生存率降低的情况[7,8,66,89,93,94]。据报道,面神经受累程度可以改变患者的预后。轻度面瘫患者的治疗失败率为34%,中度面瘫的患者为50%,完全性面瘫的患者为62%[64,78]。这些发现尚未出现在任何分类系统中,可能需要进一步调查。

肿瘤边缘阳性是预后不良的指标之一。在Goodwin和Jesse[14]的系列研究中,尽管已经进行了术后放疗,所有13例晚期鳞癌切除不完全的患者均出现局部复发。Arriaga等[54]指出,肿瘤切除不彻底的患者生存率下降了近50%。切缘阴性患者9例无复发,2例治疗失败,而病理学结果显示切缘阳性患者3例无复发,9例治疗失败[15]。Nyrop和Grontved指出手术切缘阳性患者的总复发率为67%(Ⅰ期和Ⅱ期为25%,Ⅲ期和Ⅳ期为100%)。尽管进行了术后放射治疗,T3期和T4期癌症患者在肿瘤不完全切除后均未存活[76]。其他作者证实了这些发现[54,55,57,86]。通常,一旦肿瘤复发,患者平均在12个月内死于疾病及并发症[42]。

多位学者认为,硬脑膜、颞叶和颈动脉等其他局部浸润部位是独立的不良预后因素[15,42,53,54,57]。依据个人经验,作者们判定这些指标作为肿瘤能否切除的因素。例如,Pfreundner等[57]和Arriaga等[15]认为,肿瘤扩展到硬脑膜以外将使其无法切除和治愈。与此相反,其他一些研究报道称,他们报道了一些患者在切除受累的硬脑膜和/或大脑后存活了5年[42,56,64,97]。同样地,Moffat等[42]认为,适当将肿瘤从动脉壁外膜上剥离,可以达到令人满意的效果。

部分学者认为淋巴结受累影响患者生存率[7,49,54,80,93]。大多数报道都描述了区域淋巴结转移的发生率为5%~15%[14,35,42,59]。肿瘤侵犯软骨似乎与转移无关[16]。然而,在存在转移性淋巴结肿

大的情况下,几乎总是存在骨质破坏[3,15]。一旦累及淋巴结,患者存活率下降 20%～60%[15,49],匹兹堡肿瘤分类系统证实这一点。一旦发现转移性淋巴结,肿瘤至少划分为Ⅲ期。接下来的问题是是否需要进行颈清扫。对于头颈部肿瘤,一旦隐匿性淋巴结受累的风险达 20%,建议在没有临床和放射学明显转移淋巴结的证据下进行预防性颈清扫。对于颞骨鳞癌,一些作者反对使用颈淋巴结清扫术。Leonetti 等[46]认为,没有患者死于肿瘤的淋巴结转移,所有与疾病相关的病死率都来自原发部位未控制的疾病。Arriaga 等还指出,在 2 年生存期中,颈淋巴结清扫术并无益处。所有死于该病的患者均死于局部复发[15,54]。此外,Moody 等[53]报道,颈淋巴结清扫术和/或腮腺切除术对任何疾病阶段的生存率都没有影响。此外,Liu 等[89]提醒,如果肿瘤的原发部位治疗失败,放射治疗期间不要有意覆盖远端淋巴结群。其他作者建议在进行颞骨切除术时,将附近的淋巴结进行冰冻切片,如果证实有微小侵袭,则继续进行颈部清扫。他们认为,如果第一站淋巴结转移阴性,那么增加颈淋巴结清扫的范围是没有必要的。曾有一些外科医生对每位患者进行常规选择性颈淋巴结清扫术。Moffat 等建议进行颈肩胛舌骨肌上清扫术以达到分期目的,更好地进入颅底,并将颈部软组织纳入术后放疗范围[42,97]。Moffat 和 Wagstaff[42]以及 Spector[49]报道转移淋巴结的发生率为 23%～29%。这一发现可能反映了仅治疗颞骨肿瘤的作者对疾病分期的不足。在他们最近的讨论中,Moffat 和 Wagstaff[42]认为转移淋巴结的存在对预后至关重要。他们认为淋巴结受累意味着面临更具侵袭性的疾病,这反过来又增加了局部复发和随后的早期死亡的风险[14,42,49,80]。这里需要再次重复,缺乏统一的信息迫使外科医生利用个人经验来制订他们的治疗计划。

肿瘤分化程度对生存率有不同程度的影响。根据 Kenyon 等[12]的观察,高分化肿瘤患者比低分化肿瘤患者更早发生面瘫并死于疾病。Moffat 等[97]和 Liu 等[89]报道了高分化癌的生存率更高。Arriaga 等[15]和 Chen 等[16]发现组织学分化和存活率之间的差异非常小。目前,专家在这个问题上没有达成共识。

肿瘤复发,无论发生在手术后还是放射治疗后,都表明预后不良。大多数治疗失败是由于局部复发。Arriaga 等[15]报道了 17 例治疗失败患者中 14 例局部复发。他们还发现肿瘤复发是造成所有疾病相关死亡的原因[54]。90% 的复发发生在局部,是因为不完全切除造成的。事实上,Spector[49]指出,大多数的局部复发是由于肿瘤侵犯手术区域之外却未被发现。如果由于某种原因术区残留肿瘤,术后放射治疗无效,大多数患者将在初次手术后 24 个月内出现肿瘤复发,平均时间为 4～7 个月[8,15,54]。一旦肿瘤复发,大多数患者将在诊断后 18 个月内死于原发病。

Moffat 等报道了挽救性手术和大剂量术后放射治疗的 5 年生存率为 47%。尽管如此,他们仍然坚持进行积极治疗,这提供了最大的治愈机会[42,97]。

14. 生活质量问题

由于显微耳科、神经外科和药理学领域的进步证实了颞骨切除术的技术可行性,但这种大手术并发症也比较令人沮丧,可能导致毁容、社交障碍、听力损失、面瘫、沟通困难、吞咽困难等。作为医生,我们专注于手术技术方面,并通过评估肿瘤反应率、疾病进展和治愈生存率来确定治疗结果。然而,这些参数都不能反映患者对治疗效果的满意度。如今,人们越来越意识到需要评估症状对患者生活质量的影响。Kwok 等[98]对 23 例有颞骨切除史或腮腺切除加放疗史的患者进行了回顾性横断面研究,他们比较了医生对手术成功的看法和患者对治疗结果的看法。根据他们的发现,除了听力测试外,临床评估通常与患者的评分没有很好的相关性。有趣的是,面部缺陷并没有给患者带来多少痛苦。几位作者回顾了头颈部患者的生活满意度,指出毁容通常与生活质量无关。患者对于治疗效果的评价倾向于成功适应术后状态,并对在面对癌症后仍然活着心存感激[98-104]。沟通和吞咽困难是患者最为困扰的问题,也是最被医生低估的问题。随着患者生存率的提高,治疗决策必须考虑患者的日常生活质量。从患者反应中获得的深刻见解将指导医生和相关人员制订治疗和康复目标。

15. 化疗

在大多数情况下,患病率增加使得化疗成为最

后的治疗手段。因此,它通常用于侵袭性、复发性或
无法切除的病例。接受化疗的患者数量少,而且需
要接受化疗的时机通常为疾病的晚期,因此几乎不
可能确定化疗对生存率的影响。Arriaga 等[15]没有
发现化疗可以提高生存率。Suzuki 等报道了 5 例患
者在联合手术和放射治疗中加入动脉内(而非静脉
内)化疗。血管通路选择颞浅动脉或甲状腺上动脉。
他们在完成联合治疗后的 3 例患者中未发现肿瘤细
胞[105-107]。Knegt 等进行了一项前瞻性研究,采用细
致的肿瘤切除术,然后重复应用 5-氟尿嘧啶乳膏和
坏死组织切除术。他们报道总的 5 年生存率为
74%。该手术需要在初次手术后进行 8 次随访,包
括换药、坏死部分切除和重新涂 5-氟尿嘧啶。患者
在术后 2~3 个月重新评估,如果发现有残余肿瘤,
必须重复整个方案并接受放射治疗。作者使用了有
限的分类系统,没有描述最终肿瘤切除/坏死切除术
的范围,也没有单独报告每个阶段的生存结果[108]。
尽管这些报道都不足以进行评估,但它们反映了人
们对使用化疗药物治疗颞骨恶性肿瘤的浓厚的兴
趣。此外,在头颈部的其他区域,在治疗的开始阶段
尝试了有限的化疗,以减少肿瘤体积并预测肿瘤的
放射敏感性。这在软组织方面取得了成功,但还没
有关于对骨骼,特别是颞骨肿瘤使用化疗的报道。

16. 结论

颞骨鳞状细胞癌仍然是一种复杂的、具有挑战
性且尚未完全了解的疾病。然而,它并非无药可救。
通过积极的治疗,即使是罕见的晚期患者也可以治
愈。尽管如此,在确定所有阶段的最佳治疗方案之
前,我们还需要积累更多的经验。

(李立恒　周玲玲　唐旭霞　译)

参考文献

[1] Horn J. Surveillance, Epidemiology and End Results. Rockvile, MD: National Cancer Institute, 1987.

[2] Kinney SE, Wood BG. Malignancies of the external ear canal and temporal bone: surgical techniques and results. Laryngoscope 1987; 97: 158-163.

[3] Conley JJ, Schuller K. Malignancies of the ear. Laryngoscope 1976; 86: 1147-1163.

[4] Friedmann I. Pathology of the Ear. Oxford: Blackwell Scientific Publication, 1974: 145-225.

[5] Crabtree JA, Britton BH, Pierce MK. Carcinoma of the external auditory canal. Laryngoscope 1976; 86: 405-415.

[6] Lederman M. Malignant tumors of the ear. J Laryngol Otol 1965; 79: 79-85.

[7] S tell PM, McCormick MS. Carcinoma of the external auditory meatus and middle ear: prognostic factors and suggested staging system. J Laryngol Otol 1985; 99: 847-850.

[8] Testa JR, Fukuda Y, Kowalski LP. Prognostic factors of the external auditory canal. Arch Otolaryngol Head Neck Surg 1997; 123: 720-724.

[9] Austin JR, Stewart KL, Fawzi N. Squamous cell carcinoma of the external auditory canal: therapeutic prognosis based on a proposed staging system. Arch Otolaryngol Head Neck Surg 1994; 120: 1228-1239.

[10] Kuhel WI, Hume CR, Selesnick SH. Cancer of external auditory meatus and temporal bone. Otolaryngol Clin North Am 1996; 29: 827-852.

[11] Somers T, Vercruyssee JP, Goovaerts G et al. Isolated squamous cell carcinoma of the tympanic membrane. Otol Neurotol 2002; 23: 808.

[12] Kenyon GS, Marks PV, Scholtz CL, Dhillon R. Squamous cell carcinoma of the middle ear. Ann Otol Rhinol Laryngol 1985; 94: 273-277.

[13] Lewis JS. Temporal bone resection. Review of 100 cases. Arch Otolaryngol 1975; 101: 23-25.

[14] Goodwin WJ, Jesse RH. Malignant neoplasms of the external auditory canal and temporal bone. Arch Otolaryngol 1980; 106: 675-679.

[15] A rriaga M, Hirsch BE, Kamerer DB. Squamous cell carcinoma of external auditory meatus (canal). Otolaryngol Head Neck Surg 1989; 101: 330-337.

[16] Chen KTK, Dehner LP. Primary tumors of external (auricle and auditory canal) and middle ear. I: Introduction and clinicopathological study of squamous cell carcinoma. Arch Otolaryngol 1978; 104: 253-259.

[17] Gacek RR, Goodman M. Management of malignancy of the temporal bone. Laryngoscope 1977; 87: 78-86.

[18] Bendl BJ, Graham JH. New concepts on the origin of squamous cell carcinoma of the skin: Solar (senile) keratosis with squamous cell carcinoma: a clinicicopathologic and histochemi-chal study. Proceeding of the Sixth National Cancer Conference, Philadelphia, Lippinkott, 1968: 471-488.

[19] Shifman NJ. Squamous cell carcinoma of the skin of the pinna. Can J Surg 1975; 18: 279-283.

[20] Moffat DA, Grey P, Ballagh RH et al. Extended temporal bone resection for squamous cell carcinoma. Otolaryngol Head Neck Surg 1997; 116: 617-623.

[21] Wagenfeld DJH, Keane T, van Nostrand AWP, Bryce DP. Primary carcinoma involving the temporal bone: Analysis of twenty-five cases. Laryngoscope 1980; 90: 912-919.

[22] Gacek MR, Gacek RR, Gantz B et al. Pseudoepitheliomatous hyperplasia versus squamous cell carcinoma of the external auditory canal. Laryngoscope 1998; 108: 620-623.

[23] Khan AS. Pseudoepitheliomatous hyperplasia of the external ear, middle ear and mastoid. Laryngoscope 1979; 89: 984-987.

[24] Monem SA, Moffat DA, Frampton MC. Carcinoma of the ear: a case report of a possible association with chlorinated disinfectants. J Laryngol Otol 1999; 113: 1004 - 1007.

[25] Jin YT, Tsai ST, Li C et al. Prevalence of human papillomavirus in middle ear carcinoma associated with chronic otitis media. Am J Path 1997; 150: 1327 - 1333.

[26] Aub JC. Late effects of internally deposited radioactive materials in man. Medicine 1952; 31: 221 - 229.

[27] Beal D, Lindsay J, Ward PH. Radiation induced carcinoma of the mastoid. Arch Otolaryngol 1965; 81: 9 - 16.

[28] Goh YH, Chong VF, Low WK. Temporal bone tumors in patients irradiated for nasopharyn-geal carcinoma. J Laryngol Otol 1999; 113: 222 - 228.

[29] Ruben RJ, Thaler SU, Holzer N. Radiation induced carcinoma of the temporal bone. Laryngoscope 1977; 87: 1613 - 1621.

[30] Lustig RL, Jackler RK, Lanser MJ. Radiation-induced tumors of the temporal bone. Am J Otol 1997; 18: 230 - 235.

[31] Lim LH, Goh YH, Chan YM et al. Malignancy of the temporal bone and EAC. Otolaryngol Head Neck Surg 2000; 122: 882 - 886.

[32] Cahan WG, Woodard HQ, Higinbotham NL. Sarcoma arising in irradiated bone: Report of eleven cases. Cancer 1984; 1: 3 - 29.

[33] Ward GE, Loch WE, Lawrence W. Radical operation for carcinoma of the external auditory canal and middle ear. Am J Surg 1951; 134: 397 - 403.

[34] Conley JJ. Cancer of the middle ear. Trans Am Otol Soc 1960; 53: 189 - 207.

[35] Hahn SS, Kim JA, Goodchild N et al. Carcinoma of the middle ear and external auditory canal. Int J Radiat Oncol Biol Phys 1983; 9: 1003 - 1007.

[36] Arena S, Keen M. Carcinoma of the middle ear and temporal bone. Am J Otol 1988; 9: 351 - 356.

[37] Paaske PB, Witten J, Schwer S et al. Results in treatment of carcinoma of the external auditory canal and the middle ear. Cancer 1987; 59: 156 - 160.

[38] Lewis JS. Cancer of the ear. CA Cancer J Clin 1987; 37: 78 - 87.

[39] Mattucci KF, Setzen M, Galantich P. Necrotizing otitis externa occurring concurrently with epidermoid carcinoma. Laryngoscope 1986; 96: 264 - 266.

[40] Grandis JR, Hirsch BE, Yu VL. Simultaneous presentation of malignant otitis externa and temporal bone cancer. Arch Otolaryngol Head Neck Surg 1993; 119: 687 - 689.

[41] Lewis JS. Surgical management of tumor of the middle ear and mastoid. J Laryngol Otol 1983; 97: 299 - 311.

[42] Moffat DA, Wagstaff SA. Squamous cell carcinoma of the temporal bone. Curr Opin Otolaryngol Head Neck Surg 2003; 11: 107 - 111.

[43] Suzuki K, Takahashi M, Ito Y et al. Bilateral middle ear squamous cell carcinoma and clinical review of an additional 5 cases of middle ear carcinoma. Auris Nasus Larynx 1999; 26: 33 - 38.

[44] Olsen KD, DeSanto LW, Forbes GS. Radiographic assessment of squamous cell carcinoma of the temporal bone. Laryngoscope 1983; 93: 1162 - 1167.

[45] Arriaga M, Curtin H, Takahashi H, Kamerer DB. The role of preoperative CT scan in staging for external auditory meatus carcinoma: radiologic-pathologic correlation study. Otolaryn-gol Head Neck Surg 1991; 105: 6 - 11.

[46] Leonetti JP, Smith PG, Kletzker GR et al. Invasion patterns of advanced temporal bone malignancies. Am J Otol 1996; 17: 438 - 442.

[47] Baker S, Latack JT. Magnetic resonance imaging of the head and neck. Otolaryngol Head Neck Surg 1986; 95: 82 - 89.

[48] Levine PA, Paling MR, Black WC, Cantrell RW. MRI vs. high resolution CT scanning: evaluation of the anterior skull base. Otolaryngol Head Neck Surg 1987; 96: 200 - 267.

[49] Spector JG. Management of temporal bone carcinoma: a therapeutic analysis of two groups of patients and long-term follow-up. Otolaryngol Head Neck Surg 1991; 104: 58 - 66.

[50] Kinney SE. Squamous cell carcinoma of the external auditory canal. Am J Otol 1989; 10: 111 - 116.

[51] Moharir VM, Fried MP, Vernick DM et al. Computer-assisted three-dimensional reconstruc-tion of head and neck tumors. Laryngoscope 1998; 108: 1592 - 1598.

[52] Prasad S, Janecka IP. Efficacy of surgical treatment for squamous cell carcinoma of temporal bone: a literature review. Otolaryngol Head Neck Surg 1994; 110: 270 - 280.

[53] Moody SA, Hirsch BE, Myers EN. Squamous cell carcinoma of the external auditory canal: an evaluation of a staging system. Am J Otol 2000; 21: 582 - 588.

[54] Arriaga M, Curtin H, Takahashi H, Hirsch BE, Kamerer DB. Staging proposal for external auditory meatus carcinoma based on preoperative clinical examination and computer tomography findings. Ann Otol Rhinol Laryngol 1990; 99: 714 - 721.

[55] Yeung P, Bridger A, Smee R et al. Malignancies of the external auditory canal and temporal bone: Review. ANZ J Surg 2002; 72: 114 - 120.

[56] Breau RL, Gardner EK, Dorhoffer JL. Cancer of the external auditory canal and temporal bone. Curr Oncol Rep 2002; 4: 76 - 80.

[57] Pfreundner L, Scwager K, Willner J et al. Carcinoma of EAC and middle ear. Int J Radiat Oncol Biol Phys 1999; 44: 777 - 788.

[58] Jackson CG, Marzo S, Ishiyama A, Canalis RF. Malignant tumors of the temporal bones. In: The Ear: Comprehensive Otology. Vol. 52. Philadelphia, PA: Lippincott, Williams, 2000: 835 - 845.

[59] Pensak ML, Gleich LL, Gluckman JL, Shumrick KA. Temporal bone carcinoma: Con-temporary perspectives in the skull base surgical era. Laryngoscope 1996; 106: 12324 - 12327.

[60] Lewis JS. Cancer of the ear: a report of 150 cases. Laryngoscope 1960; 70: 551 - 579.

[61] Parson H, Lewis JS. Subtotal resection of the temporal bone for malignancy of the middle ear. Cancer 1954; 7: 995 - 1001.

［62］Campbell EH，Volk RM，Burkland CW. Total resection of the temporal bone for malignancy of the middle ear. Ann Surg 1951；134：397－403.

［63］Graham MD，Sataloff RT，Wolf GT et al. Total en block resection of the temporal bone and carotid artery for malignant tumors of ear and temporal bone. Laryngoscope 1984；94：528－533.

［64］Sataloff RT，Myers DL，Lowry LD，Spiegel JR. Total temporal bone resection for squamous cell carcinoma. Otolaryngol Head Neck Surg 1987；96：4－14.

［65］Hilding DA，Selker R. Total resection of temporal bone carcinoma. Arch Otolaryngol 1969；89：636－645.

［66］Hirsch BE，Cheng CYJ. Carcinoma of the temporal bone. In：Myers EN，ed. Operative Otolaryngology Head and Neck Surgery. Philadelphia，PA：W. B. Saunders，1997：1434－1458.

［67］Gal TG，Kerschner JE，Futran ND et al. Reconstruction after temporal bone resection. Laryngoscope 1998；108：476－481.

［68］Baek S，Biller HF，Krespi YP et al. The pectoralis major myocutaneous island flap. J Head Neck Surg 1979；1：293－300.

［69］Urken ML，Naidu RK，Lawson W，Billr HF. The lower trapezius island musculocutaneous flap revised. Arch Otolaryngol Head Neck Surg 1991；117：502－511.

［70］Netterville JL，Panjie WR，Maves MM. The trapezius myocutaneous flap. Arch Otolaryngol Head Neck Surg 1987；113：272－281.

［71］Day TA，Davis BK. Skull base reconstruction and rehabilitation. Otolaryngol Clin North Am 2001；34：1241－1257.

［72］Nelligan PC，Mulholland S，Irish J et al. Flap selection in cranial base surgery. Plast Reconstr Surg 1996；98：1159－1166.

［73］Granstrom G，Bergstrom K，Tjellstrom A. The bone-anchored hearing aid and bone-anchored epithesis for congenital ear malformation. Otolaryngol Head Neck Surg 1993；109：46－53.

［74］Gliklich RE，Rounde MF，Cheney ML et al. Combining free flap reconstruction and cranio-facial prosthetic technique for orbit，scalp and temporal defects. Laryngoscope 1998；108：482－487.

［75］Granstrom G，Tjellstrom A，Albrektsson A. Postimplantation irradiation for head and neck cancer treatment. Int J Oral Maxillofac Implants 1993；8：495－501.

［76］Nyrop M，Grontved A. Cancer of the external auditory canal. Arch Otolaryngol Head Neck Surg 2002；128：834－837.

［77］Neely GJ，Forrester M. Anatomical considerations of medial cuts in the subtotal temporal bone resection. Otolaryngol Head Neck Surg 1982；90：641－645.

［78］Medina JE，Park AO，Neely GJ et al. Lateral temporal bone resection. Am J Surg 1990；160：427－433.

［79］Chao CK，Sheen TS，Shau WY et al. Treatments，outcomes，and prognostic factors of ear canal. J Formos Med Assoc 1999；98：314－318.

［80］Zhang B，Tu G，Xu G et al. Squamous cell carcinoma of the temporal bone：reported on 33 patients. Head Neck 1999；21：461－466.

［81］Figi FA，Hempstead BE. Malignant tumors of the middle ear and mastoid process. Arch Otolaryngol 1943；37：149－168.

［82］Arthur K. Radiotherapy in carcinoma of the middle ear and auditory canal. J Laryngol Otol 1976；90：753－762.

［83］Million RR，Cassisi NJ. Management of Head and Neck Cancer. A Multidisciplinary Approach. Philadelphia，PA：Lippincott，1984.

［84］Boland J，Paterson R. Cancer of the middle ear and external auditory meatus. J Laryngol Otol 1955；69：468－478.

［85］Chee G，Mok P，Sim R. Squamous cell carcinoma of the temporal bone：diagnosis，treatment and prognosis. Singapore Med J 2000；41：441－451.

［86］Hashi N，Shirato H，Omatsu T et al. The role of radiotherapy in treating squamous cell carcinoma of the external auditory canal，especially in early stages of disease. Radiother Onc 2000；56：221－225.

［87］Wang CC. Radiation therapy in management of carcinoma of external auditory canal，middle ear，or mastoid. Radiology 1975；116：713－715.

［88］S hih L，Crabtree JA. Carcinoma of the external auditory canal：an update. Laryngoscope 1990；100：1215－1218.

［89］Liu FF，Keane TJ，Davidson J. Primary carcinoma involving the petrous temporal bone. Head Neck 1993；15：39－43.

［90］Miller D. Cancer of external auditory meatus. Laryngoscope 1965；65：448－461.

［91］Soo K，Carter RL，O'Brian CJ et al. Prognostic implications or perineural spread in squamous carcinoma of the head and neck. Laryngoscope 1986；96：1145－1148.

［92］Rouviere H. Anatomie des Lymphatiques de l'Homme. Paris：Masson et cie.，1932.

［93］Birzgalis AR，Keith AO，Farrington WT. Radiotherapy in treatment of middle ear and mastoid carcinoma. Clin Otolaryngol 1992；17：113－116.

［94］Manolidis S，Pappas D，Von Doersten P，Jackson JJ，Glasscock ME. Temporal bone and lateral skull base malignancy：experience and results with 81 patients. Am J Otol 1998；19：S1－S15.

［95］Gillispe MB，Francis HW，Chee N et al. Squamous cell carcinoma of the temporal bone：a radiographic－pathologic correlation. Arch Otolaryngol Head Neck Surg 2001；27：803－807.

［96］Selesnick SH，Burt BM. Regional spread of nonneurogenic tumors to the skull base via the facial nerve. Otol Neurotol 2003；24：326－333.

［97］Moffat DA，Chiossone-Kerdel JA，Da Cruz M. Squamous cell carcinoma. In：Tumors of the Ear and Temporal Bone. Philadelphia，PA：Lippincott，Williams，2000：63－67.

［98］Kwok HC，Morton RP，Chaplin JM et al. Quality of life after parotid and temporal bone surgery for cancer. Laryngoscope 2002；122：882－886.

［99］Morton RP. Evolution of quality of life assessment in head and neck cancer. J Laryngol 1995；109：1029－

1035.

[100] Morton RP，Witterick IJ. Rationale and development of a quality of life instrument for head-and-neck cancer patients. Am J Otol 1995；16：284 – 293.

[101] Dropkin MJ. Scaling of disfigurement and dysfunction in postoperative head and neck patients. Head Neck Surg 1983；6：559 – 570.

[102] Long SA，D'Antonio LL，Robinson EB et al. Factors related to quality of life and functional status in 50 patients with head and neck cancer. Laryngoscope 1996；106：1084 – 1088.

[103] Kreitler S，Chaitchik S，Rapoport Y et al. Life satisfaction and health in cancer patients, orthopedic patients and healthy individuals. Soc Sci Med 1993；36：547 – 556.

[104] Katz MR，Irish JC，Devine GM et al. Rehabilitation and validity of an observer-rated disfigurement scale for head and neck cancer patients. Head Neck 2000；22：132 – 141.

[105] Harker GJ，Stephens FO. Comparison of intra-arterial versus intra-venous 5-fluorouracil administration on epidermal squamous cell carcinoma in sheep. Eur J Cancer 1992；28：1437 – 1441.

[106] Suzuki K，Tsuge I，Ito Y et al. Histological efficacies and side effects of intra-arterial infusion of multiple drugs against head and neck malignant tumors. J Jpn Soc Cancer Ther 1990；25：533.

[107] Itoh Y，Kimura T，Motai H et al. Evaluation on effectiveness of multi-drug combined intra-arterial chemotherapy as a neoadjuvant chemotherapy in the head and neck region. J Jpn Soc Cancer Ther 1994；29：411.

[108] Knegt PP，Ah-See KW，Meeuwis CA et al. Squamous cell carcinoma of the external auditory canal：a different approach. Am J Otol 2002；60：465 – 469.

第 **22** 章

颞骨骨肉瘤
Sarcomas of the Temporal Bone

Brian A. Neff   Robert T. Sataloff

关于颞骨的良恶性病变已有多项报道（表 22.1）[1]，但是涉及颞骨肉瘤却很少见，仅有零星的颞骨肉瘤病例报道和文献综述等，由于病例太少，无法科学地确定合适的治疗方法。但是，大多数研究提供了如何处理这些罕见和侵袭性肿瘤的观点或理论。为了正确解读这些病例报告，一些定义很重要，在本章中，根治性手术定义为完全切除肿瘤，同时牺牲一些重要的结构，如神经或动脉。整块切除手术，通常是根治性手术，目的是在不破坏肿瘤边缘的情况下切除整个肿瘤。完全或广泛手术切除是指试图获得清晰边缘的手术，但不一定意味着根治性手术或避免肿瘤侵犯，事实上，在此手术过程中，肿瘤常被零碎地切除。次全切除意味着手术后仍有肿瘤残留，次全切除的例子包括手术去瘤和活检。

1. 横纹肌肉瘤

■ 1.1 流行病学

横纹肌肉瘤占所有肉瘤的 8%～20%，它也是儿童最常见的肉瘤。最常见的好发部位为头颈部，占病例的 30%～50%。2/3 的头颈横纹肌肉瘤是胚胎性的，平均发病年龄在 4～8 岁。头颈部最常见的部位是眼眶；颞骨是一个非常罕见的累及部位，美国武装部队病理学研究所（AFIP）发现只有 6.9% 的头颈部横纹肌肉瘤发生在颞骨。然而，横纹肌肉瘤是目前颞骨中最常见的肉瘤[2]。Nuafel[3] 发现在截止到 1973 年的 100 年间，报道了 64 例颞骨横纹肌肉瘤病例。此后，又报道了许多其他病例[5,6,8,9,11,12,14,21]。颞骨是头颈部的一个脑膜旁结构，其他脑膜旁部位包括鼻咽、鼻腔、鼻旁窦、颞下窝和翼腭窝[4]。影响这些部位的横纹肌肉瘤经常被归类到一起，以获得足

够的病例数，使研究具有统计学意义。此外，这些脑膜旁结构也被归为一类，因为它们是最有可能出现颅内扩散的肿瘤区域。然而，这样的分类使得收集有关颞骨肿瘤的信息变得困难。

表 22.1 颞 骨 肿 瘤[1]

原发性颞骨肿瘤	
良性	**恶性**
脑膜瘤	表皮来源
副神经节瘤	鳞状细胞癌
神经纤维瘤病	疣状癌
神经鞘瘤	基底细胞癌
腺瘤	黏液表皮样癌
小汗腺圆柱瘤	间质来源
多形性腺瘤	横纹肌肉瘤
间质来源	软骨肉瘤
软骨瘤	骨肉瘤
软骨母细胞瘤	脂肪肉瘤
软骨黏液样纤维瘤	血管肉瘤
血管瘤	恶性纤维组织细胞瘤
脂肪瘤	尤因肉瘤
黏液瘤	神经源性肉瘤
纤维骨肿瘤	平滑肌肉瘤
纤维发育不良	纤维肉瘤
骨化性纤维瘤	腺癌
成骨细胞瘤	腺样囊性
骨瘤	皮脂腺细胞
巨细胞肉芽肿	乳头状囊腺癌
畸胎瘤	宫颈腺癌
个体发育不良	黑色素瘤
绒毛瘤	浆细胞瘤
神经胶质瘤	
脊索瘤	

续 表

转移瘤

前列腺,胃肠道,肾细胞,肺,乳腺

淋巴瘤,白血病(绿色瘤)

多发性骨髓瘤

邻近肿瘤浸润

脑膜瘤	垂体肿瘤
神经鞘瘤	颅咽管瘤
神经纤维瘤病	脊索瘤
胶质瘤	鼻咽癌
腮腺肿瘤	

■ 1.2 病理学

横纹肌肉瘤有 4 种主要的组织学变异类型:胚胎型及其肉芽状和梭形细胞的变异亚型;肺泡型;未分化型;未另行规定的横纹肌肉瘤。尽管不同类型的横纹肌肉瘤组织学表现不同,但它们都起源于相似的原始成肌细胞或间充质干细胞[5]。胚胎型的整体组织学形态类似妊娠期正常胚胎 3~10 周时的停滞状态。胚胎型横纹肌肉瘤由小梭形细胞和横纹肌母细胞混合而成,横纹肌母细胞是小的椭圆形嗜酸性细胞,这些细胞排列在由疏松的黏液样基质构成的背景中,可呈葡萄状样外观(图 22.1)。肺泡型由更多圆形的肿瘤细胞组成,这些细胞排列在界限不清的巢穴或由纤维束分隔的肺泡间隙中(图 22.2)。未分

化的亚型含有更多的间变性细胞,这些细胞排列成奇异的、紧密结构[2](图 22.3)。未另行规定的横纹肌肉瘤,是针对不符合上述亚型组织学标准但仍被认为是横纹肌肉瘤的肿瘤的总括类别。这一相对较新的分类删除了先前报道的多形性亚型[5]。一些病理学家要求在光镜诊断诊断横纹肌肉瘤时必须有骨骼肌横纹肌的存在;然而,坚持这些要求会导致对病变的诊断不充分[6]。免疫组化染色显示,大量横纹肌肉瘤不包含这些条纹结构。此外,免疫组化分析有助于诊断横纹肌肉瘤,横纹肌肉瘤通常在骨骼肌中发现结蛋白、肌球蛋白、肌肉特异性肌动蛋白和波形蛋白(VIM)阳性[7]。

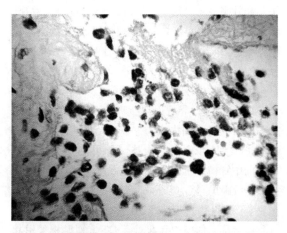

图 22.2 肺泡型横纹肌肉瘤(放大 400 倍)。肺泡横纹肌肉瘤是一种高级别肉瘤,由细小的卵圆形细胞组成,细胞呈巢状或簇状生长,被纤细的纤维间隔隔开。癌巢中央可见松散细胞,周边肿瘤细胞贴壁附着,类似肺泡形态。

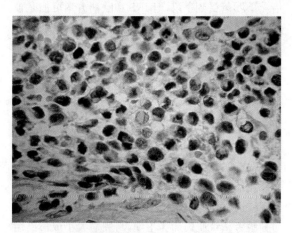

图 22.1 胚胎型横纹肌肉瘤(放大 400 倍)。胚胎型横纹肌肉瘤由小的、卵圆形或细长的细胞组成,呈松散的片状排列。细胞可有不同量的嗜酸性胞质,可使细胞核发生移位。

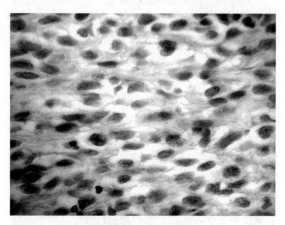

图 22.3 未分化横纹肌肉瘤(放大 400 倍)。未分化亚型无特异性表现。它们的生长模式是密集排列的,可能呈束状。细胞可有适量的细胞质,通常比成熟淋巴细胞大。细胞核倾向于细胞大的一端,含有细颗粒状染色质和明显的核仁。

■ 1.3 临床表现和诊断

横纹肌肉瘤最常见的早期表现之一类似中耳炎或急性乳突炎。所有年龄组都可有此表现,儿童尤其如此。许多病理显示,从患者初次发病到确诊,平均长达 7 周[8]。急性发作性耳痛、急性面神经麻痹和不透明的鼓膜常导致早期误诊为急性中耳炎,患者因此接受长疗程的抗生素治疗,从而延误了诊断。此外,也有报道称在放置中耳通气管时偶然发现耳息肉并进行活检,活检结果显示横纹肌肉瘤。在这种情况下,耳漏、耳肉芽或耳息肉常被忽视,这些病变可能为横纹肌肉瘤生长的先兆[9-11]。在回顾所有中耳和乳突横纹肌肉瘤患者的表现时,有研究发现,54%出现外耳道息肉,40%出现耳漏,30%为血性耳漏或出血,14%的患者出现传导性听力损失和面神经麻痹[11]。组织学研究表明,中耳横纹肌肉瘤通常沿阻力最小的路径扩散,此外,可以表现为早期入侵和破坏坏面神经管,导致面神经麻痹。从这一点来看,肿瘤还可以延伸到内听道和脑膜[6]。实际上,一旦肿瘤扩散到颅内,任何脑神经都可能受累。大约 35%的中耳横纹肌肉瘤患者累及脑膜,这种情况几乎都是致命的[12]。此外,肿瘤还可通过颈静脉孔扩散,引起颈静脉孔综合征,也称为 Vernet 综合征。这种综合征是由压迫和麻痹第 4、5、6 对脑神经引起的,患者通常会表现出声音嘶哑和吞咽困难的症状(由于腭、声带和咽上缩肌麻痹)。

大约 25%的横纹肌肉瘤可发生在咽鼓管区域,并延伸至岩尖。这些肿块的表现与累及乳突和中耳的病变不同,常表现为前额部疼痛、眶后疼痛和展神经麻痹引起的复视。临床表现类似岩尖炎,通常直到疾病晚期才出现耳部症状和面瘫。这些病变通常在病程早期表现出颅内扩散的迹象。常见的扩散区域包括 Meckel 腔和颈动脉管,这两个区域分别可导致面部感觉异常和 Horner 综合征[6]。

如果患儿有对抗生素无反应的中耳炎病史,且有外耳道息肉,则应怀疑肿瘤,进行活检以证实。如果存在脑神经病变,则应进行影像学检查,并对任何出现在体检或 X 线片上的肿块进行活检。如果在活检时诊断为横纹肌肉瘤,则检查应包括颞骨 CT(如果尚未进行)。如果有证据表明软组织广泛延伸至颞下窝、其他颅外区域或颅内,则 MRI 可能有用。

如果怀疑脑膜播散,大多数肿瘤科医师会进行腰椎穿刺进行细胞学检查和骨髓活检。在早期横纹肌肉瘤组间研究(IRS)中,约 14%的脑膜旁横纹肌肉瘤在就诊时有远处转移的证据[11]。最常见的受累部位为肺部,其他受累部位包括骨骼和肝脏(11 例)。因此,转移瘤的检查应包括胸腹部 CT、肝功能检查和骨扫描。

■ 1.4 既往治疗

在目前的综合治疗模式之前,早期的病例报道和系列研究采用了不同程度的手术切除,部分病例中使用了放疗或化疗。大多数手术切除不完全。Jaffe 等[13]报道显示,在 40 名接受颞骨横纹肌肉瘤切除术的患者中,生存期没有超过 2 年的。Deutsch 等报道了类似的不理想的生存率统计数据,在随访31～54 个月时,78 名患者中只有 5 名幸存者。这些患者的颞骨横纹肌肉瘤采用了手术切除、放疗和化疗联合治疗[14]。正是由于这些不尽如人意的数据,1972 年成立了横纹肌肉瘤组间研究小组(IRSG),其主要目标是进行大型随机试验,旨在通过初始治疗提高生存率。研究组评估了 21 岁以下患者所有身体部位肉瘤的治疗方案。自 1972 年以来,IRSG 已完成并发表了 4 项研究,第 5 项研究已开始评估新型化疗药物治疗横纹肌肉瘤的疗效。这些研究采用手术、放射治疗和化疗的多模式方法制订了治疗方案,在过去 30 年中将治愈率和生存率提高了近 3倍[15]。尽管受到争议,但 IRS 和欧洲方案可能是被广泛接受的根除所有部位横纹肌肉瘤(包括颞骨)的治疗方法。然而,它们并非没有缺陷,这种方案可能会使得手术决策更加困难。

■ 1.5 治疗

IRSG Ⅳ分类系统根据患者的肿瘤分期、术后切除的完整性(术后病理分组)和风险类别对患者进行分类。首先,IRSG Ⅳ分期分类系统(表 22.2)根据肿瘤原发部位、大小、是否有淋巴结转移以及是否有远处转移性疾病进行分期。眼眶横纹肌肉瘤和头颈部非脑膜旁横纹肌肉瘤为Ⅰ期,与肿瘤大小或淋巴结状态无关。头颈部脑膜旁横纹肌肉瘤,如果直径≤5 cm,并且没有区域性或远处转移性疾病,则为Ⅱ期。脑膜旁部位包括鼻咽、鼻腔、中耳、乳突、颞骨、鼻窦、翼腭窝和颞下窝的肿瘤,这些位置也被 IRSG 系统称为不利的原发部位。如果存在颈部淋巴结或肿瘤直径＞5 cm,这些脑膜旁肿瘤的分期会提前升到Ⅲ期,所有转移性头颈部病变均为Ⅳ期。

表 22.2　IRSG 分期[15]

分期	部　　位	大小(cm)	淋巴结	转移
Ⅰ	头颈部(不包括脑膜旁部位) 眼眶或眼睑,GU(不包括前列腺/膀胱)	Any	N_0,N_1,或 N_x	—
Ⅱ	脑膜旁,前列腺/膀胱,其他(腹膜后、躯干等)	≤5	N_0,N_1	—
Ⅲ	脑膜旁,前列腺/膀胱,其他(腹膜后、躯干等)	≤5	N_1	—
		＜5	N_0,N_1,或 N_x	—
Ⅳ	任何部位	Any	N_0,N_1,或 N_x	+

注:N_0 无区域淋巴结,N_1 阳性淋巴结,N_x 未知淋巴结。

其次,IRSG 系统(表 22.3)根据患者手术切除的完整性以及残留病变的数量对患者进行分类。第 1 组患者的病变完全切除,且显微镜下边缘阴性。第 2 组为显微镜下有残留病灶。第 3 组包括次全手术切除或活检后有较多肉眼下残留病变的患者。最后,第 4 组是出现远处转移性疾病的患者。

表 22.3　IRSG 术后病理分组

第 1 组	局部病变,完全切除
第 2 组	残留显微镜下病变
第 3 组	不完全切除或活检肉眼残留病变
第 4 组	患者首诊出现远处转移

最后,IRSG Ⅳ 系统根据每个患者的分期和术后病理分为低危、中危、高危类别,然后用这些类别确定无病生存率(表 22.4)。风险类别越高,患者的无病生存率越低。低危患者和中危患者的 3 年无病生存率分别为 88% 和 70%[15]。IRSG Ⅳ 研究不包括对高危患者的分析。该风险模式可应用于颞骨横纹肌肉瘤。低风险颞骨病变为Ⅱ期肿瘤,直径＜5 cm,无颈部淋巴结病变。此外,低风险患者属于术后进

行病理分组的 1 组,因此,颞骨横纹肌肉瘤必须完全切除,边缘为阴性。除Ⅳ期转移性疾病外,其余病变均为中危肿瘤。Ⅳ期横纹肌肉瘤患者属于高危类别。

从 IRSG 系统可以看出,患者风险类别和生存率不仅取决于疾病的位置和程度,还取决于手术切除的完整性。因此,理论上,患者的预后和未来治疗取决于外科医生。如前所述,颞骨病变风险较低的唯一一类是直径＜5 cm 的局限性疾病,并且在初次手术时完全切除(表 22.4)[15]。这种情况在任何 IRSG 临床试验中都极为罕见。随着颅底外科领域的发展,切除以前无法切除的病变在现在已成为可能,那么,在切除颞骨横纹肌肉瘤时,应该如何判别手术的积极程度呢? 由于这类病变的数量很少,目前仍没有明确的答案,因此设计一项重要的、随机的前瞻性研究来解决这个问题目前几乎是不可能的。未来的研究需要重新定义该分期系统,或者尝试将颞骨和其他脑膜旁部位作为患者的一个独立因素进行评估,以评估现代颅底肿瘤切除技术是否能提高接受肿瘤次全切除或肿瘤活检患者的生存率。

Baker 等报道了最新的 IRS Ⅳ 临床试验。在这项实验中,作者评估了 894 例横纹肌肉瘤患者。患者接受了以 3 周为一个周期的联合药物化疗,共 46 周。所有颞骨横纹肌肉瘤均接受放射治疗,只有极少数病例符合低风险病变标准,进行了肿瘤完全切除。化疗开始后 3 周开始放射治疗,包括每天两次高强度治疗,总剂量为 60 Gy,或常规放射治疗,总剂量为 50 Gy。对于"不利部位"的患者,他们的 3 年无病生存率为 75%,这些患者进行了活检或手术,这与完全切除或仅镜下切缘阳性的近完全切除后的 3 年生存率 86% 形成了鲜明对照。由于他们报道了所有不利部位的存活率,这些部位不仅包括脑膜旁部位(鼻窦、颞骨和鼻咽),还包括膀胱、前列腺、长骨和腹膜后[15]。因此,当试图预测颞骨病变的生存率时,从他们的 3 年生存率统计数据中可以得到的信息很少。事实上,这些数据可能严重高估了大多数颅底肿瘤的真实生存率。此外,从 IRS Ⅳ 3 年生存率统计数据来看,积极的切除可能会提高 11% 的生存率,这回答了先前提出的问题,即完全切除这些颞骨病变的颅底手术是否有助于提高生存率。

表 22.4 风险分类[15]

风险等级	肿瘤分期	病理分组	残余肿瘤	部位	大小(cm)	淋巴结转移	备注
低风险	I	1	无	有利	所有大小	N_0,N_1,N_x	
	I	2	显微镜下	有利	所有大小	N_0	
	I	3	肉眼	有利	所有大小	N_0,N_1,N_x	
	II	1	无	不利	≤5	N_0	只有眼眶
中风险	I	2	显微镜下	有利	所有大小	N_1	
	I	3	肉眼	有利	所有大小	N_0,N_1,N_x	眼眶区域
	II	2,3	显微镜下或肉眼	不利	≤5	N_0	
	III	1	无	不利	>5	N_0	
	III	2	显微镜下	不利	≤5	N_1	
					>5	N_0,N_1,N_x	
	III	3	肉眼残留	不利	所有大小	N_0,N_1,N_x	
高风险	IV	任何分组	显微镜下或者肉眼残留	任何部位	所有大小	所有情况	远处转移

注：有利部位：头颈部(不包括脑膜旁)、眼眶/眼睑、GU(不包括前列腺/膀胱)；不利部位包括前列腺/膀胱、四肢、其他(躯干、腹膜后等)。

一些医生试图研究这个有争议的问题。Prasad 等[16]对 14 例横纹肌肉瘤患者进行了完全的颅底切除，术后辅以化疗，放疗用于近切缘或镜下切缘阳性，发现这些患者 2 年生存率为 42%。Healy 等[17]报道了 9 例颞下窝横纹肌肉瘤患者，患者接受化疗，然后采用显微外科技术进行完全根治性切除，通过这种根治性的治疗方法，长期生存率达到了 44%。两项研究均未包括较不彻底的手术或非手术放化疗组。2 年生存率低的原因很容易解释，因为这些根治性切除的病变平均比 IRSG 研究中接受治疗的病变更为晚期。此外，与 IRSG 研究中的许多病例相比，这些肿瘤位于预后更差的位置。因此，作者无法确定积极手术切除可能产生的任何积极或消极影响。

IRS 的试验医生以及许多其他研究人员都不鼓励对儿童进行积极的颅底手术。这是基于他们在 IRS 试验中看到了化疗和放疗的良好反应，以及他们希望避免与脑神经切除相关的发生率。Raney 等[18]报道了 IRS I 试验结果，其中有 24 例颞骨横纹肌肉瘤。所有患者均接受手术活检，然后进行化疗和放疗。他们报道与以前采用的多种手术方法作为主要治疗选择的回顾性研究相比，这种治疗的 5 年生存率提高了 46%。因此，我们认为只有在不需要广泛重建或牺牲神经、血管和其他功能结构的情

况下，才可手术切除。因此，颞骨病变的次全切除或活检被认为是适当的初始外科治疗[18]。同样，这项研究的不足在于，他们没有提及，如果将完全切除与放化疗方案结合起来，他们提高的生存率是否会更高。他们也没有明确地坚定他们的立场，即功能性考虑似乎超过了肿瘤学原则，任何恶性肿瘤都应整块切除。外科减瘤术不适用于头颈部鳞状细胞肿瘤，而在治疗肉瘤时可能不利于患者的生存。遗憾的是，随后的 IRS II～IV 研究没有将颞骨肿瘤作为一个独立的组进行研究。除上述争议外，IRS 方案在接受高剂量放射治疗的儿童中产生了显著的并发症，据报道可表现为经常发生口干燥症、放射性骨坏死和颅面骨骼不对称生长障碍[15]。

并不是所有支持局限手术加放化疗的人都像 IRS 试验那样成功。Anderson 等[19]通过各种外科手术治疗了 6 例颞骨横纹肌肉瘤患者，86% 的患者接受了去瘤或活检手术，然后用长春新碱、阿霉素和环磷酰胺(VAC)化疗 1 年，同时对颞骨进行 50～60 Gy 的放射治疗。该治疗方案与 IRS I 方案非常相似，结果显示颞骨横纹肌肉瘤患者的 5 年生存率为 0%。即使有这些不良结果和如此少的患者数量，研究者认为如果需要牺牲重要的结构，就没有初始根治性手术切除的适应证[19]。

Flamant 等[20]报道了欧洲第二国际儿科肿瘤学

会(SIOP)治疗横纹肌肉瘤的 MMT84 方案。在活检确诊后,患者接受异环磷酰胺、长春新碱和防线菌素诱导化疗 6~10 个疗程。化疗 6 个疗程后,若仍有肿瘤残留,则行局部治疗,包括手术或放疗。但是此时不进行牺牲脑神经的全切手术,而是采用放射治疗来达到局部控制。很少有人用根治性手术来挽救放化疗失败的患者。与 IRS 试验不同,欧洲 MMT84 方案组将脑膜旁病变置于其自身的特定治疗组,而不考虑初始手术治疗,然而,作者也未在该组中比较全切和次全切的效果。结果显示在包括颞骨病变但不完全限于颞骨的一个患者亚组中,5 年生存率为 58%,5 年无病生存率为 42%。与 IRS 试验类似,这项欧洲试验的缺陷是出现了严重的放射后并发症[20]。

Schouwenburg 等[21]希望通过大剂量放射治疗降低横纹肌肉瘤的病死率,他们还希望降低放化疗失败后根治性挽救手术的发生率。他们制订了 AMORE 方案(包括消融手术、近距离放疗技术和重建手术)来治疗初始化疗无反应者。它采用完整的直视减瘤手术,保留重要的神经血管结构。在相同的手术环境下,制作一个手术缺损的热塑橡胶模具,并将其导管放置在伤口床上近距离放射治疗。术后行后装放射性核素治疗,剂量为 56 Gy。放疗结束后 1~2 周行分期手术。重建手术有相当一部分使用游离皮瓣来填充手术缺损。据报道,15 名患者的 3 年生存率为 70%,考虑到他们是在最初化疗时失败的。这是一个令人印象深刻的数字,报道中未提及对脑膜旁或颞骨病变进行任何治疗,但也没有说明这些部位是该方案的禁忌证[21]。此外,尽管他们声称近距离治疗方案的辐射并发症大大减少,但他们未能客观地证明这一事实。研究也没有客观地表明与完全切除与立即重建后放疗和化疗的类似患者进行了对比。他们的方案在不影响生存率的情况下保留了功能。

2. 软骨肉瘤

■ 2.1 胚胎学

关于颞骨软骨肉瘤是如何发展的,有一些不同的理论。颅底骨主要通过软骨内化骨而成熟,而颅盖骨发育主要通过膜内化骨[22]。岩枕区、蝶枕区和蝶岩结合软骨以及颞骨岩部的大部分区域是由软骨内化骨而成[23]。据推测,这些区域可能存在残留软骨内膜软骨岛,软骨肉瘤即由这些软骨细胞发育而来[24,25]。另外,软骨肉瘤可能起源于参与颅底和颞骨胚胎发生的多功能间充质干细胞。最后,成熟成纤维细胞的化生被认为是软骨肉瘤发生的一种激发机制[24,25]。

■ 2.2 流行病学

软骨肉瘤占到所有头颈部肿瘤的 0.1%,占所有颅底病变的 6%[26]。软骨肉瘤最常见的发病部位在不同的研究中有所不同,常见的受累部位包括颞枕交界处、颅中窝、蝶-筛复合体、颅前窝和斜坡[25,27,28]。发病年龄平均为 40~50 岁,多数研究没有发现性别差异[24,28,29]。原发性软骨肉瘤发生于正常的骨质中,大多数颞骨软骨肉瘤就是以这种方式发生的。很少有继发性软骨肉瘤是由先前存在的软骨肿瘤或其他异常引起的。有研究认为软骨肉瘤与 Paget 病、Mafucci 综合征、骨软骨源性外生骨疣、Olliers 病和骨软骨瘤有关[30,31]。

■ 2.3 病理学

目前已提出了软骨肉瘤的几种亚型。传统的亚型包括透明细胞型、黏液型或混合型。软骨肉瘤的透明成分是指肿瘤软骨细胞位于被透明基质包围的腔隙内。黏液成分的特点是软骨细胞区域被泡沫状黏液基质包围[24,28](图 22.4)。间叶型和未分化亚型较为罕见,其表现出更多的未分化形态,这些病变通常为侵袭性的晚期疾病表现。透明细胞亚型(恶性软骨母细胞瘤)极为罕见,只有少数头颈部病例报道[26,32]。

软骨肉瘤根据细胞数量和细胞核异型性可分为 3 类。Rosenberg 回顾了 200 例颅底软骨肉瘤,发现 50.5% 的肿瘤为 Ⅰ 级(高分化),21% 为 Ⅱ 级(中分化),28.5% 为 Ⅰ 级和 Ⅱ 级混合,0% 为 Ⅲ 级(低分化)肿瘤[28]。此分级系统十分重要,因为它是基于肿瘤生物学的预后分析,有别于肿瘤的发病部位或分期。Evans 等[33]报道全身的软骨肉瘤生存率和组织学分级之间存在相关性,Ⅰ、Ⅱ 和 Ⅲ 级软骨肉瘤的 5 年生存率分别为 90%、81% 和 43%。Koch 等[26]报道了提示预后较差的其他因素,包括晚期肿瘤、转移性疾

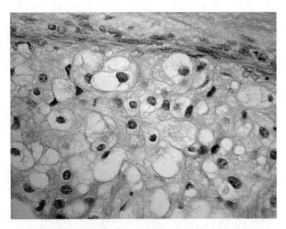

图 22.4 软骨肉瘤（放大 400 倍）。这种典型的软骨肉瘤由腔隙内嵌入透明基质的肿瘤细胞组成。细胞核大，有时为双核，核仁突出。核分裂象在低级别肿瘤中很少见，在高级别病变中易识别。

病和间质细胞瘤或纯黏液样肿瘤。另外，还有学者指出，某些位置的肿瘤（例如不可切除的位置）和未分化亚型预后也较差[27,32,34]。颞骨和颅底软骨肉瘤的鉴别诊断包括脊索瘤、软骨样脊索瘤、骨肉瘤、脑膜瘤、内生软骨瘤和颈静脉球瘤[24,25]。通过全面的病史、体格检查和影像学研究，可以区分这些疾病。然而，大多数放射科医生认为脊索瘤、软骨样脊索瘤和软骨肉瘤很难通过 MRI、CT 以及组织学进行鉴别[30]。脊索瘤与软骨肉瘤的不同之处在于，脊索瘤含有大量泡状嗜酸性细胞质的细胞，称为藻盐细胞。软骨样脊索瘤具有软骨肉瘤和脊索瘤的特征，含有肿瘤性软骨细胞和空泡细胞，但较脊索瘤少见[22,25]。通常需要通过免疫组化进行分析，以明确诊断。典型的脊索瘤细胞呈出角蛋白、上皮膜抗原、S-100 蛋白和 VIM 染色阳性。相反，软骨肉瘤则表现为 VIM 和 S-100 染色阳性，细胞角蛋白和上皮膜抗原染色阴性[24,28,35]。Wojno 等[35]能够在单个肿瘤内显示出两种染色模式，因此，这将有助于区分软骨样脊索瘤。

■ 2.4 临床表现

颅底软骨肉瘤的临床表现已有报道，这些症状与破坏或压迫解剖部位有关。最初的症状可包括听力下降、搏动性耳鸣、眩晕不稳、耳闷和头痛。多发性脑神经病变较为常见，表现为复视、面部疼痛、感觉异常、面肌痉挛、面瘫、吞咽困难、声音嘶哑、肩无

力、半舌无力和萎缩。当怀疑颞骨病变时，应进行全面的神经系统检查，检查包括纯音和言语测听、颞骨和颅脑的 CT、MRI、MRA，以及临床所需的其他测试[23,27]。

■ 2.5 治疗

多年以来，软骨肉瘤的治疗方法不断演变，包括手术减瘤、完全手术切除、放疗和化疗的综合治疗。尽管大多数研究报道了一些治疗方法偏倚，但由于颞骨软骨肉瘤患者很少，因此无法进行前瞻性试验得出明确的治疗结论。下文将对各种治疗方法进行综述。由于担心手术去瘤会违反肿瘤边界和肿瘤学原则，因此建议在切除颅底和颞骨软骨肉瘤时，将整块切除术作为首选手术方法。一些作者报道了少量的手术案例，并取得了成功。Kveton 等[27]报道了 House 诊所对 5 例累及颞骨的颅底软骨肉瘤的治疗经验。结果表明了全切的优势，并且在大多数情况下，他们是通过颞下窝入路成功切除岩尖病变。同样，Charabi 等[36]通过颞下窝入路完全切除 1 例伴有侵犯颈静脉孔的颞骨软骨肉瘤。Al-Mefty 等[37]则描述了 2 例颞下和颅后窝联合入路全切累及颅后窝的颞骨软骨肉瘤。此外，Watters 和 Brookes[23]报道了 8 例岩尖颞骨软骨肉瘤，并一致认为整体切除是一种理想的方法。Siedman 等[25]回顾了 31 例颞骨软骨肉瘤，尽管他们没有阐述具体的治疗方案，但是，作者提出最佳治疗方法包括完全手术切除，然后再进行放射治疗[25]。最后，Burkey 等[31]报道了 3 例颞骨次全切除术后放疗治疗。他们倾向于肿瘤完全切除术，但指出有两名接受了部分切除的患者在 2 年后仍存活。但是此次随访并未考虑到分化良好的病变通常生长缓慢，治疗后复发长达 10 年的问题，因此，这份研究的随访时间还不够长，不足以对其治疗方案进行评估。

软骨肉瘤的放射治疗曾被认为是无效的。Harwood 等报道了发生在身体多个部位的软骨肉瘤，并发现 31 例患者在 4~5 周内接受 5 000 cGy 的常规外照射，50% 的病例得到了局部控制。经过 15 年的随访，其中 3 例完全缓解。作者指出，早期所认为的软骨肉瘤具有抗辐射性的说法，没有考虑放疗后肿瘤消退是缓慢的。此外，尽管有长期的临床缓解证据，但放疗后病变骨的影像学表现仍未完全恢

复正常。这两个因素都可能导致早期研究者误将可能已成功治疗的患者当成治疗失败[34]。最近的几项研究报道了质子束放射治疗颅底软骨肉瘤的优势。通过这种方式，在向肿瘤区域照射大剂量辐射的同时，在靶区之外的辐射剂量可快速降低[38]。Rosenberg 等[28]报道了迄今为止最大的颅底软骨肉瘤系列，包括颞骨病变。他们用质子束疗法治疗200 例患者，剂量 64.2～79.6 Gy，分 38 次进行治疗。所有患者既往均接受过活检或全切除的手术治疗。报道最成功的 5 年和 10 年局部控制率分别为 99% 和 98%，5 年和 10 年生存率分别为 99% 和 98%，平均随访时间为 65 个月。Austin Seymour 等[39]报道了 28 例颅底低度软骨肉瘤患者，采用 69 Gy 当量的质子束治疗，治疗分为 31～41 次。他们的结果不如Rosenburg，5 年局部控制率和生存率分别为 82% 和76%。然而，在报道这些数据时，此研究未能将软骨肉瘤与脊索瘤分开，这可能对他们 5 年的统计数据造成了影响。研究者得出结论，手术后质子束照射是治疗颅底软骨肉瘤和脊索瘤的首选方法。Coltrera 等[24]报道了 13 例颞骨软骨肉瘤，他们归纳出质子束治疗是首选的放射治疗方式，而传统的外束放射治疗效果不佳。但是，他们没有对辐射剂量、治疗的成功与否以及手术的具体作用进行评论。

立体定向放射外科治疗也被用于治疗颅底软骨肉瘤[24]。放射外科将立体定向的精确性与高剂量的单次照射相结合，在肿瘤靶区边缘外出现辐射会急剧下降。因此，肿瘤区域能够获得足够的杀瘤剂量，而周围的大脑和神经结构只承受了可耐受的辐射水平，且通常没有严重的副作用。Muthukumar 等[40]治疗了 6 例颅底软骨肉瘤，肿瘤的剂量为 24～40 Gy，肿瘤的边缘剂量为 12～20 Gy。因肿瘤体积是这种治疗方式的限制因素，所以他们将治疗限于直径为 3 cm、体积为 10.3 cm³ 的肿块上。结果显示超过一半的患者有改善，但在报道结果时并没有将软骨肉瘤病变与脊索瘤分开分组[40]。Debus 等[29]使用分割立体定向放射治疗了 8 例颅底软骨肉瘤。采用直线加速器，头部固定在立体定向框架内，向肿瘤中心照射 64.9 Gy。与以前的单次放射外科方法相比，分次给药的优点是可以治疗更大体积的肿瘤。在此项研究中，所有患者均接受过病灶切除术，结合立体定向放射治疗，5 年局部控制率和生存率达

100%。作者在文中承认他们的患者数量很少，仍认为分割质子束治疗是术后放射治疗的标准。

在治疗颅底软骨肉瘤的过程中，关于何时以及是否应使用化疗，目前尚无统一意见。一些报道指出，化疗对头颈部和颅底软骨肉瘤无效，因此不应使用化疗[31]。相反，Finn 等[32]指出，用于治疗其他软组织肉瘤的多药化疗方案可能有助于治疗具有高侵袭性局部扩散或转移概率的软骨肉瘤，包括Ⅱ级或Ⅲ级传统软骨肉瘤、间叶软骨肉瘤和未分化软骨肉瘤，化疗也可缓解不能切除的软骨肉瘤。Koch 等[26]也认为，晚期、高级别病变和间质亚型可能从多药化疗中受益。

3. 骨肉瘤

3.1 流行病学

骨肉瘤是一种高度侵袭性的恶性肿瘤，通常出现在长骨干骺端。大多数病例发生在 10～30 岁，中位年龄为 28 岁。美国每年有 7400 例骨肉瘤新病例和 4 200 例死亡病例。大约 10% 的病例发生在头颈部，每年新增病例 900 例[41,42]。在对全球范围文献的回顾中，Sataloff 等[43]发现 19 例涉及颞骨的骨肉瘤病例，其中最大的一组报道了 3 例，此后又报道了3 例，共 22 例[42-45]。几乎每一块颅骨都可作为原发部位被累及，但下颌骨仍是头颈部最常见的原发部位[41,46,47]。

3.2 病理学

骨肉瘤被认为是由未成熟的成骨细胞或其他未成熟的间充质细胞向成骨细胞的肿瘤性分化引起的。在组织学上，如果肿瘤组织显示恶性梭形细胞在各种基质背景下产生类骨质，则认为该肿瘤组织是骨肉瘤（图 22.5）。骨肉瘤的亚型分类是基于细胞和基质的主要特征，包括成骨细胞型、软骨母细胞型、成纤维细胞型、小细胞型和毛细血管扩张型[46,48]。

此外，根据组织学分化程度可对肿瘤进行分级，1 级为高分化，4 级为低分化[46]。95% 的颌面颅骨肉瘤组织学表现为 3 级或 4 级；然而，许多研究并不能明确地将高级别组织学与较差的生存率相联系起来[41,45,48]。据报道，在骨肉瘤的发展过程中，有几个常见的重要因素：既往放射治疗史、遗传性视网膜

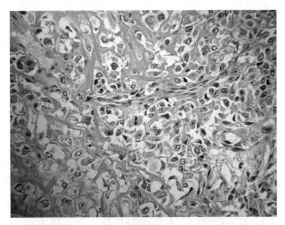

图 22.5 骨肉瘤。髓内肿瘤如果产生类骨质则定义为骨肉瘤。该定义与组织学形态无关。骨肉瘤细胞的大小和形状差异很大,典型的细胞核较大,呈多形性,含有一个或多个明显的核仁。染色质形态通常粗糙而成块。

母细胞瘤史、纤维发育不良和 Paget 病[41,48]。已有 3 例颞骨骨肉瘤被报道出现在既往放射治疗的区域,其中 1 例发生在先前接受 66 Gy 鼻咽癌治疗的患者身上[43,44]。视网膜母细胞瘤患者在其一生中发生骨肉瘤的风险增加了 500 倍,并且骨肉瘤与先前针对其原发部位的放射治疗无关。视网膜母细胞瘤和骨肉瘤患者的 13 号染色体长臂均出现特异性缺失,有报道称视网膜母细胞瘤基因与视网膜母细胞瘤和骨肉瘤的发生有关[41]。大约 1%的头颈部纤维发育不良患者最终会发展成骨肉瘤;然而,这些患者的预后似乎并不比新发骨肉瘤患者差[41]。另一方面,在 Paget 病区域发展成骨肉瘤的患者似乎更容易发展成侵袭性病变,根据报道其 5 年生存率为 2%[7]。

■ 3.3 临床表现/诊断检查

在大多数头颈部骨肉瘤的研究中,最常见的表现是病变骨区疼痛和肿胀[42]。Sataloff 等[43]在对 19 例颞骨骨肉瘤患者的综述中指出,骨肉瘤最常见的症状或体征是颞叶窝、乳突或外耳道肿块(84%),面瘫[47%(9/19)],传导性听力损失[37%(7/19)],耳痛[32%(6/19)],血性或化脓性耳漏[16%(3/19)],其他脑神经症状[16%(3/19)][43]。与其他颅底和颞骨恶性肿瘤一样,由于脑神经侵犯引起的症状由肿瘤累及部位决定。

颞骨和颅底骨肉瘤的检查同样从颞骨和颅脑的 CT 开始,以划定骨质侵蚀的区域。尽管 X 线平片

在检测大多数病变方面已相当出色,但目前 CT 已经取代了 X 线平片。骨肉瘤在 X 线平片上表现为溶解性或硬化性,骨化层在病变周围呈放射状分布。唯一特别的相关临床实验室检查是碱性磷酸酶升高,但这是非特异性的,且并不总是存在[42,48]。局部淋巴结转移在骨肉瘤中非常罕见,但在 17%～51%的头颈部病变中报道有远处转移,绝大多数转移到肺部,较少转移到肝脏、骨骼和颅脑[41,48]。转移瘤常规检查包括胸部 CT、肝功能检查和骨扫描。预后不良因素包括与 Paget 病相关的骨肉瘤,以及病变部位、手术切缘阳性和就诊时已有转移性疾病[41,46]。Nora 等[45]研究表明,头颈部骨外骨肉瘤的 5 年生存率为 10%,远低于下颌骨和上颌骨骨肉瘤,后者的 5 年生存率接近 40%。

■ 3.4 治疗

自 1910 年以来,英国文献中仅报道了 22 例颞骨骨肉瘤[42-45]。在此期间,骨肉瘤的治疗方法大相径庭,近 1/3 病例的随访不一致或未报道。因此,颞骨骨肉瘤的治疗方案需要从头颈部和其他部位的骨肉瘤系列报道中推断出来。AFIP 的 Garrington 等和纪念斯隆·凯特琳癌症中心(Memorial Sloan Kettering Cancer Center)的 Caron 等报道了两组最大规模的头颈部肿瘤病例。他们分别观察了 56 名和 43 名患者,得出结论认为根治性切除是首选的治疗方法,5 年生存率分别为 35%和 23.3%。然而,这两项研究都没有将患者平均分配到替代治疗组,只有极少数患者接受放疗、化疗或两者联合治疗[48,49]。Kassir 等[46]对 23 份不同报道中的 173 名患者进行了荟萃分析,发现头颈部骨肉瘤的总体 5 年生存率为 37%。他们发现手术切缘阴性的患者预后最好,并指出放疗和化疗在骨肉瘤的辅助治疗中仍有一些尚未证实的作用。但是由于化疗和放疗主要用于晚期或不可切除的病变,因此作者也承认这篇回顾性分析结果存在明显偏差[46]。

多项研究表明,辅助放疗可改善局部控制和生存率。Chambers 和 Mahoney[50]报道,当他们对全身所有部位的骨肉瘤进行术前大剂量放射治疗,然后进行广泛的手术切除,此时 5 年生存率较高,为 73%。此外,Mark 等[41]对头颈部骨肉瘤进行广泛手术切除,然后进行术后放疗和化疗,也获得了较好

的结果,但他们没有将结果与单纯手术进行比较。目前还没有前瞻性试验来评估化疗对头颈部或颞骨骨肉瘤的疗效。已有一些前瞻性随机研究表明,使用化疗治疗肢体骨肉瘤可使患者生存获益。Link 等的研究[51]纳入了 114 例四肢骨肉瘤患者,结果表明,手术加化疗组 2 年无病生存率为 56%,而单纯手术组为 18%。Eibler 等[52]将 59 名患者随机分为单独手术组和手术辅助多药化疗组。患者术后接受 4 周或 6 周的化疗。辅助化疗组两年无病生存率和总生存率分别为 55% 和 80%,而单纯手术组分别为 20% 和 48%。对于颞骨病变,理想情况下,患者应接受整体切除,然后进行 55～69 Gy 的术后放射治疗。同时,Castro 等[53]已经证明了重粒子放射治疗有一定的疗效,能够将 66 Gy 当量的辐射剂量输送到更明确的肿瘤靶点,软骨肉瘤和骨肉瘤的早期治疗成功可能使其成为大多数颅底和颞骨肉瘤的首选放射治疗方式。化疗也可以在术后放疗同时进行。Sataloff 等[42]和 Sharma 等[43]的最新研究支持对颞骨骨肉瘤进行根治性切除使用辅助放疗和化疗。

4. 恶性纤维组织细胞瘤

4.1 流行病学

恶性纤维组织细胞瘤(MFH)30 年前被列为一肿瘤类别,该类别为其病理学上的定义,同时提出了一种新的肉瘤类型。最初,这一类别肿瘤来源于一组被误诊为高级纤维肉瘤、脂肪肉瘤、多形性横纹肌肉瘤和未分化肉瘤的病变。该肿瘤是成人中相当常见的肉瘤,最常见于四肢、骨盆和腹膜后;然而,它是一种罕见的头颈部肿瘤。MFH 可影响骨骼,但在颅骨中极为罕见,英国文献中仅报道了 17 例[54],有 3 例报道的 MFH 涉及颞骨[54-56],但 MFH 病例的数量也可能被低估了。Nuafel[3]的 89 例未分化肉瘤和 17 例纤维肉瘤中,如果按照今天的病理标准,许多可能被重新归类为 MFH。目前尚无研究明确总结这些颞骨 MFH 的临床表现,但仍普遍认为它们与其他肉瘤的组织学相差不大。MFH 的检查包括全面的头颈部检查、脑神经检查以及 CT 和 MRI。

4.2 病理学

MFH 在镜下表现为圆形组织细胞与梭形纤维

母细胞混合成簇状(图 22.6)。根据镜下特征,可分为多种亚型,包括血管瘤样亚型、炎性亚型和多形性亚型。目前认为 MFH 起源于具有形成成纤维细胞和组织细胞成分的原始间充质细胞。免疫组织化学染色 CD68(＋)、S-100、EMA(－)[54,56]。

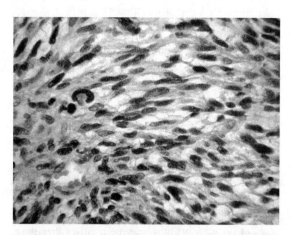

图 22.6 恶性纤维组织细胞瘤(放大 400 倍)。恶性纤维组织细胞瘤可以表现出多种不同的形态,但无论何种形态都由不同比例的肌成纤维细胞、组织细胞样细胞和成纤维细胞组成。通常情况下,细胞随机地以束状排列,呈交叉束状。

4.3 预后

头颈部 MFH 患者的平均发病年龄为 43 岁,男性患者较多,为 56%。男性和年龄增长与较差的预后呈独立相关。此外,与局限于软组织的肿瘤相比,起源于骨或侵犯至骨的肿瘤临床进展较快,预后更差,此外直径超过 3 cm 的肿瘤预后也更差。头颈部 MFH 的转移率为 32%,这些患者的生存期较低[54,55]。肺是迄今为止最常见的转移部位,脑、骨、肝和颈部局部淋巴结转移也有报道。15% 的患者出现区域性的颈部转移;但是,在没有阳性淋巴结的情况下,不建议进行颈淋巴结清扫术[54,55]。

4.4 治疗

Raney 等治疗了 7 例 MFH 患儿,其中 3 例有头颈部病变。治疗方案与用于治疗儿童横纹肌肉瘤的 IRS 方案非常相似。他们认为,每个孩子都应该尽可能完整地切除肿瘤;然而,所有的头颈部病变仅进行了活组织检查,并没有行完全的手术切除。活检后进行为期 2 年的多药化疗。如果最初的手术治疗有肉眼或镜下残留，则在 5～6 周内对肿瘤进行 40～50 Gy 补充放疗。即使采用这种积极的治疗，仍有 42.86%（3/7）的儿童死于远处转移性疾病[56]。Nakayama 等[54]建议对累及骨骼的头颈部 MFH 进行根治性切除。他们报道了以牺牲面神经为例的颞骨全切除术，并认为术后放化疗也是有益的。他们的患者在 18 个月时仍可无病存活。同一作者还针对几个报道做了回顾性研究，包括 15 例涉及颅骨的 MFH 病例，5 年生存率为 34%。在对 87 例头颈部 MFH 的综述中，Blitzer 等指出广泛手术切除是首选的治疗方法。他们还主张使用阿霉素进行化疗，因为这种药物似乎能使肿瘤部分消退。在他们的系列研究中，放射治疗无效，但他们支持在不能手术的患者中联合使用化疗，或者作为姑息治疗用于有远处转移性疾病的患者中。研究者报道了其中 11 例患者的病死率为 45%，但由于随访不完整，无法提供 87 例复查病例的 5 年生存率统计数据[55]。

5. 纤维肉瘤

■ 5.1 流行病学

纤维肉瘤曾经是最常见的头颈部肉瘤，但随着更严格的组织学标准和新的病理分类的发展，其发生率有所下降。在对以往纤维肉瘤的回顾性研究中，多达一半的纤维肉瘤会重新归到其他诊断中[2,57]。在纤维肉瘤样或梭形细胞肿瘤的鉴别诊断中，有许多病变需要考虑，如纤维瘤病、纤维瘤、结节性筋膜炎等良性病变，以及恶性肉瘤，如恶性纤维组织细胞瘤、横纹肌肉瘤、脂肪肉瘤、单相滑膜肉瘤和神经源性肉瘤。有研究报道纤维肉瘤占肉瘤的 5%～10%，其中 10%～20% 发生在头颈部[2]。纤维肉瘤通常发生在 40～70 岁，平均年龄为 44 岁。与骨肉瘤一样，纤维肉瘤也常见于先前损伤组织部位。高达 10% 的纤维肉瘤患者有远距离放射治疗史，4% 有局部创伤史，0.8% 有局部热损伤史。颈部软组织是纤维肉瘤最常见的受累部位，其次为面部和头皮的软组织[57]。通过文献回顾性研究，发现 17 例纤维肉瘤累及颞骨。根据目前更为严格的组织学标准，颞骨纤维肉瘤也可能成为一种更为罕见的诊断[3,58,59]，病史、体格检查和影

像学评估与其他颅底肉瘤类似。

■ 5.2 病理学/预后

纤维肉瘤由呈交叉束状排列的梭形成纤维细胞组成，形成"鲱鱼骨形模式"（图 22.7）。这与下文讨论的神经源性肿瘤非常相似。免疫组织化学对纤维肉瘤没有诊断意义，但它有助于排除其他的病变。病理学家将这纤维肉瘤分为 1 级（高分化）～4 级（低分化）。大多数纤维肉瘤通常表现为 2 级或 3 级[2,57]。

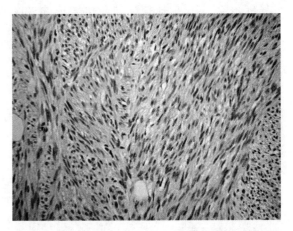

图 22.7 纤维肉瘤（放大 100 倍）。纤维肉瘤由纤细的梭形细胞组成，呈束状排列。这种交错排列形成鲱鱼骨形模式，并与低级别肿瘤相关。核的多形性较少。

与其他一些肉瘤不同，纤维肉瘤较高分化级别似乎与局部复发、转移率增加和总生存率降低相关。其他的不良预后因素包括肿瘤直径大于 5 cm，转移性病灶的存在，以及手术切除的不彻底。头颈部纤维肉瘤的转移发生率为 19%[57,60]。

■ 5.3 治疗

Frankenthaler 等[57]回顾了安德森医学院 118 例头颈部纤维肉瘤。他们建议对肿瘤实行广泛的局部切除，但仍有 47% 的病例无法获得阴性切缘。如果手术切缘镜下呈阳性或可疑，则术后 6 周内给予 60 Gy 的放射治疗。当活检显示 3 级或 4 级病变或肿瘤无法切除时，术前给予 9 个疗程的多药化疗（基于阿霉素的方案）。不能切除的肉瘤在诱导化疗后进行减瘤手术，然后进行放射治疗。研究显示采用这种方法的 5 年总生存率为 63%。Freedman 等[61]

采用了双重治疗方案。他们的主要目标是在出现高级别病变、边缘不够或显微镜下阳性边缘的情况下，获得较宽的手术切缘，然后进行术后放疗，采用这种治疗方法的 5 年生存率为 68%。Conley 等[60]使用了手术和术后放疗，但他指出，根治性整块切除术应该用于更具侵袭性、低分化的病变，因为根治性切除术是其唯一的生存机会。将这些治疗理念外推到颞骨病变，那么颅底病变的完全"根治性"切除加术后放疗以及在高级别的病变中进行诱导化疗似乎是合适的。

6. 尤因肉瘤

6.1 流行病学

尤因肉瘤占原发性恶性骨肿瘤的 6%～9%，最常见于长骨、骨盆、肋骨或椎骨[62,63]。在早期 IRS 试验中，病理学家发现有一种可与未分化横纹肌肉瘤相鉴别的骨外肿瘤亚组。他们将这一肿瘤称为骨外尤因肉瘤。因此，未来的 IRS 试验将其从研究治疗组中排除[5,18]。这种骨外的尤因肉瘤在头颈部极为罕见。涉及面部骨骼和颅骨的尤因肉瘤也极为罕见，占所有报道的尤因肉瘤的 1%。最常见的头颈累及部位是下颌骨。文献报道了大约 50 例颅骨尤因肉瘤。大多数头骨尤因肉瘤发生在颅骨的凸面，而也有少数病例报道发生在颞骨中[64,65]。文献报道了 9 例涉及颞骨的病变，其中大部分发生在颞骨的鳞部。此外，还有 5 例岩尖尤因肉瘤和 3 例累及颞骨乳突部病例的报道。头颈部尤因肉瘤患者的平均年龄为 14.5 岁，颞骨肿瘤的平均年龄为 3 ～ 19 岁[3,63,65-67]。

6.2 病理学

大体上，尤因肉瘤是起源于骨坚硬的橡胶状血管团块。显微镜下，病变组织由小的蓝色圆形细胞组成，细胞呈片状排列，并有少量假菊形团形状（图22.8）。过碘酸希夫染色后，可显示细胞质中的糖原颗粒，但这也可见于胚胎性横纹肌肉瘤。颅骨尤因肉瘤的组织学鉴别包括神经外胚层肿瘤、横纹肌肉瘤、转移性神经母细胞瘤和淋巴管瘤。免疫组化染色对区分这些病变很重要，尤因肉瘤 CD99、VIM 和MIC-2 呈阳性，MIC-2 是尤因肉瘤的特异性标记

物。尤因肉瘤的骨骼标志物结蛋白、神经标志物S100 和嗜铬粒蛋白以及淋巴瘤标志物如白细胞共同抗原、CD20 和 CD3 均为阴性[65-67]。

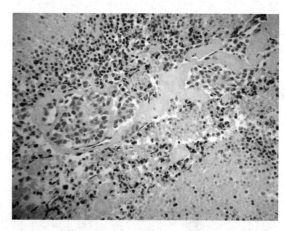

图 22.8　尤因肉瘤（放大 200 倍）。肿瘤细胞呈片状和小叶状排列，伴有大面积坏死。单个细胞有少量的双嗜性细胞质，含有清晰的卵圆形细胞核，染色质和核仁分布均匀。PAS 染色可显示细胞内糖原。

6.3 临床表现和检查

患者主诉取决于受肿瘤影响的颞骨部位，发生于颞骨鳞部的团块表现为颞部头皮肿胀和疼痛。此外，还可能出现头痛和颅内压升高的症状，如呕吐和视乳头水肿。当肿瘤在颅内扩大引起大脑中线移位时，后一种症状将更为突出。肿瘤位于中耳，将出现耳痛、面神经麻痹、传导性听力丧失和多发性脑神经病变[62,68]。检查包括颞骨和颅脑的 CT、MRI，以及根据症状和体征进行的其他神经病理学检查。若尤因肉瘤表现为与骨骼等密度，静脉注射对比剂后增强，通常说明存在广泛的骨侵蚀和破坏[64]。99m Tc（锝-99）骨扫描可显示原发部位以及转移部位的摄取增加；然而，转移性病灶在头骨尤因肉瘤中极为罕见[62]。除骨骼扫描外，还可进行骨骼检查，以进一步评估可能转移到颅骨的非头颈部尤因肉瘤原发灶。Hadfield[65]报道称，转移至颅底的尤因肉瘤比原发于颅底的尤因肉瘤更常见，为了排除转移性神经母细胞瘤，应收集 24 小时尿液进行 VMA 检查。骨肉瘤也可在影像学上与尤因肉瘤相鉴别，但活检可明确区分这两种病变。由于对骨骼细节的划分不清晰，MRI 在评估这些肿瘤方面的作用有限[66]。

■ 6.4 治疗

Desai 等[66]报道了 14 例原发性颅骨尤因肉瘤患者。他们支持整块切除肿瘤的治疗方法,但他们没有报道任何累及颞骨的病例。手术治疗后采用圆行细胞化疗方案(RCT Ⅱ),该方案包括由两个交替循环组成,分别是环磷酰胺和依托泊苷,以及长春新碱、阿霉素和环磷酰胺。在开始化疗 8~9 周,原发部位接受 40~50 Gy 的放疗。放疗结束后进行 6 个疗程的维持性化疗。采用该方案,患者的 5 年生存率为 57%。其他多个小规模病例组也报道了最佳治疗,包括完整切除和随后的放疗疗。这些研究都没有使用根治性颅底手术来根除中耳、乳突或岩尖的肿瘤。主张根治性切除病变的作者主要是基于广泛局部切除颅骨病变的观点,因为这样更容易切除而无功能缺损[66-68]。Horowitz 等[69]则主张不同的治疗方案,他们建议在活检证实诊断后,多药化疗,如 RCT Ⅱ,并且应作为初始治疗。这将在不牺牲重要结构的情况下,通过外科手术尽可能多地去除疾病,最后采用术后放化疗治疗残余病变。这种治疗方法的目的是降低手术并发症,同时能获得与广泛局部切除作为主要治疗方法相同的生存率。

7. 神经源性肉瘤

■ 7.1 流行病学特征

对定义的简要回顾将有助于理解这种罕见的头颈肉瘤。神经纤维瘤病是由神经束膜细胞、成纤维细胞、神经突和施万细胞组成的良性周围神经肿瘤。神经纤维基本上被包裹在肿块中,因此在手术过程中,无法分离神经与肿瘤。神经纤维瘤通常是多发性的,22%~40%发生在头颈部。此外,神经纤维瘤是与 von Recklinghausen 病或神经纤维瘤病Ⅰ型(NF1)相关的肿瘤,其与 17 号染色体上的遗传异常有关。但不能与神经纤维瘤病Ⅱ型(NF2)或听神经纤维瘤病混淆,后者表现为多发或双侧听神经鞘瘤,与神经纤维瘤不同。神经鞘瘤起源于施万细胞,在手术时可与其起源的神经分离。NF2 中的染色体病变位于 22 号染色体而不是 17 号染色体[70]。

神经源性肉瘤是恶性的神经纤维瘤。神经源性肉瘤有多种名称,包括恶性周围神经鞘瘤、神经纤维肉瘤和恶性神经鞘瘤。最后两种命名目前已不再使用,因为它们可能导致对该肿瘤起源的错误推断[70]。在早期,许多病理学家发现在组织学上很难区分纤维肉瘤和神经源性肉瘤。明确识别神经源性肉瘤的唯一可靠方法是其大体病理来源于神经,或根据外科医生的报道,即肿块来自神经。之后他们称之为变异型神经纤维肉瘤[71]。后来,因免疫组化染色能使这种区别更加明显,目前已经确定神经纤维肉瘤并不是真正的纤维肉瘤。恶性神经鞘瘤的命名也被废除,因为 Enzinger(1988)指出除了少数病例,神经鞘瘤几乎没有恶性潜能;但是关于这一点值得商榷[70],神经源性肉瘤几乎完全起源于原有的神经纤维瘤,只在极少情况下可能是新发的。一些研究对哪种更常见存在分歧。此外,这些恶性肿瘤起源于 NF1 的概率仍有争议。文献报道 5%~50%的 NF1 患者发生神经源性肉瘤。神经源性肉瘤最常见的部位是躯干和四肢。头颈部神经源性肉瘤占 6%~17%,最常见的好发部位是颈部,其中臂丛神经和迷走神经最常见[71,72]。

■ 7.2 组织学

神经源性肉瘤与纤维肉瘤非常相似。在镜下,神经源性肉瘤包含由梭形细胞组成的如鲱鱼骨样交错排列的束状结构(图 22.9),偶可见有某些神经源性特征,但真正的诊断主要依赖于免疫组织化学,神经源性肉瘤对 S-100 抗原(一种在纤维肉瘤中未发现的神经标记物)染色强阳性。此外,髓鞘碱性蛋白和亮氨酸 7 也呈现染色阳性,但这两种标志物的特异性较差。病理学上,神经源性肉瘤与无色素性黑色素瘤也非常相似,但黑色素瘤染色 HMB-45 染色阳性,而神经源性肉瘤没有[70,71]。

■ 7.3 临床表现

颞骨神经源性肉瘤是一种极为罕见的病变。Naufel 在 1973 年回顾了各地的文献,在病例报道中发现了 3 个源于第 3 对脑神经的神经源性肉瘤[3,73,74]。根据报道,肿块是在面神经的乳突段发现的,而不是源于先前出现的病变。神经源性肉瘤临床表现与其他中耳肉瘤相似,症状包括耳前或乳突肿胀或肿块、外耳道息肉、耳漏、传导性听力损失和面神经麻痹[73,74]。Greager 等[72]也报道了 1 例"耳"

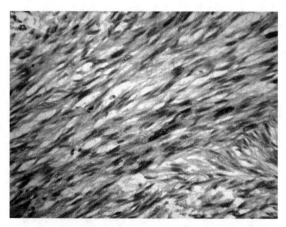

图 22.9　神经源性肉瘤（放大 400 倍）。神经源性肉瘤由紧密排列的梭形细胞组成，呈交错束状排列。细胞核大，可呈多形性，通常可见核栅栏状。高级别肿瘤与细胞增多、核异型性和有丝分裂有关。

神经源性肉瘤，但并未记录解剖和治疗的细节。

■ 7.4　治疗

　　颞骨神经源性肉瘤的治疗策略需要根据来自其他部位的神经源性肉瘤制订。Hutcherson 等[71]回顾了 7 例头颈部神经源性肉瘤患者。患者在手术治疗方面差异很大，此外他们还接受了放疗、化疗或两者兼有的各种治疗。研究得出的结论是，广泛手术切除是治疗的主要手段，术后放疗有助于局部控制和预防局部复发，5 年生存率为 43%。D'Agostino 等[75]研究了 24 例病例，其中 6 例位于头颈部。同样，本研究未说明具体方案，研究认为广泛的手术切除是唯一有效的治疗方法，并且不认为化疗能带来任何生存优势。Greager 等[72]报道了 17 例头颈部神经源性肉瘤患者。他们发现广泛局部切除并切除受累的神经血管结构是主要的治疗方法，研究没有发现辅助放疗或化疗对治疗有帮助，可能是因为使用这些技术的经验有限，需要进一步研究。Hellquist 和 Lundgren[70]以及 Goepfert 等[76]都回顾了一小部分头颈部神经源性肉瘤患者，发现根治性手术加上 60 Gy 的放疗可获最佳的生存率。Greager 等[72]报道的 2 年、5 年和 10 年总生存率分别为 65%、47% 和 29%。据报道，伴有 Von Recklinghausen 病（NF1）的患者预后不良，这可能是由于病变更具侵袭性。其他不良预后指标包括：存在转移性病变（47% 的头颈部神经源性肉瘤存在转移性病变）、肿瘤直径大于 5 cm

以及肿瘤分级；但需要指出的是，组织分化并不总是与生存率相关[71,72]。

8. 血管肉瘤

　　血管肉瘤是一种恶性血管肿瘤，最常见于老年男性头皮的皮肤和软组织（图 22.10）。血管肉瘤是侵袭性肿瘤，即使早期治疗，也往往发生局部复发和早期转移。大多数患者有数月的紫色皮损扩大并伴有疼痛、水肿和间歇性出血[77]。Kinkade[78]报道了唯一 1 例明确记录的累及颞骨岩部的血管肉瘤。Naufel 和 Mark 报道了 9 例血管肉瘤累及"耳"的患者，但两位作者均未说明这些病变是来自中耳和乳突，还是主要累及耳郭或外耳道的皮肤，但后者的可能性更大，因为这些肿瘤几乎都发生在皮下组织[3,77]。然而，Linthicum 和 Schwartzman[80]提供的病理切片显示，镫骨底板附近有血管肉瘤，但是未见临床表现和治疗的报道。血管肉瘤的治疗方法是广泛的手术切除，然后进行 50~60 Gy 的术后放疗。大多数头颈部肿瘤报道的 5 年生存率为 10%~41%[77,79]。

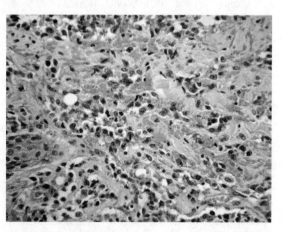

图 22.10　血管肉瘤（放大 400 倍）。这些血管形成的肿瘤由恶性内皮细胞组成，这些细胞排列成复杂的吻合通道。细胞核饱满，易堆积并伸入管腔。常见有丝分裂，基质中可见外渗的红细胞。

9. 脂肪肉瘤

　　脂肪肉瘤由疏松结缔组织中的恶性脂肪母细胞组成（图 22.11），只有 2%~6% 的病例涉及头颈部。黏液样亚型是头颈部脂肪肉瘤最常见的亚型。这种肿瘤是新生的，而非来自良性脂肪瘤。5 年生存率的统计取决于组织学亚型。分化良好的黏液样脂肪肉瘤的 5 年生存率为 75%～100%。较低分化的肿瘤，如圆形和多形性亚型，5 年生存率为 6%～27%[2]。在 Naufel[3] 的综述中提到一个在德文文献中报道的累及颞骨的病例，虽然文中没有提出一般治疗方法，但是包括手术、放疗和化疗的联合治疗可能是最有效的。

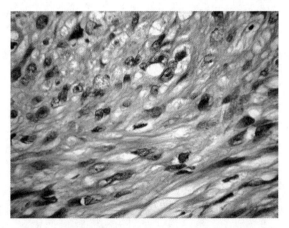

图 22.12　平滑肌肉瘤（放大 200 倍）。平滑肌肉瘤由交叉的梭形平滑肌细胞束组成。细胞核呈雪茄状，末端钝。肿瘤细胞含有中度嗜酸性细胞质，纵轴呈纤维状。切开后肿瘤细胞似乎有核周晕。

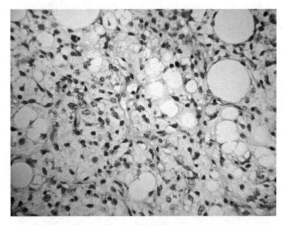

图 22.11　脂肪肉瘤（放大 200 倍）。恶性脂肪细胞是这种脂肪肉瘤的特征，表现为空泡状细胞，细胞核偏心移位，类似于改变的脂肪组织。细胞核大，呈多形性，可呈环状或花状。

及化疗的不同方案。质子束辐射已越来越多地用于治疗颞骨和颅底软骨肉瘤与骨肉瘤，并取得了令人鼓舞的结果。进一步的研究和更广泛的应用证实了这是所有颅底肉瘤较好的放疗方法。与大多数头颈部恶性肿瘤一样，生存率的提升有待于依靠针对肿瘤潜在的分子和遗传的治疗。

（杨思怡　周玲玲　唐旭霞　译）

10. 平滑肌肉瘤

平滑肌肉瘤是一种起源于平滑肌的恶性肿瘤（图 22.12）。头颈部平滑肌稀少，只位于皮肤血管壁和立毛肌中。平滑肌特异性肌动蛋白免疫组化染色阳性。头颈部最常见的部位是鼻腔、鼻窦。Zbaren 和 Ruchti[81] 报道了 1 例累及中耳的病例，该病变不可切除，化疗无效。作者建议手术切除，然后进行术后放疗和化疗。平滑肌肉瘤预后差，据报道，鼻腔鼻窦肿瘤 1 年生存率为 50%。

11. 结论

总之，颞骨肉瘤是很罕见的。除了横纹肌肉瘤外，很少有文献能清楚地描述最佳治疗方法。换言之，横纹肌肉瘤是唯一一种普遍接受联合化疗和放疗作为主要治疗方式的颞骨肉瘤，其他可选择的还包括非根治性手术或活检，但这并没有被证明是最好的治疗方法。其他非横纹肌肉瘤的治疗通常采用广泛和/或根治性手术切除，并采用术前和术后放疗

参考文献

[1] Marsh M, Coker N, Jenkins H. Temporal bone neoplasms and lateral cranial base surgery. In: Cummings C, ed. Otolaryngology Head and Neck Surgery. 3rd ed. St. Louis: MO: Mosby, 1996: 3245 - 3281.

[2] Kyriakos K, Batsakis JG, eds. Tumors of the Head and Neck. 3rd ed. Baltimore, MD: Williams & Wilkins, 1987.

[3] Nuafel PM. Primary sarcomas of the temporal bone. Arch Otolaryngol 1973; 98: 44 - 50.

[4] Daya H, Chan HSL, Sirkin W et al. Pediatric rhabdomyosarcoma of the head and neck. Is there a place for surgical management? Arch Otolaryngol Head Neck Surg 2000; 126: 468 - 472.

[5] Newton WA, Gehan EA, Webber BL et al. Classification of rhabdomyosarcomas and related sarcomas. Cancer 1995; 76(6): 1073 - 1085.

[6] Canalis RF, Gussen R. Temporal bone findings in rhabdomyosarcoma with predominantly petrous involvement. Arch Otolaryngol 1980; 106: 290 - 293.

[7] Odell PF. Head and neck sarcomas: a review. J Otolaryngol 1996; 25(1): 7 - 13.

[8] Anderson GJ, Tom LWC, Womer RB et al. Rhabdomyosarcoma of the head and neck in children.

Arch Otolaryngol Head Neck Surg 1990; 116: 428 – 431.

[9] Goepfert H, Cangir A, Lindberg R et al. Rhabdomyosarcoma of the temporal bone. Is surgical resection necessary? Arch Otolaryngol 1979; 105: 310 – 313.

[10] El-Gothamy B, Fujita S, Hayden RC. Rhabdomyosarcoma — a temporal bone report. Arch Otolaryngol 1973; 98: 106 – 110.

[11] Wiatrak BJ, Pensak ML. Rhabdomyosarcoma of the ear and temporal bone. Laryngoscope 1989; 99: 1188 – 1192.

[12] Tefft M, Fernandez C, Donaldson M et al. Incidence of meningeal involvement by rhabdo-myosarcoma of the head and neck in children. A report of the intergroup rhabdomyosarcoma study. Cancer 1978; 42: 253 – 258.

[13] Jaffe BF, Fox JF, Batsakis JG. Rhabdomyosarcoma of the middle ear and mastoid. Cancer 1971; 27 (1): 29 – 37.

[14] Deutsch M, Felder H. Rhabdomyosarcoma of the ear-mastoid. Laryngoscope 1974; 84: 586 – 592.

[15] Baker KS, Anderson JR, Link MP et al. Benefit of intensified therapy for patients with local or regional embryonal rhabdomyosarcoma: results from the Intergroup Rhabdomyosarcoma Study Ⅳ. J Clin Oncol 2000; 18(12): 2427 – 2434.

[16] Prasad S, Snyderman C, Janecka IP et al. Role for surgical resection of parameningeal rhabdo-myosarcoma in childhood. In: Proceedings of the 1994 Joint Annual Meeting of the German and North American Skull Base Society. New York: Thieme; 1994: 8.

[17] Healy GB, McGill TJI, Janecka I. The Surgical Management of Sarcomas of the Head and Neck in Children. Proceedings of the 4th International Conference on Head and Neck Cancer. Madison, WI: Omni Press, 1996: 379 – 384.

[18] Raney RB, Lawrence W, Maurer HM et al. Rhabdomyosarcoma of the ear in childhood. A report from the Intergroup Rhabdomyosarcoma Study I. Cancer 1983; 51(12): 2356 – 2361.

[19] Anderson GJ, Tom LWC, Womer RB et al. Rhabdomyosarcoma of the head and neck in children. Arch Otolaryngol Head Neck Surg 1990; 116: 428 – 431.

[20] Flamant F, Rodary C, Rey A et al. Treatment of non-metastatic rhabdomyosarcomas in childhood and adolescence. Results of the Second Study of the International Society of Paediatric Oncology: MMT84. Eur J Cancer 1998; 34(7): 1050 – 1061.

[21] Schouwenburg PF, Kupperman D, Bakker FP et al. New combined treatment of surgery, radio-therapy, and reconstruction in head and neck rhabdomyosarcoma in children: The AMORE Protocol. Head Neck 1998; 20: 282 – 283.

[22] Lau DPC, Wharton SB, Antoun NM et al. Chondrosarcoma of the petrous apex. Dilemmas in diagnosis and treatment. J Laryngol Otol 1997; 111: 368 – 371.

[23] Watters GWR, Brookes GB. Chondrosarcoma of the temporal bone. Clin Otolaryngol 1995; 20: 53 – 58.

[24] Coltrera MD, Googe PB, Harrist TJ et al. Chondrosarcoma of the temporal bone. Diagnosis and treatment of 13 cases and review of the literature. Cancer 1986; 58: 2689 – 2696.

[25] Siedman MD, Nichols RD, Raju UB et al. Extracranial skull base chondrosarcoma. Ear Nose Throat J 1989; 68: 626 – 632.

[26] Koch BB, Karnell LH, Hoffman HT et al. National Cancer Database Report on chondro-sarcoma of the head and neck. Head Neck 2000; 22: 408 – 425.

[27] Kveton JF, Brackmann DE, Glasscock ME et al. Chondrosarcoma of the skull base. Otolaryngol Head Neck Surg 1986; 94: 23 – 31.

[28] Rosenberg AE, Nielson GP, Keel SB et al. Chondrosarcoma of the base of the skull: a clinicopathologic study of 200 Cases with emphasis on its distinction from chordoma. Am J Surg Pathol 1999; 23: 1370 – 1378.

[29] Debus J, Schulz-Ertner D, Schad L et al. Stereotactic fractionated radiotherapy for chordomas and chondrosarcomas of the skull base. Int J Radiat Oncol Biol Phys 2000; 47: 591 – 596.

[30] Brown E, Hug EB, Weber AL. Chondrosarcoma of the skull base. Neuroimaging Clin North Am 1994; 4: 529 – 541.

[31] Burkey BB, Hoffman HT, Baker SR et al. Chondrosarcoma of the Head and Neck. Laryngoscope 1990; 100: 1301 – 1305.

[32] Finn DG, Goepfert H, Batsakis JG. Chondrosarcoma of the head and neck. Laryngoscope 1984; 94: 1539 – 1544.

[33] Evans HL, Ayala AG, Romsdahl MM. Prognostic factors in chondrosarcoma of bone: a clinicopathologic analysis with emphasis on histologic grading. Cancer 1977; 40: 818 – 831.

[34] Harwood AR, Krajbich JI, Fornasier VL. Radiotherapy of chondrosarcoma of bone. Cancer 1980; 45: 2769 – 2777.

[35] Wojno KJ, Hruban RH, Garin-Chesa P et al. Chondroid chordomas and low-grade chondro-sarcomas of the craniospinal axis: an immunohistochemical analysis of 17 cases. Am J Surg Path 1992; 16: 1144 – 1152.

[36] Charabi S, Engel P, Bonding P. Myxoid tumours in the temporal bone. J Laryngol Otol 1989; 103: 1206 – 1209.

[37] Al-Mefty O, Fox JL, Rifai A et al. A combined infratemporal and posterior fossa approach for the removal of giant glomus tumors and chondrosarcomas. Surg Neurol 1987; 28: 423 – 431.

[38] Suit HD, Goitein M, Munzenrider J et al. Definitive radiation therapy for chordoma and chondrosarcoma of base of skull and cervical spine. J Neurosurg 1982; 56: 377 – 385.

[39] Austin-Seymour M, Munzenrider J, Goitein M et al. Fractionated proton radiation therapy of chordoma and low-grade chondrosarcoma of the base of the skull. J Neurosurg 1989; 70: 13 – 17.

[40] Muthukumar N, Kondziolka D, Lunsford LD et al. Stereotactic radiosurgery for chordoma and chondrosarcoma: further experiences. Int J Radiat Oncol Biol Phys 1998;

41: 387 - 392.

[41] Mark RJ, Sercarz JA, Tran L et al. Osteogenic sarcoma of the head and neck. The UCLA experience. Arch Otolaryngol Head Neck Surg 1991; 117: 761 - 766.

[42] Sharma SC, Handa KK, Panda N et al. Osteogenic sarcoma of the temporal bone. Am J Otolaryngol 1997; 18(3): 220 - 223.

[43] Sataloff RT, Myers DL, Spiegal JR et al. Total temporal bone resection for osteogenic sarcoma. ENT J 1998; 67: 626 - 627, 630 - 632, 634.

[44] Goh YH, Chong VFH, Low WK. Temporal bone tumours in patients irradiated for naso-pharyngeal neoplasm. J Laryngol Otol 1999; 113: 222 - 228.

[45] Nora FE, Unni KK, Pritchard DJ et al. Osteosarcoma of extragnathic craniofacial bones. Mayo Clin Proc 1983; 58: 268 - 272.

[46] Kassir RR, Rassekh H, Kinsella JB et al. Osteosarcoma of the head and neck: meta-analysis of nonrandomized studies. Laryngoscope 1997; 107: 56 - 61.

[47] Hazarika P, Nayak DR, Sahota JS et al. Osteogenic sarcoma of sphenoid bone: an extended lateral skull base approach. J Laryngol Otol 1995; 109: 1101 - 1104.

[48] Garrington GE, Scofield HH, Cornyn J et al. Osteosarcoma of the Jaws. Analysis of 56 cases. Cancer 1967; 20(3): 377 - 391.

[49] Caron AS, Hadju SI, Strong EW. Osteogenic sarcoma of the facial and cranial bones: a review of forty-three cases. Am J Surg 1971; 122: 719 - 725.

[50] Chambers RG, Mahoney WD. Osteogenic sarcoma of the mandible: current management. Am Surg 1970; 36: 463 - 471.

[51] Link M, Goorin A, Miser A et al. The role of adjuvant chemotherapy in the treatment of osteo-sarcoma of the extremities: preliminary results of the multi-institutional osteosarcoma study. Proc Am Soc Clin Oncol 1985; 4: 237.

[52] Eibler F, Giuliano J, Eckardt J et al. Adjuvant chemotherapy for osteosarcoma: a randomized prospective trial. J Clin Oncol 1987; 5(1): 216.

[53] Castro JR, Linstadt DE, Bahary JP et al. Experience in charged particle irradiation of tumors of the skull base: 1977 - 1992. Int J Radiat Oncol Biol Phys 1994; 29(4): 647 - 655.

[54] Nakayama K, Nemoto Y, Inoue Y et al. Malignant fibrous histiocytoma of the temporal bone with endocranial extension. Am J Neuroradiol 1997; 18: 331 - 334.

[55] Blitzer A, Lawson W, Zak FG et al. Clinical - Pathological determinants in prognosis of fibrous histiocytomas of head and neck. Laryngoscope 1981; 91: 2053 - 2069.

[56] Raney RB, Allen A, O'Neill J et al. Malignant fibrous histiocytoma of soft tissue in childhood. Cancer 1986; 57: 2198 - 2201.

[57] Frankenthaler R, Ayala AG, Hartwick RW et al. Fibrosarcoma of the head and neck. Laryngoscope 1990; 100(8): 799 - 802.

[58] Pope EM. Fibrosarcoma of dura, middle fossa, radical mastoid operation. Case report. Laryngoscope 1931; 41: 555 - 556.

[59] Apte NK. Fibrosarcoma of the temporal bone. J Laryngol Otol 1965; 79(12): 1101 - 1103.

[60] Conley J, Stout AP, Healey WV. Clinicopathologic analysis of eighty-four patients with an original diagnosis of fibrosarcoma of the head and neck. Am J Surg 1967; 114: 564 - 569.

[61] Freedman AM, Reiman HM, Woods JE. Soft-tissue sarcomas of the head and neck. Am J Surg 1989; 158 (4): 367 - 372.

[62] Fitzer PM, Steffey WR. Brain and bone scans in primary Ewing's sarcoma of the petrous bone. J Neurosurg 1976; 44: 608 - 612.

[63] Davidson MJC. Ewing's sarcoma of the temporal bone. A case report. Oral Surg Oral Med Oral Pathol 1991; 72: 534 - 536.

[64] Desai K, Goel A, Nadkarni TD. Primary petrous bone Ewing's sarcoma. Br J Neurosurg 2000; 14(2): 143 - 145.

[65] Hadfield MG, Luo VY, Williams RL et al. Ewing's sarcoma of the skull in an infant. A case report and review. Pediatr Neurosurg 1996; 25: 100 - 104.

[66] Desai KI, Nadkarni TD, Goel A et al. Primary Ewing's sarcoma of the cranium. Neurosurgery 2000; 46(1): 62 - 69.

[67] Wantanabe H, Tsubokawa T, Katayama Y et al. Primary Ewing's sarcoma of the temporal bone. Surg Neurol 1992; 37: 54 - 58.

[68] Sharma RR, Netalkar A, Lad SD. Primary Ewing's sarcoma of the greater wing of the sphenoid bone. Br J Neurosurg 2000; 14(1): 53 - 57.

[69] Horowitz ME, Malawer MM, Woo SY et al. Ewing's sarcoma family of tumors: Ewing's sarcoma of bone and soft tissue and the peripheral neuroectodermal tumors. In: Pizzo PA, Poplock DG, eds. Principles and Practice of Pediatric Oncology. 3rd ed. Philadelphia, PA: Lippincott-Raven Publishers, 1997: 831 - 863.

[70] Hellquist HB, Lundgren J. Nuerogenic sarcoma of the sinonasal tract. J Laryngol Otol 1991; 105: 186 - 190.

[71] Hutcherson RW, Jenkins HA, Canalis RF et al. Nuerogenic sarcoma of the head and neck. Arch Otolaryngol 1979; 105: 267 - 270.

[72] Greager JA, Reichard KW, Campana JP et al. Malignant schwannoma of the head and neck. Am J Surg 1992; 163: 440 - 442.

[73] Kettel K. Intratemporal sarcoma of the facial nerve. Arch Otolaryngol 1950; 52: 778 - 781.

[74] Guttman MR, Simon MU. Neurofibrosarcoma of the facial nerve involving the tympanomas-toid. Arch Otolaryngol 1951; 54: 162 - 166.

[75] D'Agostino AN, Soule EH, Miller RH. Primary malignant neoplasms of nerve (malignant neurolemmomas) in patients without manifestations of multiple neurofibromatosis (von Recklinghausen's disease). Cancer 1963; 16: 1003 - 1014.

[76] Goepfert H, Lindberg RD, Sinkovics JG. Soft-tissue sarcoma of the head and neck after puberty. Arch Otolaryngol 1977; 103(6): 365 - 368.

[77] Mark RJ, Tran LM, Sercarz J et al. Angiosarcoma of the head and neck. The UCLA experience 1955 through

1990. Arch Otolaryngol Head Neck Surg 1993; 119: 973 – 978.

[78] Kinkade JM. Angiosarcoma of the petrous portion of the temporal bone. Ann Otol Rhinol Laryngol 1948; 57: 235 – 240.

[79] Aust MR, Olsen KD, Lewis JE et al. Angiosarcomas of the head and neck: clinical and pathological characteristics. Ann

Otol Rhinol Laryngol 1997; 106: 943 – 951.

[80] Linthicum FH, Schwartzman JA. An Atlas of Micropathology of the Temporal Bone. San Diego, CA: Singular Publishing Group, Inc., 1994: 78 – 79.

[81] Zbaren P, Ruchti C. Leiomyosarcoma of the middle ear and temporal bone. Ann Otol Rhinol Laryngol 1994; 103: 537 – 541.

第23章

通过胱氨酸和半胱氨酸来调节谷胱甘肽在全身健康和耳科中的意义

Implications of Nutraceutical Modulation of Glutathione with Cystine and Cysteine in General Health and Otology

Thomas A. Kwyer   Gustavo Bounous   Robert T. Sataloff

1. 前言

随着对耳的理解不断深入,耳科的疾病在许多方面可能与身体其他部位的状况相似。例如,老年性聋只是全身衰老进程中的一种表现。同样,免疫介导的耳蜗前庭疾病(IMCVD)与其他自身免疫性疾病(如类风湿关节炎、银屑病和甲状腺炎)有许多共同之处。与其他身体系统一样,耳的功能和功能障碍取决于维持全身器官健康及其运作的细胞机制的有效运作。在最基本的层面上,耳朵依赖于化学物质的供应和吸收,这些化学成分通常被称为营养物质,但其作为细胞功能媒介的作用却常被忽略。

营养和代谢疗法的早期研究和临床应用已显示出良好的效果。因此,了解代谢调节技术的治疗效果对临床医生、研究人员和患者都是有益的。类似的研究是否可以应用于人类,并拓展到改良耳科临床效果,这是值得评估的。

尽管本文内容主要面向基础科学和研究领域的最新发展和发现,但也旨在刺激和加速营养与代谢研究,从而为耳病患者制订保持健康、提高效益以及治疗疾病的临床策略。

在影响全身健康的临床疾病的潜在治疗方法中,谷胱甘肽(GSH)调节似乎特别有希望成为改善耳部健康的一种可能方法。

由于GSH和半胱氨酸以及金属硫蛋白和一氧化氮在免疫系统、伤口愈合和氮平衡中起至关重要的决定作用,因此本章对它们的作用和代谢进行综述。尽管这些分子之间的相互作用相当复杂,但是

如果理解这些,临床医生和患者可以利用这些相关知识来调节细胞的健康、修复和性能。

本综述的重点是GSH。之所以选择它作为起点,是因为关于GSH的研究文献非常丰富(已有48 000份同行评议的科学出版物出版),已经开发出可预测的GSH增强材料(immunocalw,IMN-1207),并且可以在临床上使用;对整个医学界来说至关重要的是:科学界正在对其进行前瞻性、随机、双盲的研究项目〔Immunocalw:慢性阻塞性肺疾病(COPD),IMN-1207;丙型肝炎和接受癌症放疗和/或化疗患者的生活质量研究〕。尽管现在提供GSH和半胱氨酸有效性的明确证据还为时过早,但如果在未来几年内发现它从猜测发展到常规实践,则并不令人惊讶。

2. 谷胱甘肽和谷胱甘肽缺乏对医学的影响

半胱氨酸和谷胱甘肽(GSH)的独特作用将许多看似毫不相关的疾病和病症联系在一起。GSH是一种由L-谷氨酸、L-半胱氨酸和甘氨酸组成的三肽。半胱氨酸是含硫氨基酸,是GSH合成的限速底物。GSH和半胱氨酸的共同特征是它们能够提供质子、减少二硫键。

涉及质子传递的代谢和生化反应会影响多种疾病,如癌症、艾滋病、败血症、创伤、烧伤、克罗恩病、溃疡性结肠炎、慢性疲劳综合征、运动员过度训练、阿尔茨海默病和帕金森病。二硫键的还原是一个可以仅靠GSH自发的过程,也可能需要GSH依赖的酶。免疫系统的基本功能(如抗原提呈)、白内障形成的逆转和变性酶的修复都依赖于GSH来还原二

硫键。

GSH 和半胱氨酸的这些特性所产生的影响已被不同领域的科学家所证实。他们的研究可以按部就班解释 GSH 和半胱氨酸如何以及为什么能够重复地影响基础代谢反应,增强免疫反应,降低早期细胞凋亡的可能性,以及逆转与衰老(白内障形成)相关的分子反应。

3. 谷胱甘肽酶

GSH 合成的限速酶是 γ-谷氨酰半胱氨酸合成酶(γ-GCS),它将谷氨酸连接到半胱氨酸上。GSH合成酶将甘氨酸连接到半胱氨酸上,完成 GSH 的合成。GSH 对 γ-GCS 发挥反馈抑制作用,以防止细胞内 GSH 的过度产生。

过量的 GSH 会刺激谷氨酰基转肽酶的产生,这种酶可调节 GSH 分解为氨基酸的第一步。这进一步减少了 GSH 过量的可能,并促进基本底物半胱氨酸重新分布到缺乏半胱氨酸或 GSH 的细胞中[1]。

通过这种方式,GSH 充当了半胱氨酸的"储存"分子。细胞内 GSH 水平是半胱氨酸吸收和利用效率的良好评估手段。然而,GSH 的功能不仅仅是储存半胱氨酸。

谷胱甘肽还原酶是一种将氧化谷胱甘肽(GSSG)还原为还原型谷胱甘肽(GSH)的酶。谷胱甘肽过氧化物酶直接参与了过量过氧化氢的清除。谷胱甘肽-S-转移酶(GST)家族的酶与肝脏的 P450 细胞色素系统协同工作,解毒许多有机毒素,包括 12 种已知的致癌毒素,这些过程都需要 GSH

的参与。

GSH 本身是一种抗氧化剂,它直接抑制活性氧化合物(自由基),同时也能将抗坏血酸(维生素 C)和生育酚(维生素 E)还原为具有生物活性的还原形式[2]。还原型谷胱甘肽已被证实参与许多代谢反应,包括 DNA 合成和修复、蛋白质合成、前列腺素合成、氨基酸转运、毒素和致癌物代谢、酶激活和增强免疫系统功能。

4. 质子传递、正氮平衡、半胱氨酸和胱氨酸

如上面所述(图 23.1),半胱氨酸质子传递的共同潜在特征在肝脏氮恢复代谢中起突出的作用,并且似乎在决定氮平衡中起关键的作用。因此,质子传递是预防消耗和负氮平衡的关键,这些消耗和负氮平衡见于癌症、艾滋病、脓毒症、创伤、烧伤、克罗恩病、溃疡性结肠炎、慢性疲劳综合征、运动员过度训练(表 23.1)、阿尔茨海默病和帕金森病[3]。

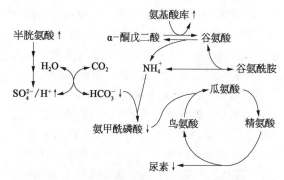

图 23.1 肝脏(半)胱氨酸分解代谢对氮处理的调控[3]。

表 23.1 与血浆胱氨酸和谷氨酰胺水平异常偏低相关的疾病

疾 病 类 型	半胱氨酸	谷氨酰胺	谷氨酸	尿素生成	NK 细胞活性
HIV 感染无症状晚期	↓↓[4]	↓↓[4]	↑	n.d.	↓↓ OI[9,10]
脓肿,重大创伤后	↓↓[5]	↓↓[5]	↑	↑↑[16,18]	↓[11,12]
癌症	↓[6]	↓↓[58]	↑↑	↑↑[16,18]	↓↓[1]
克罗恩病	↓↓[8]	↓[8]	(↑)	↑↑[17]	↓[18,19]
溃疡性结肠炎	↓↓[8]	↓[8]	(↑)	↑↑[17]	↓↓[14,15]
慢性疲劳综合征	↓↓[7]	↓↓[7]	n.d.	n.d.	↓↓[7]
过度训练	n.d.	↑[20]	n.d.	↑[21]	↓ OI[22]
饥饿	↓↓[23,24]	n.d.	n.d.	[25]	↓ (OI)

注:表中 n.d.代表未检测到或或未确定;OI,机会性感染。
资料来源:Dröge and Holm[3]。

Dröge 和 Holm[3] 所描述的低胱氨酸、低谷氨酰胺综合征将这些疾病中的恶病质和肌肉萎缩与常见的肝脏代谢途径联系在一起,这种代谢途径由半胱氨酸或胱氨酸水平控制,由二硫键连接的两个半胱氨酸分子,因为它们能够提供促进正氮平衡的质子。这就是在消耗的情况下补充半胱氨酸或胱氨酸的科学依据。

Dröge 和 Holm 记录了以下情况是如何发生的:① 胱氨酸水平通常由吸收后的骨骼肌蛋白质分解代谢调节;② 胱氨酸水平可调节氮平衡和体细胞质量;③ 胱氨酸介导的调节环路在各种分解代谢疾病中出现问题,包括老龄化;④ 半胱氨酸或胱氨酸是半胱氨酸最具生物活性的形式,当与疾病特异性治疗如 HIV 感染的抗病毒治疗相结合时,半胱氨酸或胱氨酸补充剂可能是一种有用的治疗方法。

根据 Dröge 和 Holm 的研究,胱氨酸水平似乎是氮恢复、氮平衡、体重损失和体细胞质量的最终决定因素(图 23.1)。胱氨酸可能是半胱氨酸的最佳来源。如果膳食胱氨酸不足,那么机体将通过肌肉分解代谢(分解)提供胱氨酸,最终导致肌肉流失。

现已证明补充半胱氨酸能显著增强训练有素的耐力运动员[26]的力量和耐力(例如长距离自行车运动员)。这种提高半胱氨酸的策略已被证明对体力和耐力的恢复至关重要。它也被证明可以改善 COPD 患者的肺功能参数[27]。在明确补充半胱氨酸或胱氨酸对 COPD 肺功能的改善作用之前,还需要进一步的研究,半胱氨酸对其他疾病的影响也是如此。值得庆幸的是,当前至少有一项前瞻性、双盲、随机、安慰剂对照研究正在进行中,可能可以回答 COPD 这一问题(John Molson, personal communication, 2002)。

5. 谷胱甘肽是免疫应答类型的决定因素

包括巨噬细胞、树突状细胞和 B 细胞在内的抗原提呈细胞(APCs)是免疫系统的第一应答细胞。它们启动并控制免疫反应的初始步骤:抗原处理。APCs 中的 GSH 水平决定了抗原的处理方式,以及细胞因子(信号分子)的表达是否会导致细胞免疫(充足的 GSH 相关的 Th1 细胞因子反应)或体液免疫(GSH 相关的 Th2 细胞因子反应)[28]。

当 APCs 遇到抗原时,GSH 可分裂抗原蛋白-蛋白二硫键,形成蛋白-谷胱甘肽二硫键。谷胱甘肽的耗竭会阻碍这一过程,并削弱 APCs 形成蛋白质-谷胱甘肽二硫键的能力,而蛋白质-谷胱甘肽二硫键是将抗原蛋白展开和分解成有效加工的片段所必需的[29]。充足的 GSH 水平可保证有效的抗原分解,随后释放 Th1 特异性细胞因子,介导淋巴细胞活化和增强细胞免疫应答。

6. 充足的谷胱甘肽水平支持淋巴细胞介导的细胞免疫

在细胞培养中,细胞和体液免疫的测定发生在抗原/APCs 相互作用的最初几个小时[29]。一旦一组细胞因子表达,将抑制另一组细胞因子的表达。Th1 应答发展为对抗细菌、真菌、原生动物和病毒的感染[30,31]。在蠕虫感染和对常见过敏原的反应中,Th2 反应占主导地位[30]。一般情况下,免疫系统在细胞应答模式下发挥最佳功能,可以有效地清除细菌、真菌、原生动物和病毒。谷胱甘肽是维持这种细胞反应所必需的。为了充分利用 GSH 的免疫增强作用,需要制订优化 APCs 和免疫系统其他细胞内 GSH 水平的策略,必须向免疫系统提供用于 GSH 合成的半胱氨酸或胱氨酸才能得以实现。而 Gmunder 等[32] 注意到免疫系统的不同细胞对半胱氨酸或胱氨酸的偏好不同。

7. 淋巴细胞和巨噬细胞对半胱氨酸或胱氨酸的偏好不同

已知淋巴细胞优先吸收半胱氨酸[32]。巨噬细胞通过优先消耗胱氨酸来合成细胞内的 GSH,然后以可变的和可调节的速率释放半胱氨酸以供淋巴细胞吸收,以此来调节淋巴细胞内的 GSH 水平[32],这对淋巴细胞增殖有重要的影响[33]。

因此,巨噬细胞通过在"需要"的基础上向淋巴细胞提供半胱氨酸来调节免疫反应。因此,补充胱氨酸可以为免疫系统的所有细胞提供营养,从巨噬细胞开始,然后通过控制释放到达淋巴细胞。

另一方面,补充半胱氨酸对巨噬细胞产生谷胱甘肽并不十分有效。由于巨噬细胞的 GSH 是其向淋巴细胞分泌半胱氨酸的最佳来源,因此提供半胱氨酸,而不是胱氨酸,会降低巨噬细胞向淋巴细胞最佳递送半胱氨酸的能力。

8. 淋巴细胞增殖和细胞因子筛选

Hamilos 也报道了 GSH 的主要作用,研究中指出淋巴细胞对促有丝分裂凝集素的反应直接取决于 GSH 的可用性。因此,为淋巴细胞提供过量的 GSH 可以增强其增殖,而在有丝分裂刺激过程中,通过限制细胞内 GSH 的数量可强烈抑制增殖[33],而淋巴细胞增殖一直是证明材料具有免疫增强作用的标准方法。

细胞因子是指导淋巴细胞免疫分化的细胞信号分子。Th1 细胞因子模式的特征是产生白细胞介素-2 (IL-2)、IL-12 和干扰素-γ (IFN-g),以及上调细胞介导的迟发型超敏反应。Th2 细胞应答模式的特征是 IL-4 和 IL-10 的产生以及多种抗体应答的上调[28]。

GSH 二硫键还原和质子供给的基本生化特性为临床补充胱氨酸的益处提供了一个可靠、安全和可预测的 GSH 来源,可用于 HIV 感染者[34],并可能扩展应用到神经退行性疾病患者[35]。

许多疾病与 GSH 缺乏相关[1-3,26-28,36-47],其中 HIV/AIDS 与免疫缺陷和低 GSH 的相关性尤为明显。Peterson 总结道:APC 人群的 GSH 耗竭可能在加剧 HIV 和其他感染性疾病中起关键作用,其中 Th2 优势是疾病病理的一个重要方面[25]。

艾滋病的免疫缺陷与 GSH 缺乏密切相关。提高细胞内 GSH 水平有望增强免疫系统的细胞反应,并可改善免疫缺陷状态,例如在 HIV 感染后进展为艾滋病的过程。艾滋病的低生存率促使人们了解到 GSH 对 HIV 进展到艾滋病的影响,以及 GSH 对生存的重要影响。

9. 谷胱甘肽缺乏,HIV/AIDS 与生存

GSH 缺乏被认为对免疫反应的 4 个重要组成部分有主要影响,即抗原处理[28]、淋巴细胞增殖[33]、细胞因子选择[28,37]和淋巴细胞凋亡[38](程序性细胞死亡)。临床观察强烈支持这一观点,即谷胱甘肽缺乏可能是艾滋病和其他免疫疾病免疫缺陷的关键。当谷胱甘肽水平得到维持或增加时,HIV/AIDS 的临床疗效有显著改善[39]。

Rodriguez[40]发现,与对照组相比,HIV 感染儿童有 GSH 缺乏。此外,HIV 感染儿童的低谷胱甘肽浓度与 CD4+ T 细胞计数直接相关,与病毒载量呈负相关[40]。换句话说,谷胱甘肽越低,CD4+ T 细胞计数越低,病毒载量越高。

Herzenberg[39]曾报道白细胞中的还原性谷胱甘肽水平是艾滋病患者生存的决定因素。研究使用 Kaplan-Meier 和 logistic 回归分析来评估生存率,记录了 $P=0.0001$ 的统计学显著性,数据来自所有 HIV 阳性患者,以及 CD4+ T 细胞计数为 $<200/\mu L$ 的患者。

本研究 3 年生存率为:
所有 HIV 阳性生存率:GSB≥0.91=90%
所有 HIV 阳性生存率:GSB<0.91=32%
当 CD4+<200/μL:GSB≥1.05=87%
当 CD4+<200/μL:GSB<1.05=17%
[GSB=GSH-S-Bimane 一种荧光形式的 GSH]

免疫缺陷与 GSH 缺乏密切相关。HIV/AIDS 是典型的免疫缺陷状态。增加细胞内 GSH 水平可能会增强免疫系统的细胞反应能力,并且 GSH 可能被证明是免疫治疗的一种极好的措施。HIV/AIDS 的生存率证实了这一结论。仔细研究驱动 HIV 进展为 AIDS 的细胞机制及其与免疫缺陷的关系是很有必要的。

10. HIV/AIDS 免疫缺陷的发病机制:细胞因子的转变

Clerici 已经证明,细胞因子的变化与艾滋病的进展相关,在延迟或无进展的 HIV 血清阳性患者中观察到强的 1 型/弱的 2 型细胞因子产生,而 HIV 感染的进展则是以弱的 1 型/强的 2 型细胞因子产生为特征[37]。

具体来说,目前认为 1 型细胞向 2 型的转变可以预测以下事件:① CD4+ T 淋巴细胞数量下降的速度;② 确诊艾滋病的时间;③ 至死亡的时间[37]。

HIV 感染的进展伴随着体外 IL-2、IL-12 和 IFN-γ(1 型细胞因子)产生的下降和 IL-4、IL-5、IL-6 和 IL-10(2 型细胞因子)产生的增加[37]。

Clerici 总结道:除非采用以恢复免疫系统为目的的治疗方案与目前使用的抗逆转录病毒药物相结合的方法,否则抗逆转录病毒疗法无法成功地根除 HIV,HIV 血清阳性患者最终也无法得到治愈[37]。

11. HIV/AIDS 免疫缺陷的发病机制：细胞凋亡

根据 Clerici 的说法，细胞因子的变化可导致 $CD4^+$ 细胞的丢失。HIV 血清阳性个体的淋巴细胞在异常低浓度的 IL-2、IL-12 和 IFN-γ 和/或异常升高的 IL-4 和 IL-10 浓度下的抗原刺激（病毒暴露）会导致抗原诱导的细胞死亡（AICD），也称为程序性细胞死亡（凋亡），而不是诱导 T 细胞增殖[37]。

HIV 细胞死亡的最终原因究竟在于病毒学还是免疫学机制，一直有争论[41]。病毒学提示感染细胞被 HIV-1 病毒杀死，而免疫机制可能更间接地与 $CD4^+$ T 细胞功能改变或与细胞凋亡易感性增加相关。

细胞凋亡不是固有的病理现象。从概念上讲，程序性细胞死亡与单克隆扩增相反，因此，它是免疫系统关闭机制的一个组成部分。然而，被特定抗原（如 HIV）反复刺激的 T 细胞发生凋亡的速度比正常情况更快，这就是为什么这个过程也被称为 AICD[42] 的原因。在艾滋病中，AICD 可能是 $CD4^+$ 细胞丢失的主要原因。

由于 HIV 感染与整个疾病过程中的持续或反复的病毒复制有关，在 HIV 中观察到的加速的细胞凋亡反映了正常 AICD 的加剧，作为持续和复发性刺激的 HIV-1 引起的病毒反应[41]。凋亡易感性受抗原暴露次数的影响；暴露越多，细胞凋亡启动越快。启动细胞凋亡的反应受细胞信号分子如 GSH 和 B 细胞淋巴瘤因子 2（Bcl-2）的调控。

12. 凋亡、GSH 和 Bcl-2

Bcl-2 是一种癌蛋白，在感染、炎症和疾病等细胞应激期间也表达。它是被称为热休克蛋白的一大类细胞信号蛋白之一。Bcl-2 蛋白家族调节靶细胞 T 细胞发生凋亡的易感性[41]。

在正常情况下，Bcl-2 的过度表达已被证明会抑制 HIV/AIDS 和其他炎症（包括抗 Fas 和 TNF-α 诱导的细胞凋亡）中一些常见的凋亡起始因子[43]。这种反应的决定因素之一是细胞内 GSH 水平。

GSH 的缺失导致过度表达 Bcl-2 的细胞对凋亡诱导变得敏感并屈服于凋亡诱导[38]。另一方面，在足够 GSH 水平的细胞中，Bcl-2 过度表达导致 GSH 重新定位到细胞核中，从而改变核氧化还原状态并阻断半胱氨酸蛋白酶活性以及其他核凋亡启动因子。GSH 缺失还与线粒体跨膜电位（DCm）的破坏有关，DCm 被认为是细胞凋亡的早期必要步骤[44]。随后的一步是活性氧（ROS）的大量产生，并破坏 Ca^{2+} 稳态。

当存在足够数量的 GSH 时，Bcl-2 通过增强线粒体的质子外流来维持 DCm，即使存在 Ca^{2+}、H_2O_2 和叔丁基过氧化氢[45] 等导致 DCm 丢失的刺激物情况下。GSH 的质子供体功能，类似 Dröge 先前在肝脏半胱氨酸（cysteine）分解代谢循环中所描述的半胱氨酸，似乎为 Bcl-2 的质子外流调节作用提供了必要的质子。当 GSH 水平足够时，Bcl-2 的作用可防止线粒体凋亡功能障碍，这可以解释 GSH 在 Bcl-2 抗凋亡中的关键作用。

13. HIV/AIDS 中 $CD4^+$ 细胞侵袭的机制：细胞表面抗原表达

Sprietsma[46] 报道称，随着艾滋病进程的进展，免疫反应越来越多地进入 Th2 阶段。研究表明，HIV 几乎只在 Th2 细胞中繁殖，很少在 Th1 细胞中繁殖[47,48]。Th2 细胞因子 IL-4 促进细胞表面抗原 CXCR4 的产生，使毒性更强的 HIV 菌株感染 $CD4^+$ 细胞[49]。BLTR 与 CXCR4 类似，是另一种 CD4 细胞表面共受体，优先允许更具侵略性的 HIV-1 病毒进入细胞[50]。

充分摄入必需营养素[46]（半胱氨酸、蛋氨酸、精氨酸、维生素 A、维生素 B、维生素 C 和维生素 E、锌和硒）可维持 Th1 对免疫系统的影响，从而通过使 HIV 蛋白酶失活和下调 BLTR 受体的数量来抑制 HIV 等病毒的增殖。

在一般饮食中最常见的必需营养素缺乏是半胱氨酸、蛋氨酸和精氨酸等氨基酸。因此，补充这些氨基酸，特别是半胱氨酸，对于 GSH、金属硫蛋白和一氧化氮的产生是必需的。足够数量的这 3 种调节分子可以促进 Th1 细胞因子的产生，减少与 HIV-1 进入 $CD4^+$ 细胞和进展为艾滋病相关的细胞表面抗原的表达。Sprietsma[46] 进一步指出，Th1 控制下的免疫活动可以对其他广泛的临床疾病提供保护，这些疾病包括传染病（病毒性）、自身免疫疾病（糖尿病和糖尿病并发症）和其他免疫病症（哮喘、类风湿关节炎和克罗恩病）。因此，HIV/AIDS 只是受细胞因子选择影响的疾病之一。

因此,不难理解半胱氨酸补充剂不仅有利于治疗 HIV/AIDS[34],还有助于改善其他临床疾病。相关已发表的研究包括:① COPD 患者肺功能改善的病例[27];② 乙型肝炎研究[51];③ 泌尿生殖道癌症病例汇编[52]。这些研究扩大了同行评审医学文献中关于半胱氨酸补充剂影响的知识基础。这些研究的共同点似乎是对必需营养素及其合成的细胞信号分子的前景看好,特别是半胱氨酸和 GSH。与这一观点一致的是 GSH 研究文献中的其他报道,这些报道强烈表明许多临床疾病受 GSH 水平的影响,甚至受其控制,GSH 水平将 GSH 的作用与氧化应激的共同潜在机制联系起来。氧化应激与许多疾病有关,但研究文献尤其强烈证实了它与神经退行性疾病,特别是与帕金森病有关。值得注意的是,GSH 是一种强效抗氧化剂[1]。

14. 神经退行性疾病:GSH 预防神经元死亡

在氧化应激期间,GSH 是能量代谢(线粒体功能)的重要保护者[53]。多巴胺能神经元对细胞内部氧化还原缓冲能力的变化非常敏感,这是由于 GSH 水平降低导致钙平衡紊乱和细胞死亡[54]。GSH 可以保护人类神经细胞免受多巴胺诱导的细胞凋亡[55]的影响,但维生素 C 和维生素 E 则不能。值得注意的是,在 GSH 耗竭期间进行多巴胺治疗已被证实会在实验动物模型中产生精神运动行为缺陷[56]。氧化应激与各种神经退行性疾病有关,可能是各种细胞死亡的共同机制,包括兴奋毒性、凋亡和坏死。Bains 和 Shaw[57] 证实了氧化应激和 GSH 减少在 Lou Gehrig 病(肌萎缩侧索硬化症,ALS)、帕金森和阿尔茨海默病中发挥了重要作用。调节 GSH 可能对脊髓损伤[58]、多发性硬化[59]和卒中[60,61]有益。由于半胱氨酸补充剂可增加 GSH,因此它有望成为调节神经退行性疾病的一种方法。

15. GSH、多巴胺和谷氨酸:在帕金森病中的作用

PC12 嗜铬细胞瘤细胞中的多巴胺颗粒储存系统利用 GSH 来保护颗粒运输系统的易感部分免受(可能是多巴胺诱导的)氧化损伤[62]。在 PC12 和 C6 胶质细胞系中,谷氨酸毒性通过减少胱氨酸摄取导致氧化应激和 GSH 耗竭,并导致细胞凋亡[63,64]。这些帕金森病的研究模型表明 GSH 在谷氨酸兴奋毒性中发挥关键作用,旨在维持 GSH 水平的策略可保护细胞免受谷氨酸毒性的影响,防止多巴胺诱导的细胞死亡,从而提高神经元存活率[65,66]。

GSH 缺乏会消除星形胶质细胞介导的对神经元存活的增强作用[67]。星形胶质细胞的神经保护作用涉及多种活动,包括抗氧化酶的表达、GSH 的合成、维生素 C 的循环,以及葡萄糖的运输和代谢,产生抗氧化再生的还原当量和神经元代谢的乳酸[68],其中许多功能需要 GSH 或胱氨酸。星形胶质细胞和巨噬细胞一样,更倾向通过胱氨酸和谷氨酸来合成 GSH[69,70],而神经元更倾向于使用半胱氨酸和谷氨酰胺。这种差异性的偏好使星形胶质细胞能够调节神经元的 GSH[67]。

16. GSH 缺乏与伤口愈合

Adamson 等[71]最先提供证据表明,伤口愈合的时程与 GSH 代谢有关。在缺乏 GSH 的动物中,伤口中的羟脯氨酸含量在第 4 天积累得更快,但在第 6 天降低,导致伤口愈合度降低。这一发现确立了 GSH 在伤口愈合中的作用。手术后患者[72]和危重患者[73]的骨骼肌中储存的 GSH 减少。由于肌肉是 GSH 的储存库,因此肌内 GSH 水平低下与免疫功能障碍和负氮平衡[3]相关,这两种因素对于正在接受手术的危重症患者来说尤为重要。在危重症患者中观察到的 GSH 缺乏可能导致该人群中伤口破裂和术后感染的发生率增加,这也可能导致褥疮和增生性瘢痕形成。慢性伤口愈合不良是医生面临的重大挑战。这些伤口包括压疮(压疮、褥疮或床疮)、糖尿病性溃疡、静脉曲张性溃疡(与周围血管疾病中出现的循环问题相关的溃疡)和截肢部位的溃疡。

来自医疗保险网站的数据(来自近 7 000 所护理部门 150 万患者)显示全国平均发病率为 8%。有报道,专业护理机构、康复护理/三级医院和亚急性护理机构(如独立呼吸机单位)的压疮发病率估计在 20%左右。补充胱氨酸(GSH 合成关键氨基酸——半胱氨酸的生物活性形式)可优化巨噬细胞和淋巴细胞的免疫反应[32],胱氨酸也是星形胶质细胞的首选 GSH 来源[69]。如前所述,半胱氨酸[46]和 GSH[71]都是免疫反应和伤口愈合的重要调节因子。

17. 免疫营养素和临床疗效

许多临床研究发现,补充免疫增强配方可提高免疫反应和效率[74]。免疫效率对抗感染能力、抗生素治疗需求和住院时间有深远的影响。IMPACT(伯尔尼诺华营养公司,瑞士)和 Immun Aid(麦高公司,加利福尼亚州欧文市)是涉及这些危重症患者研究中使用的两种材料。

一项有关严重腹部创伤患者中使用 Immun Aid 治疗的研究表明,免疫增强营养素对重症监护病房(ICU)患者有显著益处[75]。这项研究将使用免疫增强(Immun Aid)治疗或等氮、等热量饮食的患者与没有饮食控制的对照组进行比较。

正如这项研究所示(表 23.2),抗生素使用量并不是唯一受影响的因素,此研究还发现了治疗时间的显著缩短。除住院费用外,所有调查结果均具有统计学意义。这只是 1 482 例患者荟萃分析[76]中汇编的 12 项研究之一。在这项荟萃分析中,对危重患者[76]进行了 IMPACT 治疗(10 项研究)或 Immun-Aid 治疗(2 项研究)。有统计学意义显著改善的结果包括手术患者感染率降低($P=0.005$),住院时间减少 2.3 天($P=0.007$),以及所有患者住院时间减少 2.9 天($P=0.0002$)。

表 23.2　免疫增强饮食如何影响严重腹部创伤患者的预后参数

抗生素使用和住院天数	IED[16]	ISO[17]	统计值	对照[19]
抗生素使用（天±SEM）				
预防性	3.8±0.9	2.7±0.5	NS	4.2±0.7
经验性	1.4±0.8	2.6±1.1	NS	0.7±0.5
治疗性	2.8±1.6	7.1±1.7	$P=0.02$	17.4±4.6
住院天数（天±SEM）				
总共	18.3±2.8	32.6±6.6	$P=0.03$	34.9±6.0
ICU 天数	5.8±1.8	5.4±2.0	$P=0.09$	15.7±4.9
呼吸机天数	2.4±1.3	5.4±2.0	$P=0.09$	9.0±4.2
住院费用	$80 515± 21 528	$110 599± 19 132	NS	$141 049± 34 396

注: IED,免疫增强饮食;ISO,等氮、等热量饮食;SEM,平均值的标准误;NS,不显著;ICU,重症监护病房。
资料来源: 改编自 Kudsk 等[75]。

18. 炎症: 必需营养素缺乏导致免疫功能障碍

炎症是导致疾病和残疾的最普遍原因之一。治疗炎症的药物有两大类抗炎药:类固醇和非类固醇。这两类药物都有显著的缺点。类固醇抑制免疫系统,增加机会性感染的发生。大多数非类固醇抗炎药都是抗凝剂,会刺激胃肠道引起出血。

根据 Sprietsma[46]的研究,必需营养素的消耗与导致慢性疾病(包括炎症性疾病)的免疫功能障碍有关,该研究将一氧化氮确定为免疫系统的“关闭”信号。具体而言,Th1 细胞因子导向的炎性细胞对一氧化氮产生反应并停止其活动,而 Th2 细胞则不会。Th2 细胞活性与 GSH 缺乏相关,并导致免疫活性延长和慢性炎症。

这些细胞过程所必需的前体营养素包括用于生产 GSH、金属硫蛋白和一氧化氮的氨基酸半胱氨酸、蛋氨酸和精氨酸[46]。足够数量的这 3 种分子可以维持 Th1 对免疫系统的影响,从而产生最佳功能和反应,包括通过一氧化氮介导的免疫活动停止。然而,随着炎症过程的继续,这些氨基酸的缺乏可能会导致 GSH、金属硫蛋白和一氧化氮的可用性降低。这些关键信号分子水平的不足使得 Th2 细胞因子占主导地位,导致免疫反应的持续,从而进一步加剧其缺乏。这与慢性炎症(包括嗜酸性粒细胞增多症和 IgE 分泌)中 Th2 细胞因子表达相关的常见临床表现相关。

补充一定量的必需营养素似乎是恢复免疫系统中 Th1 影响的可行方法,并且可能很好地恢复其对一氧化氮停止信号的反应性。这一策略是否会导致临床炎症损伤的减少和慢性疾病的停止仍需要进一步的研究。

19. GSH 和半胱氨酸的作用综述

已有大量数据表明,一系列快速发展的研究已经证明了半胱氨酸和 GSH 如何在众多代谢、免疫和细胞反应中发挥重要作用。半胱氨酸,特别是以胱氨酸的形式存在,是正氮平衡的决定性因素,也是 GSH 合成的限速底物[3]。

GSH 维持和/或增强调节许多基本免疫功能:① 抗原处理的优化;② 淋巴细胞增殖和抗体合成的

最大化;③ 维持 Th1 细胞因子的产生(干扰素-γ、IL-2、IL-12);④ 减少由疾病引发的细胞凋亡导致的淋巴细胞丢失,以及通过使淋巴细胞处于 Th1 细胞因子的影响下,从而保持对一氧化氮的反应性,最大限度地减少持续性炎症。

GSH 是多种代谢反应中的必需物质,对许多细胞功能至关重要。表 23.3 总结了对细胞健康至关重要的功能。这些功能可能对许多疾病状态和与健康相关的情况产生重大影响。

表 23.3　GSH 的功能

作为半胱氨酸的中央储存库
预防疾病引发的细胞凋亡
优化免疫功能
最大化提高干扰素-γ 上调 IL-2
协助 DNA 合成
恢复酶活性
有助于蛋白质合成
支持氨基酸转运
防止氧化性细胞损伤(抗氧化)
代谢毒素和致癌物(解毒)

GSH 还可以促进伤口愈合[71],并对临床疗效(如艾滋病存活率)有重要影响[39]。GSH 缺乏会降低细胞执行基本任务的效率,并与临床疾病状态(如 HIV/AIDS)的逐渐恶化有关[39,40]。

20. 用半胱氨酸和半胱氨酸前体药物增加细胞内的 GSH

研究者们已尝试了许多策略来增加细胞内的 GSH。大多数方法使用药理剂量的 GSH 或限速底物半胱氨酸的形式。已尝试通过口服、静脉注射、气管内和腹腔内途径给予 GSH,但效果并不持久[76,77]。口服 GSH 会被消化,静脉注射半衰期短,气管内或腹腔内注射不能显著增加肝脏或淋巴细胞的 GSH。酯化 GSH 化合物增加了少数组织中的 GSH[78],但由于有害和潜在有毒的代谢产物,其在人体使用价值有限[79]。

直接提供半胱氨酸或蛋氨酸会产生显著毒性[80]。半胱氨酸易代谢[77],蛋氨酸可在肝脏转化为半胱氨酸,但这需要能量。此外,转化过程可能增加中间代谢产物——同型半胱氨酸。如果同型半胱氨酸不能完全代谢,其水平的升高会导致同型半胱氨酸尿

症,该疾病似乎与动脉粥样硬化性血管疾病相关。

N-乙酰半胱氨酸(NAC)已被应用于治疗艾滋病,以增加 GSH[3,28,81-86]。然而,口服 NAC 的生物利用度仅为 10%,在治疗剂量为 4 g/d 时,NAC 会产生显著的副作用(皮疹和严重的胃肠紊乱)[39]。过敏反应也有相关报道[87]。

即使在更温和的药理剂量下,半胱氨酸前体药物,如 NAC,也会导致重金属通过胎盘屏障[88-90]和血脑屏障[91-95],以及进入肝、肾[85]和星形胶质细胞[96]。虽然这可能对某些介入技术有用,但它也可能限制半胱氨酸作为 GSH 增强剂的日常来源。包括 NAC 在内的各种形式的半胱氨酸会导致大脑某些区域(如海马)释放兴奋性毒素。海马是阿尔茨海默病神经退行性变的部位。解释神经退行性疾病病因的主要理论之一是兴奋毒素释放[97]。各种形式的半胱氨酸都记录到了兴奋毒素的释放,但胱氨酸不会释放兴奋毒素[98]。

21. 胱氨酸是细胞内 GSH 合成的最佳形式的半胱氨酸

半胱氨酸已被证明是巨噬细胞[32]和星形胶质细胞[69,70]中首选的半胱氨酸前体,然后以高度调控的方式将半胱氨酸分别提供给淋巴细胞和神经元。比使用其他任何半胱氨酸来源相比,使用胱氨酸时对星形胶质细胞中 GSH 水平的增加更为显著[69]。因此,胱氨酸是抗原提呈巨噬细胞和神经元保护星形胶质细胞中产生 GSH 的最佳半胱氨酸形式。

避免使用药理剂量的半胱氨酸前体药物的多个缺点的方法是使用含有高浓度半胱氨酸的未变性完整氨基酸来源,现在已经可用 Immunocal®(Immunotec Research Ltd.,加拿大魁北克省蒙特利尔市)。这种特殊的 GSH 生产方法的有效性已得到充分证实[99],并且这种方法生产的 GSH 已被证明对患有消耗综合征的艾滋病患者有益[100]。

Immunocal® 的生物活性和有效性似乎取决于这种氨基酸传递系统未变性的特性,其可保留二硫键,从而使高浓度的胱氨酸可供肝脏使用。这不是商业乳清蛋白所具备的特性。

关于这一主题的全面讨论超出了本综述的范围,但可以在 Montagnier、Olivier 和 Pasquier[101] 的最新文献中找到。

22. 营养调节和癌症研究

最早的营养药物用于临床的例子之一是用柑橘类水果中的维生素 C 治疗坏血病（维生素 C 缺乏症）。这个例子是如此普遍和被广泛接受，以至于它可能被忽视作为一种营养治疗。另一方面，癌症的营养调节被认为是相当有争议和非常规的。然而，至少有 3 种已知的具有抗癌特性的营养药物已在同行评审的医学期刊上被报道：番茄红素、异硫氰酸酯和未变性乳清浓缩蛋白（WPC）。

番茄红素是一种类胡萝卜素，存在于在番茄和西瓜等红色食品，被认为是强有力的抗氧化剂。一项针对经常食用西红柿的男性的分析显示，前列腺癌的发病率在统计学上显著降低[102]。异硫氰酸盐存在于十字花科蔬菜中，如西兰花和芽甘蓝，已被确定具有抗癌作用[103]。

GSH[104]和 GST[105]参与增强异硫氰酸酯的细胞内积累，而异硫氰酸酯的细胞内积累决定了其提高 GSH 和 GST[106]活性的作用。通过 GSH（维生素 E）或 GSH 依赖酶（硒，GSH 过氧化物酶的协同因子）活化的抗氧化剂似乎在减缓前列腺癌发生方面发挥了作用[107]。

影响前列腺癌发生的两个共同的基本特征是抗氧化的有益作用[102]和谷胱甘肽 S - 转移酶 P1 解毒系统缺陷[107]。GSH 直接结合并解毒 12 种已知的致癌毒素[108-120]（表 23.4）。如前所述，它是起支配作用的抗氧化剂，并且 GST 需要 GSH 来解毒和清除许多致病化学物质。谷胱甘肽 S - 转移酶 P1（GSTP1）是一种 GSH 依赖的解毒酶，可代谢致癌物质，是 GST 家族的四个成员之一，它可保护细胞免受癌症的侵袭。

表 23.4　GSH 解毒的致癌毒素

黄曲霉毒素 B_l
N - 乙酰 - 2 - 氨基芴
苯（a）蒽
苯并（a）芘
联苯胺
二甲基肼
二甲基亚硝胺
乙基甲烷磺酸盐
N - 甲基 - 4 - 氨基偶氮苯
7 - 甲基苯并蒽
3 - 甲基蒽
1 - 硝基芘

23. 氧化应激在前列腺癌发病的分子病理机制中的作用

表 23.4 中的许多毒素都是自由基生成物，会产生或变成 ROS。ROS 的产生创造了一种促氧化环境，已被证实与前列腺癌的发生有关[121]。一项威斯康星大学的研究[121]表明，雄激素的生理水平能够降低人类前列腺细胞的 GSH 含量。GSH 的减少导致细胞抗氧化能力降低，这与前列腺癌的促氧化机制是一致的。

前列腺癌中最常见的缺陷是 GSTP1 的高甲基化失活。115 份组织样本的数据显示，在前列腺癌中，该缺陷的敏感性为 87％，特异性为 92％[122]。GSPT1 功能的丧失与 CpG 岛的高甲基化直接相关，CpG 岛是 DNA 表达的启动子序列[123]。

"GSTP1 失活可能使前列腺细胞易受亲电性或氧化性致癌物引起的其他基因组改变的影响……"[124]。CpG 岛的过度甲基化与癌症中肿瘤抑制基因的沉默有关[125]。CpG 岛高甲基化是一种表观遗传病变[126]，由于失活对 DNA 修复、细胞周期功能和凋亡产生不利影响，表观遗传变化在致癌过程中发挥作用[127]。它可能导致 4 种特定的遗传损伤：微卫星不稳定性、G 到 A 转换、类固醇相关加合物和 DNA 中的双链断裂[126]。

除前列腺癌外，包括卵巢癌[128]、乳腺癌[129,130]、胃癌[131]和结肠癌等许多癌症都存在 CpG 岛的高甲基化[132]。"表观遗传学的变化，特别是 DNA 甲基化，易受影响，是解释某些环境因素如何增加癌症风险的理想候选因素"[127]。因此，"异常的 CpG 岛甲基化也可以用作恶性细胞的生物标记物和其行为的预测因子，并可能成为未来治疗的良好靶点。"[127]

24. 逆转表观遗传损伤：预防和逆转癌症的意义

"在癌细胞中存在的许多体细胞基因组改变中，DNA 甲基化的改变可能代表可逆的'表观遗传'损伤，而不是不可逆的'遗传'改变。"[133]"据推测，GSTP1 失活在前列腺癌早期阶段发挥关键作用，为前列腺癌预防策略提供了一些有吸引力的机会，包括：① 恢复 GSTP1 功能；② 补偿 GSTP1 活性不足（通过使用其他 GST 的治疗诱导剂）；③ 消除基因组损伤应激。"[134]

Lin 等报道 GSTP1 功能的恢复,药物普鲁卡因胺是一种 DNA 甲基转移酶的非核苷抑制剂,可以逆转 GSTP1 CpG 岛的高甲基化,并恢复了在体外 LNCaP 人类 PCA(前列腺癌)或裸鼠体内异种移植瘤增殖的细胞中 GSTP1 的表达[133]。

当 GSTP1 活性不足时,可以通过摄入香料中的绿茶多酚(GTP)和姜黄素[135]进行补偿。姜黄素以一种饱和、剂量依赖的方式上调 GSH 过氧化物酶(一种需要硒的 GSH 依赖性过氧化氢代谢酶)和 GST[136]。

由于前列腺癌中的应激反应与 ROS 引起的促氧化剂转移有关,通过抗氧化作用可以消除基因组损伤应激[121]。已发表了充分证明的、经过同行评议的科学证据表明,某些恶性肿瘤的营养调节是可行的。抗氧化剂饮食补充现已被评估为前列腺癌的化学保护策略[107]。

强有力的病例报道表明,乳清蛋白膳食补充剂在某些泌尿生殖系统肿瘤中具有抗肿瘤作用[52]。此外,在泌尿生殖系统肿瘤病例报道[52]中使用的未变性乳清蛋白 Immunocal® 也被发现具有调节二甲基肼诱导的动物结肠恶性肿瘤的生长特征[113],这些结果显然是由于其增加了细胞内 GSH 的能力。

另一种未变性乳清物质 IMN-1207(Immunotec Research Ltd.)目前正在癌症患者中进行研究,作为放射治疗和/或化疗的辅助营养品以确定其与改善生活质量的关系,如减少副作用和减轻体重(John Molson,personal communication,2002)。

25. 肿瘤中的谷胱甘肽和半胱氨酸通路

1980 年初,研究发现正常小鼠在喂食含 20% WPC 的配方饮食后,在 T 细胞依赖性抗原的刺激下,抗体产生显著增加[137-138]。WPC 中相对较高的半胱氨酸含量被发现在饮食的生物活性中发挥了作用。事实上,研究发现,喂食 WPC 的动物的免疫应答优化与通过补充剂量的 GSH 前体半胱氨酸[99]在淋巴细胞中持续产生 GSH 有关。膳食 WPC 对免疫应答的增强作用因 S-(正丁基)同型半胱氨酸亚砜胺(BSO)的施用而显著降低,其减半了淋巴细胞中的 GSH 水平[99],从而证实了 GSH 在免疫应答中的核心作用。

另一方面,在喂饲低半胱氨酸酪蛋白饮食的对照组动物进行抗原刺激后的几天内,受刺激的淋巴细胞中 GSH 含量逐渐下降,这与免疫反应的抑制相关[99]。

最近,三项独立研究表明,喂食乳清蛋白可以抑制实验动物体内肿瘤的发生和进展[113,114,139]。我们可以假设,观察到的对小体积肿瘤的疗效在某种程度上与补充半胱氨酸摄入来促进 GSH 通路的免疫活性增强有关,正如 SRBC 反应数据所示[99]。更具体地说,关于抗肿瘤免疫监视,研究发现混合淋巴细胞培养中细胞毒性 T 细胞活性的产生是巯基激增的几种免疫反应之一[140]。癌症患者中自然杀伤细胞活性会降低,但通过额外的半胱氨酸摄入可以恢复[141]。近期由 Parodi[142]对膳食半胱氨酸和肝脏 GSH 在实验性肿瘤发展中的引人瞩目的作用明确表明,膳食半胱氨酸、肝脏 GSH 与肿瘤发病率(%)和负担(肿瘤/组)之间存在负相关。这些观察结果表明,免疫细胞长期的抗癌活动导致细胞内还原型 GSH 的逐渐消耗。事实上,癌症患者会加速向更多氧化状态的转变[141]。

从 GSH 分解代谢中恢复所有可用的 GSH 前体的大量尝试凸显了 GSH 的整体重要性。GSH 的降解是利用 γ-谷氨酰转肽酶的活性在细胞外发生的。输出的 GSH 和细胞外胱氨酸与 γ-谷氨酰转肽酶相互作用,形成 γ-谷氨酰胱氨酸。后者被转运到细胞中并还原成半胱氨酸和 γ-谷氨酰半胱氨酸,分别是 γ-GCS 和 GSH 合成酶的底物。这可作为半胱氨酸部分的回收系统[143]。

从这些观察结果可以推测,在危重症患者的免疫细胞中,细胞呼吸、电子传递和氧化磷酸化的终极事件仍在发挥作用,并像小鼠淋巴细胞在对 SRBC 的免疫应答即将结束时一样产生能量[99]。在这些细胞中观察到 GSH 逐渐下降的事实支持了这一假设。

虽然氧气和饮食基质仍然可用,但细胞抗氧化剂即还原型 GSH 系统的缓冲功能逐渐成为限制因素,这些抗氧化剂会因氧衍生自由基的持续释放而耗尽。例如,从骨骼肌细胞中恢复所有可用的必需 GSH 前体物质的剧烈尝试可以被视为宿主生存机制[144]。

最后,半胱氨酸本身可能以两种不涉及 GSH 合成的方式直接发挥抗肿瘤作用。最近的研究表明,几种含硫抗氧化剂如 NAC 和 OTZ 在转化细胞中选择性地诱导 p53 依赖性凋亡,而对正常细胞则不然。相比之下,作用仅限于清除自由基的抗氧化剂似乎没有这种活性。

这种活性与 p53 蛋白的 5～10 倍诱导有关,而与 GSH 的形成无关。因此,天然半胱氨酸供体如 WPC 也可以通过直接增加细胞巯基水平来抑制肿瘤[145]。半胱氨酸输送系统的第二个已知效应与半胱氨酸对新生血管生成和肿瘤进展的抑制作用有关[146]。Locigno 和 Castronovo 最近回顾了减少的 GSH 系统在癌症发展、预防和治疗中的作用[147]。

26. 谷胱甘肽介导的年龄相关事件逆转:生化复原的证据

衰老变化会导致反应能力降低,如免疫反应降低,或者会导致进行性退化,如白内障形成。T 细胞增殖反应能力的下降与年龄相关,这是由于与年龄相关的信号转导缺陷所致[148]。老年 T 细胞的增殖,通常为年轻对照组水平的 10%～30%,通过增加 GSH,老年 T 细胞的增殖能力增加了近 10 倍,并达到了年轻对照组的水平[148]。

据报道,GSH 可逆转白内障[149]从而提高晶状体透明度。GSH 对二硫键的还原分为两个步骤。首先,GSH 非酶促地从晶状体蛋白质-蛋白质二硫键形成蛋白质- GSH 二硫键;然后,GSH 依赖性酶巯基转移酶(TTase)将蛋白质- GSH 二硫键还原为蛋白质巯基键,从而展开晶状体蛋白质[150]。由于 TTase 存在于人类晶状体中[151],因此通过增强 GSH 逆转晶状体中与年龄相关的 GSH 丢失对于白内障患者来说具有巨大的治疗潜力[152]。此外,现已

证明 TTase 能重新激活被氧化的代谢关键酶,如丙酮酸激酶、磷酸果糖激酶和 GST[150]。这可能对糖尿病患者有潜在希望。

针对寿命延长的研究已经确定,内源性自由基反应是衰老的主要原因,甚至"可能是唯一的原因"[153]。限食实验动物细胞内 GSH 水平较高,这被用来解释限食治疗具有延长寿命的作用[154]。由于 GSH 是主要的内源性抗氧化剂,因此保护和提高 GSH 对抗衰老和恢复活力至关重要。

27. 营养制剂调节和临床效果

虽然在许多特定的临床条件下仍需要更多的研究来实现从可能性转向确定性,但通过免疫增强营养素(IMPACT 和 Immun Aid)来改善疗效的概念已在许多同行评审的医学期刊以及一项大型(1 482 名患者)并且得到良好对照的荟萃分析(表 23.5)中得到了充分的证明[75]。该荟萃分析最显著的结果包括治疗组所有患者和术后患者的感染率降低 40%($P=0.005$),住院时长缩短了近 3 天($P=0.000\ 2$)。

28. 营养制剂材料

许多材料都声称可以实现免疫增强,但作者(T.A.K.)所知的只有 3 种材料已在同行评审的医学期刊上发表了大量文章,其中两种(IMPACT 和 Immun Aid)已被证实能够影响临床疗效(表 23.5)。还有一种(Immunocal®)对重症疾病相关的临床病症有显著的影响——慢性阻塞性肺病(COPD)患者的肺功能[27]、HIV/AIDS 患者的消耗综合征[34]和乙型肝炎患者的肝功能[51]。表 23.6 详细说明了这 3 种医用级材料的使用特点。

表 23.5 免疫营养肠内制剂荟萃分析结果汇总

结 果	分组	实验组人数	对照组人数	治疗效果(95%CI)	P 值
感染率	所有	437	425	0.6 (0.42,0.86)	0.005
	手术	224	223	0.48(0.28,0.83)	0.01
住院时间	所有	631	642	−2.9(−4.4,−1.4)	0.000 2
	手术	273	280	−2.3(−4.0,−0.6)	0.007
	药物	133	125	−9.7(−17.1,−2.3)	0.01
呼吸机天数	所有	357	369	−2.6(−5.1,−0.6)	0.04
	治疗	95	101	−4.0(−7.5,−0.6)	0.02

注:CI,置信区间。

表 23.6 医疗级营养制剂的特性

	免 疫 乳 清	Immun-aid	Impact
单位数量	10 g	123 g	250 mL
日推荐剂量	40 g	492 g	1 500 mL
来自蛋白质的热量(%)	97.3	32	22
来自碳水化合物的热量(%)	2.43	48	53
来自脂肪的热量(%)	0.27	20	25
脂 肪 源	乳 品	菜籽油中链甘油三酯	棕仁,葵花籽和鲱鱼油
补充精氨酸	否	是	是
具有免疫生物活性	是	是	是
生物活性机制尚不清楚	是	否	否
证实能增加 GSH	是	否	否
产品在 PDR 中	是	否	否
每日推荐剂量的费用	$$	$$$$$$$$$$	$$$$$$$$$
($=4.00 美元)		$$$$$$$$$$	

营养制剂的优势在于,它们是人体能够代谢的天然原料,具有发达而广泛的酶系。在 GSH 系统中,这些酶合成、分解、动员和活化 GSH 及其前体氨基酸,显著降低过量使用和副作用的可能性。这些特征尤其重要,因为提高 GSH 合成中所用前体的浓度和效益是这些前体作用机制的核心。

生物活性的量化和标准化是营养品和功能性食品最具挑战性的方面之一。这些产品通常被宣称为对人体有益,但是关于每天需要多少来自西兰花族的异硫氰酸酯或红色食品中的番茄红素才能达到预期的抗肿瘤效果的信息很少。这就导致了"多多益善"的理论,它给我们带来了许多食品潮流,同时也损害了营养制剂和功能性食品在医学界的信誉。

维生素 C 是确定最佳剂量时出现挑战和争议的一个很好的例子。高剂量维生素 C 曾被营养疗法的早期倡导者 Dr. Linus Pauling 大力推崇,其他人则特别关注营养药物过量的潜在风险。多年来,由于缺乏对副作用的报道,这场争论逐渐平息。营养制剂和功能性食品的活性成分可能具有同等的安全性,很难想象出现过量食用水果或蔬菜的情况。

尽管这些原料对促进健康安全有效,并对与临床医生和患者有关的各种疾病患者有显著的益处,但营养制剂的制造商和经销商不得声称其产品可以用于诊断、治疗、治愈或者预防任何疾病。

营养制剂在医疗保健中得到更广泛认可和应用的另一个限制因素是研发具有特异性作用和靶向性药物的药理学模型。对这一模型的强调排除了对开发广谱、通用制剂的考虑和关注,这些制剂可介导广泛的细胞功能,从而改善健康状况和防治疾病。正如 Jeff Donn 最近在 CBS 新闻网站上发表的文章所指出的,"对广谱药物的追求与医学主流背道而驰,医学主流的目的是实现德国研究员 Paul Ehrlich 长达 90 年的梦想将'魔法子弹'瞄准特定微生物。"[155]

严格遵守这一原则限制了广谱方法的可用性,该方法为解毒和保护人体免受包括化学、辐射和生物在内的各种威胁提供了有前景的解决方案。免疫增强是广谱通用制剂概念的一个很好的例子。

免疫增强技术可以用同一篇文章的一句话来概括,"我们正在建造一个更好的堡垒,而不是一颗魔法子弹。"这是在里士满的弗吉尼亚医学院研究多用途药物的病毒学家 Roger M. Loria 所述的[155]。文章接着说:几十年来,科学家们一直在探索这一想法。他们通常着眼于增强免疫系统,希望找到治疗癌症、肺炎或流感等常见疾病的多合一疗法,或者减轻化疗或放疗的副作用。在过去几年中,尤其是最近几周,对恐怖主义的担忧推动了这类药物的探索。

然而,它们大多处于早期测试阶段,最快也需要两年才能问世。

虽然候选的通用药物各不相同,但它们往往以一种共同的方式发挥作用:通过增强人体广泛的固有防御屏障,抵御外来细菌或其毒素。与抗生素不同,这些新药大多不会直接攻击入侵者。与疫苗不同,它们不会将攻击局限于免疫系统记忆中的一小群细菌。

GSH 和 GSH 酶家族代表了一种提高免疫系统固有防御屏障的常见方法。事实证明,非药物、未变性的 WPC 可以促进和维持健康的免疫系统,并对与严重疾病状态相关的临床病症产生显著的有益影响。

29. 耳科营养补充剂

29.1 实际考虑

到目前为止,还没有明确的研究探索将营养和代谢研究应用于耳科患者。然而,我们相信这些方法可能对这一人群有益,并且这些研究现在是实际可行的。

通过口服给药、独特配方、未变性的乳清蛋白浓缩物增加细胞内 GSH 水平,可实现免疫增强、体细胞质量维持和凋亡细胞死亡程序的下调,从而为预防和逆转各种疾病过程的提供了一种新颖的营养方法。

鉴于前面讨论包括全身免疫增强和对衰老进程有益影响在内的益处,我们假设,通过调节影响细胞代谢介质(如 GSH)合成的营养基质似乎有望在多种方面帮助耳病患者。

29.2 身体健康和身心健康

如果营养治疗可以改变上呼吸道感染的易感性或缩短了呼吸道感染的持续时间,那么它也应该对耳科病理学产生积极影响。许多人通常过着忙碌而不规律的生活方式,伴随着"快餐"饮食的相对营养不良也可能与免疫系统最佳功能的缺陷有关[46]。这可能导致严重的营养缺陷,可能影响疾病的易感性,尤其是呼吸道疾病,并可能导致慢性疲劳状态和耳部感染。许多注重健康的人试图通过运动和维生素补充剂(尤其是维生素 C)增强免疫功能来避免感冒。许多人使用其他抗氧化剂来清除自由基。如前所述,GSH 似乎是许多干预措施的重要终末通路;更直接地使用这一关键底物可能是一种更好的方法。GSH 在增强 HIV/AIDS 患者免疫系统方面的效果尤其令人印象深刻。这将是一项很有意义的研究,看看它是否对免疫功能受损程度较轻的人也有类似的意义,例如免疫系统正常的耳病患者,他们患有自身免疫性内耳病(AISNHL),也称为 IMCVD。目前,我们通过使用皮质类固醇和细胞毒性药物抑制免疫系统来治疗自身免疫性内耳疾病。这种非焦点的"散弹枪"方法有许多缺点,尽管到目前为止还没有已证明有效的替代方法。然而,似乎有可能通过增强免疫系统并恢复其适当的功能,以及准确的区分"自身"和"非自身"的能力来代替抑制免疫系统的方法。

29.3 老年性聋

调节年龄相关听力和平衡变化的速度和严重程度的可能性尤其引人注目。GSH 被证明能够改变甚至逆转与年龄相关的事件,包括细胞凋亡以及神经退行性疾病,这表明它也可能改变老年性聋的病程。尽管进行了多年的研究,关于毛细胞和神经退化的性质以及影响它的因素仍然存在许多未知。然而,前面讨论的其他身体系统的发现似乎足以保证至少进行试点研究,以确定受营养调节影响的生化变化是否对老年性聋有积极影响。

29.4 耳鸣和头晕

耳鸣和平衡失调的众多复杂原因超出了本文讨论的范围。然而,创伤和神经退行性改变可能与这两种症状有关。因此,通过 GSH 或其他途径进行的营养调节可能对某些耳鸣和头晕患者有用,应考虑进行试点研究。

29.5 耳的结构性病变

为什么有些人会患上噪声引起的听力损失(或其他结构性损伤),而其他许多滥用耳朵的人(至少同样严重)却没有患上结构性病变?细胞水平上的各种因素决定了个体对创伤的反应。与身体中的所有其他细胞一样,耳蜗和听觉通路中的细胞依赖于生化底物。这些底物是通过个体饮食提供的。因此,可以想象,营养调控可能能够改变一些重要的细胞功能。这可能对听力损失的预防有影响。此外,前面讨论的研究(特别是泌尿外科病例研究)表明,GSH 增强对肿瘤患者有益。应考虑在头颈部恶性肿瘤患者中进行类似的研究,包括颞骨恶性肿瘤患者,以及易发生耳科恶性肿瘤的高危患者。

■ 29.6 耳部手术

即使在最有经验的外科医生手中,耳部手术后的结果也并非总是完美的。鼓室成形术后可能出现穿孔,一些镫骨切除术会导致感音神经性听力损失(有时轻微且仅限于高频,但有时严重);有时甚至是简单的乳突切除术也会导致意想不到的耳鸣、听力损失和眩晕。我们有理由相信,耳部愈合的基础科学与控制身体其他部位细胞行为的基础原理相似。

对可能预测伤口愈合结果的遗传和细胞因素的研究正在进行中。然而,与结构性病变的发展相关的问题一样,不仅要研究细胞和遗传问题,还应该研究由营养摄入控制的重要生化底物。研究表明GSH 与伤口愈合之间的关系尤其引人注目[72-74]。如果增加 GSH 水平可以改善腹部创伤的危重患者的伤口强度和愈合,或许它也可以改善鼓室成形术或镫骨切除术后的愈合特性。此外,如果增加 GSH可以促进褥疮的愈合,那么类似的代谢调节对复发性外淋巴液瘘又有什么作用?尽管现有研究与可应用于耳病患者的经科学验证的研究之间存在很大差距,但这一应用的潜力似乎很有前途。通过营养补充剂增加 GSH 基本上是无风险的,因此有必要进行进一步研究。

30. 结论

GSH 已被证明具有调节免疫功能,这可能对患有多种免疫相关疾病的患者有益,包括哮喘、类风湿关节炎、克罗恩病、糖尿病和艾滋病。它还可能在各种神经退行性疾病和泌尿系统恶性肿瘤中发挥有益作用,同时改善肺功能研究,以及增强运动员的力量和耐力。

尽管目前将基于 GSH 代谢调节方法应用于耳科患者的治疗仍是推测性的,但现有的信息表明该方法值得共同努力研究。优化 GSH 介导的细胞功能似乎是预防疾病和改善已有病理状况患者预后的重要途径。

我们期待通过严格、前瞻性、对照的研究,探索 GSH 调节以及其他许多基于营养的方法来保护和恢复听觉健康的潜力,从而引发更多的兴趣和研究。

致谢

作者(T.A.K.,G.B.)衷心感谢 John Molson 对本次讨论的科学内容以及关于 GSH 对健康和疾病影响的研究和医学文献的不断扩展所做的贡献。

感谢 Jed C. Goldart,M. D.,M.P.H.对本次讨论文本信息的完善所做的宝贵贡献。

(王雨露　周玲玲　唐旭霞　译)

参考文献

[1] Lomaestro BM, Malone M. Glutathione in health and disease: pharmacotherapeutic issues. Ann Pharmacother 1995; 29: 1263 - 1273.

[2] Meister A. The antioxidant effects of glutathione and ascorbic acid, oxidative stress, cell activation and viral infection. Pasquier C et al., eds. 1994: 101 - 111.

[3] Dröge W, Holm E. Role of cysteine and glutathione in HIV infection and other diseases associated with muscle wasting and immunological dysfunction. FASEB J 1997; 11(13): 1077 - 1089.

[4] Hack V, Schmid D, Breitkreutz R, Stahl-Henning C, Drings P, Kinscherf R, Taut F, Holm E, Dröge W. Cystine levels, cystine flux, and protein catabolism in cancer cachexia, HIV/S IV infection, and senescence. FASEB J 1997; 11(1): 84 - 92.

[5] Roth E, Mühlbacher F, Karner J, Steininger R, Schemper M, Funovics J. Liver amino acids in sepsis. Surgery 1985; 97: 436 - 442.

[6] Zhang PC, Pang CP. Plasma amino acid patterns in cancer. Clin Chem 1992; 38: 1198 - 1199.

[7] Abki T, Mivakoshi H, Usuda Y, Herberman RB. Low NK syndrome and its relationship to chronic fatigue syndrome. Clin Immunol Immunopathol 1993; 69: 253 - 265.

[8] Erikson LS. Splanchnic exchange of glucose, amino acids and free fatty acids in patients with chronic inflammatory bowel disease. Gut 1983; 24: 1161 - 1168.

[9] Poli G, Introna M, Zanaboni F, Peri G, Carbonare M, Aiuti F, Lazzarin A, Moroni M, Mantovani A. Natural killer cells in intravenous drug abusers with lymphadenopathy syndrome. Clin Exp Immunol 1985; 62: 128 - 135.

[10] Ullum H, Gotzsche PC, Victor J, Dickmeiss E, Skinhoj P, Pedersen BK. Defective natural immunity: an early manifestation of human immunodeficiency virus infection. J Exp Med 1995; 182: 789 - 799.

[11] Puente J, Miranda D, Gaggero A, Maturana P, Godoy G, Salazar R, Sepulveda C. Immunological defects in septic shock. Deficiency of natural killer cells and T

lymphocytes. Rev Med Chil 1991; 119: 142 – 146.

[12] Blazar BA, Rodrick ML, O'Mahony JB, Wood JJ, Bessey PQ, Wilmore DW, Mannick JA. Suppression of natural killer cell function in humans following thermal and traumatic injury. J Clin Immunol 1986; 6: 26 – 36.

[13] Brittenden J, Heys SD, Ross J, Eremin O. Natural killer cells and cancer. Cancer 1996; 77: 1226 – 1243.

[14] Shanahan F, Leman B, Deem R, Niederlehner A, Brogan M, Targan S. Enhanced peripheral blood T cell cytotoxicity in inflammatory bowel disease. J Clin Immunol 1989; 9: 55 – 64.

[15] Lozano-Polo JL, Echevarria-Vierna S, Casafont-Morencos F, Ledesma-Castaño F, Pons-Romero F. Natural killer (NK) cells and interleukin-2 (IL – 2) in Crohn's disease. Rev Esp Enferm Dig 1990; 78: 71 – 75.

[16] Brennan MF. Uncomplicated starvation versus cancer cachexia. Cancer Res 1977; 37: 2359 – 2364.

[17] Lundsgaard C, Hamberg O, Thomsen OO, Nielsen OH, Vilstrup H. Increased hepatic urea synthesis in patients with active inflammatory bowel disease. J Hepatol 1996; 24: 587 – 593.

[18] Long CL, Crosby F, Geiger JW, Kinney JM. Parenteral nutrition in the septic patient: nitrogen balance, limiting plasma amino acids and calorie to nitrogen ratios. Am J Clin Nutr 1976; 29: 380 – 391.

[19] Shaw JHF, Wolfe RR. Glucose and urea kinetics in patients with early and advanced gastrointestinal cancer: the response to glucose infusion, parenteral feeding, and surgical resection. Surgery 1987; 101: 181 – 186.

[20] Parry-Billings M, Blomstrand E, McAndrew N, Newsholme EA. A communicational link between skeletal muscle, brain, and cells of the immune system. Int J Sports Med 1990; 11(suppl 2): S122 – S128.

[21] Janssen GME, van Kranenburg G, Geurten P. Gender difference in decline of urea concentration during the first 2 – 3 days postmarathon. Can J Sport Sci 1988; 13: 18P.

[22] Pedersen BK, Kappel M, Klokker M, Nielsen HB, Secher NH. The immune system during exposure to extreme physiologic conditions. Int J Sports Med 1994; 15: S116 – S121.

[23] Felig P, Owen OE, Wahren J, Cahill GF Jr. Amino acid metabolism during prolonged starvation. J Clin Invest 1969; 48: 584 – 594.

[24] Smith SR, Pozefsky T, Chhetri MK. Nitrogen and amino acid metabolism in adults with protein – calorie malnutrition. Metabolism 1974; 23: 603 – 618.

[25] Aoki TT, Müller WA, Cahill GF Jr. Hormonal regulation of glutamine metabolism in fasting man. Adv Enzyme Regul 1972; 10: 145 – 151.

[26] Lands LC, Grey VI, Smoutas AA. Effect of supplementation with a cysteine donor on muscular performance. J Appl Physiol 1999; 87(4): 1381 – 1385.

[27] Lothian B, Grey V, Kimoff R, Lands L. Treatment of obstructive airway disease with a cysteine donor protein supplement: a case study. Chest 2000; 117(3): 914 – 916.

[28] Peterson JD, Herzenberg LA, Vasquez K, Waltenbaugh C, Glutathione levels in antigen-presenting cells modulate Th1 versus Th2 response patterns. Proc Natl Acad Sci USA 1998; 95(6): 3071 – 3076.

[29] Short S, Merkel BJ, Caffrey R, McCoy KL. Defective antigen processing correlates with a low level of intracellular glutathione. Eur J Immunol 1996; 26(12): 3015 – 3020.

[30] Romagnani S. Lymphokine production by human T cells in disease states. Annu Rev Immunol 1994; 12: 227 – 257.

[31] Zhang T, Kawakami K, Qureshi MH, Okamura H, Kurimoto M, Saito A. Interleukin-12 (IL – 12) and IL – 18 synergistically induce the fungicidal activity of murine peritoneal exudate cells against Cryptococcus neoformans through production of γ interferon by natural killer cells. Infect Immun 1997; 65: 3594 – 3599.

[32] Gmunder H, Eck HP, Benninghoff B, Roth S, Dröge W. Macrophages regulate intracellular glutathione levels of lymphocytes. Evidence for an immunoregulatory role of cysteine. Cell Immunol 1990; 129: 32 – 46.

[33] Hamilos D. Lymphocyte proliferation in glutathione-depleted lymphocytes: direct relation-ship between glutathione availability and the proliferative response. Immunopharmacology 1989; 18(3): 223 – 235.

[34] Bounous G, Baruchel S, Falutz J, Gold P. Whey protein as a food supplement in HIV-seropositive individuals. Clin Invest Med 1993; 16: 204 – 209.

[35] Bains JS, Shaw CA. Neurodegenerative disorders in humans: the role of glutathione in oxidative stress-mediated neuronal death. Brain Res Brain Res Rev 1997; 25(3): 335 – 358.

[36] Short S. Defective antigen processing correlates with a low level of intracellular glutathione. Eur J Immunol 1996; 26(12): 3015 – 3020.

[37] Clerici M. Type 1 and type 2 cytokines in HIV infection — a possible role in apoptosis and disease progression. Ann Med 1997; 29(3): 185 – 188.

[38] Voehringer DW. Bcl – 2 expression causes redistribution of glutathione to the nucleus. Proc Natl Acad Sci USA 1998; 95(6): 2956 – 2960.

[39] Herzenberg LA. Glutathione deficiency is associated with impaired survival in HIV disease. Proc Natl Acad Sci USA 1997; 94(5): 1967 – 1972.

[40] Rodriguez JF. Plasma glutathione concentrations in children infected with human immuno-deficiency virus. Pediatr Infect Dis J 1998; 17(3): 236 – 241.

[41] Oyaizu N, Pahwa S. Role of apoptosis in HIV disease pathogenesis. J Clin Immunol 1995; 15: 217 – 231.

[42] Ucker DS, Aswell JD, Nickas G. Activation-driven T cell death. 1: Requirements for de novo transcription and translation and association of genome fragmentation. J Immunol 1989; 143: 3461 – 3469.

[43] Itoh N, Tsujimoto Y, Nagata S. Effect of bcl – 2 on fas antigen mediated cell death. J Immunol 1993; 151: 621 – 627.

[44] Macho A, Hirsch T, Marzo I, Marchetti P, Dallaporta B, Susin SA, Zamzami N, Kroemer G. Glutathione depletion is an early and calcium elevation is a late event of thymocyte apoptosis. J Immunol 1997; 158: 4612 –

4619.

[45] Shimizu S, Eguchi Y, Kamiike W, Funahashi Y, Mignon A, Lacronique V, Matsuda H, Tsujimoto Y. Bcl－2 prevents apoptotic mitochondrial dysfunction by regulating proton flux. Proc Natl Acad Sci USA 1998; 95: 1455－1459.

[46] Sprietsma JE. Modern diets and diseases: NO-zinc balance. Under Th1, zinc and nitrogen monoxide (NO) collectively protect against viruses, AIDS, autoimmunity, diabetes, allergies, asthma, infectious diseases, atherosclerosis and cancer. Med Hypotheses 1999; 53 (1): 6－16.

[47] Mosmann TR. Cytokine patterns during the progression to AIDS. Science 1994; 265: 193－194.

[48] Maggi E, Mazzetti M, Ravina A et al. Ability of HIV to promote a Th1 to Th0 shift and to replicate preferentially in Th2 and Th0 cells. Science 1994; 265: 244－248.

[49] Valentin A, Lu W, Rosati M et al. Dual effect of interleukin 4 on HIV-1 expression: implications for viral phenotypic switch and disease progression. Proc Natl Acad Sci USA 1998; 95: 11880－11885.

[50] Owman C, Garzino-Demo A, Cocchi F, Popovic M, Sabirsh A, Gallo RC. The leukotriene B4 receptor functions as a novel type of coreceptor mediating entry of primary HIV－1 isolates into CD4-positive cells. Proc Natl Acad Sci USA 1998; 95: 9530－9534.

[51] Watanabe A, Okada K, Shimizu Y, Wakabayashi H, Higuchi K, Niiya K, Kuwabara Y, Yasuyama T, Ito H, Tsukishiro T, Kondoh Y, Emi N, Kohri H. Nutritional therapy of chronic hepatitis by whey protein (non-heated). J Med 2000; 31(5－6): 283－302.

[52] Bounous G. Whey protein concentrate (WPC) and glutathione modulation in cancer treatment. Anticancer Res 2000; 20(6C): 4785－4792.

[53] Zeevalk GD, Bernard LP, Nicklas WJ. Role of oxidative stress and the glutathione system in loss of dopamine neurons due to impairment of energy metabolism. J Neurochem 1998; 70(4): 1421－1430.

[54] Jurma OP, Hom DG, Andersen JK. Decreased glutathione results in calcium-mediated cell death in PC12. Free Radic Biol Med 1997; 23(7): 1055－1066.

[55] Gabby M, Tauber M, Porat S, Simantov R. Selective role of glutathione in protecting human neuronal cells from dopamine-induced apoptosis. Neuropharmacology 1996; 35(5): 571－578.

[56] Shukitt-Hale B, Denisova NA, Strain JG, Joseph JA. Psychomotor effects of dopamine infusion under decreased glutathione conditions. Free Radic Biol Med 1997; 23(3): 412－418.

[57] Bains JS, Shaw CA. Neurodegenerative disorders in humans: the role of glutathione in oxidative stress-mediated neuronal death. Brain Res. Brain Res Rev 1997; 25(3): 335－358.

[58] Lucas JH, Wheeler DG, Emery DG, Mallery SR. The endogenous antioxidant glutathione as a factor in the survival of physically injured mammalian spinal cord neurons. J Neuropathol Exp Neurol 1998; 57 (10): 937－954.

[59] Singh I, Pahan K, Khan M, Singh AK. Cytokine-mediated induction of ceramide production is redox-sensitive. Implications to proinflammatory cytokine-mediated apoptosis in demyeli-nating diseases. J Biol Chem 1998; 273(32): 20354－20362.

[60] Weisbrot-Lefkowitz M, Reuhl K, Perry B, Chan PH, Inouye M, Mirochnitchenko O. Overexpression of human glutathione peroxidase protects transgenic mice against focal cerebral ischemia/reperfusion damage. Brain Res Mol Brain Res 1998; 53(1－2): 333－338.

[61] Skaper SD, Ancona B, Facci L, Franceschini D, Giusti P. Melatonin prevents the delayed death of hippocampal neurons induced by enhanced excitatory neurotransmission and the nitridergic pathway. FASEB J 1998; 12(9): 725－731.

[62] Drukarch B, Jongenelen CA, Schepens E, Langeveld CH, Stoof JC. Glutathione is involved in the granular storage of dopamine in rat PC12 pheochromocytoma cells: implications for the pathogenesis of Parkinson's disease. J Neurosci 1996; 16(19): 6038－6045.

[63] Froissard P, Monrocq H, Duval D. Role of glutathione metabolism in the glutamate-induced programmed cell death of neuronal-like PC12 cells. Eur J Pharmacol 1997; 326(1): 93－99.

[64] Mawatari K, Yasui Y, Sugitani K, Takadera T, Kato S. Reactive oxygen species involved in the glutamate toxicity of C6 glioma cells via xc antiporter system. Neuroscience 1996; 73(1): 201－208.

[65] Offen D, Ziv I, Sternin H, Melamed E, Hochman A. Prevention of dopamine-induced cell death by thiol antioxidants: possible implications for treatment of Parkinson's disease. Exp Neurol 1996; 141(1): 32－39.

[66] Nakamura K, Wang W, Kang UJ. The role of glutathione in dopaminergic neuronal survival. J Neurochem 1997; 69(5): 1850－1858.

[67] Drukarch B, Schepens E, Jongenelen CA, Stoof JC, Langeveld CH. Astrocyte-mediated enhancement of neuronal survival is abolished by glutathione deficiency. Brain Res 1997; 770(1－2): 123－130.

[68] Wilson JX. Antioxidant defense of the brain: a role for astrocytes. Can J Physiol Pharmacol 1997; 75: 1149－1163.

[69] Kranich O, Dringen R, Sandberg M, Hamprecht B. Utilization of cysteine and cysteine precursors for the synthesis of glutathione in astroglial cultures: preference for cystine. Glia 1998; 22(1): 11－18.

[70] Kranich O, Hamprecht B, Dringen R. Different preferences in the utilization of amino acids for glutathione synthesis in cultured neurons and astroglial cells derived from rat brain. Neurosci Lett 1996; 219(3): 211－214.

[71] Adamson B, Schwarz D, Klugston P, Gilmont R, Perry L, Fisher J, Lindblad W, Rees R. Delayed repair: the role of glutathione in a rat incisional wound model. J Surg Res 1996; 62(2): 159－164.

[72] Luo JL, Hammarqvist F, Andersson K, Wernerman J. Skeletal muscle glutathione after surgical trauma. Ann Surg 1996; 223(4): 420－427.

[73] Hammarqvist F, Luo JL, Cotgreave IA, Andersson K, Wernerman J. Skeletal muscle glutathione is depleted in critically ill patients. Crit Care Med 1997; 25 (1):

78 - 84.

[74] Beale RJ, Bryg DJ, Bihari DJ. Immunonutrition in the critically ill: a systematic review of clinical outcome. Crit Care Med 1999; 27(12): 2799 - 2805.

[75] Kudsk KA, Minard G, Croce MA, Brown RO, Lowrey TS, Pritchard E, Dickerson RN, Fabian TC. A randomized trial of isonitrogenous enteral diets after severe trauma. Ann Surg 1996; 224(4): 531 - 543.

[76] Witschi A, Reddy S, Stofer B, Lauterburg BH. The systemic availability of oral glutathione. Europ J Clin Pharmacol 1992; 43: 667 - 669.

[77] Bray TM, Taylor CO. Enhancement of tissue glutathione for antioxidant and immune functions in malnutrition. Biochem Pharmacol 1994; 47: 2113 - 2123.

[78] Puri RN, Meister A. Transport of glutathione as γ-glutamylcysteinylglycyl ester, into liver and kidney. Proc Natl Acad Sci USA 1983; 80: 5258 - 5260.

[79] Anderson ME, Powric F, Puri RN, Meister A. Glutathione monoethyl ester: Preparation, uptake by tissues, and conversion to glutathione. Arch Biochem Biophys 1985; 239: 538 - 548.

[80] Birnbaum SM, Winitz M, Greenstein JP. Quantitative nutritional studies with water-soluble, chemically defined diets. Ⅲ. Individual amino acids as sources of "non-essential" nitrogen. Arch Biochem Biophys 1957; 72: 428 - 436.

[81] Dröge W, Gross A, Hack V, Kinscherf R, Schykowski M, Bockstette M, Mihm S, Galter D. Role of cysteine and glutathione in HIV infection and cancer cachexia: therapeutic intervention with N-acetylcysteine. Adv Pharmacol 1997; 38: 581 - 600.

[82] Gross A, Hack V, Stahl-Hennig C, Dröge W. Elevated hepatic γ-glutamylcysteine synthetase activity and abnormal sulfate levels in liver and muscle tissue may explain abnormal cysteine and glutathione levels in SIV-infected rhesus macaques. AIDS Res Hum Retroviruses 1996; 12(17): 1639 - 1641.

[83] Kinscherf R, Fischbach T, Mihm S, Roth S, Hohenhaus-Sievert E, Weiss C, Edler L, Bartsch P, Dröge W. Effect of glutathione depletion and oral N-acetyl-cysteine treatment on CD4+ and CD8+ cells. FASEB J 1994; 8(6): 448 - 451.

[84] Staal FJT, Roederer M, Herzenberg LA, Herzenberg LA. Intracellular thiols regulate activation of nuclear factor kB and transcription of human immunodeficiency virus. Proc Natl Acad Sci USA 1990; 87: 9943 - 9947.

[85] Roederer M, Staal FJT, Raju PA, Ela SW, Herzenberg LA, Herzenberg LA. Cytokine-stimulated human immunodeficiency virus replication is inhibited by N-acetyl-L-cysteine. Proc Natl Acad Sci USA 1990; 87: 4884 - 4888.

[86] Kalebic T, Kinter A, Poli G, Anderson ME, Meister A, Fauci AS. Suppression of human immunodeficiency virus expression in chronically infected monocytic cells by glutathione, glutathione ester, and N-acetylcysteine. Proc Natl Acad Sci USA 1991; 88: 986 - 990.

[87] Mant TGK, Tempowski JH, Volans GN, Talbot JCC. Adverse reactions to acetylcysteine and effects of overdose. Br Med J 1984; 289: 217 - 219.

[88] Kajiwara Y, Yasutake A, Adachi T, Hirayama K. Methylmercury transport across the placenta via neutral amino acid carrier. Arch Toxicol 1996; 70: 310 - 314.

[89] Aschner M, Clarkson TW. Mercury 203 distribution in pregnant and nonpregnant rats follow-ing systemic infusions with thiol-containing amino acids. Teratology 1987; 36: 321 - 328.

[90] Aschner M, Clarkson TW. Distribution of mercury 203 in pregnant rats and their fetuses following systemic infusions with thiol-containing amino acids and glutathione during late gestation. Teratology 1988; 38: 145 - 155.

[91] Aschner M, Clarkson TW. Methyl mercury uptake across bovine brain capillary endothelial cells in vitro: the role of amino acids. Pharmacol Toxicol 1989; 64: 293 - 297.

[92] Mokrzan EM, Kerper LE, Ballatori N, Clarkson TW. Methylmercury-thiol uptake into cultured brain capillary endothelial cells on amino acid system L. J Pharmacol Exp Ther 1995; 272: 1277 - 1284.

[93] Aschner M, Clarkson TW. Uptake of methylmercury in the rat brain: effects of amino acids. Brain Res 1988; 462: 31 - 39.

[94] Kerper LE, Ballatori N, Clarkson TW. Methylmercury transport across the blood-brain barrier by an amino acid carrier. Am J Physiol 1992; 262: R761 - R765.

[95] Aschner M. Brain, kidney and liver 203 Hg-methyl mercury uptakes in the rat: relationship to the neutral amino acid carrier. Pharmacol Toxicol 1989; 65: 17 - 20.

[96] Aschner M, Eberle NB, Goderie S, Kimelberg HK. Methylmercury uptake in rat primary astrocyte cultures: the role of the neutral amino acid transport system. Brain Res 1990; 521: 221 - 228.

[97] Blaylock RL. Excitotoxins: The Taste that Kills. Santa Fe, NM: Health Press, 1997.

[98] Abbas AK, Jardemark K, Lehmann A, Weber SG, Sandberg M. Bicarbonate-sensitive cysteine induced elevation of extracellular aspartate and glutamate in rat hippocampus in vitro. Neurochem Int 1997; 30: 253 - 259.

[99] Bounous G, Batist G, Gold P. Immunoenhancing property of dietary whey protein in mice: Role of glutathione. Clinical and Investigative Medicine 1989; 12: 154 - 161.

[100] Bounous G, Baruchel S, Falutz J, Gold P. Whey protein as a food supplement in HIV-seropositive individuals. Clin Invest Med 1993; 16: 204 - 209.

[101] Baruchel S, Viau G, Olivier R, Bounous G, Wainberg M. Nutriceutical modulation of glutathione with a humanized native milk serum protein isolate, Immunocal™: application in AIDS and cancer. In: Montagnier L, Oliver R, Pasquier C, eds. Oxidative Stress in Cancer, AIDS, and Neurodegenerative Diseases, New York, NY: Marcel Dekker, 1997.

[102] Chen L, Stacewicz-Sapuntzakis M, Duncan C, Sharifi R, Ghosh L, Breeman RvR, Ashton D, Bowen PE. Oxidative DNA damage in prostate cancer patients consuming tomato sauce-based entrees as a whole-food

intervention. J Natl Cancer Inst 2001; 93(24); 1872 –
1879.

[103] Smith TJ. Mechanisms of carcinogenesis inhibition by
isothiocyanates. Expert Opin Investig Drugs 2001; 10
(12); 2167 – 2174.

[104] Zhang Y. Role of glutathione in the accumulation of
anticarcinogenic isothiocyanates and their glutathione
conjugates by murine hepatoma cells. Carcinogenesis
2000; 21(6); 1175 – 1182.

[105] Zhang Y. Molecular mechanisms of rapid accumulation
of anticarcinogenic isothiocyanates. Carcinogenesis
2001; 22(3); 425 – 431.

[106] Ye L, Zhang Y. Total intracellular accumulation levels
of dietary isothiocyanates determine their activity in
elevation of cellular glutathione and induction of Phase
2 detoxification enzyme. Carcinogenesis 2001; 22(12);
1987 – 1992.

[107] Fleshner NE, Kucuk O. Antioxidant dietary supplements;
Rationale and current status as-chemopreventative
agents for prostate caner. Urology 2001; 57(4, suppl
1); 90 – 94.

[108] Newberne PM, Butler WH. Acute and chronic effects
of aflatoxins B1 on the liver of domestic and laboratory
animals; a review. Cancer Res 1969; 29; 236 – 250.

[109] Meerman JHN, Beland FA, Ketterer B, Srai SKF et
al. Identification of glutathione conjugates formed from
N-hydroxy-2-actylaminofluorene in the rat. Chem Biol
Interact 1982; 39; 149 – 168.

[110] Boyland E, Sims P. The metabolism of benz (a)
anthracene and dibenz(a,h)anthracene and their 5,6-
dihydro derivatives by rat liver homogenates. Biochem
J 1965; 97; 7 – 16.

[111] Waterfall JF, Sims P. Epoxy derivatives of aromatic
polycyclic hydrocarbons. The properties and
metabolism of epoxides related to benzo(a)pyrene and
to 7 – 8 and 9-dihydrobenzo (a) pyrene. Biochem J
1972; 128; 265 – 277.

[112] Yamazoe Y, Roth RW, Kadlubar FF. Reactivity of
benzidine diimine with DNA to form N-(deoxyguanosin-9-
yl)-benzidine. Carcinogenesis 1986; 7; 179 – 182.

[113] Bounous G, Papenburg R, Kongshavn PAL. Dietary whey
protein inhibits the development of dimethylhydrazine-
induced malignancy. Clin Invest Med 1988; 11; 213 –
217.

[114] McIntosh GH, Regester GQ, Le Leu RK, Royle PJ.
Dairy proteins protect against dimethylhydrazine-
induced intestinal cancers in rats. J Nutr 1995; 125;
809 – 816.

[115] Frei E, Bertram B, Wiessler M. Reduced glutathione
inhibits the alkylation by N-nitrosodi-methylamine of
liver DNA in vivo and microsomal fraction in vitro.
Chem Biol Interact 1985; 55; 123 – 137.

[116] Roberts JJ, Warwick GP. Mode of action of alkylating
agents in formation of S-ethyl cysteine from ethyl
methane-sulphonate. Nature 1958; 179; 1181.

[117] Coles B, Srai SKS, Waynforth B, Ketterer B. The
major role of glutathione in the excretion of N, N-
dimethyl-4-aminoazo-zobenzene in the rat. Chem Biol
Interact 1983; 47; 307 – 323.

[118] Sims P. The metabolism of 3-methylcholanthrene and
some related compounds by rat liver homogenates.
Biochem J 1966; 98; 215 – 228.

[119] Sims P. The metabolism of 7- and 12-methylbenz(a)
anthracenes and their derivatives. Biochem J 1967;
105; 591 – 598.

[120] Djuric Z, Coles B, Fifer EK, Ketterer B et al. In vivo
and in vitro formation of glutathione conjugates from
the K-region epoxides of 1-nitropyrene. Carcinogenesis
1987; 8; 1781 – 1786.

[121] Ripple MO, Henry W, Rago R, Wilding G.
Prooxidant-antioxidant shift induced by androgen
treatment of human prostate carcinoma cells. J Nat
Cancer Inst 1997; 89; 40 – 48.

[122] Jimenez RE, Fischer AH, Petros JA, Amin MB.
Glutathione S-transferase pi gene methyl-ation; the search
for a molecular marker of prostatic adenocarcinoma. Adv
Anat Pathol 2000; 7(6); 382 – 389.

[123] Singal R, van Wert J, Bashambu M. Cytosine
methylation represses glutathione S-transferase P1
(GSTP1) gene expression in human prostate cancer
cells. Cancer Res 2001; 61(12); 4280 – 4286.

[124] Lin X, Tascilar M, Lee WH, Vles WJ, Lee BH,
Veeraswamy R, Asgari K, Freije D, van Rees B,
Gage WR, Bova GS, Isaacs WB, Brooks JD, DeWeese
TL, DeMarzo AM, Nelson WG. GSTP1 CpG island
hypermethylation is responsible for the absence of
GSTP1 expression in human prostate cancer cells. Am
J Pathol 2001; 159(5); 1815 – 1826.

[125] Toyota M, Issa JP. The role of DNA hypermethylation
in human neoplasia. Electrophoresis 2000; 21 (2);
329 – 333.

[126] Esteller M. Epigenetic lesions causing genetic lesions in
human cancer; promoter hyper-methylation of DNA
repair genes. Eur J Cancer 2000; 36(18); 2294 – 2300.

[127] Esteller M, Herman JG. Cancer as an epigenetic
disease; DNA methylation and chromatin alterations in
human tumours. J Pathol 2002; 196(1); 1 – 7.

[128] Ahluwalia A, Yan P, Hurteau JA, Bigsby RM, Jung SH,
Huang TH, Nephew KP. DNA methylation and ovarian
cancer. I. Analysis of CpG island hypermethylation in
human ovarian cancer using differential methylation
hybridization. Gynecol Oncol 2001; 82(2); 261 – 268.

[129] Laux DE, Curran EM, Welshons WV, Lubahn DB,
Huang TH. Hypermethylation of the Wilms' tumor
suppressor gene CpG island in human breast carcinomas.
Breast Cancer Res Treat 1999; 56(1); 35 – 43.

[130] Dammann R, Yang G, Pfeifer GP. Hypermethylation
of the CpG island of Ras association domain family 1A
(RASSF1A), a putative tumor suppressor gene from
the 3p21.3 locus, occurs in a large percentage of human
breast cancers. Cancer Res 2001; 61(7); 3105 – 3109.

[131] Kang SH, Choi HH, Kim SG, Jong HS, Kim NK,
Kim SJ, Bang YJ. Transcriptional inactivation of the
tissue inhibitor of metalloproteinase-3 gene by DNA
hypermethylation of the 5'-CpG island in human
gastric cancer cell lines. Int J Cancer 2000; 86(5);
632 – 635.

[132] Xiong Z, Wu AH, Bender CM, Tsao JL, Blake C, Shibata

D, Jones PA, Yu MC, Ross RK, Laird PW. Mismatch repair deficiency and CpG island hypermethylation in sporadic colon adenocarcinomas. Cancer Epidemiol Biomarkers Prev 2001; 10(7): 799 – 803.

[133] Lin X, Asgari K, Putzi MJ, Gage WR, Yu X, Cornblatt BS, Kumar A, Piantadosi S, DeWeese TL, DeMarzo AM, Nelson WG. Reversal of GSTP1 CpG island hypermethylation and reactivation of pi-class glutathione S-transferase (GSTP1) expression in human prostate cancer cells by treatment with procainamide. Cancer Res 2001; 61(24): 8611 – 8616.

[134] Nelson WG, DeMarzo AM, DeWeese TL. The molecular pathogenesis of prostate cancer: Implications for prostate cancer prevention. Urology 2001; 57 (4, suppl 1): 39 – 45.

[135] Stoner GD, Mukhtar H. Polyphenols as cancer chemopreventive agents. J Cell Biochem Suppl 1995; 22: 169 – 180.

[136] Piper JT, Singhal SS, Salameh MS, Torman RT, Awasthi YC, Awasthi S. Mechanisms of anticarcinogenic properties of curcumin: the effect of curcumin on glutathione linked detox-ification enzymes in rat liver. Int J Biochem Cell Biol 1998; 30(4): 445 – 456.

[137] Bounous G, Stevenson MM, Kongshavn PAL. Influence of dietary lactalbumin hydrolysate on the immune system of mice and resistance to Salmonellosis. J Infect Dis 1981; 144: 281.

[138] Bounous G, Letourneau L, Kongshavn PAL. Influence of dietary protein type on the immune system of mice. J Nutr 1983; 113: 1415 – 1421.

[139] Hakkak R, Korourian S, Shelnutt SR, Ronis SS, Lensing S, Martin GG, Badger TM. Dietscontaining whey proteins or soy protein isolate protect against 7, 12-dimethylbenzen (a) antracene-induced mammary tumors in female rats. Cancer Epidemiol Biomarkers Prev 2000; 9: 113 – 117.

[140] Dröge W, Kinscherf R, Mihm S, Galter D, Roth S, Gmünder H, Fischbach T, Bockstette M. Thiols and the immune system: effect of N-acetylcysteine on T-cell system in human subjects. Methods Enzymol 1995; 251: 255 – 270.

[141] Hack V, Breitkreutz R, Kinscherf R, Röhrer H, Bärtach H, Taut F, Dröge W. The redox state as a correlate of senescence and wasting and as a target for therapeutic intervention. Blood 1998; 92: 59 – 67.

[142] Parodi P. A role for milk proteins in cancer prevention. Aust J Dairy Technol 1998; 53: 37 – 47.

[143] Meister A. Glutathione metabolism. Methods Enzymol 1995; 251: 3 – 7.

[144] Dröge W, Breitkreutz R. Glutathione and immune function. Proc Nutr Soc 2000; 59: 595 – 600.

[145] Liu M, Pelling JG, Ju J, Chu E, Brash DE. Antioxidant action via p53-mediated apoptosis. Cancer Res 1998; 48: 1723 – 1729.

[146] Morini M, Cai T, Aluigi MG, Noonan DM, Masiello L, De Flora S, D'Agostini F, Albini A, Fassina G. The role of the thiol N-acetylcysteine in the prevention of tumor invasion and angiogenesis. Int J Biol Markers 1999; 14(4): 268 – 271.

[147] Locigno R, Castronovo V. Reduced glutathione system: role in cancer development, prevention, and treatment (Review). Int J Oncol 2001; 19: 221 – 236.

[148] Weber GF, Mirza NM, Yunis EJ, Dubey D, Cantor H. Localization and treatment of an oxidation-sensitive defect within the TCR-coupled signaling pathway that is associated with normal and premature immunologic aging. Growth Dev Aging 1997; 61(3 – 4): 191 – 207.

[149] Wang G-M, Raghavachari N, Lou MF. Relationship of protein-glutathione mixed disulfide and thioltransferase in H_2O_2-induced cataract in cultured pig lens. Exp Eye Res 1997; 64: 693 – 700.

[150] Gravina SA, Mieyal JJ. Thioltransferase is a specific glutathionyl mixed disulfide oxidor-eductase. Biochemistry 1993; 32: 3368 – 3376.

[151] Raghavachari N, Lou MF. Evidence for the presence of thioltransferase in the lens. Exp Eye Res 1996; 63: 433 – 441.

[152] Takemoto L. Increase in the intramolecular disulfide bonding of alpha-A crystallin during aging of the human lens. Exp Eye Res 1996; 63(5): 585 – 590.

[153] Harman D. Extending functional life span. Exp Gerontol 1998; 33(1 – 2): 95 – 112.

[154] Armeni R, Pieri C, Marra M, Saccucci F, Principato G. Studies on the life prolonging effect of food restriction: glutathione levels and glyoxalase enzymes in rat liver. Mech Ageing Dev 1998; 101(1 – 2): 101 – 110.

[155] Donn J. Search is on for universal drugs. Available at http://www.cbsnews.com. Nov 7, 2001.

第 24 章

狗的听觉
Hearing in Dogs

D. Caroline Coile

家犬有多种功能,包括放哨、巡逻、放牧、狩猎和导盲功能,所有这些功能都需要敏锐的听觉才能达到最佳性能。作为早期听觉研究比较热门课题,狗最终未能作为研究对象,部分原因是它缺乏统一性。正是这种多样性使狗成为一个特别有趣的研究对象,可以研究头部大小和耳郭构造的种内关系。此外,狗的遗传性(尤其是色素相关)耳聋的存在具有基础和应用意义。尽管有如此充分的动因,但关于狗听力的信息仍然很少,本文是这类信息的概要。

1. 双耳距离

狗和人的低频听阈相似,但狗的最大灵敏度频率(8 000 Hz)比人类的最大灵敏度频率(3 000 Hz)略高,狗的高频阈值为 47 000 Hz[1]。

根据经验,与大型物种能听到的频率相比,小型陆地哺乳动物物种能听到更高的频率;这种差异推测是小型动物对声音定位的一种适应。耳朵分开得越宽,就越容易将声音到达双侧耳朵的时间差异作为定位线索。来自动物自身头部的声影提供了另一个重要的定位线索;与头部宽度相比,声波越小,这种影响就越大。这意味着头部较窄的动物为了找到定位线索必须能够感知到更高频率的声音。较小动物的高频听力倾向可能是一种适应,使其能够使用高频声音作为定位线索,尽管其头部较小。这些种间观察可能表明,头部较小或较窄的狗与头部较大或较宽的狗相比,声音定位较差或高频听力较好。

虽然没有对不同品种的声音定位能力进行比较研究,但在对代表 4 个不同体型品种(吉娃娃、腊肠、贵宾犬和圣伯纳犬)的 4 只狗的听阈进行比较时,发现高频或低频听力没有差异。所有品种在 8 000 Hz 时都具有最大灵敏度,高频频率为 41 000 ～ 47 000 Hz,这一差异远小于头部尺寸变化所预测的差异。与其他体型相似的狗相比,小型狗的高频听觉能力略强,而大型狗的高频听觉能力则远远强于其他体型[1]。

无声狗哨、超声波害虫威慑装置和超声波狗训练辅助设备都是基于观察不同物种有不同的高频接收。啮齿动物和昆虫的超声波威慑装置发出的频率高于人类的听力范围,通常在 25 000 ～ 65 000 Hz。制造商声称,狗和猫也听不到这些设备发出的高频,但实际上它们可以。狗能听到高达 47 000 Hz 的频率,猫能听到更高的频率,高达 85 000 Hz[2]。因此,它们会受到大多数设备发出的高频声音的冲击。令人讽刺的是,对超声波有害生物装置的客观测试表明它们对跳蚤无效[3]。

2. 外耳

狗耳郭的形态差别很大,如果耳郭构造的自然变异还不够,人类几个世纪以来一直在用各种理由修剪狗的耳朵。例如,起源于格斗的品种为了减少对手咬耳朵的机会而剪掉了耳朵。除了仅为符合风格和品种标准而修剪外,最常见的现代原因是相信耳朵竖直的狗不太容易耳朵感染。耳朵下垂的狗耳道内长有浓密的毛发,其外耳道炎的发生率明显高于其他耳型的狗耳道炎的发生率,但也涉及其他几个因素[4,5]。在所有提出的关于修剪的理由中,最有趣的是它能提高自然下垂耳朵的狗的听力。

的确,悬垂的耳郭不能像直立的耳朵一样发挥作用。直立的耳朵可以旋转,使其开口朝向声源。它的构造能将声波导入耳道,此外还能将其略微放大。在猫身上,耳郭对在耳郭正前方的最佳接收轴内发出的声音(尤其是高频声音)产生高达 28 dB 的放大作用。自然竖立的狗耳可能具有类似的放大能力,这是其他耳朵配置的狗所不具备的。

悬垂的耳郭在声波和耳道之间设置了屏障,可以想象这会抑制声音。尽管有大量的狗耳朵接受测试,但只有一项研究涉及耳郭结构对听阈的影响。在对 4 只狗(其中 1 只有直立的耳郭,3 只有悬垂的耳郭)的比较中,没有发现高频或低频听力的显著差异。当 1 只耳朵悬垂的狗在耳郭缠在头上的情况下重新测试时,发现其低频阈值没有差异,高频阈值只有微小差异(<3 dB)[1]。把狗的耳朵绑在后面并不能使耳郭具有与正常竖立的耳郭相同的听觉能力;但是,剪耳也不行。裁剪的耳朵缺少了自然竖立的耳朵所具有一部分的喇叭口形状;因此,裁剪耳朵是否能在听觉灵敏度方面提供任何有价值的增益,是值得怀疑的。

耳郭在声音定位中起重要作用,尤其是在区分前声源与后声源以及高声源与低声源方面[7]。整个耳郭的不对称性,加上耳郭内的各种褶皱,根据声波撞击耳郭的角度不同,声波的变换也不同,为声音定位提供了进一步的线索。因此,与竖耳狗相比,垂耳狗在高低维度或前后维度的声源定位方面可能会受影响,但在左右定位方面应该不会受影响。移动的耳郭似乎是有助于定位,但耳郭的移动太慢,无法帮助定位短暂的声音。

耳郭通过漏斗状耳道将声波导入,这与人的耳道不同,因为它最先向下传播,然后突然向内旋转。在外耳道炎的病例中,水平段可能很难治疗。慢性外耳道炎有时会导致耳道阻塞,最终导致耳道骨化,所有这些情况都可能导致传导性耳聋。外科手术通常可以重建这类狗的听力[8]。

3. 中耳

慢性耳病或外伤也会导致鼓膜破裂。尽管这种破裂无疑会降低听力敏感性,但鼓膜破裂的狗仍然可以听到声音。完整的鼓膜随声音以复杂的模式震动。在低频时,整个鼓膜振动,但在高频时,膜的不同部分彼此相互独立振动。长期以来,人们一直认为不同物种间鼓膜大小的差异会影响听觉反应特性。狗的鼓膜面积变化很大,从吉娃娃犬的 30 mm² 到圣伯纳犬的 55 mm² 不等[1]。尽管鼓膜面积有如

此大的区别,这些品种之间的听力却没有差异。

鼓膜的振动引起中耳听小骨的杠杆般作用;这一作用,再加上能量集中在微小的卵圆窗上,导致声压级的增加,几乎抵消了从充满空气的中耳到充满液体的耳蜗时可能发生的能量损失。听小骨之间关节功能下降可能导致老年犬的听力损失(老年性聋),但这可能是一个相对次要的因素。

镫骨肌和鼓膜张肌附着在听骨上,用于加强鼓膜,并将镫骨从卵圆窗中的正常位置拉出,以响应巨大的噪声。这些动作使人的声音振幅降低了 30 dB,狗的声音振幅可能至少降低了 30 dB。这种声反射在狗身上的阈值为 70～110 dB[9],可以保护耳朵免受持续高噪声的伤害,尽管它不能保护耳朵免受突然巨响或持续极端巨响的伤害。

虽然有传闻称猎狗在靠近枪声的地方会导致听力损失,但目前还没有关于狗的噪声性听力损失的公开研究。养在狗舍里的狗经常受几乎连续不断的高水平吠叫噪声的影响,这种情况由于大多数狗舍缺乏隔音,使得情况更加复杂。航空公司工作人员把狗和行李放在飞机引擎旁边的停机坪上,空运的狗经常受高噪声的影响。用作航空炸弹或违禁品探测器的狗可能必须在喷气式发动机周围工作,但可以经过训练佩戴护耳装置。

4. 内耳

听小骨的运动通过卵圆窗产生耳蜗内液体的运动。在耳蜗内,Corti 器包含称为毛细胞的接收细胞,每个接收细胞都有许多静纤毛,这些静纤毛延伸并嵌入另一层膜,即盖膜。耳蜗内液体的流动产生了基底膜的运动,而 Corti 器的毛细胞静纤毛就嵌在基底膜上。由于盖膜保持静止,毛细胞受到剪切力冲击。正是这种剪切力产生了来自毛细胞的神经冲动。由于反复或持续暴露在噪声中,毛细胞受损或紊乱,导致听力损失。

毛细胞也可能被某些药物破坏,其中许多药物在兽医处是常规处方。这些耳毒性药物中最常见的是氨基糖苷类抗生素,包括常用的庆大霉素和新霉素[10]。这些药物的常规给药很少会导致听力损失,但长期全身给药,或在鼓膜破裂的狗中局部给药,可导致不可逆转的听力损失。

遗传性耳聋在许多品种的狗中都是众所周知

的。大麦町犬是最著名的例子，一只耳朵或两只耳朵的失聪率在 $20\%\sim30\%$ [11,12]。受累的大麦町犬出生时听觉结构正常，但出生后不久血管纹（蜗管的血管床）退化。相反，蜗管塌陷，毛细胞退化，因此这些狗在 1 个月时失聪[13]。在其他一些品种中，耳聋是由于没有任何循环系统参与的毛细胞退化引起的[14]。

在听力和毛细胞正常的狗中，毛细胞通过听觉神经纤维向大脑发送信号，听觉神经纤维通过螺旋神经节离开 Corti 器。老年狗的获得性听力损失通常与螺旋神经节细胞的损失有关[15]。这种类型的失聪在大麦町犬中也会出现，可能是在毛细胞损失之后出现的。正常的听神经纤维离开耳朵进入大脑，大部分进入脑干，它们在脑干与耳蜗核的细胞接触。

因为听觉信号必须通过脑干，所以记录对听觉刺激做出反应的脑干电活动可以表明狗的耳朵功能是否正常。使用最广泛和有用的狗听力测试是脑干听觉诱发反应（ABR）。这项测试是在清醒的狗身上进行的，方法是将电极置于头部皮肤下，并通过耳机或头戴式耳机分别将一系列咔嗒声传入每只耳朵。正常的 ABR 由 4 个波组成，第一个波峰代表耳蜗和耳蜗神经的活动，而后面的波峰值代表大脑内的活动。在失聪的大麦町犬（以及其他耳聋源于耳朵的品种）中，所有这些峰值都不存在。通过将声音刺激作为振动施加到颅骨上，ABR 可用于区分耳蜗性耳聋和传导性耳聋[16]。这种方法绕过耳道、鼓膜和听骨；如果 ABR 仍然不正常，病变位置就被精确定位在耳蜗或听神经上。

在听力正常的狗身上，信号从脑干传播到大脑的其他几个结构，包括上橄榄复合体、外侧丘、下丘和内侧膝状体核，所有这些结构在发送听觉信息之前都对听觉信息进行处理，直到它最终到达听觉皮质。在没有听觉刺激的情况下，听觉皮质会退化，这一观察结果导致一些早期研究人员将大麦町犬的遗传性耳聋归因于大脑异常。然而，这些异常是继发于最初的耳蜗功能丢失，并不意味着大麦町犬有异常的大脑。事实上，由于大脑异常导致的狗的耳聋是罕见的，在这种情况下，通常是对狗影响最小的问题。

5. 色素性耳聋

幼犬耳聋最常见的原因是遗传性色素性耳聋，例如与导致皮毛、虹膜和其他身体部位色素沉着缺乏的基因有关的遗传性色素性耳聋。这些基因中最突出的是蓝灰色并带黑色斑点（M）和极端杂色（s^w）等位基因。

在蓝灰色并带黑色斑点犬中，一个 M 等位基因导致梅勒犬皮毛着色（深色和浅色皮毛的组合，如 Catahoula 豹子犬和澳大利亚牧羊犬中常见的斑点）。梅勒犬的耳聋发生率高于同一品种的非梅勒犬。两个 M 等位基因的存在导致几乎全是白色的狗，通常有蓝色的眼睛。这些狗经常是聋子，而且经常有视觉异常。

在极端杂色狗中，两个 s^w 等位基因的存在导致了一种以白色为主的斑点狗（如斑点狗和英国 setters 犬的样式）。有斑点的大麦町犬比没有斑点的大麦町犬耳聋的可能性要小（这是出生时存在的大面积色素区，而不是斑点，后者在出生时不存在，是由另一个位点的基因引起的）[17]。遗憾的是，从犬展比赛的角度来看，大麦町犬上的斑块不受欢迎的。有一只或两只蓝眼睛的大麦町犬，或任何一只眼睛的眼结膜上缺少色素的大麦町犬，也比那些有棕色眼睛或眼结膜上完全色素的大麦町犬更容易失聪。这些观察结果表明，s^w 等位基因的表达与耳聋之间存在关联，但杂色品种的耳聋遗传学尚不清楚。狗可以是单侧或双侧失聪；单耳部分耳聋并不常见。听力正常父母的后代可能是聋子，而双耳失聪父母的后代可能听力正常。然而，与父母双方共有 4 只好耳朵的狗相比，父母一方单侧或双侧耳聋的狗更有可能成为聋子。

这种与皮毛颜色的联系不仅仅是巧合。如果动物的等位基因不仅导致皮毛色素沉着缺失，而且导致其他身体结构上的色素缺失，那么体内结构上也可能缺乏正常的色素。例如，正常血管内有色素生成细胞（黑色素细胞）；缺少黑色素细胞的血管可能无法正常发育。血管纹中的黑色素细胞似乎受到蓝灰色并带黑色斑点或极端杂色基因的抑制。黑色素细胞可能负责维持耳蜗液体中的钾水平，以及维持耳蜗导管[18,19]。此外，色素分子被认为在发育过程中起引导某些神经连接的作用；异常色素减少的等位基因,如白化病系列的等位基因[20]。并非所有的白狗都是这种等位基因引起;那些最有可能出现与白色或梅花色相关耳聋的狗,似乎是那些被毛颜色通常与缺乏正常眼色素有关的狗。

狗的遗传性耳聋也并非都与色素有关。例如,杜宾犬的耳聋是由耳蜗毛细胞的原发性变性(无血管受累)引起的,与蓝灰色并带黑色斑点或杂色基因无关。这种类型的耳聋也会影响平衡感,是由一个隐性等位基因引起的[14]。

怀疑失聪或有失聪风险的狗可以在大多数兽医教学医院和一些专科诊所进行 ABR 测试[21]。初步筛选测试可以在家庭或兽医诊所进行,但结果可能不太准确。当狗的注意力转移到别处,狗看不见说话的人时,狗通常会做出反应的单词是一个简单的初步测试。在狗的身后按门铃或发出新奇的刺激声会引起狗的注意力(如头部转动和耳朵抽搐)或惊吓反应。气喘吁吁的狗通常会暂时停止气喘吁吁以便倾听,所以这可以作为一种试探性的听觉信号。测试人员必须小心,不要让拍手或地板振动产生的风吹到狗身上,狗不能从眼角看到测试人员(记住,狗的周边视野比人大),或者也不能看到测试人员的影子,应将其他可以引起狗反应的事物从测试区域移走。狗对听觉刺激的很快适应;重复测试通常会导致缺乏响应。这些测试通常可以检测出双侧失聪的狗。单侧耳聋的狗对单词和声音的反应方式与听力正常的狗几乎无法区分。它会旋转两个耳郭以响应声音,即使一只耳朵完全耳聋。患有单侧听力损失的狗可能在左右方向的声音定位方面有一些困难,但如果没有更复杂的技术,这可能很难进行测试。

单耳失聪的狗可以成为很好的伴侣,它们的主人通常从来没有意识到狗有听力损失。双耳失聪犬的情况更具挑战性,也更具争议性。这些狗在事故中死亡或受伤的风险更大,因为它们可能听不到主人的示警,也听不到接近的危险。它们可能更容易夭折,因为它们很容易被突然出现的狗或人吓到。它们可能很难训练,因为必须先教会狗主人一些特殊的方法,狗主人再使用视觉或触觉信号。没有意识到自己的狗是聋子的主人往往会认为它愚蠢或固执,可能会虐待或抛弃它。然而,许多人成功地饲养了失聪的狗,他们使用手势、手电筒、震动项圈甚至其他狗来帮助他们与失聪的宠物交流。尽管如此,

与一只完全失聪的狗生活在一起会遇到与一只能听的狗生活时所没有的困难。失聪狗的主人可以通过多种渠道找到有关建议[21,22]。

(倪天翼 周玲玲 唐旭霞 译)

参考文献

[1] Heffner HE. Hearing in large and small dogs: absolute thresholds and size of the tympanic membrane. Behav Neurosci 1983; 97: 310 – 318.

[2] Heffner RS, Heffner HE. Hearing range of the domestic cat. Hear Res 1985; 19: 85 – 88.

[3] Hinkle NC, Koehler PG, Patterson RS. Egg production, larval development, and adult longevity of cat fleas (Siphonaptera: Pulicidae) exposed to ultrasound. J Econ Entomol 1990; 83: 2306 – 2309.

[4] Hayes HM, Pickle LW, Wilson GP. Effects of ear type and weather on the hospital prevalence of canine otitis externa. Res Vet Sci 1987; 52: 294 – 298.

[5] August JR. Otitis externa: a disease of multifactorial etiology. Vet Clin North Am Small Anim Pract 1988; 18: 731 – 742.

[6] Phillips DP, Calford B, Pettigrew JD, Aitkin LM, Semple MN. Directionality of sound pressure transformation at the cat's pinna. Hear Res 1982; 8: 13 – 28.

[7] Heffner RS, Koay G, Heffner HE. Sound localization in chinchillas III: effect of pinna removal. Hear Res 1996; 99: 13 – 21.

[8] Krahwinkel DJ, Pardo AD, Sims MH, Bubb WJ. Effect of total ablation of the external auditory meatus and bulla osteotomy on auditory function in dogs. J Am Vet Med Assoc 1993; 202: 949 – 952.

[9] Sims MH, Weigel JP, Moore RE. Effect of tenotomy of the tensor tympani muscle on the acoustic reflex in dogs. Am J Vet Res 1986; 47: 1022 – 1031.

[10] Merchant SR. Ototoxicity. Vet Clin North Am Small Anim Pract 1994; 24: 971 – 980.

[11] Wood JLN, Lakhani KH. Prevalence and prevention of deafness in the Dalmatian: assessing the effect of parental hearing status and gender using ordinary logistic and generalized random litter effect models. Br Vet J 1997; 154: 121 – 133.

[12] Strain G. Congenital deafness and its recognition. Vet Clin North Am Small Anim Pract 1999; 29: 895 – 901.

[13] Strain GM. Aetiology, prevalence and diagnosis of deafness in dogs and cats. Br Vet J 1996; 152: 17 – 36.

[14] Wilkes MK, Palmer AC. Congenital deafness and vestibular deficit in the doberman. J Small Anim Pract 1992; 33: 218 – 224.

[15] Knowles K, Blauch B, Leipold H, Cash W, Hewitt J. Reduction of spiral ganglion neurons in the aging canine with hearing loss. J Vet Med 1989; 36: 188 – 199.

[16] Strain GM, Green KD, Twedt AC, Tedford BL. Brain stem auditory evoked potentials from bone stimulation in dogs. Am J Vet Res 1993; 54: 1817 – 1821.

[17] Strain GM, Kearney MT, Gignac IJ, Levesque DC, Nelson HJ, Tedford BL, Remsen LG. Brainstem

auditory evoked potential assessment of congenital deafness in Dalmatians: associations with phenotypic markers. J Vet Intern Med 1993; 6: 175 - 182.

[18] Steel KP, Barkway C. Another role for melanocytes: their importance for normal stria vascularis development in the mammalian inner ear. Development 1989; 107: 453 - 463.

[19] Cable J, Huszar D, Jaenisch R, Steel KP. Effects of mutations at the W locus (c-kit) on inner ear pigmentation and function in the mouse. Pigment Cell Res 1994; 7: 17 - 32.

[20] Witcop CJ, Jay B, Creel D, Guillery RW. Optic and otic neurological abnormalities in oculocutaneous and ocular albinism. In: Cotlier, Maumenee, Berman, eds. Genetic Eye Diseases: Retinitis Pigmentosa and Other Inherited Eye Disorders. Proceedings of the International Symposium on Genetics and Ophthalmology held in Jerusalem, Israel. New York, NY: Alan R. Liss, 1981.

[21] Strain G. Deafness in dogs and cats. BAER Test Sites In: Deafness in Dogs and Cats. Available from http://www.lsu.edu/guests/senate/public_html/baersite.htm.

[22] Cope-Becker S. Living With a Deaf Dog: A Book of Advice, Facts and Experiences About Canine Deafness. Cincinnati: Cope-Becker S, 1997.

第25章

鉴别诊断汇总
Tables Summarizing Differential Diagnosis

Robert T. Sataloff   Joseph Sataloff

前 24 章讨论了听力损失的许多原因、相关症状和鉴别诊断，本章中以表格的形式汇总了各类信息，以便查阅各类疾病的共同点和不同之处。虽然表格未涵盖前文提供的所有信息，但已包括了迄今为止讨论的大多数常见和重要的特点，突出了这些疾病最重要的区别特征（表 25.1～表 25.7）。

表 25.1 听力损失分类的听力标准[a]

	气导模式	骨导模式[b]	气-骨导差	偏侧实验 500 Hz 音叉	重振	异常音调衰减	言语辨识率
传导性	低频损失（除耳朵中有液体的情况），最大损失为 60～70 dB	正常或基本正常	至少 15 dB	偏向更差一侧的耳朵	缺失	缺失	正常
感音性	明显的低频损失或高频下降	BC=AC	无气-骨导差	低强度声音时偏向健耳，高强度时偏向患耳	暂时或持续性	缺失	差
神经性	高频损失严重	BC = AC 或 BC 比 AC差	无气-骨导差	偏向健耳	缺失	听神经瘤或神经损伤时明显	减少
感音神经性	高频损失或者全频损失	BC=AC	无气-骨导差	健耳	没有或轻微	缺失	减少
功能性	平坦	通常没有 BC	无气-骨导差	模糊	缺少	可变化	通常很好或没有响应
中枢性	可变，甚至是正常的阈值	BC=AC 或不存在 BC	无气-骨导差	无	无	不确定	减少

	听力测试[c]	耳 鸣	Békésy 自描听力计测听	阻抗测听	患者的噪音	其 他
传导性	模糊、较慢	不存在或低频	脉冲重叠和连续跟踪	常为异常鼓室图	柔和或正常	无复听 在嘈杂的环境下听力更好
感音性	敏锐	低沉的风声或贝壳声	脉冲跟踪曲线在较高频率下稍宽，很少或没有分离	正常鼓室功能曲线 Metz 重振（镫骨肌反射低强度）	正常	复听 在嘈杂的环境下听力更差
神经性	敏锐	嘶嘶声或铃声	听神经瘤情况下曲线分离	正常鼓室图 镫骨肌反射缺失或减弱	更响	不舒适阈值降低

续　表

	听力测试[c]	耳　鸣	Békésy 自描听力计测听	阻抗测听	患者的噪音	其　他
感音神经性	敏锐	嘶嘶声或铃声	曲线轻微分离	正常鼓室图	更响	无复听 在嘈杂的环境下听力更差
功能性	不一致	无	对脉冲音阈值更高 曲线分离	正常鼓室图	正常	无复听 在嘈杂的环境下听力更差
中枢性	慢	无	不确定	正常鼓室图 同侧和对侧镫骨反射不一致	正常	无复听 在嘈杂的环境下听力更差 对复杂刺激整合不良

a：为常见的特征，但也有例外。
b：BC：骨导；AC：气导。
c：为常见的特征，但也有例外。

表 25.2　外耳道异常的传导性听力损失病因

诊　断	病　史	听力损失进程	耳镜检查结果	耳鸣	听力和阻抗	特　殊　发　现
先天性的发育不良	出生时耳部畸形，伴有单侧或双侧听力损失	先天性	耳畸形和耳道闭锁	无	平坦型听力下降，60～70 dB，如涉及内耳听力损失更严重	如果畸形是双侧的，则言语发育受损
Treacher Collins 综合征	出生时单或双侧出现异常	先天性	耳畸形和耳道闭锁	无	平坦型听力下降，60～70 dB	双侧畸形：斜眼、下颌和颧骨退化
狭窄症	出生或后续感染、创伤、耳部手术导致的外耳道狭窄	先天性或缓慢进展	由于耳道闭锁，鼓膜不可见	无	平坦型听力下降，大约 60 dB，B 型鼓室图	耳郭正常，但是外耳道闭锁
耵聍	清洁耳道或咀嚼后外耳道堵塞	外耳道清洁后缓慢或突然发生	耵聍堵塞耳道，鼓膜不可见	很少	平坦型听力下降，大约 45 dB，B 型鼓室图	可见耵聍，耵聍去除后听力可恢复
外耳道有液体	游泳、沐浴或耳部用药后	突然发生	外耳道内有液体	偶尔	高频轻微下降，骨传导正常，B 型鼓室图	去除液体后可见耳膜正常
外耳道炎	咀嚼或移动耳郭时，外耳道疼痛和瘙痒加重，擤鼻涕时不痛	潜伏性	外耳道发炎，有碎屑存在，鼓膜完好	无	全频听力下降，约 45 dB，B 型鼓室图	外耳道壁及周围区域触痛，清除杂物后听力改善
骨质增生或骨瘤	残留开口被耵聍或碎屑阻塞后出现持续性或间断性堵塞	突然或间歇性	外耳道壁隆起或骨性突起于外耳道内	无	全频听力下降，约 45 dB，B 型鼓室图	外耳道被外耳骨性突起堵塞；X 线片：中耳正常，外耳道骨性增生
肉芽肿	耳朵饱满，通常无痛	缓慢	伴有或不伴有出血的坚实肉芽，鼓膜正常（如可见），通常没有炎症	无	全频听力损失，约 45 dB，B 型曲线	通常没有疼痛或炎症；中耳正常；外耳道内偶可触及骨缺损；活组织检查阳性
囊肿	很少或无不适，但耳朵饱胀	缓慢	外耳道内见皮肤覆盖的软肿块	无	全频听力损失，约 45 dB	鼓膜正常（如可见）

诊 断	病 史	听力损失进程	耳镜检查结果	耳鸣	听力和阻抗	特 殊 发 现
外耳道塌陷	仅在测试时有听力损失	仅在戴耳机时发生	放松后外耳道可开放	无	轻度低频损失,有时可有明显的高频损失	患者主诉戴耳机时听力更差
异物	耳内异物,常见于儿童,没有明确的病史	突然	耳内异物	无,除非耳内有活虫	轻度平坦型听力损失	耳内肿块未附着于耳道壁且未被皮肤覆盖

表 25.3　伴鼓膜和中耳异常的传导性听力损失

病因和主要表现	病 史	听力损失进程	耳鸣	听力和阻抗	耳镜检查结果	特 殊 发 现
大疱性鼓膜炎(鼓膜上大疱)	不适,耳胀满感,不因吞咽或咀嚼而加重,无全身不适	缓慢	轻微	非常轻微的听力损失,约 25 dB 或 30 dB	鼓膜透明或血疱仅累及外层	鼓膜完好无损,随外耳道或鼻子的气压移动
鼓膜破裂	剧烈爆炸、拍打耳朵或异物刺入耳朵史,伴有突然疼痛、听力损失,可出现耳出血和胀满感	突然	有时	伴有感音神经性聋,40～60 dB,平坦型听力损失,B型鼓室图	鼓膜中央锯齿状穿孔,早期未见炎症	鼓膜穿孔呈锯齿状,与感染无关
烧伤导致鼓膜穿孔	焊接等火花入耳	突发	无	全频听力损失,约 60 dB	通常鼓膜完全破坏,基本无感染	有烧伤引起剧烈疼痛,鼓膜明显损毁
边缘或中央型干性鼓膜穿孔	既往曾因腺样体肥大、过敏、咽鼓管病变或分泌性中耳炎引起的中耳炎	缓慢	无	通常小于40 dB,低频更差	中央或前部穿孔,无感染,中耳黏膜正常,穿孔边缘通常光滑规则	感冒或耳朵进水后出现耳流水
鼓膜上部(Shrapne Ⅱ区)穿孔,或者后部大穿孔	既往患有慢性耳漏或乳突感染的中耳炎	缓慢	无	可变范围为15～60 dB,B型鼓室图	后部或上部穿孔	听力损失的程度取决于中耳听骨链和其他病理损伤
穿孔愈合	既往耳部感染	逐渐	无	从最小听力损失到70 dB 不等鼓室图As或Ad型或正常	鼓膜上有厚厚的瘢痕或透明的闭合痕迹,看起来像穿孔	鼓膜在外耳道或通过鼻的轻微气压下移动;听力损失取决于中耳损伤
腺样体肥大	间歇性耳朵堵塞和闷胀感	逐渐	无	最大损失通常约为40 dB,并且在较高频率常更差	中耳可见液平,鼓膜增厚内陷	咽隐窝外侧大淋巴组织肿增生
腭裂	儿童复发性中耳炎	逐渐	无	同上	B或C型鼓室图,鼓膜增厚、内陷	先天性畸形导致咽鼓管功能异常
鼓膜内陷	耳闷	逐渐	无	同上	鼻咽或咽鼓管异常,如过敏、腺样体或肿瘤	中耳压力差与咽鼓管功能差
浆液性中耳炎	耳闷,耳内有液体	逐渐	无	同上,C型鼓室图	中耳积液,有时有炎症迹象,与上呼吸道感染有关	咽鼓管堵塞,鼻咽或咽鼓管异常

续　表

病因和 主要表现	病　　史	听力损失 进程	耳鸣	听力和阻抗	耳镜检查结果	特　殊　发　现
急性中耳炎	耳朵充血、疼痛、胀满,有时发烧	几小时后	无	最大听力损失通常约为 40 dB,在较高频率时一般更差	鼓膜血管明显,鼓膜有炎症发炎或局部隆起;鼓膜标志结构缺失	与鼻咽炎症和上呼吸道感染相关
分泌性中耳炎	一般无上呼吸道感染,但可继发于上感之后;无疼痛或全身症状	缓慢	无	同上。骨导可能略有减弱,B 型鼓室图	鼓膜见液平或气泡和琥珀色液体,或见胶冻状物质	咽鼓管功能不良,易复发,鼻黏膜有分泌物
航空性中耳炎	在飞机或电梯下降时突然感到耳痛和满胀感	突然	无	轻度,常在较高频率下。B 型或 C 型鼓室图	鼓膜内陷,可能有液平。咽鼓管吹张法或鼓膜切开术后听力恢复	早期鼓膜切开术可以改善听力损失
慢性中耳炎(鼓室干伴有听骨损伤)	既往中耳炎伴长期耳流水,数月后停止,无疼痛	逐渐	无	平坦型听力下降,60~70 dB	鼓膜边缘大穿孔,听骨链因侵蚀而断裂	通常情况下,砧骨末端及镫骨弓被侵蚀,X 线片显示乳突硬化,但无活动性感染
黏性耳漏	间歇性耳漏,尤其是上呼吸道感染后;间歇期鼓室干,不伴疼痛	逐渐	无	轻度,最大为 40 dB,主要为低频听力损失。B 型鼓室图	通常为鼓膜前部穿孔	与咽鼓管和鼻咽感染相关,听骨链完整。X 线片显示无乳突受累
脓性耳漏	伴有乳突骨破坏的持续性耳漏;偶感不适	逐渐	无	平坦型听力下降,高达约 60 dB	边缘穿孔或无鼓膜	听力损失的程度取决于听小骨的损伤。X 线片显示慢性乳突炎
伴脓毒性分泌物的胆脂瘤	同上,通常有分泌物	逐渐	无	平坦型听力下降,高达约 60 dB	边缘穿孔或无鼓膜;白色胆脂瘤;耳道内有碎屑	同上,有胆脂瘤
伴有脓毒性分泌物、侵袭半规管的胆脂瘤	同上,有眩晕	逐渐	偶发性耳鸣	平坦型听力下降,高达约 60 dB	如上所述;耳道气压引起的眩晕和眼偏斜	同上,瘘管试验阳性
颈静脉球瘤	单侧耳逐渐耳闷或持续耳漏	逐渐	经常听到自己的心跳	最初的听力损失非常轻微,后最高可达约 60 dB	鼓膜、中耳发红或出血;组织出现肉芽肿	操作时耳朵大量出血,x 光片显示有糜烂
结核	轻度听力损失,伴慢性耳部感染;可能与其他部位结核有关	逐渐	无	最少至 60 dB,平坦型听力下降	肉芽组织治疗无效,后发展为颈淋巴结病变;鼓膜多发性穿孔	活检和培养显示结核
肉芽肿	慢性耳漏,伴有耳胀满感和轻微疼痛	逐渐	无	最小至 60 dB,平坦型听力损失	质硬肉芽肿,去除后再生长	活检显示特定病因
恶性肿瘤	同上,可伴疼痛和结节	逐渐	无	最小至 60 dB,平坦型听力损失	质硬肉芽肿,去除后再生长	活检显示特定病因
Letterer - Siwe 病	全身性皮疹;慢性耳漏	逐渐	无	最小至 60 dB,平坦型听力损失	出血和侵蚀性颗粒导致外耳道狭窄	X 线片显示颅骨有骨质侵蚀和穿孔

病因和主要表现	病　史	听力损失进程	耳鸣	听力和阻抗	耳镜检查结果	特　殊　发　现
鼓室硬化症	过去有慢性中耳炎病史	逐渐	无	平坦型，约 60～70 dB	鼓膜被侵蚀或有瘢痕、增厚；中耳畸形	乳突硬化
鼓室积血	头部或耳朵吹风时有疼痛和饱胀感	突发	咆哮声	40～70 dB，高频损失更大，B 型鼓室图	中耳有血	没有感染，鼓膜不会随着压力移动
系统性疾病：麻疹、猩红热	急性中耳炎，常伴有慢性中耳炎和听力损失	突发	无	30～70 dB，平坦型听力下降，B 型鼓室图	鼓膜穿孔，伴或不伴慢性中耳炎	儿童期慢性耳部感染
中耳粘连	轻微听力损失，感冒时耳朵胀满	渐变和波动	无	高达约 35 dB，或低频更差	鼓膜内陷或瘢痕，既往中耳炎史	不能通过吹张缓解听力损失
鼓膜松弛	自觉鼓膜煽动，可通过自行吹张或者擤鼻涕恢复	渐变和波动	无	同上，Ad 型鼓室图	鼓膜褶皱和松弛	鼓膜很容易被吹出，看起来松散和冗余
蓝鼓膜	耳朵胀满感	波动	无	听力损失高达约 45 dB，高频更差	鼓膜蓝色或紫色，且不动	鼓膜深蓝色，不容易吹动。乳突 X 线表现正常，无感染
单纯乳突切开术	因耳部感染行经耳后入路手术，无耳流水	感染后	无	通常很少或没有听力损失；若听骨链中断，有时可达 70 dB	鼓膜通常几乎正常，或者只有小穿孔，外耳道正常	耳后有瘢痕，无进行性听力损失
改良乳突根治术	耳部感染，行不涉及听骨的中耳手术	感染后	无	约 40 dB，平坦型听力下降	鼓膜轻微变形，外耳道后壁去除	耳后或耳内可见瘢痕和锤骨
乳突根治术	耳部感染后手术治疗，去除残留鼓膜和听小骨	感染后	无	70 dB，平坦型听力下降	无鼓膜或听小骨，乳突腔可见	X 线片显示如图外科术后表现
开窗术	听力损失，行手术矫正	多年来隐性听力损失	可能低调性耳鸣	30～70 dB 的听力下降，取决于手术成功与否	乳突腔部分切除，伴鼓膜移位	瘘管试验阳性
鼓膜成形术	听力损失和鼓膜的外科修复，修补材料为静脉和皮肤	缓慢进展	无	平坦型听力下降，高达 70 dB	鼓膜愈合，或见大且厚的鼓膜，鼓膜标识可能缺失	鼓膜位置良好，修复材料供区有瘢痕
鼓室成形术	慢性中耳炎和听力损失后手术	逐渐	无	约 50～70 dB	大的中耳腔可能被皮肤覆盖；听小骨可能缺失，类似乳突根治术腔	表现不同，取决于所做的手术类型
人工假体	耳部感染伴鼓膜大缺损	逐渐	无	50～70 dB，平坦型听力下降	大部分鼓膜缺失，见植入中耳的人工假体	患者使用人工材料后听力改善
鼻咽或甲状腺放疗	放疗后清除耳内液体	逐渐	无	30～40 dB，较高频率听力损失更严重	鼓膜液平和压力差	放射治疗

表 25.4　感 音 性 耳 聋

病　史	听力损失进程	耳镜检查	耳　鸣	听力学检查和/或特殊检查		诊　断
反复发作的间歇性眩晕、恶心，耳闷胀，声音微弱空洞，难以理解语言	间歇性，后发展为永久性	正常	海啸声或空心贝壳响声	完全重振，持续性和过度重振；复听，听力损失；言语识别能力差，且声音强度越大，言语识别率越差；Békésy 自描测听（Ⅱ型）	完全重振或过度重振；复听，患者心烦意乱，常见单侧	梅尼埃病伴眩晕
偶有轻微不平衡，部分耳胀满感，无噪声暴露史	隐匿性或突发	正常	无或高调性	部分患者明显重振；多数仅高频听力下降	完全重振，常是单侧，无噪声暴露	病毒性疾病
暴露在突然的噪声中，如枪声或爆炸声	突然的听力下降，伴耳鸣，后可好转	正常	响铃声	早期 4 000 Hz 骤降，严重时频率范围变宽；听力下降可为永久性	除非高龄患者，一般高频听力正常，非进展性	声损伤
直接击打头部	突然耳鸣，表现为铃声，有时可有改善	正常	响铃声	4 000 Hz 骤降，高频损伤或呈现"死耳"，前庭受损	X 线片可显示颞骨骨折；可能存在眩晕	头部外伤
耳硬化症手术，声音失真和不平衡感	镫骨松动术或镫骨切除术后	正常	通常伴嗡嗡声或咆哮	术后高频听力损失加重，言语识别率下降	如有听力损失，术后言语识别率较术前差	镫骨切除术
连续数月每天暴露在强烈噪声中。无眩晕	潜在	正常	不常见	早期 4 000 Hz 下降或更宽范围频率下降	某个频率或者连续频率重振；因只有高频损失，言语识别率改变不大	职业性耳聋（早期）
理解语言稍有困难	潜在	正常	有时为嘶嘶声，有时为铃声	8 000 Hz、6 000 Hz 和 4 000 Hz 的高频下降；轻度重振但呈持续性；言语识别率下降，常为双侧	年龄约 50～60 岁，双侧听力损失	老年性耳聋
服用耳毒性药物，特别是伴肾脏感染时	潜在或突然	正常	一般高调性	双侧高频损失，但常扩展到全频	存在重振；听力损失通常与长期服药有关	药物性耳聋
耳聋，伴或不伴不平衡感	潜在或突然，单侧或双侧	正常	高调或贝壳音	不对称、渐进，也可能为突然的、完全的；单侧或双侧	重振常见；言语识别率下降	自身免疫、梅毒，代谢酶相关疾病

表 25.5　神 经 性 耳 聋

病　史	耳聋的发作	耳镜检查	耳　鸣	听力学和/或特殊		诊　断
早期呈单侧，有时高频听力损失	潜在	正常	可变	音衰变异常；连续和间断 Békésy 曲线分离；与听力损失相比，言语识别率较差	单侧发病；明显的音衰变；对冷热实验没有反应；自发性眼震颤；疾病晚期 X 线片可见侵蚀，镫骨肌反射减退；BERA 异常；可有其他神经系统异常	听神经瘤

续 表

病 史	耳聋的发作	耳镜检查	耳 鸣	听力学和/或特殊		诊 断
他人声音较小时难以理解	潜在	早期鼓膜萎缩,较正常鼓膜更白	偶有嘶嘶声	渐进性高频听力下降;言语识别率下降;无异常音衰变;骨传导通常比空气传导差	年龄约为60~75岁,双侧听力逐渐下降;无异常音衰变	老年性耳聋
严重头部外伤并失去意识	突发	正常,如骨折涉及中耳,耳道有血	响铃声或无	完全性;听神经损伤引起的通常为单侧听力损失	X线片显示内听道周围骨折	颅骨骨折
突发性耳聋,偶伴眩晕或耳痛	突发	正常	高调性	严重单侧耳听力损失	可能存在疱疹的其他症状	病毒感染

表 25.6 感音神经性耳聋

病 史	耳聋的发作	耳镜检查	耳 鸣	听 力 学	特 殊	诊 断
听力和理解言语困难	潜在	正常	偶见	常为所有频率均下降,尤其是较高频率;言语分辨率下降	通常超过50岁,双侧进行性耳聋;无异常音衰变;早期以3 000~6 000 Hz为主;老年性耳聋从高频开始	老年性耳聋
暴露在强烈噪声中数月或数年	潜在	正常	不常见	早期高频下降(C-5下降),再累计低频;言语识别率下降,Békésy自描测听结果取决于疾病发展阶段	通常高发于职业性人群,常从3 000~6 000 Hz开始下降,并向两边延伸;无异常音衰变	噪声性耳聋
严重的头部损伤,常伴有意识不清、主观眩晕	突然	正常,或由骨折导致的中耳异常	嘶嘶声	听力损失通常很严重,但可能只是高频下降	颞骨骨折伴温度试验异常;鼓膜一般正常;无自发性眼球震颤,早期除外	头部外伤
耳毒性药物,常为大剂量,有肾脏疾病时可为小剂量	突发	正常	高调性	有时严重的双侧耳听力损失	快速且严重的双侧耳听力损失,高频更严重	耳毒性药物(新霉素、卡那霉素或其他耳毒性药物)
暴露在强烈噪声中	突发性听力损失和耳鸣,随后逐渐恢复	正常	暂时的响铃声	高音衰变或更严重的听力下降,主要发生在高频	除特殊情况外,在几天内可恢复	暂时性听觉疲劳、阈值偏移
Rh血型不相容;儿童核黄疸与言语缺陷	先天性	正常	无	下降型听力曲线;非进展性听力损失	言语缺陷;有时伴其他神经功能缺陷	Rh血型不相容
流行性腮腺炎期间或之后突然单侧听力损失	突发	正常	无	单侧听力完全丧失	正常前庭反应	流行性腮腺炎

续 表

病 史	耳聋的发作	耳镜检查	耳 鸣	听 力 学	特 殊	诊 断
脑膜炎伴高热后严重听力损失	突发	正常	无	一般双侧听力部分损失	许多案例中迷路也累及	脑膜炎
突发性单侧听力损失伴或不伴头晕	突发	正常	高调性或者摩托声音	部分高频损失,通常为单侧	偶伴低血压,通常没有特异性血管疾病	气压伤后可能出现血管疾病或膜破裂
儿童说话迟钝或有缺陷	先天性	正常	无	双侧高频损失	常发生在妊娠早期的母亲风疹,或出生时缺氧、创伤、黄疸	子宫内和出生时的病变
令人困扰的单侧耳鸣和听力损失	突发,有时是渐进的	正常	可能发出嘶嘶声	高频损失或听力次全损失,通常为单侧;听神经瘤检查阴性	通常发生在病毒感染之后	听神经炎

表 25.7　鉴别外耳道炎和中耳

	外 耳 道 炎	中 耳 炎
病史	耳进水或外耳道刺激后发病	鼻炎或用力擤鼻子或打喷嚏后
疼痛	在外耳道和周围;牵拉耳郭和咀嚼而加重	耳深处;因打喷嚏和擤鼻涕而加重
压痛	耳郭周围	无压痛
耳镜检查	外耳道内皮肤感染,无正常的耵聍;鼓膜未发炎	外耳道皮肤未感染,鼓膜增厚或鼓出
耳分泌物	外耳道表面见碎屑	分泌物常通过鼓膜穿孔处流出,黏液样或黏液脓性
外耳道内空气压力	鼓膜正压移动	鼓膜移动不畅,尤其是在穿孔的情况下
听力	当外耳道被清理后,耳聋消失	即使外耳道畅通,也会出现耳聋
Politzer 球吹张法	鼓膜鼓动。如外耳道被感染并有黏液分泌物时,说明同时有外耳道炎和中耳炎,黏液通过穿孔的鼓膜从中耳流出	鼓膜移动不畅
发热	较少	常全身不适和发热
X 线	正常乳突和中耳	乳突和中耳充血堵塞

（刘月红　韩　朝　译）

附　　录

附录 **1**

耳解剖学
Anatomy of the Ear

本书未对头颈部解剖学做详细介绍,多数耳鼻喉科相关解剖是由医学院讲授,但许多医学院的课程都忽略了对包括耳朵在内的特殊感觉结构的详细降解。因此,本书在此提供了一个相对完整的耳科解剖学内容。了解耳不仅需要观察大体解剖结构,还需要组织学的学习,耳组织学的研究主要有两种基本技术。

（1）传统颞骨组织学:包括脱钙、染色、切片。需要几个月的时间,有益于骨组织研究,但对鼓膜结构和毛细胞损失研究不理想。

（2）表面预处理:特殊染色后的显微解剖。适合非骨性结构,只需要几个小时,利用显微镜进行研究。此外,电镜也可用于研究耳。

耳朵分为三个部分,各个部分的大体解剖结构、组织学和功能各不相同,以下大纲中阐述了其重要的结构。一个好的临床医生在检查耳朵时应回顾这些知识,以便识别正常形态和辨别病理情况。熟悉非下划线结构有助于对主要结构的特殊和功能理解。

1. 外耳

1.1　耳郭

为弹性软骨,只有皮肤与皮下组织层,少量毛发和皮脂腺,汗腺很少。耳郭上端与颅骨相交的位置应不低于从眼眶外侧向后延伸的水平线,耳轴不应大于经眼眶外侧的垂直线 10°。

1.2　外耳道

呈 S 形,向内弯曲。外侧部分为软骨,内侧为骨质。皮肤薄,通常缺乏乳头状突起,皮肤紧密附着在软骨膜和骨膜上。

（1）软骨部分:有纤毛、与毛囊相连的大皮脂腺。耵聍腺是一种特殊的卷曲管状顶泌汗腺,被肌上皮细胞包围,腺体导管通向表面或毛囊。

（2）骨质部分:仅上壁有细小纤毛和皮脂腺。

2. 中耳

2.1　鼓室腔

（1）外侧壁:鼓膜。

（2）内侧壁:内耳骨壁,面神经管。

（3）后壁:通过鼓室窦与乳突气房相连。

（4）顶:鼓室被盖,非常薄的骨质(也是乳突气房、鼓窦和咽鼓管的顶壁)。

（5）底:颈静脉球部骨性覆盖。

（6）前壁:咽鼓管开口,颈内动脉骨性覆盖。

（7）内容物:听骨、鼓膜张肌肌腱、镫骨肌肌腱、鼓索神经、面神经管。

（8）鼓膜和咽鼓管附近有纤毛、立方或柱状上皮,黏膜为单层鳞状上皮。

2.2　鼓膜——"耳膜"

（1）半透明,锥形,锤骨附于其顶部。

（2）分为 4 层:中间两层为胶原纤维,前上象限因缺乏成纤维细胞,构成了松弛部的 ShrapneⅡ膜。胶原纤维外层呈放射状排列,内层呈圆形排列,鼓膜外侧被覆皮肤,内侧被覆黏膜,血管和神经沿锤骨柄到达鼓膜中心。

2.3　听小骨

（1）锤骨:附着在鼓膜上。

（2）砧骨：连接锤骨和镫骨。

（3）镫骨：嵌入卵圆窗，由纤维环状韧带固定的，镫骨固定时为耳硬化症。

（4）韧带附着在听骨上以作支撑。

2.4　中耳黏膜

人的中耳黏膜、乳突和咽鼓管有 5 种类型的细胞。这些细胞是：① 无分泌颗粒的无纤毛细胞；② 有分泌颗粒的无纤毛细胞（包括杯状细胞）；③ 纤毛细胞；④ 中间细胞；⑤ 基底细胞。乳突腔主要有鳞状或立方上皮细胞，在某些个体中可见纤毛细胞。中鼓室和上鼓室的后部有较高的上皮细胞，常具纤毛。鼓岬有分泌性和非分泌性的柱状细胞，偶有纤毛细胞，较少杯状细胞和腺体。中耳黏膜具有改良的呼吸黏膜，中耳的主要分泌细胞时无纤毛细胞，在其最活跃的分泌期，无纤毛细胞可具有杯状细胞的细胞学特征。

2.5　咽鼓管

（1）咽鼓管靠近耳的 1/3 是骨性组织，靠近鼻咽的 2/3 是软骨组织，主要是弹性软骨，骨与软骨相接的地方（峡部）为透明软骨。软骨主要在位于内侧，软骨的上外侧嵴在横截面上呈现出弯曲，咽鼓管鼻咽端开口附近具有脂肪。

（2）黏膜薄，低柱状细胞，在骨部具有纤毛，但在咽端有大量的假复层纤毛高柱状上皮细胞，具有分泌黏液的管状腺和杯状细胞，咽鼓管咽端可见咽鼓管扁桃体（淋巴组织）。

3. 迷路

充满内淋巴液的膜性迷路悬浮在骨迷路的外淋巴液中。整个内耳嵌在颞骨中，内有前庭、螺旋状的耳蜗，以及 3 个半圆形的半规管。内耳有两部分：听觉器官（听力）和前庭器官（平衡）。

3.1　膜迷路

（1）整个膜迷路都起源于外胚层的耳囊泡。耳蜗和内淋巴囊都起源于球囊，半规管起源于椭圆囊。膜迷路一般为鳞状上皮，各部分相通，都充满内淋巴液。

（2）组成：3 个半规管，椭圆囊，内淋巴管，内淋巴囊，球囊，结合管，螺旋状的耳蜗，耳蜗末端为盲囊。

3.2　前庭

镫骨足板通过卵圆窗与前庭大部分区域的外淋巴接触。前庭包括椭圆囊、球囊、半规管的 5 个开口、前庭导水管开口、耳蜗通向前庭的开口和通向耳蜗的连合管。

（1）椭圆囊：椭圆形膜状结构，有 5 个开口通向半规管和壶腹。感觉功能位于囊斑，囊斑以外都是单纯性鳞状上皮细胞。椭圆囊向内侧发出导管，与球囊发出的导管汇合形成内淋巴管。

（2）球囊：球形，位于椭圆囊的前面和下面，含有囊斑，发出结合管和连接椭圆囊导管的小管，形成内淋巴管。

（3）囊斑：椭圆囊和球囊内的感觉结构，支持细胞和毛细胞类似前庭系统。纤毛嵌在含有耳石的凝胶状耳石膜中，其中含有 $3 \sim 5 \ \mu m$ 的含有碳酸钙和蛋白质的耳石。

（4）内淋巴管穿过颞骨的岩部，到达脑膜层之间的内淋巴囊。导管内的鳞状上皮转变为囊内的高柱状上皮，具有吸收特性，囊内常见细胞碎片，而迷路其他部位不常见。

3.3　前庭系统

（1）包括椭圆囊（头的位置和线性加速度）、球囊（功能不确定）和半规管。

（2）3 个半规管分为上、后、水平（或外侧）半规管。上半规管、后半规管的末端连接在一起，作为共同的通道进入椭圆囊（故有 5 个开口进入椭圆囊，而非 6 个）。

半规管的感觉结构：壶腹上皮形成一个横向脊，称为壶腹嵴，被感觉上皮覆盖，两端以平面为界，纤毛嵌在"凝胶状"的杯状物（没有耳石）中，杯状物像鞍一样位于嵴上。

（3）毛细胞

1）Ⅰ型：烧瓶状。圆形的细胞核位于细胞底部，被线粒体包绕，线粒体接近细胞表面。毛细胞被杯状神经末梢环绕。

2）Ⅱ型：单柱状。细胞核处于不同水平，但通常高于Ⅰ型。与许多小神经末梢接触，包括颗粒状神经（传出）和非颗粒状神经（传入）。

3）两种类型的共同特征：具有 40～80 根长静

纤毛,无运动功能;以及动纤毛——一种缺乏中央纤维的纤毛。细胞纤毛在基部收缩,在细胞表面按照高度排列成规则的六边形,长度 $1\sim100~\mu m$,最长的静纤毛紧挨着细胞一侧的动纤毛。细胞其在 I 型和 II 型毛细胞中不同。毛细胞的神经纤维离开细胞,穿过壶腹嵴,神经纤维相互结合,成为壶腹神经,并于椭圆囊和球囊的神经汇合,形成第 8 对脑神经的前庭支。

■ 3.4 耳蜗

声学系统,由前庭前内侧的螺旋骨质构成,绕蜗轴旋转 2.75 圈。

(1)蜗轴:由多孔的骨质构成的圆锥形骨,内含血管、第 8 对脑神经耳蜗部分、螺旋神经节,其底部是内耳道的末端。

(2)螺旋板将耳蜗轴分为上下两部分,在顶端汇合为螺旋顶,螺旋层本身分为两部分:① 骨螺旋层(内侧,相对于蜗轴),带血管,有髓鞘的神经,侧面的螺旋缘是前庭膜的附着部位,也是神经纤维失去髓鞘的区域;② 膜螺旋板或基底膜含有 Corti 器,骨螺旋的外侧附着有螺旋韧带(非真韧带)。

(3)从螺旋韧带区域向上拱起至耳蜗骨壁的是血管纹。在血管纹的顶部,发出 Reissner 膜(前庭膜)并沿对角线向下延伸至连接螺旋骨板的螺旋边缘的内侧边界。

(4)Reissner 膜:具有分化的细胞,功能可能与离子运输有关。前庭膜将螺旋板上方的空间一分为二,空间上部与前庭的淋巴管空间相通,称为前庭阶;下部为中阶,充满了内淋巴液,并通过与球囊的导管连接。螺旋板下方是鼓阶,充满了外淋巴液,其在蜗顶处与前庭阶相通,底部通向圆窗和蜗水管,蜗水管将外淋巴间隙与颅后窝连接起来。

(5)血管纹:至少有两种细胞类型基底细胞,线粒体很少,有很多突起结构,插入邻近的边缘细胞中,将边缘细胞分隔开来;边缘细胞具有光滑凸起的游离表面,基底部细胞膜有许多迷路状的凹陷,内含许多线粒体。此外,血管纹还遍布大量的毛细血管。

(6)螺旋隆突的上部与上方的血管纹上皮相连续;下部延伸到基底膜上,形成外螺旋沟,在基底膜上,细胞变成立方体状的 Claudius 细胞;在基底转折处,Boettcher 细胞位于基底膜和 Claudius 细胞之间。

(7)听觉器官:包括支持细胞和毛细胞。

1)支持细胞:从基底膜延伸到游离面的细长细胞。上表面相互接触,与毛细胞的上表面形成网状层(网状膜)。支柱细胞形成内部通道,神经通过该通道与外部毛细胞交叉。

Hensen 细胞、Deiter 细胞和外排外毛细胞形成的空间称为 Nuel 空间。基底膜内部是由外柱细胞延伸形成的基底膜弓状带部分,基底膜外部是包含了"基底束"的梳状带部分。内指细胞支撑内毛细胞和神经纤维,Deiter 细胞支撑外部毛细胞,包围毛细胞基部周围的神经末梢,并发出手指状突起,这些突起在大约 3 个细胞外表面连接网状层,此外,边界细胞也是支持细胞。

2)毛细胞:内毛细胞形成一排,类似前庭 I 型细胞,拥有相似的纤毛,没有动纤毛,但仍有基体,纤毛排列成 W 字形;线粒体位于细胞基底部;细胞基底有的颗粒和非颗粒状神经末梢,内毛细胞接收 $90\%\sim95\%$ 的神经末梢。外毛细胞通常为 3 排,但在基端附近可以是 5 排;外毛细胞高度特化,与内毛细胞相似,没有动纤毛,外毛细胞的纤毛向细胞的外围生长,细胞中心的纤毛较短;胞内有致密的脂质样内含物、卷曲的颗粒状内质网,以及线粒体,线粒体在细胞基底部和与质膜平行的一侧;外毛细胞只接收 $5\%\sim10\%$ 的神经末梢。

(8)螺旋缘是中阶的内侧缘,突出于内螺旋沟。听齿(胶原纤维)上缘齿间均匀分布着齿间细胞,它们能够分泌盖膜。

(9)盖膜:高度组织化的蛋白质,呈纤维状。盖膜像角质层一样覆盖毛细胞纤毛,在盖膜中可检测到纤毛组织。

(10)神经

1)有髓听神经纤维从螺旋神经节双极细胞发出,投射到 Corti 器。螺旋神经纤维较粗、数量较少。螺旋神经纤维呈放射状投射至 Corti 器,但随后又呈螺旋状,包括内螺旋束、螺旋隧道束、外螺旋束。

2)听神经纤维与耳蜗核的神经细胞形成突触。耳蜗核的轴突穿过背侧和中间声纹的中线以及梯形体。梯形体纤维向上至上橄榄核,接受同侧和对侧耳蜗输入。耳蜗和上橄榄核的轴突在外侧丘系中上行,部分突触在外侧丘系的细胞核中,并穿过 Crobst 联合。外侧丘系纤维最终在下丘形成突触,下丘的轴突上行至丘脑内侧膝状体核,丘脑细胞投射到同侧颞上回的初级听觉皮质(Brodman 区 41 和 42)。

(11) 耳蜗的血管

1) 前庭蜗动脉是耳蜗第一回的最低部分。

2) 耳蜗固有动脉穿过耳蜗,其分支呈螺旋状到耳蜗顶端,构成螺旋束,供应螺旋神经节、内侧隧道和基底膜内部。血管纹和螺旋韧带的血管与基底膜的血管不相通。

3) 静脉与动脉不伴行。

4) 耳蜗血管分布的原理:动脉位于前庭阶壁和耳蜗轴,静脉位于鼓室。这种分布对动脉起到了最佳的缓冲作用,保护耳朵免受自身血液流动的声音的影响。

（杨思怡　刘月红　韩　朝　译）

附录 **2**

耳部疾病
Otopathology

本附录未完整记录所有耳科学疾病,旨在概括耳科学疾病的范围,为该领域的进一步研究提供帮助。

本附录大多采用简短的提纲形式,对于某些疾病前文已进行了较为详细的讨论。选择以下这些疾病的原因一方面是它们发病率较高,具有特殊意义;另一方面是因为在参考资料中较难找到一些疾病的相关信息,特别是外耳疾病,许多标准文献都未很好地涵盖到此。

耳先天性疾病

这个话题十分广泛,也非常有趣,即使只是进行适度的深度讨论,也会令以下讨论内容扩大不止一倍。鉴于这是一个十分专业的领域,且本附录只是为了说明其范围,因此本节只介绍一些最常见和相关的疾病,读者可查阅其他文献以进一步了解。

1. 耳胚胎学简介

第一鳃沟周围形成 6 个结节状隆起,后发育成耳郭,第一鳃沟内陷部分发育为外耳道。中耳大部分来源于第一和第二鳃弓,锤骨和砧骨来源于第一鳃弓(Meckel 软骨),下颌骨也来源于第一鳃弓。除了镫骨足板的前庭壁外,镫骨大部分来源于第二鳃弓(Reichert 软骨),面神经管的鼓室部分也来源于此。镫骨的前庭面来自耳囊的分化,镫骨膜最初与耳囊其余部分连续,后来分化为环状韧带。

外胚层内陷形成了囊状的听泡,听泡的腹侧发育为球囊和耳蜗,背侧发育为椭圆囊、半规管和内淋巴管,听泡的这些组织就构成了膜迷路,膜迷路周围的间充质则发育成骨迷路。

2. 外耳和中耳的畸形

外耳和中耳畸形可分别发生,但两者常相关。

2.1 主要为外耳畸形

发育不全(中耳也常累及)、部分耳缺失、耳不对称、多耳畸形、小耳畸形、巨耳畸形、猿耳(耳轮有尖形结节)、尖耳轮耳、异常突出、下垂的卷耳、错位或旋转不良、粘连、膜管或骨管闭锁、小叶裂,耳瘘。

2.2 中耳畸形

除了上述内容,中耳可能完全发育不全。

重要的听骨畸形包括先天性镫骨固定(镫骨板未分化)、听骨缺失、单极镫骨。

病因不明但无其他明显异常的中耳异常包括面神经位置异常、听骨异常、颈动脉异位、先天性圆窗缺失、永存镫骨动脉、颈内动脉瘤、颈静脉球高位以及先天性镫骨肌和肌腱缺失等。病因不明且伴有其他异常的中耳异常包括听骨畸形、先天性胆脂瘤(与鳃弓异常相关)以及与 18 三体、13 三体、15 三体和雷诺发育不良相关的异常。

还有许多遗传性中耳畸形,其中部分并无明显异常表现,如耳硬化症。

2.3 中耳畸形可能与鳃弓畸形等有关

(1)伴有鳃弓异常

1)先天性耳闭锁。

2)腭裂、小颌畸形和舌下垂。

3)下颌面发育不全。

4)混合性听力损失、低位畸形耳朵和精神发育迟缓。

(2)骨骼异常

1)尖头并指畸形。

2)短颈畸形。

3)头面部发育不全。

4）颅骨-垂体发育不良。

5）显性遗传的近端趾间关节粘连和听力损失。

6）指节垫、白甲病和耳聋。

7）口-面-指综合征。

8）畸形性骨炎。

9）成骨不全。

10）骨质疏松症。

11）额颞骨综合征。

（3）心脏异常：先天性心脏病、耳聋和骨骼畸形。

（4）肾脏异常：隐性肾脏、生殖器和中耳异常。

（5）结缔组织异常。

1）发育不良。

2）Hurler 综合征。

（6）眼科异常

1）先天性双侧面瘫。

2）Duane 综合征。

（7）其他异常

1）中耳化学感受器瘤。

2）组织细胞增多症。

3. 内耳畸形

内耳畸形也可能与产前感染（先天性梅毒和先天性风疹综合征），以及医源性耳毒性（沙利度胺）有关。

■ 3.1 中耳异常，无其他相关异常

（1）面神经异常。

（2）听小骨异常。

（3）中耳颈内动脉异常。

（4）先天性卵圆窗缺失。

（5）先天性圆窗缺失。

（6）先天性镫骨肌和肌腱缺失。

（7）颈静脉球高位。

（8）颈内动脉瘤。

（9）永存镫骨动脉。

■ 3.2 中耳异常伴其他相关异常

（1）鳃弓异常

1）先天性中耳胆脂瘤。

2）骨化畸形。

（2）染色体异常

1）性腺发育不全。

2）13 - 15 三体综合征。

3）18 三体综合征。

■ 3.3 内耳异常

5 个公认的综合征。

（1）米歇尔畸形：内耳完全缺失。

（2）Bing Siebenman 畸形：骨性迷路正常，基底膜变形，Corti 器、螺旋神经节和部分前庭膜迷路也有畸形。

（3）Mondini 畸形：耳蜗从基部到顶端扁平，第二圈和顶圈之间缺乏间隔，内听道扩大，部分 Corti 器萎缩，螺旋神经节细胞数量可能减少，骨半规管通常正常。

（4）Scheibe 畸形：最常见，骨性迷路正常。前庭膜增厚，球囊可能扩张，Corti 器、血管纹和球囊囊斑萎缩，螺旋神经节缺失。

（5）Michel 畸形和 Mondini 畸形：在出生前出现，Bing Siebenman 畸形和 Scheibe 畸形可能在出生后出现。

注：Mondini - Alexander 类型见下文。

■ 3.4 遗传性感音神经性耳聋（见下文）

4. 其他先天性疾病

（1）先天性胆脂瘤：起源于表皮，在发育过程中沉积在颞骨中。常因累及面神经或听小骨后被发现，胆脂瘤光滑，珍珠状表面，大体上和组织学上与获得性胆脂瘤类似，具体参见获得性中耳疾病章节。

（2）先天性囊肿和肿瘤：除了耳前囊肿和瘘管外，外耳道内可见到皮样瘤、血管瘤和淋巴管瘤。

（3）Mondini - Alexander 型：耳蜗和前庭异常，不同程度的发育不全，通常表现为螺旋板不完整、耳蜗管发育不全、半规管畸形和骨迷路异常。

（4）蜗后疾病的表现：见其他文献和本书第10 章。

（5）耳硬化症：遗传性，但并非真正的先天性。

（6）获得性先天性耳聋：沙利度胺、氯喹等其他药物，风疹、脑炎尤其是水痘病毒引起的脑炎、胎儿

红细胞增多症、缺氧、早产。

5. 中耳异常

6. 显性遗传的感音神经性耳聋

无其他异常的遗传性感神经性听力损失。

7. 听力损失和先天性代谢障碍

谢弗综合征(Schaeffer's syndrome)、TC 综合征(TC syndrome)、瓦登伯格综合征(Waardenburg syndrome)。

8. 伴肾脏异常的听力损失

（1）Alport 综合征，Herrmann 综合征。
（2）Muckle 和 Well 综合征。

9. 伴外胚层异常的听力损失

von Recklinghausen 病。

10. 伴退行性神经病变的听力损失

亨廷顿舞蹈症。

11. 隐性遗传的感音神经性听力损失

（1）无其他异常的遗传性隐性感音神经听力损失。
（2）隐性遗传性听力损失和先天性新陈代谢。
（3）白化病和听力损失、赫勒综合征、Morquio 病、甲状腺病、泰萨病、威尔逊病。

12. 伴退行性神经病变的听力损失

弗雷德赖希共济失调、Schilder 病、Unverricht 癫痫。

13. 伴心脏疾病的听力损失

（1）Jervell 和 Lange - Nielsen 综合征。
（2）Lewis 综合征。

14. 内分泌疾病引起的听力损失

彭德莱综合征。

15. 伴眼科疾病的听力损失

（1）阿尔斯特雷姆综合征。

（2）Cokayne 综合征。
（3）诺里病。
（4）亚瑟综合征。

获得性耳疾病

外 耳

1. 病因不明的疾病

■ 1.1 皮肤腺体功能异常

（1）脂溢性皮炎：出现红色、油性、鳞屑状的皮疹，通常与头皮皮脂腺有关。痤疮常引起继发变化，如结痂、发炎和渗出。与接触性皮炎和链球菌性皮炎较难区分。

（2）弥漫性外耳道炎：在革兰阴性菌内容处具体讨论。

（3）皮脂缺乏症：外耳道干燥，皮脂分泌不足可能是医源性的，可能出现湿疹或鱼鳞病，老年时常见。

（4）婴儿湿疹

1）婴儿间擦疹：常见于幼儿，好发于耳垂和耳后沟，双侧对称，呈红斑和鳞状，有水泡或水泡-脓疱边界，伴瘙痒，可继发感染，常潜在银屑病。若是念珠菌引起的，则皮疹较多为粉红色、光滑，病变范围较广。

2）婴儿皮炎：有刺激性，但不累及耳郭其他的皮肤暴露部位(有时可能涉及皮肤)，无水肿或腺体病变。伴瘙痒，外耳道入口处有干燥的硬碎屑，外耳道中有柔软、淡黄色、湿润的恶臭分泌物，培养物常显示棒状杆菌(白喉)。

（5）膜性外耳道炎：为假膜性外耳道，少见，表现为皮肤肿胀、灰白，有皱纹，可能伴血脓性分泌，有明显的不适。5~7 天后，纤维蛋白膜可分离，在 2~3 天内病情可改善。没有固定的菌群。

（6）慢性特发性鼓膜炎：通常是外耳道、中耳或乳突疾病的表现。持续性病变可包括慢性感染、浅表溃疡或轻微化脓，所有病变均局限于鼓膜，培养物通常显示微球菌和革兰阴性菌，如产气杆菌。

（7）耵聍增多症：由于耳道的解剖结构，通常表现为耵聍明显且不易排出，可能原因是耵聍形成快速。

■ 1.2 其他

(1) 红斑狼疮：表现为蝶形红斑,伴有鳞屑、色素沉着和黏膜萎缩;耳常受累,尤其是耳垂和外耳,为全身性疾病,按照常规方式诊断。

(2) 银屑病：粉红色的浅表病变,有云母状鳞屑。常好发于头皮、肘部、膝盖和指甲。病变不像脂溢性皮炎般油腻,但更容易形成局限性斑块。

(3) 扁平苔藓：扁平、淡紫色、有棱角的丘疹,或环状和线状斑块,病变干燥且有光泽,常见四肢的躯干和四肢屈侧,25％为黏膜。

(4) 天疱疮：致命性病变,表现为皮肤和黏膜的大疱性皮肤病变,偶可在耳朵上看到。

2. 感染

■ 2.1 细菌

(1) 革兰阳性菌

1) 疖病：毛发感染,常见于葡萄球菌。

2) 脓疱：葡萄球菌(常为金黄色葡萄球菌)、链球菌或两者兼有。

3) 脓皮病：创面深,沼泽状,常在创伤后出现,一般为葡萄球菌感染。

4) 深脓疱病：耳部不常见,炎症可能导致瘢痕和外耳道狭窄,为混合菌群感染。

5) 蜂窝织炎：淋巴结炎和腺病,通常是链球菌或葡萄球菌。

6) 丹毒：溶血性链球菌感染,偶见葡萄球菌,表现为疼痛、发热、厌食;病变部位温度较高、触痛,表现为光滑、紧张度高、有光泽的红色硬结,分界线清晰,扩展迅速,可出现水疱。

(2) 革兰阴性菌

1) 弥漫性外耳道炎：多发于炎热潮湿的天气、游泳后。炎症前期：游泳、潜水、外伤后,角质层水肿干扰脂质覆盖层的形成;无蜡质,皮肤干燥、瘙痒。急性炎症阶段：① 触摸时轻微疼痛,水肿、发红、无味分泌物或脱落碎屑,鼓膜有光泽;② 管腔部分重度闭塞,中度耳周水肿,无腺病,耳道闭塞,有灰色或绿色浆液脓性分泌物,脱落碎屑,出现小脓疱;上述感染常为革兰阴性菌,也可能是真菌。慢性炎症阶段：皮肤增厚,有干燥、黏附的碎屑,可有灰褐色或绿色分泌物,有恶臭,常为革兰阴性感染,很少为真菌。

2) 出血性或大疱性外耳道炎：发病前一般无上呼吸道感染,突然出现剧烈疼痛,随后出现血性分泌物,无疼痛。外耳道可见出血性大疱,鼓膜正常。

3) 外耳道肉芽肿：皮肤粗糙,表面有少量乳白色脓液和肉芽,肉芽具有特殊的柄状结构,通常发病前有未发现的外耳道炎。

4) 软骨膜炎：可伴随感染、创伤,包括手术。耳郭软骨发热、发红、柔软并增厚,软骨和软骨周之间的脓性分泌物会影响正常组织的营养,因此常见畸形后遗症,如菜花样耳。

(3) 抗酸杆菌

1) 肺结核：寻常狼疮,果冻样结节,皮肤结核和皮下组织结核较少见。

2) 麻风：耳郭浸润,呈结节状、肿大。

■ 2.2 真菌和酵母菌

(1) 腐生菌

1) 曲霉科、黏菌科、酵母样真菌、皮肤癣菌、放线菌科和其他慢性或复发性真菌：常见于热带气候地区,有瘙痒和闷胀感,严重时可能有疼痛、耳聋和耳鸣;可见湿润的耵聍,有脱落的鳞片、上皮片,外耳道可能有类似培养基的结构。

2) 黑曲霉：骨性外耳道和鼓膜覆盖有天鹅绒状的灰色薄膜,上有黑色斑点。

(2) 致病性菌

1) 浅表感染：须癣毛癣菌、紫锥虫和白念珠菌。

2) 深部感染：芽生菌病、放线菌病和孢子丝菌病,还应考虑到外耳道的肉芽肿性病变。

■ 2.3 病毒

(1) 与上呼吸道感染相关的大疱性鼓膜炎：鼓膜和邻近外耳道出现急性水泡性或出血性大疱,突感剧烈疼痛,水泡破裂后缓解。

(2) 单纯疱：通常为嘴唇上的水泡。

(3) 带状疱疹：单侧,沿皮肤神经走行的致密囊泡。

(4) 传染性软疣：通常为儿童,表现为一个或多个小的、边界隆起的蜡状结节,中央有脐。

(5) 水痘和水痘脓疱性小泡：表现与其他部位的水痘类似。

2.4 原生动物

（1）梅毒：可为一期、二期和三期梅毒表现。

（2）雅司病：属于密螺旋体，临床表现类似梅毒，但没有梅毒严重，病菌原产于热带地区。

2.5 动物寄生虫

（1）虱病：皮肤水肿，红色丘疹，中央可有点状斑，有时会出现水疱。

（2）疥疮：瘙痒、丘疹，耳病变常见于儿童，有疥螨。

3. 神经源性皮疹

3.1 单纯性瘙痒

以中年女性为主，表现为紧张和多动，无明显病变。必须排除接触性皮炎、糖尿病、黄疸、肾炎、充血性肌营养不良和皮肤干燥，以及其他原因。

3.2 神经性皮炎

（1）局限性：慢性单纯性地衣，有鳞屑、鳞状、干燥斑块，比脂溢性更明显，好发于颈部、眼睑、颈前和腘窝区域以及脚踝。

（2）播散性：病变同上所述，但分布较广，常是精神性的，需排除特应性皮炎。

3.3 神经性银屑病

3.4 人为性皮炎（伪装疹）

不遵循一般的病变特点，通常表现为离散性、炎性、结痂和溃疡，外观表现各不相同。

4. 过敏性皮肤病

（1）接触性皮炎：可由耳部用药、化妆品、发胶、眼镜鬓角（镍）、电话听筒、香水和耳环等引起。

（2）特应性皮炎：与眼睑、面部、颈部、腘窝和肘窝皮炎相关的特应性皮炎有关，可有其他过敏性疾病病史，如哮喘、花粉热等，常见家族史。

（3）药疹：形态不一，通常身体的其他部位也会受影响。

（4）感染性湿疹样皮炎：邻近感染病灶排出分泌物，使皮肤过敏。

（5）物理性过敏：暴露于冷、热、压力、紫外线或可见光，可能导致荨麻疹或红斑，其中机制可能是物理制剂导致蛋白质改变，从而引起抗原抗体反应，也可能是身体对创伤的另一种反应机制。

5. 外伤性病变

5.1 挫伤和撕裂伤

（1）外伤。

（2）耳轮慢性结节性软骨皮炎：无害，常见于接线员、士兵、修女和医生。表现为不可移动的小硬结节，周围有充血的脓肿区域。

5.2 手术切口

5.3 出血

（1）血肿：继发于创伤的软骨和软骨膜之间，可导致菜花样肿物，颅底和外耳道骨折后可继发出血。

（2）囊泡和大泡：继发于手术操作之后。

5.4 烧伤

5.5 冻伤

5.6 辐射损伤

（1）紫外线。

（2）X线：耳郭能耐受高达 600Rad 的辐射。

5.7 化学制品

酸和碱，常因过量使用药物。

6. 衰老变化

（1）表皮变薄、失去弹性、雀斑和干燥、瘙痒，角化症。

（2）无痛性溃疡，通常发生于单侧耳朵，轻度不适和疼痛，轻微分泌物，恶臭。骨性外耳道周围区域有肉芽，溃疡中可见裸露的骨头，需与恶性肿瘤鉴别。

7. 缺乏维生素

（1）维生素 A：皮肤干燥，鳞状小毛囊丘疹。

（2）维生素 B：糙皮病，有时可累及耳朵。

（3）维生素 C：维生素 C 缺乏症，随后可出现棘皮病和角化过度。

8. 内分泌失调

（1）甲状腺功能减退：皮肤苍白、油腻,冷变,厚而干燥,有鳞。

（2）全身甲状腺功能亢进：皮肤湿润、薄而半透明。

（3）艾迪森病：皮肤柔软,呈古铜色,色素沉着,且伴有其他部位的色素沉着。

9. 异物

植物性、动物性和矿物性异物。

10. 耳痛(详见其他文献)

11. 肿瘤

■ 11.1　良性囊肿

（1）假性囊肿：没有上皮细胞的组织,囊肿内有液体。

（2）皮脂囊肿：常见于耳郭周围,尤其是耳郭后皱襞处。

（3）耳前囊肿：见先天性疾病。

（4）切口囊肿或表皮样囊肿：鳞状上皮浸润皮下组织引起,分泌物来自汗腺或皮脂腺。

（5）皮样囊肿：见先天性疾病。

■ 11.2　良性肿瘤

（1）先天性疾病。

（2）乳头状瘤或疣：外耳道少见,耳郭更少见。

（3）外耳道角化症或胆脂瘤性角化症：罕见,可在外耳道深处发现脱落的鳞状上皮块,常与支气管扩张症和鼻窦炎有关。原因未知,表现为疼痛、听力下降和耳漏。

（4）骨瘤或骨质增生

1）骨质增生：最常见的外耳道肿瘤,男性多发,通常为双侧,最常见于游泳运动员。被皮肤覆盖,通过宽基底附着于骨壁,通常无症状。

2）骨瘤：单纯骨松质骨瘤比较罕见,常表现为听力损失和局部不适,病变会持续生长。

（5）腺瘤：罕见,起源于导管外部的皮脂腺,病变小、柔软、无痛。

（6）耵聍腺瘤(汗腺瘤)：罕见,光滑、内翻息肉样肿胀,局部复发和恶变常见。

（7）结节性软骨皮炎：见上文所述。

（8）软骨瘤：耳郭的罕见病变,通常与外伤有关,是外耳道软骨骨刺,可持续生长。

（9）脂肪瘤：耳部十分罕见。

（10）纤维瘤：非常罕见,可分为软性和硬性两种。

（11）瘢痕：肥大的结缔组织,瘢痕样增生,常在耳环佩戴部位附近的耳轮。

（12）黄色瘤：非真正的肿瘤,但可能与肿瘤相似,是一种与胆固醇代谢紊乱有关的疾病。

（13）肌瘤：横纹肌肿瘤,如耳外肌;平滑肌肿瘤,包括血管平滑肌或血管肌层。极其罕见。

（14）混合性唾液腺肿瘤：罕见,肿块与上覆皮肤紧密相连,可移动,起源于外胚层。

（15）黑色素瘤：十分常见,通常为皮内痣(常见痣)。

■ 11.3　恶性肿瘤

（1）发病率：约90％皮肤癌发生在头颈部,6％发生于耳部,且大多数是在耳轮和对耳轮。鳞状细胞癌最常见,其次是基底细胞癌。约80％～85％的外耳癌累及耳郭,10％～15％累及外耳道,5％～10％累及中耳。

（2）耳郭恶性肿瘤

1）鳞状细胞癌：生长缓慢,转移较晚。耳轮(helix)和对耳轮(anfihelix)上的小病灶通常预后良好,外耳道软骨段附近的病变预后较差。

2）内皮细胞瘤：血管周围起源,发展较表皮慢。

3）基底细胞癌：男性多于女性。好发于50～60岁。局部恶性病变,但生长缓慢,一般不转移,病变呈侵蚀性溃疡状。

4）耳郭上的圆柱状瘤、腺癌、肉瘤和恶性黑色素瘤：很少见,但也可能发生。

（3）外耳道恶性肿瘤：严重疾病,可能表现为疼痛、耳漏、出血、耳闷胀和听力下降,急需早期诊断。

1）鳞状细胞癌：占所有外耳道恶性肿瘤的70％,首发结节通常位于耳屏前,远处转移罕见,死亡通常是由于局部侵袭引起的。

2）基底细胞癌：比耳郭肿瘤少见,但由于发现较晚,且侵犯骨和中耳,预后较差。

3) 腺癌：最少见，由汗腺或皮脂腺引起。

4) 圆柱状瘤和腺样囊性上皮：不常见，是一种由耵聍腺引起的腺癌，好发于 50～60 岁，增长缓慢，疼痛明显，伴有骨质破坏，外耳道中可见光滑的黄色坚硬物质。晚期可远处转移至颈淋巴结和肾脏。

5) 肉瘤：起源于中胚层，极为罕见，在耳部可见软骨肉瘤、纤维肉瘤、鳞状肉瘤、淋巴肉瘤、横纹肌肉瘤、平滑肌肉瘤、未分化的圆柱细胞型肉瘤。预后与部位和分化有关，由于肉瘤转移较早，预后通常不好。

6) 恶性黑色素瘤：极为罕见，预后不佳。

(4) 其他疾病：外伤性、术后或先天性耳道狭窄，耳道塌陷等。

鼓 膜 疾 病

1. 外耳的许多疾病都可能涉及鼓膜

详见上文所述。

2. 中耳感染累及鼓膜

(1) 急性化脓性中耳炎：疼痛、肿胀、血管充血，渗出；破裂后化脓，脱屑后病变渐退，常见穿孔。

(2) 急性病毒性中耳炎

1) 症状轻微，与咽鼓管阻塞有关。

2) 大疱性鼓膜炎，剧烈疼痛，无发热或听力损失，流行性病变，鼓膜和外耳道内可见多个出血点。

(3) 急性坏死性中耳炎：细菌性，通常为 β 溶血性链球菌。血液供应最差的区域首先受影响，出现坏死。

(4) 结核性中耳炎：通常继发于原发性结核，通过咽鼓管途径传播，渗出物浑浊，持续引流，少见疼痛。

(5) 非结核性慢性中耳炎：可由持续穿孔、骨破坏、炎症、胆固醇、肉芽肿、胆脂瘤、过敏和皮炎引起。当表现或对治疗的反应不典型时，需考虑淋巴瘤、狼疮、恶性外耳道炎或肉芽肿性疾病，如组织细胞增生症 X 的韦格纳症。

3. 鼓室硬化症

良性病变为反复感染的结果，非侵袭性。在急性感染期间，中耳和鼓膜的黏膜固有层水肿并有炎症细胞浸润，反复复发导致成纤维细胞侵袭，固有组织变为较厚的胶原结缔组织，透明蛋白变性导致致密组织形成光滑、白色、略微隆起的区域，可发生钙化。在中耳，听小骨可能会固定，鼓膜上可见白色斑块。

4. 外伤性穿孔

压迫、器械操作、烧伤、腐蚀剂或爆破等引起，90％ 可自行愈合，愈合时间常在 1 个月内。

5. 慢性肉芽性鼓膜炎

表现为瘙痒、耳漏和听力损失，由增生的肉芽组织替代鳞状层，较为少见。

6. 外耳道阻塞性角化病

外耳道胆脂瘤，具体参见外耳道部分讨论。

7. 慢性粘连性中耳炎

慢性中耳炎的晚期后遗症，鼓膜中间层破坏。

8. 慢性中耳炎

鼓膜部分(纤维层)或完全破坏，鼓膜穿孔，可伴有胆脂瘤。

咽 鼓 管 疾 病

参见耳鼻喉科文献的其他标准。

面 神 经 疾 病

贝尔麻痹、面瘫(炎症性、创伤性、疱疹性)、拉姆齐-亨特综合征、面肌痉挛、面神经瘤。

中 耳 疾 病

1. 中耳积液

(1) 病因：腺样体肥大、腭裂、气压伤、肿瘤(尤其是成人单侧中耳积液)。鼻咽癌高发、炎症和抗生素、过敏、医源性(抗生素治疗不当、放射治疗、腺样体切除术中的创伤，尤其是圆枕部位)、其他原因(病毒、免疫等)。

(2) 中耳积液的分类：浆液性、黏液性、血性、化脓性。

（3）症状：堵塞感、传导性听力损失、自听增强、疼痛，常有上呼吸道感染病史。

（4）检查：鼓膜不透明或琥珀色，或奶油色鼓膜，鼓膜缩回（或凸出），鼓膜表面可见液平面或气泡、蓝色鼓膜。

（5）后遗症：鼓膜萎缩、听骨侵蚀、鼓室硬化、胆固醇肉芽肿和肉芽形成、慢性中耳炎和胆脂瘤。

2. 急性中耳炎和乳突炎

■ 2.1　类型

（1）急性细菌性中耳炎：通常为急性中耳感染。最常见的是流感嗜血杆菌（5 岁以下患者罕见）、肺炎球菌和 β 溶血性链球菌，偶可见金黄色葡萄球菌和铜绿假单胞菌。自限性疾病，约 1%～5% 发展为慢性，可能侵蚀骨骼，导致硬膜外或窦周脓肿或骨膜下脓肿、脑膜炎、乙状窦血栓性静脉炎、脑脓肿、化脓性迷路炎、岩尖炎或面神经麻痹。

（2）急性坏死性中耳炎：主要发生在患有皮疹或其他全身性感染的儿童，通常为 β 溶血性链球菌感染。表现为坏死或局部坏疽，由于宿主抵抗力受损，需要治疗。

（3）急性病毒性鼓膜炎：听力正常，无明显发热。

■ 2.2　恶性外耳道炎

常见于糖尿病患者，外耳道底部可出现肉芽肿，骨软骨交界处的外耳道肉芽肿疼痛明显。对药物反应不佳，非恶性肿瘤，常为铜绿假单胞菌感染，中耳和颞骨严重破坏，可发生坏疽，并可能导致面瘫、死亡。

3. 慢性中耳乳突炎

（1）类型：分泌性、化脓性、良性黏膜型，结核性，化脓性骨炎或骨髓炎，化脓性胆脂瘤型。

（2）细菌学：通常为金黄色葡萄球菌（32%）、变形杆菌、脓杆菌、耐青霉素金黄色葡萄球菌、大肠杆菌、化脓性链球菌、绿色念珠菌和肺炎链球菌（5%）。

（3）部位：位于上鼓室和鼓窦的上皮中，纤毛柱状区域的慢性感染通常发生在黏膜上，可侵犯骨质，需特别关注。

（4）咽鼓管-鼓室疾病：永久穿孔综合征，持续性咽鼓管黏膜感染。

（5）上鼓室和鼓窦疾病

1）局限于前鼓室峡部和后鼓室峡部的慢性病变导致上鼓室闭塞。

2）胆脂瘤：① 先天性胆脂瘤（见先天性疾病章节）。② 原发性获得性胆脂瘤：起源于鼓膜松弛部，逐渐侵犯上鼓室、中耳，胆脂瘤可能是由于早期的病变延伸至间充质而形成的，耳镜检查无法观察到起源病变。传导性听力损失是由于听小骨破坏造成；骨壁基质产生的酶可导致骨骼吸收（尚未证实）；鳞状上皮薄层形成囊肿壁，病变中心则由脱屑的角化上皮组织构成，角化上皮可发生变性，由于胆固醇的堆积，有时会导致其与上皮瘤或角化瘤的鉴别困难。③ 继发性获得性胆脂瘤：反复的感染破坏了鼓膜纤维层，感染常发生在后上象限，形成穿孔，当穿孔愈合时，中耳负压会导致鼓膜内陷，此时脱落的鳞状上皮填进回缩的囊袋，形成胆脂瘤，其组织学与原发性获得性胆脂瘤相同。另一理论认为，继发性胆脂瘤是感染引起的中耳黏膜化生引起的，症状为恶臭、轻度耳漏、听力下降、出血、耳痛、头晕、头痛等，并可能向颅内侵犯。

（6）中耳炎晚期后遗症

1）粘连性中耳炎。

2）鼓室硬化。

3）胆固醇肉芽肿：表现为黏膜淤血、水肿、渗出，甚至出血，血管常沿听骨及面神经管，可见蓝色鼓膜；中耳内红细胞破裂释放出胆固醇晶体，这些胆固醇晶体作为异物刺激肉芽组织，黏膜化生为有纤毛的分泌性黏膜，肉芽组织内有含有胆固醇结晶的渗出物，以及巨噬细胞、圆形细胞和异物巨细胞等，当成纤维细胞侵入时可能导致中耳腔的堵塞。

（7）化脓性中耳炎和乳突炎的并发症：面瘫、迷路炎、化脓性迷路炎、岩尖炎（Gradenigo 综合征）、脑膜炎、乙状窦血栓性静脉炎、硬膜外脓肿、硬膜下脓肿、脑脓肿、脑积水性中耳炎。

4. 手术后病理学

未具体讨论。

5. 颞骨骨折

未具体讨论。

6. 耳部和颞骨的肉芽肿及其他疾病

（1）结核性中耳炎

（2）梅毒：任何梅毒病变（梅毒瘤等）都可能发生在中耳或内耳。突发性耳聋综合征与儿童或老年人的晚期先天性梅毒有关；病理特征是明显的耳蜗管扩张，Corti 器、听骨可能缺失。有证据表明，如果诊断及时，这种病变可能是可逆的。35％的病例会出现听力损失，女性发病率更高。

（3）各种类型的息肉。

（4）组织细胞增生症 X

1）急性弥漫性组织细胞增生症（Letterer - Siwe 病）：多发于 2 岁前，累及软组织和骨骼。

2）慢性弥漫性组织细胞增生症（Hand - Schuller - Christian 病）：多见于儿童和年轻人，累及骨头和软组织。青少年黄色肉芽肿是一种良性的组织细胞增生症，可为单纯性或与组织细胞增多症 X 同时发生。

3）嗜酸性肉芽肿：良性慢性病，一个或多个骨质损伤，可能累及软组织。

组织细胞增生症 X 的颞骨病变扩展可表现为外耳道肉芽肿，可侵蚀乳突皮质、被膜、硬脑膜、迷路、横窦和颧骨，继发感染很常见。病理表现为片状的组织细胞，偶可见淋巴细胞、浆细胞和多核巨细胞。

（5）韦格纳肉芽肿病：耳部不常见，好发于成年白人男性。出现鼻窦或耳部症状，病情严重程度与一般口鼻耳部疾病不一致，可表现为发热、面瘫；病变组织与结节性动脉周围炎相似，为非特异性肉芽肿，有许多圆形细胞和巨细胞，圆形细胞常位于血管周围。

7. 中耳肿瘤

（1）颈静脉球瘤：血管球（上皮细胞组成的肿块）正常位于 Arnold 和 Jacobson 神经沿线与颈静脉球的边缘，由第 4 对脑神经支配，血液由咽升动脉鼓室支供应。女性的发病率是男性的 5 倍，有家族倾向，10％是多中心性。组织病理学显示为大的上皮样细胞，具有丰富的嗜酸性细胞质，常呈空泡状，细胞核小，无深染，无核分裂象；组织间由含有纤维隔的血管分隔，在某些情况下可呈线状沉积。颈静脉球瘤可分为以下两种。

1）鼓室体瘤：起源于 Jacobson 神经，进展缓慢。

2）颈静脉球体瘤：来自颈静脉球，有时会迅速扩散到邻近结构和颅内结构，属于非嗜铬性副神经节瘤。

（2）鳞状细胞性外耳道炎：面神经出血麻痹，剧烈疼痛，夜间尤为明显，预后不佳。

（3）纤维肉瘤：发作时面神经短暂性麻痹，长期疼痛。

（4）神经纤维瘤：可发生在任何神经结构上。

（5）巨细胞瘤：中耳罕见，通常发生在长骨或颞下颌关节，但也会发生在耳部。

（6）骨肉瘤：相对罕见，常因膨胀造成损伤。

（7）横纹肌肉瘤：儿童最常见的颞骨肿瘤，常表现为 6 岁以下儿童无痛性耳漏或出血。预后不佳，有 4 种类型。

1）多形型：致密的纺锤形细胞，多核，条纹状。

2）腺泡型：结缔组织小梁将肿瘤细胞分割成腺泡样，肿瘤细胞附着于小梁上。

3）胚胎型：大量嗜酸性细胞质，细胞细长，具有双极突起，单核细胞大，部分细胞具有横纹结构。

4）"蝌蚪细胞"葡萄状型：位于黏膜下，组织学类似胚胎型。

（8）唾液腺腺瘤：罕见，常与面部和听骨链先天性畸形有关，肿瘤被假复层的小柱上皮所覆盖。

（9）转移性肿瘤：发生频率依次为乳腺癌、肾细胞癌、支气管癌，黑色素瘤也有过报道。

（10）从邻近结构侵入的肿瘤：脑膜瘤、胶质瘤、神经鞘膜瘤、圆柱体瘤、皮样囊肿、鼻咽肿瘤。

8. 耳硬化症

有大量文献可查阅，在此仅作简要讨论。

（1）发病率：占总人口的 10％，女性：男性约为 2：1，有遗传性，常在病程第二、第三和第四个十年时出现传导性听力损失，常伴耳鸣，妊娠可加重病情和加速临床发现。

（2）病变可发生在中耳和内耳任何地方，但只有当镫骨固定或耳蜗（尤其是血管纹区域）或前庭受累时才会出现症状。

（3）两种类型：① 活动性耳硬化症。多核破骨细胞和成骨细胞，扩大骨髓间隙，正常的组织中没有破骨细胞活性。② 非活动性耳硬化症。骨髓间隙狭窄,壁上有成骨细胞。

(4) 可能出现传导性、感音神经性或混合性听力损失。

9. 其他迷路病变(伴全身性疾病)

(1) Paget 病:多发性或单发性,常为家族性,表现为骨质持续吸收和再生,结构畸形,镫骨固定的概率较耳硬化症低。

(2) 先天性骨骼发育不全和迟发性成骨不全症。

(3) 晚期先天性梅毒:常表现为梅尼埃病,Hennebert 征阳性(瘘管试验阳性,鼓膜完整,尤其是负压),血清学检查常为阴性或脊髓血清学阴性,FTA 阳性。

(4) 镭所致的放射性坏死和癌症。

(5) 组织细胞增生症。

内 耳 疾 病

此章内容只概述了内耳的主要疾病,这些疾病十分常见,且在未来耳科疾病的治疗进展方面有值得关注的进展。

1. 迷路疾病

(1) 儿童非遗传性感音神经性耳聋:详见其他文献。

(2) 突发性耳聋:病因尚不明,但在某些情况下与几个因素相关:病毒、血管、噪声(特殊情况)、压力变化。症状表现为耳聋、耳鸣、眩晕,约 1/3 的人可恢复正常,1/3 可部分恢复,1/3 未见好转。参见第 11 章。

(3) 功能性耳聋:需通过特殊听力测试诊断。

(4) 老年性耳聋:年龄较大的患者,表现为高频听力下降,鉴别困难。根据 Schuknect 的说法,老年性耳聋有 4 种类型:感觉型、神经型、代谢型和机械型。老年性耳聋患者可能会出现复听。

(5) 噪声性听力损失:暴露于爆炸声音、枪声或其他强噪声中,或长期无保护地暴露于大于 90 dB 的环境,可能导致双侧对称性听力损失,并可能出现复听,这也是工业中的一个主要问题。

(6) 耳毒性药物:链霉素、双氢链霉素、新霉素、庆大霉素、顺铂、氯霉素、卡那霉素、万古霉素、多黏菌素 B、依他尼酸、呋塞米、水杨酸盐、奎宁、氮芥、破

伤风抗毒素、沙利度胺、一氧化碳、汞、烟草、黄金、铅、砷、苯胺染料、酒精。

(7) 迷路炎:毒性、流行性、病毒性、局限性迷路炎(迷路炎、迷路瘘和迷路周围炎),浆液性迷路炎,化脓性(通常为血液源性)迷路炎,迷路骨化。

(8) 耳鸣:病因不明,与许多病变伴随发生,详参见第 18 章。

(9) 眩晕:运动性共济失调、糙皮病、恶性贫血、脑缺氧、体位性低血压、阵发性心房颤动、主动脉瓣狭窄、亚当斯-斯托克斯病、代谢紊乱、癫痫、脑膜炎、脑炎、梅毒和头部损伤都会产生非旋转性眩晕,而不是真正的眩晕。详参见第 19 章。

眩晕:运动感觉。

梅尼埃病发作性旋转眩晕持续数小时,伴有波动性感音性听力损失,通常一侧耳更严重,伴有耳鸣、饱胀感。听力图一般是平的,听力通常是双向降低的。病理显示为内淋巴积水。

体位性眩晕、壶腹崎顶结石症、局限性迷路炎、浆液性迷路炎、Lermoyez 综合征、耳硬化、脉管神经炎、继发性内淋巴积水。

2. 中枢听觉神经系统疾病

脑干、颞叶和其他中枢神经系统病变。

3. 蜗后疾病的耳部表现

(1) 先天性疾病。

(2) 感染性疾病:脑膜炎、Ramsay - Hunt 综合征、脑脊髓炎、神经梅毒、脑脓肿。

(3) 肿瘤

1) 儿童:神经胶质瘤、髓母细胞瘤、星形细胞瘤和室管膜瘤。

2) 成人:颅内幕下肿瘤可有明显的听觉和前庭症状。小脑脑桥角肿瘤可能为脑膜瘤、神经胶质瘤、胆脂瘤、囊肿、肉芽肿、转移瘤或动脉瘤,其中以神经瘤最常见。听神经瘤占桥小脑角肿瘤一半以上,占所有颅内肿瘤总数的 9%。发病年龄通常为 30～40 岁,好发于 Scarpa 神经节,若双侧发病称为 von Reck - linghausen 病。早期症状是耳鸣、听力下降和头晕,常伴有耳闷胀感,后出现其他神经症状,感觉神经功能丧失,辨别力差,一般没有复听症状,但会有音调衰减,X 线片可见病灶。

（4）血管病变：低血压、高血压、椎-基底动脉供血不足、小脑后下动脉血栓、内耳动脉血栓。

（5）外伤性病变：颈性眩晕、颅骨骨折。

（6）代谢和药物：激素影响、维生素 D 或 A 过量、维生素 B_1 缺乏、烟酸缺乏（20％的人可出现眼球震颤）。

（7）脱髓鞘和退行性疾病：多发性硬化、弥漫性硬化、亚急性联合变性、延髓和脊髓空洞症、橄榄脑桥小脑萎缩、弗里德赖希（Friedreich）共济失调。

（8）特发性疾病：前庭神经炎、癫痫。

（9）精神性疾病。

其　他

未提及的颞骨肿瘤：尤因肉瘤、血管肉瘤、成骨肉瘤等。

（杨思怡　刘月红　韩　朝　译）

耳硬化症、佩吉特病和耳成骨不全

Otosclerosis，Paget's Disease，and Osteogenesis Imperfecta Involving the Ear

在耳部，耳硬化症、佩吉特病和成骨不全症可能呈现相似的临床表现，因此，较早的文献认为它们可能是相关的疾病，或耳硬化症可能是另外两种疾病中的一种。但现在看来，它们是不同的 3 种疾病，只是在临床表现上有相似之处，但其实拥有各不相同的组织病理学特点。需要说明的是，有部分疾病的表现和病理特征与这 3 种疾病相似，易混淆，但本节未对此部分内容作讨论。现对这 3 种疾病的基本特征作简要阐述。

耳 硬 化 症

（1）发病率：约占总人口的 10%，女性：男性为 2：1，有遗传性，常染色体显性遗传，青春期后发病，常在病程第二、第三和第四个十年时出现传导性听力损失，伴随耳鸣，妊娠可加重病情和加速临床发现。

（2）通常表现为传导性听力损失，常出现耳鸣。病变可发生在中耳和内耳任何地方，但只有当镫骨固定或耳蜗（尤其是血管纹区域）或前庭区域受累时，才会出现症状。

（3）可分为两种类型：① 活动性耳硬化症。多核破骨细胞和成骨细胞，扩大骨髓间隙，正常的组织中没有破骨细胞活性。② 非活动性耳硬化症。骨髓间隙狭窄，壁上有成骨细胞。

（4）可出现传导性、感音神经性或混合性听力损失。

佩 吉 特 病

（1）发病率：低于耳硬化症，但亚临床病例多于显性病例，因此这种疾病比表面看起来更常见。男性：女性为 4：1，遗传性，可能为常染色体显性遗传，早期认为是性连锁隐性遗传，常在病程第四个十年后发病。

（2）常因 X 线片偶然发现：临床上表现为颅骨肿大，常出现进行性混合性听力损失（佩吉特病最初的表现可能就是听力下降）。颅骨、脊椎、骨盆、股骨和胫骨最常受累，可为多发性或单发性。当颞骨累及，病变可累及鼓膜、鼓室内骨质，偶也可累及听小骨。

（3）除晚期病变外，耳部病变倾向于累及血管外膜，而不累及血管内膜和膜迷路。听小骨常被变形的骨质和周围结构包绕而固定，且听小骨本身也可能受累；内、外耳道可能会变窄，导致第 8 对脑神经受压；碱性磷酸酶升高，血流向病灶汇集。约 1% 会进展为骨肉瘤。

（4）出现传导性、感音神经性或混合性听力损失。

成 骨 不 全

（1）发病率：每 25 000 名新生儿中就有 1 名，无性别倾向，为常染色体显性遗传疾病，少数为常染色体隐性遗传；表现多样，可分为先天性和迟发性两种类型。

（2）先天性成骨不全：一般较严重，胎儿在宫内或出生时即有多处骨折，还可能胎死腹中，存活率低。

迟发性成骨不全见于晚年，轻微外伤即可造成无痛性骨折。长骨轴细长，骨骺附近变宽；常见漏斗胸和脊柱后凸畸形，关节和韧带过度伸展，牙齿发育不全，巩膜呈蓝色；听力损失表现与耳硬化症相同，通常在青春期后开始，35% 的人在 40 岁之前有听力损失；到 60 岁时占 50%，感音神经性聋的发病率高于耳硬化症;可有镫骨足板和前后脚的萎缩,中耳黏膜充血,镫骨因骨厚、易碎而固定。有报道某些病例的骨骼改变与耳硬化病相似,因此这两种疾病可同时存在。成骨不全综合征即 Vonder Hoeve 综合征的表现为蓝巩膜、骨脆性和听力损失。

（3）网状胶原纤维的异常,钙和磷低,但酶活性正常;骨基质不成熟,有大量成骨细胞,但没有明显的成骨细胞活性。

（4）传导性、感觉神经性或混合性听力损失。

（杨思怡　刘月红　韩　朝　译）

神经纤维瘤病
Neurofibromatosis

冯·雷克林豪森(von Recklinghausen)病(1882年定义)可分为 3 种类型。

(1) 中枢型,称为神经纤维瘤病Ⅱ(NF-Ⅱ)

1) 多发性颅内和椎管内肿瘤。

2) 双侧听神经鞘瘤。

(2) 外周型(NF-Ⅰ)(目前只有 NF-Ⅰ 被称为冯·雷克林豪森病):咖啡斑。

(3) 内脏型。

NF-Ⅱ

(1) 1882 年,Wishart 和 Kanobruch 首次报道了双侧听神经瘤。

(2) 1940 年,Turner 报道了一个双侧听神经肿瘤遗传的家族。

(3) 单侧和双侧听神经鞘瘤在外观上无明显差异,然而在 NF-Ⅱ型中,可能会出现累及多个神经的多发性神经瘤或多发性脑膜瘤。神经鞘瘤和脑膜瘤可能存在于同一部位,难以区分。在镜下,NF-Ⅱ型神经鞘瘤在组织学上与散发的急性单侧听神经鞘瘤相同,但在某些情况下,则可能表现出介于脑膜瘤和神经鞘瘤之间的特点(神经鞘瘤和脑膜瘤的细胞均起源于神经嵴)。需要指出的是,这些神经鞘瘤与神经纤维瘤并不相同。

(4) 复发

1) 复发肿瘤的表现可能与单侧听神经鞘瘤不同(从旧数据得出)。

2) NF-Ⅱ型肿瘤可能更具侵袭性,并可能浸润蜗神经,这种浸润可能是减瘤手术成功率低的原因。

3) 虽然在邻近或残留的脑神经上有复发的风险,但没有明确证据表明听神经瘤的复发率更高。肿瘤复发的报道很少,常见的是枕下/乙状窦后入路的复发报道,但这些可能是残余肿瘤。

(5) 听神经瘤的总复发率为 0.5%。NF-Ⅱ 的复发率尚不清楚,但似乎更高,从切除到复发的平均时间为 10 年。复发肿瘤的增长速度在每年 0.79~5.2 mm,在较大的肿瘤中有更高的复发概率。

(6) NF-Ⅱ主要影响大脑和脊髓,但也可能出现其他部位的肿瘤。

(7) NF-Ⅱ的患病率为 1/40 000~1/35 000;NF-1 通常在婴儿期就被诊断出来,但在成年早期或更晚才表现出来。

1) 肿瘤平均生长速度为每年 2.8 mm,House 对患者术后 5 年进行 MRI 检查发现,复发的肿瘤大小为 1.5 cm。

2) 诊断标准可参照 NIH 共识会议对 NF-Ⅱ的诊断标准。

3) MRI 或 CT 检查显示双侧第 8 对脑神经肿物。

4) 直系亲属有 NF-Ⅱ和单侧听神经肿瘤或以下中的两种:神经纤维瘤、脑膜瘤、神经胶质瘤、神经鞘瘤或后囊下晶状体混浊。

(8) 常需要实行听力保护手术

1) 肿瘤生长方式不可预测。

2) 即使已进行放化疗,手术仍是治疗的主要手段。

3) 先前的旧观念已被摒弃,现认为所有小于 2 cm 的肿瘤都应尝试保留听力。如一侧听力丧失,则持续观察另一侧肿瘤,直到听力开始退化;如听力未损伤,则进行保留听力的一侧肿瘤切除。

4) 如果能够保留耳蜗神经,就可进行人工耳蜗植入。

(9) 影响听力保存的因素

1) 可用听力为 50 dB,有 50% 的言语分辨率。

2) NF-Ⅱ听力保存的成功率与听神经瘤的成

功率相同,一般为67%。

3）IAC内侧的肿瘤实行颅中窝入路可能更有利于保存听力,并减少与耳蜗神经粘连的可能。

4）肿瘤热量降低可能表明肿瘤位于上部隔腔,此时更有利于听力保存。

5）良好的术前ABR形态。

遗 传 学

（1）常染色体显性遗传。

（2）22号染色体长臂上基因缺失。

（3）NF-Ⅱ是一种肿瘤抑制基因,在NF-Ⅱ肿瘤中失活,目前已确定了其作用的DNA序列和蛋白质产物。

（4）外显率100%,但表达不稳定。

（5）约50%的NF-Ⅱ病例为新突变。

（6）NF-Ⅱ有两种临床亚型,在不同家族间存在异质性表达。

1）Gardner亚型（症状较轻型）：① 常以双侧前庭神经鞘瘤引起的听力损失为首发症状。② 很少伴有其他相关的脑或脊髓肿瘤。③ 主要发病年龄为27岁,有12%的患者有脑膜瘤。

2）Wishart亚型（严重型）：① 多发性颅内和脊柱肿瘤。② 早期发病,症状和体征迅速发展。③ 平均发病年龄17.4岁,脑膜瘤占70%。

3）Lee/Abbott亚型：① 因颅内和脊髓的脑膜瘤和神经鞘瘤而导致儿童白内障和早期的死亡。② 平均发病年龄14岁,脑膜瘤发病率为0.7%。

筛 查

（1）外周血样本的分子检测。

（2）MRI筛查。

（3）应尽早（8岁以下）对高危家庭成员进行筛查;有基因携带者应每年进行一次筛查。

（杨思怡 刘月红 韩 朝 译）

索 引

（译者：林子沅　阮　剑　郭丹丹）